Fisioterapia Aplicada
à Saúde da Mulher

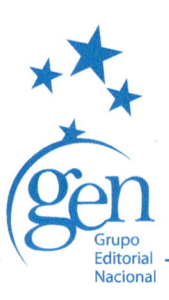

O GEN | Grupo Editorial Nacional – maior plataforma editorial brasileira no segmento científico, técnico e profissional – publica conteúdos nas áreas de ciências da saúde, exatas, humanas, jurídicas e sociais aplicadas, além de prover serviços direcionados à educação continuada e à preparação para concursos.

As editoras que integram o GEN, das mais respeitadas no mercado editorial, construíram catálogos inigualáveis, com obras decisivas para a formação acadêmica e o aperfeiçoamento de várias gerações de profissionais e estudantes, tendo se tornado sinônimo de qualidade e seriedade.

A missão do GEN e dos núcleos de conteúdo que o compõem é prover a melhor informação científica e distribuí-la de maneira flexível e conveniente, a preços justos, gerando benefícios e servindo a autores, docentes, livreiros, funcionários, colaboradores e acionistas.

Nosso comportamento ético incondicional e nossa responsabilidade social e ambiental são reforçados pela natureza educacional de nossa atividade e dão sustentabilidade ao crescimento contínuo e à rentabilidade do grupo.

Fisioterapia Aplicada
à Saúde da Mulher

Elza Baracho

Mestrado em Ciência da Reabilitação pela Universidade Federal de Minas Gerais (UFMG).
Coordenadora do Serviço de Fisioterapia em Uroginecologia UROMATER no Hospital Mater Dei.
Coordenadora e Professora da Pós-Graduação de Fisioterapia Aplicada à Saúde da Mulher
pela Faculdade de Ciências Médicas de Minas Gerais (FCMMG).
Diretora Técnica da Baracho Educação Continuada, Belo Horizonte.

Sexta edição

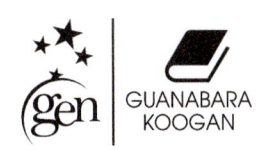

gen | GUANABARA KOOGAN

- Direitos exclusivos para a língua portuguesa
Copyright © 2018, 2022 (3ª impressão) by
EDITORA GUANABARA KOOGAN LTDA.
Uma editora integrante do GEN | Grupo Editorial Nacional
Travessa do Ouvidor, 11
Rio de Janeiro – RJ – CEP 20040-040
www.grupogen.com.br

- Capa: Bruno Sales
- Editoração eletrônica: Anthares
- Ficha catalográfica

B178f
6. ed.

Baracho, Elza
Fisioterapia aplicada à saúde da mulher / Elza Baracho. - 6. ed. - [Reimpr.]. - Rio de Janeiro: Guanabara Koogan, 2022.
  il.

ISBN 978-85-277-3264-2

1. Fisioterapia. I. Título.

18-47119
              CDD: 615.82
              CDU: 615.8

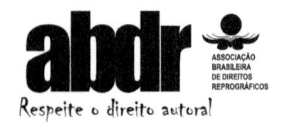

Colaboradores

Adriane Bertotto

Fisioterapeuta. Mestrado e doutoranda em Ciências Médicas pela Universidade Federal do Rio Grande do Sul (UFRGS). Professora do curso de Fisioterapia da Universidade LaSalle. Responsável pelo ambulatório de fisioterapia pélvica das Clínicas Integradas – Universidade LaSalle. Professora do curso de Pós-Graduação em Fisioterapia Pélvica e Fisioterapia em Oncologia. Aprimoramento profissional em Fisioterapia em Uroginecologia pela ABAFI/Escola Francesa.

Agnaldo Lopes da Silva Filho

Professor Titular do Departamento de Ginecologia e Obstetrícia da Universidade Federal de Minas Gerais (UFMG). Vice-Presidente da região Sudeste da Federação Brasileira das Associações de Ginecologia e Obstetrícia (Febrasgo).

Alcina de Oliveira Teles

Graduação em Fisioterapia pela Escola Bahiana de Medicina e Saúde Pública. Especialização em Metodologia do Ensino, Pesquisa e Extensão Superior pela Universidade do Estado da Bahia (UNEB). Mestrado em Tecnologias em Saúde pela Escola Bahiana de Medicina e Saúde Pública. Professora e Supervisora de Estágio na área de Fisioterapia Pélvica da Faculdade Social da Bahia (FSBA). Docente de módulos de Fisioterapia Pélvica em cursos de especialização. Fisioterapeuta e Pesquisadora do Centro de Atenção ao Assoalho Pélvico (CAAP).

Alexandre Carvalho de Menezes

Titular da Sociedade Brasileira de Urologia. Médico do Hospital Mater Dei.

Aline Evangelista Santiago

Mestranda do Programa de Pós-Graduação em Ginecologia, Obstetrícia e Mastologia da Universidade Estadual Paulista (UNESP – Faculdade de Medicina de Botucatu).

Ana Paula de Melo Ferreira

Graduação em Fisioterapia pela Pontifícia Universidade Católica de Minas Gerais (PUC Minas). Mestrado e Doutorado em Ginecologia, Obstetrícia e Mastologia pela Faculdade de Medicina da Universidade Estadual Paulista (UNESP). Docente do Centro Universitário de Belo Horizonte (UniBH) e da Kroton Educacional.

Ana Paula Gonçalves Miranda Gazzola

Graduação em Fisioterapia pela Universidade Federal de Minas Gerais (UFMG). Mestranda em Ciências da Reabilitação pela UFMG. Fisioterapeuta do Ambulatório de Disfunções dos Músculos do Assoalho Pélvico do Hospital Mater Dei e do Instituto Nascer em Belo Horizonte.

Andréa de Andrade Marques

Fisioterapeuta do Centro de Atenção Integral a Saúde da Mulher (CAISM) – Universidade Estadual de Campinas (UNICAMP). Mestrado e Doutorado pela Faculdade de Ciências Médicas da UNICAMP. Pós-Doutorado pela University of British Columbia (UBC) – Canadá.

Andréa Moura Rodrigues Maciel da Fonseca

Doutorado em Ginecologia pela Universidade Federal de São Paulo (UNIFESP).

Angélica Rodrigues de Araújo

Fisioterapeuta Pesquisadora do Laboratório de Bioengenharia (Labbio) da Universidade Federal de Minas Gerais (UFMG). Professora Adjunta do curso de Fisioterapia da Pontifícia Universidade Católica de Minas Gerais (PUC Minas). Mestrado em Engenharia Mecânica, área de concentração de calor e fluidos, pela UFMG. Doutorado em Bioengenharia pela UFMG.

Anita Bellotto Leme Nagib

Mestrado em Fisioterapia pela Universidade Metodista de Piracicaba (UNIMEP). Doutoranda em Ciências da Cirurgia pela Faculdade de Ciências Médicas da Universidade Estadual de Campinas (FCM/UNICAMP). Coordenadora do curso de Fisioterapia e Pró-Reitora de Extensão na UNIFAE.

Antônio Vieira Machado

Mestrado em Medicina pela Faculdade de Medicina da Universidade Federal de Minas Gerais (UFMG). Professor da disciplina de Ginecologia e Obstetrícia da Faculdade de Ciências Médicas de Minas Gerais (FCMMG). Assistente Efetivo da Clínica Obstétrica da Santa Casa de Misericórdia de Belo Horizonte.

Ariel Gustavo Scafuri

Médico Urologista e Ginecologista. Professor Associado do Departamento de Morfologia da Universidade Federal do Ceará (UFC). MBA em Marketing pela Fundação Getulio Vargas (FGV/Marpe). Especialização em Administração Hospitalar e Medicina Legal. Doutorado em Urologia pela Universidade de São Paulo (USP).

Armèle Dornelas de Andrade

Professora Titular da Universidade Federal de Pernambuco (UFPE). Mestrado em Fisiologia pela UFPE. Doutorado em Pneumoalergologia pela Université Aix-Marseille, França. Pós-Doutorado pela University of British Columbia (UBC) – Canadá.

Augusto Barbosa Reis

Professor Adjunto de Urologia no Departamento de Cirurgia da Faculdade de Medicina da Universidade Federal de Minas Gerais (UFMG). Coordenador do Programa de Residência Médica em Urologia do Hospital das Clínicas da UFMG. Membro Titular da Sociedade Brasileira de Urologia (SBU). Mestrado em Fisiologia e Farmacologia pelo Instituto de Ciências Biológicas (ICB) da UFMG. Doutorado pelo Programa de Pós-Graduação em Cirurgia e Oftalmologia da Faculdade de Medicina da UFMG.

Áurea Soares Zica

Acadêmica de Graduação em Medicina pela Faculdade de Ciências Médicas de Minas Gerais (FCMMG).

Bary Berghmans

Clinical Epidemiologist. Health Scientist. Pelvic Physiotherapist – Pelvic Care Center Maastricht – Maastricht University Medical Center, the Netherlands.

Bruna Roque Ribeiro

Acadêmica de Graduação em Medicina pela Faculdade de Ciências Médicas de Minas Gerais (FCMMG).

Brunna Venâncio dos Santos

Graduação em Fisioterapia pela Faculdade de Ciências Médicas de Minas Gerais (FCMMG). Pós-Graduanda em Saúde da Mulher e Disfunções do Assoalho Pélvico pela FCMMG. Fisioterapeuta na Clínica de Urologia Dr. Marcelo Miranda Salim.

Bruno Mello Rodrigues dos Santos

Doutorado em Cirurgia pela Universidade Federal de Minas Gerais (UFMG). Professor Adjunto de Urologia da

Faculdade de Medicina da UFMG. Urologista da Rede Mater Dei de Saúde.

Camila Teixeira Vaz

Graduação em Fisioterapia pela Universidade Federal de Minas Gerais (UFMG). Especialização em Saúde da Mulher pela Faculdade de Ciências Médicas de Minas Gerais (FCMMG). Mestrado em Ciências da Reabilitação pela UFMG. Doutoranda em Saúde Pública pela UFMG.

Carolina Nogueira de São José

Acadêmica de Graduação em Medicina pela Faculdade de Ciências Médicas de Minas Gerais (FCMMG).

Cláudia de Oliveira

Fisioterapeuta. Mestrado e Doutorado em Ciências pelo Departamento de Obstetrícia e Ginecologia da Universidade de São Paulo (USP). Docente na Pós-Graduação de Fisioterapia Obstétrica e de Fisioterapia na Saúde da Mulher da USP. Docente da disciplina de Fisioterapia em Uroginecologia e Obstetrícia da Graduação da Universidade Santa Cecília (UNISANTA).

Cláudia Lourdes Soares Laranjeira

Mestrado em Ginecologia e Obstetrícia pela Universidade Federal de Minas Gerais (UFMG). Especialização em Ginecologia e Obstetrícia e em Uroginecologia. Membro da International Continence Society (ICS) – Hospital Mater Dei.

Cristianne Brant

Graduação em Fisioterapia. Especialização em Terapia Manual pela Pontifícia Universidade Católica de Minas Gerais (PUC Minas). Atuação em Práticas em Educação Somática e Dança. Professora do curso de Pós-Graduação de Fisioterapia Aplicada à Saúde da Mulher pela Faculdade de Ciências Médicas de Minas Gerais (FCMMG).

Cristine Homsi Jorge Ferreira

Professora Associada e Docente do Departamento de Ciências da Saúde da Faculdade de Medicina de Ribeirão Preto da Universidade de São Paulo (FMRP-USP). Responsável pela área de Fisioterapia na Saúde da Mulher.

Elisa Castro

Especialização em Fisioterapia em Obstetrícia e Uroginecologia pela Faculdade de Ciências Médicas de Minas Gerais (FCMMG). Professora do curso de Pós-Graduação em Fisioterapia Aplicada à Obstetrícia e Uroginecologia da FCMMG. Instrutora de Pilates certificada em Rehab Pilates pela PhysioPilates.

Elyonara Mello de Figueiredo

Graduação em Fisioterapia pela Universidade Federal de Minas Gerais (UFMG). Doutorado em Ciências do Movimento e da Reabilitação pela Boston University. Professora Associada do Departamento de Fisioterapia da UFMG. Professora do Programa de Pós-Graduação em Ciências da Reabilitação da UFMG. Fundadora e Coordenadora do Serviço de Fisioterapia para Disfunções do Assoalho Pélvico do Hospital das Clínicas da UFMG.

Ericka Kirsthine Valentin

Fisioterapeuta. Mestrado em Ciências Médicas pela Universidade Estadual do Rio de Janeiro (UERJ). Especialização em Fisioterapia Pélvica pelo Colégio Brasileiro de Estudos Sistêmicos (CBES) e em Acupuntura e Eletroacupuntura pela Academia Brasileira de Arte e Ciência Oriental (ABACO). Certificação Level III in SEMG Biofeedback Federation of Europe (BFE). Formação no Método Hipopressivo Marcel Caufriez e em Terapia Manual pela UERJ. Fisioterapeuta do Núcleo de Disfunção Miccional (NDM/PPC/UERJ). Pioneira em Gameterapia Pélvica e Ferramentas Virtuais.

Fernanda Moreira Gonçalves

Graduação em Fisioterapeuta. Mestrado em Ciências Fonoaudiológicas pela Universidade Federal de Minas Gerais (UFMG). Especialização em Ortopedia e Esportes pela UFMG. Consultora em Aleitamento Materno.

Fernanda Saltiel Barbosa Velloso

Fisioterapeuta. Especialização Profissional em Fisioterapia na Saúde da Mulher pelo Conselho Federal de Fisioterapia e Terapia Ocupacional (COFFITO). Professora Assistente da Faculdade de Ciências Médicas de Minas Gerais (FCMMG). Professora de Pós-Graduação Lato Sensu de Fisioterapia na Saúde da Mulher na FCMMG. Doutorado em Ciências da Reabilitação pela Universidade Federal de Minas Gerais (UFMG). Mestrado em Ciências da Saúde – Instituto de Previdência dos Servidores do Estado de Minas Gerais (IPSEMG). Especialização em Saúde do Trabalhador pela Pontifícia Universidade Católica de Minas Gerais (PUC Minas).

Flaviane de Oliveira Souza

Especialização em Saúde da Mulher. Mestrado em Ciências Médicas pelo Departamento de Biomecânica, Medicina Física e Reabilitação do Aparelho Locomotor da Faculdade de Medicina de Ribeirão Preto da Universidade de São Paulo (FMRP-USP).

Frederico José Amédeé Péret

Mestrado em Saúde da Mulher pela Faculdade de Medicina da Universidade Federal de Minas Gerais (UFMG). Coordenador Médico da Maternidade da UNIMED de Belo Horizonte.

Gabriela Carvalho Lopes

Médica Residente em Ginecologia e Obstetrícia.

Gabriella Ferreira Vieira

Graduação em Fisioterapia pela Universidade Federal de Minas Gerais (UFMG). Especialização em Fisioterapia na Saúde da Mulher pelo Conselho Federal de Fisioterapia e Terapia Ocupacional (COFFITO). Mestranda em Ciências da Reabilitação pela UFMG. Supervisora de estágio curricular do curso de Graduação em Fisioterapia da Universidade Salgado de Oliveira (UNIVERSO). Fisioterapeuta da Clínica TopPhysio – Fisioterapia Personalizada em Belo Horizonte.

Georgia Nunes

Pós-Graduação Lato Sensu em Geriatria e Gerontologia pela Universidade Federal de Minas Gerais (UFMG). Pós-Graduação Lato Sensu em MBA Executivo em Saúde pela Fundação Getulio Vargas (FGV). Formação no Método Busquet Internacional de Cadeias Musculares e Pilates. Fisioterapeuta da Clínica Sabrina Baracho.

Geraldo Duarte

Professor Titular do Departamento de Ginecologia e Obstetrícia da Faculdade de Medicina de Ribeirão Preto da Universidade de São Paulo (FMRP-USP). Chefe da Divisão de Obstetrícia do Hospital das Clínicas da FMRP-USP.

Giovana Macêdo Linhares

Graduação em Fisioterapia pela Faculdade de Ciências Médicas de Minas Gerais (FCMMG). Especialização em Fisioterapia Neurológica pela FCMMG. Mestrado em Ciências da Saúde pela FCMMG. Formação internacional em Fisioterapia Aquática, métodos Halliwick, Bad Ragaz, Ai Chi, Aqua T Relax. Formação no conceito Bobath. Fisioterapeuta da Aquática Fisioterapia – Centro Especializado de Reabilitação e Fisioterapia Aquática em Belo Horizonte/MG.

Gisela Rosa Franco Salerno

Mestrado em Ciências da Saúde e Doutorado em Ginecologia pela Universidade Federal de São Paulo (UNIFESP).

Henrique Moraes Salvador Silva

Presidente da Rede Mater Dei de Saúde. Coordenador do Serviço de Mastologia da Rede Mater Dei de Saúde. Professor Livre-Docente de Ginecologia pela Fundação Dom André Arcoverde (FAA). Ex-Presidente da Sociedade Brasileira de Mastologia. Membro Titular da Academia Mineira de Medicina.

João Marcos Neto

Médico Urologista. Membro Titular da Sociedade de Urologia. Médico Assistente Efetivo do Serviço de Urologia da Santa Casa de Belo Horizonte. Preceptor do Serviço de Residência de Urologia do Hospital Santa Casa de Belo Horizonte. Pós-Graduação em Cirurgia Urológica Minimamente Invasiva. Professor da Pós-Graduação do curso de Fisioterapia Aplicada à Saúde da Mulher da Faculdade de Ciências Médicas de Minas Gerais (FCMMG).

Juliana Lerche Viera Rocha Pires
Mestrado em Saúde Coletiva pela Universidade de Fortaleza (UNIFOR). Especialização em Desenvolvimento Infantil pela Universidade Federal do Ceará (UFC). Título de Especialista em Fisioterapia na Saúde da Mulher pelo Conselho Federal de Fisioterapia e Terapia Ocupacional (COFFITO). Docente do Centro Universitário Estácio do Ceará. Coordenadora da Pós-Graduação de Fisioterapia em Urogineco-Obstetrícia do Instituto de Desenvolvimento Educacional (IDE). Fisioterapeuta da Clínica Harmonia Materno Infantil (Fortaleza/CE).

Juliana Magalhães Machado Barbosa
Graduação em Fisioterapia pela Universidade Federal de Minas Gerais (UFMG). Especialização em Gerontologia Social pela Pontifícia Universidade Católica de Minas Gerais (PUC Minas). Especialização em Gerontologia pela Sociedade Brasileira de Geriatria e Gerontologia (SBGG). Mestrado em Ciência da Reabilitação pela UFMG. Professora Assistente do Departamento de Ciências Biológicas e da Saúde do Centro Universitário de Belo Horizonte (UniBH).

Juliana Marques Figueiredo Kaukaul
Especialização em Ginecologia, Obstetrícia e Uroginecologia. Uroginecologista do Hospital Mater Dei. Atendimento na Clínica Mais Saúde do Hospital Mater Dei.

Julio Dias Valadares
Professor Adjunto IV Obstetrícia da Faculdade de Ciências Médicas de Minas Geras (FCMMG). Coordenador do Núcleo de Saúde da Mulher da FCMMG. Doutorado em Ginecologia e Obstetrícia pela Universidade Federal de Minas Gerais (UFMG).

Lara Salvador Géo
Acadêmica do décimo período do curso de Medicina da Pontifícia Universidade Católica de Minas Gerais (PUC Minas).

Letícia Alves Rios Dias
Especialização em Saúde da Mulher. Mestrado em Ciências Médicas pelo Departamento de Biomecânica, Medicina Física e Reabilitação do Aparelho Locomotor da Faculdade de Medicina de Ribeirão Preto da Universidade de São Paulo (FMRP-USP).

Lilian Valim Resende
Graduação em Fisioterapia pela Pontifícia Universidade Católica de Minas Gerais (PUC Minas). Doutorado em Demografia pela Universidade Federal de Minas Gerais (UFMG). Mestrado em Educação Tecnológica pelo Centro Federal de Educação Tecnológica de Minas Gerais (CEFET-MG).

Liliane Braga Nascimento
Graduação em Serviço Social e Pós-Graduação em Atendimento Sistêmico à Família pela Pontifícia Universidade Católica de Minas Gerais (PUC Minas). Assistente Social efetiva do Hospital da Santa Casa de Belo Horizonte. Membro da Equipe Multidisciplinar da Maternidade Hilda Brandão.

Liliane Lott Pires
Graduação em Psicologia pela Universidade Católica de Minas Gerais (PUC Minas). Pós-Graduação em Gestão Estratégica de Recursos Humanos.

Liv Braga de Paula
Mestrado em Saúde da Mulher pela Faculdade de Medicina da Universidade Federal de Minas Gerais (UFMG). Professora da disciplina Obstetrícia e Ginecologia da Faculdade de Medicina do Centro Universitário de Belo Horizonte (UniBH).

Livia Rossi
Graduação em Fisioterapeuta pela Pontifícia Universidade Católica de Minas Gerais (PUC Minas). Especialização em Saúde da Mulher pela Faculdade de Ciências Médicas de Minas Gerais (FCMMG). Mestrado e Doutorado em Ciências Biológicas pela Universidade Federal de Minas Gerais (UFMG). Professora de Anatomia Humana na PUC Minas e Newton Paiva.

Lívia Salvador Géo
Acadêmica do oitavo período do curso de Medicina da Pontifícia Universidade Católica de Minas Gerais (PUC Minas).

Lucas Barbosa da Silva
Ginecologista Obstetra do Hospital das Clínicas da Universidade Federal de Minas Gerais (UFMG) e Hospital Sofia Feldman. Doutorado em Medicina pela Universidade Estadual Paulista (UNESP). Especialização em Mastologia pela UFMG e em Oncologia Ginecológica pela Fundação Mário Penna.

Luciana Moreno Marques
Mestrado em Ciência da Reabilitação pela Universidade Federal de Minas Gerais (UFMG). Aprimoramento em Fisioterapia em Geriatria e Gerontologia pela Faculdade de Medicina da Universidade de São Paulo (USP). Especialização em Gerontologia pela Sociedade Brasileira de Geriatria e Gerontologia (SBGG). Professora do curso de Fisioterapia da Faculdade Pitágoras.

Luisa Nunes Barcelos
Ginecologista e Obstetra do Hospital Mater Dei.

Mara Cláudia Azevedo Pinto Dias
Graduação em Nutrição pela Universidade Federal do Rio de Janeiro (UFRJ). Mestrado em Ciências da Saúde pelo Instituto de Previdência dos Servidores do Estado de Minas Gerais (IPSEMG). Especialização em Nutrição Materno-Infantil pela Universidade Federal de Viçosa (UFV) e em Nutrição Clínica pela Faculdade São Camilo. Docente do curso de Nutrição

do Centro Universitário de Belo Horizonte (UniBH). Docente em cursos de Pós-Graduação na área de Nutrição Materno-Infantil do Instituto de Pesquisas Ensino e Gestão em Saúde (iPGS) pelo Brasil.

Mara de Abreu Etienne

Graduação em Fisioterapia pela Faculdade de Medicina da Universidade de São Paulo (USP). Doutorado em Ciências da Saúde pela Faculdade de Ciências Médicas da Santa Casa de São Paulo. Mestrado em Gerontologia pela Pontifícia Universidade Católica de São Paulo (PUC-SP). Formação e Docente no curso de Especialização em Sexualidade Humana na Faculdade de Medicina da USP.

Márcia Salvador Géo

Coordenadora do Serviço Uromater. Membro da Comissão Nacional de Uroginecologia e Cirurgia Vaginal da Federação Brasileira das Associações de Ginecologia e Obstetrícia (Febrasgo). Membro da Comissão Nacional de Título de Especialista em Uretrocistoscopia e Urodinâmica. Pós-Graduação pela Universidade de Londres – Serviço do Professor Stuart Stanton. Membro da International Continence Society (ICS) e da International Urogynecological Association (IUGA).

Maria Beatriz Alvarenga de Almeida

Professora do Departamento de Fisioterapia da Faculdade de Ciências Médicas de Minas Gerais (FCMMG). Especialização em Saúde Pública pela Universidade de Ribeirão Preto (UNAERP). Mestrado em Ciência da Saúde pelo Instituto de Previdência dos Servidores do Estado de Minas Gerais (IPSEMG).

Maria Cristina da Cruz

Mestrado em Ciências da Reabilitação pela Universidade Federal de Minas Gerais (UFMG). Especialização em Ginecologia, Obstetrícia e Aspectos de Mastologia pela Faculdade de Ciências Médicas de Minas Gerais (FCMMG). Graduação em Fisioterapia pela UFMG. Fisioterapeuta em Disfunções do Assoalho Pélvico do Hospital das Clínicas da UFMG.

Maria da Glória Rodrigues Machado

PhD Fisioterapeuta. Especialização em Fisioterapia Respiratória e Terapia Intensiva. Pós-Doutorado em Anesthesia Center for Critical Care Research, Department of Anesthesia and Critical Care at Massachusetts General Hospital, Harvard Medical School. Pós-Doutorado, Doutorado e Mestrado em Ciências Biológicas – Fisiologia e Farmacologia pela Universidade Federal de Minas Gerais (UFMG). Professora do Programa de Pós-Graduação em Ciências da Saúde da Faculdade e de Ciências Médicas de Minas Gerais (FCMMG).

Maria Júlia Vieira de Oliveira

Mestrado em Medicina pela Universidade Federal de Minas Gerais (UFMG) – áreas de concentração: Ginecologia e Obstetrícia.

Maria Luísa Braga Vieira Gil

Médica Mastologista da Rede Mater Dei de Saúde. Título de Especialista em Ginecologia e Obstetrícia pela Federação Brasileira das Associações de Ginecologia e Obstetrícia (Febrasgo/TEGO). Médica Ginecologista e Obstetra da Rede Mater Dei de Saúde.

Marianne Alice dos Santos

Graduação em Medicina pela Faculdade de Medicina de Barbacena (FAME). Residente em Ginecologia e Obstetrícia da Rede Mater Dei de Saúde.

Marilene Vale de Castro Monteiro

Doutorado em Ginecologia pela Universidade Federal do Rio de Janeiro (UFRJ). Coordenadora do Ambulatório de Uroginecologia do Hospital das Clínicas da Universidade Federal de Minas Gerais (UFMG). Professora Adjunta do Departamento de Ginecologia e Obstetrícia da UFMG.

Marília Buscacio Paolucci

Graduação em Odontologia pela Universidade Federal de Minas Gerais (UFMG). Especialização em Odontopediatria pelo Conselho Federal de Odontologia. Especialização em Homeopatia para Cirurgiões Dentistas pelo Instituto Hahnemanniano do Brasil.

Mário Dias Corrêa

Professor Emérito da Faculdade de Medicina da Universidade Federal de Minas Gerais (UFMG). Professor Titular de Obstetrícia da Faculdade de Ciências Médicas de Minas Gerais (FCMMG).

Mário Dias Corrêa Júnior

Mestrado e Doutorado em Ginecologia e Obstetrícia pela Faculdade de Medicina da Universidade Federal de Minas Gerais (UFMG). Professor Associado do Departamento de Ginecologia e Obstetrícia da Faculdade de Medicina da UFMG.

Maura Seleme

Coordenadora e Professora do curso de Pós-Graduação em Fisioterapia Pélvica Internacional – Uroginecologia e Sexualidade Funcional – Modular – Curitiba/PR. Doutorado pela Universidade Federal do Rio de Janeiro (UFRJ). Diploma de Fisioterapeuta na Holanda, no Brasil e na França. Fisioterapeuta Pélvica na Holanda. Presidente da Associação Brasileira de Fisioterapia Pélvica (ABFP). Embaixadora da International Urogynecological Association (IUGA) – setor de Fisioterapia – Brasil. Diretora da Associação Brasileira de Ajuda e Formação sobre Incontinência Urinária (ABAFI-Brasil e ABAFI-Holland).

Mônica Faria Felicíssimo

Professora de Fisioterapia da Faculdade de Saúde e Ecologia Humana (FASEH). Doutorado em Saúde Pública pela

Universidade Federal de Minas Gerais (UFMG). Especialização em Fisioterapia Aplicada a Geriatria e Gerontologia pela UFMG. Mestrado em Ciência da Saúde pelo Instituto de Previdência dos Servidores do Estado de Minas Gerais (IPSEMG).

Mucio Barata Diniz
Coordenador do Serviço de Uroginecologia do Hospital Vila da Serra – MG. Mestrado em Medicina pela Universidade Federal de Minas Gerais (UFMG).

Neyliane Sales Chaves Onofre
Fisioterapeuta e Psicóloga. Mestrado em Psicologia. Especialização em Desenvolvimento Infantil e Fisioterapia na Saúde da Mulher. Professora da FANOR/DeVry. Fisioterapeuta e Psicóloga da Clínica Harmonia Materno Infantil Clínica Interdisciplinar.

Nicole de Oliveira Bernardes
Graduação em Fisioterapia pela Faculdade de Ciências Médicas de Minas Gerais (FCMMG). Doutorado em Tocoginecologia pela Universidade Estadual de Campinas (UNICAMP). Professora Adjunta do Departamento de Fisioterapia pela Pontifícia Universidade Católica de Minas Gerais (PUC Minas).

Patrícia Lordêlo
Pós-Doutorado em Ginecologia e em Urologia pela Universidade Federal de São Paulo (UNIFESP). Doutorado em Medicina e Saúde Humana pela Escola Bahiana de Medicina e Saúde Pública (EBMSP). Professora Adjunta da EBMSP. Coordenadora do Centro de Atenção ao Assoalho Pélvico (CAAP).

Rachel Silviano Brandão Corrêa Lima
Uroginecologista do Serviço de Disfunções do Assoalho Pélvico da Rede Mater Dei de Saúde. Pós-Graduação pela Universidade de Londres – Serviço do Professor Stuart Stanton. Membro da International Continence Society (ICS). Membro da International Urogynecological Association (IUGA).

Raquel Mortimer de Carvalho Guimarães
Fisioterapeuta. Pós-Graduação em Saúde da Mulher pela Faculdade de Ciências Médicas de Minas Gerais (FCMMG). Professora do curso de Pós-Graduação em Fisioterapia Aplicada à Saúde da Mulher da FCMMG. Especialização em Terapias e Massagens no Tratamento Ayurvédico pelo Greens Ayur Study Center/School of Ayurveda – Kerala/Índia.

Rayane Oliveira da Vitória
Graduação em Fisioterapia pela Universidade Federal de Minas Gerais (UFMG). Pós-Graduanda em Fisioterapia na Saúde da Mulher pela Faculdade de Ciências Médicas de Minas Gerais (FCMMG). Fisioterapeuta da Clínica Resolutiva Excelência em Fisioterapia em Belo Horizonte.

Renata Baracho
Fisioterapeuta. Mestrado em Ciências da Saúde pelo Instituto de Previdência dos Servidores do Estado de Minas Gerais (IPSEMG). Professora da disciplina Fisioterapia na Saúde da Mulher e nas Disfunções do Assoalho Pélvico da Faculdade Estácio de Sergipe (FASE). Doutorado pela Universidade Federal de Sergipe (UFS).

Renata Capanema de Mello Franco Saliba
Membro Titular da Sociedade Brasileira de Mastologia. Médica Mastologista da Rede Mater Dei de Saúde. Professora da Faculdade de Medicina da Universidade José do Rosário Vellano (UNIFENAS).

Renata de Oliveira Cangussu
Fisioterapeuta. Mestrado em Ciências da Saúde pelo Instituto de Previdência dos Servidores do Estado de Minas Gerais (IPSEMG). Especialização em Geriatria e Gerontologia pela Universidade Federal de Minas Gerais (UFMG). Especialização em Saúde da Mulher pelo Conselho Federal de Fisioterapia e Terapia Ocupacional (COFFITO). Professora do Departamento de Fisioterapia do Instituto Metodista Izabela Hendrix.

Rita de Cassia Meira Dias
Especialização em Nutrição pela Associação Brasileira de Medicina (ABM). Especialização em Medicina de Família pela Sociedade Brasileira de Medicina de Família e Comunidade (SBMFC/ABM). Capacitação na área de atuação em Endoscopia Digestiva pela Universidade Kumamoto, Japão.

Roberto Magno Vieira de Oliveira
Médico. Pós-Graduação em Cardiologia.

Rosângela Corrêa Dias
Fisioterapeuta. Mestrado em Ciências da Reabilitação pela Queen's University, Canadá. Doutorado em Ciências da Reabilitação pela Universidade Federal de São Paulo (UNIFESP). Professora Adjunta do Departamento de Fisioterapia da Universidade Federal de Minas Gerais (UFMG).

Sabrina Mattos Baracho
Fisioterapeuta. Mestrado em Ciências da Reabilitação pela Universidade Federal de Minas Gerais (UFMG). Professora do curso de Pós-Graduação da Faculdade de Ciências Médicas de Minas Gerais (FCMMG). Diretora Técnica da Clínica Sabrina Baracho Fisioterapia e Fisioterapeuta do Núcleo Bem-Nascer em Belo Horizonte.

Silvana Uchoa
Especialização em Biofeedback EMG pela Columbus Urology, Ohio, EUA. Mestrado em Desempenho Físico-Funcional e Qualidade de Vida pela Universidade Federal de Pernambuco (UFPE). Diretora Técnica da Clínica Fisiomax, PE. Diretora Técnica da Confie – cursos de capacitação profissional.

Silvia Elizate Monteiro

Mestrado em Engenharia de Produção pela Universidade Federal de Santa Catarina (UFSC). Especialização em Fisioterapia na Saúde da Mulher pelo Conselho Federal de Fisioterapia e Terapia Ocupacional (COFFITO). Coordenadora e Professora do curso de Pós-Graduação em Fisioterapia na Saúde da Mulher da Faculdade de Ciências Médicas de Minas Gerais (FCMMG). Professora do curso de Graduação em Fisioterapia da Pontifícia Universidade Católica de Minas Gerais (PUC Minas) nas disciplinas de Fisioterapia na Saúde da Mulher e Estágio Supervisionado na Saúde da Mulher e Urocoloproctologia.

Simone Botelho

Professora da Universidade Federal de Alfenas (UNIFAL). Coordenadora do Programa de Pós-Graduação em Ciências da Reabilitação da UNIFAL. Pesquisadora colaboradora no Departamento de Cirurgia da Faculdade de Ciências Medicas da Universidade Estadual de Campinas (UNICAMP). Docente do Programa de Pós-Graduação em Ciências da Cirurgia da UNICAMP. Membro da Diretoria da Associação Brasileira de Fisioterapia em Saúde da Mulher (ABRAFISM) e da Associacion Latinoamericana del Piso Pelvico (ALAPP). Membro do corpo editorial do International Urogynecological Journal (IUJ).

Sinval Ferreira de Oliveira

Graduação em Medicina pela Faculdade de Ciências Médicas de Minas Gerais (FCMMG). Mestrado em Ginecologia e Obstetrícia pela Faculdade de Medicina da Universidade Federal de Minas Gerais (UFMG). Doutorado em Cirurgia pela UFMG.

Solange de Melo Miranda

Pediatra e Médica do Adolescente. Membro do Grupo de Atenção ao Adolescente do Departamento de Pediatria da Faculdade de Medicina da Universidade Federal de Minas Gerais (UFMG).

Thaiana Bezerra Duarte

Fisioterapeuta. Especialização em Saúde da Mulher. Mestrado em Saúde Materno-Infantil pela Universidade Federal do Maranhão (UFMA). Doutorado em Ciências pela Faculdade de Medicina de Ribeirão Preto (FMRP-USP).

Thaís Andrade Guimarães

Fisioterapeuta. Especialização em Saúde da Mulher pela Universidade Gama Filho (UGF).

Thiago Szvarça Arêas

Acadêmico do curso de Medicina da Universidade José do Rosário Vellano (Unifenas-BH).

Tolomeu Artur Assunção Casali

Secretário Geral da Sociedade Brasileira de Anestesiologia. Chefe do Serviço de Anestesiologia do Hospital Crer (Goiânia/GO). Professor da Faculdade de Ciências Médicas de Minas Gerais (FCMMG) e da Universidade de Itaúna (UIT). Doutorado em Ciências Fisiológicas/Farmacologia pela Universidade Federal de Minas Gerais (UFMG).

Agradecimentos

A Deus, Senhor da minha vida.
A todos que contribuíram para a concretização desta obra, aos editores e,
principalmente, aos colaboradores, que, pelo conhecimento e
pela experiência clínica, enriqueceram este projeto.
A todos que se encantam e se interessam por esta área de atuação.

Elza Baracho

Prefácio

Recebi com grande satisfação a missão de escrever o prefácio do livro *Fisioterapia Aplicada à Saúde da Mulher*, que foi atualizado para sua sexta edição. Aliando a experiência clínica dos autores de cada capítulo e da autora da obra às evidências científicas mais atualizadas e à participação da mulher na tomada de decisão clínica, o cerne do livro é a Fisioterapia Baseada em Evidência. É leitura obrigatória para a formação de alunos de graduação, para fisioterapeutas que desejam se atualizar sobre o tema e para aqueles que atuam na área de Fisioterapia na Saúde da Mulher.

A especialidade Fisioterapia na Saúde da Mulher foi reconhecida pelo Conselho Federal de Fisioterapia e Terapia Ocupacional (COFFITO) em 2009. Nela, o olhar do fisioterapeuta se volta à saúde integral da mulher em todo o ciclo vital, englobando a obstetrícia (gestação, parto e puerpério), a função e a disfunção da musculatura do assoalho pélvico e a área de oncologia mamária e ginecológica. Esta obra cumpre com maestria o papel de discutir profundamente a avaliação e o tratamento fisioterapêuticos nessas áreas.

Merece destaque a discussão de casos clínicos, o que elucida o conteúdo teórico apresentado no capítulo e propicia o entendimento de como o fisioterapeuta deve desenvolver o raciocínio clínico, mostrando com clareza que a avaliação e a elaboração do tratamento fisioterapêutico devem sempre ser adequadas à realidade de cada mulher e à luz das evidências científicas.

Para além da obra, gostaria de deixar registrado minha mais profunda admiração e meu respeito à fisioterapeuta autora deste livro, Profª Drª Elza Baracho, que foi pioneira na área de Fisioterapia em Saúde da Mulher no Brasil. Foi vice-presidente da Associação Brasileira de Fisioterapia em Saúde da Mulher (ABRAFISM) nas gestões 2006-2009 e 2010-2013, desempenhando com maestria sua função, o que gerou contribuições importantes para a área. É importante destacar o amor que ela dedica à Fisioterapia em Obstetrícia e a sua participação na formação de inúmeros alunos em todo o Brasil.

Todos nós temos muito a agradecer a Drª Elza Baracho pela contribuição clínica e científica que nos proporciona. A nova edição deste livro é mais um presente que ganhamos da autora.

Patricia Driusso
Ex-Presidente da Associação Brasileira
de Fisioterapia em Saúde da Mulher (ABRAFISM)

Material suplementar

Este livro conta com o seguinte material suplementar:

- Ilustrações da obra em formato de apresentação (restrito a docentes).

  - O acesso ao material suplementar é gratuito. Basta que o leitor se cadastre e faça seu *login* em nosso *site* (www.grupogen.com.br), clicando em GEN-IO, no *menu* superior do lado direito.

  - *O acesso ao material suplementar online fica disponível até seis meses após a edição do livro ser retirada do mercado.*

  - Caso haja alguma mudança no sistema ou dificuldade de acesso, entre em contato conosco pelo e-mail gendigital@grupogen.com.br.

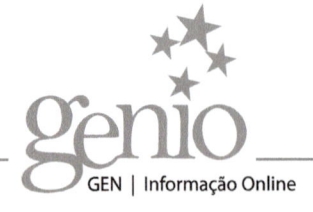

GEN-IO (GEN | Informação Online) é o ambiente virtual de aprendizagem do GEN | Grupo Editorial Nacional

Sumário

Fisioterapia Aplicada
à Saúde da Mulher

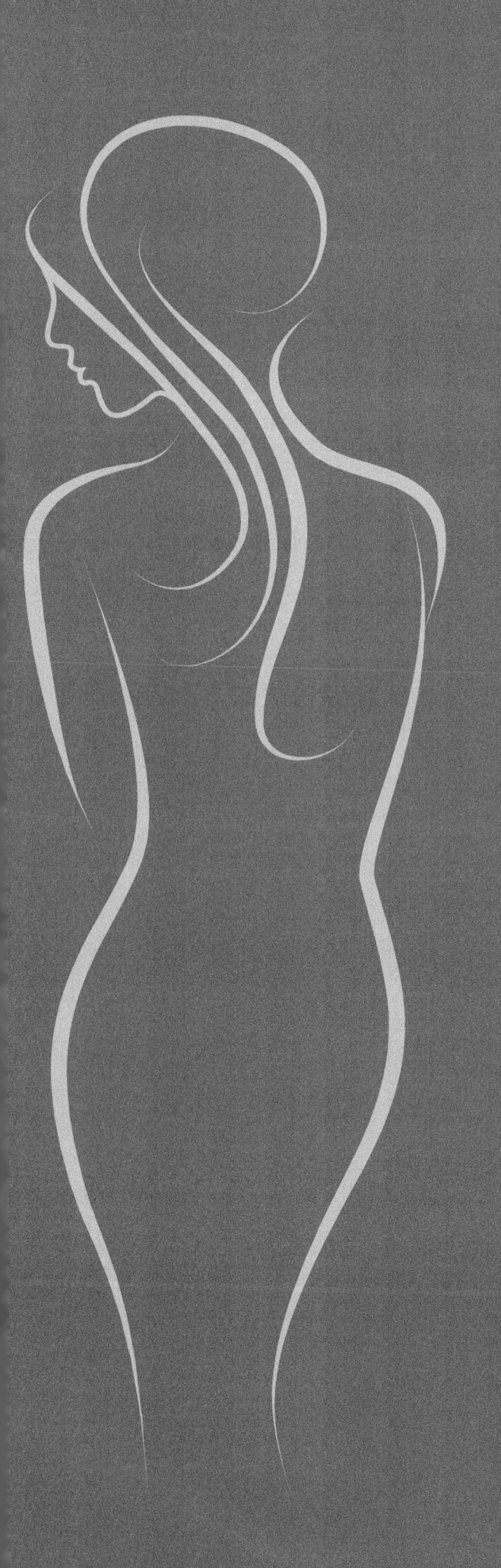

PARTE 1

Gravidez

1 Anatomia da Pelve Feminina

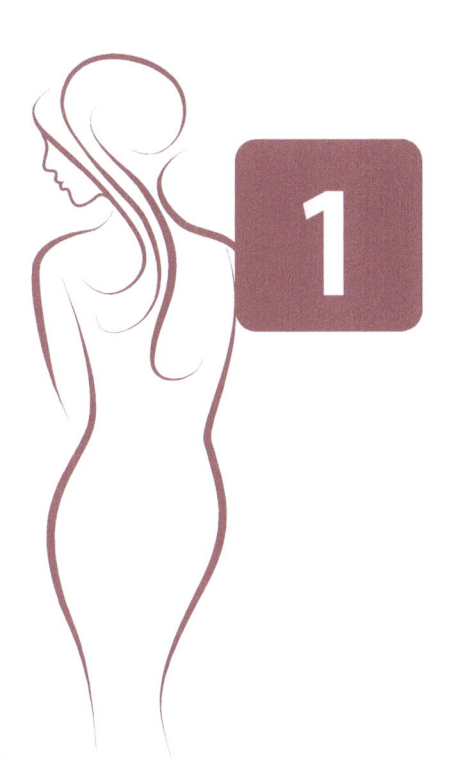

Elza Baracho

Livia Rossi

Gabriela Carvalho Lopes

INTRODUÇÃO

Conhecer a si mesmo profundamente sempre foi uma questão de grande curiosidade para a nossa espécie. A ciência Anatomia Humana avançou nesse sentido profundamente ao longo de centenas de anos; hoje, podemos saber com detalhes a constituição de cada parte do corpo e a influência da anatomia na sua funcionalidade, e vice-versa. Ao longo de milhares de anos, a mudança do comportamento humano possibilitou o bipedalismo, que influenciou a anatomia pélvica atualmente estudada em nossa espécie, a qual teve influência sobre alguns dos nossos hábitos. Pesquisadores dedicados aos estudos de antropologia, medicina evolucionária e evolução do comportamento materno revelam informações preciosas sobre a evolução da anatomia da pelve do ser humano e o nosso comportamento especificamente durante o parto.

As pesquisadoras Karen R. Rosenberg e Wenda R. Trevathan contam que "indícios de fósseis sugerem que foi a anatomia também, e não apenas a nossa natureza social, que levou as mães humanas – em contraste com nossos parentes primatas mais próximos e com quase todos os outros mamíferos – a pedir ajuda no parto. Na verdade, o hábito de procurar assistência talvez já existisse quando o mais antigo membro do gênero *Homo* apareceu, e possivelmente data de 5 milhões de anos atrás, quando nossos ancestrais começaram a andar eretos regularmente".

Os profissionais da área de urologia, coloproctologia, obstetrícia e ginecologia devem aprofundar seus conhecimentos sobre a anatomia humana da pelve e associar todas essas informações com fisiologia, biomecânica, ciência do comportamento e aprendizagem, disfunções da pelve e as suas abordagens terapêuticas. O profissional que apresenta o domínio dessas teorias é mais capacitado e persuasivo; por isso, costuma direcionar os pacientes ao toque da sua anatomia e ao conhecimento do próprio corpo, fatores que favorecem melhores resultados clínicos. Desse modo, neste capítulo daremos início ao estudo das estruturas básicas da pelve.

PELVE

O corpo humano é dividido nas seguintes partes: cabeça, pescoço, tronco (tórax, abdome, dorso e pelve) e membros. A pelve é a parte do tronco posteroinferior ao abdome e é a área de transição entre tronco e membros inferiores.

Componentes ósseos

Conhecida anatomicamente como cíngulo do membro inferior, a pelve é formada pelos ossos direito e esquerdo do quadril, que se articulam anteriormente através da sínfise púbica, e pelo osso sacro – vértebra atípica –, que se articula posteriormente com os ossos do quadril (Figura 1.1). O osso do quadril de cada lado é formado pela fusão (que acontece em torno dos 14 anos de idade) entre três ossos: o ílio, que se localiza superiormente no osso do quadril; o ísquio, localizado posteriormente no osso do quadril; e o púbis, que se encontra anteriormente no osso do quadril (Figura 1.2).

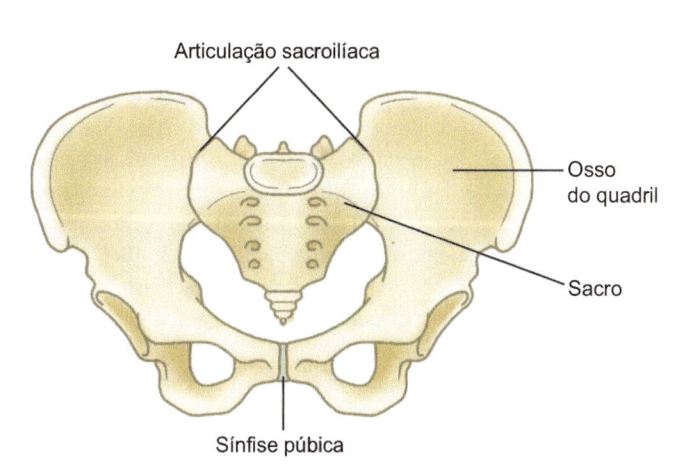

Figura 1.1 Anatomia da pelve.

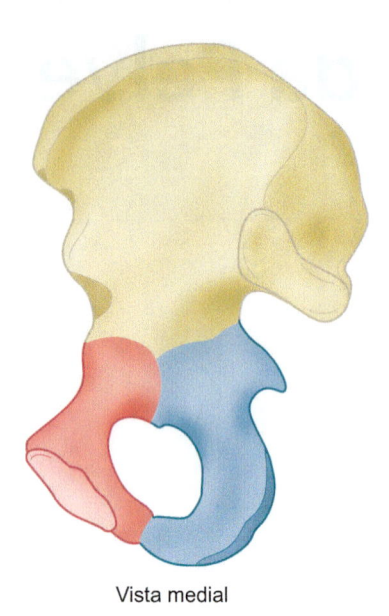

Vista medial

Figura 1.2 Osso do quadril. Ílio (*amarelo*); púbis (*vermelho*); ísquio (*azul*).

O fisioterapeuta, em especial, deve conhecer as estruturas anatômicas do osso do quadril e do sacro, já que a anatomia palpatória dessas áreas conduz o raciocínio clínico para a compreensão da biomecânica da pelve e as suas relações com a condição de saúde do paciente. Nas Figuras 1.3 e 1.4 é possível visualizar com mais detalhes o osso do quadril e o sacro, respectivamente. A linha terminal da pelve é a junção da linha que começa no sacro e segue como arqueada do ílio com a linha pectínea do púbis. Essa linha delimita a abertura superior, ou estreito superior, da pelve, importante referência anatômica para a divisão da cavidade pélvica descrita adiante (Figura 1.5).

Componentes ligamentares e movimentos da pelve

A pelve tem como principal função receber o peso corporal transmitido pela coluna vertebral e transferi-lo aos membros inferiores, e é por isso que ela é estruturada para ser forte e resistente. Suas articulações são as sacroilíacas, posteriormente, e a sínfise púbica, anteriormente.

A articulação sacroilíaca é anatomicamente classificada como articulação sinovial simples do tipo plano e, por isso, é capaz de apresentar pequenos movimentos em todas as direções. Ela é constituída pelas faces auriculares do ílio e também do sacro. Há uma área localizada posterossuperiormente, a face auricular do ílio, entre a tuberosidade ilíaca e o sacro. Ela apresenta um resistente ligamento denominado ligamento sacroilíaco interósseo, o qual se confunde com o ligamento sacroilíaco posterior, que é um espessamento da cápsula articular na sua face posterior. Anteriormente, a cápsula articular apresenta também um notável espessamento, o ligamento sacroilíaco anterior, que é inclusive menos espesso que o mesmo ligamento posterior. Pode-se, ainda, visualizar na pelve outros ligamentos extrínsecos à cápsula articular, os quais apresentam força distinta. Esses ligamentos são descritos a seguir (Figura 1.6):

▶ *Ligamento iliolombar*: estende-se do processo transverso da 5ª vértebra lombar à crista ilíaca

▶ *Ligamento sacrotuberal*: espesso e resistente, ele se fixa na face dorsal do sacro e na margem posterior do ílio, logo acima da incisura isquiática maior, direcionando-se para a borda medial do túber isquiático

▶ *Ligamento sacroespinal*: localizado anteriormente ao ligamento sacrotuberal, tem fixação na margem lateral da porção inferior do osso sacro e na porção superior do cóccix, e seu ápice se fixa na espinha isquiática.

Os ligamentos sacrotuberal e sacroespinal contribuem para o fechamento das incisuras isquiáticas, formando os forames isquiáticos maior e menor, os quais são separados entre si pelo ligamento sacroespinal. Pelo forame isquiático maior passam o músculo piriforme, os nervos e vasos glúteos superiores e inferiores, os vasos pudendos internos, o nervo pudendo, o nervo isquiático e o nervo cutâneo femoral posterior. Outras estruturas, como o tendão do músculo obturador interno, os vasos pudendos internos e o nervo pudendo, passam pelo forame isquiático menor.

A sínfise púbica é a articulação situada anteriormente na pelve e é classificada como articulação cartilagínea do tipo sínfise, a qual apresenta um disco de fibrocartilagem entre as faces ósseas que se articulam. Essa articulação apresenta dois ligamentos: ligamentos púbicos superior e inferior.

Considerações funcionais

Como dito anteriormente, a pelve tem a importante função de transmitir o peso da coluna vertebral para os acetábulos do quadril quando estamos de pé, ou para os túberes isquiáticos quando estamos sentados. Sendo assim, a articulação sacroilíaca é cruzada por ambos os vetores de força e requer pouca mobilidade para absorver forças de tensão e tração. Durante o período gestacional, seus ligamentos permanecem mais frouxos como consequência da ação de hormônios, o que possibilita maior amplitude de movimento da articulação. A eficiência biomecânica da pelve depende da estabilidade da articulação sacroilíaca, capaz de resistir a deslocamentos que o peso do corpo tende a produzir. Na postura ortostática, o peso do corpo tende a deslocar o sacro caudal anteriormente em relação aos ossos do quadril, o que é impedido pelo forte ligamento sacroilíaco interósseo. Além disso, esse vetor de peso corporal tende a provocar a rotação do sacro, mas os ligamentos sacrotuberal e sacroespinal impedem esse deslocamento.

Movimentos da pelve

Foram realizados estudos que tornaram possível a visualização de movimentos artrocinemáticos e osteocinemáticos das articulações sacroilíacas durante a marcha e outras atividades. É importante ressaltar que a amplitude desses movimentos é limitada, sendo considerada entre 1 e 3 graus. Entre esses movimentos pélvicos, dois são conhecidos como nutação e contranutação (Figura 1.7). Durante a nutação, ocorre a aproximação das asas dos ílios em direção ao plano mediano do corpo e um afastamento dos túberes isquiáticos; ao mesmo tempo, ocorre o direcionamento anteroinferior da base do sacro e um movimento posterossuperior do cóccix. Durante o período expulsivo no parto vaginal, acontece esse movimento de nutação da pelve. Na contranutação as asas dos ílios se afastam da linha

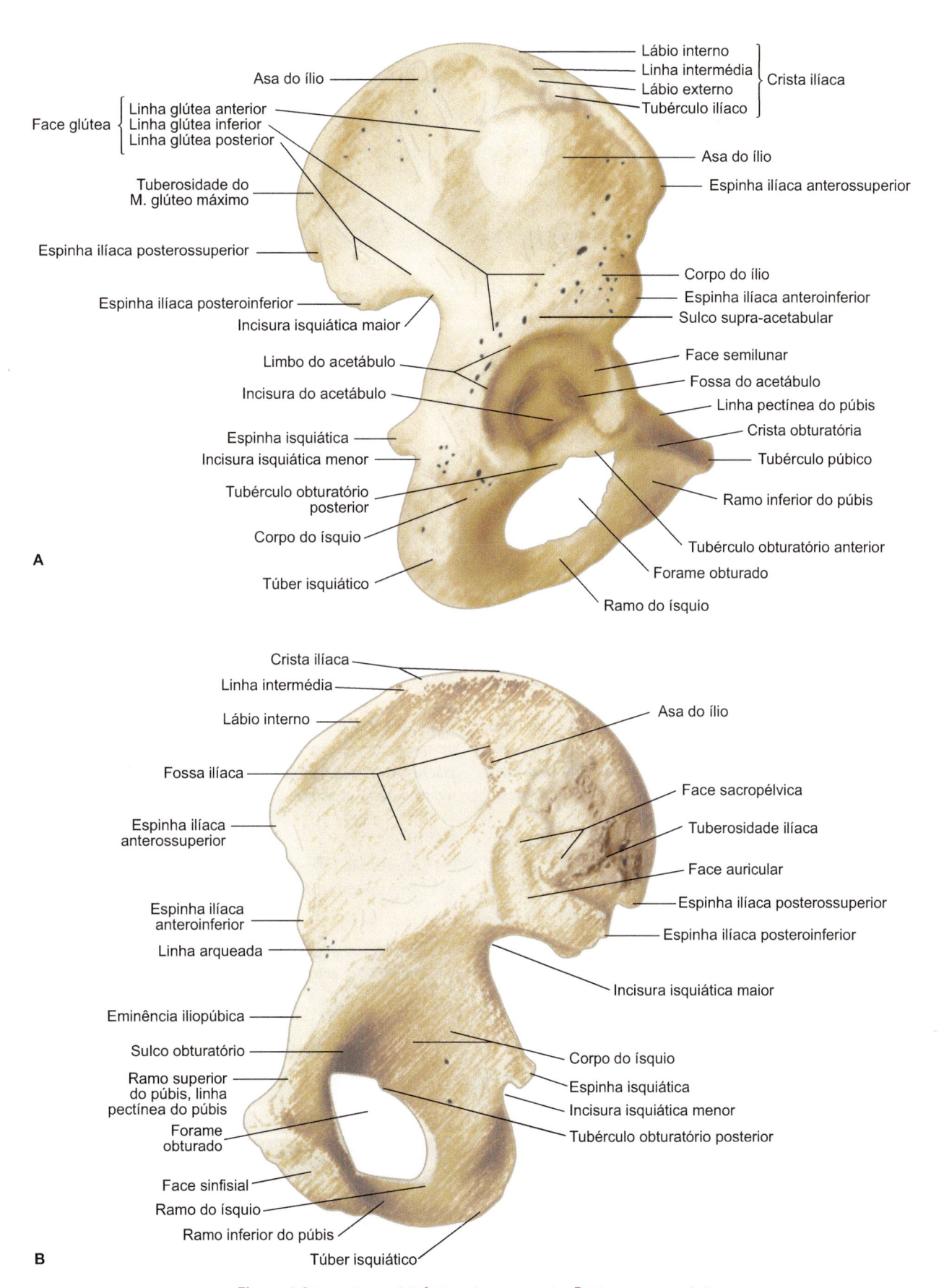

Figura 1.3 Osso do quadril. **A.** Vista lateroposterior. **B.** Vista anteromedial.

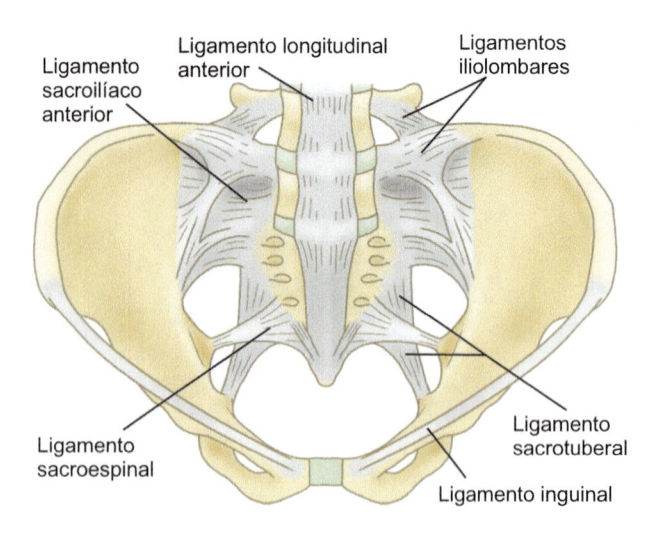

Figura 1.4 Osso sacro. **A.** Vista anterior. **B.** Vista posterior.

média do corpo, e os túberes isquiáticos se aproximam dela. A base do sacro se movimenta na direção posterossuperior, enquanto o cóccix se direciona anteroinferiormente.

Cavidade pélvica e conteúdo

A cavidade abdominal é contínua com a cavidade pélvica no tronco. A linha terminal que forma o estreito superior da pelve é uma referência anatômica que subdivide a pelve em duas cavidades: uma superior, conhecida como pelve falsa ou pelve maior, e a inferior ao estreito, conhecida como pelve verdadeira ou pelve menor. Esta última aloja os órgãos pélvicos (reto, bexiga, útero, vagina, tubas uterinas e ovários) no corpo feminino. A cavidade pélvica verdadeira é delimitada inferiormente pelos músculos conhecidos como diafragma pélvico. Abaixo do diafragma pélvico, a região é denominada períneo.

Órgãos internos da pelve

As vísceras pélvicas incluem porções finais dos sistemas urinário, digestório e genital (Figura 1.8). Os órgãos urinários e digestivo pélvicos são: partes pélvicas dos ureteres, bexiga urinária, uretra e reto; os órgãos genitais internos femininos incluem ovários, tuba uterina, útero e vagina.

Ureter

Os ureteres são tubos musculares lisos que atingem 25 a 30 cm de comprimento e desempenham a função de conectar os rins

— Abertura superior da pelve   — Abertura inferior da pelve

Figura 1.5 Linha terminal da pelve, também conhecida como estreito superior, e estreito inferior da pelve.

Figura 1.6 Ligamentos da pelve em vista anterior.

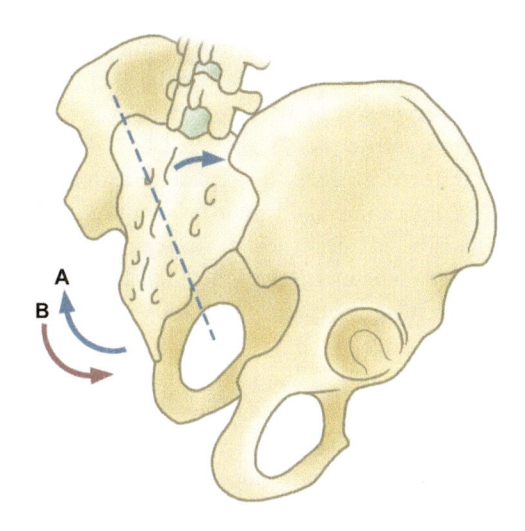

Figura 1.7 Movimentos da pelve. **A.** Nutação. **B.** Contranutação.

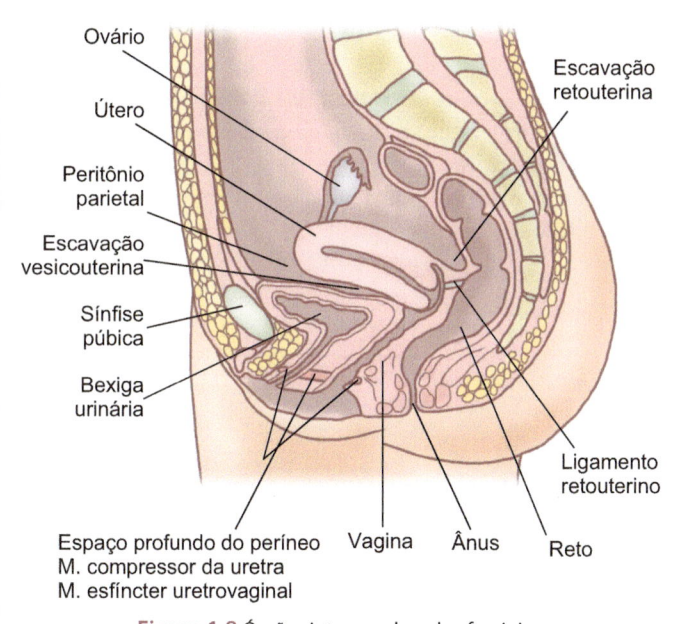

Ovário
Útero
Peritônio parietal
Escavação vesicouterina
Sínfise púbica
Bexiga urinária

Escavação retouterina

Ligamento retouterino

Espaço profundo do períneo
M. compressor da uretra
M. esfíncter uretrovaginal

Vagina Ânus Reto

Figura 1.8 Órgãos internos da pelve feminina.

Bexiga

A bexiga urinária é um órgão oco constituído de músculo liso forte e resistente, e que apresenta alta distensibilidade: o músculo detrusor. A bexiga desempenha a função de reservatório temporário de urina e tem tamanho, formato e localização variáveis de acordo com o seu estado de plenitude e o estado dos órgãos adjacentes. Quando vazia, a bexiga do indivíduo adulto ocupa a pelve verdadeira e é separada dos ossos púbicos pelo espaço retropúbico. Ela também apresenta um ápice, paredes superior, inferolateral e posterior. Na região inferior da bexiga existe o colo, que é fixado pelos ligamentos vesicais laterais e pelo arco tendíneo da fáscia da pelve, além de seu componente anterior, o ligamento puboprostático em homens e pubovesical em mulheres. Vale destacar que, nas mulheres, como a face posterior da bexiga está apoiada na face anterior da vagina, a fixação lateral desta ao arco tendíneo da fáscia pélvica, o paracolpo, torna-se um relevante meio de sustentação com o qual a bexiga conta.

Em relação à inervação da bexiga, as fibras simpáticas são conduzidas das regiões torácica inferior e lombar superior da medula espinal até os plexos vesicais (pélvicos), especialmente a partir dos nervos hipogástricos. As fibras parassimpáticas provenientes dos segmentos sacrais da medula espinal também alcançam a bexiga através dos plexos esplâncnicos pélvicos.

Uretra

A uretra feminina tem cerca de 4 cm de comprimento e segue anteroinferiormente do óstio interno da bexiga até o óstio externo da uretra. O canal uretral, que tem a função de transportar a urina da bexiga para o meio externo, situa-se anteriormente à vagina, e seu eixo é paralelo ao dela. A uretra segue com a vagina através do diafragma da pelve, do músculo esfíncter externo da uretra e da membrana do períneo. As fibras nervosas que inervam a uretra têm origem no plexo vesical e no nervo pudendo. As fibras aferentes viscerais da uretra caminham em direção à medula espinal através do plexo esplâncnico, e as fibras aferentes somáticas seguem para a medula a partir do nervo pudendo. O segmento medular no qual os nervos aferentes da uretra fazem sinapse é S2-S4.

Reto

O reto é a porção pélvica do sistema digestório e mantém continuidade proximal com o colo sigmoide, e distal com o canal anal. A junção do colo sigmoide com o reto se dá anteriormente à vértebra S3, e a junção anorretal situa-se anteroinferiormente à extremidade do cóccix. A flexura anorretal de aproximadamente 80° influencia o mecanismo para continência fecal, sendo mantida, durante o estado de repouso, pelo tônus do músculo puborretal e pela sua contração ativa durante as contrações peristálticas, se não for o momento ideal para que ocorra a defecação (Figura 1.9). A parte terminal dilatada do reto é a ampola retal, que recebe e mantém a massa fecal que se acumula até o momento da sua expulsão. A inervação do reto provém dos sistemas simpático e parassimpático, e as fibras aferentes viscerais seguem as fibras parassimpáticas até os gânglios sensitivos dos nervos espinais S2-S4.

à bexiga urinária. As partes pélvicas dos ureteres seguem nas paredes laterais da bexiga, entrando na sua face externa distantes um do outro aproximadamente 5 cm. As contrações do músculo detrusor da bexiga atuam como esfíncter, bloqueando o refluxo de urina para os ureteres quando a bexiga se contrai, o que aumenta a pressão interna durante a micção. A urina é transportada dos rins para a bexiga por meio de movimentos peristálticos dos ureteres, sendo levadas algumas gotas de urina a intervalos de aproximadamente 20 s. Os nervos dos ureteres são do plexo autonômico adjacente, e a condução do estímulo nociceptivo/dor segue as fibras simpáticas dos nervos espinais, chegando aos gânglios sensitivos da medula espinal e nos segmentos medulares T10-L2 ou L3. A dor de ureter geralmente é referida no quadrante inferior ipsilateral do abdome, especialmente na região inguinal (virilha).

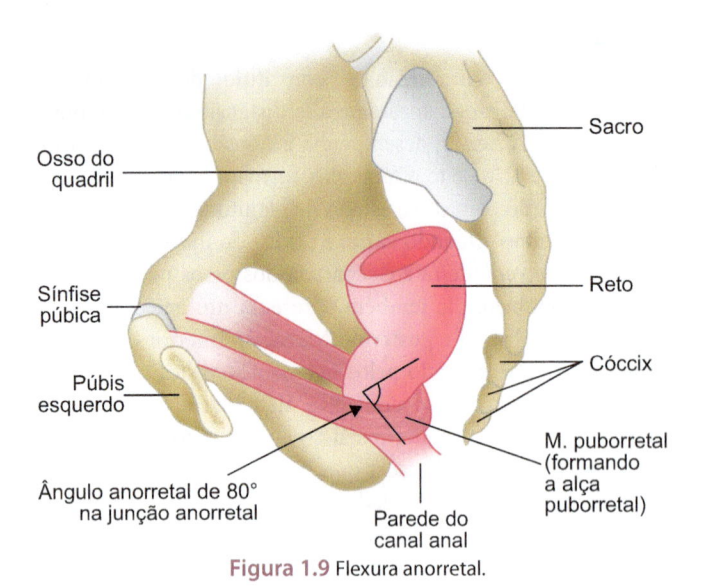

Figura 1.9 Flexura anorretal.

Ovários

Os ovários são as gônadas femininas que produzem os oócitos (gametas femininos). Além dos gametas, as gônadas também produzem hormônios sexuais femininos e são suspensas por uma subdivisão do ligamento largo do útero denominada mesovário. Os capilares sanguíneos e linfáticos e os nervos ovarianos cruzam a margem da pelve, entrando e saindo da face superolateral do ovário dentro do seu ligamento suspensor. Medialmente no mesovário, encontra-se um curto ligamento útero-ovárico, também conhecido como ligamento próprio do ovário, que fixa o ovário ao útero. Assim, os ovários costumam ser encontrados entre o útero e a parede lateral da pelve.

Como o ovário fica suspenso na cavidade abdominal e não é recoberto pelo peritônio, o oócito expelido durante a ovulação passa para a cavidade peritoneal e, em seguida, é aprisionado pelas fímbrias da tuba uterina e conduzido para a ampola, onde pode ser fecundado.

Tubas uterinas

As tubas uterinas têm aproximadamente 10 cm de comprimento e desempenham a função de transporte dos oócitos liberados pelo ovário durante a ovulação, além de servir de local habitual para que ocorra a fecundação (Figura 1.10). As tubas uterinas estão fixadas por uma membrana chamada mesossalpinge e se estendem lateralmente a partir dos cornos uterinos, abrindo-se na cavidade abdominal, próximo aos ovários. As tubas uterinas podem ser divididas em quatro partes, da porção lateral para a medial:

▸ *Infundíbulo:* extremidade distal da tuba fimbriada com processos digitiformes que se abrem na cavidade peritoneal a partir do óstio abdominal
▸ *Ampola:* porção mais dilatada da tuba, onde normalmente ocorre a fecundação do oócito

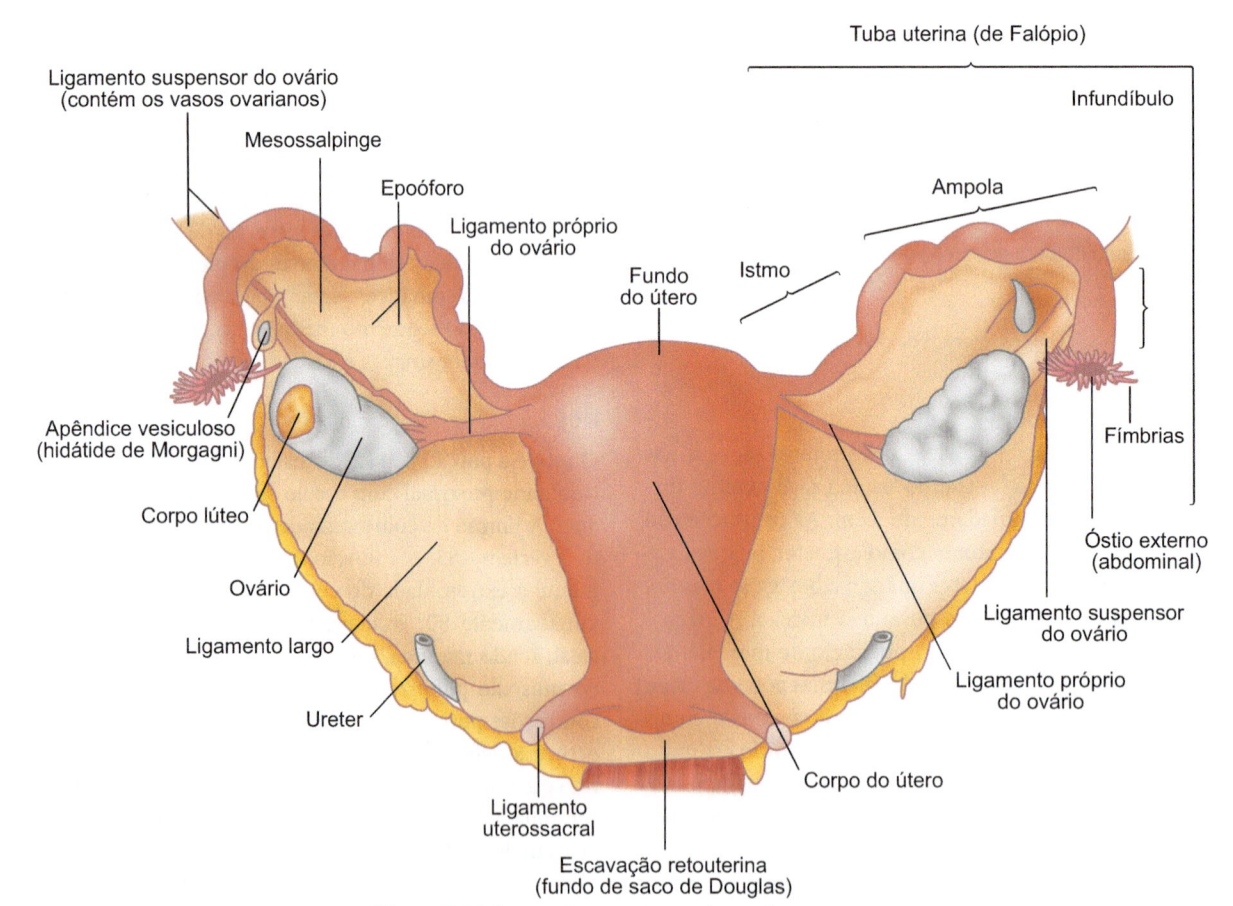

Figura 1.10 Útero, tubas uterinas, ovários e ligamentos.

▶ *Istmo:* porção mais estreita da tuba, que entra no corno do útero

▶ *Parte uterina:* porção curta intramural da tuba que se abre no óstio uterino para a cavidade do útero.

A inervação da tuba uterina é proveniente do plexo ovárico e, em parte, do plexo uterino. As fibras aferentes que conduzem a sensação de dor das tubas ascendem através das fibras simpáticas do plexo ovárico até os segmentos medulares T11-L1.

Útero

O útero é um órgão muscular oco que apresenta paredes espessas e aloja o embrião e o feto no período da gravidez. O útero não gravídico se localiza na pelve verdadeira e possui as seguintes partes: fundo, corpo, istmo e colo (ver Figura 1.10). O corpo do útero se posiciona sobre a bexiga, e seu colo permanece entre a bexiga urinária e o reto. Na mulher adulta, o útero encontra-se antevertido, inclinado anterossuperiormente em relação ao eixo da vagina, e antefletido, fletido anteriormente em relação ao colo (Figura 1.11).

O colo é a porção final cilíndrica do útero, tem em torno de 2,5 cm de comprimento e é dividido em duas partes: uma supravaginal, entre o istmo e a vagina; e uma vaginal, que se projeta na parte superior da parede anterior da vagina. Ao corte, é possível discriminar as camadas ou lâminas do útero da mais interna para a mais externa: endométrio, miométrio e perimétrio.

Além disso, pode-se visualizar a sua cavidade (dentro do corpo do útero), semelhante a uma fenda, que apresenta os cornos do útero, regiões onde penetram as tubas uterinas e o canal cervical (dentro do colo uterino). A cavidade do útero, o canal cervical do colo do útero e o lúmen vaginal constituem o canal do parto atravessado pelo feto no final da gravidez.

A face anterior do útero está separada da bexiga pela escavação vesicouterina, e a face posterior está separada do colo sigmoide e do reto a partir da escavação retouterina.

É importante destacar os meios de fixação e sustentação desse órgão. A sustentação dinâmica do útero ocorre por meio do diafragma pélvico, especialmente durante momentos ou situações de aumento de pressão intra-abdominal, como ocorre em tosse ou espirro. A fixação do útero se dá pelos seus ligamentos, que serão descritos a seguir:

▶ *Ligamento largo do útero:* constituído por uma dupla camada de peritônio, membrana serosa, que se estende das partes laterais do útero até as paredes abdominopélvicas

▶ *Ligamento transverso do colo (cardinal):* fixa-se na porção supravaginal do colo uterino e nas partes laterais do fórnix da vagina, até as paredes laterais da pelve

▶ *Ligamento retouterino (uterossacral):* segue da lateral do colo uterino até o osso sacro, ligamento palpável ao toque retal

▶ *Ligamento redondo do útero:* faixa de tecido conjuntivo fibroso; estende-se de uma fixação logo abaixo da tuba uterina até os lábios maiores na vulva feminina.

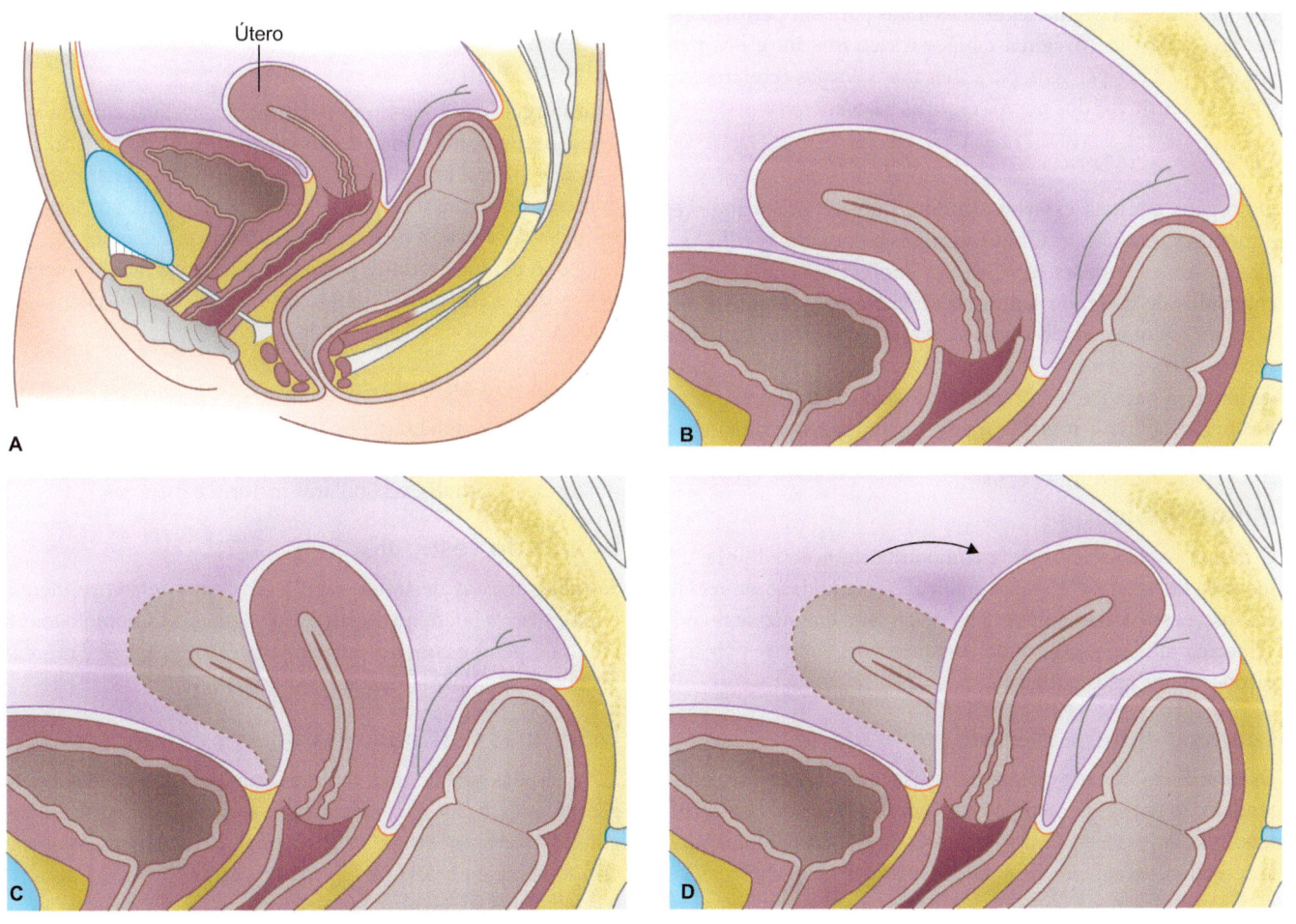

Figura 1.11 Posições de anteflexão (**A** e **B**) e anteversão (**C** e **D**) do útero.

Vagina

A vagina é um canal fibromuscular com aproximadamente 10 cm de comprimento e se estende do colo do útero até o seu óstio externo, que se abre juntamente com a glande do clitóris, o óstio externo da uretra e as glândulas vestibulares menores no vestíbulo vaginal, uma fenda situada entre os lábios menores da vulva feminina. A abertura externa da vagina é parcialmente obliterada na maioria das mulheres virgens por uma prega denominada hímen. Após sua ruptura, os pequenos fragmentos que permanecem na borda do óstio externo da vagina são denominados carúnculas himenais.

A vagina serve de canal para escoar o líquido menstrual, constitui o canal do parto, e recebe e envolve o pênis e o sêmen durante a relação sexual. Esse órgão normalmente se encontra colapsado, e sua mucosa tem numerosas pregas transversais que se assemelham a rugas. O canal vaginal situa-se inferiormente ao colo do útero, lateralmente ao músculo levantador do ânus e à fáscia pélvica, posteriormente ao fundo da bexiga e à uretra, e anteriormente ao reto.

A porção mais inferior da vagina possui inervação somática que provém do nervo perineal profundo, um ramo do nervo pudendo. A maior parte da vagina, três quartos superiores, tem inervação visceral proveniente do plexo nervoso uterovaginal, que é um dos plexos pélvicos que se estendem do plexo hipogástrico inferior até os órgãos pélvicos.

As fibras aferentes que transmitem impulsos dolorosos do colo uterino e da vagina seguem as fibras parassimpáticas através dos plexos uterovaginal e hipogástrico inferior e dos nervos esplâncnicos pélvicos, para chegar aos corpos celulares nos gânglios sensitivos dos nervos espinais S2-S4.

VULVA

Os órgãos genitais externos (monte púbico, lábios maiores e menores, clitóris, vestíbulo vaginal, bulbos do vestíbulo e glândulas vestibulares maiores e menores) no conjunto são chamados de pudendo feminino ou vulva. O pudendo feminino serve como tecido sensitivo e erétil durante a excitação sexual, apresenta a função de orientar o fluxo urinário e serve de barreira para evitar a entrada de corpo/material estranho nos órgãos genitais internos e nos órgãos do sistema urinário (Figura 1.12).

Monte púbico

O monte púbico se apresenta como uma elevação adiposa, arredondada, anterior à sínfise púbica. A quantidade de tecido adiposo nessa região aumenta na puberdade e reduz-se no envelhecimento. Após o período de puberdade, o monte púbico é recoberto por pelos pubianos.

Lábios maiores e menores do pudendo

Os lábios maiores são pregas miocutâneas externas que se estendem do monte púbico de cada lado e se inserem no corpo tendíneo do períneo (em direção ao ânus). Esses lábios, que apresentam pelos após a puberdade, protegem o clitóris e os óstios uretral e vaginal externo. A fenda existente entre os dois lábios maiores é denominada rima do pudendo.

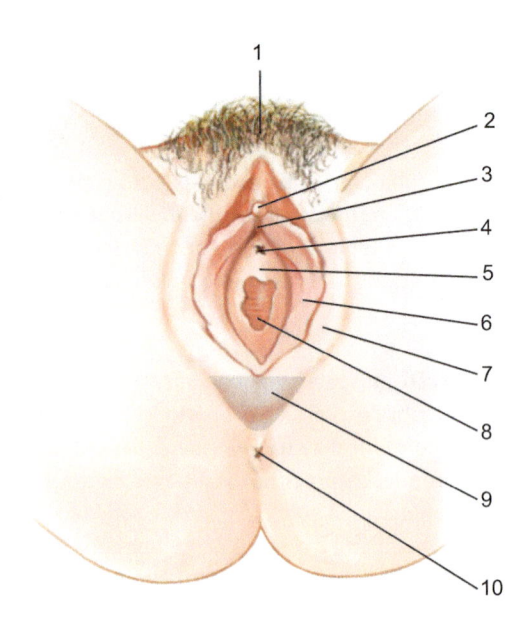

Figura 1.12 Vulva feminina. *1*, monte púbico; *2*, clitóris; *3*, frênulo do clitóris; *4*, vestíbulo vaginal; *5*, óstio uretral externo; *6*, lábios menores; *7*, lábios maiores; *8*, óstio externo da vagina; *9*, períneo; *10*, ânus.

Os lábios menores são pregas de pele glabra e estão situados na rima do pudendo, onde fecham o vestíbulo da vagina. A face interna de cada lábio menor é lisa e úmida, tem uma coloração rósea e possui glândulas sebáceas e muita terminação nervosa sensitiva.

Clitóris

É um órgão erétil feminino localizado anteriormente no vestíbulo vaginal, no ponto de encontro dos lábios menores da vulva. O clitóris tem a função de excitação sexual na mulher e aumenta de tamanho após a sua estimulação tátil, por ser muito inervado e vascularizado. Ele se divide em glande, corpo e ramos. A glande é a única parte exposta na vulva e é protegida pelo prepúcio do clitóris (lâminas provenientes dos lábios menores).

Vestíbulo vaginal

É a região circundada pelos lábios menores do pudendo, na qual se apresentam a abertura dos óstios uretral e vaginal e os ductos das glândulas vestibulares maiores e menores.

Bulbos do vestíbulo

São duas massas de tecido erétil com 3 cm de comprimento, que se situam lateralmente ao óstio vaginal. São homólogos ao bulbo do pênis e cobertos inferior e lateralmente pelos músculos bulboesponjosos (Figura 1.13).

Glândulas vestibulares maiores e menores

As glândulas vestibulares maiores, também conhecidas como glândulas de Bartholin, situam-se de cada lado do vestíbulo vaginal, posteriormente ao óstio vaginal. Essas glândulas secretam muco que umedece e lubrifica o vestíbulo vaginal durante a excitação sexual feminina. Assim como as glândulas vestibulares maiores, as menores produzem o muco lubrificante e se

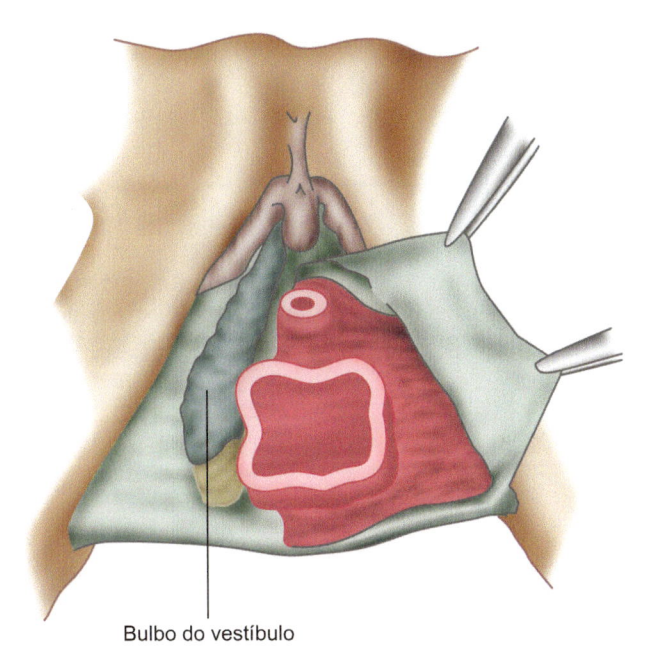

Figura 1.13 Bulbos do vestíbulo.

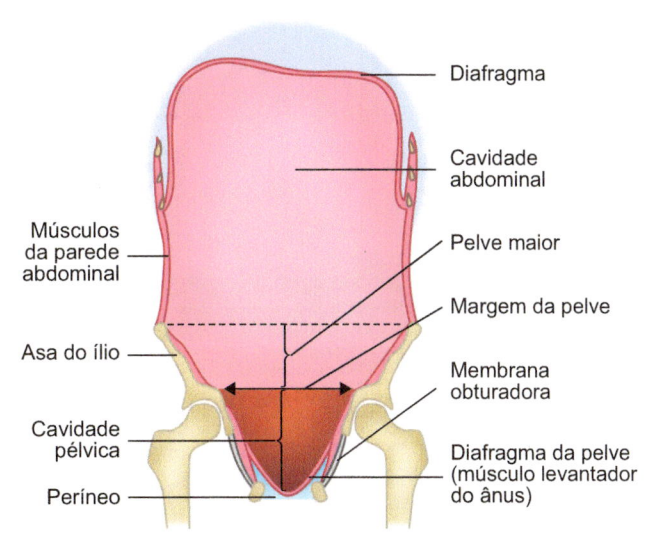

Figura 1.14 Diafragma da pelve em formato de funil.

apresentam em maior quantidade. Encontram-se de cada lado do vestíbulo vaginal, e seus ductos se abrem entre os óstios da uretra e da vagina.

ASSOALHO PÉLVICO

A cavidade da pelve é demarcada inferiormente pelo diafragma pélvico musculofascial, que fica suspenso na parte superior e desce centralmente até a abertura inferior da pelve em forma de funil. Além desse diafragma, outros músculos, fáscias e ligamentos formam o assoalho pélvico, que apresenta a função de sustentação de órgãos internos, proporciona ação esfincteriana para uretra, vagina e reto, e possibilita a passagem do feto no canal do parto.

Diafragma pélvico

O diafragma da pelve é constituído pelos músculos coccígeo e levantador do ânus, além de suas fáscias de revestimento, que se situam na pelve menor, separando a cavidade pélvica acima do diafragma da pelve e o períneo abaixo dele (Figura 1.14).

O músculo coccígeo se fixa na borda lateral da porção inferior do sacro e do cóccix, e seu ventre carnoso situa-se sobre o ligamento sacroespinal, onde também se fixa. O músculo levantador do ânus, uma faixa larga de músculo, é a maior e mais importante parte do diafragma pélvico. Está fixado anteriormente aos corpos do púbis e posteriormente às espinhas isquiáticas e a um espessamento na fáscia obturatória denominado arco tendíneo do músculo levantador do ânus. Este músculo tem três partes (Figura 1.15), que são assim conhecidas:

▸ *Puborretal:* porção mais medial, mais estreita e espessa do levantador do ânus. Forma uma alça em forma de U que contorna posteriormente a junção anorretal. O puborretal tem um papel importante na manutenção da continência fecal

▸ *Pubococcígeo:* porção mais larga e intermediária; entretanto, é a parte menos espessa do músculo levantador do ânus e

apresenta fixação lateral ao puborretal. O músculo pubococcígeo surge anteriormente no corpo do púbis e suas fibras laterais se fixam no cóccix. Suas fibras mediais fundem-se às do músculo contralateral para formar uma rafe fibrosa, parte do corpo anococcígeo. Alças de fibras musculares mais curtas do pubococcígeo se fundem à fáscia ao redor de estruturas da linha mediana do assoalho pélvico e são denominadas, em mulheres: pubovaginal, puboperineal e puboanal

▸ *Iliococcígeo:* porção posterolateral do músculo levantador do ânus, apresenta sua origem no arco tendíneo e na espinha isquiática, e se funde posteriormente ao corpo anococcígeo.

O músculo levantador do ânus constitui um assoalho dinâmico para cumprir sua função de sustentação de vísceras abdominopélvicas. Em quase todo o tempo, suas três partes mantêm contração tônica, o que viabiliza a manutenção da continência fecal e urinária; há também contração ativa em situações diversas, como tosse, espirro, vômito, dentre outras.

Os distúrbios do assoalho pélvico podem resultar de propriedades mecânicas inadequadas das estruturas de sustentação, como o comprometimento dos músculos ou ligamentos, ou mudanças na rigidez e na fáscia pélvica, associadas a alterações em níveis hormonais durante a gravidez.

O músculo coccígeo é inervado pelos ramos nos nervos espinais S4 e S5, enquanto o músculo levantador do ânus – puborretal, pubococcígeo e iliococcígeo – é inervado pelo nervo para o músculo levantador do ânus (ramos de S4), o nervo anal inferior e o plexo coccígeo (pequena rede de fibras nervosas formadas pelos ramos anteriores de S4-S5 e os nervos coccígeos).

Períneo

Períneo é a região superficial do assoalho pélvico, situada inferiormente ao diafragma da pelve. As estruturas esqueléticas e fibrosas que marcam os limites do períneo são:

▸ Sínfise púbica, anteriormente
▸ Ramos do ísquio e púbis, anterolateralmente
▸ Túberes isquiáticos, lateralmente

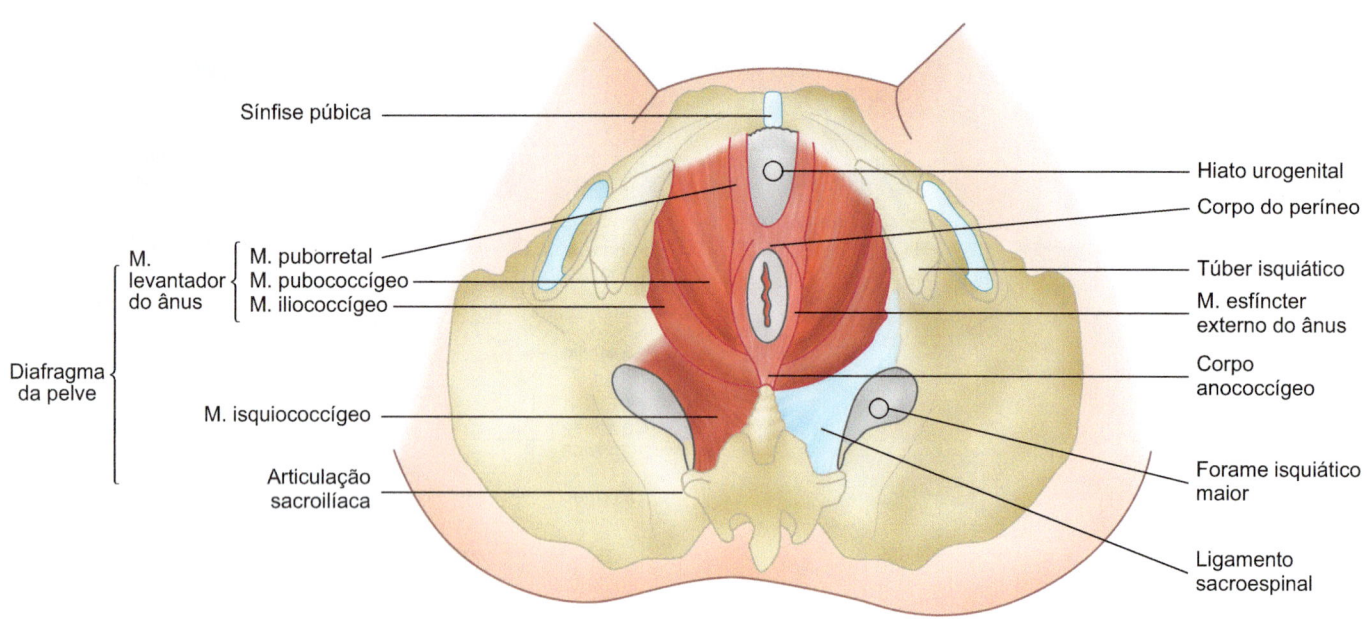

Figura 1.15 Músculos do diafragma da pelve.

▶ Ligamentos sacrotuberais, posterolateralmente
▶ Porção inferior do sacro e cóccix, posteriormente.

Uma linha imaginária que une os túberes isquiáticos separa o períneo em duas regiões triangulares: uma anterior, o trígono urogenital; e uma posterior, o trígono anal (Figura 1.16). O ponto médio da linha que une os túberes isquiáticos é o ponto central do períneo; essa é a localização do corpo do períneo, que é massa de tecido fibromuscular irregular com tamanho e consistência variados. O corpo do períneo é o local de convergência e entrelaçamento de fibras musculares, incluindo os seguintes músculos: bulboesponjoso, esfíncter externo do ânus e músculos transversos superficial e profundo do períneo (Figura 1.17).

Os músculos do espaço superficial do períneo são:

▶ *Isquiocavernoso:* envolve o clitóris e está associado a compressão e manutenção da ereção do mesmo
▶ *Bulboesponjoso:* tem sua fixação no corpo do períneo e circunda a parte mais inferior da vagina. Agindo em conjunto com o bulbo do vestíbulo, constrita a vagina durante a coaptação
▶ *Tranverso superficial do períneo:* origina-se na face interna do ramo do ísquio e se insere no corpo do períneo. Esse músculo funciona como auxiliar do transverso profundo.

Os músculos do espaço profundo do períneo são:

▶ *Transverso profundo do períneo:* apresenta fixação na face interna do ramo do ísquio, e a maior parte das suas fibras se

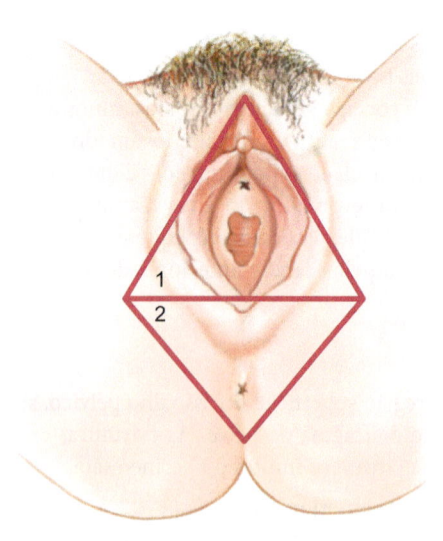

Figura 1.16 Períneo. *1*, trígono urogenital; *2*, trígono anal.

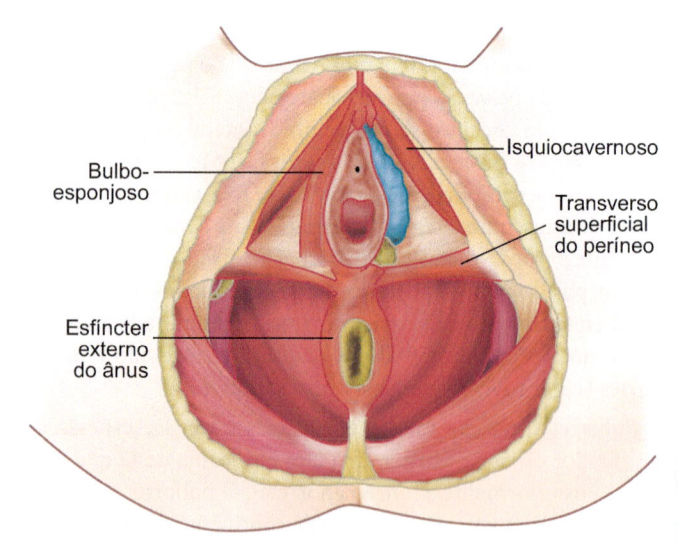

Figura 1.17 Músculos do assoalho pélvico.

insere no corpo do períneo. Algumas fibras se inserem na parede lateral da vagina

▶ *Esfíncter da uretra*: fixa-se na face interna do ramo inferior do púbis e na parede lateral da vagina. Somente poucas fibras desse músculo passam posteriormente à uretra.

Os músculos do períneo são inervados pelo ramo perineal do nervo pudendo (S2-S4). O nervo perineal apresenta dois ramos: o ramo perineal superficial, que dá origem aos nervos labiais (cutâneos) posteriores, e o ramo perineal profundo, que inerva os músculos profundos e superficiais do períneo, a pele do vestíbulo vaginal e a túnica mucosa da porção inferior da vagina. O nervo dorsal do clitóris é o principal nervo sensitivo do órgão genital feminino, sobretudo a glande do clitóris, que normalmente é muito sensível.

MAMAS

As mamas desempenham importante função na fisiologia feminina e no puerpério, sendo as grandes responsáveis pela amamentação do lactente. Constituem também estruturas de relevante papel na sexualidade feminina.

Localizam-se entre o esterno e a região axilar, lateralmente e abaixo da região infraclavicular, estendendo-se da 2ª à 6ª costela. A mama situa-se sobre a fáscia que recobre o peitoral maior, serrátil anterior, oblíquo externo do abdome e bainha do reto do abdome.

A mama adulta consiste em tecido glandular imerso em estroma constituído de tecido conjuntivo e tecido adiposo. O estroma conduz os vasos sanguíneos, os nervos e os vasos linfáticos. O tecido glandular consiste em um sistema ductal arborizado que drena grupos de alvéolos ou ácinos, os quais formam a unidade básica do sistema secretor (Figura 1.18). A fáscia superior é sustentada por ligamentos suspensores, denominados ligamentos de Cooper.

O mamilo é uma condensação de tecido epitelial através da qual os ductos lactíferos seguem até os orifícios na superfície. É circundado por pele pigmentada especializada, a aréola (ver Figura 1.18), que contém glândulas sudoríparas e sebáceas (glândulas de Montgomery) que hipertrofiam durante a gravidez e servem para lubrificar e proteger o mamilo durante a lactação.

Na gravidez, as mamas sofrem alterações graças à ação de hormônios que são liberados no organismo feminino, provocando seu crescimento e desenvolvimento, bem como preparando-as para produzir e armazenar leite. A inervação sensitiva da pele periférica parece ser influenciada pelo meio endócrino.

A inervação do mamilo desempenha papel vital na lactação, mediando a ativação dos reflexos neuro-humorais responsáveis pela remoção de leite da glândula e a liberação de prolactina, essencial para a manutenção do leite.

Na avaliação das mamas de uma gestante ou puérpera, deve-se observar sua localização, seu peso e seu tamanho em relação ao biotipo da pessoa. É de relevante importância as corretas observação e avaliação das mamas, pois grandes discrepâncias podem levar a consequências posturais, causando dores na coluna e alterações em sua curvatura. Mais detalhes sobre a avaliação mamária serão fornecidos no Capítulo 24, *Aleitamento Materno*.

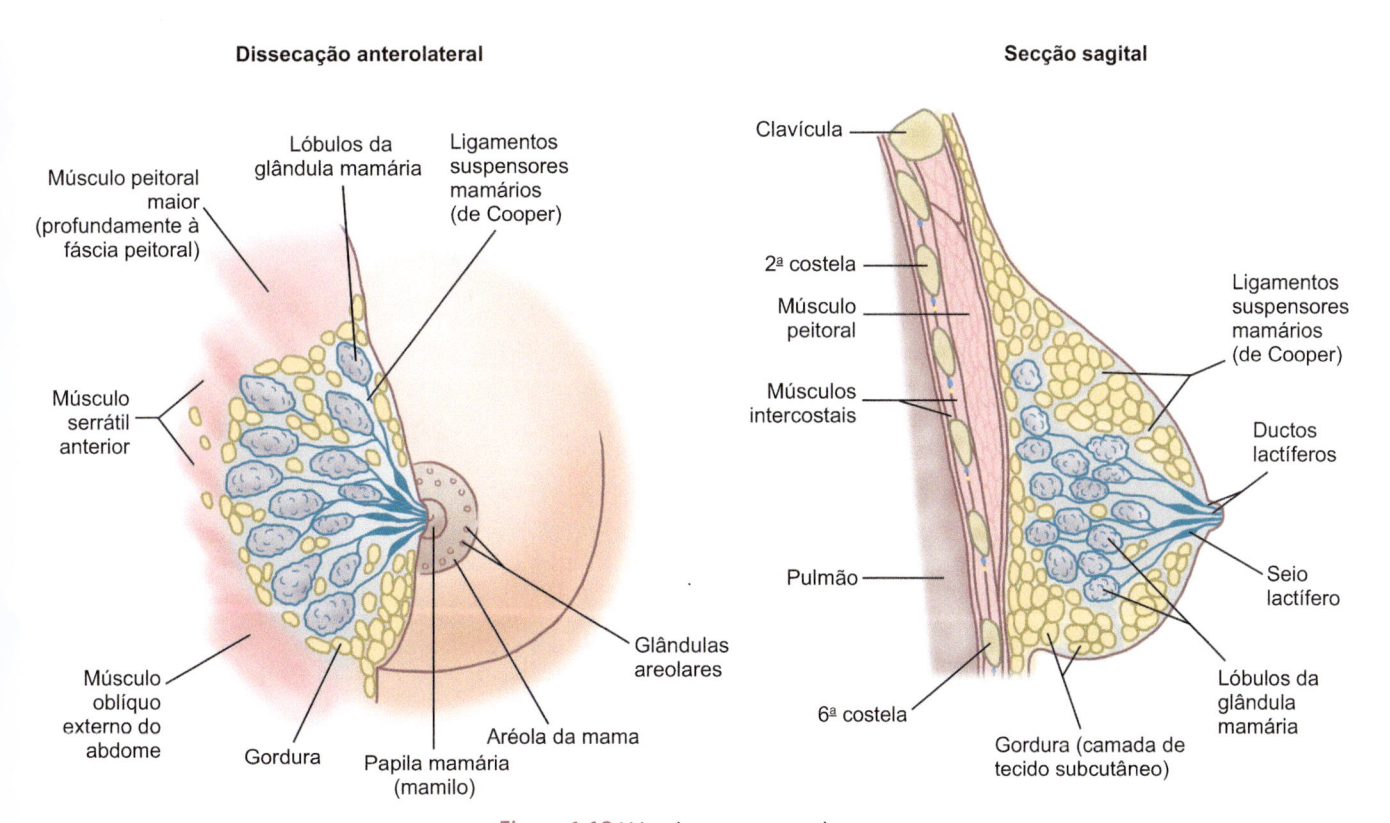

Figura 1.18 Músculos e estruturas da mama.

BIBLIOGRAFIA

Abramowitch SD, Feola A, Jallah Z et al. Tissue mechanics, animal models, and pelvic organ prolapse: a review. Eur J Obstet Gynecol Reproductive Biol. 2009;144:S146-58.

Bø K, Sherburn M. Evaluation of female pelvic-floor muscle function and strength. Phys Ther. 2005; 85:269-82.

Brandão S, Parente M, Mascarenhas T et al. Biomechanical study on the bladder neck and urethral positions: simulation of impairment of the pelvic ligaments. J Biomech. 2015; 48:217-23.

Chen B, Yeh J. Alterations in connective tissue metabolism in stress incontinence and prolapse. J Urol. 2011; 186:1768-72.

D'Angelo JG, Fattini CA. Anatomia humana sistêmica e segmentar. 3. ed. São Paulo: Atheneu; 2007.

De Lancey J et al. Gross anatomy and cell biology of the lower urinary tract. Physical Examination 2nd International Consulation on Incontinence. Paris; 2002. p. 19-82.

Denise H, Janis MM, DeLancey JOL et al. Differential effects of cough, Valsalva, and continence status on vesical neck movement. Obstet Gynecol. 2000; 95:535-40.

Dietz HP. Ultrasound imaging of the pelvic floor. Part II: three-dimensional or volume imaging. Ultrasound Obstet Gynecol. 2004; 23:615-25.

Klutke J, Ji Q, Campeau J et al. Decreased endopelvic fascia elastin content in uterine prolapse. Acta Obstet Gynecol Scand. 2008; 87:111-5.

Machado, Angelo BM. Neuroanatomia funcional. 3. ed. São Paulo: Atheneu; 2014.

Martins P, Lopes Silva-Filho A, Fonseca AMRM et al. Biomechanical properties of vaginal tissue in women with pelvic organ prolapse. Gynecologic and Obstetric Investigation. 2013; 75:85-92.

Moore LK, Dalley FA. Anatomia orientada para a clínica. Tradução de Claudia Lucia Caetano de Araujo. 7. ed. Rio de Janeiro: Guanabara Koogan; 2014.

Moreno AL. Fisioterapia em uroginecologia. 2. ed. São Paulo: Manole; 2008.

Neumann DA. Cinesiologia do aparelho musculoesquelético: fundamentos para reabilitação física. Rio de Janeiro: Guanabara Koogan; 2006.

Peng Q, Jones R, Shishido K et al. Ultrasound evaluation of dynamic responses of female pelvic floor muscles. Ultrasound Med Biol. 2007; 33:342-52.

Rosenberg K, Trevathan W. Birth, obstetrics and human evolution. BJOG.2002; 109: 1199-206.

Rubod C, Brieu M, Cosson M et al. Biomechanical properties of human pelvic organs. Urology. 2012; 79:968.e17-968.e22.

Schünke M. Prometheus, atlas de anatomia: anatomia geral e sistema locomotor. Tradução de Marcelo Sampaio Narciso. 2. ed. Revisado e ampliado. Rio de Janeiro: Guanabara Koogan; 2013.

Schwertner-Tiepelmann N, Thakar R, Sultan AH et al. Obstetric levatorani muscle injuries: current status. Ultrasound Obstet Gynecol. 2012; 39:372-83.

Silva MET, Brandão S, Parente MPL et al. Biomechanical properties of the pelvic floor muscles of continent and incontinent women using an inverse finite element analysis. 2017; 20(8):842-52.

Tortora LLC, Gerard J, Derrickson B. Princípios de anatomia e fisiologia. Tradução de Ana Cavalcanti C. Botelho et al. 14. ed. Rio de Janeiro: Guanabara Koogan; 2016.

Trevathan W. Primate pelvic anatomy and implications for birth. Phil Trans R Soc B. 2015; 370:20140065, 1663-70.

Wei JT, De Lancey JOL. Functional anatomy of the pelvic floor and lower urinary tract. Clinical Obstetric and Gynecology. 2004; 47(1):3-17.

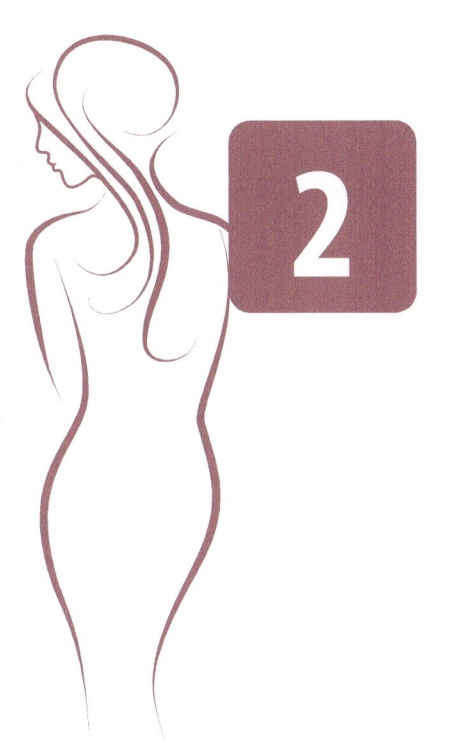

2 Adaptações Fisiológicas da Gestação

Julio Dias Valadares

Rita de Cassia Meira Dias

Áurea Soares Zica

Bruna Roque Ribeiro

Carolina Nogueira de São José

INTRODUÇÃO

O pré-natal, o parto e o pós-parto humanizado, com base na assistência integral e preventiva, associados ao conhecimento e aos indicadores monitorados pela equipe multiprofissional, são fundamentais para o impacto na sobrevida da mãe e do recém-nascido; afinal, as mortalidades materna, infantil e neonatal são alguns dos desafios do milênio.

O processo educativo permanente, humanizado e participativo com base em evidência é uma abordagem eficiente e transformadora que contribui para um trabalho em equipe com desafios e perspectivas únicas, pois aborda conflitos e desenvolvimentos nos planos consciente e inconsciente na vida da mulher, além das modificações e adaptações que vivenciamos e ainda precisamos muito aprender.

Conhecer os mecanismos de adaptações fisiológicas do organismo materno durante a gestação é uma estratégia muito importante para o cuidado longitudinal obstétrico e neonatal. As modificações fisiológicas envolvem todos os sistemas temporariamente, mas o suficiente para criar situações biológicas, corporais, mentais, espirituais e sociais que devem ser diferenciadas entre o que achamos normal e patológico, que necessitamos compreender, escutar e agir, agora e no futuro.

CONTEXTO | ADAPTAÇÕES ATUAIS E DE 2 MILHÕES DE ANOS ATRÁS

Provavelmente, em nenhuma outra fase do ciclo vital exista maior mudança no funcionamento e na forma do corpo humano em tão curto espaço de tempo. Muitas dessas mudanças iniciam-se desde o momento da nidação e se estendem por todo o período gestacional até o término da lactação, podendo permanecer mais tempo ainda na memória celular e na sobrevivência e sustentabilidade do planeta Terra como hoje o conhecemos. *De Lucy a Luzia – a longa jornada da África ao Brasil* é um livro que trata da gigantesca distância entre duas mulheres (espécies). O *Homo habilis*, por exemplo, há 1,5 ou 2 milhões já buscava instrumentos de pedra e era onívoro.

As alterações anatômicas, bioquímicas e funcionais durante a gestação e sua adaptação são importantes para:

▶ Prevenção nos momentos de instabilidade clínica: o que é doença e o que é adaptação? Qual o momento crítico atual: maternidade ou nascimento?
▶ Orientação com relação aos cuidados necessários a determinadas gestantes
▶ Conhecimento da unidade fetoplacentária por meio da produção de hormônios e substâncias e suas repercussões nas alterações da homeostase local e sistêmica
▶ Interpretações de exames laboratoriais e procedimentos: de diagnóstico, prevenção, tratamento e correlação farmacocinética dos medicamentos nas gestantes
▶ Autoconhecimento da gestação e da vida em que estamos envolvidos, planejamento e equilíbrio da saúde da mulher e do recém-nascido.

FARMACOCINÉTICA E EXAMES LABORATORIAIS NA GESTAÇÃO

Durante a gestação, grande parte dos medicamentos tem sua farmacocinética alterada, por interferência na absorção, na distribuição, no metabolismo hepático ou, ainda, na excreção renal. A progesterona induz a diminuição da motilidade intestinal, alterando a absorção dos fármacos de uso oral. Os medicamentos alcalinos ou levemente ácidos também têm sua absorção alterada devido a pouca produção de muco e diminuição do ácido gástrico.

É importante ressaltar que poucos são os fármacos conhecidos inteiramente sem riscos para a gravidez, haja vista que a maioria apresenta risco fetal desconhecido. Por isso, as medidas preventivas, os tratamentos alternativos e as mudanças de estilo de vida são estratégias que podem funcionar melhor que o uso de determinados medicamentos, como em lombalgia, nutrição e aspectos psicoemocionais no ciclo gravídico-puerperal.

Os parâmetros de referência para exame laboratorial (Quadro 2.1) evidenciam várias adaptações que ocorrem nos vários sistemas do organismo materno durante a gestação.

Classificação dos fármacos pela Food and Drug Administration

A Food and Drug Administration (FDA), agência responsável pelo controle e a supervisão dos medicamentos dos EUA, possui uma classificação de fármacos que podem ser usados pelas gestantes, tendo como base a literatura científica existente acerca dos riscos para a grávida e o feto. O nível de risco do uso de um medicamento pode se alterar com o estágio da gravidez. As classificações dos fármacos são descritas a seguir:

▶ *Categoria A:* Existem estudos de alta qualidade que não demonstram risco para o feto.
▶ *Categoria B:* Não existem estudos adequados em gestantes, mas estudos em animais não conseguiram demonstrar risco para o feto.
▶ *Categoria C:* Estudos com animais demonstraram efeitos adversos e ainda não existem estudos adequados em humanos. Todavia, a sua utilização pode ser justificada pelos potenciais benefícios, apesar dos riscos.
▶ *Categoria D:* Existem evidências de risco para o feto humano (com base em investigações e experiências no mercado ou em estudos em humanos). Apesar dos possíveis riscos, seu uso em gestantes é justificado pelos potenciais benefícios.
▶ *Categoria X:* Estudos em animais ou seres humanos demonstraram anormalidades fetais, ou existe evidência de risco para

o feto com base em investigações e experiências no mercado ou em estudos em humanos. Desse modo, os riscos claramente superam os potenciais benefícios do seu uso.

DIAGNÓSTICO DA GRAVIDEZ

Todo sistema genital passa por modificações bioquímicas, funcionais e anatômicas, observadas logo após a fecundação. Elas permanecem durante toda a gravidez e modificam-se e são observadas associadas e integradas a vários outros sistemas como sinal do início da gravidez.

O diagnóstico da gestação pode ser realizado com base em sinais presuntivos, como náuseas, vômitos e polaciúria. A amenorreia é o sintoma principal, mas outros também ocorrem, como congestão e hiperestesia mamária (mastalgia), vascularização mais evidente na mama (rede venosa de Haller) e hiperpigmentação da aréola primitiva com halo mais claro ao seu redor (sinal de Hunter).

Há ainda alterações cutâneas, como a hipertrofia das glândulas sebáceas na aréola secundária (Figura 2.1 A) e a pigmentação da linha alba, chamada linha *nigra* (Figura 2.1 B).

Ao exame clínico, podem-se observar: aumento do crescimento e do volume uterino (50 g, no início da gestação, a 1.000 g no final), amolecimento do istmo uterino (sinal de Hegar) e cianose vaginal e cervical (sinal de Chadwick).

A produção do hormônio gonadotrofina coriônica humana beta (β-hCG) pelo sinciotrofoblasto é o teste bioquímico responsável pelo diagnóstico. Sua ação está relacionada com a maioria dos sintomas iniciais da gravidez, e, com a sua detecção na urina ou no sangue, é confirmado o resultado positivo de gravidez.

O colo passa por um processo de amolecimento e cianose devido ao aumento de vascularização e edema em toda a sua área. Durante a gestação, o colo passa por um processo de reorganização do seu tecido conjuntivo, composto por colágeno, o qual auxiliará na expulsão do feto e na recuperação pós-parto. Além disso, logo após a concepção, ocorre a produção de um tampão mucoso que obstrui o canal cervical, com a função de ser uma barreira de proteção para o útero contra infecções. Esse tampão é expelido, geralmente, no início do trabalho de parto. A parte inferior do útero, região que se forma entre o corpo e o colo, torna-se funcionalmente contrátil e participa do mecanismo de dilatação do colo.

No útero aparecem modificações como hipertrofia das células musculares, associadas a um acúmulo de tecido fibroso e ao aumento do tecido elástico, o que promove força à parede uterina que sofrerá dilatação ao longo da gestação. Essa hipertrofia no início da gravidez se deve, principalmente, à ação do estrogênio, enquanto a que ocorre ao final é decorrente, predominantemente, da expansão dos produtos da concepção, que exercem uma pressão no sentido de aumentar o tamanho do útero. A posição e a forma do útero também são alteradas ao longo da gestação. Originalmente, o útero apresenta-se como piriforme (formato de uma pera); no entanto, com o aumento de tamanho, ele passa a adquirir o formato ovoide. À medida que cresce, ele deixa de se manter inteiramente na pelve e passa a deslocar os intestinos tanto lateralmente quanto superiormente. Essa subida do útero promove uma rotação à direita, que, provavelmente, é causada pelo retossigmoide do lado esquerdo.

Quadro 2.1

Valores laboratoriais de referência em vários sistemas do organismo materno em grávida e não grávida.

Parâmetro	Não grávida	Grávida
Proteinúria de 24 h	< 150	< 300
Creatinina sérica (mg/dℓ)	0,6 a 1,2	0,5 a 0,7
Hemoglobina (g/dℓ)	12 a 16	11 a 14
Hematócrito (%)	37 a 47	33 a 44
Volume corpuscular médio (fℓ)	80 a 100	70 a 90
Ferro sérico (μg/dℓ)	135	90
Amilase pancreática (U/ℓ)	60 a 180	90 a 350
Cálcio (mEq/ℓ)	4,6 a 5,6	4,2 a 5,2
Vitamina B$_{12}$ (pg/mℓ)	430 a 1.025	Redução
P (mg/dℓ)	2,5 a 4,8	2,3 a 4,6
K (mEq/ℓ)	3,5 a 5,0	3,3 a 4,1
CPK (U/ℓ)	10 a 70	5 a 40
Pao$_2$ (mmHg)	91 a 95	106 a 108 (1º trimestre) 101 a 104 (termo)
Paco$_2$ (mmHg)	36 a 39,4	37 a 32

P, fósforo; K, potássio; CPK; creatinofosfoquinase; Pao$_2$, pressão parcial de oxigênio; Paco$_2$, pressão parcial de dióxido de carbono.

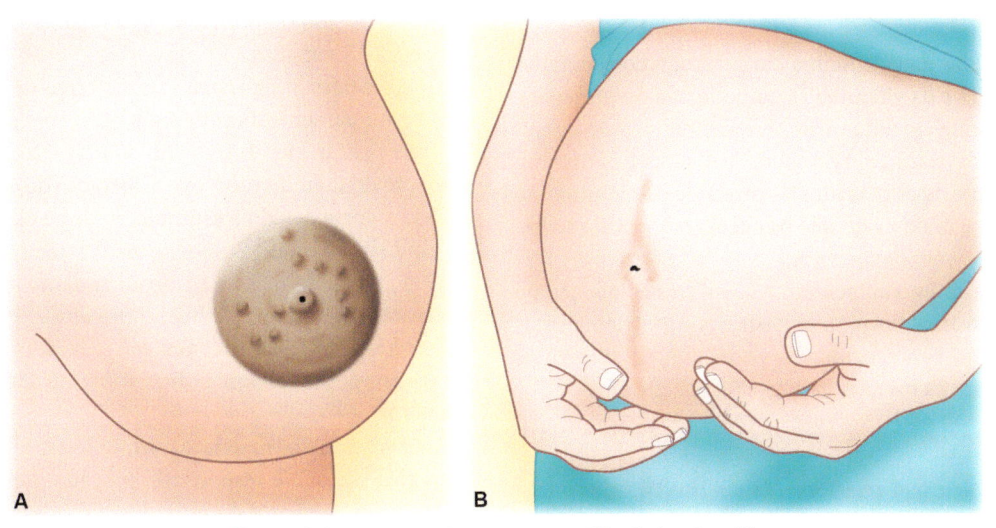

Figura 2.1 Tubérculos de Montgomery (**A**) e linha *nigra* (**B**).

O aumento no tamanho do útero cria uma demanda em relação ao aumento da vascularização em função da necessidade de maior perfusão sanguínea, enquanto, na placenta, devido ao aumento progressivo, há um incremento correlato do fluxo sanguíneo uteroplacentário conforme a evolução da gestação, o que exige, também, aumento do número de vasos sanguíneos.

Durante a gestação, as secreções vaginais aumentam seu volume consideravelmente e, geralmente, são espessas e de cor branca. A gravidez está associada também a maior prevalência de candidíase vulvovaginal.

SISTEMA ENDÓCRINO

Um dos aspectos mais importantes da vida intrauterina é o intercâmbio eficaz entre os produtos nutritivos e metabólicos do feto e da mãe. É crucial ver o processo como constituído de um compartimento fetoplacentário desprovido de certas atividades esteroidogênicas, que utiliza o compartimento materno como fonte de substâncias básicas para a produção de esteroides.

Tireoide

O hormônio tireoestimulante (TSH) é o melhor marcador da função da tireoide na gravidez. As principais alterações possíveis são o aumento nas concentrações séricas de globulina ligadora de tiroxina (TBG) e a estimulação do receptor de TSH pela hCG. Os níveis de tri-iodotironina (T3) e tiroxina (T4) livres não se alteram a níveis fisiológicos importantes, apesar da ação dos estrogênios que elevam os níveis de TBG. Clinicamente, há aumento moderado do tamanho da tireoide, facilitando a sua palpação.

Como resultado do aumento da função metabólica da glândula tireoide, o iodo materno também precisa aumentar durante a gravidez. Em função disso, foi proposto um consumo de iodo de aproximadamente 250 mcg por dia para mulheres grávidas ou lactantes e mulheres que estão tentando conceber.

Paratireoides

A regulação da concentração de cálcio está estreitamente relacionada com a fisiologia de magnésio, fosfato, paratormônio (PTH), vitamina D e calcitonina. O cálcio necessário ao crescimento fetal e à lactação é, ao menos em parte, retirado do esqueleto materno.

Paratormônio

A redução do cálcio plasmático ou a redução aguda do magnésio estimulam a liberação do PTH. Por outro lado, níveis elevados de cálcio e magnésio o suprimem. A ação desse hormônio sobre a reabsorção óssea, a absorção intestinal e a reabsorção renal é aumentar o cálcio no líquido extracelular e diminuir o fosfato. Os níveis de PTH intacto diminuem na primeira metade da gravidez, alcançam o ponto mais baixo no segundo trimestre e se elevam depois.

A mineralização do esqueleto fetal requer cerca de 30 g de cálcio, principalmente durante o terceiro trimestre; porém, tal provisão é um desafio para a mãe. Durante a gravidez, a quantidade de cálcio absorvido aumenta de maneira gradual e alcança cerca de 400 mg/dia no terceiro trimestre. O aumento da absorção de cálcio parece ser mediado pela elevação nas concentrações maternas de 1,25-di-hidroxivitamina D. Isso ocorre apesar da redução dos níveis de PTH no início da gestação, pois, apenas durante a gravidez (e em nenhum outro momento durante o ciclo de vida), o metabolismo da vitamina D é desacoplado do cálcio, de tal modo que, no final do primeiro trimestre, os níveis de 1,25-di-hidroxivitamina D são maiores do que o dobro dos níveis no estado não gravídico, sem alterações simultâneas nas concentrações séricas de cálcio.

O aumento na produção de vitamina D provavelmente é causado pela produção placentária de PTH ou de uma proteína relacionada com ele (PTH-rP, *PTH related protein*), a qual é sintetizada em tecidos fetais e nas mamas maternas. Há provas substanciais de que essa fonte seja a placenta, que possui atividade de 1-alfa-hidroxilase e é capaz de produzir 1,25-di-hidroxivitamina D a partir de seu precursor 25-hidroxivitamina D. A diminuição paradoxal de PTH durante a gestação é provavelmente devido à inibição direta da sua produção, seja por níveis já elevados de 1,25-di-hidroxivitamina D ou pelo aumento da absorção intestinal de cálcio devido a níveis elevados de 1,25-di-hidroxivitamina D.

Calcitonina

As ações conhecidas da calcitonina em geral são consideradas opostas às do PTH e da vitamina D, como forma de proteger a calcificação do esqueleto durante os períodos de estresse de cálcio. A gravidez e a lactação são causadoras de profundo estresse de cálcio, e durante esses períodos os níveis de calcitonina são consideravelmente maiores do que os encontrados nas mulheres não grávidas.

O cálcio e o magnésio aumentam a biossíntese e a secreção de calcitonina. Diversos hormônios gástricos – gastrina, pentagastrina, glucagon e pancreozimina – e a ingestão de alimentos também aumentam os níveis plasmáticos de calcitonina.

Pâncreas

Nos poucos estudos que relacionam suas funções durante a gravidez, ressalta-se como problema importante o surgimento de pancreatite aguda, cuja etiologia, em 90% dos casos, relaciona-se com colecistite calculosa, libações alcoólicas ou numerosas alimentações de teor gorduroso exagerado.

Outras causas são trauma abdominal, hipertrigliceridemia tipo IV, uso de tiazídicos, corticoides, azatioprina e hiperpotassemia.

O estrogênio e a progesterona acarretam hiperplasia das células beta pancreáticas, elevando a produção de insulina e a sua utilização periférica, com tendência a hipoglicemia e cetonúria por privação na gravidez inicial.

Hipotálamo

O hormônio liberador de corticotrofina (CRH) regula a secreção de hormônio adrenocorticotrófico (ACTH) durante eventos estressantes. O CRH é expresso por trofoblastos placentários e coriônicos, âmnio e células deciduais. Sua concentração na circulação materna é alta e aumenta exponencialmente durante a gravidez. No eixo hipotálamo-hipófise-suprarrenal (HHS) placentário, o cortisol estimula a liberação de CRH no compartimento das membranas fetais. O CRH placentário, por sua vez, parece impulsionar ainda mais a ativação da hipófise materna e fetal, estabelecendo um *loop* de *feedback* positivo potente. O aumento do CRH tem sido associado ao início do trabalho de parto.

A kisspeptina é um neuropeptídio produto do gene supressor de tumor KISS-1. É também produzida pela placenta, por sinciciotrofoblasto, e parece ter um papel na placentação. Seus níveis séricos aumentam acentuadamente na gravidez.

Hipófise

O lóbulo anterior da hipófise aumenta até três vezes durante a gestação devido a hiperplasia e hipertrofia de lactotrofos.

O hormônio foliculoestimulante (FSH) e o hormônio luteinizante (LH) diminuem a níveis mínimos durante a gestação, com uma resposta progressivamente reduzida ao hormônio liberador de gonadotrofina (GnRH). Essa supressão ocorre provavelmente em função das concentrações elevadas de estradiol e progesterona durante a gravidez.

O hormônio do crescimento (GH) da hipófise exibe um declínio com 24 semanas de gestação e é substituído pelo aumento do GH derivado da placenta, sendo que este último atinge seu pico com 35 semanas.

As concentrações plasmáticas maternas de ocitocina aumentam continuamente durante a gestação, sem aumento posterior em torno do início do trabalho de parto. No pós-parto, a estimulação do mamilo promove a liberação de ocitocina. A ejeção do leite ocorre devido à estimulação de células mioepiteliais no músculo liso ductal.

O TSH mantém seu ritmo circadiano normal, e a concentração plasmática de hormônio antidiurético (ADH) geralmente permanece normal na gravidez, embora algumas mulheres desenvolvam poliúria devido a diabetes insípido transitório.

Há aumento dos níveis do hormônio estimulante de melanócitos (MSH), que é responsável pela hiperpigmentação caracterizada por presença da linha *nigra* e cloasma na maioria das mulheres grávidas.

Suprarrenal

Enquanto o cortisol suprarrenal está sob o controle do eixo HHS, o CRH placentário aumenta progressivamente durante o segundo e terceiro trimestres, impulsionando aumentos no ACTH materno e no cortisol livre durante a gestação. Desse modo, a gravidez é considerada um estado de hipercortisolismo relativo.

Cortisol

Durante a gravidez normal, as suprarrenais maternas sofrem pouca ou nenhuma alteração morfológica. A concentração sérica circulante de cortisol fica aumentada, não pelo aumento da taxa de secreção pelas suprarrenais, mas sim pela depuração metabólica do cortisol, que é menor durante a gestação.

No início da gravidez, os níveis circulantes de ACTH são reduzidos drasticamente; porém, à medida que a gravidez avança, os níveis de ACTH e cortisol livre aumentam.

Aldosterona

O sistema renina-angiotensina (SRA) é determinante da secreção de aldosterona suprarrenal. Como esse sistema é estimulado durante a gestação, há um aumento notável nos níveis de aldosterona observado na oitava semana de gestação, continuando a subir para 80 a 100 ng/dℓ no terceiro trimestre. Recentemente, foram apresentadas evidências de que a aldosterona exerça um papel importante na modulação do crescimento de trofoblastos e do tamanho da placenta.

Androgênios

Comparativamente, há aumento da atividade androgênica durante a gravidez, pois os níveis plasmáticos maternos de androstenediona e testosterona aumentam durante a gestação. Ambos os androgênios são convertidos em estradiol na placenta, o que aumenta suas taxas de depuração. Por outro lado, o aumento da globulina ligadora dos hormônios sexuais (SHBG) no plasma das gestantes retarda a depuração da testosterona. A testosterona plasmática materna não penetra na circulação fetal na forma de testosterona.

Progesterona

A contribuição fetal da progesterona é desprezível e depende da cooperação placentária materna. A progesterona é produzida pelo corpo lúteo até cerca de 10 semanas de gestação. Entre a 7ª e a 12ª semana, a placenta torna-se a principal fonte de progesterona, utilizando-se do colesterol materno como fonte primária. A progesterona desempenha um papel importante na implantação da gravidez e serve como substrato principal para a produção de glico e mineralocorticoides pela glândula suprarrenal fetal.

As ações da progesterona podem ser assim descritas:

‣ Reduz a tonicidade da musculatura lisa em órgãos maternos, levando a alterações no estômago, no cólon, na bexiga, nos ureteres e nos vasos sanguíneos
‣ Aumenta a temperatura e a gordura corporal
‣ Na mama, associa-se às células alveolar e glandular, que produzem leite
‣ Estimula o centro respiratório, aumentando a frequência e a amplitude respiratória.

Estrogênio

Os precursores dos estrogênios são androgênios de 19 carbonos. No início da gestação, são derivados da corrente sanguínea materna; em torno da 20ª semana, cerca de 90% da produção passa para a glândula suprarrenal fetal.

As ações do estrogênio são:

‣ Retenção hídrica, que se pode associar à ação compensatória de retenção de sódio e à ativação do sistema renina-angiotensina-aldosterona (SRAA)
‣ Aumento da camada intermediária da mucosa vaginal, do glicogênio e da flora Doederlein
‣ Flexibilidade das articulações pélvicas
‣ Homeostase do cálcio no sistema musculoesquelético
‣ Junto com a prolactina, sua ação nos ductos mamários prepara para a lactação.

Relaxina

A relaxina é um hormônio peptídico, pertencente à família da insulina, produzido pelo corpo lúteo gravídico, sendo somente observado em mulheres grávidas. É produzida em grandes quantidades por placenta e decídua; sua concentração aumenta durante o primeiro trimestre e declina no segundo. A função que exerce na gravidez não é bem conhecida. Nos estudos em animais, a relaxina dispersa as fibras de colágeno do colo uterino, inibe contrações uterinas e relaxa a sínfise púbica e a articulação sacra. Esse hormônio reproduz as alterações vasculares que caracterizam a gravidez humana quando administrado a machos e fêmeas castradas.

Lactogênio placentário humano

O lactogênio placentário humano (HPL) é um polipeptídio secretado pelo sinciciotrofoblasto. Seu nível na circulação materna correlaciona-se ao peso fetal e placentário até as últimas 4 semanas da gestação. O HPL é elevado com a hipoglicemia e diminui com a hiperglicemia. Seu papel metabólico é mobilizar lipídios sob a forma de ácidos graxos livres.

Na segunda metade da gravidez, as concentrações de HPL sobem 10 vezes, constituindo uma força importante nos efeitos diabetogênicos.

Gonadotrofina coriônica humana

É uma glicoproteína. A sobrevivência do corpo lúteo é totalmente dependente da hCG. Ela é secretada pelo sinciciotrofoblasto e alcança pico máximo de 50.000 a 100.000 mUI/mℓ com 10 semanas de gestação. As provas para gravidez na urina e no sangue materno tornam-se positivas a partir da quinta à sexta semana de gestação, sendo que as provas imunológicas para betarreceptores são as mais confiáveis.

Inibinas e activinas

As inibinas e activinas são membros da superfamília do fator de crescimento transformador beta (TGF-β). A decídua, as membranas e o feto produzem inibinas e activinas, mas a placenta é a principal fonte.

A inibina existe em duas formas: inibina A e inibina B. Em mulheres grávidas, as concentrações de inibina são elevadas em torno de 5 semanas de gestação, com um pico entre 8 e 10 semanas, diminuem durante o segundo trimestre e voltam a subir no terceiro trimestre, chegando a um aumento de 48 vezes no período próximo ao parto. A medição dos níveis de inibina foi investigada para detecção precoce de perda da gravidez, gravidez ectópica, parto prematuro e pré-eclâmpsia; gravidez única *versus* gravidez múltipla após a fertilização *in vitro* com transferência de embriões ou protocolos de indução da ovulação; e como um quarto marcador para a triagem da síndrome de Down.

Urocortinas

São expressas por tecidos reprodutivos. A urocortina pode afetar a fisiologia da reprodução humana com ações parácrinas/autócrinas. Estudos *in vitro* mostram que a urocortina 1 estimula a secreção de ACTH, prostaglandinas e activina A, a partir de células cultivadas de placenta humana, e regula a resistência dos vasos placentários ao fluxo sanguíneo. Quando incubada com tiras miometriais, a urocortina estimula a contratilidade uterina, ativando vias intracelulares específicas.

METABOLISMO

Glicose

O metabolismo de carboidratos na parte final da gravidez é direcionado para o fornecimento de glicose e aminoácidos ao feto em crescimento, ao mesmo tempo que fornece ácidos graxos livres, cetonas e glicerol como fontes de combustível materno. A placenta transfere facilmente a glicose, os aminoácidos e os corpos cetônicos para o feto, mas é impermeável a grandes lipídios.

A gravidez normal é caracterizada por hiperplasia das células beta pancreáticas secretoras de insulina, aumento da secreção e aumento precoce da sensibilidade à insulina, seguido de resistência progressiva. A resistência à insulina materna é um fenômeno normal que resulta do aumento da secreção placentária de hormônios diabetogênicos, incluindo GH, CRH, hormônio somatotrófico coriônico (hCS) e progesterona. Além dos efeitos hiperglicêmicos diretos de alguns desses hormônios, um defeito "pós-receptor" também pode contribuir para o declínio da ação da insulina.

A resistência à insulina e a hipoglicemia relativa das mulheres grávidas resultam em aumento da lipólise, o que possibilita à mãe utilizar preferencialmente gordura para combustível, preservar grande parte de glicose e aminoácidos disponíveis para o feto e minimizar o catabolismo proteico.

A resistência à insulina da gravidez também se torna importante em certos estados de doença. O diabetes melito gestacional (DMG) ocorre quando a função pancreática de uma mulher não é suficiente para superar a resistência à insulina. Por outro lado, a resistência à insulina associada à gestação diminui rapidamente durante o trabalho de parto.

O DMG é o distúrbio metabólico mais comum na gestação, com prevalência de 3 a 25% das gestações, variando de acordo com a população. Por essa razão, na primeira consulta de pré-natal deve ser solicitado o exame de glicemia em jejum. No caso de resultado superior a 126 mg/dℓ, o diagnóstico é de diabetes melito franco na gravidez. A investigação do DMG deve ser feita em todas as gestantes sem diagnóstico prévio de diabetes. Para o rastreamento, é solicitado, entre a 24ª e a 28ª semana de gestação, o teste oral de tolerância à glicose (TOTG), que determina a glicemia após sobrecarga com 75 g de glicose, com jejum de 8 h, tendo como valores de limite: 92 mg/dℓ no jejum, 180 mg/dℓ em 1 h e 153 mg/dℓ em 2 h.

Lipídios

As concentrações séricas de colesterol total e triglicerídeos aumentam acentuadamente durante a gravidez, mas as variações relatadas divergem entre os estudos. Mudanças no metabolismo lipídico são adaptações às necessidades materno-fetais: elevadas concentrações de triglicerídeos fornecem combustível materno enquanto poupam glicose para o feto; e a esteroidogênese placentária é auxiliada por níveis elevados de colesterol lipoproteína de baixa densidade (LDL). Em particular, o acúmulo de gordura caracteriza o segundo trimestre, enquanto o terceiro trimestre é caracterizado pelo consumo materno da gordura armazenada.

A leptina e a adiponectina são membros da família das adipocinas. A leptina é um hormônio secretado pelo tecido adiposo e pela placenta, com um papel fundamental no metabolismo das gorduras. Na gravidez ocorre aumento significativo no seu nível no soro materno, chegando ao pico no segundo trimestre e permanecendo elevado até o parto. Os níveis de leptina têm sido associados a patologias específicas da gestação, como DMG, pré-eclâmpsia e crescimento intrauterino restrito (CIUR).

A adiponectina é uma proteína produzida pelo tecido adiposo materno e fetal e desempenha um papel na modulação do metabolismo de glicose e lipídios em tecidos sensíveis à insulina e no desenvolvimento de DMG. Os níveis de adiponectina materna diminuem durante a gestação, resultando em aumento da produção hepática de glicose e do crescimento fetal. Consequentemente, a redução dos níveis de adiponectina materna pode ser um mecanismo pelo qual o tecido adiposo estimula o crescimento fetal por meio da sensibilidade à insulina e, portanto, participa no mecanismo fisiológico da resistência a ela.

Proteínas

O aumento significativo da ingestão proteica é importante na gravidez para satisfazer as necessidades do feto em crescimento, da placenta e das alterações maternas, como o aumento do útero, dos seios e do volume de componentes sanguíneos. Assim, recomenda-se que as mulheres grávidas consumam 60 g de proteína por dia, que é apenas 10 g a mais do que em mulheres não grávidas.

Água

A retenção de água é um fenômeno fisiológico na gravidez, com um aumento médio de 3 ℓ na gravidez a termo. Ela é clinicamente evidente como edema dos tornozelos e pernas, um achado normal em grande proporção de mulheres grávidas perto do termo.

A queda na osmolaridade plasmática de 10 mOsmol/kg é uma das principais razões para a retenção de água; a liberação de ADH e o limiar osmótico para a diminuição da sede resultam paralelamente na retenção de água.

SISTEMA TEGUMENTAR

Devido ao aumento de estrogênios no período gravídico, podem ocorrer modificações na vascularização, como eritema palmar e telangiectasias. O estímulo do MSH e da progesterona pode alterar a pigmentação, principalmente na região de mamilos, axilas, períneo e linha *nigra*.

Cloasma ou melasma gravídico

Na hipercromia gravídica, as manchas amarronzadas que aparecem no pescoço e na face, principalmente, são conhecidas como cloasma ou melasma gravídico (a chamada máscara da gravidez) e, em geral, afetam as mulheres mais expostas ao sol (Figura 2.2). Essas áreas de hiperpigmentação podem

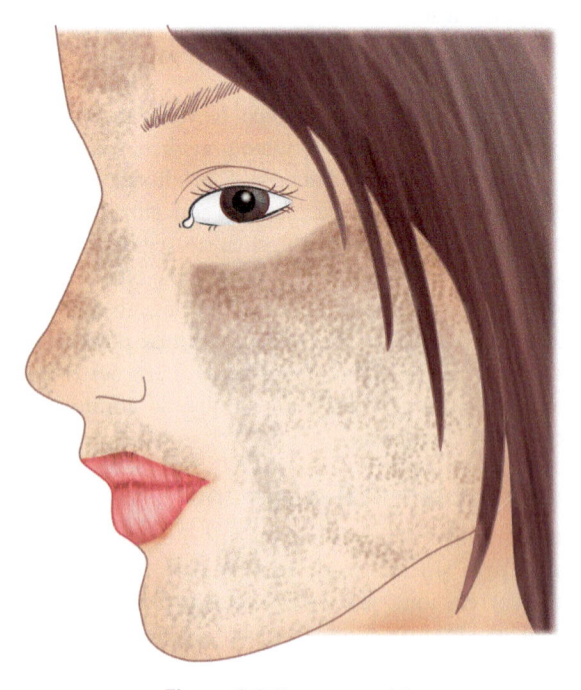

Figura 2.2 Cloasma gravídico.

desaparecer após o parto ou se estender até o climatério. Recomenda-se, portanto, prevenção com protetor solar adequado, e tratamentos dermatológicos, quando bem indicados, apresentam resultados satisfatórios.

Estrias

As estrias geralmente são consequência da ruptura da derme no abdome e nas mamas. A epiderme é estirada, e a cicatriz fica visível em torno do sexto mês, podendo ser precedida de prurido e variação na coloração da pele. Essas estrias, geralmente, são avermelhadas e um pouco deprimidas, sendo que, nas multíparas, podem aparecer estrias brilhantes associadas a gestações anteriores.

As estrias estão relacionadas com ganho exagerado de peso, dispersão das fibras do colágeno mediada por hormônios e forte predisposição genética. Geralmente, podem ser permanentes. Recomenda-se dieta adequada, atividade física e uso de substâncias hidratantes que aliviem a tensão da pele esticada.

Ganho de peso e gordura localizada

Os locais predispostos a tais problemas são nádegas, coxas, abdome, braços e mamas.

Parede abdominal

Durante a gestação, os músculos das paredes abdominais são submetidos a uma alta tensão. Em alguns casos, os músculos retos não suportam essa tensão e acabam separando-se na linha média, criando a chamada diástase dos retos.

Pelos, cabelos e unhas

As unhas podem tornar-se quebradiças, mas se recuperam após o parto. O ganho de pelos pode tornar-se incômodo e repetir-se em outras gestações. Esse fenômeno costuma ser interrompido no puerpério. A perda de cabelo pode ocorrer, mas melhora com xampus e cuidados adequados.

Glândulas sudoríparas e sebáceas

Há aumento da atividade das glândulas sebáceas e sudoríparas, com aparecimento de acne e transpiração abundante, que voltam ao normal após o parto.

Varizes

Geralmente aparecem após a segunda metade da gravidez e são influenciadas pela dificuldade do retorno venoso ao coração. Alterações como vasodilatação periférica induzida por hormônios, ganho de peso exagerado, compressão do útero gravídico e, sobretudo, por aspectos constitucionais/genéticos da gestante estão inter-relacionadas.

As medidas preventivas incluem: dieta, exercícios físicos, orientações posturais e uso de meias elásticas de compressão, que aliviam a sintomatologia.

Glândulas mamárias

A unidade fundamental da mama é o alvéolo oco ou glândula de leite, que se desenvolve com 10 a 12 semanas de vida intrauterina.

A diferenciação das células alveolares terminais em unidades secretoras de leite requer a disponibilidade de insulina, prolactina, estrogênio, progesterona e cortisol. Durante a gravidez, as concentrações de prolactina sobem para níveis altos, começando em torno de 8 semanas, o que estimula o crescimento da mama, tornando-a mais sensível. Sem a prolactina, a caseína, principal proteína do leite, não seria produzida. A ocitocina tem efeito na liberação do leite secretado e armazenado, contraindo as células mioepiteliais. A quantidade ótima de leite, além da dependência hormonal, depende da ingestão de nutrientes e líquidos. A concentração de vitamina A, vitamina B_{12} e ácido fólico apresenta-se diminuída em dietas empobrecidas. Normalmente, 1% de qualquer substância ingerida pela mãe pode passar para o recém-nascido através do leite. A mama pode aumentar de peso e apresentar 500 a 800 g adicionais no final da gravidez.

No período de 8 a 12 semanas, ao redor dos mamilos, as glândulas sebáceas se tornam dilatadas e nodulosas, recebendo o nome de tubérculos de Montgomery, e a pigmentação secundária que aparece recebe o nome de dupla aréola.

O leite humano costuma aparecer no terceiro ao quarto dia após o parto, sendo precedido pelo colostro, de cor amarelada ou transparente, rico em nutrientes e anticorpos.

A lactação completa pode ser inibida pela ação do estrogênio e da progesterona, que interferem na ação da prolactina no nível do receptor na célula alveolar, ou por inibidores específicos da prolactina, de acordo com a fase do puerpério. O enfaixamento também pode ser utilizado. Algumas situações em que a lactação pode ser inibida são: gestante soropositiva para o vírus da imunodeficiência humana (HIV), uso de medicação controlada em pacientes com distúrbios mentais e morte do recém-nascido.

SISTEMA URINÁRIO

Uma série de alterações no sistema urinário surge durante a gestação, como aumento do tamanho e do peso dos rins. Cerca de 80% das mulheres apresentam dilatação dos ureteres e das pelves renais, mais observada à direita, acreditando-se estar associada à dextrorrotação do útero gravídico.

A musculatura dos canais urinários é discretamente hipotônica, e a área do trígono pode estar estirada e levar a incompetência das válvulas ureterovesicais (refluxo). Estes fatores associados são responsáveis pelo maior armazenamento e estagnação da urina, predispondo ao aparecimento de infecção urinária.

As adaptações do sistema urinário são:

- Alteração da osmolaridade plasmática – ativação do SRA e redução do limiar de secreção de ADH – e menor capacidade renal de concentrar urina
- Hipertrofia renal
- Aumento do fluxo plasmático renal (50 a 80%)
- Dilatação uretral e pielocalicial (mais à direita)
- Redução das concentrações de ureia e creatinina
- Glicosúria – diminuição da capacidade de reabsorção tubular de glicose e incremento na filtração glomerular
- Perda de nutrientes

▶ Aumento da incidência de infecção do trato urinário, bacteriúria assintomática e sintomática

▶ Elevação do trígono vesical e diminuição do tônus vesical – incontinência

▶ Papel importante na regulação da resistência periférica e da pressão arterial (PA).

A bexiga é progressivamente elevada pelo útero, aumentado nos dois últimos trimestres da gravidez e tornando-se um órgão intra-abdominal, pressionado para cima. As consequências são o ângulo ureterovesical alterado e a pressão intra-abdominal elevada. O útero gravídico no início do primeiro trimestre em continuidade com a bexiga e a presença do polo cefálico no terceiro trimestre associam-se a desejo miccional e incontinência característica, que é um diagnóstico diferencial da ruptura de membranas.

O fluxo plasmático renal e a taxa de filtração glomerular (TFG) aumentam consideravelmente, a concentração de ureia e creatinina diminuem ligeiramente, e a glicose filtrada aumenta (glicosúria fisiológica ou renal). O aumento da TFG está relacionado com a maior frequência urinária nesse período.

O aumento da TFG também influi na excreção de proteína, e sua taxa de excreção acima de 300 mg/dia é o critério para proteinúria na gestação.

A função renal sofre grandes influências da postura materna, principalmente no período final da gestação. O fluxo urinário e a excreção de sódio na posição de decúbito lateral são, em média, o dobro quando comparados à posição supina.

SISTEMA HEMATOLÓGICO

As doenças hematológicas têm sido responsáveis por mais de 50% das complicações clínicas ocorridas na gravidez, com uma estreita relação com os níveis fisiológicos de hemácias, plaquetas e proteínas mantidos baixos.

Durante a gravidez ocorre hipervolemia com o intuito de suprir as demandas metabólicas do útero e prover nutrientes para a placenta e o feto, que crescem rapidamente. Apesar de ocorrer produção de eritrócitos (hemácias), existe um aumento plasmático mais acentuado, o que contribui para o aparecimento da "anemia fisiológica", melhor observada na segunda metade da gravidez (Figura 2.3). O hematócrito diminui em concordância com a hemoglobina, alcançando o nível mínimo permissivo em torno de 30% e 12,5 mg/dℓ (5% das gestantes: abaixo de 11 mg/dℓ), respectivamente. A anemia por diluição fisiológica é

do tipo normocítico/normocrômico; já a ocasionada por deficiência de ferro caracteriza-se pelo aumento da eritropoese, e o estoque de ferro sérico diminui.

A anemia por deficiência de ferro está associada à dieta e à má absorção, sendo a principal causa de anemia adquirida, responsável por 75% dos casos diagnosticados. Em função disso, a suplementação de 60 mg de ferro alimentar por dia é recomendada na rotina dos pré-natais, haja vista que sua deficiência está associada a parto prematuro e hemorragia pós-parto. A maior parte do ferro é utilizada na metade final da gestação; em geral, na maioria das gestantes, essa quantidade não é suprida pelas reservas de ferro, o que torna a suplementação ainda mais importante. Sendo assim, mesmo uma grávida não anêmica precisa ter suplementação de ferro, uma vez que, na sua ausência, o ferro e a ferritina séricos decaem a partir do meio da gravidez. O feto e a placenta têm um fluxo preferencial para o consumo de ferro, o que talvez explique por que as deficiências leves a moderadas não levem a comprometimento do feto. Geralmente, há aumento na concentração de hemoglobina após 6 a 8 semanas do início da terapia, que é também favorecido pela administração conjunta de ácido ascórbico e seu uso antes das refeições.

A diminuição da pressão coloidosmótica está associada ao decréscimo de 1 g de proteínas totais, sendo a albumina a principal responsável. Ainda não está claro se os resultados negativos associados a anemia ou deficiência de ferro podem ser prevenidos com a suplementação indiscriminada de ferro. Parece que, além das mudanças anatomofisiológicas que se refletem no complexo absorção de ferro/valores de hemoglobina, seria necessário considerar o perfil epidemiológico em que a gestante estaria inserida. Assim, a composição regional da dieta, os níveis hematimétricos antes do início da gravidez, a possibilidade de gravidez múltipla e feto macrossômico, e a idade gestacional devem fazer parte da evidência de fatos a serem considerados na definição de anemia e nas decisões sobre seu monitoramento clínico e epidemiológico.

Coagulação

O número de plaquetas no último trimestre está ligeiramente diminuído, e o sistema fibrinolítico está inibido ao máximo na época do parto. O aumento na capacidade de formar fibrina e a redução na habilidade de destruí-la são compensados pela placenta, que serve de depósito de fibrina.

Durante a gestação e no puerpério, devido às características pró-coagulantes desses estados, há maior risco de ocorrerem fenômenos tromboembólicos, como trombose venosa profunda (TVP) e tromboembolismo. Consequentemente, há maior risco de perdas fetais, descolamento prematuro de placenta, CIR e formas graves de doença hipertensiva específica da gestação.

SISTEMA IMUNOLÓGICO

As principais adaptações do sistema imunológico durante a gestação são a diminuição da função de quimiotaxia e a aderência dos leucócitos após o segundo trimestre, o que pode explicar a melhora de algumas doenças autoimunes durante a gestação. Essa depressão de leucócitos não é muito bem explicada, mas pode ser que tenha relação com a redução de ativação

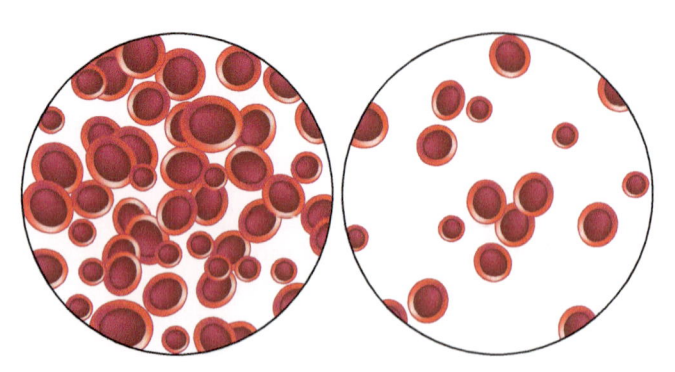

Figura 2.3 Anemia fisiológica.

dos neutrófilos provocada pela relaxina. Além disso, durante o terceiro trimestre, há aumento de granulócitos e linfócitos T CD8, e redução de linfócitos T CD4 e monócitos. De modo geral, há supressão da imunidade humoral e celular que visa evitar a rejeição fetal como corpo estranho. Também ocorre aumento da suscetibilidade a processos infecciosos, como pielonefrite e pneumonia, e à transmissão vertical de microrganismos, HIV, hepatites B e C, herpes tipo 2, Zika vírus, toxoplasmose, sífilis etc. Durante a gravidez normal, também há um aumento na coagulação e na fibrinólise, mas elas se mantêm em equilíbrio para que a hemostasia seja mantida. Há uma redução no número de plaquetas devido, principalmente, à hemodiluição. Por fim, ao final de uma gravidez normal, o baço costuma estar aumentado, o que pode ser explicado pelo aumento do volume sanguíneo associado a alterações hemodinâmicas.

SISTEMA MUSCULOESQUELÉTICO

A prática obstétrica atual tem desenvolvido uma ação conjunta com a fisioterapia na prevenção das alterações danosas à saúde, bem como para saneamento dos problemas que se apresentam durante a gestação.

A postura da gestante é influenciada pela modificação no centro de gravidade, com uma tendência ao deslocamento para a frente, devido ao crescimento uterino abdominal e ao aumento ponderal das mamas. Para compensar, o corpo projeta-se para trás (lordose), o polígono de sustentação amplia-se, os pés se distanciam e as espáduas se dirigem para trás (Figura 2.4). A porção cervical da coluna se condensa e alinha-se para frente. No cotidiano da mulher gestante trabalhadora, essas modificações têm aumentado a fragilidade da musculatura

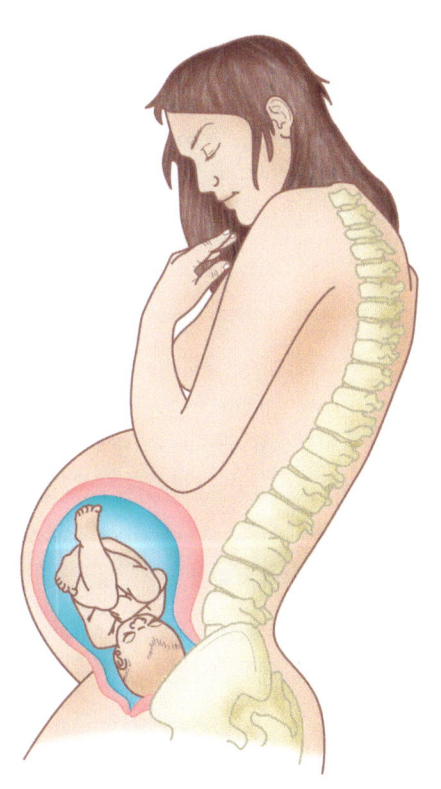

Figura 2.4 Postura da gestante.

compensatória da região lombossacra e cervical, podendo dificultar o desempenho profissional e a vida cotidiana com lombalgias e cervicalgias frequentes. Algumas gestantes queixam-se de dores, dormência e fraqueza nos membros superiores, que podem ser resultantes da lordose acentuada associada a flexão anterior do pescoço e tombamento da cintura escapular, com tração dos nervos ulnar e mediano.

As adaptações osteoarticulares são:

▶ Lordose lombar e marcha anserina: alteração do centro de gravidade devido ao peso adicional da gravidez, do aumento uterino e do aumento das mamas
▶ Compressões radiculares e lombalgia: alterações posturais alteram o eixo da coluna vertebral
▶ Fadiga muscular, dores lombares e dormência dos membros superiores
▶ Melhor motilidade das articulações pélvicas pela embebição gravídica, principalmente as sacroilíacas, sacrococcígeas e púbicas.

Os fisioterapeutas-obstetras estão convictos de que as curvas lombares e torácicas estão aumentadas e associam-se a 50% das queixas de dor nas costas das gestantes. Portanto, o costume de abaixar, flexionando os joelhos para pegar objetos mais baixos, deve ser estimulado. O controle do peso, a avaliação da musculatura pélvico-abdominal e o aconselhamento sobre a saúde física visando à prática de esportes e ao bom desempenho no trabalho têm, neste profissional qualificado, grande valor para a saúde da mulher e do recém-nascido, principalmente pela facilidade de trabalhar em equipe e a motivação para mudanças de estilo de vida da mulher.

Durante a gravidez, há maior flexibilidade das articulações sacroilíacas, sacrococcígeas e púbicas. Todavia, esse aumento não tem relação com a elevação dos hormônios estradiol, progesterona ou relaxina. Na primeira metade da gestação, já é observada a maior parte do relaxamento articular, o que leva ao aumento da capacidade pélvica. Maior expansão na região da sínfise pubiana e sacral no período do parto pode persistir até 6 meses depois e depende da substituição contínua do colágeno.

Ao se analisar uma ressonância magnética (RM) pélvica anterior à gravidez em comparação a uma do período após 3 meses do parto, não se observam diferenças significativas dos diâmetros pélvicos. A distância entre os dois músculos retos abdominais pode aumentar com a gravidez e modificar a projeção da linha alba no abdome.

A ação dos hormônios da gravidez e a dieta são fundamentais para a supressão dos níveis de cálcio circulante, tendo em vista que o consumo de até 2 g diários não é suficiente para a manutenção da matriz óssea e do tecido conjuntivo. Além disso, o feto consome cálcio de maneira progressiva durante toda a gestação para a formação de sua estrutura óssea. A osteomalacia, mesmo quando associada a disfunção renal materna, é rara durante a gravidez.

SISTEMA GASTRINTESTINAL

Náuseas e vômitos

As náuseas e os vômitos predominam da 6ª à 16ª semana, sendo que as náuseas chegam a afetar 90% das mulheres, em especial as primíparas e obesas; vômitos ocorrem em 60% delas, em graus variáveis. A etiopatogenia está associada principalmente a produção hormonal e de hCG. Ambos terminam habitualmente por volta do 4º mês, quando a placenta metaboliza a maioria das substâncias. Se persistirem após a 20ª semana, outras causas devem ser investigadas.

Boca, dentes e gengivas

As gengivas tornam-se hiperemiadas e amolecidas, podendo sangrar com traumatismos leves, como no ato da escovação, quadro denominado gengivite gestacional. A salivação é exacerbada. Os cuidados odontológicos preventivos de cáries e tártaro devem ser estimulados. Ressalte-se que a infecção é fator de risco para prematuridade.

Intestinos, estômago e esôfago

O esôfago transporta ativamente o alimento da cavidade oral para o estômago por meio de contrações coordenadas da musculatura lisa. O estômago e os intestinos encontram-se deslocados para as proximidades do fígado em função do aumento do útero. Esse fato é relevante devido à alteração da posição do apêndice, que, em geral, movimenta-se para cima e para a lateral.

Ao final da gravidez, aumenta em até 70% a incidência de pirose (queimação retroesternal), que está associada a: diminuição do tônus do estômago e, principalmente, do esfíncter inferior do esôfago, devido à ação da progesterona e das prostaglandinas; e diminuição da produção hormonal de motilina, que tem ação estimulante sobre a musculatura lisa, estando associada ao retardo do esvaziamento gástrico.

Há fortes evidências de que a secreção gástrica diminui, o que está relacionado com a observação clinicoendoscópica da úlcera péptica, mesmo que rara, durante o período gestacional e da sua melhora com o início da gestação. Os mediadores químicos responsáveis pela hipocloridria ainda não estão bem esclarecidos.

A constipação intestinal pode aparecer durante a gravidez, associada à obstrução mecânica do útero com diminuição da motilidade. Ligado ao aumento de aldosterona, ocorre aumento de 59% na absorção de água e de 45% na de sódio na região do cólon durante a gravidez.

Em virtude do aumento da pressão venosa portal, aumenta o fluxo nas anastomoses portossistêmicas, o que pode ter relação com a existência de varizes esofágicas e hemorroidárias dilatadas.

As adaptações dos intestinos, do estômago e do esôfago são:

▶ Redução do trânsito intestinal e contratilidade da vesícula biliar
▶ Eructação, flatulência, distensão e dor abdominal
▶ Constipação intestinal – varizes hemorroidárias
▶ Refluxo gastresofágico e pirose
▶ Aumento da pressão intragástrica, hérnia e esofagite
▶ Diminuição do tônus do esfíncter interno esofágico, com peristalse esofágica.

Na gravidez, com a restrição dos exercícios e o aumento do peso, uma dieta bem equilibrada e com muitas fibras ajuda a evitar a maioria dos transtornos gastrintestinais indesejados. O tratamento com medicamentos não obtém bons resultados e não está isento de efeitos colaterais.

Fígado

Na gestação, o fígado não sofre alterações no tamanho e na morfologia; porém, há aumento do fluxo arterial hepático e venoso portal. A função hepática se altera pouco. O aparecimento ou a acentuação de eritema palmar e aranhas vasculares são atribuídos ao aumento de estrogênio e costumam desaparecer ou atenuar-se após a parturição.

Os exames demonstram pequenas alterações no perfil proteico e enzimático, elevação do fibrinogênio, fatores da coagulação, transferrina, ceruloplasmina etc. A atividade total da fosfatase alcalina quase dobra. Variações da bilirrubina ao fim da gestação sugerem alterações hepáticas (não passam de 5%) e prontamente revertem. A gamaglutamiltransferase e as globulinas também apresentam tendência a elevação. Há um aumento da albumina corporal total; entretanto, a concentração sérica é diminuída devido à hemodiluição.

Vesícula biliar

A formação de cálculos pode estar associada à gravidez e à ação do estrogênio e da progesterona, que supersaturam a bile com o colesterol e diminuem a síntese dos ácidos biliares e o fluxo de bile. A multiparidade e os fatores genéticos também contribuem para a formação de cálculos.

SISTEMA RESPIRATÓRIO

Devido basicamente ao estímulo da progesterona sobre o centro respiratório, a frequência e a amplitude das incursões respiratórias estão aumentadas. As modificações pulmonares anatômicas e fisiológicas nas pacientes gestantes conduzem basicamente a um aumento da capacidade inspiratória à custa de um decréscimo do volume residual funcional, como necessidade crescente para facilitar o maior transporte de oxigênio para a unidade fetoplacentária. Muitos pesquisadores relatam que a hiperventilação é responsável por alcalose respiratória persistente na gravidez. O aumento da necessidade de oxigênio durante a gestação pode agravar o quadro de doenças respiratórias.

As adaptações respiratórias são:

▶ A caixa torácica aumenta de diâmetro: 2,0 cm
▶ O diafragma se eleva: 4,0 cm
▶ A expiração fica mais demorada: aumenta a pressão parcial de oxigênio (Pao_2) e diminui a pressão parcial de dióxido de carbono ($Paco_2$) no sangue materno
▶ Dispneia fisiológica: ↑ volume-corrente, ↑ capacidade inspiratória, alcalose respiratória, ↓ capacidade residual funcional e pulmonar
▶ Vias respiratórias superiores: congestão nasal, edema de mucosa, vasodilatação, aumento de secreções, coriza, rinite, epistaxe, sinusite.

As alterações anatômicas estão relacionadas com a aproximação do útero gravídico ao diafragma. Próximo ao termo, ele pode deslocar o diafragma para cima em torno de 4 cm, atuando com maior intensidade em gravidez gemelar, polidrâmnio e feto macrossômico. Como compensação, há aumento no diâmetro transverso do tórax e retificação do ângulo subcostal. É depositado neste achado o maior movimento dos pulmões nas regiões apical e mesocostal. Existem várias evidências de que a relaxina tornaria as junções costocondrais mais macias e móveis no período gestacional.

A média respiratória de repouso aumenta um pouco, de 15 para 18 respirações por minuto, com decréscimo de 20 a 25% da tensão de CO_2. Geralmente, o acréscimo da capacidade respiratória que ocorre no período gestacional é acompanhado por diminuição da capacidade residual funcional, do volume residual e do volume de reserva expiratória.

Ação do sistema respiratório na circulação materno-fetal

A capacidade aeróbica pode ser melhorada com ajuda de exercícios, mas se deve indicar equipe multiprofissional qualificada. Não existe consenso sobre se a atividade aeróbica pode melhorar a oxigenação materno-fetal. Porém, sabe-se que os quatro mecanismos compensatórios discutidos por Scheier auxiliam o feto a sobreviver com baixa tensão de oxigênio. Eles estão descritos a seguir:

- Existe maior fluxo sanguíneo para os tecidos fetais, que pode ser até 25 vezes maior do que nos tecidos maternos
- A hemoglobina fetal tem maior afinidade pelo oxigênio do que a hemoglobina materna
- Níveis elevados de hemoglobina fetal
- Mecanismo de defesa por meio do qual os órgãos nobres são protegidos em detrimento de outros.

Na prática, a Dopplervelocimetria tem mostrado essa adaptação fetal em territórios onde há diminuição (pulmões, rins) e aumento (carótidas e artérias cerebrais) da circulação. Em fetos com hipoxia aguda e/ou crônica com centralização do débito cardíaco fetal e com risco de parto pré-termo, os exercícios aeróbicos não são recomendados, bem como em mães cardiopatas, diabéticas e hipertensas. Hidroginástica, exercícios respiratórios, relaxamento, alongamento e Pilates são ideais para as gestantes.

SISTEMA CARDIOVASCULAR

Intensas alterações hemodinâmicas acompanham a gravidez, com predomínio de um estado hiperdinâmico. O volume de sangue materno aumenta; a expansão do volume plasmático aproxima-se dos 40%, e o volume das hemácias eleva-se 30% além dos níveis pré-gestacionais. Em gestações gemelares o aumento pode chegar a 100%. Há um aumento na água corpórea total e no sódio devido à elevação da concentração de estrogênios circulantes, que ativa o sistema renina-angiotensina-aldosterona (SRAA), levando a retenção de sódio e água. O aumento da produção de eritrócitos é consequente à produção de prolactina e hCS e ocorre em menor intensidade. Em geral, existe melhor caracterização dessas alterações após a segunda metade da gestação.

As alterações mais importantes ocorrem com o débito cardíaco (DC) e a vasodilatação periférica (RVP), sendo que a frequência cardíaca (FC) e a PA apresentam repercussões menores. O aumento do volume plasmático e do volume sistólico (VS) eleva o DC em 30% precocemente, bem antes do aumento no fluxo uterino. Durante a gestação há elevação no volume de ejeção, que alcança seu maior aumento a partir da 20ª à 24ª semana de gestação. Nos estágios tardios da gravidez, o aumento mantém-se com a elevação dos batimentos cardíacos (1 a 20 bpm), o que muda quando eles são observados em posição supina e em decúbito lateral. Após a 32ª semana de redução do DC, devido à compressão do útero gravídico, o retorno venoso diminui com a compressão do útero sobre a veia cava inferior (VCI).

As adaptações que ocorrem no sistema cardiovascular são descritas a seguir:

- DC:
  - DC = FC × VS; elevação de 30 a 50%
  - Pico máximo entre 20 e 24 semanas, mantendo-se constante
  - Varia de acordo com a posição materna
  - Decúbito lateral esquerdo aumenta o retorno venoso, descomprime a VCI e melhora a circulação uteroplacentária
  - Extrassístoles, taquicardias
- RVP:
  - PA = RVP × DC
  - Circulação uteroplacentária, ação da progesterona, das prostaglandinas e do óxido nítrico sobre a parede dos vasos
  - Pressão arterial diastólica (PAD) > pressão arterial sistólica (PAS): a queda da RVP é compensada pelo aumento do DC
  - ↑ pressão venosa: compressão de veias pélvicas e da VCI pelo útero em crescimento
  - ↓ retorno venoso ao coração: hipotensão, edema de membros inferiores, varizes e hemorroidas.

A compressão da VCI é um problema comum no período final da gestação e está diretamente relacionado com a síndrome da hipotensão supina, a qual se baseia na redução do DC quando a gestante está na posição supina. Isso ocorre devido à diminuição do retorno venoso causada pela compressão da VCI, que é provocada pelo útero gravídico, o que pode causar síncope, bradicardia e hipotensão. Desse modo, a gestante deve ser orientada a deitar-se em decúbito lateral esquerdo para evitar ou diminuir a compressão da VCI e facilitar o retorno sanguíneo.

Há diminuição da resistência periférica devido à ação de hormônios e prostaglandinas, o que repercute na diminuição da PAD. No entanto, o mesmo não ocorre com a PAS em relação ao aumento do volume de ejeção e da FC. Em geral, mantendo a gestante em posição supina, a PAS sofre pequena alteração (3 a 5 mmHg), como também a PAD (5 a 15 mmHg).

As adaptações no exame cardiológico são:

- Volume: ↑ VS e hipertrofia cardíaca
- ↑ FC 10 a 15 bpm, ↑ DC, ↑ viscosidade sanguínea = sopros sistólicos
- Coração desviado para cima e para a esquerda, elevação do diafragma
- Radiografia: ↑ desvio para a esquerda
- Eletrocardiograma (ECG), alterações: inversão de ondas T e Q no segmento ST.

Durante o trabalho de parto, o DC supera os níveis do termo (cerca de 15 a 30%). Os fatores maternos relacionados com as contrações uterinas são: dor, ansiedade, posição em decúbito lateral esquerdo, ejeção materna adicional de 300 a 500 mℓ de sangue na circulação, sendo este aumento mais evidenciado no período expulsivo. No pós-parto e puerpério imediato existe perda de volume sanguíneo de 300 a 500 mℓ, no parto normal, e até 1.000 mℓ no parto por via alta (cesariana). O DC aumenta transitoriamente no pós-parto, mas cai rapidamente a valores que se aproximam do pré-gestacional. Os fatores que influenciarão neste período estão relacionados com a diminuição na compressão da VCI e do desvio de sangue do útero, a remoção do leito placentário e a mudança do volume extracelular para o intravascular, que aumenta o retorno venoso e o volume de ejeção, resultando na elevação do DC. As pacientes cardiopatas deverão receber cuidados especiais nesse período.

SISTEMA NERVOSO CENTRAL | ASPECTOS PSICOEMOCIONAIS NO CICLO GRAVÍDICO-PUERPERAL

Muitas vezes é difícil determinar a linha divisória entre a normalidade dos sintomas e sinais que aparecem envolvendo os aspectos psicoemocionais, o sistema nervoso central e a saúde mental durante o pré-natal, o parto e o pós-parto (Quadro 2.2). Por isso, o trabalho em equipe qualificado e em rede com medidas preventivas e terapêuticas na atenção das necessidades primárias, secundárias e terciárias é essencial para avaliar e diagnosticar os aspectos psicoemocionais na saúde mental, as alterações do sistema nervoso central e os transtornos psiquiátricos.

Os transtornos de humor no puerpério mais comuns são depressão pós-parto, *baby blues*, melancolia da maternidade ou tristeza materna e psicoses puerperais. O *baby blues* caracteriza-se por ser uma depressão mais branda, com labilidade emocional e choro fácil. Acomete cerca de 60% das novas mães entre o terceiro e o quinto dia após o parto, mas costuma ter remissão espontânea em cerca de 10 dias. Em virtude de sua elevada prevalência, é importante que a gestante receba todas as informações sobre a possibilidade dessa alteração do humor, seus sintomas e seu caráter transitório, sendo orientada a procurar atendimento médico e psicológico em caso de sua persistência por mais de 2 semanas.

Quadro 2.2

Sinais e sintomas que envolvem os aspectos psicoemocionais e do sistema nervoso central no ciclo gravídico-puerperal.	
Aspectos psicoemocionais no ciclo gravídico-puerperal	Sistema nervoso central
Oscilações de humor, *baby blues*: diminuição de esteroides e progesterona	Cefaleias, enxaqueca: tensão ocular, sinusite, hipoglicemia
Sonolência, libido diminuída, medo	Alteração neurológica: epilepsia mais comum na gestação
Irritabilidade, introversão e passividade	Câimbras
Memória: alteração menos comum	Audição: diminuição, zumbidos
Depressão pós-parto, psicoses puerperais	Olfato: anosmia, hiposmia, epistaxe

BIBLIOGRAFIA

American Diabetes Association. Standards of Medical Care in Diabetes 2017. Diabetes Care. 2017; 40(Suppl1):S1-S135.

Bertini AM, Taborda W. Prematuridade: epidemiologia. Femina. 1997; 25(6):501-5.

Bettiol H, Barberi MA, Moura Silva AA. Epidemiologia do nascimento pré-termo: tendências atuais. Rev Bras Ginecol Obstet. 2010; 32:61-5.

Bittar RE, Fonseca EB, Zugaib M. Predição e prevenção do parto pré-termo. Femina. 2010; 38(1):13-22.

Brasil. Ministério da Saúde. Secretaria Executiva Departamento de Monitoramento e Avaliação do SUS. Programa de Avaliação para a Qualificação do Sistema Único de Saúde. Brasília; 2011. 16 p. Disponível em: http://saudedilma.files.wordpress.com/2011/04/programa_avaliacao_qualificacao_06-04-2011.pdf.

Cabral ACV et al. Fundamentos de obstetrícia. Belo Horizonte: Atheneu; 2010. p. 631.

Camargos AF, Melo VH. Ginecologia ambulatorial. Belo Horizonte: COOPMED Editora Médica; 2001.

Clark SL, Cotton DB, Lee W et al. Central hymodynamic assessment of normal term pregnancy. Am J Obstetric Gynecology. 1989; 161:14-39.

Collup NA, Harmon EM. Pulmonary problems in pregnancy. Compr Ther. 1990; 16:17-23.

Correa MD. Noções práticas de obstetrícia. 14. ed. Rio de Janeiro: Medsi; 2011.

Cunningham FG et al. Obstetrícia de Williams. 24. ed. Porto Alegre: AMGH; 2016.

Goulart EMA. De Lucy a Luzia. Belo Horizonte: COOPMED Editora Médica; 2006. 120 p.

Guagliarllo J, Steinetz BG, Weis G. Relaxin secretion in early pregnancy. Obstetric Gynecol. 1979; 53:62.

Hillard PA. Doenças benignas do trato reprodutivo feminino: sinais e sintomas. In: Berek J, Novak S. Tratado de ginecologia. 12. ed. Rio de Janeiro: Guanabara Koogan; 1996. p. 241-88.

Iams JD, Romero R, Culhane J et al. Primary, secondary, and terciary intervenentions to reduce the morbidity of preterm birth. Lancet. 2008; 37(9607):164-75.

Lockwood CJ, Bauer KA. Inherited thrombophilias in pregnancy. UpToDate; 2015. Disponível em: http://www.uptodate.com/contents/inherited-thrombophilias-in-pregnancy.

Mastellini HFZ, Silva KR. Depressão pós-parto: uma questão de saúde pública. 2012. Monografia (Especialização em Saúde Coletiva e Saúde da Família). Centro Universitário Filadélfia. Londrina: Unifil; 2012.

Milech A et al. Diretrizes da Sociedade Brasileira de Diabetes (2015-2016). São Paulo: AC Farmacêutica; 2016. 337 p.

Morais EN, Mauad Filho F. Medicina materna e perinatal. Rio de Janeiro: Revinter; 2000.

Petraglia F, D'antona D. Maternal endocrine and metabolic adaptation to pregnancy. UpToDate. 2017. Disponível em: http://www.uptodate.com/contents/maternal-endocrine-and-metabolic-adaptation-to-pregnancy#H18. Acesso em: 7 mai 2017.

Picon J, Ayala de Sá A. Alterações hemodinâmicas da gravidez. Revista da Sociedade de Cardiologia do Rio Grande do Sul. 2005; 5.

Pinheiro R, Araújo R. Cuidado: as fronteiras da integralidade. 3. ed. Rio de Janeiro: CEPESC/UERJ/ABRASCO; 2005.

Polden M, Jill M. Fisioterapia em obstetrícia e ginecologia. São Paulo: Santos; 1993.

Reis ZSN. Ginecologia e obstetrícia: alterações fisiológicas da gravidez. 3. ed. Rio de Janeiro: Medsi; 2003. p. 450-2.

Rezende J. Repercussões da gravidez sobre o organismo. In: Rezende J. Obstetrícia. 9. ed. Rio de Janeiro: Guanabara Koogan; 2002. p. 138-68.

Robert W. Clínicas obstétricas da América do Norte. v. 4. Rio de Janeiro: Interlivros; 1992.

Roy M, Pitkin Scott JR. Clinical obstetrics and gynecology. v. 38. New York: Lippincott; 1995.

Sang CC, Zugaib M. Medicina fetal. São Paulo: Atheneu; 1993.

Souza A, Filho M, Ferreira L. Alterações hematológicas e gravidez. Rev Bras Hematol Hemoter. 2002; 24(1):29-36.

Speroff L et al. Endocrinologia ginecológica clínica e infertilidade. 3. ed. São Paulo: Manole; 1986.

Wilmer E, Chai S, Kroumpouzos G. Drug safety: pregnancy rating classifications and controversies. Clin Dermatol. 2016; 34(3):401-9.

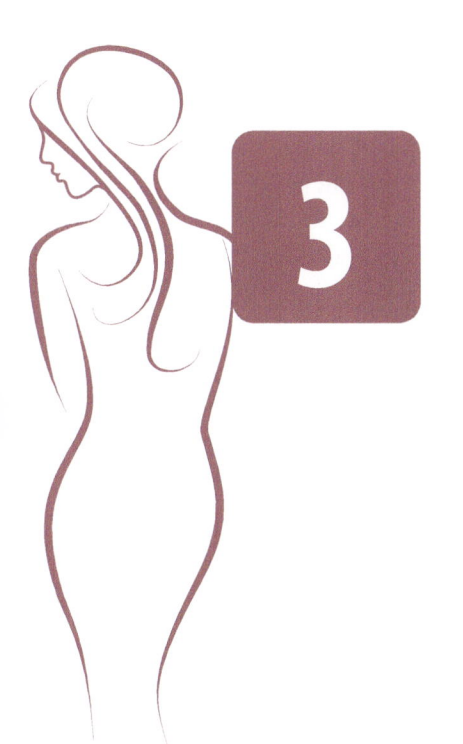

3 Adaptações Respiratórias na Gravidez

Maria da Glória Rodrigues Machado

Armèle Dornelas de Andrade

Antônio Vieira Machado

INTRODUÇÃO

A gravidez é caracterizada por importantes trocas no sistema respiratório e de vários outros sistemas de controle fisiológico, no repouso e exercício. A maioria dessas trocas é iniciada e mantida por hormônios gestacionais desde o primeiro trimestre da gestação e é necessária para acomodar as demandas e exigências do feto e, em menor extensão, dos tecidos e órgãos maternos.

EFEITOS HORMONAIS NA RESPIRAÇÃO

Vários hormônios afetam o metabolismo e os diversos sistemas orgânicos maternos durante a gravidez. O sistema respiratório da gestante sofre alterações anatômicas e funcionais devido à influência de diversos hormônios, como a progesterona, o estrogênio, a gonadotrofina coriônica humana, o cortisol, entre outros.

Progesterona

A progesterona é secretada pelo corpo lúteo até a 10ª semana de gestação e, depois, por uma coprodução placenta-organismo materno. Este fornece colesterol e pregnenolona, precursores na síntese de progesterona. A maior parte da produção de progesterona durante a gravidez vem do colesterol materno. A produção de progesterona pela placenta aumenta progressivamente durante a gravidez e independe da concentração de precursores disponíveis, da presença de feto vivo e do seu bem-estar (Figura 3.1).

A progesterona induz maior sensibilidade do centro respiratório ao dióxido de carbono (CO_2), ao aumento do volume-minuto, ao aumento da pressão parcial do oxigênio no sangue arterial (Pao_2) e à redução da pressão parcial do dióxido de carbono ($Paco_2$), conduzindo a hipocapnia e a uma alcalose respiratória compensada. Saaresranta e Polo (2002) demonstraram

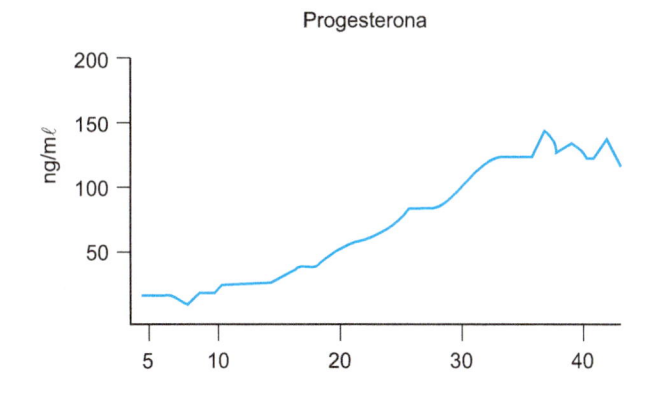

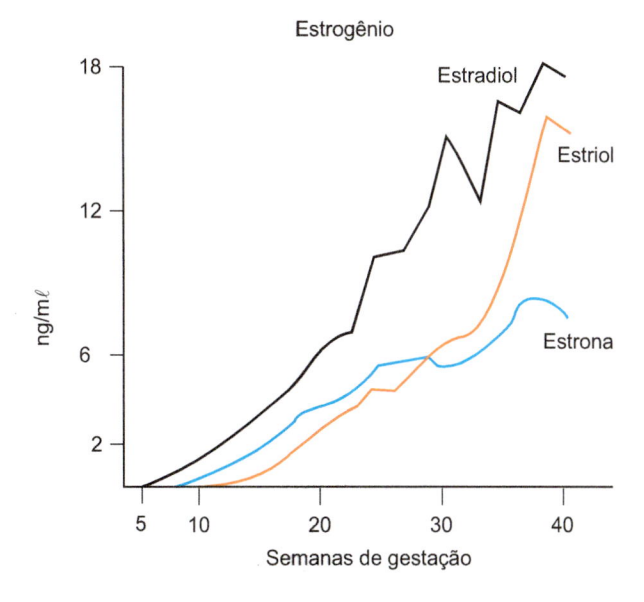

Figura 3.1 Níveis hormonais (progesterona e estrogênio) durante a gravidez.

que a progesterona promove, também, hiperemia, edema e hipersecreção das mucosas oral e nasal, consequentemente sangramento fácil e congestão nasal. Os espirros são frequentes durante a gravidez. Ademais, a progesterona promove uma ação dilatadora nos brônquios pulmonares.

Estrogênio

A produção de estrogênio (estrona e estradiol) aumenta cerca de 100 vezes na gravidez. Ele é secretado pelos ovários e pela placenta. Na primeira metade da gestação, a placenta utiliza-se de derivados androgênicos da corrente sanguínea materna e, na segunda metade, dos androgênios fetais (ver Figura 3.1).

Na gravidez, o estrogênio provoca congestão capilar, aumento da vascularização, hiperplasia e hipertrofia da mucosa nasal, hipersecreção, edema de mucosa e hipersensibilidade brônquica. Essas alterações explicam a alta prevalência de rinite e epistaxe no ciclo gestacional.

O estrogênio promove também o aumento do número e da sensibilidade dos receptores de progesterona.

Androstenediona e testosterona

Os níveis sanguíneos maternos de androstenediona e testosterona estão aumentados na gravidez. A testosterona é secretada pelo ovário e suprarrenal e pela conversão periférica da androstenediona. A placenta converte esses dois hormônios em estradiol. A produção de di-hidroepiandrosterona (DHA) pela suprarrenal do feto funciona como precursor de estrogênio placentário.

A testosterona aumenta a ventilação e a sensibilidade ao CO_2 durante o sono, segundo Tatsumi et al. (1994). Animais tratados com testosterona apresentam aumento da resposta ventilatória a hipoxia e hipercapnia, bem como aumento da sensibilidade do seio carotídeo à hipoxia.

Prolactina

Na gravidez, a hipófise fetal, a hipófise materna, o útero, a placenta e a glândula mamária respondem pela produção de prolactina. Importante elevação ocorre até a 20ª semana de gestação, declinando até o parto, mas elevando-se rapidamente durante a lactação. Além de estimular a produção de leite pela glândula mamária, esse hormônio estimula a produção de surfactante pelo pulmão.

Cortisol

Durante a gravidez, a concentração sérica de cortisol aumenta, sobretudo no final e durante o trabalho de parto. Essa alteração deve-se mais à queda da taxa de depuração do cortisol do que ao aumento de secreção pelas suprarrenais.

Segundo Huang et al. (2008), o cortisol estimula e é pré-requisito na síntese de surfactante pelos pneumócitos tipo II do pulmão fetal.

A corticotropina aumenta durante a gravidez; é produzida pela adeno-hipófise, placenta, decídua e membranas fetais. Está presente tanto no plasma materno como no líquido amniótico. Esse hormônio estimula a produção de cortisol.

Hormônios tireoidianos

O estrogênio provoca aumento nos níveis sanguíneos de tri-iodotironina (T3) e de tetraiodotironina (tiroxina; T4). O hormônio tireoestimulante (TSH) aumenta, progressivamente, na gravidez, até o início do terceiro trimestre.

Segundo Ladenson (1988), o TSH pode diminuir a potência dos músculos respiratórios. Por outro lado, a tiroxina tem importância na regulação da síntese de surfactante pulmonar.

Hormônio de crescimento

O hormônio de crescimento é produzido pelas células somatotrópicas da adeno-hipófise. Atinge pico máximo na gravidez entre a 28ª e a 30ª semana, e pode provocar hiperventilação, dispneia, aumento do débito respiratório máximo e da força muscular.

IGF-1

O fator de crescimento de insulina é majoritariamente produzido no fígado e promove aumento da frequência respiratória.

Somatostatina

É um peptídio cerebral (hipotalâmico) com ação inibidora da prolactina, do hormônio de crescimento e do TSH hipofisário. Pode levar a diminuição da resposta à hipoxia.

Leptina

É produzida pelo tecido gorduroso e estimula a respiração.

Prostaglandinas

As prostaglandinas, apesar de não serem hormônios, têm muita importância na gravidez. São postanoides derivados de ácidos graxos presentes durante toda a gravidez. A prostaglandina $F_{2\alpha}$ aumenta a resistência aérea por contrição do músculo liso do brônquio e as prostaglandinas E_1 e E_2 promovem broncodilatação.

MECÂNICA RESPIRATÓRIA

Fisiologicamente, o volume pulmonar na mulher é 10 a 12% menor que no homem, com peso e idade correspondentes. Além disso, as mulheres apresentam menor dimensão radial da caixa torácica, maior inclinação das costelas, menor comprimento diafragmático e posição diafragmática semelhante à do homem em relação à coluna vertebral. Durante a respiração basal, as mulheres exibem maior contribuição da caixa torácica em comparação com os homens, provavelmente pela vantagem mecânica conferida aos músculos respiratórios devido à maior inclinação de suas costelas.

Essas diferenças de caixa torácica da mulher possibilitam acomodar maior volume durante a expansão pulmonar. Os resultados sugerem um crescimento desproporcional da caixa torácica em relação ao volume pulmonar, o qual pode acomodar o grande aumento volumétrico do abdome durante a gestação. As alterações anatômicas do sistema respiratório durante a gravidez, provocadas pelo crescimento uterino em direção cranial, alteram a posição de repouso do diafragma e a configuração da caixa torácica. Dentre elas, as principais são:

▶ Deslocamento cefálico do diafragma em torno de 5 cm, colocando-o em uma posição mais favorável na curva comprimento-tensão, ou seja, quanto mais alongado estiver o músculo, maior será sua capacidade de causar pressão

▶ Aumento dos diâmetros transverso e anteroposterior do tórax em torno de 2 cm cada um

▶ Aumento na circunferência torácica inferior em torno de 5 a 7 cm

▶ Aumento do ângulo subcostal de 69,5° para 103,5° do início para o final da gestação

▶ Reduções da complacência da parede torácica e dos pulmões, caracterizando disfunção ventilatória do tipo restritivo.

A Figura 3.2 mostra uma vista lateral do posicionamento cefálico do diafragma antes e ao final da gravidez.

MÚSCULOS RESPIRATÓRIOS

Dos pontos de vista embriológico, morfológico e funcional, os músculos respiratórios são considerados músculos esqueléticos, cuja principal função é deslocar ritmicamente a parede torácica a cada ciclo respiratório para possibilitar a ventilação pulmonar e manter os gases arteriais dentro dos limites normais. Fisiologicamente, entende-se por parede torácica tudo que se move durante a respiração, à exceção dos pulmões, ou seja, caixa torácica (CT), músculos e abdome.

O diafragma, principal músculo inspiratório, é composto por dois componentes distintos: diafragmas costal e crural. Ambos os componentes causam a descida da cúpula diafragmática e aumentam a pressão abdominal durante a inspiração. Entretanto, somente o diafragma costal age sobre a caixa torácica, aumentando a expansão dela. O contato entre o diafragma e o gradil costal inferior é denominado zona de aposição, a qual representa 30% da área total da superfície do gradil costal. Quando o diafragma se contrai, o aumento de pressão abdominal é transmitido para a parede torácica através dessa zona, promovendo a expansão do tórax. Na grávida, a zona de aposição apresenta-se aumentada e, consequentemente, há aumento da contribuição diafragmática para a expansão torácica inferior (Figura 3.3).

Dentre outros fatores, a força contrátil produzida pelos músculos depende do seu comprimento em repouso. Considerando os músculos respiratórios, o comprimento de repouso é determinado pelo equilíbrio entre as forças de recolhimento elástico dos pulmões e da parede torácica. Essas forças são iguais e opostas ao final da expiração. Na gestante, o diafragma se eleva em torno de 5 cm da posição normal e, consequentemente, aumenta o seu comprimento de repouso. É provável que o aumento do comprimento de repouso do diafragma e o da zona de aposição sejam fatores preponderantes para a preservação da pressão inspiratória máxima (PImáx) durante a gravidez. Estudo comparativo entre primigestas durante a 5ª a 40ª semanas gestacionais e nuligestas, na faixa etária de 20 a 29 anos,

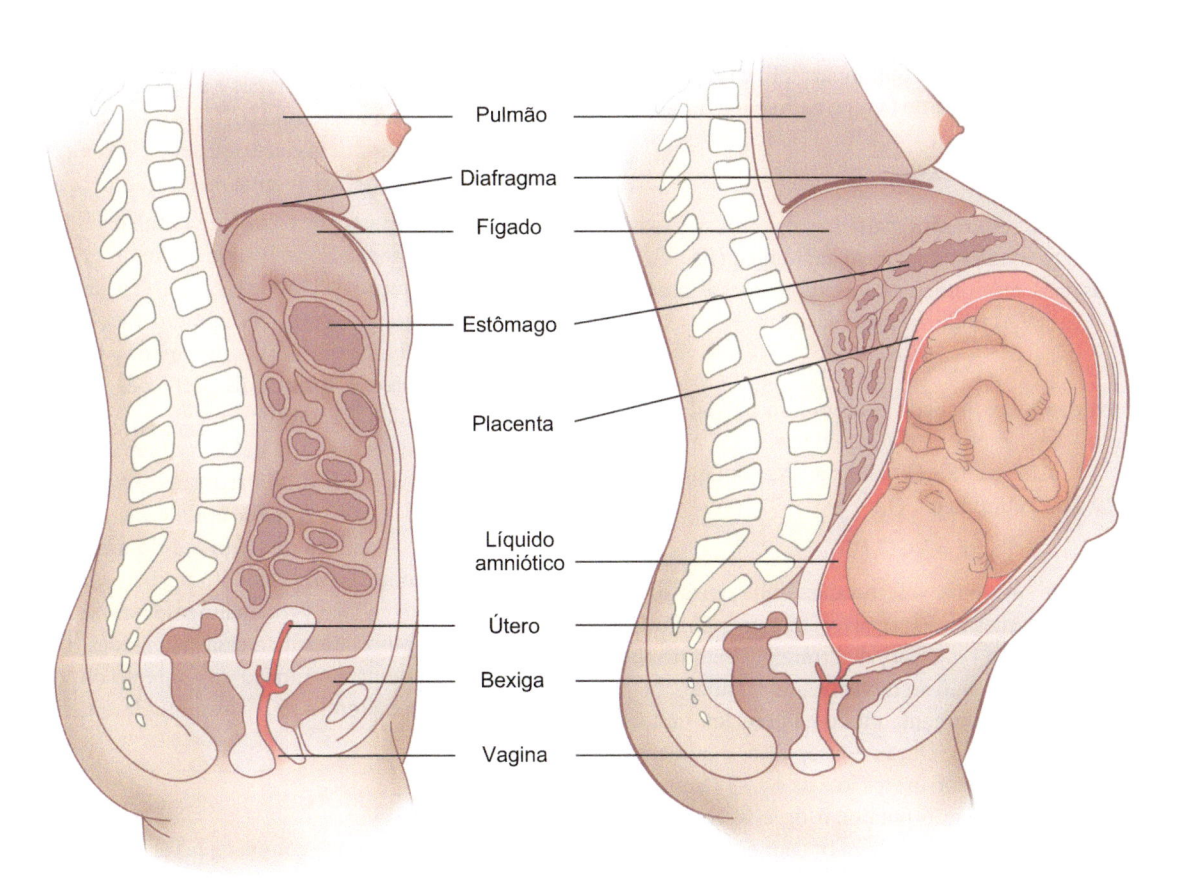

Figura 3.2 Vista lateral do posicionamento do diafragma antes e ao final da gravidez. Observe o deslocamento cefálico do diafragma ao final da gravidez.

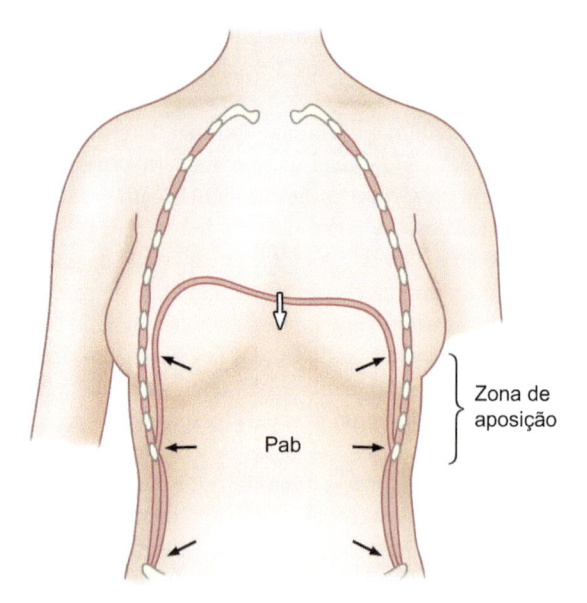

Figura 3.3 Vista anterior da parede torácica, ao final da expiração. Observe a orientação cefálica das fibras diafragmáticas, apostas à parede interna da caixa torácica. Quando o diafragma se contrai, aumenta a pressão abdominal (*seta branca*) transmitida ao tórax, pela zona de aposição, para expandir a caixa torácica inferior (*setas escuras*). Pab: pressão abdominal.

demonstrou que as pressões expiratórias das mulheres primigestas ($-99,76 \pm 18,19$ cmH$_2$O) mantiveram-se estáveis durante o ciclo gestacional e não diferiam significativamente dos valores das nuligestas ($-98,67 \pm 20,78$ cmH$_2$O).

VENTILAÇÃO PULMONAR

O volume-minuto ou ventilação pulmonar (VE) é representado pelo produto do volume corrente (VC) e da frequência respiratória (FR).

$$VE = VC \times FR$$

Nem todo ar que respiramos participa das trocas gasosas. Parte dele permanece no espaço morto anatômico (EMA), que corresponde às vias respiratórias condutoras. Desse modo, a ventilação alveolar ($\dot{V}A$) pode ser descrita assim:

$$\dot{V}A = (VC - EMA) \times FR$$

Normalmente, a $\dot{V}A$ é avaliada pela pressão parcial do CO$_2$ alveolar (Paco$_2$), que representa o equilíbrio entre a taxa de produção do CO$_2$ pelos tecidos ($\dot{V}CO_2$) e a taxa com que a ventilação alveolar ($\dot{V}A$) elimina o CO$_2$.

$$Paco_2 = \dot{V}CO_2/\dot{V}A$$

Considerando-se que, em geral, o sangue que deixa o leito capilar alveolar tem a mesma Paco$_2$ alveolar, a pressão do CO$_2$ no sangue arterial (Paco$_2$) é, então, determinada pelo nível de ventilação alveolar em relação ao metabolismo tecidual.

A ventilação pulmonar aumenta muito na gravidez, tanto no repouso quanto no exercício. Durante o repouso, o aumento é de 3 a 4 ℓ/min (35 a 55%), e no exercício é de 4 a 13 ℓ/min (10 a 40%). O aumento da ventilação pulmonar deve-se ao aumento do VC, uma vez que a FR não se altera ou aumenta levemente com a gravidez. A repercussão do aumento da ventilação é a hipocapnia, ou seja, a redução da Paco$_2$ em torno de 5 a 10 mmHg.

VOLUMES E CAPACIDADES PULMONARES

Os volumes e capacidades pulmonares podem ser avaliados durante o ciclo basal, como descrito a seguir:

▶ *Volume corrente (VC):* volume de ar inspirado ou expirado em cada ciclo respiratório. Seu valor normal é 4 a 6 mℓ/kg de peso ideal
▶ *Volume inspiratório de reserva (VIR):* volume de ar inspirado após o final de uma inspiração normal
▶ *Volume expiratório de reserva (VER):* volume de ar exalado após o final de expiração normal.

O volume residual (VR), volume de ar que permanece nos pulmões após uma expiração máxima, não pode ser avaliado durante o ciclo basal.

As capacidades pulmonares são constituídas de dois ou mais volumes pulmonares, como descrito a seguir:

▶ *Capacidade inspiratória (CI):* é a soma dos volumes corrente e inspiratório de reserva (CI = VC + VIR)
▶ *Capacidade vital (CV):* é o máximo de ar exalado após uma inspiração máxima. Corresponde à soma dos volumes corrente, inspiratório de reserva e expiratório de reserva (CV = VC + VIR + VER). Como não é possível avaliar o volume residual pelo espirômetro, as capacidades pulmonares dependentes desse volume, como a capacidade residual funcional (CRF) e a capacidade pulmonar total (CPT), também não poderão ser calculadas
▶ *Capacidade residual funcional (CRF):* é a soma dos volumes residual e expiratório de reserva (CRF = VR + VER). Corresponde ao volume de ar que permanece nos pulmões após uma expiração normal. Este volume é determinado pela oposição das forças elásticas dos pulmões e da parede torácica
▶ *Capacidade pulmonar total (CPT):* é a soma de todos os volumes e capacidades pulmonares, ou seja, é o volume de ar contido nos pulmões ao final de uma inspiração máxima.

A Figura 3.4 mostra os volumes e as capacidades pulmonares em condições normais e em uma paciente grávida. A alteração da configuração da parede torácica, especialmente na caixa torácica, a elevação da cúpula diafragmática e as alterações na força dos músculos expiratórios alteram os volumes e as capacidades pulmonares. As principais alterações são as reduções do VR, do VER e da CRF, principalmente a partir da 36ª semana. A CRF diminui cerca de 10 a 25%, principalmente na segunda metade da gestação, devido à redução progressiva do VER (8 a 40%) e do VR (20%). A redução da CRF, em decorrência do deslocamento cranial do diafragma e do aumento da pressão abdominal, promove o fechamento precoce das vias respiratórias de pequeno calibre, principalmente nas bases pulmonares. O decúbito supino intensifica essas alterações. De forma contrária, a CI aumenta em função do aumento do VC. A CV praticamente não se altera, e a CPT diminui levemente.

PERFUSÃO PULMONAR E FLUXO SANGUÍNEO PULMONAR

A circulação pulmonar é composta pelas artérias e veias pulmonares e pelas artérias e veias brônquicas. A circulação pulmonar, denominada pequena circulação, é composta pelas artérias,

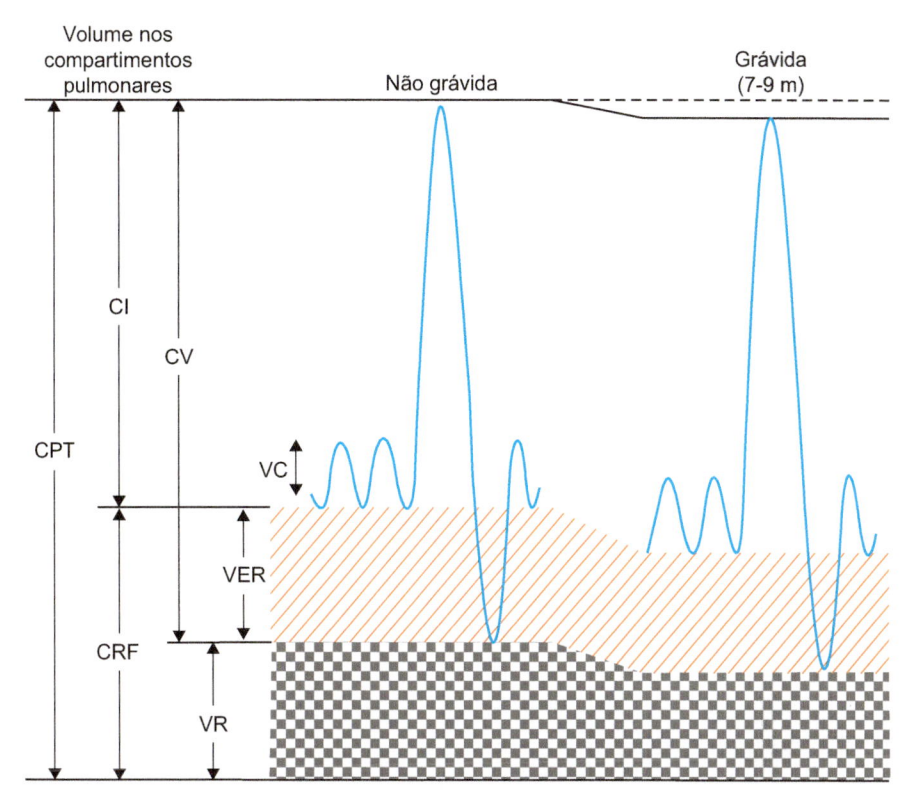

Figura 3.4 Volumes e capacidades pulmonares em condições normais e durante a gravidez. CI: capacidade inspiratória; CPT: capacidade pulmonar total; CRF: capacidade residual funcional; CV: capacidade vital; VER: volume expiratório de reserva; VC: volume corrente; VR: volume residual.

arteríolas, rede capilar, vênulas e veias pulmonares. As artérias pulmonares originam-se do ventrículo direito e têm trajeto, distribuição e direção similares aos da árvore brônquica. Distalmente, a rede capilar se une para formar as veias pulmonares que desembocam no ventrículo esquerdo.

As artérias brônquicas podem originar-se da aorta descendente e das artérias intercostais e recebem 2% do débito cardíaco. Parte do retorno do sangue das veias brônquicas é realizado pelas veias ázigo e hemiázigo (sangue da porção mais central), e o restante é drenado diretamente para as artérias pulmonares (sangue da porção distal). O sangue que segue para as artérias pulmonares não é oxigenado e constitui parte do *shunt* fisiológico, que é em torno de 3 a 5% do débito cardíaco.

Normalmente, em posição ortostática, a perfusão pulmonar aumenta progressivamente da região basal (região dependente) para o ápice pulmonar (região não dependente). Contudo, essa distribuição altera-se com a posição corporal do indivíduo. Nos decúbitos supino e lateral, o fluxo sanguíneo pulmonar é maior nas regiões dependentes dos pulmões, ou seja, naquelas que se encontram apoiadas no leito. Como a altura dos pulmões nessas posições é menor quando comparada com a posição ortostática, o gradiente gravitacional reduz-se e a distribuição da perfusão se torna mais uniforme.

Diferente da circulação sistêmica, a circulação pulmonar normal é considerada de baixa resistência e alta complacência, com pressões arterial (PA), venosa (PV) e arterial média (PAM) correspondentes a 26, 8 e 15 mmHg, respectivamente. A pressão capilar pulmonar varia muito (8 a 12 mmHg) em toda a extensão do pulmão devido aos efeitos hidrostáticos. As PA, PV

e PAM da circulação sistêmica são altas e correspondem a 120, 80 e 100 mmHg, respectivamente.

Estudos demonstram que o fluxo sanguíneo pulmonar aumenta significativamente durante a gravidez (4,88 ℓ/min, antes da gravidez, para 7,19 ℓ/min no final da gestação). Entretanto, a pressão arterial pulmonar não se modifica muito (PA = 13,8 mmHg antes da gravidez e 14,5 mmHg no final), provavelmente devido à redução da resistência ao fluxo por vasodilatação do leito vascular pulmonar.

Como observado, o *shunt* fisiológico varia em torno de 2 a 5%. Em grávidas saudáveis, o *shunt* pode aumentar de forma significativa (12,8 a 15,3%), de acordo com a posição adotada. Comparando as posições de decúbito lateral direito e esquerdo, dorsal, joelho fletido sobre o abdome, sentada e em pé, foi constatado que o decúbito lateral direito apresentou o maior nível de *shunt*. É provável que esse aumento seja causado pelo desequilíbrio entre ventilação e perfusão pulmonar. Na gestante, ocorrem aumentos da ventilação pulmonar, do volume corrente e da ventilação alveolar que resultam em relativa hiperventilação, mas a CRF se reduz. Dessa forma, o aumento do fluxo pulmonar em relação à ventilação promove redução da relação ventilação/perfusão, favorecendo o aumento do *shunt* intrapulmonar.

A paciente grávida é muito suscetível à formação de edema. Além da redução do retorno venoso, sua pressão oncótica diminui e aumenta o fluxo sanguíneo, fatores que favorecem a formação de edema periférico.

Uma alteração importante que pode surgir na circulação sistêmica é a síndrome de hipotensão supina. Essa síndrome cursa com redução da pressão arterial por redução do retorno venoso devido à oclusão da veia cava inferior pelo útero gravídico. A Figura 3.5 mostra as variações do débito cardíaco, da frequência cardíaca e do volume sistólico em diferentes decúbitos. No decúbito dorsal e assentado, observam-se maior queda do débito cardíaco e do volume sistólico e aumento da frequência cardíaca reacional, em comparação com o decúbito lateral. A hipotensão supina é mais comum no terceiro trimestre e pode determinar diminuição da perfusão uterina, ocasionando hipoxia e bradicardia fetal. Deve-se, portanto, evitar o decúbito supino, priorizando o decúbito lateral esquerdo.

TROCAS GASOSAS

As trocas gasosas pulmonares são determinadas por três mecanismos distintos e inter-relacionados:

- Ventilação
- Perfusão pulmonar
- Difusão.

Os dois primeiros mecanismos foram discutidos anteriormente. Em relação à difusão, ela é um processo passivo, e sua velocidade (VD) é diretamente relacionada à diferença de pressão entre os dois lados da membrana alveolocapilar (DP), à solubilidade dos gases (S) e à área de secção transversa, ou seja, a área disponível para as trocas (A). Por outro lado, a raiz quadrada do peso molecular (PM) e a espessura da membrana (E) são inversamente proporcionais à velocidade de difusão, como mostrado a seguir:

$$VD = DP \times A \times S/E \times \sqrt{PM}$$

Devido à maior solubilidade do CO_2, qualquer comprometimento da difusão afetará muito mais a difusão do O_2, o qual é menos solúvel. A $Paco_2$ e a Pao_2 refletem as trocas gasosas nos pulmões.

A posição da gestante pode afetar os níveis de Pao_2 e $Paco_2$. A Pao_2 foi avaliada em 21 gestantes saudáveis, nos três trimestres da gestação, nas posições sentada e supina. Considerando o primeiro trimestre, não foram observadas diferenças na Pao_2 nas diversas posições avaliadas. Diferentemente, os valores de Pao_2 reduziram-se muito na posição supina quando comparados com os da posição sentada no segundo trimestre (92,39 mmHg *vs.* 96,56 mmHg) e no terceiro trimestre (90,48 mmHg *vs.* 97,48 mmHg), respectivamente. Esses resultados demonstram o efeito da posição sobre as trocas gasosas.

Durante as contrações uterinas, ocorre hipoventilação relativa, resultando em diminuição de Pao_2 materna com função pulmonar normal. A diminuição da Pao_2 durante o trabalho de parto só trará repercussões fetais se a saturação arterial de O_2 for menor que 95%.

Durante o trabalho de parto, o VE materno pode aumentar em até 300%, de forma voluntária (métodos de autocontrole da dor e relaxamento) e involuntária (em resposta à dor e à ansiedade). A hiperventilação excessiva promove hipocapnia e alcalose respiratória graves, que podem levar à vasoconstrição cerebral e uteroplacentária. Adicionalmente, a hiperventilação provoca desvio da curva de dissociação do oxigênio para a esquerda, propiciando aumento da afinidade

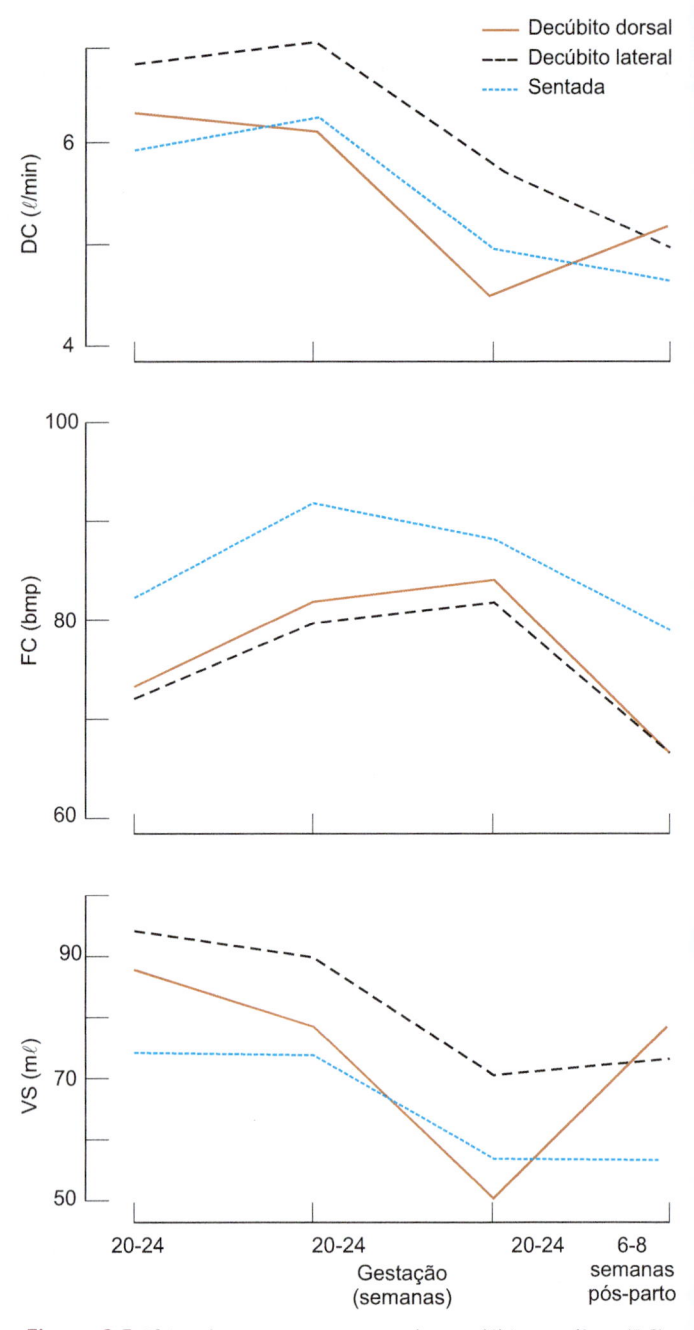

Figura 3.5 Efeito da postura materna sobre o débito cardíaco (DC), frequência cardíaca (FC) e volume sistólico (VS) da 20ª à 40ª semana de gestação e 6 a 8 semanas após o parto. A redução do volume sistólico e, consequentemente, do débito cardíaco em decúbito dorsal favorece a hipotensão, principalmente no 3º trimestre da gestação.

da hemoglobina pelo oxigênio e menor oxigenação materna, além de consequente redução na transferência de oxigênio para o feto. Após os episódios de hiperventilação, pode haver períodos de hipoventilação com retorno ao normal das taxas de $Paco_2$.

CONTROLE DA RESPIRAÇÃO

A ventilação pulmonar é monitorada e ajustada constantemente para manter a Pao_2 e o pH nos limites normais. O controle da respiração é realizado por três elementos básicos: o controle respiratório central, os sensores e o sistema efetor.

> *Controle respiratório central:* é dividido em controle do tronco cerebral (involuntário) e do córtex cerebral (voluntário). O tronco cerebral é subdividido em centros pneumotáxico e apnêustico, localizados na ponte, e o centro de ritmicidade bulbar, localizado no bulbo. O centro de ritmicidade bulbar é subdividido em grupos de neurônios dorsais (GND) e ventrais (GNV). O GND localiza-se na região do núcleo do trato solitário (NTS), na região dorsal do bulbo. Esse grupo de neurônios recebe e integra os impulsos aferentes das vias respiratórias superiores, dos quimiorreceptores periféricos e do parênquima pulmonar. Acredita-se que ele seja o centro processador de reflexos respiratórios e o local de origem do estímulo respiratório rítmico normal da respiração. O GNV, composto de neurônios inspiratórios e expiratórios, apresenta motoneurônios dos nervos frênicos, intercostais e abdominais. Esse núcleo situa-se na região ventrolateral do bulbo, e sua ativação aumenta durante a expiração forçada, como ocorre durante o exercício ou aumento da resistência das vias respiratórias. Os centros pneumotáxico e apnêustico modulam a duração da inspiração. Adicionalmente, o córtex cerebral modula o controle ventilatório e pode influenciar ou sobrepor o controle involuntário durante a tosse, a fala, o canto etc.

> *Sensores:* além dos quimiorreceptores centrais e periféricos, principais sensores do sistema respiratório, existem também os receptores intrapulmonares e os mecanorreceptores da parede torácica e dos músculos. Os quimiorreceptores periféricos localizam-se no arco aórtico e na bifurcação da carótida, sendo os desta última mais importantes em humanos. Sua estimulação se dá quando caem o pH e a Pa_{O_2} e aumenta a Pa_{CO_2}. Recentemente, foi demonstrado que os quimiorreceptores periféricos também podem ser estimulados pela redução da glicose. Os quimiorreceptores carotídeos são responsáveis por 90% da resposta ventilatória à hipoxia, e os 10% restantes provêm dos quimiorreceptores aórticos. Além disso, eles são responsáveis por 20 a 50% da resposta arterial a hipercapnia e acidemia. Diferentes dos quimiorreceptores periféricos, os quimiorreceptores centrais estão localizados na região ventrolateral do bulbo. Eles são responsáveis por 50 a 80% da resposta arterial a hipercapnia e acidemia. Os quimiorreceptores periféricos parecem ajustar a ventilação às alterações químicas do sangue arterial respiração a respiração, enquanto os quimiorreceptores centrais, sensíveis ao íon hidrogênio, sustentam a ventilação com menor variação respiração a respiração. Outros sensores, como os mecanorreceptores dos músculos ou da parede do tórax, respondem às alterações no seu comprimento, tensão ou movimento. Os receptores pulmonares estão presentes nas vias respiratórias e no parênquima pulmonar

> *Sistema efetor:* o sistema efetor constitui-se de vias e músculos envolvidos na produção dos ciclos respiratórios.

Alterações humorais, carga mecânica, taxa metabólica e receptores estimulam o sistema respiratório, o qual se adapta a circunstâncias fisiológicas como a gravidez, o sono, o exercício, a altitude, bem como as alterações patológicas desse sistema.

A gravidez humana caracteriza-se por aumento do VE a partir da 6ª à 7ª semana de gestação. Como resultado, as grávidas apresentam redução da Pa_{CO_2} e a alcalose induzida pela gestação é parcialmente compensada pelo aumento da excreção renal de bicarbonato. O pH permanece em torno de 7,46.

Os estudos que avaliam os efeitos da gravidez sobre o quimiorreflexo ventilatório central ou periférico são escassos. Alguns estudos recentes demonstram que, na gestação, há redução do limiar e aumento significativo da sensibilidade do quimiorreflexo ventilatório central em relação ao CO_2. Essas trocas parecem estar relacionadas, pelo menos em parte, aos efeitos hormonais da gestação sobre o quimiorreflexo central.

A gravidez também aumenta a responsividade do quimiorreflexo ventilatório periférico, induzido pela hipoxia. O aumento da responsividade parece ser um efeito direto da progesterona sobre o corpúsculo carotídeo. O efeito estimulatório da progesterona parece ser potencializado pelo estrógeno via mecanismos neurais centrais.

A Figura 3.6 mostra a resposta quimiorreflexa ventilatória central à hipercapnia hiperóxica em paciente com 35 semanas de gestação e 18 semanas após o parto, período considerado como controle. A hiperoxia foi instituída para inibir a estimulação dos quimiorreceptores periféricos. Como pode ser observado, a gestante apresenta redução do limiar de recrutamento do quimiorreflexo central para o CO_2 ($VRTCO_2$), ou seja, o nível de CO_2 que estimula o centro respiratório na grávida é menor que no período pós-parto. De acordo com a inclinação das retas, pode ser observado também que a grávida apresenta aumento da sensibilidade do quimiorreflexo, ou seja, para uma mesma variação da P_{CO_2}, a variação do VE é maior durante a gravidez em relação ao período de controle. Por fim, pode-se observar que a gravidez aumenta o sublimiar do VE, o qual representa o *drive* neural.

A dispneia, definida como uma sensação de desconforto ou dificuldade de respirar, é manifestação clínica comum durante a gravidez, observada em cerca de 60 a 70% das gestantes

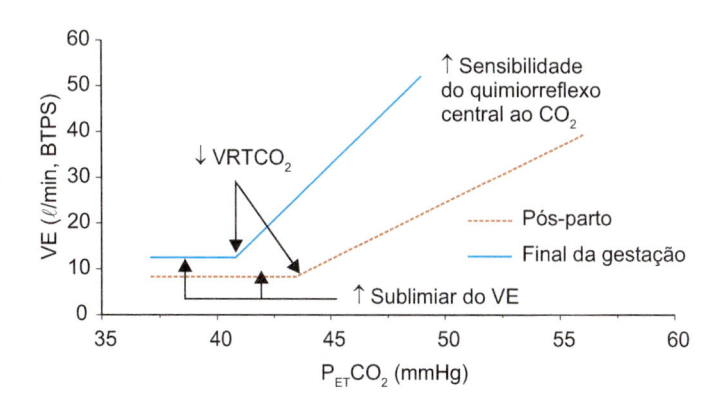

Figura 3.6 Resposta quimiorreflexa ventilatória central à hipercapnia hiperóxica em paciente com 35 semanas de gestação e 18 semanas após o parto. Observe: (1) a redução do limiar de recrutamento do quimiorreflexo central para o CO_2 durante a gravidez ($VRTCO_2$), (2) o aumento da sensibilidade do quimiorreflexo (inclinação da reta) e (3) o aumento do sublimiar do volume-minuto (VE). BTPS: temperatura corporal, pressão ambiente, gás saturado com vapor d'água.

consideradas saudáveis. Ocorre desde o início da gravidez, muito antes de qualquer efeito mecânico provocado pelo aumento uterino. Os mecanismos da dispneia na gestação não estão bem estabelecidos. Entretanto, estudos comparativos em grávidas com e sem dispneia apontam para o envolvimento do aumento excessivo da quimiossensibilidade ventilatória ao CO_2 e à hipoxia.

A Figura 3.7 mostra o equivalente ventilatório de oxigênio (VE/Vo_2) de gestantes sadias com e sem percepção da dispneia durante o período gestacional (12^a, 24^a e 36ª semanas de gestação). O Vo_2 refere-se ao consumo de oxigênio. A avaliação, 4 meses após o parto, serviu como medida de controle. O VE/Vo_2 apresentou-se significativamente aumentado em todas as avaliações durante a gravidez nas gestantes dispneicas em relação às não dispneicas, voltando à normalidade no período pós-parto. O aumento do equivalente respiratório deveu-se ao aumento do VE, sem nenhuma diferença no Vo_2. É interessante salientar que as pacientes dispneicas apresentaram menor Pco_2 exalada ($P_{ET}CO_2$) que as não dispneicas.

A quimiossensibilidade à hipoxemia e à hipercapnia foi avaliada pela estimulação do *drive* respiratório central, que é a medida da pressão de abertura das vias respiratórias nos primeiros 100 milissegundos da inspiração ($P_{0,1}$). A hipercapnia foi induzida pela oferta de CO_2 –7% em 7 ℓ/min, e a hipoxemia foi induzida por redução da Spo_2 em 80%.

Como pode ser observado na Figura 3.6, a hipercapnia aumentou gradativamente o VE (Figura 3.8A) e a $P_{0,1}$ (Figura 3.8B) em ambos os grupos, da 12ª até a 36ª semana de gestação. Entretanto, o grupo de gestantes dispneicas apresentou índices significativamente mais elevados durante todos os períodos. Essas alterações não foram observadas no período pós-parto.

Resultados semelhantes foram observados em relação à estimulação ventilatória hipóxica (Figura 3.9). Houve aumentos gradativos do VE (Figura 3.9A) e $P_{0,1}$ (Figura 3.9B) a partir da 12ª semana de gestação quando as grávidas foram estimuladas com baixa FIo_2. Entretanto, o grupo de gestantes dispneicas manteve a resposta exacerbada do VE até 4 meses após o parto.

Nesse estudo foi observado também que os níveis plasmáticos de progesterona não diferiram entre os grupos de gestantes e correlacionaram-se positivamente com a $P_{0,1}$ nas pacientes dispneicas e não dispneicas. Houve também uma correlação positiva entre a dispneia, avaliada pela escala de Borg, com o *drive* respiratório e a quimiossensibilidade ventilatória para hipercapnia e hipoxemia. Esses dados sugerem que a dispneia na gravidez não se relaciona à carga mecânica ou ao defeito de difusão como se pensava, mas sim, ao aumento excessivo da sensibilidade ao CO_2 e à hipoxia. Vários fatores podem contribuir para alterações da quimiossensibilidade ventilatória à hipercapnia e à hipoxemia, tais como modificações do tamanho corporal, mecânica ventilatória ou metabolismo basal. No entanto, as grávidas avaliadas não diferem entre si sob tais aspectos.

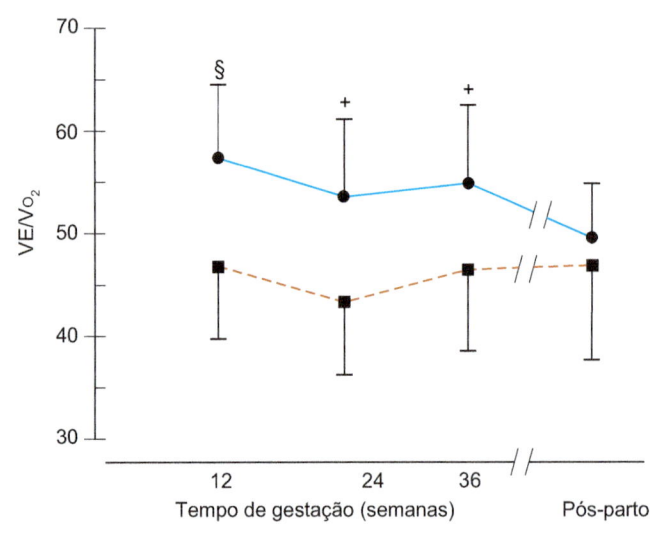

Figura 3.7 Equivalente ventilatório de oxigênio (VE/Vo_2) durante a gravidez e após o parto, em gestantes dispneicas (*linha contínua*) e não dispneicas (*linha tracejada*). +, p < 0,01 em relação às gestantes não dispneicas; §, p < 0,001 em relação às gestantes não dispneicas, nos tempos correspondentes.

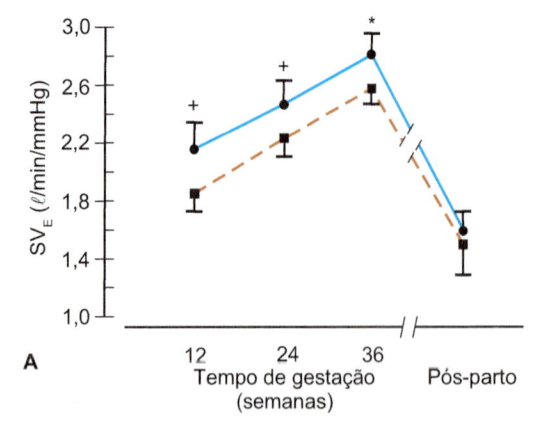
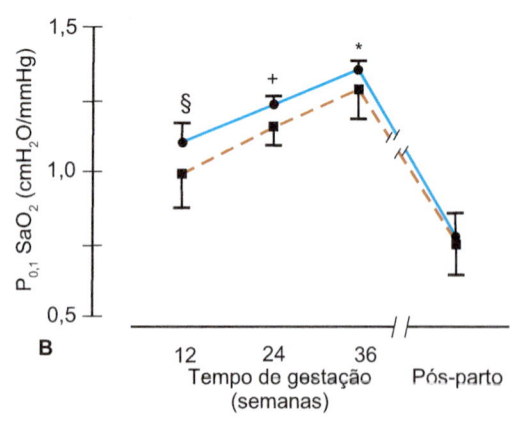

Figura 3.8 Respostas ventilatórias e do *drive* respiratório ao estímulo de hipercapnia durante a gravidez e no pós-parto de gestantes dispneicas (*linha contínua*) e não dispneicas (*linha tracejada*). **A.** SV_E = resposta ventilatória à hipercapnia, avaliada pelo volume-minuto (VE). **B.** $P_{0,1}SaO_2$ = resposta do *drive* respiratório à hipercapnia, avaliada pela pressão de oclusão gerada na via respiratória nos primeiros 100 milissegundos da inspiração ($P_{0,1}$). *, p < 0,05; +, p < 0,01; §, p < 0,001 em relação às grávidas não dispneicas, nos tempos correspondentes.

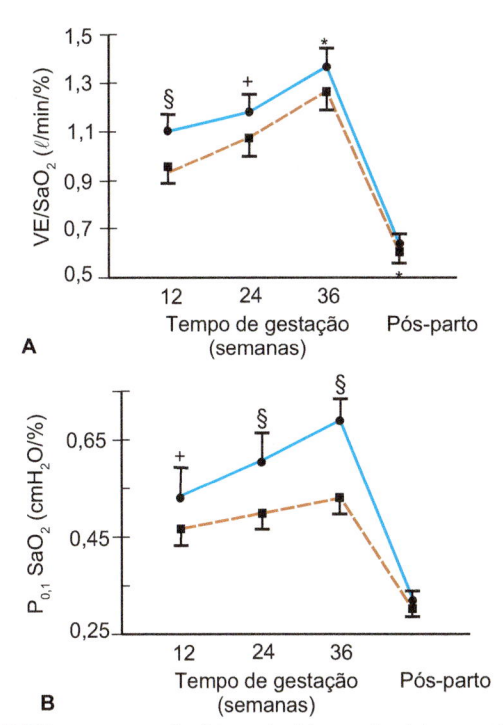

Figura 3.9 Respostas ventilatórias e do *drive* respiratório ao estímulo de hipoxemia durante a gravidez e no pós-parto de gestantes dispneicas (*linha contínua*) e não dispneicas (*linha tracejada*). **A.** VE/SaO_2 = resposta ventilatória à hipercapnia, avaliada pelo volume-minuto (VE). **B.** $P_{0,1}/SaO_2$ = resposta do drive respiratório à hipercapnia, avaliada pela pressão de oclusão gerada na via respiratória nos primeiros 100 milissegundos da inspiração ($P_{0,1}$). *, $p < 0,05$; +, $p < 0,01$; §, $p < 0,001$ em relação às grávidas não dispneicas, nos tempos correspondentes.

BIBLIOGRAFIA

Bellemare F, Jeanneret A, Couture J. Sex differences in thoracic dimensions and configuration. Am J Respir Crit Care Med. 2003; (168):305-12.

Bobrowki RA. Pulmonary physiology in pregnancy. Clin Obstet Gynecol. 2010; 53(2):285-300.

Bourne T, Ogilvy AJ, Vickers R et al. Nocturnal hypoxaemia in late pregnancy. BR J Anaesth. 1995; 75:678-82.

Brancazio LR, Laifer SA, Schwartz T. Peak expiratory flow rate in normal pregnancy. Obstet Gynecol. 1997; 89:383-86.

Cheek TG, Gutsche BB. Maternal physiologic alterations during pregnancy. In: Anesthesia for obstetrics. 3 ed. Philadelphia, Williams & Wilkins. 1989; Chap 1:3-69.

Chesnutt AN. Physiology of normal pregnancy. Critcal Care Clinics. 2004; (20):609-15.

Contreras G, Gutierrez M, Beroiza T et al. Ventilatory drive and respiratory muscle function in pregnancy. Am Rev Respir Dis. 1991; 144(4):837-41.

Costantine MM. Physiologic and pharmacokinetic changes in pregnancy. Front Pharmacol. 2014 Apr 3;5:65. doi: 10.3389/fphar.2014.00065. eCollection 2014.

De Troyer A, Estene M. Functional anatomy of the respiratory muscles. Clin Chest Med. 1988; 9:263-86.

Dennis J, Webb KA, O'Donnell DE. Chemical and mechanical adaptations of the respiratory system at rest and during exercise in human pregnancy. Appl Physiol Nutr Metab. 2007; 32:1239-50.

Eliasson AH, Phillips YY, Stajduhar KC et al. Oxygen consumption and ventilation during normal labor. Chest. 1992; 102(2):467-71.

Fidone SJ, Gonzalez C, Yoshizaki K. Putative neurotransmitters in the carotid body: the case for dopamine. Fed Proc. 1980; 39:2636-40.

Garcia-Rio F, Pino JM, Gómez L et al. Regulation of breathing and perception of dyspnea in healthy pregnant women. Chest. 1996. 11:446-53.

Gazioglu K, Kaltreider NL, Rosen M. Pulmonary function during pregnancy in normal women and in patients with cardiopulmonary disease. Thorax. 1970; 25:445-50.

Hankins GD, Harvey CJ, Clark SL et al. The effects of maternal position and cardiac output on intrapulmonary shunt in normal third-trimester pregnancy. Obstet Gynecol. 1996; 88:327-30.

Harirah HM, Donia SE, Nasrallah FK et al. Effect of gestacional age and position on peak expiratory flow rate: a longitudinal study. Obstet Gynecol. 2005; 105:372-75.

Huang HW, Bi W, Jenkins GN et al. Glucocorticoid regulation of human pulmonary surfactant protein-B mRNA stability involves the 3'-untranslated region. Am J Respir Cell Mol Biol. 2008 Apr; 38(4):473-82. Epub 2007 Nov 15.

Knox AJ, Campos-Gongora H, Wisniewski A et al. Modification of bronchial reactivity by physiological concentrations of plasma epinephrine. J Appl Physiol. 1992; 73:1004-7.

Kraft M, Pak J, Martin RJ. Serum cortisol in asthma: marker of nocturnal worsening of symptoms and lung function? Chronobiol Int. 1998; 15:85-92.

Ladenson PW, Goldenheim PD, Ridgway EC. Prediction and reversal of blunted ventilatory responsiveness in patients with hypothyroidism. Am J Med. 1988 may; 84(5):877-83.

Lemos A, Souza AI, Dornelas de Andrade A et al. Força muscular respiratória: comparação entre primigestas e nuligestas. J Bras Pneumol. 2011; 37(2):1-7.

LoMauro A, Aliverti A. Respiratory physiology of pregnancy. Breathe 2015:11:297-301.

Mastorakos G, Ilias I. Maternal and fetal hypothalamic-pituitary-adrenal axes during pregnancy and postpartum. Ann N Y Acad Sci. 2003 Nov; 997:136-49.

McAuliffe F, Kametas M, Costello J et al. Respiratory function in singleton and twin pregnancy. BJOG. 2002; 109(7): 765-9.

Moore LG, McCulloughRE, Weil JV. Increased HVR in pregnancy: relationship to hormonal and metabolic changes. J Appl Physiol. 1987; 62:158-63.

Munnur U, de Boisblanc B, Suresh MS. Airway problems in pregnancy. Crit Care Med. 2006; 34(1):273-5.

Obal F JR, Opp M, Cady AB et al. Prolactin, vasoactive intestinal peptide, and histidine methionine elicit selective increases in REM sleep in rabbits. Brain Res. 1989; 490:292-300.

Robson SC, Hunter, S, Boys, RJ et al. Serial changes in pulmonary haemodynamics during human pregnancy: a non-invasive study using Doppler echocardiography. Clin Sci. 1991; 80:113-7.

Rodrigues-Machado MG. Anatomia e função dos músculos respiratórios. In: Rodrigues-Machado, MG. Bases da fisioterapia respiratória: terapia intensiva e reabilitação. Rio de Janeiro: Guanabara Koogan. 2008; Cap 1: 1-9.

Rodrigues-Machado MG, Machado AV, Zin WA. Fisiologia respiratória na gravidez. In: Rocco PRM, Zin WA. Fisiologia respiratória aplicada. Rio de Janeiro: Guanabara Koogan. 2009; Cap 20: 293-316.

Rodrigues-Machado MG, Zin WA. Circulação pulmonar. In: Rocco PRM, Zin WA. Fisiologia respiratória aplicada. Rio de Janeiro: Guanabara Koogan. 2009; Cap 6: 69-94.

Rodrigues-Machado MG, Zin WA. Mecânica da respiração. In: Rocco PRM, Zin WA. Fisiologia respiratória aplicada. Rio de Janeiro: Guanabara Koogan. 2009; Cap 2: 21-46.

Rooney SA, Canavan PM, Motoyama EK. The identification of phosphatidylglycerol in the rat, rabbit, monkey and human lung. Biochim Biophys Acta. 1974 Jul 26; 360(1):56-67.

Saaresranta T, Polo O. Hormones and breathing. Chest. 2002, 122:2165-82.

Slatkovska L, Jensen D, Davies GA et al. Phasic menstrual cycle effects on the control of breathing in healthy women. Respir Physiol Neurobiol. 2006; 154:379-88.

Spiropoulos K, Prodromaki E, Tsapanos V. Effect of body position on PaO_2 and $PaCO_2$ during pregnancy. Gynecol Obstet Invest. 2004; 58:22-5.

Tatsumi K, Hannhart B, Pickett CK et al. Effects of testosterone on hypoxic ventilatory and carotid body neural responsiveness. Am J Respir Crit Care Med. 1994 May; 149(5):1248-53.

Ueland K, Metcalfe J. Circulatory changes in pregnancy. Clin Obstet Gynecol. 1975; 18:41-50.

Wise RA, Polito AJ, Krishnan V. Respiratory physiologic changes in pregnancy. Immunol Allergy Clin North Am. 2006; 26(1):1-12.

4 Avaliação e Intervenção da Fisioterapia na Gravidez

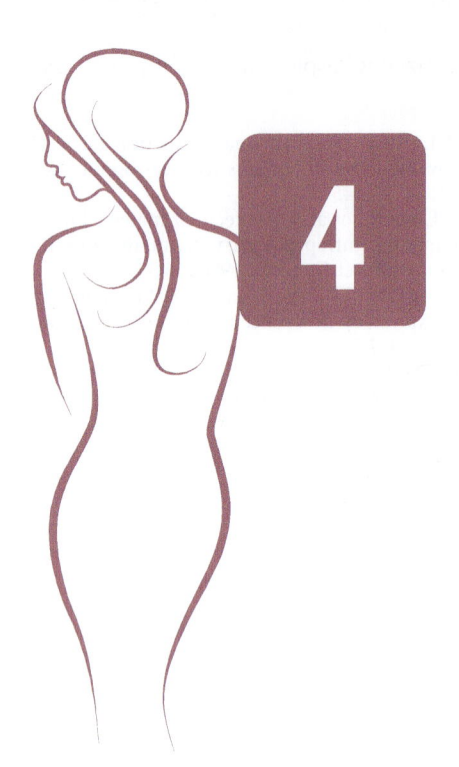

Elza Baracho

Sabrina Baracho

Georgia Nunes Braga

Fernanda Saltiel Barbosa Velloso

INTRODUÇÃO

O pré-natal compreende a concepção até o momento do parto, período de intensas mudanças físicas e psicológicas na mulher. Nesse contexto, a gestante é encaminhada para acompanhamento fisioterapêutico a fim de preparar-se para o parto, aliviar dores e desconfortos, prevenir disfunções, como as musculoesqueléticas e as do assoalho pélvico, ou com o objetivo de ser orientada em relação aos parâmetros adequados de atividade física.

Por ser uma fase de grandes modificações, a mulher, de maneira geral, encontra-se receptiva às informações, ao aprendizado e à adoção de novos hábitos que beneficiem a sua saúde e a do bebê, tornando a gravidez um período propício para a atuação fisioterapêutica.

Devido à possibilidade de ter maior contato com a gestante pelos atendimentos frequentes, o fisioterapeuta tem condições propícias para investigar e identificar suas queixas, dúvidas e seus anseios, além de orientá-la em relação a todas as atividades que realiza. Devem, pois, ser discutidos assuntos como atividades ocupacionais, atividades sociais, viagens, vestuário e atividade física, mesmo que tais tópicos já tenham sido abordados pelo médico pré-natalista. Ao longo da leitura deste livro, serão fornecidos subsídios para a discussão desses temas que, sem dúvida, favorecerão a definição segura da conduta de atendimento adequada a cada caso.

Além das orientações, cabe a nós preparar a gestante fisicamente para que tenha a gravidez, o parto e o puerpério com funcionalidade. O trabalho do fisioterapeuta durante o período pré-natal deve ser desenvolvido no sentido de conscientizar a gestante de sua postura e de desenvolver a potencialidade dos seus músculos para que se tornem aptos a conviver com as exigências extras que a gravidez, o parto e o pós-parto solicitarão.

Em uma consulta fisioterapêutica no pré-natal, no primeiro contato, fazemos uma entrevista seguida por um exame físico. As informações coletadas em ambos são de extrema importância em nossa conduta e no direcionamento do atendimento, pois ajudam o fisioterapeuta a realizar o diagnóstico da funcionalidade/incapacidade da gestante, a partir do qual é possível traçar a conduta terapêutica de maneira apropriada e individualizada.

Para estabelecer esse diagnóstico, o fisioterapeuta deve basear-se no modelo da Classificação Internacional de Funcionalidade, Incapacidade e Saúde (CIF), proposto pela Organização Mundial da Saúde (OMS). Assim, ele deve investigar os componentes (domínios) de funções e estruturas do corpo, a atividade e a participação social, identificando os aspectos positivos relacionados a esses domínios, que dizem respeito à funcionalidade da gestante, e os aspectos negativos, que correspondem à incapacidade. Além disso, deve identificar os fatores pessoais e os ambientais que podem atuar como facilitadores ou barreiras para o desempenho das atividades e da participação.

Como fisioterapeutas, devemos lembrar então que a definição do diagnóstico clínico, por exemplo, lombalgia, não é o fator principal para o tratamento. É possível que uma mesma condição de saúde apresente diferentes aspectos de funcionalidade/incapacidade para uma gestante. Tomemos por exemplo duas gestantes com diagnóstico médico/clínico de lombalgia. Do ponto de vista da funcionalidade, ambas também apresentam deficiências no mecanismo de estabilização lombopélvica. Porém, quanto a limitações em suas atividades, restrição social e fatores de contexto, os quadros podem ser bastante distintos. A gestante "A" pode apresentar fatores de contexto que a caracterizam como pessoa pouco envolvida em atividades sociais, não gosta de participar de atividades físicas regularmente e tem apoio em casa para lidar com as tarefas domésticas e de cuidados com os outros filhos. Portanto, a lombalgia não representa uma condição de saúde incapacitante para ela. Enquanto isso, a gestante "B" pode ter o perfil de uma pessoa fisicamente ativa desde a adolescência, que gosta de esportes, participa de grupos de atividade física, mas não tem apoio em casa na realização das atividades domésticas e não tem conseguido realizar nenhuma das atividades ou participar de seu trabalho devido à lombalgia. Portanto, encontra-se incapacitada. Por isso, o diagnóstico funcional da grávida é de extrema relevância. Neste último exemplo específico, o fisioterapeuta não deve focar a reabilitação somente na melhora do sintoma de dor, apesar de este ser o principal objetivo, mas precisa avaliar e intervir na maneira como as atividades limitadas estão sendo executadas, visando à melhora do seu desempenho e à reinserção da gestante no trabalho e na sua participação social. O sucesso da intervenção dependerá de vários fatores, dentre eles os de contexto (pessoais e ambientais).

AVALIAÇÃO FISIOTERAPÊUTICA DA GESTANTE

Entrevista

A entrevista consiste em uma conversa com a gestante, na qual são coletadas todas as informações relacionadas aos fatores de contexto (pessoais e ambientais) e também à percepção da gestante acerca dos demais componentes do modelo da CIF: estrutura e função do corpo, atividade e participação. No Quadro 4.1 é apresentado uma sugestão de ficha de avaliação especial para gestantes. Sugere-se anexar a essa ficha dados relativos à evolução da paciente a cada sessão realizada, para que as condutas sejam readequadas de acordo com as necessidades dela.

No primeiro contato com a gestante, sempre perguntamos quais são os objetivos dela em relação à fisioterapia, pois isso direcionará tanto a avaliação quanto os atendimentos e tornará possível uma proposta terapêutica adequada.

Fatores de contexto

Conforme a CIF/OMS, entende-se por fatores contextuais o histórico completo de vida e do estilo de vida de um indivíduo, que engloba dois componentes, os fatores pessoais e os fatores ambientais. Ambos podem ter impacto sobre a funcionalidade/incapacidade da gestante; por isso, é fundamental conhecê-los para que o fisioterapeuta identifique, individualmente, que aspectos são passíveis de intervenção e quais estratégias precisam ser adotadas para que as metas terapêuticas sejam efetivamente alcançadas em cada caso.

Fatores pessoais

Os fatores pessoais referem-se às características da gestante, como idade, estado civil, nível de instrução, profissão, outros estados de saúde, hábitos, experiência passada e presente, histórico particular de vida, estilo de vida, estratégias de enfrentamento, padrão geral de comportamento, características psicológicas individuais etc.

Quanto à idade gestacional, é importante lembrar que o cálculo é feito por semanas e meses lunares, sendo estes com duração de 28 dias. Calcula-se a data provável do parto acrescentando-se o número sete ao primeiro dia da última menstruação e subtraindo-se três do algarismo do mês. Assim, se a paciente

Quadro 4.1

Sugestão de ficha de avaliação para gestantes.

Ficha de avaliação
Nome: _____
Data da avaliação: ____/____/____
Endereço: _____
Tel.: _____
Nome do médico/enfermeiro pré-natalista: _____
Objetivos da gestante: _____
Fatores pessoais
Data de nascimento: ____/____/____ Estado civil: _____
Idade gestacional: ____ semanas DUM ___/___/___ DPP ___/___/___
G_____ P_____ A_____
História das gestações e dos partos anteriores: _____
Profissão: _____
Hábitos de vida: _____
Atividade física (tipo, duração, frequência, intensidade): _____
_____
Outras condições de saúde associadas: _____
Estado emocional: _____
Estrutura e função
PA _____ FC _____ FR _____ Peso (kg) _____
SD _____ SME _____ SCV _____
SR:_____
SU _____
Exame estático em ortostatismo
Vista anterior: _____
Vista lateral: _____
Vista posterior: _____
Exame estático assentada
Simetria das mamas: _____
Exame em decúbito dorsal: _____
Diástase do músculo reto abdominal: _____
Contração visível dos MAP: ( ) sim ( ) não
Relaxamento visível dos MAP: ( ) sim ( ) não
Tônus dos MAP: ( ) diminuído ( ) normal ( ) aumentado
Contração dos MAP: ( ) presente ( ) deficiente
Relaxamento dos MAP: ( ) presente ( ) deficiente: lento e/ou
                             incompleto
Força dos MAP: _____
Capacidade de sustentar a contração: ( ) sim: _____ segundos ( ) não
Uso excessivo de músculos sinergistas: ( ) não ( ) abominais
( ) glúteos ( ) adutores
Exame dinâmico
Flexão anterior: _____
Flexão lateral: _____
Extensão: _____
Rotação: _____
Avaliação neurológica: _____
Avaliação muscular: _____
Palpação: _____
Atividades: _____
Atividades de mobilidade: _____
Atividades de autocuidado: _____
Atividades de vida doméstica: _____
Atividades que desencadeiam, intensificam, aliviam e cessam sintomas relacionados ao sistema neuromusculoesquelético: _____
_____
Restrições na participação: _____
Fatores ambientais: _____
Facilitadores:_____
Barreiras: _____

DUM: data da última menstruação; DPP: data provável do parto; G: número de gestações; P: número de partos; A: número de abortos; PA: pressão arterial; FC: frequência cardíaca; FR: frequência respiratória; SD: sistema digestivo; SME: sistema musculoesquelético; SCV: sistema cardiovascular; SR: sistema respiratório; SU: sistema urinário; MAP: músculos do assoalho pélvico.

menstruou pela última vez no dia 8 de maio de 2017, a data provável para o parto (DPP) será: 8 +7/5 − 3) = 15/02/2018. Caso a soma dos dias seja maior que 30, despreza-se a dezena e considera-se apenas a unidade, e, do mês, subtraem-se dois. Assim, se a paciente menstruou pela última vez no dia 24 de novembro de 2016, a DPP será: 24 + 7= 31/11 − 2 = 01/09/2017.

A sigla GPA representa o número de gestações, partos e abortos, colocado imediatamente após a letra correspondente; por exemplo, $G_2 P_0 A_1$. Nesse caso, a gestante está grávida pela segunda vez, sendo que, na primeira, houve um aborto. Caso a mulher tenha abortado em gestações anteriores, deve-se indagar a causa; se já tiver passado pela experiência do parto, perguntar sobre tipo, ocorrência de complicações durante ou depois, como incontinência urinária no pós-parto, peso do recém-nascido, intervenções médicas utilizadas, como fórceps e episiotomia, e ocorrência de lacerações perineais.

Algumas características apontam para a necessidade de maiores cuidados com a gestante. A existência de outros problemas de saúde, como diabetes gestacional, por exemplo, indica gestação de maior risco.

A profissão sempre deve ser investigada, visto que várias alterações posturais podem ser originadas nas atividades ocupacionais e laborais, causando compensações musculoesqueléticas, dores e até lesões.

Além disso, deve-se perguntar à gestante sobre seus hábitos de vida, se o médico pré-natalista já a liberou para a realização de atividade física, se ela está fazendo alguma atividade, e orientá-la sobre os parâmetros seguros na gravidez (tipo, frequência semanal, duração, intensidade). Mais detalhes sobre esses parâmetros serão fornecidos no Capítulo 11, *Exercícios na Gravidez*. Caso ainda não tenha ocorrido liberação, o fisioterapeuta deverá entrar em contato com o médico antes de prescrever qualquer atividade física e ter cautela na escolha dos exercícios terapêuticos realizados.

Fatores ambientais

Os fatores ambientais constituem o ambiente físico, social e de atitudes nas quais as pessoas vivem e conduzem sua vida. Esses fatores são externos ao indivíduo e podem influenciar sua funcionalidade negativa ou positivamente.

Identificar as características do ambiente em que está inserida a gestante, como disponibilidade física e financeira de produtos e tecnologia, apoio e relacionamento (formal, informal, familiar), acessibilidade etc., também é importante para direcionar a conduta terapêutica. Sabe-se que diferentes ambientes podem ter um impacto distinto sobre o mesmo indivíduo com determinada condição de saúde. Assim, um ambiente com barreiras, ou sem facilitadores, vai restringir o desempenho do indivíduo; outros mais facilitadores poderão melhorar esse desempenho.

Estruturas e funções do corpo

Na entrevista, os desconfortos relacionados com as principais estruturas e funções do corpo que sofrem adaptações na gravidez são avaliados, como relatado a seguir. Algumas orientações preventivas e terapêuticas já podem ser dadas nesse momento.

No exame físico, após a entrevista, o fisioterapeuta levantará dados objetivos acerca do que foi relatado pela gestante.

Funções do sistema digestivo

A redução da motilidade da musculatura lisa, devido ao aumento da taxa de hormônios esteroides, associada à compressão do intestino e seu deslocamento pelo útero aumentado, poderá provocar constipação intestinal e hemorroidas durante a gravidez. Para evitar esses incômodos, a gestante deverá ser orientada quanto à melhor maneira de se alimentar, dando preferência a alimentos ricos em fibras e aumentando a ingestão hídrica. Recomenda-se avaliação e acompanhamento nutricional com um profissional especializado.

Ademais, a prescrição de exercícios aeróbicos deve ser considerada nos casos de constipação intestinal, desde que não haja contraindicações e que sejam respeitados os parâmetros seguros para a gestante. Exercícios de mobilização pélvica associados à contração abdominal durante a expiração na posição de quatro apoios ou em decúbito lateral também favorecem a eliminação de flatos, frequentes nesse período, e estimulam o peristaltismo intestinal (Figura 4.1). Pode ser necessário adequar o posicionamento para evacuar e treinar a coordenação para realizar a força evacuatória.

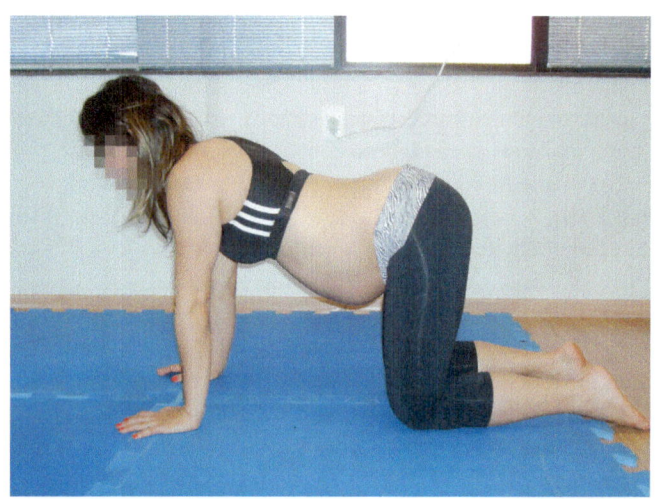

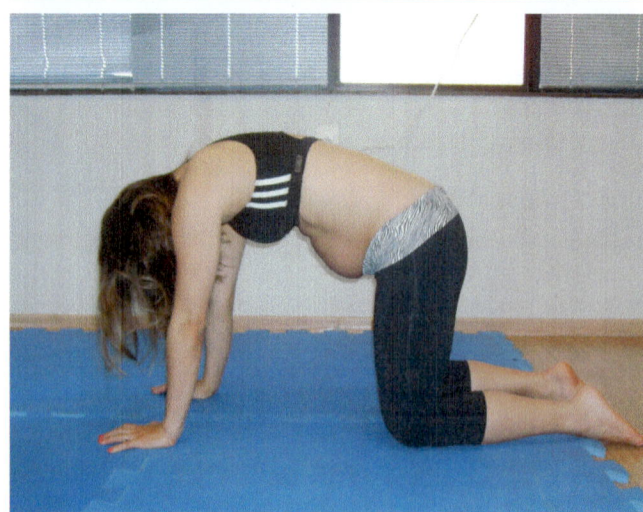

Figura 4.1 Exercício de mobilização pélvica para estimular peristaltismo intestinal.

Funções do sistema cardiovascular

O volume sanguíneo aumenta cerca de 40 a 50% na gravidez, e há dificuldade de retorno venoso consequente à diminuição do tônus da musculatura lisa dos vasos sanguíneos. Por isso, é comum que as gestantes se queixem do aparecimento de microvarizes, edema nos tornozelos e cansaço nas pernas, que devem ser investigados na avaliação. Esses sintomas podem ser prevenidos com uso de meias elásticas, fortalecimento dos músculos dos membros inferiores, prática de exercícios aeróbicos e cuidados posturais, como evitar permanecer sentada ou em posição ortostática por tempo prolongado.

Funções do sistema respiratório

É comum a queixa de dispneia, que pode ser confundida com a hiperventilação fisiológica causada pela atuação da progesterona no centro respiratório. Em nossa prática, percebemos que a realização de exercícios aeróbicos, como caminhada, e de exercícios respiratórios diafragmáticos contribui para a diminuição da sensação de dispneia.

Funções geniturinárias e reprodutivas

Em relação ao sistema urinário, deve-se perguntar sobre a ocorrência de perda involuntária de urina antes e durante a gravidez. A prevalência de incontinência urinária pode chegar a 64% na gestação, sendo que a incontinência urinária de esforço (IUE) é a mais comum. Possivelmente, fatores como modificações na pressão e no volume vesicais, consequentes ao aumento do tamanho do útero, associados à diminuição da força e da função da musculatura do assoalho pélvico, contribuem para a fisiopatologia da incontinência urinária na gestação.

A IUE que aparece na gravidez está associada à persistência dos sintomas após o parto e em fases posteriores da vida da mulher, o que reforça a necessidade de investigação, prevenção e tratamento no período gestacional.

É fundamental observar se a paciente apresenta deficiências nas funções urinárias relacionadas à eliminação de urina e às sensações associadas às funções urinárias, como ardência durante a micção, sensação de esvaziamento incompleto, urgência para urinar e histórico de condições de saúde associadas, como infecção do trato urinário. As infecções urinárias podem, ainda, causar dor suprapúbica e, nos casos mais graves, como em pielonefrites, dores lombares. Por isso, o fisioterapeuta deverá ficar atento para fazer o diagnóstico diferencial com as dores provenientes do sistema neuromusculoesquelético.

Sempre que houver suspeita de infecção urinária, seja na avaliação ou no decorrer dos atendimentos, o fisioterapeuta deverá comunicar-se com o médico, pois essas infecções, quando não tratadas adequadamente, relacionam-se com algumas complicações, como parto pré-termo, recém-nascidos de baixo peso, ruptura prematura de membranas e crescimento intrauterino restrito (CIUR). Além disso, é importante saber que a presença de infecção urinária constitui contraindicação para a realização do treinamento dos músculos do assoalho pélvico (MAP) e de exercícios aeróbicos, que devem ser suspensos até a cura da infecção.

A fim de prevenir as infecções, as gestantes devem ser orientadas a esvaziar completamente a bexiga a cada micção, para evitar retenção urinária. Devem também assumir uma postura de flexão do tronco, mantendo os membros inferiores abduzidos quando assentadas em vaso sanitário e, ao final da micção, fazer três contrações e relaxamentos rápidos dos MAP, na tentativa de eliminar mais urina. É essencial que a higiene seja feita corretamente, ou seja, em direção anterior para posterior, nunca o contrário, para que não haja transmissão de bactérias do ânus para a vagina e a uretra. A manutenção de ingestão hídrica adequada também é importante para evitar as infecções urinárias.

Funções do sistema neuromusculoesquelético e relacionadas ao movimento

É fundamental que o fisioterapeuta investigue a existência de queixas e condições de saúde neuromusculoesqueléticas. As mais comumente relatadas são as dores lombares e pélvicas, que acometem principalmente as gestantes a partir do 6º mês. A prevalência de tais queixas, relatada em diferentes estudos, varia de 20 a 90%, levando a: limitações para realizar as atividades de vida diária em 12% das gestantes; restrição na participação, com afastamentos do trabalho, em 9 a 21%, além de redução da qualidade de vida. Devido à alta prevalência, 45 a 73%, as dores lombares e pélvicas são, muitas vezes, consideradas como parte de um processo natural da gestação, sendo negligenciadas pela equipe de saúde que assiste a gestante e, até mesmo, por ela própria. Somente 32% das mulheres com dor lombar durante a gravidez reportam-na ao médico pré-natalista, e apenas 25% dos médicos encaminham a um tratamento específico.

A etiologia e a patogênese dessas dores são incertas. Uma das hipóteses é a de que o útero gravídico em crescimento provoque hiperlordose lombar compensatória que contribui para o estresse mecânico na coluna lombar. Adicionalmente, a tendência de rotação pélvica aumenta com a acentuação da lordose. A biomecânica alterada, associada ao relaxamento das articulações sacroilíacas, sob a influência da relaxina e do estrogênio, podem aumentar ainda mais o estresse mecânico sobre as articulações pélvicas e a coluna lombar. No entanto, como nem todas as gestantes que apresentam queixas têm hiperlordose, parece haver outros fatores relacionados. Além de alterações biomecânicas e mudanças hormonais, a literatura aponta também compressão vascular, espondilolistese e patologias discais e dos quadris como possíveis causas de tais dores. Contudo, ainda não há consistência científica acerca do assunto.

Devemos perguntar qual a localização da dor, se é localizada ou difusa, se há irradiação para os membros e como ela se comporta. Podemos utilizar uma escala numérica analógica (EVA) (Figura 4.2) para mensurar a sua intensidade. O fisioterapeuta solicita à gestante que classifique de 0 a 10 a dor que está sentindo no momento, sendo que 0 significa ausência total de dor e 10, o nível de dor máxima suportável. A EVA pode ser usada a cada atendimento, pois ajuda a verificar a evolução da gestante e a identificar as atividades e os fatores ambientais que podem estar influenciando o sintoma.

A investigação da localização da dor, junto com as atividades que a desencadeiam (que é um item do próximo domínio,

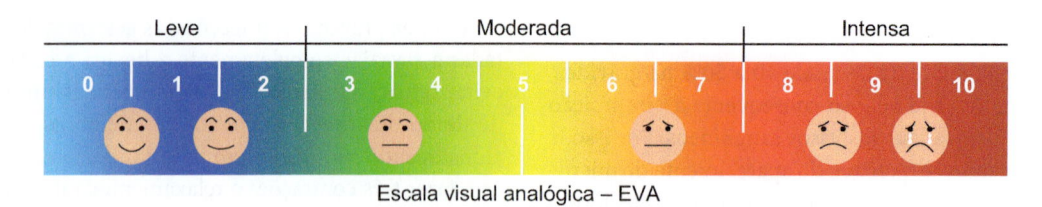

Escala visual analógica – EVA

Figura 4.2 Escala numérica analógica para mensuração da intensidade da dor.

"Atividade", na CIF), auxilia o fisioterapeuta na diferenciação entre dor lombar, dor na cintura pélvica e uma combinação das duas. Em relação à localização, a lombalgia é caracterizada pela dor na região da coluna lombar, entre a 12ª costela e os glúteos (Figura 4.3), enquanto a dor na cintura pélvica ocorre entre a crista ilíaca posterior e os glúteos, particularmente nas proximidades das articulações sacroilíacas (Figura 4.4). A dor pélvica pode irradiar para a região posterior das coxas e ser ou não acompanhada por dor na sínfise púbica. Quanto às atividades que desencadeiam, comumente, a lombalgia, há relato de dor durante as atividades que exigem flexão anterior do tronco ou seu retorno. No caso da dor na cintura pélvica, há história de: dor na pelve, com descarga de peso unipodal; dor durante as mudanças de decúbito na cama e nas transferências da posição sentada após longo período nessa posição; e dor durante a fase de choque de calcanhar na marcha. A dor pélvica pode ser descrita como "fisgada" ou travamento da região glútea.

Atividade e participação

É muito importante identificar as atividades que a gestante realiza e se a sua condição de saúde causou limitações e restrições na sua participação. Alguns exemplos são: a limitação para realizar tarefas e atender a demandas gerais, como realizar atividades cotidianas simples ou complexas, gerenciar a rotina diária, lidar com o estresse ou outras necessidades psicológicas; e a interferência na sua mobilidade (manter-se em ou mudar determinadas posturas, deslocar-se, realizar movimentos com os membros superiores), na realização dos cuidados pessoais (lavar-se, despir-se, cuidar da própria saúde) e nas tarefas domésticas (preparar refeições, lavar e secar roupas, cuidar dos objetos da casa). A investigação das atividades que desencadeiam, agravam, aliviam ou cessam os sintomas norteará o fisioterapeuta acerca das estratégias de tratamento.

Também se deve verificar se houve restrição sobre a capacidade de manter relações e interações pessoais (sociais e familiares, por exemplo), ou para participar da vida laboral, escolar, comunitária etc. Conhecer esses aspectos possibilita identificar o impacto da condição de saúde na funcionalidade da paciente.

Exame físico

O objetivo do exame físico é identificar adaptações e deficiências neuromusculoesqueléticas que possam estar associadas à ocorrência de dores, além de verificar a existência de deficiências dos sistemas circulatório e respiratório, bem como avaliar as mamas.

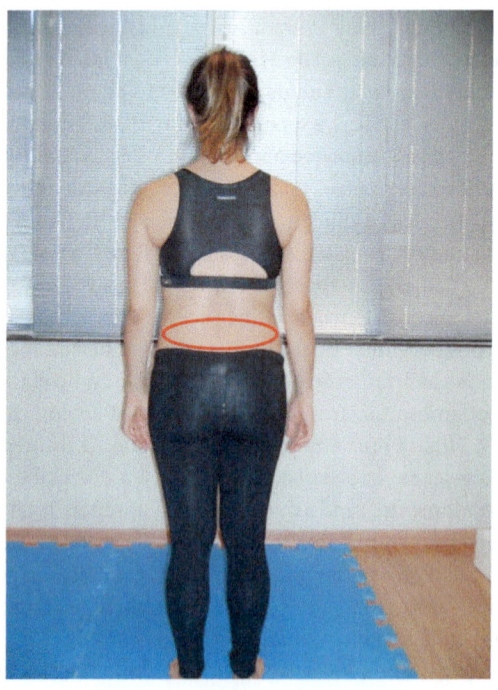

Figura 4.3 Localização da lombalgia.

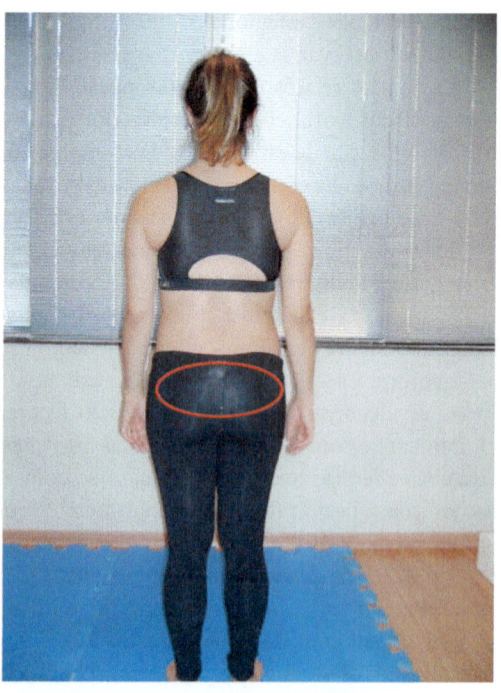

Figura 4.4 Localização da dor na cintura pélvica.

Inicialmente, aferimos os dados vitais (pressão arterial [PA], frequência cardíaca [FC] e frequência respiratória [FR]) e, se possível, pesamos a gestante. Além do peso atual, notificamos o ganho ponderal até o momento. Sabemos que o aumento exagerado do peso, além de favorecer complicações gestacionais, como diabetes, provoca sobrecarga nas estruturas do sistema neuromusculoesquelético, principalmente joelhos, pelve e coluna. Por isso, as gestantes com sobrepeso e/ou obesidade poderão ser orientadas a procurar um nutricionista.

Ao realizar o exame postural, o fisioterapeuta deve ter em mente todas as adaptações que podem surgir no sistema neuromusculoesquelético decorrentes da gravidez. Essas adaptações se tornam mais evidentes após a 20ª semana de gestação, quando se percebe o crescimento abdominal e das mamas, provocando deslocamento do centro de gravidade para frente e modificações importantes, tais como aumento da cifose torácica, protrusão dos ombros, rotação interna dos membros superiores, aumento da lordose cervical, anteriorização da cabeça, aumento da lordose lombar, anteversão pélvica, hiperextensão dos joelhos, sobrecarga de peso nos pés e aplainamento do arco longitudinal medial (Figura 4.5).

As retificações lombares em gestantes são menos comuns e evidentes, uma vez que o útero gravídico em crescimento tende a aumentar a lordose lombar. Porém, em nossa prática, temos observado que algumas mulheres não apresentam lordose muito acentuada, tendendo à retificação lombossacra. Geralmente, esse padrão pode ser encontrado em mulheres que já apresentavam retificação antes da gravidez, podendo ser consequência da verticalização do ilíaco, provocada pelo encurtamento dos isquiotibiais e da porção profunda do glúteo máximo, ou da utilização da posição sentada e/ou em anteflexão do tronco por tempo prolongado.

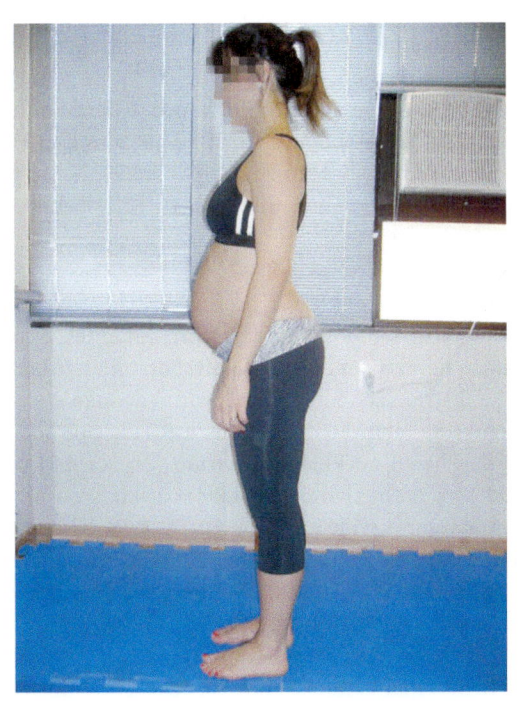

Figura 4.5 Tendências posturais adaptativas na gravidez.

Nesse sentido, ao realizarmos o exame postural da gestante, precisamos considerar as alterações posturais adaptativas que podem ser encontradas, mas devemos saber que se trata de tendências. Cada gestante deve ser avaliada individualmente para que sejam detectadas as particularidades de cada postura. Deve-se ter em mente, entretanto, que não há uma postura ideal universal, porque os tecidos de cada indivíduo se adaptam de maneiras distintas para se ajustarem às demandas que surgem. As lesões ocorrem quando os tecidos são incapazes de proceder a essa adaptação. Desse modo, caso a gestante já apresente queixas neuromusculoesqueléticas, em vez de comparar o alinhamento postural do indivíduo com um padrão ideal, a avaliação do fisioterapeuta deve focar em posturas ou movimentos que causam a dor ou o desconforto. O exame postural é feito tanto estática quanto dinamicamente, com a gestante parcialmente despida.

Exame estático

Deve ser feito nas posições ortostática, sentada e em decúbito dorsal, com a paciente na postura habitual relaxada.

Posição ortostática

É essencial analisar a postura da gestante nas três vistas: anterior, lateral e posterior.

Na vista anterior, devemos observar a posição da cabeça (se está inclinada ou rodada), o nivelamento dos ombros, a simetria das clavículas e articulações acromioclaviculares, a distância entre o tronco e os membros superiores, a altura e a rotação dos membros superiores, a posição do umbigo, a altura dos pontos altos das cristas ilíacas, o nivelamento das espinhas ilíacas anteriores superiores (EIAS), a posição das patelas e dos joelhos (se são alinhados, varos ou valgos), a rotação da tíbia em relação aos joelhos, a posição dos maléolos mediais e laterais e a forma dos arcos longitudinais mediais dos pés. Observamos também a distribuição do peso corporal pelo quadrante inferior.

Na vista lateral, observamos a posição da cabeça em relação ao plano sagital, a rotação dos ombros, a curvatura de cada segmento espinal, a posição da pelve, a altura das espinhas ilíacas anteriores e posteriores, o alinhamento dos joelhos (se estão retos, flexionados ou hiperestendidos) e a angulação do tarso em relação à tíbia. A partir do terceiro trimestre, as EIAS tornam-se menos palpáveis, devido ao aumento do útero.

Na vista posterior, observamos novamente a posição da cabeça, o nivelamento dos ombros, a distância entre o tronco e os membros superiores, a altura e a rotação dos membros superiores, a posição dos maléolos mediais e laterais e a forma dos arcos longitudinais mediais dos pés, comparando aos achados da vista anterior. Adicionalmente, verificamos o nivelamento das espinhas e dos ângulos inferiores das escápulas, a distância das bordas mediais das escápulas à coluna, o alinhamento da coluna no plano coronal (se está curvada lateralmente, indicando possível escoliose), o nivelamento das espinhas ilíacas posteriores superiores (EIPS), o nivelamento das pregas glúteas, a simetria das linhas poplíteas, o alinhamento dos tendões do calcâneo e a angulação dos calcanhares em relação ao solo.

Posição sentada

O exame estático na posição sentada deve ser feito com os pés da gestante apoiados, mas sem apoio na coluna. Assim como no exame ortostático, o terapeuta observa a postura da paciente nas vistas anterior, lateral e posterior.

Nessa posição, é possível também realizar a avaliação da simetria mamária. Pode-se aproveitar para orientar as gestantes quanto à numeração do sutiã. É recomendável que ele seja um a dois números maior e que a gestante opte por modelos com alças mais largas e reforço na parte inferior do bojo, adequando-se, assim, ao aumento das mamas, que ocorre desde o primeiro trimestre da gravidez.

Decúbito dorsal

Em decúbito dorsal, podem ser observadas a posição da cabeça, a rotação dos ombros, as curvaturas da coluna espinal e a rotação dos quadris pelo posicionamento dos pés.

Nessa posição, é possível avaliar a separação dos músculos retos abdominais na linha alba (diástase abdominal). A gestante deve elevar lentamente a cabeça e os ombros até que a espinha da escápula deixe o colchão, mantendo os joelhos fletidos e os pés apoiados. O terapeuta coloca os dedos transversalmente na linha média do abdome (Figura 4.6). O local mais facilmente palpável na gestante é acima da cicatriz umbilical: se houver uma separação, os dedos afundarão dentro da fenda. Uma diástase acima de 3 cm poderá ser considerada significativa. A medida pode ser feita também com o uso de uma régua denominada paquímetro.

Com a paciente em decúbito dorsal com os quadris e joelhos fletidos, o fisioterapeuta deverá avaliar a capacidade de contração dos MAP por inspeção, após fornecer à gestante informações sobre a anatomia dessa região e como ativar os MAP. A correta contração muscular é caracterizada pela movimentação do centro tendíneo do períneo para dentro e para cima. A avaliação das funções dos MAP (tônus, controle, coordenação, força e resistência) por palpação será importante para a definição do diagnóstico funcional e a prescrição dos exercícios terapêuticos específicos. Informações detalhadas acerca de como realizar essa avaliação estão descritas no Capítulo 29, *Avaliação e Diagnóstico Fisioterapêuticos de Mulheres com Disfunções do Assoalho Pélvico*.

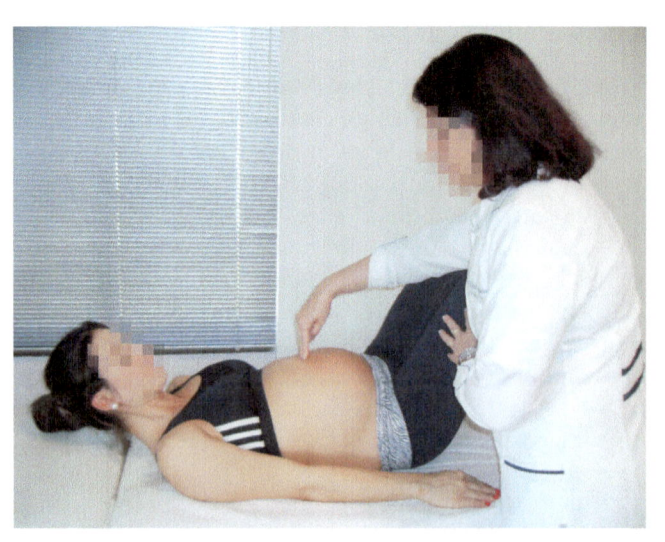

Figura 4.6 Avaliação da diástase abdominal.

Exame dinâmico

Flexão anterior

A gestante posiciona-se em ortostatismo. É instruída a flexionar o tronco anteriormente, de tal modo que os braços caiam verticalmente. O terapeuta deve observar se há deformidade da caixa torácica; assimetria na musculatura espinal; zonas de retificação na coluna, que normalmente deve fazer uma convexidade harmoniosa; se os joelhos flexionam ou hiperestendem; se há aumento do ângulo tibiotársico e se surgem sintomas. Além de observar a posição final, o fisioterapeuta deve atentar ao padrão de execução do movimento de flexão e retorno da flexão do tronco. É muito comum o retorno da flexão com pouca ativação dos glúteos, por exemplo, o que pode sobrecarregar a coluna e as articulações sacroilíacas.

Extensão

A gestante é solicitada a hiperestender a coluna, podendo colocar as mãos na região lombar para ajudar na estabilização. Nessa avaliação é possível identificar possíveis zonas de pouca ou muita mobilidade e/ou dor.

Flexão lateral

A gestante deve escorregar a mão pela perna lateralmente em direção ao solo, sem rodar o tronco enquanto executa o movimento. O terapeuta observa se as curvaturas da coluna são ou não harmoniosas quando fazem uma convexidade oposta. A amplitude de movimento da flexão lateral deve ser comparada de um lado e de outro. Deve-se considerar que a gestante apresenta uma limitação fisiológica decorrente do aumento abdominal.

Rotação

Durante a rotação do tronco na posição de pé, o terapeuta deve orientar a paciente a não movimentar a pelve nem os quadris, observando a amplitude de movimento e o surgimento de sintomas.

O exame dinâmico também poderá ser feito na posição sentada, com os braços cruzados à frente do tórax. A gestante se movimenta em flexão anterior do tronco, extensão, flexão lateral e rotação, possibilitando a observação dos limites desses movimentos e a investigação de queixas de dor. Nessa posição, a interferência dos membros inferiores (MMII) é eliminada.

Avaliação neurológica

Deve ser executada se houver queixas de parestesia, dor irradiada e alteração da força muscular. Em gestantes, é comum a compressão do nervo mediano no nível do túnel do carpo, afetando sua distribuição motora e sensorial na mão e nos dedos. Isso decorre da retenção de líquidos mediada por hormônios. O teste de Phalen ou Phalen invertido (Figura 4.7) pode ser realizado com o objetivo de tensionar as raízes do nervo mediano, procurando evidenciar dor e parestesia no seu trajeto. É feito com a paciente sentada. O terapeuta solicita que a gestante pressione as palmas de suas mãos uma contra a outra, como o gesto de prece, e mantenha por 20 a 30 s. O teste é positivo caso seja relatada dor ou parestesia.

O teste de Tinel também pode ser feito para indicar possível síndrome do túnel do carpo. Com a paciente sentada e o

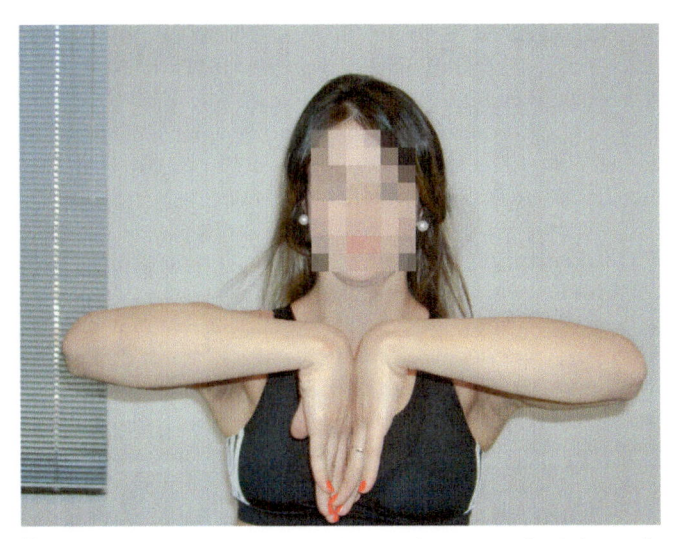

Figura 4.7 Teste de Phalen invertido para diagnóstico da síndrome do túnel do carpo.

antebraço e o punho apoiados na mesa, o terapeuta realiza uma percussão no túnel do carpo, na interlinha articular, procurando por parestesia no trajeto do nervo mediano.

O acometimento do nervo isquiático também pode ocorrer na gravidez. Na região do quadril, o nervo pode ser comprimido pelo músculo piriforme. Em geral, dor em queimação e hiperestesia são sentidas na região sacral e/ou glútea, bem como na distribuição do nervo isquiático. O teste de elevação da perna estendida, também conhecido como teste de *Lasègue*, é feito com o objetivo de determinar se existe compressão no trajeto do nervo isquiático e suas raízes. A paciente é posicionada em decúbito dorsal. O terapeuta realiza a flexão do quadril de maneira passiva, mantendo-o em leve rotação interna, com o joelho estendido, até o limite da amplitude de movimento (ADM) ou da dor. Se a dor ocorrer em forma de pontada e/ou irradiação, o teste pode ser positivo, indicando um estiramento da dura-máter ou dos nervos espinais. Dor manifestada após 70 graus provavelmente é de origem articular da coluna lombar ou da articulação sacroilíaca, já que, nessa amplitude de flexão, as raízes de L5, S1 e S2 (nervo isquiático) estão completamente alongadas. Para se obter essa confirmação, deve-se reduzir em 5 graus a ADM de flexão do quadril obtida, o que fará com que a dor diminua, e realizar, em seguida, a flexão dorsal do tornozelo. O teste é considerado positivo se, após realizar a flexão dorsal, a dor retornar. Devem-se comparar os dois lados.

Se houver suspeita de outros comprometimentos nervosos, o fisioterapeuta deverá realizar, da mesma maneira, testes específicos compatíveis com a sintomatologia da paciente, sendo essencial comunicar o aparecimento das queixas ao médico que a assiste e encaminhá-la para avaliação especializada.

Avaliação muscular

Deve-se avaliar principalmente os músculos que atuam na pelve, no quadril e na coluna lombar, entre eles: grande dorsal, eretores da coluna espinal, quadrado lombar, iliopsoas, tensor da fáscia lata, glúteos, piriforme, adutores do quadril, quadríceps e isquiotibiais; bem como os músculos estabilizadores profundos: MAP, diafragma respiratório, transverso abdominal, oblíquos e multífidos.

Nos casos de neuropatia do nervo isquiático associada a tensão excessiva do músculo piriforme, é importante fazer uma avaliação minuciosa da pelve para avaliar a necessidade de alongamento e/ou fortalecimento desse músculo. Nem sempre o piriforme que causa sintomas está encurtado. A tensão excessiva do piriforme, frequente na gravidez, reflete uma tentativa de estabilização da articulação sacroilíaca. Além disso, o piriforme é hipersolicitado quando o glúteo máximo se encontra insuficiente.

Palpação

A palpação é fundamental na avaliação quando a paciente apresenta algum comprometimento ou queixa específicos. Por meio dela, o terapeuta deve observar diferenças de tensão e textura dos tecidos, espasmos musculares, trofismo muscular e sinais inflamatórios (calor, edema, dor).

Avaliação das atividades

Dentre as atividades, é importante que a marcha da paciente seja observada, pois deambulação requer um funcionamento perfeito das regiões lombar, pélvica e do quadril. Desvios do centro de gravidade nos planos vertical e/ou transversal ou alterações no tamanho da passada e na sincronia dos movimentos podem ser indícios de disfunção dentro dos complexos lombar, pélvico e do quadril. Deve-se lembrar que a gestante apresenta alterações na marcha típicas da gravidez, como, por exemplo, a base de sustentação mais alargada.

Além disso, o terapeuta deverá solicitar à gestante que realize todas as atividades que desencadeiam ou agravam sintomas de dor, quando presente, ou atividades de vida diária, como levantar-se de uma cadeira, virar-se na cama, subir degraus e abaixar-se para pegar objetos no solo.

No Capítulo 5, *Ergonomia no Período Gestacional*, serão fornecidas informações sobre a maneira mais adequada de realizar algumas atividades de vida diária, as quais podem ser utilizadas para orientação das gestantes.

INTERVENÇÃO FISIOTERAPÊUTICA NA GRAVIDEZ

O fisioterapeuta deverá determinar os objetivos do atendimento, a proposta terapêutica e as respectivas condutas com base nos achados da avaliação funcional da paciente, o que inclui identificar as incapacidades e os problemas e propósitos levantados por ela. Se a conduta terapêutica for proposta a partir de um diagnóstico fisioterapêutico que desconsidera os objetivos da gestante, poderão surgir estratégias inapropriadas de intervenção, dificuldades de comunicação e diminuição da adesão ao tratamento.

Como mencionado no início deste capítulo, normalmente as gestantes buscam fisioterapia ou são encaminhadas ao acompanhamento fisioterapêutico com fins de preparação para o parto, alívio de dores e desconfortos, prevenção de doenças ou condições de saúde, como as neuromusculoesqueléticas e as disfunções do assoalho pélvico, ou com o objetivo de realizarem exercícios físicos orientados.

A atuação do fisioterapeuta na preparação para o parto, na prevenção de disfunções do assoalho pélvico e na prescrição de exercícios aeróbicos será discutida nos Capítulos 11 e 20. Neste capítulo, focaremos na atuação do fisioterapeuta na prevenção e no tratamento das disfunções do sistema neuromusculoesquelético.

Papel do fisioterapeuta na prevenção e no tratamento das disfunções do sistema neuromusculoesquelético

Entre as modalidades terapêuticas utilizadas pela Fisioterapia durante a gestação para a prevenção e para o tratamento das disfunções neuromusculoesqueléticas, estão: exercícios de fortalecimento e alongamento específicos, correções e treinamento de padrões de movimentos, termoterapia, massoterapia, eletroterapia, uso de órteses, correções ergonômicas e hidroterapia. As duas últimas modalidades serão discutidas nos Capítulos 5 e 12, respectivamente.

Exercícios de estabilização, fortalecimento e alongamento

Com o crescimento do abdome e as adaptações hormonais, o sistema de estabilização lombopélvica tende a se tornar deficiente, podendo causar compensações em todo o corpo da gestante. Assim, o fisioterapeuta deve sempre incluir exercícios de estabilização lombopélvica para prevenir e tratar disfunções no sistema neuromusculoesquelético, especialmente se houver sintomas na cintura pélvica e lombar.

Dentre os músculos implicados na estabilização da região lombopélvica estão o transverso do abdome, os multífidos, o diafragma e os MAP, que, em conjunto, fecham a cavidade abdominopélvica. Além deles, a musculatura global, mais superficial, como glúteo máximo, grande dorsal, oblíquos abdominais, eretores espinais e bíceps femoral, bem como a fáscia toracolombar, também exerce influência estabilizadora.

Uma dúvida comumente encontrada pelos fisioterapeutas é sobre como fortalecer a musculatura abdominal na gestação. Recomendamos que o treinamento para esse fim seja feito isometricamente, sem flexão anterior do tronco para que não haja sobrecarga da coluna e aumento excessivo da pressão abdominal, com consequente aumento da diástase abdominal. Assim, podem ser feitos: contração durante a expiração ativa; exercícios de *tilt* pélvico/mobilização pélvica com contração durante a retroversão; pranchas, desde que a gestante consiga manter a ativação do transverso do abdome sem abaulamento da aponeurose abdominal; e exercícios de ponte de quadril.

Exercícios de fortalecimento e alongamento de músculos pélvicos e dos quadris devem ser realizados de acordo com os achados da avaliação da função muscular. Percebemos, em nossa prática, que a deficiência de ativação dos glúteos é muito frequente na gestação, o que, muitas vezes, contribui para tensões no músculo piriforme e dores na região lateral da pelve e dos quadris. Assim, devem ser realizados exercícios de ativação e fortalecimento dos glúteos, preferencialmente simulando atividades funcionais da vida diária. O glúteo médio é muito solicitado em cadeia cinética fechada, sendo importante trabalhá-lo dessa maneira específica durante o período gestacional.

A realização de exercícios de estabilização da cintura escapular e coluna cervical e de fortalecimento de membros superiores é fundamental para preparar a gestante para o período pós-parto, quando os cuidados com o bebê e a amamentação aumentarão a demanda sobre essas estruturas. Novamente, a escolha dos exercícios deverá ser feita baseando-se no diagnóstico fisioterapêutico estabelecido na avaliação.

O fisioterapeuta deve agir no sentido de proporcionar mais conforto e amenizar os desequilíbrios musculares; porém, não se deve objetivar a correção da postura, visto que esta já se encontra fisiologicamente alterada para adaptar-se ao crescimento uterino. Na escolha dos exercícios, recomendamos que os alongamentos passivos muito vigorosos que buscam o máximo de amplitude articular sejam evitados, já que as articulações na gestação encontram-se mais instáveis em decorrência da frouxidão ligamentar. Além disso, na execução dos exercícios, deve-se: evitar a manobra de Valsalva, que causa aumento da pressão intra-abdominal; alternar decúbitos, evitando permanência prolongada em decúbito dorsal; e escolher exercícios que ofereçam estabilidade para a coluna lombar e a pelve. Para mas detalhes e exemplos sobre os exercícios que podem ser prescritos na gestação, consulte o Capítulo 11, *Exercícios na Gravidez*.

Mudanças das atividades e treinamento de padrões de movimentos

Sabe-se que as atividades de vida diária são capazes de provocar mudanças nas características dos tecidos e nos padrões de movimento, acarretando diversas compensações, deficiências e dor. Quando o fisioterapeuta identifica e corrige esses padrões, a dor de origem mecânica pode ser prevenida e tratada, o que é parte imprescindível da intervenção.

Sendo assim, uma vez identificadas na avaliação as posturas e atividades que provocam e exacerbam as queixas, a paciente é orientada e treinada a realizá-las adequadamente, seja em casa, no trabalho ou em qualquer outro ambiente. O objetivo é que o fisioterapeuta encontre, junto à gestante, um modo de executar a tarefa com ausência ou com o mínimo de sintomas álgicos. Para isso, é necessário realizar, na maioria das vezes, as adaptações ergonômicas, como será abordado de maneira específica no Capítulo 5, *Ergonomia no Período Gestacional*.

Na nossa prática, observamos que as algias somente melhoram completamente após a adaptação da atividade provocativa, de modo que ela seja realizada sem dor. Para isso, é preciso ter conhecimentos biomecânicos, habilidade para conscientizar a gestante e envolvê-la no tratamento e, finalmente, ir além da orientação e realizar efetivamente um treinamento.

Termoterapia

O calor excessivo, principalmente profundo, pode causar hipertermia materna e danos fetais; por isso, não se devem usar ondas curtas, parafina e ultrassom nas gestantes. A compressa (bolsa) térmica pode ser utilizada, mas é recomendado que seja envolta com toalhas e que a água esteja morna, não quente, principalmente quando aplicada na região lombar, que é próxima ao abdome. Ela é muito benéfica para aumentar o fluxo sanguíneo e a extensibilidade do tecido conectivo, além de promover o relaxamento muscular e aliviar quadros álgicos. Quanto ao gelo, não existem contraindicações. Ele pode ser usado como recurso antiálgico e anti-inflamatório, sendo muito eficaz também para a redução do espasmo muscular, minimizando o ciclo dor-espasmo-dor. Em ambos os tipos de termoterapia, a aplicação não deve ultrapassar 20 min.

Massoterapia

A massagem no local da dor provoca relaxamento muscular e liberação de opioides endógenos, como a endorfina, além de aumentar o fluxo sanguíneo em várias regiões do cérebro envolvidas na regulação do estresse. Estudos científicos demonstram que gestantes que recebem massagem têm menores níveis de estresse, dores e depressão, e melhor qualidade do sono. Apesar desses benefícios, ela não deve ser usada como recurso isolado de tratamento.

Eletroterapia

A única modalidade que parece não oferecer riscos para a gestante é a estimulação elétrica nervosa transcutânea (TENS, *transcutaneous electrical nerve stimulation*), quando aplicada a partir do 1º trimestre. Como sua indicação durante o período gestacional ainda é controversa, atualmente não é recomendada na região lombar, no abdome, nos quadris e na pelve, na tentativa de evitar o risco potencial de atingir o feto.

Uso de órteses

A cinta pélvica, envolvendo a região infra-abdominal e sacroilíaca, pode ser indicada nos casos extremos de dor lombopélvica, a fim de oferecer mais estabilidade articular e minimizar o quadro álgico. No entanto, não é recomendável seu uso contínuo, já que a gestante tende a relaxar a musculatura abdominal com o seu uso, enfraquecendo-a. Avaliar os horários de maior intensidade de dor pode ajudar a definir períodos de indicação do uso da cinta. Gestantes que apresentam síndrome do túnel do carpo podem beneficiar-se do uso de órtese de estabilização do punho durante as atividades ocupacionais e à noite.

CASO CLÍNICO

Gestante G.S., $G_2P_1A_0$, 34 anos, foi encaminhada pelo obstetra ao serviço de fisioterapia com 20 semanas de idade gestacional, devido à queixa de dores intensas na região pélvica e parestesia nos dedos das mãos. Relatou muita dor na região glútea, atrapalhando a rotina de trabalho e de cuidados com o filho pequeno. Além disso, ao ficar mais de 3 h no computador, sente formigamento na ponta dos dedos.

✔ Estrutura e função do corpo
▸ Dor nas bordas laterais ao sacro, bilateralmente, em fisgadas, de intensidade 10 (0 a 10) pela escala visual analógica
▸ Parestesia nas mãos durante o teste de Phalen (positivo)
▸ Deficiência nas funções do sistema cardiovascular: edema leve nos pés
▸ Função urinária e de defecação adequadas
▸ Deficiência na função sexual: paciente relata medo de ter relações sexuais e sentir dores pélvicas
▸ Deficiência nas funções do sistema respiratório (padrão respiratório predominantemente torácico, superficial).

✔ Estruturas e funções neuromusculoesqueléticas e relacionadas com o movimento
▸ Aplainamento do arco medial dos pés, joelhos valgos, rotação da pelve para a esquerda, hiperlordose lombar, hipercifose torácica, escápulas abduzidas, hiperlordose cervical
▸ Ao realizar o teste de flexão anterior de pé, a gestante apresentou fisgada no glúteo direito, o que limitou o movimento de flexão dos quadris; o movimento aconteceu predominantemente na coluna torácica, que ficou mais convexa em relação aos demais segmentos da coluna
▸ Na marcha, não conseguia realizar a dissociação dos quadris e, como tentativa de diminuir a oscilação da pelve, realizava hiperextensão dos joelhos no choque de calcanhar
▸ Em apoio unipodal, apresentou queda pélvica e rotação interna do joelho do membro inferior de apoio

▸ A palpação das estruturas da região lombar e pélvica evidenciou tensão excessiva nos músculos paravertebrais e pontos-gatilho à palpação do trajeto do músculo piriforme à direita
▸ Menor amplitude de movimento de rotação interna do quadril direito
▸ Deficiência de força de glúteos médio e máximo e demais rotadores externos de quadris
▸ Capacidade de contração presente (débil), com deficiência de coordenação (uso excessivo de abdome), deficiência de força (grau 1/5 pela Escala Modificada de Oxford) e deficiência de resistência (1 s)
▸ Deficiência de controle do músculo transverso do abdome. Na tentativa de contração, realizou força expulsiva
▸ Teste de Lasègue negativo
▸ Deficiência de mobilidade da articulação do ombro relacionada a encurtamento de músculos peitorais menor e maior e músculos suboccipitais.

✔ Atividade
Limitação em atividades de mobilidade: permanecer muito tempo na posição ortostática ou sentada, deambular, subir/descer escadas, levantar-se da cadeira, agachar e se levantar do chão. Limitação nas atividades que exigem utilização da mão após trabalhar mais de 3 h no computador (intensa parestesia).

✔ Participação
Restrita, pois precisou se afastar do trabalho por causa da dor. Além disso, não está conseguindo levar o filho à escola a pé, como fazia antes de apresentar dor, tampouco brincar com ele com a mesma frequência e qualidade de antes da gestação.

✔ Fatores pessoais
▸ Trabalha como professora universitária (ministra aulas durante 4 h, 3 vezes/semana)
▸ É casada e planejou a gravidez, que se encontra de risco habitual

▶ Por causa da dor, tem se sentido irritada e impaciente na última semana

▶ Está insegura com relação a ter parto normal devido às dores pélvicas que está sentindo. O primeiro parto (há 3 anos) foi por via vaginal, sem episiotomia e sem lacerações perineais espontâneas; recém-nascido pesava 3 kg

▶ Pratica *spinning* 2 vezes/semana.

✔ Fatores ambientais

▶ Não usa meia compressiva, apesar de ela ter sido prescrita pelo médico

▶ Trabalha com *laptop* apoiado em um suporte e utiliza o teclado do próprio *laptop*

▶ Utiliza prioritariamente calçado com salto de 2 cm ou tênis.

A partir da avaliação, foi estabelecido como objetivo principal do tratamento fisioterápico o alívio do quadro álgico na pelve e da parestesia nas mãos. Para o alcance desse objetivo, as seguintes condutas foram realizadas:

▶ Liberação miofascial na região posterior da coluna (fáscia toracolombar e paravertebrais) e suboccipital

▶ Liberação de pontos-gatilho na região do músculo piriforme à direita

▶ Alongamento do piriforme direito

▶ Alongamento de peitorais e suboccipitais

▶ Exercícios respiratórios diafragmáticos

▶ Exercícios de ativação do transverso do abdome em diferentes posições e durante a execução das atividades em que ocorre dor

▶ Exercícios de ativação dos MAP e treino de coordenação; posteriormente, treino de força e resistência

▶ Exercícios de fortalecimento de glúteos e rotadores externos de quadris em cadeia cinética aberta e fechada

▶ Exercícios de fortalecimento dos músculos estabilizadores da escápula

▶ Termoterapia: uso de gelo na região pélvica, durante 20 min, 2 a 3 vezes/dia

▶ Suspensão do *spinning* até alívio da dor e substituição por caminhada

▶ Realização de manobras de bombeamento (Figura 4.8) e alongamento do retináculo flexor do carpo (Figura 4.9) para aliviar a pressão no túnel do carpo

▶ Mudanças dos hábitos posturais nas atividades de vida diária, treinamento de padrões de movimento adequados e adaptações ergonômicas:

- Evitar permanecer por tempo prolongado na posição ortostática e/ou sentada, tentando instituir 5 min de repouso a cada hora trabalhada

- Ao permanecer sentada, apoiar os pés e sentar-se sobre os ísquios, colocando um apoio que preencha o espaço entre a coluna lombar e o encosto da cadeira

- Adaptar um teclado externo ao *laptop* e manter este sobre o suporte, para que a altura dos olhos coincida com a altura da linha superior da tela e, ao mesmo tempo, o punho se mantenha na posição neutra

- Ativar os músculos estabilizadores da pelve ao realizar as transferências. É fundamental que o fisioterapeuta treine todas as transferências básicas (levantar-se, sentar-se, virar-se na cama) com a gestante, de modo a minimizar/eliminar os sintomas durante a sua execução

- Ao permanecer na posição ortostática, evitar apoiar sobre um membro inferior apenas. Deslocar o peso do corpo para o 1º e o 5º metatarsos e fixar um ponto no calcanhar, apoiando-se, então, sobre o polígono de sustentação

- Dormir e repousar em decúbito lateral, com travesseiro entre os MMII

- Sentar-se para calçar sapatos e vestir roupas

- Usar tênis para melhorar a absorção de impacto no choque do calcanhar durante a marcha, evitando-se sobrecarga na sacroilíaca

- Usar banqueta nas atividades de cuidado e de brincadeiras com o filho, evitando flexão sustentada de tronco e evitando sentar-se no chão

- Ao subir e descer escadas, usar o corrimão e controlar o movimento de queda pélvica

- Realizar maior flexão de quadris durante as atividades que exigem flexão do tronco (treinar com a gestante)

- Sentar-se para pegar o filho no colo e evitar deslocar-se carregando-o.

Adicionalmente, reforçamos a necessidade de uso da meia compressiva para melhora do edema e orientamos a realização de exercícios de fortalecimento dos flexores plantares.

Após essas condutas, a gestante teve alívio significativo do quadro álgico na pelve e da sensação de parestesia nos dedos. Relatou dor pélvica de intensidade 2 (0 a 10) pela EVA e parestesia somente quando precisa permanecer mais tempo sentada, trabalhando no computador, e descuida das orientações

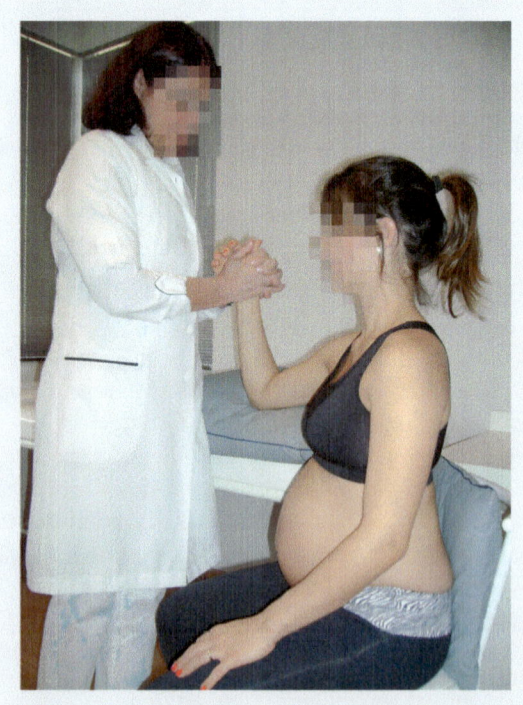

Figura 4.8 Manobra de bombeamento do túnel do carpo: o fisioterapeuta entrelaça os dedos, espalmando o punho da gestante, e realiza uma série de pressões rítmicas sobre o carpo com as eminências tenares.

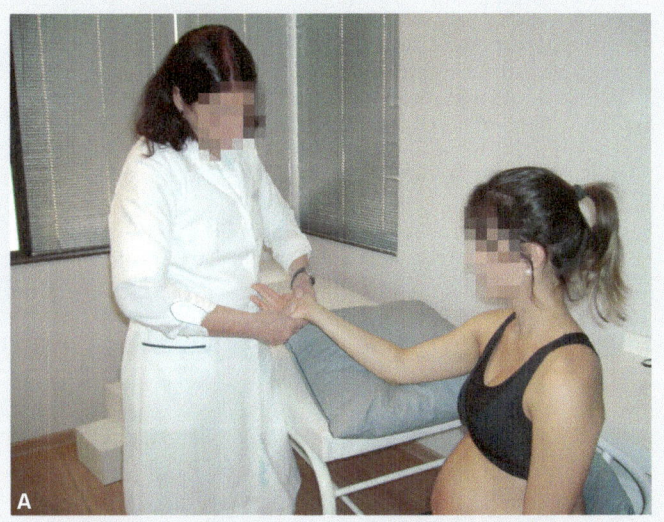 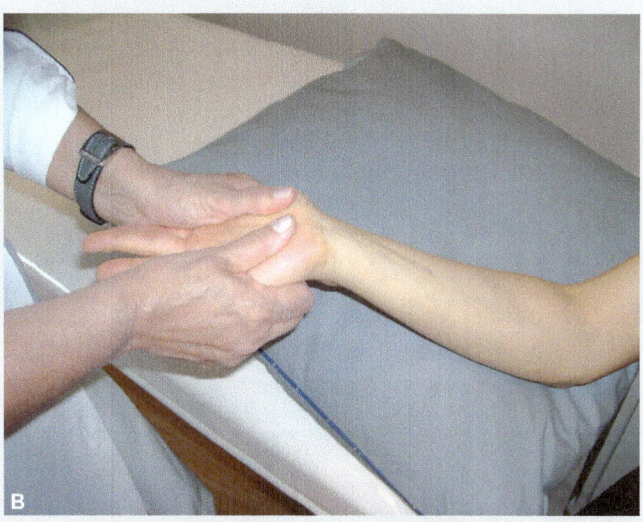

Figura 4.9 A e **B.** Alongamento do retináculo flexor do carpo: a gestante apoia seu antebraço supinado sobre a mesa. O fisioterapeuta se posiciona em frente e coloca seus indicadores na face dorsal do carpo e os polegares nas regiões anterior e proximal das eminências tenar e hipotenar. Alonga-se o retináculo flexor, ao mesmo tempo que se realiza extensão do punho.

dadas. Recomendamos iniciar a caminhada em vez do *spinning* e realizar acompanhamento fisioterapêutico semanal até o final da gravidez. Com 35 semanas de idade gestacional, começou a realizar a massagem perineal. Teve parto vaginal, novamente sem episiotomia e sem lacerações perineais. Foi atendida pelo fisioterapeuta na maternidade no primeiro dia após o parto e fez o acompanhamento fisioterapêutico no puerpério tardio e remoto.

BIBLIOGRAFIA

Adstrum S, Hedley G, Schleip R et al. Defining the fascial system. J BodyMovTher. 2017; 21(1):173-7.

Albert HB, Godshesen M, Korsholm L et al. Risk factors in developing pregnancy-related pelvic girdle pain. Acta Obst Gynecol. 2006; 85:539-44.

Allen RE et al. Pelvic floor damage and childbirth: a neurophysiological study. Br J Obstet Gynaecol.1990; 97(9):770-9.

Asthon-Miller J, DeLancey JOL. On the biomechanics of vaginal birth and common sequelae. Annu Rev Biomed Eng. 2009; 11:163-76.

Baracho E, Figueiredo EM, Baracho SM. Incontinência urinária na gestação e no pós-parto. In: Moreno AL. Fisioterapia em uroginecologia. 2. ed. São Paulo: Manole; 2009. p. 173-84.

Baracho SM. Preditores de incontinência urinária de esforço em mulheres primíparas que realizaram parto vaginal. Dissertação de Mestrado. Programa de Pós-Graduação em Ciências da Reabilitação, Escola de Educação Física, Fisioterapia e Terapia Ocupacional. Belo Horizonte: Universidade Federal de Minas Gerais; 2010. 68 p.

Beckmann MM, Garrett AJ. Antenatal perineal massage for reducing perineal trauma. Cochrane Database Syst Rev. 2006; 25(1):CD005123.

Bo K, Fleten C, Nystad W. Effect of antenatal pelvic floor muscle training on labor and birth. Obstetrics & Gynecology. 2009; 113(6):1279-84.

Borg-Stein J, Dugan S, Gruber J. Musculoskeletal aspects of pregnancy. Am J Phys Med Rehabil. 2005; 84(3):180-92.

Casey BM, Schaffer JI, Bloom SL et al. Obstetric antecedents for postpartum pelvic floor dysfunction. American Journal of Obstetrics and Gynecology.2005; 192:1655-62.

Corrêa MD, Melo VH, Aguiar RALP et al. Noções práticas de obstetrícia. 13. ed. Belo Horizonte: Coopmed; 2004.

Gutke A, Ostgaard HC, Oberg B. Pelvic girdle pain and lumbar pain in pregnancy: a cohort study of the consequences in terms of health and functioning. Spine. 2006; 31(5):E149-55.

Han I. Pregnancy and spinal problems. Curr Opin Obstet Gynecol. 2010; 22:477-81.

Herbruck LF. The impact of childbirth on the pelvic floor. Urologic Nursing.2008; 28(3):173-84.

Kramer MS, McDonald SW. Aerobic exercise for women during pregnancy. Cochrane Database of Systematic Reviews. 2006; doi: 10.1002/14651858.CD000180.pub2.

Kristin RK, Bjorn J, Nanna V et al. Association between aerobic fitness in late pregnancy and duration of labor in nulliparous women. Acta Obstetricia et Gynecologica. 2009; 88:948-52.

Lee D. A cintura pélvica: uma abordagem para o exame e tratamento da região lombar, pélvica e do quadril. 2. ed. São Paulo: Manole; 2001.

Magee DJ. Avaliação musculoesquelética. 3. ed. São Paulo: Manole; 2002.

Milsom I et al. Epidemiology of urinary (UI) and faecal (FI) incontinence and pelvic organ prolapse (POP) In: Abrams P et al. Incontinence: 4th International Consultation on Incontinence. 4. ed. Paris: Health Publication; 2009. p. 35-112.

Mleeming A, Albert HB, Ostgaard GC et al. European guidelines for the diagnosis and treatment of pelvic girdle pain. Eur Spine J. 2008; 17(6):794-819.

Mogren IM. Perceived health, sick leave, psychosocial situation, and sexual life in women with low-back pain during pregnancy. Acta Obstet Gynecol. 2006; 85:647-56.

Mogren IM, Pohjanen AI. Low back pain and pelvic pain during pregnancy: prevalence and risk factors. Spine. 2005; 30(8):983-91.

Morkved S, Salvesen K, Bo K et al. Pelvic floor muscle strength and thickness in continent and incontinent nulliparous pregnant women. Int Urogynecol J. 2004; 15:384-90.

Mueller MJ, Maluf KS. Tissue adaptation to physical stress: a proposed "Physical Stress Theory" to guide physical therapist practice, education, and research. Phy sTher. 2002; 82(4):383-403.

Neumann DA. Cinesiologia do aparelho musculoesquelético: fundamentos para a reabilitação física. Rio de Janeiro: Guanabara Koogan; 2006.

Noble E. Essential exercises of the childbearing year. 2. ed. Boston: Houghton Mifflin; 1982. p. 117-23.

Ostgaard HC. Point of view: pain pattern in pregancy and "catching" of the leg in pregnant women with posterior pelvic pain. Spine. 1997; 22:1884.

Phillips C, Monga A. Childbirth and the pelvic floor: "the gynaecological consequences". Reviews in Gynaecological Practice. 2005.

Rezende G, Montenegro CAB. Obstetrícia fundamental. 6. ed. Rio de Janeiro: Guanabara Koogan; 1999.

Ritchie JR. Orthopedic considerations during pregnancy. Clin Obstet Gynecol. 2003; 46(2):456-66.

Sampaio RF, Mancini MC, Gonçalves GGP et al. Aplicação da Classificação Internacional de Funcionalidade, Incapacidade e Saúde na prática clínica do fisioterapeuta. Rev Bras Fisioter. 2005; 9(2):1-7.

Smith JH, Berghmans B, Burgio K et al. Adult conservative management. In: Abrams P, Cardozo L, Saad K, Wein A (eds.). Incontinence: 4th international consultation on incontinence. Paris: Health Publication; 2009. p. 1025-120.

Smith MW, Marcus PS, Wurtz LD. Orthopedic issues in pregnancy. Obstetrical and Gynecological Survey. 2008; 63(2):103-11.

Viktrup L, Rortveit G, Lose G. Risk of stress urinary incontinence twelve years after the first pregnancy and delivery. Obstet Gynecol. 2006; 108(2):248-54.

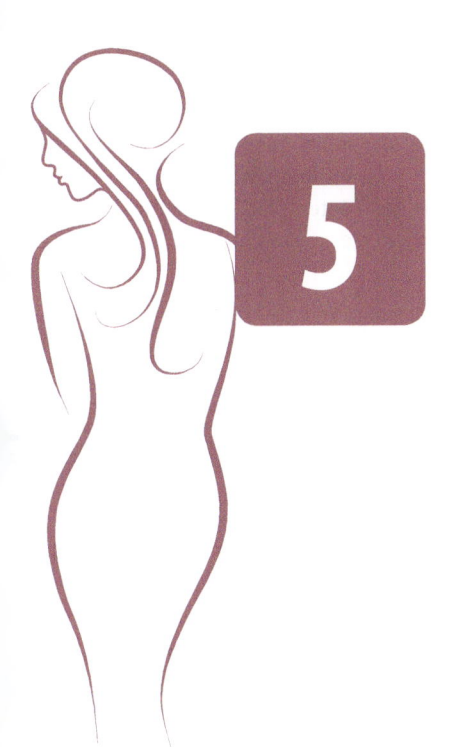

5 Ergonomia no Período Gestacional

Fernanda Saltiel Barbosa Velloso

Elza Baracho

Sabrina Mattos Baracho

INTRODUÇÃO

A Ergonomia é a ciência que estuda o homem e suas necessidades físicas e psíquicas para desenvolver equipamentos, utensílios e dispositivos, e organizar o trabalho de modo que as tarefas sejam executadas com conforto, eficiência e segurança. Sua finalidade é adaptar o ambiente às características do ser humano para otimizar o bem-estar e a habilidade de o indivíduo realizar uma atividade. Trata-se de uma disciplina que visa à abordagem sistêmica de todos os aspectos da atividade humana, sejam eles físicos, cognitivos, sociais, organizacionais ou ambientais (IEA, 2017). Os conceitos da ergonomia são largamente adotados no ajuste do ambiente de trabalho, mas se aplicam a qualquer situação em que haja interação do indivíduo com o ambiente, como realizar tarefas cotidianas e de cuidados com a casa e com os filhos, lidar com tecnologia/produtos etc.

CAPACIDADE *VERSUS* DEMANDA

A teoria ergonômica ou de fatores humanos descreve quatro principais componentes ao se analisar a interação do indivíduo com a tarefa/tecnologia/produto: usuário, produto, ambiente ou contexto, e atividades e tarefas que constituem a interação (Persad et al., 2007). A compatibilidade entre usuário e produto pode ser avaliada do ponto de vista de níveis distintos de capacidade (sensorial, motora e cognitiva) da funcionalidade humana. A teoria de capacidade-demanda é útil para direcionar a análise da interação do indivíduo com o ambiente (Persad et al., 2007). Ela diz respeito à análise do equilíbrio entre as *demandas* (quantidade de estresse imposto aos sistemas do corpo durante uma dada atividade, como o uso de um produto, em um ambiente específico) e os níveis de *capacidade* do usuário para lidar com a situação. Tendo como foco o sistema musculoesquelético (SME), quando a demanda supera sua capacidade, ou seja, ultrapassa seus recursos para gerar, transferir e dissipar as forças impostas

pela atividade (Fonseca et al., 2007; Mueller e Maluf, 2002), ocorre a lesão. Em especial, neste capítulo, faremos referência principalmente às capacidades motoras de gestantes e às demandas impostas a elas durante o período gestacional.

Uma série de modificações fisiológicas no corpo materno, necessárias para o desenvolvimento e crescimento fetal, reduz a capacidade motora da gestante de manter o equilíbrio e a estabilidade do corpo. No SME, por exemplo, ocorre maior flexibilidade articular e, consequentemente, menor estabilidade, devido à ação colagenolítica hormonal ocasionada pela relaxina. Associado à diminuição de sua capacidade, ocorre o aumento da demanda sobre o SME. O crescimento uterino e o aumento de peso materno concentrado na região do tronco favorecem o deslocamento do centro de gravidade anterior e superiormente, tornando a tarefa de se manter o equilíbrio corporal um desafio extra (Artal et al., 1999). Para isso, novos ajustes posturais são necessários. Além disso, à medida que a gestação progride, as novas dimensões do corpo materno tornam as áreas de alcance, consideradas aceitáveis para não gestantes, difíceis, se não impossíveis, de serem atingidas. Isso resulta em posturas inadequadas, com subsequente aumento da demanda sobre o SME, podendo causar fadiga, desconforto, potencial aumento de lesões musculoesqueléticas e incapacidade de realizar as tarefas adequadamente (Paul et al., 1994).

Dentre as condições de saúde/deficiências que acometem as gestantes, a dor lombar é a mais frequente, com prevalência aproximada de 50%. Em alguns casos, sua gravidade e intensidade chegam a limitar a habilidade de realizar as atividades laborais, causando afastamentos do trabalho. Trabalho fisicamente pesado, dor lombar prévia, hábitos posturais inadequados e posturas incorretas assumidas durante a execução de atividades são fatores pessoais e ambientais que contribuem para o aumento de demanda sobre o SME e consequente desconforto/lesão (Cheng et al., 2009). Tarefas de menor exigência física, como serviços burocráticos na área da educação e da saúde que requerem posturas estáticas, tempo prolongado na postura de pé ou sentada, também estão associadas a esses desconfortos/lesões. Outras condições desfavoráveis de trabalho, como aquele realizado em áreas confinadas, espaço restrito de trabalho, com pausas insuficientes, trabalho em turnos rodiziantes ou noturnos, presença de vibração, falta de autonomia no trabalho e estresse psicossocial, também estão relacionadas com resultados adversos na gestação. Além dos desconfortos/lesões musculoesqueléticos, há relatos na literatura da associação desses fatores ambientais à ocorrência de parto pré-termo, baixo peso ao nascer e aborto espontâneo (Tapp, 2000).

REFLEXÕES SOBRE A ABORDAGEM FISIOTERAPÊUTICA NA GRAVIDEZ

As mulheres têm aumentado cada vez mais sua participação no mercado de trabalho. Dados publicados pelo Instituto Brasileiro de Geografia e Estatística (IBGE) sobre a evolução do mercado de trabalho nas seis maiores regiões metropolitanas do Brasil mostram que, enquanto em 2003 as mulheres correspondiam a 43% da população ocupada, em 2015 elas representavam 46,2% (IBGE, 2015), e 78,8% dessa população encontrava-se distribuída na faixa etária entre 18 e 49 anos (IBGE, 2017), período coincidente com o de vida fértil da mulher. Esses fatos apontam para a importância de se reconhecerem as necessidades fisiológicas e anatômicas específicas da gestante trabalhadora, para fins de adaptação do ambiente às suas capacidades.

Considerando o panorama anterior associado à diminuição da capacidade do organismo e ao aumento da demanda sobre ele na gravidez, o foco da abordagem fisioterapêutica inclui, pelo menos, a intervenção sobre a capacidade do SME (reabilitação muscular, de controle motor, de postura e alinhamento etc.), orientações sobre atividades de autocuidado (que incluem adoção de posturas adequadas e o uso de vantagem biomecânica para executar as atividades) e o ajuste ergonômico do ambiente (seja ocupacional ou doméstico) em que está inserida a mulher.

No que concerne ao ajuste dos postos de trabalho, vale lembrar que o desenho inclusivo rejeita a noção de "usuário mediano" e preconiza a diversidade de características sensorial, cognitiva e motora dos usuários. Assim, o envelhecimento, o trauma e também a gravidez são considerados como parte da diversidade, de modo que caracterizar o usuário com base nas capacidades do seu organismo para realizar ações cotidianas e ocupacionais parece bem mais apropriado para otimizar o desenho do produto/posto de trabalho/tarefa/atividade (Persad et al., 2007) do que apenas projetar esse desenho para pessoas de características medianas.

Neste capítulo serão apresentadas as orientações posturais e os aspectos básicos da abordagem ergonômica durante a gestação, em especial no trabalho, que contribuem para garantir alinhamento postural adequado e minimizar a demanda sobre o organismo/corpo da gestante. Deve-se ter em mente, entretanto, que não há uma postura ideal universal, porque os tecidos de cada indivíduo se adaptam de maneiras distintas para se ajustarem às demandas que surgem. As lesões ocorrem quando os tecidos são incapazes de proceder a essa adaptação. Desse modo, caso a gestante já apresente queixas musculoesqueléticas, em vez de comparar seu alinhamento postural com um padrão ideal, a avaliação do fisioterapeuta deve focar naquelas posturas ou movimentos que causam a dor ou desconforto (Mueller e Maluf, 2002).

ATIVIDADES DE VIDA DIÁRIA | ORIENTAÇÕES

Sono

A posição de decúbito lateral esquerdo é a mais indicada por diminuir a compressão aortocava e favorecer a circulação sanguínea. Apesar disso, a gestante não precisa necessariamente permanecer nessa posição durante todo o período de sono. É desejável alternar os decúbitos para aliviar a pressão sobre os ombros e a região trocantérica. Deve-se também usar um travesseiro preenchendo o espaço entre a cabeça e o ombro, e outro embaixo do membro inferior supralateral, que deverá ficar fletido à frente. A gestante poderá, ainda, colocar um travesseiro entre os dois membros inferiores fletidos, mantendo a pelve alinhada (Figura 5.1).

Despertar

Pela manhã, antes de se levantar, deve-se orientar a gestante quanto aos movimentos com mãos e pés para ativar a circulação. Para se levantar, a gestante não deve fletir o tronco partindo da posição de decúbito dorsal, pois isso sobrecarrega a coluna e também favorece um afastamento dos músculos retos abdominais. Deve, antes, virar-se de lado, apoiar o peso do tronco sobre o cotovelo e colocar as pernas para fora da cama (Figura 5.2). Para deitar, deve-se executar o processo inverso.

Atividades domésticas

Para arrumar a cama, por exemplo, é preciso agachar-se ao mesmo tempo que realiza pequena flexão de tronco. Dar preferência a lençóis com elástico, pois facilitam a arrumação e reduzem o tempo na posição agachada e com tronco fletido.

Durante as atividades que exigem tempo prolongado na posição de pé, como lavar e passar roupas e lavar louças, é

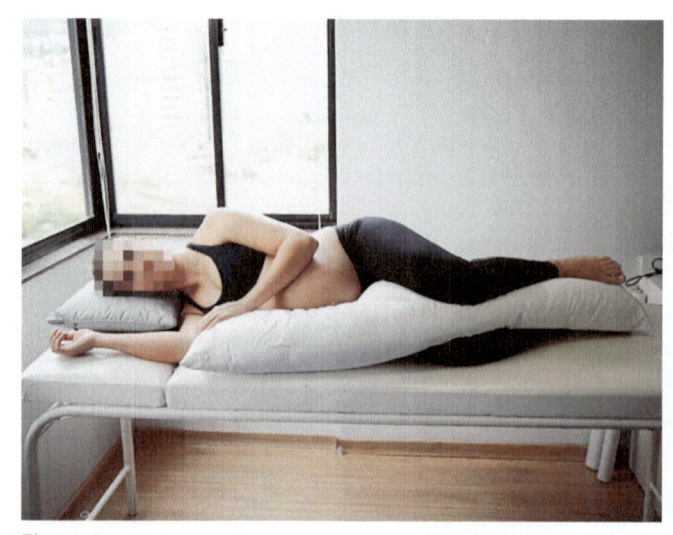

Figura 5.1 Ao deitar, utilizar um travesseiro sob a cabeça, preenchendo o espaço entre ela e o ombro, e outro apoiando o membro inferior.

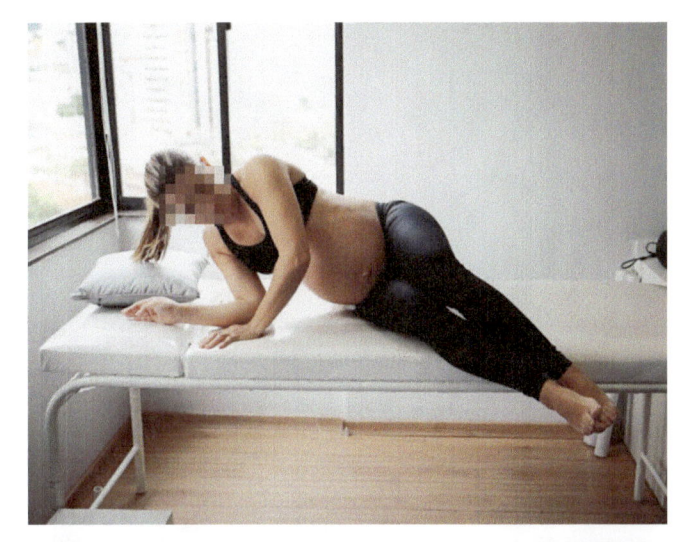

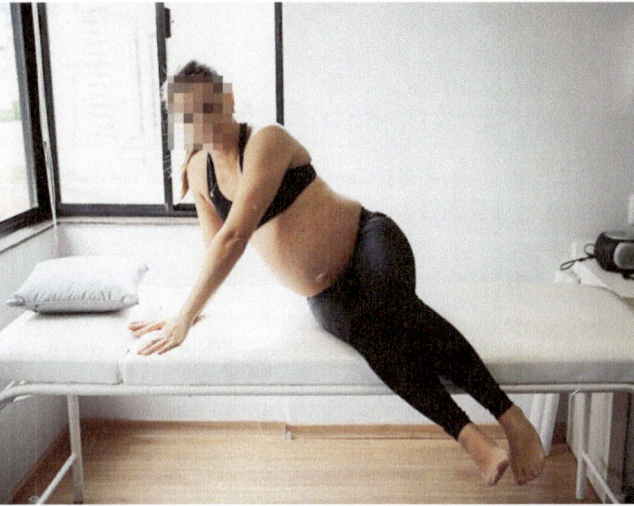

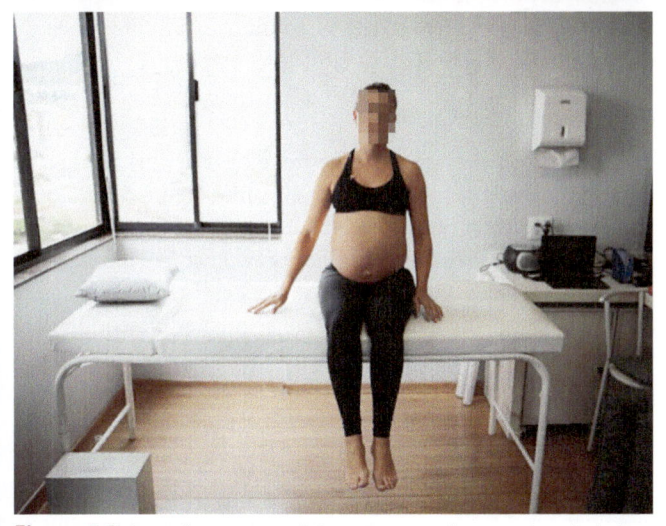

Figura 5.2 Ao se levantar ou deitar na cama, deve-se virar de lado e apoiar-se sobre o membro superior, evitando sobrecarga para os músculos retos do abdome.

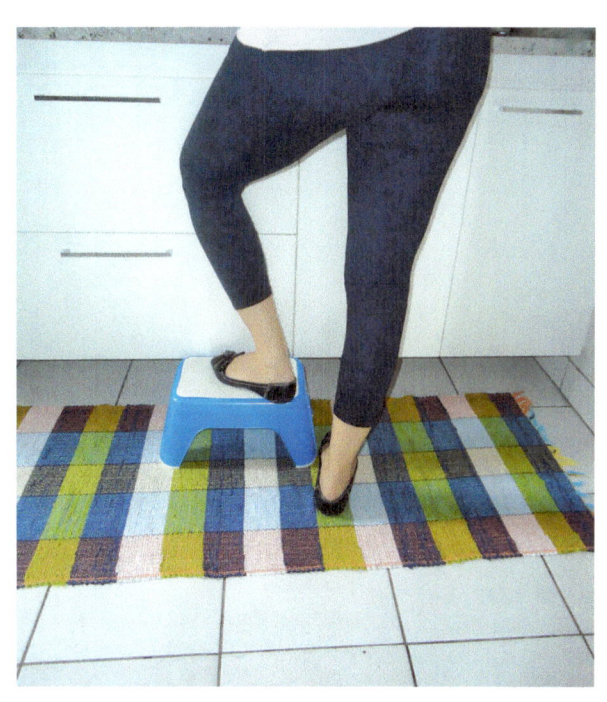

Figura 5.3 Apoiar alternadamente cada um dos pés sobre um suporte quando realizar tarefas na posição de pé.

Ao fazer compras (supermercado, sacolão, açougue etc.), é preciso distribuí-las em duas sacolas, com pesos equivalentes nos dois braços. Nunca se deve carregá-las à frente do corpo, pois o volume abdominal somado à carga sendo transportada aumentam o torque sobre a coluna vertebral, podendo acarretar maior demanda sobre o SME (Figura 5.4).

Ao carregar objetos pesados, trazê-los bem próximo ao corpo. Evitar a flexão anterior excessiva da coluna ao pegar objetos no chão. É recomendável fletir os joelhos, afastando-os para que haja espaço para acomodação do abdome, e fletir um pouco o tronco (Figura 5.5). Para se levantar, estender primeiro os joelhos e, quase simultaneamente, em um movimento coordenado, o tronco. Na gravidez, abaixar-se e elevar-se usando apenas a flexão de joelhos aumenta o torque sobre essa articulação e, consequentemente, a demanda sobre ela (Artal et al., 1999). Por esse motivo, recomenda-se que a mulher use os membros superiores para ajudar a se levantar da posição sentada ou agachada. Também é importante que o objeto seja compacto o suficiente para caber entre os joelhos e ser carregado o mais próximo do corpo possível, reduzindo-se os torques sobre as articulações da coluna.

Ao alcançar e colocar objetos no alto, deve-se usar uma banqueta ou escada, para evitar o aumento da lordose lombar e o risco de desequilíbrios e quedas. No caso das gestantes que precisam realizar com frequência atividades que exigem flexão dos ombros acima de 90°, que impõem demandas extras sobre os ombros e sobre a coluna lombar, o fisioterapeuta deve avaliar os músculos envolvidos com a atividade, reabilitar as suas funções deficientes e adequar a altura do objeto a ser alcançado. Portanto, ao pendurar roupas no varal, por exemplo, a preferência é por varais com altura regulável (Figura 5.6). Outra alternativa aos varais móveis é instalá-los a uma altura máxima que corresponda à altura aproximada dos ombros da usuária.

recomendável colocar um apoio no chão, posicionar um dos pés sobre o apoio, alternando frequentemente os membros inferiores para diminuir a sobrecarga na coluna (Figura 5.3). O ideal é evitar a fixação postural e alternar atividades de pé com atividades na posição sentada e repousos regulares.

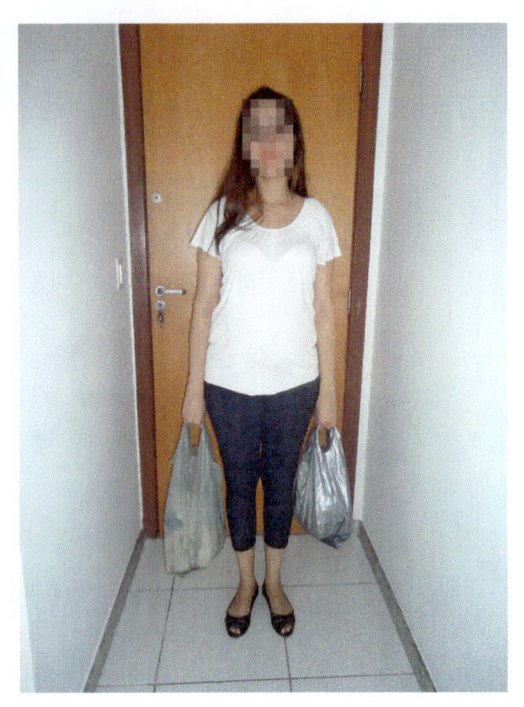

Figura 5.4 Dividir o peso em duas sacolas e carregá-las uma de cada lado.

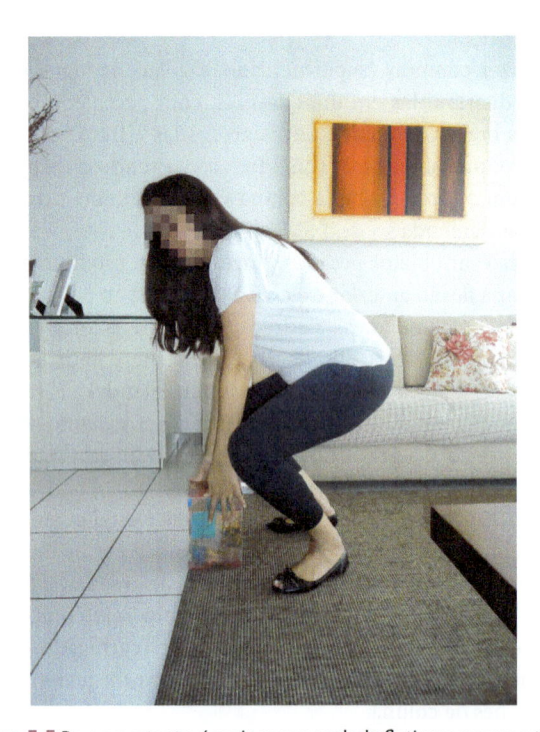

Figura 5.5 Para a gestante, é mais recomendado fletir um pouco o tronco e um pouco os joelhos ao pegar um objeto no chão.

A altura adequada da bancada da pia para lavar louças e roupas é aquela em que a coluna permanece na posição vertical. No entanto, a altura em que são instaladas pias, bancadas e tanques nem sempre coincide com as características antropométricas do usuário e, em geral, são mais baixas do que o necessário. Portanto, uma forma de fazer uma simples adaptação é elevar a superfície de trabalho, dispondo os utensílios e as roupas em uma bacia (Figura 5.7), para evitar a flexão anterior do tronco sustentada ou repetitiva durante a atividade.

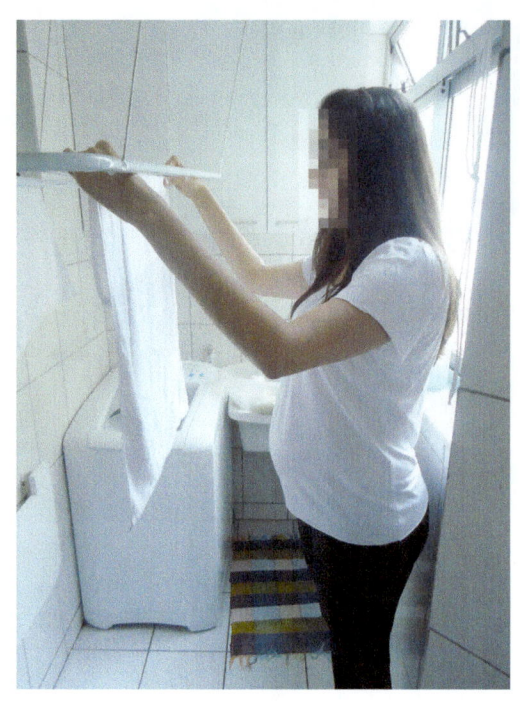

Figura 5.6 Evitar elevar os ombros. Ao usar o varal, sempre abaixá-lo ao máximo.

Ao varrer a casa e passar pano no chão, a coluna deve estar bem ereta, e não deve haver movimentos abruptos de rotação associados à flexão. Para isso, a extremidade do cabo da vassoura ou do rodo deve medir, aproximadamente, a altura do apêndice xifoide da usuária. Encaixar um cano de PVC na extremidade do cabo pode ser uma alternativa para alongá-lo, de modo a manter o tronco na posição vertical. A rotação de tronco também deve ser minimizada/eliminada. Portanto, a gestante deve empurrar o lixo com a vassoura para a frente, e não de um lado para o outro (Figura 5.8).

Calçar sapatos

Para calçar meias e sapatos, a gestante deve ser orientada a se sentar e cruzar uma perna sobre a outra (Figura 5.9). Como já foi apresentado no Capítulo 4, *Avaliação e Intervenção da Fisioterapia na Gravidez*, a mulher grávida sofre frouxidão ligamentar mediada por hormônios, que, associada à mudança corporal, causa instabilidade e consequentes desequilíbrios. Essa é a razão pela qual a gestante fica mais exposta a quedas e entorses de tornozelos. Além disso, seus pés ficam ligeiramente aplainados, há queda do arco plantar medial e aumento do seu comprimento. Portanto, os sapatos devem oferecer firmeza e conforto, e os de salto alto são contraindicados, assim como os tamancos. Os saltos devem ter aproximadamente 2 cm; as sandálias de tiras mais largas na frente e atrás dão mais estabilidade. Sapatilhas e "rasteirinhas" são desaconselháveis por não oferecerem absorção adequada de impacto.

Viagens

Algumas questões são levantadas quanto às viagens na gravidez, ou simplesmente durante a condução de um veículo na cidade, sobretudo com relação ao uso de cintos de

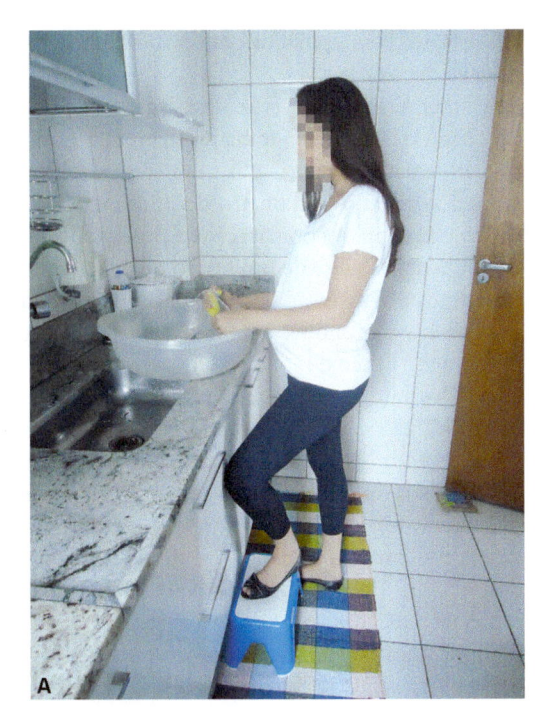 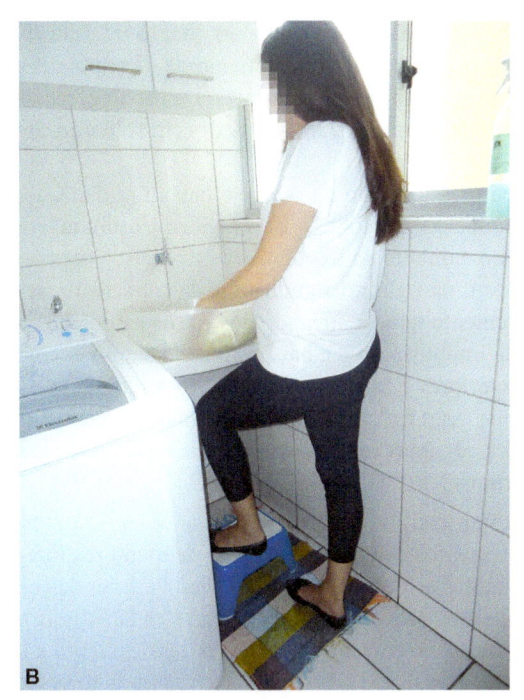

Figura 5.7 A e **B.** Dispor os utensílios de cozinha e as roupas em uma bacia para elevar a superfície de trabalho.

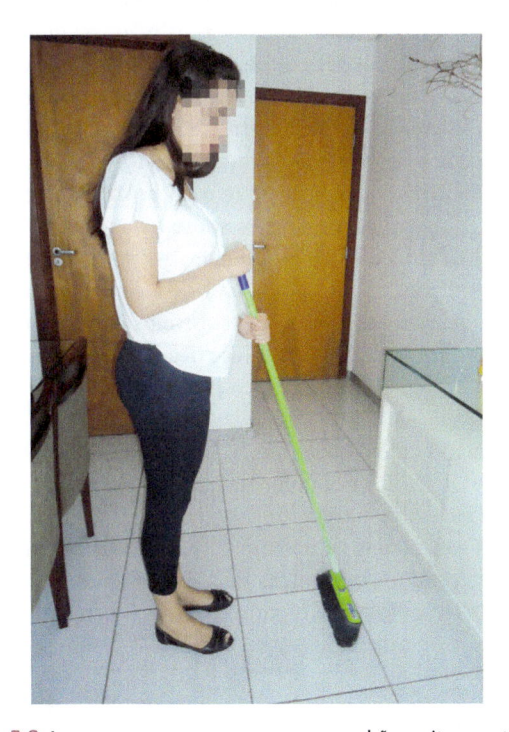

Figura 5.8 Ao varrer a casa e passar pano no chão, evitar a rotação de tronco.

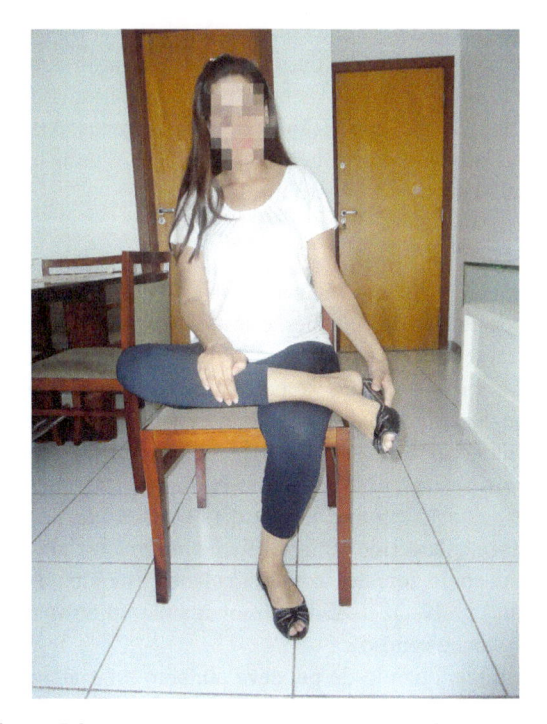

Figura 5.9 Cruzar uma perna sobre a outra para calçar os sapatos.

segurança. Durante a gravidez, os cintos devem ser abotoados sobre o quadril e abaixo do abdome para prevenir possíveis lesões ao feto em caso de acidentes. Evitar a extensão de cotovelos e joelhos, mantendo-os semiflexionados, também faz parte das recomendações posturais durante a condução do veículo. Para isso, deve-se aproximar o banco da direção do automóvel sem comprimir o abdome. Paradas frequentes (a cada 2 a 3 h) em viagens longas, para

movimentação, alongamento e alívio da pressão sobre a bexiga, são recomendadas.

Quanto a viagens aéreas, o American College of Obstetricians and Gynecologists (ACOG, 2009) aponta que viagens ocasionais são geralmente seguras durante a gravidez, desde que não haja complicações médicas/obstétricas. A maioria das empresas aéreas, em voos domésticos, permite que gestantes viajem até a 36ª semana de gravidez. No entanto, cada companhia tem regras específicas tanto para voos nacionais quanto internacionais, que devem ser consultadas. Para membros da tripulação, no entanto, as recomendações são distintas. De modo geral, as trabalhadoras são transferidas para atividades em solo durante a gravidez.

Mudanças na pressurização da cabine e baixa umidade, associadas às mudanças fisiológicas da gravidez, resultam em adaptações como aumento da frequência cardíaca e da pressão arterial, além de uma redução significativa da capacidade aeróbica. Recentemente tem-se atentado aos riscos associados a longas horas de imobilização e a baixa umidade, como edema de membros inferiores e trombose venosa. Apesar da falta de evidência de que esses eventos sejam frequentes em voos durante a gravidez, algumas medidas preventivas são úteis para minimizar os riscos (ACOG, 2009; Dorell, 2017):

▸ Usar meias compressivas
▸ Realizar movimentos de bomba muscular de membros inferiores, como caminhar dentro do avião e fletir e estender os joelhos e tornozelos frequentemente (p. ex., a cada 30 min). Assentos localizados no corredor facilitam o deslocamento e a movimentação da gestante, e o assento na primeira fileira oferece mais espaço e conforto. Já um assento no meio do avião, sobre as asas, permitirá uma viagem com menos vibração e, portanto, um percurso mais suave
▸ Evitar roupas apertadas que limitem a circulação sanguínea
▸ Ingerir líquidos regularmente para manter hidratação adequada, já que a desidratação pode levar à redução do fluxo placentário e favorecer a hemoconcentração, sendo um fator associado à ocorrência de trombose.

Postura de pé

Recomenda-se evitar permanecer de pé por tempo prolongado, pois pode causar dor nos pés, estase venosa, edema, trombose nos membros inferiores, desmaios, veias varicosas e fadiga muscular, principalmente se em ambiente quente, já que, na gravidez, há aumento de 30 a 40% do volume sanguíneo e aumento da carga cardíaca. Além disso, o índice de bebês com baixo peso ao nascer (abaixo do percentil 10) aumenta se a gestante trabalha no mínimo 6 h por dia na posição de pé.

Conforme sugerido anteriormente, exercícios de bomba muscular, como dorsiflexão e flexão plantar estando na posição de pé, ou a prática regular de caminhada são válidos para favorecer o retorno venoso.

A gestante, quando de pé, deve também estar atenta à sua postura, para evitar sobrecarga nos calcanhares e dores. Assim, ela deve deslocar o peso do corpo para o 1º e o 5º metatarso e fixar um ponto no calcanhar, apoiando-se, então, sobre o polígono de sustentação. Não é aconselhável apoiar o peso desproporcionalmente sobre um dos membros inferiores, pois a queda pélvica que ocorre nesse caso sobrecarrega as estruturas localizadas na parte lateral da pelve, como a bursa trocantérica, a banda iliotibial e o músculo glúteo médio, favorecendo desequilíbrios musculares e dores.

No trabalho, o ideal é poder alterar a posição frequentemente. Deve ser permitido à gestante realizar seu serviço tanto na postura sentada quanto na de pé, principalmente no 3º trimestre. Quando sentada, é importante assegurar que as pernas e os pés estejam bem apoiados para evitar o comprometimento do retorno venoso.

Manter o tronco na vertical ao se alcançar um objeto à frente do corpo e ao realizar trabalho manual é uma exigência significativa para a maioria das mulheres no último trimestre da gestação, quando o diâmetro do abdome aumenta em média 8,3 cm ± 2,0 cm. A comparação da postura de pé diante de uma bancada de trabalho de um grupo de mulheres no 3º trimestre com a postura assumida no pós-parto mostrou que, no estágio final da gravidez, houve aumento da flexão do tronco em torno de 6 graus e flexão dos ombros em cerca de 8 graus. A recomendação dos autores da pesquisa foi abaixar a altura das mesas em cerca de 7 a 12 cm para acomodar melhor o abdome das gestantes. Essa altura é recomendada para trabalhos em que a intensidade física da atividade seja considerada moderada (maioria das tarefas realizadas pelas mulheres). Desse modo, a bancada ficaria posicionada abaixo do ponto de maior protrusão do abdome (Paul, 1995). Outra alternativa, talvez mais efetiva, seria o uso de bancadas com regulagem de altura, de maneira que a gestante pudesse modificar conforme lhe fosse mais confortável e, eventualmente, alternar sua postura de trabalho entre de pé e sentada.

Ainda quanto a esse aspecto, a área de alcance máximo horizontal e vertical (espaço alcançado pelas mãos estando os cotovelos estendidos) não deve ultrapassar 40 cm em postos e áreas de trabalho (Paul et al., 1995). Respeitar essa recomendação minimiza a demanda sobre as estruturas do ombro e do tronco, pois evita que o corpo se mova fora da posição vertical, na qual o torque sobre as articulações é zero ou próximo de zero. Portanto, os equipamentos e objetos sobre a bancada de trabalho devem ser organizados de modo que aqueles de uso frequente estejam posicionados dentro da área de alcance ótimo (espaço alcançado pelas mãos, estando os cotovelos fletidos e os braços apoiados no tronco). Aqueles de uso ocasional podem ficar dispostos dentro dos limites da área de alcance máximo (Couto, 2011).

É bom também variar as tarefas executadas, para se evitar a postura estática. Por exemplo, alternar entre as atividades que precisem ser feitas na postura sentada com aquelas que são mais bem executadas na postura de pé. Tarefas em postura de pé estática devem ser seguidas de pausas regulares curtas (de 5 a 10 min) a cada 1 ou 2 h para se sentar. De qualquer modo, o trabalho na postura de pé por mais de 4 h diárias deve ser evitado.

A disponibilização, nos postos de trabalho, de descanso para os pés sob a forma de uma banqueta, por exemplo, para que a gestante possa alternadamente elevar um dos pés, minimiza a demanda sobre a região lombossacra.

Postura sentada

A posição sentada é a mais adotada pela maioria das mulheres durante o dia; portanto, orientações para o ajuste do posto de trabalho nesta posição são fundamentais para se minimizar a demanda sobre o organismo materno. Ainda assim, mesmo bem ajustado o posto de trabalho, a permanência por tempo prolongado nessa posição pode levar a deficiências do SME e do sistema cardiovascular.

O abdome aumentado de uma mulher no 6º mês de gestação faz com que a parte anterior de seu corpo seja movida para a frente em cerca de 15 cm, o que requer elevação da superfície de trabalho realizado na posição sentada em aproximadamente 17 cm acima da coxa. Essas dimensões podem reduzir significativamente as áreas de alcance e, consequentemente, a área útil de serviço, fazendo-se necessário o ajuste específico do posto de trabalho (Morrissey, 1998). Portanto, uma recomendação ao trabalhar na posição sentada é elevar a superfície de trabalho cerca de 17 cm acima do abdome. Essa medida melhora o posicionamento da gestante durante a execução das tarefas na postura sentada.

Respeitar a área de alcance máximo horizontal e vertical (conforme relatado em postura de pé) também é importante na postura sentada para minimizar a demanda sobre coluna cervical, torácica e lombar e ombros. A disposição de objetos sobre a mesa e em gavetas deve ser conforme a frequência de uso: se frequente, área de alcance ótima; se ocasional, área de alcance máximo.

Outras recomendações devem ser seguidas na gravidez (válidas também para não gestantes), devido à sua importância. Especialmente no trabalho, a cadeira deverá ter encosto e assento estofados, regulagem na altura do assento e do encosto e de fácil acionamento. O braço de apoio, especialmente para a gestante, deve estar presente, desde que não a atrapalhe de aproximar o corpo de seu posto de trabalho (Couto, 2011). O braço da cadeira apresenta dupla vantagem para a gestante. Primeiro, como o abdome em crescimento acaba afastando-a da área de trabalho, ela perde a possibilidade de apoiar os membros superiores sobre a mesa, impondo demandas de esforços estáticos para a região da cintura escapular. Assim, o apoio de braços da cadeira propicia esse suporte. Segundo, ele passa a ter a vantagem de auxiliar a mulher a se levantar da cadeira, reduzindo o torque sobre as articulações dos joelhos. Além disso, a cadeira deve ser giratória, permitindo que a usuária se sente e se levante apenas deslizando-a para frente e para trás. Os rodízios para a cadeira são necessários quando é preciso se deslocar entre postos de trabalho. Para isso, é importante que sejam apropriados para o piso sobre o qual a cadeira ficará (Buttrey, 1977). Para que todos os ajustes funcionem de modo adequado, a manutenção da cadeira deve ser realizada constantemente.

É comum que usuários de computador e que trabalham muito tempo na posição sentada apresentem queixas de desconforto visual, dores na musculatura do pescoço e coluna lombar, além de desconfortos em membros superiores. Para minimizá-los, as gestantes deverão ficar bem posicionadas. Elas devem sentar-se sobre os túberes isquiáticos. A região dorsal deve ficar apoiada no encosto, evitando-se a hipercifose, e os pés, completamente apoiados no chão. Um apoio de pés é necessário quando se faz a regulagem da cadeira, para que os cotovelos fiquem um pouco abaixo ou na altura do tampo da mesa; os pés não se apoiam no chão, e os joelhos não ficam a 90°.

O teclado deve ser de espessura fina, para evitar que o punho seja mantido em extensão e que sejam realizados movimentos repetidos de extensão, desvio radial e desvio ulnar; deve ter teclas macias, para evitar que os movimentos delicados dos dedos tenham de ser feitos contra grande resistência. O apoio colocado anteriormente ao teclado é necessário quando as bordas anteriores da mesa não são arredondadas e/ou quando o teclado é alto. Atualmente, os avanços tecnológicos dos periféricos de computador têm tornado desnecessária essa adaptação. O *mouse* também deve ter as teclas macias.

A cabeça deve assumir posição neutra, ou seja, a linha dos olhos coincidindo com a linha superior do monitor. A mesa sobre a qual o computador estiver posicionado deve ter sua borda anterior arredondada e espaço suficiente para acomodação e apoio dos punhos. Desse modo, compressões nervosas e vasculares e contrações estáticas musculares são minimizadas. O uso de *laptops* exige maior flexão cervical do que quando se utiliza um equipamento tipo *desktop*, podendo representar fadiga muscular para o pescoço. Caso o uso do *laptop* exceda mais de 1 h regularmente, recomenda-se adaptar um teclado externo ao equipamento e elevar este sobre um suporte, para que a altura dos olhos coincida com a altura da linha superior da tela (Couto, 2011; NSW Government, 2002).

Ao assentar diretamente no chão, a gestante deve procurar distribuir o peso do tronco sobre os túberes isquiáticos. A conscientização de sentar-se sobre os ísquios pode ser feita com bolinha de tênis.

Vários estudos foram realizados com a finalidade de identificar riscos provenientes da emissão de radiação de monitores de vídeo, mas não encontraram nenhum prejuízo para a saúde e para a gravidez (Tapp, 2000; Morrissey, 1998; NSW Government, 2002). Apesar disso, muitos usuários de computador relatam desconforto visual e deficiências musculoesqueléticas nas estruturas das costas, nos ombros e nos membros superiores. Porém, essas queixas estão relacionadas ao tempo em que o indivíduo passa diante do computador, à natureza do trabalho, ao *design* e ao *layout* do posto de trabalho, e não à radiação emitida pelo monitor de vídeo (Tapp, 2000; Morrissey, 1998; NSW Government, 2002). O empenho visual para perto exige contração mantida dos músculos intrínsecos dos olhos para focalização da imagem. Recomenda-se, durante as pausas, que se evite a leitura e se prefira olhar para imagens além de 6 m, quando os músculos ciliares dos olhos relaxam (Couto, 2011).

Conforme descrito no item anterior, sobre postura de pé, a fixação postural deve ser evitada. Portanto, a alternância de tarefas em posturas sentadas e de pé é recomendada. Além disso, caso seja necessário permanecer muito tempo na postura sentada, pausas regulares curtas (de 5 a 10 min) a cada 1 ou 2 h para caminhar e se movimentar devem ser instituídas (Couto, 2011).

FATORES AMBIENTAIS NO TRABALHO E GESTAÇÃO | INCAPACIDADES, MECANISMOS DE AUMENTO DA DEMANDA E ESTRATÉGIAS ERGONÔMICAS DE CONTROLE

As posturas inadequadas (já abordadas nos itens *Postura de pé* e *Postura sentada*), os movimentos repetitivos, a vibração, o serviço fisicamente pesado, o levantamento de cargas, o trabalho em turnos e o estresse mental são os fatores ambientais relacionados ao trabalho mais estudados na literatura (Paul et al., 1994; Tapp, 2000; Morrissey, 1998; NSW Government, 2002;

Cannon et al., 2000), possivelmente porque são mais frequentes e têm maior impacto sobre o organismo da gestante. A seguir, serão descritos as principais incapacidades, os mecanismos (quando conhecidos) pelos quais esses fatores aumentam a demanda sobre a gestante e as estratégias visando ao seu controle.

É importante destacar que não há diretrizes brasileiras para a adaptação ergonômica do trabalho às gestantes. As estratégias aqui descritas são baseadas em recomendações internacionais e visam muito mais nortear o ajuste ergonômico do trabalho para uma gestante do que fornecer uma recomendação precisa para o projeto do posto de trabalho ou tarefa/atividade.

A solidez da aplicação dos princípios de ergonomia no trabalho é alcançada quando se realiza uma análise detalhada da tarefa e da atividade executada (demanda) em conjunto com o estabelecimento do diagnóstico funcional da gestante. Para compor esse diagnóstico, é necessário identificar as capacidades sensorial, motora e cognitiva da gestante e sua interação com as atividades que exerce, com sua participação no ambiente social e com os fatores de contexto.

Movimentos repetitivos

Devido à ação hormonal e ao aumento do líquido extracelular, há evidências de que, durante a gravidez, as mulheres apresentem risco aumentado de desenvolverem tendinites, tenossinovites ou síndrome do túnel do carpo. Esta última acomete cerca de 28% das grávidas. O risco cresce quando a gestante desenvolve tarefas repetitivas de membros superiores. Apesar de haver remissão da maioria dos casos após o parto, o potencial para a dor, o desconforto e a perda econômica para a mulher e para o empregador ainda estão presentes (Tapp, 2000; Morrissey, 1998).

Para o controle da demanda imposta pelos movimentos repetitivos, mudanças na organização do trabalho, como o rodízio de tarefas e o seu enriquecimento, são fundamentais para promover a variabilidade de movimentos.

Vibração

A vibração pode causar respostas mecânicas, sensorimotoras, fisiológicas e/ou psicológicas no organismo, como hiperventilação, vasoconstrição reflexa e aumento do débito cardíaco, da frequência cardíaca e do consumo de oxigênio, decorrente de contrações musculares voluntárias e involuntárias, com consequente fadiga localizada. Também ocorrem alterações em processos neuroendócrinos, como aumento da produção-liberação-atividade de acetilcolina, acetilcolinesterase, cortisol, insulina, potássio e esteroides (Chaffin et al., 2011).

A vibração é o movimento oscilatório de um corpo. Todos os corpos com massa e elasticidade, como é o caso do corpo humano, são capazes de vibrar. Há duas classes de vibração: a chamada vibração livre, que acontece quando o sistema vibra em razão de uma ou mais de suas frequências naturais; e a forçada, causada por forças externas. Quando a frequência de excitação coincide com a frequência natural do sistema, ocorre a ressonância, que causa amplificação do movimento. A exposição à vibração pode ser segmentar, como aquela causada por ferramentas vibratórias; ou de corpo inteiro, como a causada por veículos automotivos (Chaffin, 2011).

A vibração de corpo inteiro na frequência de 1 a 8 Hz, especialmente de 4 Hz, corresponde à frequência de ressonância do corpo na posição sentada. Muitos dos assentos utilizados em veículos têm o pico de ressonância nessa região, o que pode explicar por que são frequentes os relatos de dores nas costas em atividades que envolvem dirigir veículos (Morrissey, 1998).

Provavelmente, as respostas à vibração são modificadas durante a gestação devido à maior flexibilidade articular. A ação hormonal na gravidez provoca redução da rigidez da coluna e, consequentemente, menor estabilidade. Essa deficiência pode representar maior chance de lombalgias quando da exposição à vibração. Além disso, a exposição regular a choques e vibração de baixa frequência e o movimento excessivo do corpo, como ao dirigir ou andar em veículos em terrenos acidentados (*off road*), podem aumentar o risco de aborto (NSW Government, 2002). A exposição a longo prazo (mais de 2 anos) à vibração de corpo inteiro parece aumentar o risco de vários efeitos adversos nas funções do sistema reprodutor. No entanto, limites de segurança não podem ser determinados, uma vez que há poucos dados disponíveis. O mesmo é válido para a vibração segmentar (Morrissey, 1998).

Algumas recomendações relacionadas à vibração são: (a) limitar a exposição à vibração a, no máximo, 2 h/dia; (b) utilizar assentos que absorvam a vibração naquelas tarefas em que o corpo está exposto à vibração (como na condução frequente e duradoura de veículos automotivos); (c) usar tapetes que absorvam a vibração em pisos de fábrica; (d) evitar atividades que envolvam vibração de corpo inteiro, desconfortável, especialmente a baixas frequências ou em que o abdome esteja exposto a choques ou solavancos (Tapp, 2000; Morrissey, 1998; NSW Government, 2002).

Trabalho fisicamente pesado e levantamento de cargas

O trabalho físico comumente identificado como problemático na gestação é carregar peso excessivo (mais de 10 kg), realizar demasiada força (empurrar, puxar, sustentar e apertar), fazer esforço estático (manter postura estática ou sustentar objetos), levantar mais de 10 a 15 kg em uma frequência maior que 12 a 15 vezes/dia e esforço físico em geral (Morrissey, 1998; Figá-Talamanca, 2006).

Há estudos que indicam a associação entre o trabalho fisicamente pesado e a ocorrência de aborto espontâneo, parto pré-termo e baixo peso ao nascer. O mecanismo pelo qual o trabalho fisicamente pesado interfere no desenvolvimento e crescimento fetais não é claro, mas parece envolver redução não só do aporte placentário de oxigênio e nutrientes e contrações uterinas, mas também a ocorrência de alterações endócrinas (Figá-Talamanca, 2006). O risco de aborto espontâneo aumenta quando o estresse físico ocorre bem no início da gestação, isto é, durante o período pré-implantacional. Além disso, as dimensões aumentadas do corpo induzem à adoção de posturas inadequadas e impõem carga extra sobre músculos e ligamentos, causando fadiga muscular (Paul et al., 1995).

Além das recomendações relacionadas aos hábitos posturais, deve-se reduzir o trabalho extenuante e limitar o levantamento de peso a 10 a 15 kg menos de 12 vezes/dia. Uma gestante com filhos mais velhos frequentemente executa essa ação uma ou mais vezes/dia ao pegá-los e carregá-los no colo. Nesse caso, recomenda-se que ela se sente para pegá-los e evite deslocar-se carregando-os no colo. Deve-se também reduzir o trabalho realizado em alturas (como em escadas e banquetas). Recomenda-se evitar exaustão, desconforto, tarefas que exijam equilíbrio e trabalho fisicamente pesado à medida que a gravidez progride, especialmente 2 a 4 semanas antes da data prevista para o parto. Além disso, nas empresas é apropriado preparar um local para que a gestante possa deitar-se e elevar as pernas.

Trabalho em turnos e trabalho com estresse mental

Alguns estudos apontam para a associação entre horas irregulares de trabalho, aumento no risco de aborto espontâneo e redução da fertilidade. Os mecanismos envolvidos no processo incluem mudanças no ritmo circadiano, com alteração das concentrações hormonais, afetando tanto a concepção quanto o desenvolvimento normal do feto (Morrissey, 1998; Figá-Talamanca; 2006).

O estresse mental é um grupo complexo de reações físicas e psicológicas que resultam de tarefas rotineiras, monótonas, repetitivas, com velocidade determinada por máquina e ritmo intenso (Figá-Talamanca, 2006). As tarefas com demandas psicológicas ou emocionais muito intensas ou pouco relevantes, as relações inadequadas de trabalho e o ambiente laboral desagradável também contribuem para a ocorrência de estresse.

A capacidade que esses tipos de tarefa têm de ocasionar fadiga, frustração e efeitos fisiológicos e psicológicos nos trabalhadores tem sido bastante estudada. Porém, os efeitos na trabalhadora gestante não têm sido amplamente reconhecidos ou considerados. Sabe-se que o estresse psicossocial interfere no sistema endócrino da mulher, com alterações no ciclo menstrual, e, durante a gravidez, induz ao aumento da produção de catecolaminas, sendo um possível fator de risco para o parto pré-termo (Figá-Talamanca, 2006).

De modo geral, as recomendações ergonômicas relativas ao trabalho em turnos e àqueles associados ao estresse mental são (Tapp, 2000; Morrissey, 1998; Figá-Talamanca, 2006):

▶ Minimizar o estresse sobre a gestante com mudanças administrativas e de engenharia no posto de trabalho/tarefa.

A análise ergonômica do serviço possibilita identificar os fatores estressores e, assim, direcionar as estratégias de controle

▶ Ajudar o esquema de pausas (p. ex., pausas mais curtas, porém mais frequentes, ou pausas definidas pela própria trabalhadora) conforme a necessidade exigida pela situação (identificada por meio de análise ergonômica)

▶ Limitar o trabalho a 8 h diárias e 40 h semanais, incluindo as pausas na jornada

▶ Ajustar as horas trabalhadas (p. ex., horário flexível, turno diurno em vez do noturno). Na medida do possível, evitar turnos de rotação rápida e trabalho noturno, a não ser que o sono diurno adequado seja possível

▶ Minimizar ou eliminar o trabalho cujo ritmo é determinado por máquina, em que a trabalhadora não tem direto controle sobre seu ritmo

▶ Desenvolver esquemas de trabalho que permitam a divisão e o rodízio de tarefas. A gestante deve poder controlar a realização da atividade, assim como se recusar a realizá-la ou pedir ajuda sempre que sentir que a carga é excessiva

▶ Preparar um local para que a gestante possa deitar-se e elevar os membros inferiores.

CONSIDERAÇÕES FINAIS

As orientações descritas neste capítulo têm como objetivo direcionar o ajuste ergonômico do trabalho para a gestante e devem ser definidas com detalhes de acordo com os resultados da análise ergonômica.

É importante destacar que a legislação trabalhista brasileira, por meio da Consolidação das Leis do Trabalho (CLT), artigo 392, parágrafo 4º, respalda mudanças de função ou setor de trabalho caso o mesmo possa provocar problemas para a saúde materno-fetal (Brasil, 1999).

Desenvolver postos e tarefas considerando a ergonomia previamente à ocorrência da gestação é mais eficaz do que aguardar até que esta ocorra, para somente a partir de então proceder a adaptação, transferência, treinamento ou reprojeto da atividade, posto ou tarefa. A prevenção é o caminho mais apropriado, tanto do ponto de vista do indivíduo, que tem minimizadas as chances de deterioração de sua qualidade de vida, quanto coletivamente, uma vez que, para as empresas, a gravidez não é um fenômeno temporário, e sim permanente (Paul et al., 1995).

CASOS CLÍNICOS

✔ Caso 1

A.C.F., 28 anos, estatura de 1,67 m, secretária executiva, $G_1P_0A_0$, 24 semanas de gestação, procurou atendimento fisioterapêutico devido a dores no ombro direito iniciadas no 4º mês de gestação e agravadas ao fim do dia. Foi realizada avaliação fisioterapêutica, além da análise ergonômica do posto de trabalho. A dor não advinha de nenhuma condição de saúde (p. ex., síndrome do impacto), mas sim de maior demanda sobre o SME, que levou à fadiga muscular por desequilíbrio entre capacidade e demanda. As demandas físicas requeridas pelo posto de trabalho e pelas características da tarefa, levando à

adoção de postura inadequada, estavam relacionadas às queixas apresentadas. A gestante permanecia utilizando o computador em torno de 6 h diárias, fazia uso constante do *mouse* com a mão direita, porém seu posto de trabalho não apresentava espaço para acomodação do mesmo. Por isso, utilizava a mesa do monitor de vídeo para posicioná-lo. Isso exigia postura de flexão de ombro direito e esforço estático constante da musculatura da cintura escapular. Além disso, não realizava pausas regulares. As recomendações ergonômicas sugeridas foram:

▶ Realizar uma pausa de 10 min a cada 90 min trabalhados, na qual deveria ser feita uma pequena caminhada

▶ Substituir a mesa por outra com dimensões mais apropriadas em que coubessem o *mouse*, o teclado e os documentos que manuseava. No mesmo setor, foi encontrada uma mesa mais apropriada para o trabalho por ela executado, cujo tampo para acomodação do teclado tinha 74 cm de altura e espaço também para o *mouse*

▶ Alternar o uso do *mouse*, ora com a mão direita, ora com a mão esquerda, e utilizar as teclas de atalho do teclado sempre que possível para reduzir a necessidade do uso do *mouse*

▶ Realizar exercícios de alongamento e relaxamento para os membros superiores e a coluna cervical durante as pausas.

✔ Caso 2

S.M.F., 31 anos, assessora administrativa de uma instituição de ensino superior, $G_1P_0A_0$, 28 semanas de gestação, procurou atendimento fisioterapêutico devido a dores na região lombar e na região adutora das coxas, principalmente à direita, iniciadas no 2º mês de gestação. A dor da região adutora era mais intensa no final do dia de trabalho. Foi realizada avaliação fisioterapêutica, além da análise ergonômica do posto de trabalho. A paciente apresentou deficiência nos mecanismos de estabilização lombopélvica e dor à palpação do músculo grácil, mais pronunciada à direita, exacerbada com o movimento de adução do quadril associado à flexão de joelho em cadeia cinética fechada.

No trabalho, alternava suas atividades entre o uso do computador e de uma mesa posicionada em "L" à direita do computador, em que realizava tarefas de escrita, leitura e despacho de documentos. Observou-se que fazia uso de cadeira com rodízios e deslocava-se, com frequência, entre um posto de trabalho e outro usando a cadeira, movendo-a com os pés. O chão era revestido de carpete, e os rodízios não eram apropriados para esse tipo de piso, o que dificultava o deslocamento e impunha aumento da demanda sobre a região adutora da coxa. As recomendações ergonômicas sugeridas foram:

▶ Substituir os rodízios da cadeira por outros que se adaptassem ao piso de carpete ou mudar o posto de trabalho para outra sala com piso de cerâmica ou madeira

▶ Realizar a manutenção regular dos rodízios da cadeira

▶ Organizar as tarefas a serem executadas, de modo que o deslocamento entre os postos de trabalho fosse feito o menor número de vezes possível

▶ Manter os joelhos sempre juntos ao realizar, ocasionalmente, o deslocamento, evitando cisalhamento na sínfise púbica.

Além disso, foi instituída terapêutica para o equilíbrio muscular de adutores da coxa, com alongamento e fortalecimento simultâneos de ambas as regiões adutoras, fortalecimento de extensores e rotadores laterais de quadril; para o tratamento da dor lombar, exercícios de estabilização lombopélvica.

✔ Caso 3

Em uma empresa de teleatendimento, a maioria dos funcionários era do sexo feminino, com idade entre 18 e 25 anos. O trabalho desenvolvido consistia em contatar clientes por meio telefônico para oferecer os produtos comercializados pela empresa e receber ligações de solicitação e reclamação. O trabalho era organizado em células, de acordo com o tipo de atividade realizada (se atendimento ativo ou receptivo). Os funcionários trabalhavam 6 h por dia, 6 dias/semana, em turnos rodiziantes rápidos, iniciando-se pelo turno da manhã até o horário da madrugada, quando se iniciava o descanso de 48 h. A escala de funcionários que trabalhavam na madrugada era reduzida e funcionava sob a forma de plantões. Havia uma única pausa de 15 min ao longo da jornada. Os funcionários relatavam que as pausas eram muito próximas do horário que iniciavam ou terminavam o turno de trabalho, e havia sempre um grande número de pessoas na lanchonete e no banheiro durante as pausas, o que dificultava o cumprimento do horário. As gestantes relataram também dificuldade ao cumprir apenas uma pausa para ir ao banheiro, principalmente porque constantemente faziam ingestão de líquido, devido às características da tarefa. Como parte das sugestões de melhoria ergonômica para as gestantes, houve:

▶ Criação de células específicas para gestantes, denominadas células Cegonha

▶ Realocação das células Cegonha para locais próximos aos banheiros, a fim de reduzir o deslocamento e facilitar o acesso das gestantes

▶ Negociação trabalhista para instituição de uma segunda pausa de 15 min

▶ Fixação do turno em horário diurno e vespertino apenas

▶ Reorganização do horário das pausas, para que ficassem equidistantes entre si, ou seja, não tão próximas dos horários de início e término da jornada

▶ Disponibilização de um local de descanso para as gestantes, quando necessário.

BIBLIOGRAFIA

American College of Obstetricians and Gynecologists. ACOG Committe Opinion. Air travel during pregnancy. Obstet Gynecol. 2009; (443):1-2.

Artal R, Wiswell RA, Drinkwater BL. O exercício na gravidez. 2. ed. São Paulo: Manole; 1999. 332 p.

Brasil. Ministério do Trabalho. Consolidação das Leis do Trabalho – regras sobre o acesso da mulher ao mercado de trabalho. Brasil: Diário Oficial da União – 100; 1999. p. 133. Seção 1.

Buttrey S. Validation of section VI.E.3. Ergonomics/physical energy conditions. In: Guidelines on pregnancy and work. University of Michigan; 1977.

Cannon R, Schmidt J, Cambardella B et al. High risk pregnancy in the workplace. AAOHNJ. 2000; 48(9):435-8.

Chaffin D, Anderson G, Martin B. Biomecânica ocupacional. 3. ed. Belo Horizonte: Ergo; 2011. 579 p.

Cheng PL, Pantel M, Smith JT et al. Back pain of working pregnant women: Identification of associated occupational factors. Appl Ergon. 2009; 40(3):419-23.

Couto H. Como instituir a ergonomia na empresa. 2. ed. Belo Horizonte: Ergo; 2011. 312 p.

Dorell C. Travelling while pregnant. Disponível em: https://wwwnc.cdc.gov/travel. Acesso em: 20 de Junho de 2017.

Figá-Talamanca I. Occupational risk factors and reproductive health of women. Occup Med (Chic Ill). 2006; 56:521-31.

Fonseca ST, Ocarino JM, Silva PLP et al. Integration of stresses and their relationship to the kinetic chain. In: Magee DJ, Zachazewski JE, Quillen WS (ed.). Scientific foundations and principles of practice in musculoskeletal rehabilitation. St Louis: Saunders-Elsevier; 2007. p. 476-86.

IBGE. Instituto Brasileiro de Geografia e Estatística. v. 41. Pesquisa Nacional por Amostra de Domicílios – Síntese de Indicadores 2015. 2016. Disponível em: http://servicodados.ibge.gov.br/Download/Download.ashx?http=1&u=biblioteca.ibge.gov.br/visualizacao/livros/liv98887.pdf.

IBGE. Principais destaques da evolução do mercado abrangidas pela Pesquisa Mensal de Emprego do IBGE. Disponível em: https://ww2.ibge.gov.br/home/. Acesso em 01 de julho de 2017.

International Ergonomics Association. Definition and Domains of Ergonomics. Disponível em: http://www.iea.cc/whats/index.html. Acesso em: 20 de junho 2017.

Morrissey SJ. Work place design recommendations for the pregnant worker. Int J Ind Ergon. 1998; 21(5):383-95.

Mueller MJ, Maluf KS. Tissue adaptation to physical stress: a proposed "Physical Stress Theory" to guide physical therapist practice, education, and research. Phys Ther. 2002; 82(4):383-403. Disponível em: http://ptjournal.apta.org/content/82/4/383.

NSW Government. WorkCover Guide. Pregnancy at work. Locked Bag; 2002.

Paul J, Frings-Dresen M, Sallé H et al. Pregnant women and working surface height and working. Appl. Ergon. 1995; 26(2):129-33.

Paul J, Van Dijk F, Frings-Dresen M. Work load and musculoskeletal complaints during pregnancy. Scand J Work Environ Heal. 1994; 20(3):153-9.

Persad U, Langdon P, Clarkson J. Characterising user capabilities to support inclusive design evaluation. Univers Access Inf Soc. 2007; 6(2):119-35.

Tapp LM. Pregnancy and ergonomics. Prof Saf. 2000; 15-9.

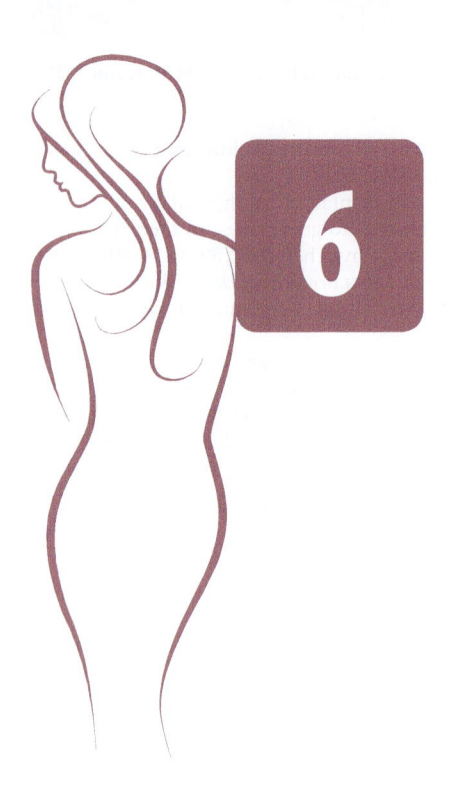

6 Gravidez na Adolescência

Elza Baracho

Maria Júlia Vieira de Oliveira

Solange de Melo Miranda

Brunna Venâncio dos Santos

Roberto Magno Vieira de Oliveira

INTRODUÇÃO

A adolescência pode ser compreendida na atualidade a partir de diversos ângulos, cada um deles correspondendo a uma área do conhecimento. Se, por um lado, ainda existem concepções que a relacionam a uma transição, a seres projetados para o futuro ou a uma idade problemática, por outro, há uma visão dos adolescentes como sujeitos de direitos, com potencialidades e capacidade de intervenção na sociedade. Contribuindo para a discussão, há também a leitura da adolescência como categoria socialmente construída e dependente de fatores históricos, sociais, culturais, socioeconômicos e territoriais, apontando para a noção de "adolescências". No entanto, é importante considerar as contribuições de outras áreas do conhecimento para uma compreensão mais ampla. Para tal, há um trabalho psíquico responsável pela travessia da infância para a vida adulta, na qual o jovem enfrenta vários desafios, dentre os quais, o desligamento da família, as exigências sociais e o apelo da sexualidade. Além disso, segundo alguns autores, a adolescência pode ainda ser compreendida como o impacto causado pela irrupção da puberdade ou, ainda, como "sintoma" da puberdade.

Pelos conceitos anteriores, pode-se perceber que a vivência da adolescência constitui um processo, um tempo de mudanças, escolhas e experimentações. Durante esse período, em alguns momentos os jovens podem não ter discernimento para se posicionar frente a situações que surgem no seu cotidiano, tornando-se mais vulneráveis a colocar em risco a sua integridade.

Na sociedade contemporânea, os adolescentes ressentem-se também com a falta de referenciais consistentes e com a inexistência de mecanismos sociais, como os rituais de passagem, que, em outros momentos históricos e em outras culturas, lhes garantiam a ascensão ao estatuto de adultos. Essa mesma sociedade prega a eterna juventude, e muitos adultos, entre eles os pais, tentam manter essa imagem, assumindo valores e comportamentos dos adolescentes. Em função de tudo isso, é importante considerarmos como tais situações interferem na constituição do sujeito adolescente.

Entretanto, felizmente, a maioria dos adolescentes passa por essa experiência sem grandes problemas, mesmo experimentando momentos de dúvida, e alcançam, sem dilemas maiores, a idade adulta. Segundo Lacadée (2011), a adolescência constitui "a mais delicada das transições", e é com essa delicadeza que devem ser abordadas a sexualidade e a gravidez nessa fase, não só no acolhimento das meninas, mas também dos meninos, ainda pouco incluídos no sistema de saúde.

Nesse cenário, é fundamental que os serviços de saúde ampliem a cobertura e facilitem o acesso de adolescentes homens e mulheres às suas unidades. É preciso também que as equipes de profissionais reconheçam a importância do seu papel no cuidado diferenciado a essas pessoas como sujeitos de direitos, o que requer sensibilidade e disponibilidade para exercerem sua prática, procurando a melhoria da qualidade no atendimento.

A vivência da sexualidade pelos adolescentes é atualmente considerada como direito e se insere no direito à saúde e nos direitos sexuais e reprodutivos, assegurados no Estatuto da Criança e do Adolescente e em documentos do Ministério da Saúde. Daí a importância de ações que garantam informações de qualidade e espaços onde construam conhecimento e possam expressar suas dúvidas, angústias e alegrias, e que lhes permitam maior segurança e autonomia para o exercício saudável desses direitos. A gravidez, se não planejada, pode constituir risco de grau variável no projeto de vida da jovem. São muitos os fatores relacionados com a gravidez na adolescência, desde os de natureza biológica até os psicológicos e sociais. A aceleração do crescimento e a maturação sexual precoce constituem os principais fatores biológicos apontados paralelamente à mudança no comportamento sexual das jovens. As condutas de risco em relação à gravidez decorrem também de fatores psicológicos, dentre os quais: a fantasia de invulnerabilidade dos adolescentes, que tendem a imaginar que nada ocorrerá com eles; a fixação do jovem no presente, tendo dificuldade em prevenir acontecimentos futuros; a impulsividade; a pressão do grupo etc. A existência de transtornos emocionais aumenta o risco, uma vez que pode levar os adolescentes à busca da atividade sexual, assim como a baixa autoestima, o uso de drogas ilícitas, os conflitos familiares e as dificuldades escolares. Além disso, também exercem influência o erotismo transmitido ao jovem por meio da mídia e outros fatores, como a desinformação, os mitos e tabus que ainda permanecem, a condição socioeconômica e a baixa escolaridade. A atenção integral à saúde do adolescente por meio de um olhar mais amplo pode facilitar a identificação de fatores que os predispõem a assumir condutas de risco, além de possibilitar o investimento em ações para prevenir ou minimizar as consequências.

Estudos diversos, entre eles a Pesquisa Saúde Brasil, têm apontado, nos últimos anos, uma queda significativa no número de gestações na adolescência, além da ampliação das "boas práticas no parto e pós-parto". Dados de 2014 indicam que 70% das adolescentes tiveram parto normal. No entanto, as taxas se apresentam de maneira diversificada, sendo mais altas nas regiões Norte e Nordeste e na população de adolescentes negras, de baixa condição socioeconômica, baixa escolaridade e sem perspectivas de outros modos de vida.

ASPECTOS GINECOLÓGICOS E OBSTÉTRICOS DA GRAVIDEZ NA ADOLESCÊNCIA

O Colégio Americano de Ginecologistas e Obstetras (ACOG, American College Obstetricians and Gynecologists) alerta quanto à importância da educação integral e de sexualidade. Dados recentes apontam que é necessário traçar estratégias para que se possam alcançar diferentes grupos de adolescentes de modo eficaz, uma vez que fatores como idade, etnia, grupos socioeconômicos e área geográfica interferem no conhecimento, na discussão e na adesão ao tema.

Estudos recentes têm demonstrado que programas de educação sexual têm influenciado positivamente a redução das taxas de atividade sexual, principalmente no que diz respeito ao número de parceiros e relações sexuais desprotegidas. Um ponto importante a ser abordado para que haja um programa eficaz é incentivar os esforços centrados na comunidade. Além disso, aconselhamento e prestação de serviços a pacientes adolescentes de modo individualizado, com apoio de ginecologistas-obstetras podem servir aos pais como um ponto de apoio à educação sexual.

Sabe-se que a gravidez na adolescência merece cuidados especiais tanto no aspecto físico como no emocional e no social. Por isso, o pré-natal é amplamente reconhecido como um dos principais determinantes da evolução de uma gestação normal, desempenhando papel fundamental nos resultados obstétricos e perinatais.

Os fatores de risco obstétrico exigem conhecimentos específicos por parte do profissional que atende a essa população, considerando que pode haver dificuldade para precisar a data provável do parto (o que nem sempre é possível com base na última menstruação, uma vez que é comum as adolescentes apresentarem irregularidade do ciclo menstrual). Também dificulta essa estimativa o fato de muitas vezes elas negarem a gravidez e/ou duvidarem desse diagnóstico, por acreditarem estar isentas de tal risco. É conveniente, portanto, a realização de ultrassonografia por volta das 12 semanas de gestação, visto que ela fornece dados úteis, como idade gestacional e possibilidade de malformações somáticas, além de servir como referência para diagnóstico de crescimento intrauterino restrito (CIUR) no decorrer da gravidez.

A gestação na adolescência costuma apresentar outro problema: a deficiência nutricional. Isso porque o rápido crescimento somático puberal se sobrepõe às necessidades da gravidez. Sabe-se que uma das características do adolescente é a tendência a seguir os padrões estabelecidos pelo grupo, normalmente atraído por "modismos". A busca de prazer em um mundo que extrapola os conceitos familiares e a influência das propagandas concorrem para a adoção de hábitos alimentares inadequados, havendo pouca ou nenhuma preocupação com o valor nutritivo dos alimentos ingeridos. Em vista disso, recomenda-se a realização de um hemograma a cada trimestre, bem como a suplementação de ferro e ácido fólico a partir da 20ª semana de gravidez. É imprescindível também a adoção de um programa não só de esclarecimento para os adolescentes quanto às necessidades nutricionais, objetivando vencer a natural rebeldia às orientações dietéticas, mas também de apoio emocional. É necessária a ingestão de uma quantidade extra de alguns alimentos, como grãos, vegetais, frutas, leite, carne e feijão, a fim de assegurar o desenvolvimento físico da gestante e do feto. Ademais, a ingestão de 0,4 mg de ácido fólico ajuda na prevenção de defeitos do tubo neural. A competição por nutrientes entre a jovem grávida e o feto implica riscos que poderão trazer consequências à saúde materno-fetal. Um trabalho bem conduzido nesse sentido contribuirá, sem dúvida, para reduzir os riscos na gestação.

As inevitáveis modificações físicas provocadas pela gravidez agravam-se quando se trata de uma adolescente, cujo corpo passa também por mudanças e adaptações até chegar à fase adulta. O aumento crescente do conteúdo abdominal sobrecarregando a articulação sacroilíaca leva a frequentes incômodos nesse período, principalmente algias da região lombopélvica. Acreditava-se anteriormente que as adolescentes apresentariam maiores dificuldades no parto, pela imaturidade no desenvolvimento da região pélvica, do sincício miometrial, da contratilidade uterina, entre outros. Atualmente, porém, sabe-se que esses fatores não interferem no parto normal.

A bacia deve ser avaliada no início do trabalho de parto, e as contrações uterinas, rigorosamente observadas para evitar que o processo se prolongue desnecessariamente. A anestesia peridural é a primeira escolha, tanto no parto transvaginal como no transabdominal, podendo se utilizar também métodos não farmacológicos, abordados no Capítulo 19, *Parto Pré-termo*.

A maternidade na adolescência, como já dito anteriormente, é mais prevalente nas classes sociais mais pobres e nos países em desenvolvimento, e leva a um impacto negativo particularmente em três dimensões: na saúde da adolescente e dos seus filhos; nas alterações no padrão socioeconômico e no efeito social.

Observa-se, ainda, durante a gravidez, maior risco de hipertensão pela gestação (pré-eclâmpsia e eclâmpsia), anemia materna, doença sexualmente transmissível (DST), parto operatório, hemorragia no pós-parto, parto pré-termo, baixo peso dos recém-nascidos, algumas alterações congênitas e aumento de mortalidade perinatal. Porém, essas constatações têm se modificado nos últimos anos, a partir de pesquisas que revelam que os partos operatórios têm praticamente a mesma frequência nas mulheres adultas. No entanto, as estatísticas têm comprovado que, em várias nações desenvolvidas, a mortalidade materna encontra-se dentre os três principais tipos de morte na adolescência, causada principalmente por problemas como eclâmpsia, infecção puerperal e hemorragias. As duas últimas acontecem em um número significativo de mulheres submetidas a aborto ilegal. Alguns estudos mostraram um efeito adverso independente da gravidez precoce na saúde do recém-nascido, mesmo após o controle de outros fatores.

As consultas de pré-natal são mensais até o 8º mês, quando, então, as visitas devem tornar-se mais frequentes. Os exames laboratoriais são os usuais de todo pré-natal. Quanto mais precocemente o pré-natal se iniciar, melhores serão as chances de uma gravidez e de um recém-nascido saudáveis.

Após a consulta médica, as gestantes são atendidas por um grupo multidisciplinar constituído por psicólogos, fisioterapeutas, assistentes sociais, nutricionista, enfermeira e obstetra. Medos, ansiedade e angústia são abordados em uma tentativa de resolvê-los, e são fornecidas orientações sobre a gravidez, o parto e os cuidados com o aleitamento. As instituições que atendem adolescentes grávidas devem reservar um espaço próprio para o atendimento e oferecer atenção e cuidados específicos sempre que houver demanda por parte da adolescente.

É necessário esclarecer aos jovens que maternidade e paternidade implicam assumir responsabilidades, aceitar os aspectos físicos e emocionais da gravidez e do cuidado infantil, considerar as necessidades dessa criança por pelo menos 18 meses, aprender e realizar responsabilidades paternas, e planejar as necessidades financeiras. Para isso, existem os serviços de planejamento familiar, que envolvem aspectos emocionais e sociais.

É preciso assegurar à adolescente educação suficiente para evitar uma gravidez não desejada e ter a certeza de que, caso a escolha seja pela atividade sexual, que frequente os serviços de planejamento familiar. O tom erótico dos meios de comunicação, a desinformação sobre os métodos anticoncepcionais disponíveis, o difícil acesso aos serviços de orientação, o custo elevado dos métodos, a clandestinidade da vida sexual, a falta de colaboração do parceiro, os preconceitos, o aprendizado inadequado e a exigência de uma vida disciplinada constituem os fatores que dificultam a prevenção de uma gravidez não desejada.

No pós-parto, é necessário estimular o alojamento conjunto e o aleitamento materno, que, além de ser o ideal para o recém-nascido, favorece o "vínculo" mãe-filho, cuja estimulação é muito importante nessa faixa etária, e as outras "boas práticas" relacionadas ao parto e ao puerpério.

Após a alta obstétrica, é imprescindível que se oriente a mãe adolescente e, de preferência, também o pai, no sentido de que compareçam ao serviço de planejamento familiar para discutir sobre o método contraceptivo mais adequado à adolescente ou ao casal, o que já foi, de certo modo, trabalhado no 8º mês de gestação, visando evitar a repetição de gravidez não desejada e reduzir a taxa de gestação de risco. Planejar o futuro envolve também terminar os estudos e, dessa maneira, conseguir um emprego, melhorar a remuneração e traçar uma vida melhor para a adolescente e seu filho.

ATUAÇÃO DA FISIOTERAPIA NO ATENDIMENTO À ADOLESCENTE GRÁVIDA

O atendimento fisioterapêutico de adolescentes grávidas engloba aspectos terapêuticos e educativos, desenvolvidos individualmente ou por meio de reuniões com grupos de gestantes que visam esclarecer e complementar as informações trazidas por elas.

A adolescência é um período de notável crescimento somático, tanto na estatura quanto no ganho de peso. Em função disso, as adolescentes grávidas precisam reformular sua autoimagem a partir de um novo esquema corporal transformado, demandando, portanto, maiores atenções e cuidados. O fisioterapeuta, então, deverá estar atento a essas questões, não se colocando em uma postura distante e autoritária, o que o tornaria mais um obstáculo e aumentaria as frustrações enfrentadas por elas. Ajudá-las a vivenciar essas mudanças e dar-lhes a oportunidade de se conhecerem melhor e de se conscientizarem com relação a seu corpo duplamente transformado é nosso papel.

Devem ser estimuladas as atividades físicas regulares, pois ajudam a reduzir o ganho de peso no período gestacional. Além disso, devemos atuar prevenindo incômodos causados pelas alterações nos sistemas musculoesquelético, respiratório e circulatório. As atitudes posturais também determinam a forma do corpo, interferindo em sua estrutura e seu funcionamento. Muitas vezes, na tentativa de negar sua transformação, algumas meninas escondem as mamas em crescimento, assumindo posturas cifóticas. O aumento das curvaturas da coluna em algumas gestantes, provocado pela mudança postural e o deslocamento do centro de gravidade, exige uma compensação da cifose, agravando-a ainda mais. Esse problema merece atenção e correção.

Trabalhar esses aspectos corporais com as adolescentes exige também muita informação verbal e visual. Além disso, é de fundamental importância ajudá-las a tomar parte ativamente das tarefas propostas para o grupo, como, por exemplo, a participação nos exercícios, nas dinâmicas e nas demais atividades grupais programadas. Isso favorece a conscientização corporal, pois o grupo possibilita maior troca de experiência, além de estimulá-las e incentivá-las na execução de exercícios.

Quanto aos recursos de que o fisioterapeuta pode e deve valer-se na efetivação desse trabalho, podem-se citar espelhos, bolinhas de borracha, *therabands*, colchonetes, almofadas, entre outros. Também o estetoscópio, o esfingnomanômetro e as balanças deverão estar entre esses materiais, pois, como já foi dito, trata-se de gravidez de risco e, tão logo seja detectada elevação pressórica ou aumento exagerado de peso em determinado mês, o médico responsável pelo atendimento dessas mulheres deverá ser avisado, a fim de se evitarem complicações.

Com relação às atividades físicas, serão permitidas desde que seja evitado o abuso, que, em vez de beneficiar as gestantes, poderá oferecer danos à saúde, tanto da mãe quanto do filho. Estudos observacionais de mulheres que são fisicamente ativas durante a gravidez têm demonstrado benefícios, como a diminuição do índice de cesariana, parto vaginal operatório e tempo de recuperação no período pós-parto, embora a evidência de ensaios clínicos randomizados seja limitada. A característica de muitos adolescentes por si só está centrada no exagero das atividades físicas, principalmente quando associado ao grupo de amigos. A cautela na prescrição de exercícios durante a gravidez de adolescentes deve ser enfatizada. Exercícios monitorados pelos profissionais não interferem no crescimento fetal.

O exercício com água é uma excelente alternativa, e a maioria das adolescentes tem preferência pela natação, que fortalece a musculatura de todo o corpo. Além disso, exercícios na água atenuam a ação da gravidade, diminuindo o impacto sobre as articulações, consequentemente evitando lesões e tensão muscular. Outro tipo de atividade que está entre as preferidas pelas adolescentes são as recreativas, como a dança. Essa é uma excelente opção, já que se trata de uma atividade relativamente segura. A característica impulsiva da adolescência poderá, por outro lado, levá-las a preferir esportes considerados de risco no período gestacional, tais como lutas, futebol, ciclismo, *crossfit* e surfe. Por isso, há necessidade de alertá-las quanto ao risco de trauma, principalmente abdominal, que deve ser evitado. Outro alerta importante é o fato de que o esporte promove competição, e os desse tipo são contraindicados.

O ideal é que gestantes adolescentes frequentem serviços de fisioterapia alicerçados em trabalhos de conscientização postural, exercícios respiratórios e relaxamentos, aliados às atividades preferenciais delas. Adolescentes que já mantinham uma rotina de atividade física antes da gestação podem continuar fazendo os mesmos exercícios, desde que haja aprovação do profissional de saúde que a assiste.

Pós-parto

As rotinas de exercícios podem ser retomadas gradualmente após a gravidez, logo que sejam clinicamente seguras, dependendo do modo de parto, vaginal ou cesáreo, e da presença ou ausência de complicações médicas ou cirúrgicas. Algumas mulheres são capazes de retomar as atividades físicas dias após o parto. Exercícios no assoalho pélvico podem ser iniciados no período pós-parto imediato (ver Capítulo 22, *Atuação do Fisioterapeuta no Puerpério Imediato*).

Reiteramos a necessidade de que o atendimento da gravidez na adolescência tenha sempre um enfoque multidisciplinar e favoreça, além do acompanhamento individual, a participação em grupos. O grupo, pelo fato de possibilitar a convivência e o compartilhamento de experiências de jovens que estão vivenciando o mesmo processo, atua como importante instrumento para amenizar os conflitos do período. Além disso, propicia informações capazes de incentivar maior reflexão sobre essa fase da vida.

Vale ressaltar também o caráter preventivo e/ou reparatório da atenção oferecida pelos profissionais, seja evitando ou minimizando os agravos psicossociais decorrentes da gravidez na adolescência, tais como a repetição de gestações indesejadas, a perda (ou não conquista) da autonomia, a manutenção da dependência familiar, o abandono da escola, a incidência de depressão, o uso abusivo de drogas ilícitas e até mesmo o suicídio.

Espera-se que as adolescentes que vivenciaram precocemente uma gravidez possam, a partir desse acompanhamento, tornar-se capazes de dar continuidade a seu desenvolvimento, transformando-se em agentes do seu processo de crescimento e construção de vida.

BIBLIOGRAFIA

Brasil. Cuidando de adolescentes: orientações básicas para a saúde sexual e reprodutiva. Brasília; 2016.

Brasil. Decreto Lei nº 8.069, de 13 de julho de 1990. Estatuto da Criança e do Adolescente. Regulamenta o artigo 227 da Constituição Federal e dispõe sobre a proteção integral e ao adolescente. Brasília; 1990.

Brasil. Ministério da Saúde. Diretrizes Nacionais para a Atenção Integral à Saúde de Adolescentes e Jovens na Promoção, Proteção e Recuperação da Saúde. Brasília: Ministério da Saúde; 2010.

Brown RT. Adolescent pregnancy. The following are some of stark facts about. Healthology. 2002.

Chin HB, Sipe TA, Elder R et al. A eficácia das intervenções humanas e infecções sexualmente transmissíveis: duas revisões sistemáticas para o Guia de Serviços Preventivos Comunitários. Grupo de Trabalho de Serviços Preventivos da Comunidade. Am J Prev Med. 2012.

Cunningham FC, MacDonald PC, Gant NF et al. Preconceptional counseling. In: Williams Obstetrics. 22 ed. Norwalls: Appleton & Lange; 2005. p. 194-7.

Cunningham FC, MacDonald PC, Gant NF et al. Pregnancy at the extremes of reproduction life. In: Williams Obstetrics. 19. ed. Norwalls: Appleton & Lange; 1993. p. 651-9.

Dayrell J, Carrano P. Quem é esse aluno que chega à escola. In: Dayrell J, Carrano P, Maia CL (org.). Juventude e ensino médio. Belo Horizonte: UFMG; 2014. p. 100-33.

Febrasgo. Manual de ginecologia infantojuvenil 2013. São Paulo; 2014.

Fell DB, Joseph KS, Armson BA et al. The impact of pregnancy on physical activity level. Matern Child Health J. 2009; 13(5):597-603. Epub 2008.

Ferreira RA. Adolescência, o que é? Instituto de Psicanálise e Saúde Mental de Minas Gerais. Almanaque on-line nº 17. Belo Horizonte; 2016.

Gomez R, Santolaya J. Being mothers too early. Am J Ob Gyn. 2005; 192:340-1.

Haakstad LA, Bø K. Effect of regular exercise on prevention of excessive weight gain in pregnancy: a randomised controlled trial. Eur J Contracept Reprod Health Care. 2011;16(2):116-25.

Hercowitz A. Gravidez na adolescência. Ped Mod. 2002; 38:392-5.

Juhl M, Olsen J, Andersen PK et al. Physical exercise during pregnancy and fetal growth measures: a study within the Danish National Birth Cohort. Am J Obstet Gynecol. 2010; 202(1):63.e1-8. Epub 2009.

Lacadée P. O despertar e o exílio – ensinamentos psicanalíticos da mais delicada das transições, a adolescência. Tradução de Cássia Rumenos Guardado e Vera Avellar Ribeiro. Rio de Janeiro: Contra Capa Livraria; 2011.

León RP, Hermoso AG, Martinez GS et al. Effects of exercise during pregnancy on mode of delivery: a meta-analysis. Acta Obstet Gynecol Scand. 2015; 94(10):1039-47.

Mogren IM, Pohjanen AI. Low back pain during pregnancy: prevalence and risk factors. Spine. 2005; 983-91.

Motta ML. Gravidez na adolescência. In: Correia MD. In: Noções práticas de obstetrícia. 13. ed. Belo Horizonte: Coopmed; 2004. p. 403-11.

Price BB, Amini SB, Kappeler K. Exercise in pregnancy: effect on fitness and obstetric outcomes-a randomized trial. Med Sci Sports Exerc. 2012;44:2263-9.

Romig CA, Bakken L. Teens at risk for pregnancy: the role of ego development and family processes. Counseling and School Psychology Unit. Wichita State University; 1990.

Saito MI. Adolescência, ética e cidadania. Editorial. In: Pediatria; 2002.

Stein B, Joanne MD et al. Musculoskeletal aspects of pregnancy: review. Am J Phys Med Rehabil. 2005; 180-92.

Stevens, A. Adolescência como sintoma da puberdade. Clínica do contemporâneo. Curinga. 2004;20:27-39.

Towmey LT, Taylor Jr. Physical therapy of the low back. 2. ed. Churchill Livingstone; 1994.

World Health Organization (WHO). Sexual relations among young people in developing countries; evidence from WHO case studies. Department of Reproductive Health and Research; 2001.

Yazlle MEH, Mendes MC, Patta MC et al. A adolescente grávida: alguns indicadores sociais. RBGO. 2002; 24:609-11.

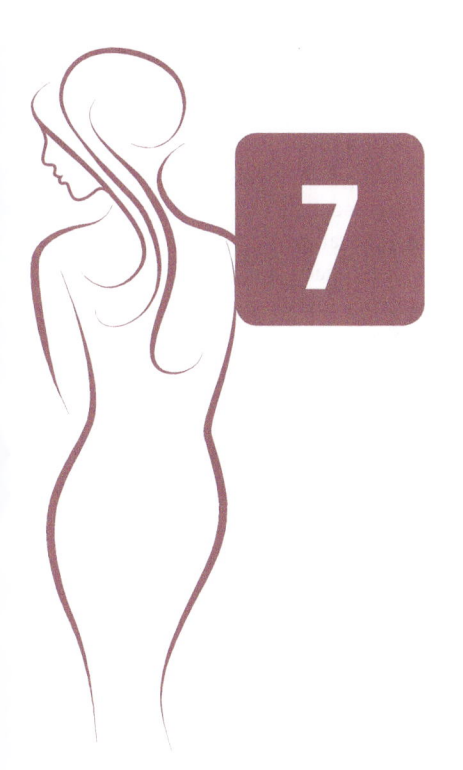

7 Nutrição na Gestação

Mara Cláudia Azevedo Pinto Dias

ASPECTOS NUTRICIONAIS DA GESTANTE

As provas efetivas quanto às demandas nutricionais positivas da gravidez são cada vez mais evidentes. A boa nutrição durante esse período não só é fundamental para fornecer os nutrientes necessários ao crescimento dos tecidos fetais e maternos, como também para as adaptações fisiológicas que ocorrem nessa fase. Esses ajustes são necessários para o apoio de uma gravidez saudável e a utilização adequada de nutrientes. A boa nutrição é necessária para a expansão normal do volume plasmático durante a gestação, o aumento exigido para a perfusão adequada da placenta e a transferência de nutrientes para o feto. Mulheres com nutrição adequada dão à luz bebês maiores e mais saudáveis.

O suprimento de nutrientes para o bom desenvolvimento fetal envolve basicamente três fenômenos fisiológicos:

- *Manutenção da sobrevivência:* necessita de poucos nutrientes
- *Diferenciação das estruturas celulares:* sensível aos nutrientes
- *Crescimento:* muito influenciado qualitativa e quantitativamente pelo suprimento de nutrientes.

Dessa maneira, na iminência de uma deficiência nutricional grave, primeiro há alteração do peso fetal, seguida do crescimento e, por fim, desenvolvimento da massa encefálica, um modo de preservar os tecidos mais nobres do organismo. Assim, nas deficiências graves no primeiro trimestre, os fetos apresentam mudanças no peso, tamanho e na maturação cerebral. Caso as privações aconteçam no terceiro trimestre, as alterações ocorrerão no peso e no tamanho.

AVALIAÇÃO NUTRICIONAL

Toda gestante deve ter seu estado nutricional avaliado durante a gravidez, como rotina do pré-natal, segundo as recomendações do Ministério da Saúde.

Os aumentos de peso e as necessidades energéticas durante a gestação são influenciados por muitos fatores, incluindo o peso antes da gravidez, os gastos energéticos, a preparação durante a gravidez para a lactação e a gestação múltipla. Além dos componentes de crescimento e desenvolvimento, geralmente atribuídos à gravidez, um item importante é o de depósitos maternos. Essa deposição de tecido extra é necessária para proporcionar reservas maternas de energia, a fim de sustentar o crescimento fetal durante o final da gravidez, a energia para o trabalho de parto, assim como para manter a lactação após o nascimento.

No 1º trimestre (fase da embriogênese), o ganho de peso não deve ser muito relevante. Assim, o ganho ponderal de 2 kg, a manutenção do peso ou, mesmo, a perda de 3 kg são situações previstas e que não comprometem a saúde do binômio mãe/filho. A partir do segundo e terceiro trimestres, o ganho de peso depende do estado nutricional da mulher antes e durante a gestação. As pacientes com peso deficiente no início da gravidez apresentam um risco mais elevado de ter filhos de baixo peso ao nascer e de sofrer distúrbios hipertensivos e trabalho de parto pré-termo. De modo geral, as provas laboratoriais podem determinar deficiências ou necessidades em diversas áreas de nutrientes.

Já as mulheres com peso excessivo devem receber uma atenção individualizada no início da gravidez, no intuito de controlar o ganho de peso ao longo da gestação. Mulheres obesas têm altos índices de complicações obstétricas. Muitas delas não têm necessariamente um depósito adequado de nutrientes, visto que a qualidade da dieta pode não ter sido adequada. Além disso, o controle do ganho de peso gestacional vem sendo apontado como um importante preditor da retenção de peso pós-parto e do desfecho bem-sucedido da gravidez.

O ganho de peso total está associado ao estado nutricional pré-gestacional. O índice da massa corpórea (IMC) classifica o peso de acordo com a altura e serve de referência para a recomendação de ganho de peso gestacional. As atuais recomendações de ganho de peso do Institute of Medicine (IOM, 2009) são baseadas na transformações do estilo de vida e do perfil das gestações atuais. Foram consideradas mudanças significativas da população de mulheres que desejam engravidar. Essas mudanças estão associadas a maiores riscos de doenças crônico-degenerativas: idade mais avançada, maior prevalência de sobrepeso e obesidade, maior ganho de peso durante a gestação e aumento da prevalência de gestações gemelares ou trigemelares. As recomendações atuais do IOM (2009) estão descritas no Quadro 7.1.

O IOM (2009) recomenda ainda:

- Avaliar peso e altura antes da concepção
- Investigar hábitos dietéticos e prática de exercícios físicos antes do início da gestação
- Incluir uma discussão sobre a recomendação do uso de contraceptivos até que mulheres com sobrepeso ou obesas alcancem o peso ideal para engravidar
- Nenhuma mulher, em qualquer situação que esteja em relação ao seu índice de massa corporal (IMC) antes de engravidar, deve perder peso durante a gravidez
- Estimular o planejamento familiar, incluindo a avaliação do peso da gestante antes da concepção
- É importante que as mulheres iniciem a gravidez com um peso saudável, se possível, visando à manutenção e à promoção da saúde da gestante e do bebê
- Os profissionais da saúde devem aferir o ganho de peso durante a gestação
- Todas as mulheres devem continuar a receber acompanhamento no puerpério para ajudá-las a retornar ao peso anterior à gravidez no período de até 1 ano após o parto
- Não foi estabelecido ganho de peso para gestantes de baixa estatura (< 1,45 cm).

NECESSIDADES NUTRICIONAIS DURANTE A GESTAÇÃO

As necessidades nutricionais dependem de numerosas variáveis associadas. Essas necessidades podem ser fisiológicas, psicológicas, culturais, situacionais, econômicas ou pessoais. Assim, a avaliação nutricional individual deve representar uma parte integrante de cada pesquisa obstétrica.

ENERGIA

O trabalho para a formação tecidual exige energia. Assim, quilocalorias devem ser fornecidas em quantidades suficientes pela dieta da mãe para satisfazer essas necessidades energéticas aumentadas e, desse modo, poupar proteínas para a formação de tecidos. É preciso salientar que deve existir um balanço positivo para garantir as necessidades de energia e nutrientes de forma individual e nunca uma alimentação restritiva em calorias ou em nutrientes. A acentuada restrição calórica é uma prática antifisiológica e potencialmente prejudicial tanto para o feto em desenvolvimento quanto para a mãe. Habitualmente, ela é acompanhada pela restrição de nutrientes vitalmente necessários, essenciais ao processo de crescimento durante a gravidez. Pode levar à cetose, prejudicando o desenvolvimento neurológico do feto. Os aumentos adequados de peso devem ser estimulados com o uso de uma dieta nutritiva bem balanceada.

Visando obter um valor energético total (GET) para poder alcançar o ganho ponderal gestacional, recomenda-se inicialmente realizar a avaliação nutricional antropométrica, levando em consideração o peso gestacional pré-gravídico e a estatura materna. O custo energético gestacional adotado pelo comitê FAO/OMS (2004) é de 77.000 kcal associado a um ganho de peso de 12,5 kg. As recomendações de consumo segundo os diversos órgãos internacionais estão listadas no Quadro 7.2.

PROTEÍNAS

Muitas razões para o aumento de material proteico durante a gravidez refletem o enorme período de crescimento envolvido, dentre elas:

- *Rápido crescimento da criança:* o tecido fetal necessita de certa quantidade de nitrogênio para sua composição
- *Desenvolvimento da placenta:* existe uma exigência de proteína para a completa formação e o desenvolvimento da placenta, visto que ela é o órgão vital necessário para manter, apoiar e nutrir a criança
- *Volume sanguíneo circulante materno aumentado:* para favorecer o sistema de transporte exigido pela sobrecarga metabólica imposta ao organismo materno durante a gravidez, principalmente de nutrientes. Além disso, é necessária uma concentração maior de hemoglobina para suprir o aumento de oxigênio necessário para as células em crescimento
- *Formação do líquido amniótico:* ele é composto de proteínas
- *Hipertrofia do tecido materno:* para desenvolvimento dos tecidos mamário, uterino e aumento de gordura subcutânea como reservas energéticas para a lactação.

As recomendações de proteína para uma gestante com ganho de peso gestacional de 12,5 kg têm sido estimadas em 925 g ou 3,3 g/dia, durante as 40 semanas gestacionais. Vale ressaltar que a taxa de armazenamento não é constante, variando conforme

	Ganho de peso recomendado para gestantes baseado no índice de massa corpórea (IMC) pré-gestacional.			
Quadro 7.1	**IMC antes da gravidez**	**Classificação de obesidade em relação ao IMC (OMS) (kg/m²)**	**Ganho total de peso durante a gestação (g)**	**Taxa de ganho de peso no 2º e 3º trimestres da gestação (média de ganho em kg/semana)**
	Abaixo do peso	Abaixo de 18,5 kg/m²	12.700 a 18.143 g	0,453 (0,453 a 0,589)
	Peso normal	18,5 a 24,9 kg/m²	11.339 a 15.875 g	0,453 (0,362 a 0,453)
	Sobrepeso	25,0 a 29,9 kg/m²	6.803 a 11.339 g	0,272 (0,226 a 0,317)
	Obesidade	Acima de 30,0 kg/m²	4.989 a 9.071 g	0,226 (0,181 a 0,272)

Fonte: Institute of Medicine. Weight gain during pregnancy: reexamining the guidelines, 2009.

Quadro 7.2	Adicional energético recomendado para o período gestacional para ganho de peso total de 12,5 kg.		
	Comitês	Adicional energético/dia	Observação
	FAO/OMS (2004)[1]	+ 85 kcal/dia + 285 kcal/dia + 475 kcal/dia	A partir do 1º trimestre (IG < 14 semanas) A partir do 2º trimestre (IG ≥ 14 a < 28 semanas) A partir 3º trimestre (IG ≥ 28 semanas)
	NRC (1989)	+ 300 kcal – adulta + 500 kcal – 11 a 14 anos + 300 kcal – 15 a 24 anos	A partir do 2º trimestre (14º semana gestacional)
	DRI/IOM (2002)[2]	+ 340 kcal + 452 kcal	A partir do 2º trimestre A partir do 3º trimestre

[1]Food and Agriculture Organization of the United Nations. Human energy requirements. Report of a Joint FAO/WHO/UNU Expert Consultation. Rome, 2004.
[2]Institute of Medicine. Dietary reference intakes for energy, carbohydrate, fiber, fat, fatty acids, cholesterol, protein and aminoacids. Washington: National Academy Press, 2002.
IG: idade gestacional.

a idade gestacional. Os níveis seguros de ingestão adicional durante a gestação são então computados em 1,2 g, 6,1 g, 10,7 g no 1º, 2º e 3º trimestres, respectivamente. As recomendações internacionais para o consumo proteico durante a gestação estão listadas no Quadro 7.3.

ÁCIDOS GRAXOS DOCOSAEXAENOICOS

O consumo materno de ácido docosaexaenoico (DHA), na forma de pescados ou suplementação medicamentosa, é essencial para formar todas as membranas celulares do sistema nervoso central, prolongar gestações de alto risco, aumentar o peso do recém-nascido, comprimento e circunferência cefálica, aumentar acuidade visual, atenção e resolução de problemas. Também está envolvido na melhora da imunidade e na resposta do sistema nervoso autônomo. O feto não sintetiza EPA e DHA, as fontes são exclusivamente placentárias. O Consenso Brasileiro de Nutrologia (2014) sugere a suplementação com DHA, a partir do segundo trimestre de gestação, com 200 a 600 mg.

VITAMINAS E MINERAIS

Contribuem com as unidades necessárias para formação do tecido. Como cofatores enzimáticos, ajudam nos processos produtores de energia e de síntese proteica. Para uso completo de proteínas, carboidratos e outros nutrientes necessários durante a gravidez, é fundamental a presença de vitaminas relacionadas com os metabolismos proteico e energético. As vitaminas do complexo B também estão intimamente relacionadas porque atuam como cofatores enzimáticos. Além delas, estão listados a seguir minerais e vitaminas relacionados às maiores demandas da gestação.

Ferro e anemia gestacional

A anemia por deficiência de ferro é a carência nutricional de maior magnitude no mundo, considerada uma carência em todos os segmentos sociais, atingindo principalmente crianças menores de 2 anos e gestantes. Segundo os dados da Pesquisa Nacional de Demografia e Saúde (2006), a prevalência de anemia entre crianças apresenta tendência de diminuição, porém, tal tendência não é percebida entre as mulheres, já que a prevalência, nesse caso, é elevada em todas as macrorregiões do país.

Uma anemia fisiológica geral ou hemodiluição relaciona-se normalmente às adaptações normais na fisiologia materna que apoiam e sustentam a gestação. A demanda aumentada de ferro durante a gravidez é causada pela necessidade aumentada da síntese de hemoglobina. Isso ocorre para atender ao aumento do volume sanguíneo e em razão da grande necessidade fetal para o armazenamento hepático, a fim de satisfazer as necessidades de ferro da criança durante os seis primeiros meses de vida, visto que o leite – primeiro alimento – contém um teor reduzido de ferro. A anemia durante a gestação tem sido associada aos seguintes fatores: menor resistência a sangramentos no parto (risco de morte por hemorragia), aumento da suscetibilidade a infecções, prematuridade, baixo peso ao nascer, restrição do crescimento intrauterino, aborto e baixas reservas hepáticas fetais, provocando um risco crescente de anemia no lactente durante o primeiro ano de vida.

A necessidade total de ferro elementar nesse período é de aproximadamente 800 a 1.000 mg, o que corresponde a um terço do ferro total do organismo. As necessidades de ferro não se distribuem de maneira uniforme ao longo da gestação, e acredita-se que as necessidades maternas se elevem no início do segundo trimestre, aumentando de 0,8 mg/dia no primeiro trimestre para 6,3 mg/dia no segundo e terceiro trimestres. Reconhece-se que as necessidades de ferro dificilmente são atingidas somente por meio da dieta. Por isso, sugere-se a suplementação do nutriente para permitir a expansão da massa de hemoglobina. A recomendação adotada pelo Ministério da Saúde, no Brasil (2013), é a suplementação universal de ferro para todas as gestantes com 40 mg de sulfato ferroso/dia. A suplementação deve ser mantida durante 3 meses após o parto.

Quadro 7.3	Adicional proteico recomendado durante a gestação para ganho de peso total de 12,5 kg.	
	Comitês	Adicional proteico durante a gestação
	FAO/OMS (1985)	0,91 g/kg peso corporal + 6 g
	NRC (1989)	0,91 g/kg peso pré-gravídico/dia + 10 g
	DRI/IOM (2002)	1,1 g/kg peso pré-gravídico/dia + 25 g
	FAO/OMS (2007)	1,0 g/kg peso pré-gravídico/dia + adicional energético segundo a IG Adicional energético: 1º trimestre (< 14 semanas) – 1 g/dia 2º trimestre (≥ 14 semanas a < 28 semanas) – 9 g/dia 3º trimestre (≥ 28 semanas) – 31 g/dia Para gemelares: adicional de 50 g/dia

Fonte: Accyole et al., 2009.

A dieta materna deve incluir alimentos que estimulem a absorção de ferro não heme, visando aumentar a biodisponibilidade desse mineral, como a vitamina C (laranja, limão, acerola, morango, abacaxi, caju e maracujá). Da mesma forma, devem-se restringir alimentos contendo inibidores da absorção de ferro (cálcio, fitatos e compostos fenólicos). A ingestão recomendada é de 27 mg/dia (DRI, 2002).

Alimentos fontes: fígado, carnes vermelhas, leguminosas e vegetais folhosos verde-escuros.

Ácido fólico

O termo folato engloba o ácido fólico e outros compostos com atividade biológica similar que são requeridos para o crescimento normal do feto, na fase reprodutiva (gestação e lactação) e na formação de anticorpos. Atua como coenzima no metabolismo de aminoácidos (glicina), na síntese de purinas e pirimidinas, na síntese de ácido nucleico DNA e RNA. É vital para a divisão celular e síntese proteica. Consequentemente, sua deficiência pode alterar a síntese de DNA e os cromossomos.

Os folatos têm funções fisiológicas amplas, participando na biossíntese da metionina, purina e tiamina. Não só ajudam na síntese da hemoglobina, como também na do ácido desoxirribonucleico. Assim, uma deficiência acarreta efeitos de longo alcance para o feto. Estudos demonstram que a deficiência materna de ácido fólico está relacionada a defeitos na formação do tubo neural. O ácido fólico reduz a incidência de espinha bífida e de outras deformações do tubo neural em 90%.

A deficiência de folato na gestação está associada à anemia megaloblástica, causada pela produção anormal de hemácias. Alguns fatores interferem nos baixos níveis séricos de ácido fólico, tais como: alimentos selecionados, armazenamento dos alimentos, perda na cocção, entre outros. A deficiência de folato também pode ter relação com várias complicações na gestação, tais como aborto espontâneo, síndromes hipertensivas da gravidez (pré-eclâmpsia), retardo do crescimento intrauterino e hemorragia. Mulheres com baixa ingestão de folato e níveis séricos de folato inadequados na 28ª semana gestacional apresentam maior risco de parto prematuro e de darem à luz bebês de baixo peso.

A suplementação de folato para gestantes por meio de alimentos fortificados e/ou suplementos tem sido recomendada no período pré-concepção por 1 mês e pós-concepção por 2 meses, ou seja, prazo no qual termina o período crítico do desenvolvimento do sistema nervoso central do feto, de forma a diminuir os riscos de malformação fetal. Ainda não há um consenso sobre se a suplementação de folato deve ser associada a outros nutrientes e sobre a quantidade exata a ser administrada.

A recomendação diária de consumo deve ser de 600 µg/dia (DRI, 2002). A recomendação de suplementação medicamentosa é de 0,4 mg/dia (FNB/DRI, 1998) e a suplementação terapêutica para mulheres que já tiveram filhos com defeitos no tubo neural (DTN) é de 5 mg/dia, 1 mês pré-concepção e 3 meses pós-concepção, segundo a Academia Americana de Pediatria (1998). A Anvisa (2002) estabelece a fortificação com 100 g de ácido fólico para cada 100 g de farinha de trigo e de milho comercializadas no Brasil.

Alimentos fontes: vegetais de folhas verde-escuras, vísceras e feijões.

Vitamina C

Melhora a biodisponibilidade do ferro, favorecendo a sua absorção; participa da síntese de colágeno e estimula a resistência a infecções. A recomendação de consumo é de 85 mg/dia (DRI, 2002).

Alimentos fontes: frutas cítricas, tomate, vegetais folhosos, melão, morango e pimentão verde.

Vitamina A

A hipovitaminose A é um importante problema de saúde pública no Brasil, atingindo regiões endêmicas, como Nordeste do país e áreas específicas, como norte de Minas Gerais e São Paulo. Segundo a PNDS (2006), 17,4% das crianças e 12,3% das mulheres em idade fértil apresentavam níveis inadequados desse micronutriente.

A deficiência está relacionada a problemas como ruptura prematura de membranas, risco aumentado de mortalidade materna por infecção, restrição do crescimento intrauterino e diminuição das reservas hepáticas do feto. A hipovitaminose A materna tem ainda sido associada a menor concentração no colostro e leite maduro, diminuição dos níveis do retinol sérico do lactente, favorecendo o alto risco de carência de vitamina A nesse grupo. Para combater essa carência nutricional, o Ministério da Saúde do Brasil recomenda, por meio do Programa Vitamina A Mais (2013), em especial para as regiões endêmicas, a suplementação de megadoses de vitamina A (200.000 UI), ainda nas maternidades, garantindo, assim, o aporte necessário dessa vitamina para as mães e para os recém-nascidos por meio do leite materno.

A recomendação de consumo é de 770 µg ER/dia (DRI, 2002).

Alimentos fontes: fígado de boi, leites e derivados e vegetais amarelo-alaranjados.

Cálcio

O baixo consumo de cálcio durante a gestação pode levar à osteomalacia clínica. É um mineral fundamental para a formação dos ossos e dentes do feto. A ingestão deve ser de 1.000 mg/dia (DRI, 2002).

Alimentos fontes: leite e derivados, couve, repolho, nabo, mostarda e brócolis, sardinhas e mariscos.

Vitamina D

Promove absorção intestinal ativa de cálcio por meio da síntese de proteína de ligação do cálcio na borda em escova da mucosa intestinal e estimula o sistema de transporte ativo de fosfato no intestino. Em conjunto com o paratormônio, age para mobilizar o cálcio do osso e aumentar a reabsorção tubular renal de cálcio e fosfato. A ingestão deve ser de 5 µg/dia (DRI, 2002).

Alimentos fontes: manteiga, nata, gema de ovo, fígado. A melhor fonte é o óleo de fígado de peixe.

Iodo

A deficiência de iodo está associada ao comprometimento no desenvolvimento cognitivo e/ou comportamental e a menores níveis de inteligência. Estudos revelam que filhos de mulheres carenciadas em iodo apresentavam uma redução estatisticamente significativa nos valores de QI comparativamente aos filhos de mulheres não carenciadas no primeiro trimestre de gravidez (Bath et al., 2013). A suplementação de iodo às mulheres em pré-concepção, grávidas e em amamentação exclusiva sugerida é de 150 a 200 µg/dia.

MICROBIOMA DO LEITE MATERNO

Bactérias já são transferidas para o feto através do sangue umbilical (transferência placentária) e há um fluxo considerável de bactérias do intestino da mãe para as glândulas mamárias no final da gravidez. A via enteromamária: células dendríticas (DC) na lâmina própria e/ou macrófagos podem transportar bactérias pelos linfonodos mesentéricos, onde podem permanecer por muitos dias. Uma vez dentro das DC e/ou macrófagos, as bactérias intestinais podem se espalhar para outros locais, como a glândula mamária. As bactérias nos ductos do leite aparecem no último trimestre da gestação (Bergmann et al., 2014). O feto exerce uma pressão crescente sobre os vasos mesentéricos, e há um aumento da translocação bacteriana do intestino da mãe para a corrente sanguínea e as glândulas mamárias. A microbiota do leite materno contribui para a maturação do sistema imunológico e exclusão competitiva de patógenos (Damaceno et al., 2007).

INTERCORRÊNCIAS GASTRINTESTINAIS FUNCIONAIS COMUNS

Na maioria dos casos, a investigação geral quanto às práticas clínicas alimentares revelará algumas áreas em que o aconselhamento dietético pode ser útil para o alívio do problema.

Algumas das situações mais comuns incluem: náuseas e vômitos, constipação intestinal e pirose ou sensação de plenitude.

Náuseas e vômitos

Essa dificuldade é geralmente leve e limitada ao início da gestação. Numerosos fatores podem contribuir para essa situação. Alguns são fisiológicos, baseados na alteração hormonal que surge no início da gravidez. Outros fatores podem ser psicológicos, como as diversas tensões situacionais ou a ansiedade relacionada à própria gravidez. Um tratamento simples geralmente melhora a tolerância alimentar. Pequenas refeições frequentes, regularmente secas e consistindo principalmente em alimentos energéticos facilmente digeríveis, como os hidratos de carbono, são de tolerância mais fácil. Ao mesmo tempo, a restrição de alimentos com alto teor de gorduras, de mais difícil digestão, melhora o esvaziamento gástrico. É melhor ingerir líquidos entre as refeições em vez de fazê-lo juntamente com a alimentação. Atenção ainda para a mastigação adequada, que facilita a digestão. O gengibre (gingerol) age no sistema nervoso central inibindo os receptores da serotonina e exercendo efeitos antieméticos. A dose fitoterápica de 250 mg de 6 em 6 h tem associação com alívio dos sintomas (Manual Técnico Gestação de Alto Risco/MS – Brasil, 2010). Ainda, a vitamina B6 (75 mg) associada ao gengibre (1 g) tem ação antiemética (Febrasgo – Federação Brasileira das Associações de Ginecologia e Obstetrícia, 2013). Se a situação persistir e se transformar em hiperêmese, é necessária atenção clínica para evitar complicações e desidratação. As mulheres devem ser avisadas de que as náuseas leves e de curta duração são comuns durante a gravidez incipiente e não prejudicam o feto. Ademais, o estado nutricional anterior à gestação será determinante no impacto da formação e do desenvolvimento do feto.

Constipação intestinal

Costuma ocorrer ao final da gestação. Está associada à pressão do feto sobre o intestino e à motilidade intestinal reduzida por ação hormonal – aumento dos níveis de progesterona. Sua principal ação é relaxar a musculatura lisa do útero, mas acaba interferindo em outros órgãos, como o intestino, diminuindo a motilidade intestinal. Essa alteração permite maior tempo de absorção dos nutrientes, porém desencadeia o quadro de constipação intestinal. A irregularidade intestinal pode ser agravada pela redução da atividade física da grávida nos últimos estágios da gestação.

A maior ingestão de líquidos e o uso de alimentos naturalmente laxativos e ricos em fibras, como os grãos integrais com acréscimo de farelos, frutas fibrosas e vegetais, frutas secas e outras frutas e sucos, geralmente levam à regularização do hábito intestinal. O uso de laxativos diminui a absorção de vitaminas e minerais, devendo ser evitado e empregado somente sob supervisão clínica.

Pirose ou sensação de plenitude

Provém da compressão gástrica geral, produzida pela falta de espaço normal na área, e é acentuada por grande refeição ou formação de gases. Essas queixas são geralmente remediadas dividindo-se a ingestão diária de alimentos em pequenas refeições mais frequentes durante o dia. Também deve-se dar atenção ao relaxamento, à mastigação adequada e à deglutição lenta, abstendo-se de tensões durante as refeições e evitando deitar-se logo após.

Dieta da gestante | Recomendações

◗ A dieta deve ser variada e equilibrada em todos os nutrientes
◗ Alimentar-se em horários regulares; em torno de 6 refeições ao dia, de 3/3 h
◗ Aumentar a ingestão diária de líquidos para um mínimo de 2 ℓ ao dia. Evitar líquidos antes, durante e logo após as refeições (respeitar um intervalo de 1 h antes e 1 h depois)
◗ Preferir grãos, pães, cereais e massas integrais, limitando recheios e molhos gordurosos
◗ Aumentar o consumo de frutas variadas e vegetais crus, especialmente de folhas verde-escuras
◗ Limitar os temperos industrializados, principalmente sal. Usar com moderação; evitar utilizar maionese ou molhos para saladas como tempero. Preferir limão, azeite, vinagre, molho à base de iogurte e ervas
◗ Aumentar o consumo de leite e derivados para 3 a 4 porções ao dia
◗ Evitar frituras e preferir preparações cozidas, assadas e grelhadas
◗ Usar óleos, açúcares e doces com moderação

◗ Estimular o consumo de fruta cítrica (laranja, tangerina, limão, goiaba, maracujá) após o almoço e o jantar, pois é rica em vitamina C e melhora o aproveitamento do ferro no organismo

◗ Desestimular o consumo de alimentos inibidores da absorção do ferro nas grandes refeições, como leites e derivados, refrigerantes, café e alimentos ricos em fibras como os farelos integrais

◗ Limitar o consumo de cafeína, diminuir o consumo para 1 a 2 xícaras pequenas por dia

◗ Prevenir-se de toxoplasmose, evitando o consumo de carnes cruas (de porco ou boi malpassadas) e leite cru (sem processamento); queijos não pasteurizados (*brie* e *camembert*) e queijos artesanais, lavar e sanitizar frutas e vegetais; após a manipulação de carnes cruas, evitar contato com mucosas (olhos e boca), lavar bem as mãos e, de preferência, usar luvas; evitar contato com gatos e com as fezes do animal.

NUTRIÇÃO NAS SITUAÇÕES ESPECIAIS DA GRAVIDEZ

Adolescência

A gestação na adolescência tem aumentado no mundo todo nos últimos anos. No Brasil, um estudo nacional revelou que 18% das mulheres entre 15 e 19 anos estavam grávidas ou já eram mães na época da pesquisa. Os dados do Datasus (2007) revelam maiores prevalências nas regiões Norte (28,7%) e Nordeste (25,2%) do país. A gravidez na adolescência, devido ao rápido processo de crescimento e desenvolvimento, ao aumento das dimensões do corpo, à obtenção de estatura e densidade óssea típicos dessa fase da vida (OMS), é considerada um alto risco obstétrico e nutricional e de elevada vulnerabilidade econômica e psicossocial. Além disso, a gravidez na adolescência faz crescer o risco de retenção de peso pós-parto e obesidade futura.

Os riscos associados à imaturidade biológica de adolescentes são prematuridade, baixo peso ao nascer, anemia, distúrbio hipertensivo específico da gravidez e complicações no parto (desproporção cefalopélvica). Além disso, outros fatores ambientais desfavoráveis, como tabagismo, deficiências nutricionais, baixa escolaridade e instabilidade emocional, marital e familiar são determinantes das principais complicações da gestação dessa fase. A adolescente grávida deve receber atenção individualizada. O ganho de peso é naturalmente maior para a adolescente do que para a mulher adulta, podendo ainda variar de acordo com a idade ginecológica (anos após menarca). A gestante adolescente de baixo peso pré-gestacional e idade ginecológica jovem terá necessidades nutricionais mais elevadas.

As recomendações para este grupo são pouco conclusivas. Uma das recomendações para a adolescente é o ganho de peso na variação mais alta indicada para adultos (Quadro 7.4). O adicional energético recomendado a partir do 2º trimestre gestacional é de 500 kcal/dia, para adolescentes de 11 a 14 anos (FAO/OMS, 1989).

Gestação múltipla

Da mesma forma que a situação anterior, as recomendações para a gestação múltipla são ainda deficientes. O ganho de peso de mulheres grávidas de múltiplos deve ser mais acentuado, no entanto, varia se forem gêmeos ou fetos múltiplos. A recomendação de um acréscimo de 5 kg ao ganho de peso gestacional de gemelares baseia-se no peso total acumulado pelo feto, pela placenta e pelo líquido amniótico. A recomendação atual do Institute of Medicine (2009) varia conforme o estado nutricional pré-gestacional (IOM, 2009) (Quadro 7.4). Segundo a FAO/OMS (2007) o acréscimo energético é de 1.000 kcal/dia em relação às gestantes de feto único.

SUBSTÂNCIAS NÃO NUTRITIVAS

Cafeína

Os estudos em humanos ainda são pouco conclusivos sobre os efeitos teratogênicos da cafeína. Como estimulante, sabe-se que a cafeína atravessa a barreira placentária e pode afetar a frequência cardiorrespiratória do feto. Além disso, interfere na absorção de ferro e cálcio. Em virtude disso, é recomendado limitar o uso de chás, café e bebidas cafeinadas, não excedendo o consumo de 300 mg de cafeína/dia, segundo a Associação Americana de Dietética (ADA, 2008).

Adoçantes artificiais

Ainda são muitas as controvérsias sobre o uso de adoçantes artificiais. A Associação Americana de Dietética (1998) fez algumas considerações: sacarina e ciclamato estão francamente relacionados a efeitos cancerígenos. Essas substâncias mostraram permear a placenta, podendo permanecer nos tecidos fetais devido à menor capacidade de excreção do feto. As gestantes devem restringir o uso desses edulcorantes. Limitação ao uso de aspartame está relacionada com a liberação de fenilalanina como seu metabólito. Entretanto, esse efeito parece ser prejudicial somente a mulheres grávidas que sofrem de fenilcetonúria, não havendo evidências que limitem seu uso no restante da população. Os estudos em ratos não demonstraram efeitos deletérios relacionados ao uso do acessulfame-K, portanto a ADA considera o seu uso seguro. Em razão das muitas controvérsias, tem-se sugerido com mais segurança o uso de substitutos naturais do açúcar (sacarose), como a frutose e o estenosídeo.

Quadro 7.4	Ganho de peso recomendado para gestantes gemelares com base no índice de massa corpórea (IMC) pré-gestacional.		
IMC antes da gravidez	Classificação de obesidade em relação ao IMC (OMS) (kg/m²)	Ganho total de peso durante a gestação (g)	Taxa de ganho de peso no 2º e 3º trimestres da gestação (média de ganho em kg/semana)
Peso normal	18,5 a 24,9 kg/m²	16,782 a 24.493 g	0,453 (0,362 a 0,453)
Sobrepeso	25,0 a 29,9 kg/m²	14,061 a 22.679 g	0,272 (0,226 a 0,317)
Obesidade (incluindo todas as classes)	Acima de 30 kg/m²	11,339 a 19.050 g	0,226 (0,181 a 0,272)

Fonte: Institute of Medicine. Weight gain during pregnancy: reexamining the guidelines, 2009.

A ADA (2008) também considera seguro o uso de sucralose e neotame. O maior risco dos edulcorantes ainda está associado ao uso abusivo e indiscriminado.

Álcool

Inúmeros estudos e evidências têm demonstrado os efeitos teratogênicos do consumo excessivo de álcool, sendo classificados como síndrome alcoólica fetal. Algumas características dessa síndrome são: retardo no crescimento, retardo mental, anormalidades faciais e microcefalia. Da mesma forma, a segurança quanto ao consumo moderado de bebidas alcoólicas ainda é motivo de muitos questionamentos. Cabe ao profissional de saúde avaliar o histórico de cada gestante. A orientação quanto aos efeitos potencialmente tóxicos do álcool para mãe e filho e quanto à necessidade de limitação do seu consumo deve estar sempre presente. Atenção ainda para as bebidas destiladas de maior teor alcoólico.

NUTRIÇÃO NAS SITUAÇÕES CLÍNICAS DA GRAVIDEZ

Algumas situações da gravidez exigem atenção nutricional especial, sendo a profilaxia o objetivo básico.

Diabetes melito gestacional

A gestação é um estado hiperinsulinêmico caracterizado por diminuição da sensibilidade à insulina, parcialmente explicada pela presença de hormônios diabetogênicos, tais como a progesterona, o cortisol, a prolactina e o hormônio lactogênico placentário. Os níveis glicêmicos de jejum tendem a ser mais baixos na gestante, contudo, os valores pós-prandiais são mais altos, sobretudo naquelas em que não há aumento adequado da liberação de insulina. As pacientes com diabetes melito gestacional (DMG) apresentam diminuição ainda mais acentuada da sensibilidade periférica à insulina, como no diabetes tipo 2, além de secreção diminuída de insulina, explicando os picos pós-prandiais.

O DMG é definido como qualquer grau de intolerância à glicose, com aparecimento ou descoberta durante a gestação. A definição se aplica tanto para a gestante que usa insulina, como apenas com o tratamento dietético, e com persistência ou não da doença após a gestação. Segundo a Sociedade Brasileira de Diabetes (2014), o diagnóstico de DMG é definido como glicemia de jejum > 92 mg/dℓ, 1 h pós-dextrosol > 180 md/dℓ e 2 h pós-dextrosol > 153 mg/dℓ. Passada a fase de gestação, a mulher poderá retornar ao estado de normalidade de glicemia, o que acontece na maioria dos casos. Se não houver um bom controle glicêmico da mãe, ela passará mais glicose para o feto e seu pâncreas produzirá mais insulina, causando crescimento desse órgão. A gestante portadora de DMG não tratada tem maior risco de ruptura prematura de membranas, parto pré-termo, feto com apresentação pélvica e feto macrossômico. Há também risco elevado de pré-eclâmpsia. As condições metabólicas do diabetes descompensado são iguais às do jejum. A cetoacidose é um estado desfavorável, em geral fatal para o feto.

Cerca de 15 a 50% das mulheres têm risco de desenvolver DM tipo 2 ou intolerância à glicose após a gestação e cerca de 40% das mulheres que apresentam diagnóstico de diabetes gestacional se tornarão diabéticas em até 10 anos após o parto.

O aleitamento materno deverá ser estimulado mesmo se a mulher tiver diabetes, pois este fator não interfere no desenvolvimento da criança.

Gestante portadora de diabetes melito prévio ou diabetes melito gestacional

As recomendações nutricionais para as gestantes com DMG ou com diabetes clínico devem basear-se em uma avaliação alimentar e nutricional completa. O tratamento nutricional deve ser individualizado, visando ao monitoramento da glicemia, da cetonúria, do apetite e do ganho de peso.

A diretriz da ADA de 2004 recomenda que, do valor calórico da dieta, 15 a 20%, ou 0,8 g/kg/dia, se houver nefropatia, ou 0,8 a 1,0 g/kg/dia, se houver microalbuminúria, sejam provenientes de proteínas; lipídios < 30%, sendo que desses a gordura saturada seja < 10% ou < 7%, se houver LDL (lipoproteína de baixa intensidade) aumentada. Gordura poli-insaturada ≤ 10%. Segundo a Sociedade Brasileira de Diabetes, os carboidratos devem variar de 40 a 45% do valor calórico total (VCT), proteína de 15 a 20%, e lipídios de 30 a 40%. O colesterol < 300 mg ou < 200 mg, se LDL estiver aumentada. Fibras de 25 a 35 g, sendo 25% de fibra solúvel.

Segundo Vitolo (2008), a ingestão de edulcorantes por gestantes deve ser monitorada, pois a sacarina é permeável à placenta, podendo permanecer nos tecidos fetais; o aspartame possui a fenilalanina, que pode trazer danos neurológicos para o feto, mas, segundo a autora, não é considerado prejudicial durante a gestação pela pouca quantidade da substância ingerida; o acessulfame-K é considerado seguro pela ADA na gestação; a sucralose, que é um açúcar invertido 600 vezes mais doce que a sacarose, é totalmente excretado pela urina, podendo ser utilizado pela gestante, pois não acarreta riscos carcinogênicos, reprodutivos ou neurológicos.

Além das recomendações já citadas, a gestante diabética deve tomar mais alguns cuidados:

▶ No caso de ser diabética tipo 1, poderá necessitar de um lanche noturno extra
▶ O mel, o açúcar (comum, mascavo ou cristal) e derivados deverão ser substituídos por adoçantes, de preferência à base de aspartame ou sucralose. Os produtos do tipo *diet* ou *light* podem ser consumidos somente com orientação do nutricionista. Utilizar com moderação os adoçantes artificiais não calóricos, evitando aqueles à base de sacarina; o aspartame ainda está em fase de estudos, não podendo ser utilizado com segurança. Já o acessulfame-K e a sucralose são considerados seguros pela ADA
▶ É necessário excluir o consumo de doces em geral. O consumo de produtos industrializados deve ser controlado, sendo que o hábito da leitura dos rótulos é essencial. Além do açúcar, os ingredientes contraindicados são: glicose, dextrose, sacarose, glucose e maltose
▶ O consumo de alimentos ricos em fibras é imprescindível, tais como frutas (consumidas com cascas e bagaços sempre que possível), vegetais (principalmente folhosos) e cereais integrais

◗ No caso de a gestante ser diabética, necessitará de aplicações de insulina (na maioria dos casos) e precisará lidar com a hipoglicemia, evitando jejum prolongado, erro na dosagem de insulina, exercício físico exagerado, e atentar quanto a diarreia e vômitos

◗ Após o parto, a manutenção do peso ideal é importante, tanto para o melhor controle do diabetes como para prevenir o reaparecimento nas pacientes que apresentaram DMG.

Síndromes hipertensivas da gravidez

As síndromes hipertensivas da gravidez (SHG) são ainda uma causa significativa da morbidade fetal e materna, em todo mundo. A média de 26,5% dos óbitos maternos se deve a pré-eclâmpsia e eclâmpsia. Aproximadamente 5 a 10% das mulheres grávidas desenvolvem SHG.

A hipertensão induzida pela gravidez é uma síndrome caracterizada por aumento da pressão arterial, edema e proteinúria. Também estão presentes hipoalbuminemia, hipovolemia e hemoconcentração subsequente. Desenvolve-se normalmente no terceiro trimestre. É importante lembrar que o edema nesse caso é considerado patológico, diferenciado do edema generalizado fisiológico da gravidez, que é uma resposta protetora normal e está associada ao desempenho melhorado da reprodução. Na mulher bem nutrida, é um fenômeno sadio.

Os fatores nutricionais nos distúrbios hipertensivos induzidos pela gestação incluem direta ou indiretamente todos os nutrientes e seus metabólitos. O tratamento do edema associado às SHG deve ter com objetivo a oferta proteica adequada para a correção da hipoalbuminemia.

Um mineral básico relacionado com o equilíbrio aquoso na gravidez, às vezes erroneamente restringido, é o sódio. Não há respaldo científico que justifique a restrição de sódio. Recomenda-se dieta normossódica (até 6 g/dia). Os antioxidantes, como vitaminas A, C, E e selênio, controlam a peroxidação lipídica, evitando a lesão endotelial e a ação vasoconstritora do tromboxano. Recomenda-se o consumo para a prevenção das SHG. Doses de suplementação sugeridas são de 1 g de vitamina C e 400 UI de vitamina E. A deficiência de cálcio está associada ao aumento da pressão arterial. Pouco aporte deste mineral ativa o hormônio paratireoidiano (PTH) que aumenta a reatividade muscular com contração da musculatura lisa capilar e vasoconstrição e aumento da pressão arterial. A Sociedade Brasileira de Ginecologia e Obstetrícia recomenda a suplementação de 2 g/dia de cálcio para gestantes de risco de síndromes hipertensivas, com história de pré-eclâmpsia ou eclâmpsia a partir do 2º trimestre (14ª semana gestacional) até o parto, como profilaxia das SHG. Mulheres com pré-eclâmpsia ou eclâmpsia apresentam valores elevados de homocisteína: uma mutação que determina a substituição de uma citosina (C) por uma timina (T) no gene que gera diminuição da atividade enzimática (cerca de 50%) para a síntese de homocisteína. A homocisteína estimula a peroxidação lipídica, produzindo maior quantidade de radicais livres de oxigênio, levando à disfunção endotelial. O ácido fólico tem ação fundamental como cofator da metilação da homocisteína. A suplementação de ácido fólico na dose de 0,4 a 1 mg/dia, no 2º trimestre de gestação, tem sido associada à redução da incidência de pré-eclâmpsia.

Com relação à necessidade energética, as práticas anteriores para restringir as calorias, a fim de controlar o peso e, assim, reduzir o risco de complicações, não se justificam: são anticientíficas e perigosas. Ao contrário, existe maior frequência de doença hipertensiva da gravidez entre mulheres com peso deficiente e que não aumentam o peso satisfatoriamente na gestação. Portanto, a dieta para essa patologia deve ser normocalórica, hiperproteica (2 g/kg de peso/dia) e normossódica. O nutricionista deve orientar a gestante quanto à restrição de alimentos que contenham sódio em excesso, como temperos industrializados, embutidos (salame, presunto etc.), biscoitos tipo aperitivo, massas de tomate, salgadinhos tipo *chips* e outros (para mais detalhes sobre o assunto, consulte o Capítulo 8).

BIBLIOGRAFIA

Accioly E, Saunders C, Lacerda E. Nutrição em obstetrícia e pediatria. 2. ed. Guanabara Koogan & Cultura Médica, 2009.

American Diabetes Association (ADA). Position of the American Dietetic Association: use of nutritive and nonnutritive sweeteners. JADA. 1998; 98(5):580-7.

American Diabetes Association. Gestational diabetes mellitus. Diabetes Care. 2004; 27(Suppl 1):s88-90.

Amorim MMR, Souza ASR. Prevenção da pré-eclâmpsia baseada em evidências. Febrasgo, Femina. 2009 jan; 37(1):47-52.

Associação Brasileira de Nutrologia. I Consenso da Associação Brasileira de Nutrologia. Internacional Journal of Nutrology. Setembro 2004.

Barros DC, Saunders C, Leal MC. Avaliação nutricional antropométrica de gestantes brasileiras: uma revisão sistemática. Rev Bras Mater Infan. 2008; 4(8):363-73.

Bath SC, Steer CD, Golding J et al. Effect of inadequate iodine status in UK pregnant women on cognitive outcomes in their children: results from the Avon Longitudinal Study of Parents and Children (ALSPAC). Lancet. 2013 Jul 27; 382(9889):331-7.

Bemfam (Sociedade Civil Bem-Estar Familiar no Brasil)/DHS (Demographic and Health Survey)/IBGE (Fundação Instituto Brasileiro de Geografia e Estatística)/MS (Ministério da Saúde)/UNICEF (Fundo das Nações Unidas para a Infância). Pesquisa Nacional sobre Demografia e Saúde, Rio de Janeiro, 1996.

Bergmann H, Rodríguez JM, Salminen S et al. Probiotics in human milk and probiotic supplementation in infant nutrition: a workshop report. Br J Nutr. 2014 Oct 14; 112(7):1119-28.

Bernardi J, Barros Filho. Prevalência de anemia ferropriva no Brasil: uma revisão sistemática. Rev Paul Ped. 2009; 27(1):90-8.

Brasil. Ministério da Saúde. Secretaria de Atenção à Saúde. Departamento de Atenção Básica. Manual Operacional do Programa Nacional de Suplementação de Ferro/Ministério da Saúde, Secretaria de Atenção à Saúde, Departamento de Atenção Básica. Brasília: Ministério da Saúde, 2005.28 p.

Brasil. Ministério da Saúde. Secretaria de Ciência, Tecnologia e Insumos Estratégicos. Pesquisa Nacional de Demografia e Saúde da Mulher e da Criança (PNDS, 2006). Relatório Final. 583 p.

Castro MBT, Kac G, Sichieri R. Determinantes culturais e sócio-demográficos da variação de peso no pós-parto: uma revisão da literatura. Rev Brasil Nutr Mater Infan. 2009; 9(2):125-37.

Cuppari L (coord.) Guia de nutrição: nutrição clínica no adulto. 2. ed. Barueri: Manole. 2005; 474 p. (Guias de medicina ambulatorial e hospitalar.)

Czeidel AE. Folic acid in the prevention of neural tube defects. Pediatric Gastroenterology Nutrition. 1992; 20:4-16.

Damaceno QS, Souza JP, Nicoli JR et al. Evaluation of potential probiotics isolated from human milk and colostrum. Probiotics Antimicrob Proteins. 2017 Apr 3.

Institute of Medicine (IOM). Dietary Reference Intakes for energy, carbohydrate, fiber, fat, fatty acids, cholesterol, protein and aminoacids. Food and Nutrition Board. Washington, DC: National Academy Press, 2002.

Institute of Medicine (IOM). Dietary Reference Intakes: use in dietary assessment. Food and Nutrition Board. Washington, DC, National Academy Press, 2000; 529 p.

Institute of Medicine (IOM). National Academy of Sciences. Nutrition during pregnancy. Washington, DC: National Academy Press, 1990; 468 p.

Institute of Medicine (IOM). Weight gain during pregnancy: reexamining the guidelines. Washington, DC: National Academy Press, 2009.

Maganha CA et al. Tratamento do diabetes melito gestacional. Rev Assoc Med Bras. São Paulo. Sept 2003; 49(3).

Mahan LK, Arlin MT. Krause | Alimentos, nutrição e dietoterapia. 8. ed. São Paulo: Roca, 1994; p. 157-76.

Metzger BE. Summary and recomendations of the Third International Workshop Conference on Gestational Diabetes melito. Diabetes. 1991;40 (suppl. 2):197-201.

Nutroclínica. Nutrição na Gestação, Calendário de 12 Meses. Curitiba: Nutroclínica, 1997.

Rasmussen KM, Yaktine AL (eds). Committee to Reexamine IOM Pregnancy Weight Guidelines. National Research Council, 2009.

Rebelo F, Castro MBT, Dutra CL et al. Fatores associados à retenção de peso no pós-parto em uma coorte de mulheres, 2005-2007. Rev Brasil Nutr Mater Infan. 2010; 10(2):219-27.

Silvia F, Santos JA. Iodine supplementation before and during pregnancy and breastfeeding: recommendations and inference-based-medicine. Rev Port Med Geral Fam. 2013; 29(6):403-8.

Vitolo MR. Nutrição da gestação ao envelhecimento. Rio de Janeiro: Rubio, 2008.

Wen SW, Chen XK, Rodger M et al. Folic acid supplementation in early second trimester and the risk of preeclampsia. Am J Obstet Gynecol. 2008; 198(1):45.e1-7.

Worthington-Roberts BS. Promotion of maternal and infant health. In: Worthington-Roberts BS, Williams SR. Nutrition in pregnancy and lactation. 6. ed. Madison, Brown & Benchmark, 1997.

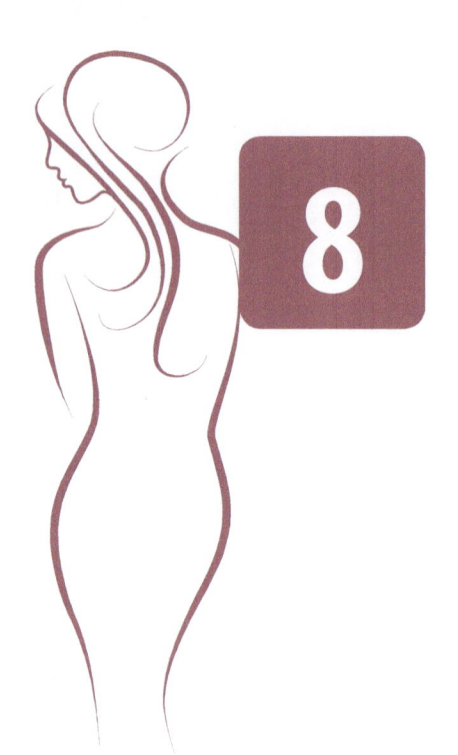

8 Síndromes Hipertensivas na Gravidez

Sinval Ferreira de Oliveira

Maria Júlia Vieira de Oliveira

Roberto Magno Vieira de Oliveira

INTRODUÇÃO

A hipertensão arterial (HA) é a doença cardiovascular mais comum durante a gestação e até mesmo durante os anos férteis da mulher. As complicações decorrentes da doença hipertensiva são, ao lado da infecção e da hemorragia, a principal causa de morte materna na maioria dos serviços especializados, incluindo a Maternidade Hilda Brandão, da Santa Casa de Belo Horizonte, que é o hospital-escola onde se realizam os estudos referidos neste capítulo, cujos resultados coincidem com os registros da literatura internacional. O diagnóstico preciso e seu correto tratamento podem evitar ou diminuir a gravidade das complicações relacionadas com a hipertensão arterial sistêmica (HAS).

TÉCNICA PARA AFERIR A PRESSÃO ARERIAL DURANTE A GRAVIDEZ

A PA deve ser verificada no braço direito relaxado e apoiado, com a mão aproximadamente no nível do coração. A aferição nos casos em que houver dúvidas quanto à HA deve ser realizada após 1 h de repouso (com a paciente sentada na sala de espera), permanecendo, durante o repouso, sem se alimentar, fumar ou tomar medicamentos. Coloca-se, então, a borda inferior do manguito a dois dedos transversos (4 cm) acima da prega cubital, identificando o pulso radial e inflando o aparelho até o marcador chegar a 20 mmHg acima do valor em que desaparece o pulso radial. Depois, desinfla-se lentamente e, em seguida, utiliza-se o método auscultatório, determinando a PAS, que corresponde ao primeiro som de Korotkoff, e a PAD, que corresponde ao quinto som que precede o desaparecimento total dos sons.

HIPERTENSÃO ARTERIAL NA GRAVIDEZ

A hipertensão arterial sistêmica (HAS) é uma condição clínica caracterizada pela elevação sustentada dos níveis de pressão arterial (PA), diagnosticada na grávida quando se constata pressão arterial diastólica (PAD) de 90 mmHg e pressão arterial sistólica (PAS) de 140 mmHg em pelo menos duas ocasiões, com intervalo mínimo de 6 h ou após 1 h de repouso no leito em decúbito lateral (DL). Atualmente, prefere-se a denominação "hipertensão arterial sistêmica" porque o adjetivo "crônico" tem valor temporal e pode não ser satisfatório quando o diagnóstico de hipertensão foi firmado na gestação, ou pode não contemplar a HA latente identificada pela primeira vez na gestação.

HIPERTENSÃO ARTERIAL INDUZIDA PELA GRAVIDEZ

A hipertensão arterial induzida pela gravidez (HAIG) aparece após a 20ª semana de gestação, em pacientes previamente normotensas. Nem todo aumento da pressão sanguínea registrado em grávidas é caso de HAIG ou pré-eclâmpsia, caracterizada por hipertensão acompanhada de proteinúria. Quando a pré-eclâmpsia é grave, o edema patológico e a proteinúria geralmente estão presentes. O quadro hipertensivo desaparece até 6 semanas após o parto; se a normalização da pressão não for confirmada nesse período, a paciente é considerada hipertensa crônica.

Habitualmente, nos casos em que a paciente não iniciou o pré-natal nas primeiras semanas de gestação, é difícil estabelecer a diferença entre pré-eclâmpsia, hipertensão crônica e nefropatia durante a gravidez. O diagnóstico preciso é extremamente importante porque tem grandes implicações no prognóstico de futuras gestações. O diagnóstico diferencial deve incluir:

- Pré-eclâmpsia leve
  - PAS ≥ 140 e/ou PAD ≥ 90 mmHg após 20 semanas de gestação
  - Proteinúria ≥ 300 mg/24 h

- Pré-eclâmpsia grave
  - PAS ≥ 160 e/ou PAD ≥ 110 mmHg, confirmada em duas medidas com intervalo mínimo de 1 a 2 horas
  - Proteinúria ≥ 5,0 g/24 h
  - Edema generalizado
  - Oligúria (diurese < 400 mℓ/24 h)
  - Cianose e/ou edema pulmonar
  - Iminência de eclâmpsia
- Eclâmpsia: surgimento de convulsão ou coma em gestantes com pré-eclâmpsia
- Hipertensão arterial crônica (HAC): hipertensão prévia à gravidez
- Pré-eclâmpsia sobreposta à HAC
- Hipertensão transitória: surge durante o trabalho de parto ou o puerpério imediato
- Hipertensão gestacional: elevação da PA após a 20ª semana sem proteinúria.

PRÉ-ECLÂMPSIA

Fatores de risco

É muito importante avaliar os dados clínicos das formas leve e grave. Algumas mulheres são aparentemente mais suscetíveis; porém, é primordialmente uma doença de primigestas. Seus principais fatores de risco são:

- História familiar de pré-eclâmpsia
- Pré-eclâmpsia em gestação prévia
- Doença vascular crônica
- HAC
- Gestações múltiplas
- Diabetes
- Doença renal
- Mola hidatiforme
- Gestante adolescente ou idosa
- Polidrâmnio
- Hidropisia fetal
- Ocupação fora de casa em condições que exigem muito esforço físico ou psíquico
- Descendência africana.

A fisiopatologia da pré-eclâmpsia é caracterizada por vasospasmo generalizado com hipovolemia, que são mais relevantes do que o aumento da PA. A redução da perfusão tecidual é secundária ao vasospasmo arteriolar e à lesão endotelial, que elevam a resistência periférica total e a PA. Dessa maneira, na HAIG ocorrem alterações em todos os órgãos.

Diagnóstico

O diagnóstico torna-se fácil quando os dados prévios (antes da 20ª semana de gestação) em relação à PA e à proteinúria são normais. Para as pacientes com HA antes de 20 semanas ou anterior à gravidez, é feito o diagnóstico de HAC com pré-eclâmpsia sobreposta quando há aumento dos níveis pressóricos associado a proteinúria antes ausente.

Hipertensão. Pode ser inicialmente discreta e elevar-se progressivamente, podendo chegar a valores exorbitantes. Nessa fase, é acompanhada de sinais e sintomas que denunciam o acometimento de órgão-alvo, como o sistema nervoso central (SNC), provocando cefaleia, escotomas cintilantes, visão borrada, náuseas e vômitos.

Edema patológico. Edema de mãos e face (edema ++) persistente e progressivo, que não desaparece com o repouso. De acordo com as diretrizes internacionais, é considerado patológico o edema depressível e generalizado, o qual sempre deve ser valorizado se associado a HA e ganho exagerado de peso (mais de 1.000 g/semana).

Proteinúria. Considerada significativa quando maior ou igual a 300 mg em urina coletada durante 24 h, na relação proteína/creatinina > 0,3 em amostra isolada de urina, ou ainda quando se observa a presença em fita indicadora (maior que 1+).

Propedêutica materna

Forma leve

Na conduta ambulatorial na forma leve da pré-eclâmpsia, deve-se:

- Solicitar exame de urina de rotina e dosagem de proteína urinária, eritrograma, dosagem de ácido úrico, ureia, creatinina e contagem de plaquetas
- Realizar consultas quinzenais até a 34ª semana e, a partir daí, semanais, com rastreamento para identificação de crescimento intrauterino restrito (CIUR)
- Recomendar repouso de pelo menos 2 h durante o dia, em DL, e repouso noturno com limitação das atividades físicas
- Prescrever dieta normossódica, normocalórica e hiperproteica, com pelo menos 1 g de proteína/kg de peso corporal materno por dia e suplementação com sulfato ferroso e ácido fólico
- Tranquilizar a paciente, esclarecendo-a sobre a doença, suas causas, seus sinais e sintomas.

Com o quadro clínico estabilizado, deve-se aguardar o início do trabalho de parto espontâneo. A paciente com hipertensão leve não deve ser internada nem receber medicação anti-hipertensiva, mas sim acompanhamento médico em ambulatório de alto risco (atendimento especializado).

Forma grave

A internação da paciente é obrigatória. É fundamental observar sinais e sintomas que caracterizem o agravamento do quadro, além de registrar o peso diário; prescrever repouso em DL; controlar o volume urinário (VU); avaliar, com exames complementares, as funções renais e hepática, as séries vermelha e branca do sangue, a coagulação, o aparelho cardiovascular, o fundo de olho e o estado psíquico e neurológico da paciente. O feto e a placenta podem ser avaliados por meio de ultrassonografia (US), cardiotocografia (CTG) e dopplerfluxometria (DFM) após a 28ª semana de gravidez.

O emprego de hipotensores deve ser considerado quando a PAD estiver ≥ 100 mmHg. Pelo risco que a crise hipertensiva acarreta, o sulfato de magnésio é indicado na prevenção das convulsões.

Depois de estabilizar o quadro clínico, é necessário controlar a PA e avaliar o feto. Se houver comprometimento fetal ou quadro clínico materno instável, a gravidez deverá ser interrompida, independentemente da idade gestacional. A via transvaginal geralmente só é usada quando a paciente entra em trabalho de parto espontâneo, e a indução do parto é mais empregada para resolução dos casos de feto morto. A via transabdominal é bem mais frequente.

ECLÂMPSIA

É definida como presença de convulsões tônico-clônicas generalizadas, ou coma durante a gravidez ou o pós-parto em paciente com pré-eclâmpsia.

O diagnóstico de eclâmpsia é clínico, aplicado às pacientes com pré-eclâmpsia que desenvolvem convulsões. O tratamento medicamentoso é o sulfato de magnésio. Outras condições podem desencadear convulsões durante a gravidez, como epilepsia, encefalite, meningite, tumor cerebral, cisticercose e ruptura de aneurisma cerebral. Contudo, paciente obstétrica que apresenta convulsão é considerada eclâmptica até que se prove o contrário.

A etiologia das convulsões é desconhecida. Considera-se que a eclâmpsia ocorra quando a PA média excede o limite superior da autorregulação do fluxo sanguíneo cerebral. As alterações neurológicas e vasculares cerebrais da eclâmpsia constituem um exemplo de encefalopatia hipertensiva. Algumas pacientes com eclâmpsia não apresentam hipertensão acentuada e podem ter PA inferior a 140/90 mmHg. O edema cerebral acentuado e difuso, presente na eclâmpsia, é resultado da ruptura transitória da autorregulação do fluxo sanguíneo cerebral, com extravasamento de fluidos e proteínas.

Na paciente, os sinais da convulsão aparecem inicialmente na boca, em forma de tremores e repuxos. Em seguida, todo o corpo se torna rígido, e surgem contrações musculares generalizadas; essa fase dura alguns segundos (fase rápida). Subitamente, a mandíbula começa a abrir e fechar com violência, as pálpebras executam movimentos semelhantes, e os demais músculos faciais se contraem e relaxam em uma rápida sucessão. Os movimentos corporais são tão violentos que a paciente pode cair do leito se não for contida. A proteção da língua é necessária para evitar que ela seja mordida. Gradualmente, os movimentos musculares perdem força e tornam-se menos frequentes; por fim, os músculos relaxam.

Devido à convulsão, o diafragma torna-se fixo, a respiração cessa durante alguns segundos e a paciente parece morta. Em seguida, inicia-se inspiração estertorosa, demorada e profunda. A frequência respiratória acelera-se devido a acidemia láctica, hipercarbemia e hipoxia. É comum observar cianose. A paciente recobra a consciência, mas não se lembra das convulsões ou do que ocorreu durante o ataque. A duração do coma após as convulsões é variável.

Quando as convulsões são frequentes, a paciente pode recobrar algum grau de consciência após cada ataque. Nos casos graves, ela permanece em coma entre os surtos convulsivos, e o prognóstico depende da gravidade do coma. Durante ou logo após as convulsões, pode ocorrer morte súbita devido a hemorragia cerebral maciça. Hipertermia (39°C ou mais) é um sinal muito grave, que provavelmente resulta de hemorragia encefálica.

A eclâmpsia é manifestação aguda da HAIG, potencialmente letal. Por isso, a interrupção da gravidez se impõe. Assim que a gestação é interrompida, a paciente deve ser transferida para um centro de tratamento intensivo (CTI).

PUERPÉRIO

É essencial o controle da PA após o parto, pois os riscos da hipertensão para a paciente continuam durante o puerpério. É provável que a paciente permaneça hipertensa por um tempo variável, não superior a 6 semanas. Medicação hipotensora deve ser administrada quando houver PAD ≥ 100 mmHg. A observação e a avaliação constantes do quadro clínico são indispensáveis (monitoramento da PA).

Os exercícios fisioterapêuticos recomendados e aplicados por profissionais especializados durante o puerpério são igualmente benéficos às pacientes com pré-eclâmpsia; os mesmos não alteram a PA.

HIPERTENSÃO ARTERIAL CRÔNICA NA GRAVIDEZ

A HAC caracteriza-se por apresentar níveis pressóricos de pelo menos 140 mmHg (sistólica) e 90 mmHg (diastólica) persistentes, de qualquer etiologia. É detectada previamente à gravidez ou antes da 20ª semana de gestação, e não desaparece nas primeiras 6 semanas de puerpério.

Diagnóstico

Exame clínico

É fundamental, sempre que possível, aferir a PA antes da gravidez ou da 20ª semana de gestação. O desconhecimento da PA na primeira metade da gravidez dificulta a diferenciação entre HAC e HAIG sobreposta.

Pré-natal

O controle se faz por meio de consultas quinzenais, até a 34ª semana, e semanais, a partir daí. Os exames complementares nos casos não complicados são: hemograma, taxa glicêmica, dosagem plasmática de ureia, creatinina, ácido úrico, exame de urina de rotina e urocultura. O exame de fundo de olho ajuda na definição do tipo e da gravidade da doença. A avaliação cardiológica é indispensável nas formas graves. A avaliação fetal deve ser realizada como orientado anteriormente.

Tratamento

Forma leve

A paciente deve ficar em repouso no leito durante pelo menos 2 h por dia, após as refeições, em DL. Devem ser controlados os fatores adicionais que oneram o prognóstico: obesidade, excesso de sal, trabalho noturno, hábitos impróprios (fumar, ingerir bebidas alcoólicas e fazer uso de drogas ilícitas), excessos físicos e psicológicos. Os valores da PA devem ser mantidos abaixo de 100 mmHg. O uso de diurético não é aconselhável durante a gestação, devendo ser empregado somente em casos específicos e não para controle da HA. Esse controle deve ser feito com anti-hipertensivos. Alguns hipotensores são contraindicados na gravidez, uma vez que podem prejudicar o feto.

Forma grave

A paciente deve ser internada em qualquer época da gravidez para avaliação clínica dela e das condições fetais, escolha da medicação adequada e correta posologia. Duas complicações, particularmente, preocupam na crise hipertensiva: o descolamento prematuro da placenta e a pré-eclâmpsia sobreposta.

Conduta

Realizar toda a propedêutica materna e fetal citada anteriormente, considerando a possibilidade de alta somente após obtenção do controle da PA e com um esquema terapêutico definido.

A avaliação da paciente e do feto deve ser constante, sendo indicada a interrupção da gravidez quando não houver resposta ao tratamento, quando se observar evidência de lesão em órgão terminal, quando se constatar sofrimento fetal e, finalmente, se o feto estiver maduro.

BIBLIOGRAFIA

American College of Obstetricians and Gynecologists. Report of the American College of Obstetrician and Gynecologists: Task Force on Hypertencion in Pregancy. Obstet Gynecol. 2013; 122:1122.

Cunningham FG, Bloom SL, Spong CY et al. Hypertensive disorders in pregnancy. In: Williams Obstetrics. 24. ed. Norwalls: Appleton & Lange; 2016.

Hutcheon JA, Lisonkova S, Magee LA et al. Optimal timing of delivery in pregnancies with pre-existing hypertension. BJOG. 2011; 118(1):49.

Mabie WC, Freire CMV. Sudden chest pain and cardiac emergencies in the obstetric patient. Obstet Gynecol Clin N Am. 1995; 22(1):19-37.

Manning FA. Dynamic ultrasound-based fetal assessment: the fetal biophysical profile score. Clin Obstet Gynecol. 1995; 38(1):26-44.

O'Brien E, Asmar R. European Society of Hypertension Working Group on Blood Pressure Monitoring. J Hypertens. 2005; 23(4):697.

Oliveira SF. Avaliação da hemodinâmica fetal por meio da Dopplerfluxometria. Belo Horizonte: Universidade Federal de Minas Gerais; Tese de Doutorado; 2001.

Oliveira SF. Tratamento da hipertensão arterial crônica na gravidez. Belo Horizonte: Universidade Federal de Minas Gerais; Dissertação de Mestrado; 1991.

Oliveira SF et al. Hipertensão arterial cônica e gravidez. In: Manual SOGIMIG de ginecologia e obstetrícia. 6. ed. Medbook; 2017; 794-9.

Sciff E et al. The importance of urinary protein excretion during conservative management of severe pre-eclampsia. Am J Obstet Gynecol. 1996;173(5):1313-6.

Sibai BM. Diagnosis and management of gestational hypertension and pre-eclampsia. Obstet Gynecol. 2003; 102(1):181.

Sibai BM. Eclampsia is an obstetric emergency that requires a standardized management plan which includes stabilization of maternal and fetal conditions, prevention of recurrent convulsions with magnesium sulfate, and timely delivery. Obstetrics & Gynecology. 2005;105(2):402-10.

Sibai BM. Hypertensive states of pregnancy. In: DeCherney AH, Pernoll ML. Current obstric gynecologic diagnosis & treatment. 8. ed. West Norwalk: Appleton & Lange; 1994.

Sibai BM. Treatment of hypertension in pregnant women. The N Engl J of Med. 1996; 335(4):257-65.

Sullivan JM. Consequences of elevated blood pressure during pregnancy. In: Hypertension and pregnancy. Chicago: Year Book Medical Publishers; 1986.

Thomas RE. The maternal hemodynamics of pre-eclampsia. Clin Obstet Gynecol. 1992; 35(2):375-6.

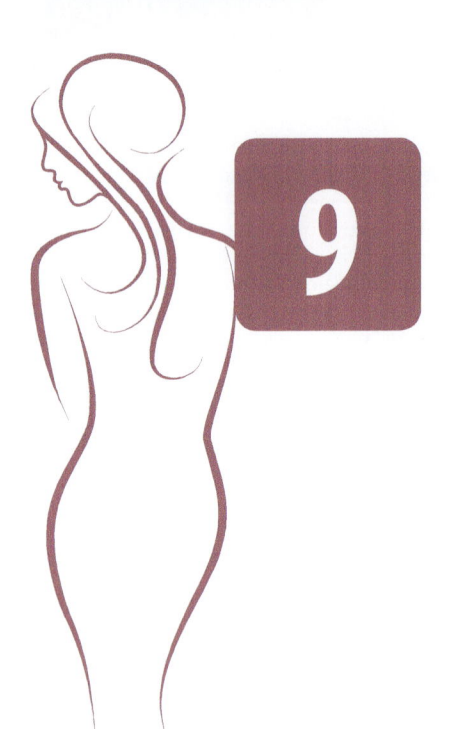

9 Atuação do Fisioterapeuta nas Síndromes Hipertensivas na Gravidez

Lilian Valim Resende

INTRODUÇÃO

As síndromes hipertensivas da gravidez (SHG) representam uma das mais complexas e controversas patologias do período gravídico-puerperal, estando associadas ao aumento significativo da morbidade e mortalidade materna e fetal. Na América Latina e no Caribe, as SHG são responsáveis por quase 26% das mortes maternas, enquanto na África e na Ásia contribuem para 9% das mortes. De acordo com Barakat et al. (2016), a prevalência de gestações com distúrbios hipertensivos pode ser de até 10%, variando de acordo com o país, a população estudada e os critérios utilizados para estabelecer o diagnóstico.

O Ministério da Saúde classifica as SHG em hipertensão arterial crônica, pré-eclâmpsia e eclâmpsia, pré-eclâmpsia sobreposta à hipertensão arterial crônica e hipertensão gestacional. Gestantes que apresentam SHG são consideradas de alto risco, uma vez que a vida da mãe e/ou do feto tem mais chances de sofrer agravos.

É importante que, na assistência às gestantes de alto risco, esteja envolvida uma equipe multiprofissional formada por assistente social, enfermeiro, fisioterapeuta, médico, nutricionista e psicólogo, em um trabalho articulado e planejado.

Apesar da carência de evidências científicas que forneçam subsídios para a atuação do fisioterapeuta nas SHG, o profissional deve trabalhar de acordo com as especificidades de sua formação, compreendendo as condições incluídas na patologia, discutindo, juntamente com a equipe, a necessidade de intervenção fisioterapêutica, bem como os limites a serem respeitados na sua ocorrência.

Neste capítulo, além das considerações básicas a respeito das SHG, serão abordados casos clínicos comentados, para exemplificar a intervenção do fisioterapeuta nessas patologias.

CONSIDERAÇÕES SOBRE AS SÍNDROMES HIPERTENSIVAS DA GRAVIDEZ

A hipertensão arterial em gestantes é caracterizada por nível pressórico igual ou superior a 140/90 mmHg, com base na média de pelo menos duas medidas, sendo a pressão arterial sistólica identificada pelo primeiro ruído de Korotkoff (aparecimento do som) e a pressão arterial diastólica pelo quinto ruído (desaparecimento do som).

A hipertensão arterial crônica é observada antes da gravidez, ou antes de se completarem as primeiras 20 semanas de gestação. Pode ser diagnosticada pela primeira vez durante a gravidez e não cessa até 12 semanas após o parto.

A pré-eclâmpsia é uma disfunção multissistêmica, caracterizada pelo desenvolvimento de hipertensão, que ocorre após 20 semanas de gestação, acompanhada de proteinúria (excreção de 0,3 g de proteínas ou mais em urina de 24 h), que tem desaparecimento até 12 semanas pós-parto. É classificada como leve ou grave, de acordo com o grau de comprometimento.

Existem vários fatores que aumentam o risco de desenvolvimento de pré-eclâmpsia, como idade menor que 15 anos ou superior a 35 anos, raça negra, diabetes, doença renal, gravidez múltipla, nuliparidade, malformação fetal, obesidade, antecedentes pessoais ou familiares de pré-eclâmpsia e/ou hipertensão arterial crônica. Situações de maior vulnerabilidade, determinadas por condições sociodemográficas desfavoráveis, também influenciam a sua ocorrência. Dentre essas, podem ser citadas a baixa escolaridade, os conflitos familiares, um estado conjugal instável, a dependência de drogas, as condições ambientais adversas e a exposição a riscos ocupacionais, como esforço físico, estresse e contato com agentes físicos, químicos e biológicos nocivos.

Apesar da sua importância na saúde pública, a etiologia e a fisiopatologia da pré-eclâmpsia não estão totalmente esclarecidas. Estudos mostram que pode haver uma combinação de fatores etiológicos, como má adaptação imunológica, isquemia placentária, estresse oxidativo e suscetibilidade genética. Uma das hipóteses é de que sua fisiopatologia esteja relacionada à placentação anormal decorrente da falha de invasão trofoblástica.

Em gestantes sem pré-eclâmpsia, a invasão das artérias espiraladas do útero ocorre nos segmentos decidual e miometral, promovendo um remodelamento com substituição de células musculares lisas por células do trofoblasto. Essas mudanças são essenciais para o adequado fluxo sanguíneo uteroplacentário. Naquelas que desenvolvem pré-eclâmpsia, a invasão trofoblástica é deficiente, acontecendo apenas no segmento decidual uterino, e isso desencadeia a liberação de um ou mais fatores na circulação sanguínea materna que, por sua vez, agridem o endotélio. A disfunção endotelial acarreta vasoconstrição e redução da perfusão sanguínea para vários órgãos, provocando manifestações clínicas sistêmicas, que, nos casos graves, têm repercussões hepáticas, renais, no sistema nervoso central, no sistema vascular e no de coagulação. Os sinais e sintomas incluem elevação da pressão arterial, dor epigástrica ou no hipocôndrio direito, acompanhada ou não de náuseas e vômitos, hiper-reflexia, proteinúria, distúrbios visuais, cefaleia, plaquetopenia (menos de $100.000/mm^3$), ganho exagerado de peso, entre outros.

Quanto às consequências para o feto, podemos citar crescimento intrauterino restrito (CIUR), nascimento prematuro e até morte.

Por se tratar de uma doença específica da gestação, o tratamento definitivo da pré-eclâmpsia é a interrupção da gravidez. A maneira de preveni-la é justamente não engravidar.

O agravamento do quadro de pré-eclâmpsia com a presença de hemólise, elevação de enzimas hepáticas e plaquetopenia é definido como síndrome HELLP. A presença de convulsões tônico-clônicas ou coma em mulheres, com qualquer quadro hipertensivo, incluindo a pré-eclâmpsia, na gravidez, no parto ou no puerpério imediato, caracteriza a eclâmpsia. Em especial, essas patologias apresentam risco elevado de morbidade e mortalidade para a mãe e o feto, estando associadas, na mulher, à falência sistêmica de múltiplos órgãos.

Pelo fato de o edema estar presente com frequência em gestantes, não constitui manifestação clínica a ser considerada, de forma isolada, no diagnóstico das SHG.

O surgimento da pré-eclâmpsia em gestantes portadoras de hipertensão arterial crônica ou doença renal, após a 20ª semana de gravidez, caracteriza a pré-eclâmpsia sobreposta à hipertensão arterial crônica.

As condutas clínicas recomendadas para pré-eclâmpsia incluem repouso, dieta, administração de medicamentos e interrupção da gravidez.

A hipertensão gestacional sem proteinúria pode ser caracterizada por hipertensão transitória da gravidez, na qual a pressão se normaliza até 12 semanas após o parto, ou por hipertensão crônica, na qual a elevação da pressão arterial persiste depois de 12 semanas após o parto. Como a proteinúria pode aparecer tardiamente na gestação, o Ministério da Saúde sugere que o diagnóstico de hipertensão gestacional seja retrospectivo.

INTERVENÇÃO FISIOTERAPÊUTICA EM GESTANTES COM SÍNDROMES HIPERTENSIVAS

A intervenção do fisioterapeuta em casos de gestações de alto risco, especialmente em mulheres que desenvolvem SHG, é bastante limitada. Isso se deve principalmente à escassez de um referencial teórico que dê suporte à prática clínica dos profissionais.

Propõe-se abordar o assunto considerando o atendimento prestado no leito. É importante destacar que os comentários que seguem visam exemplificar uma possível forma de avaliação e atendimento fisioterapêuticos em gestantes com síndromes hipertensivas, não sendo, portanto, uma proposta definitiva.

ATENDIMENTO NO LEITO

A atuação do fisioterapeuta em gestantes com SHG, hospitalizadas, visa à promoção do bem-estar materno-fetal, por meio do atendimento individual, de acordo com as limitações impostas em cada caso. Inicialmente, devem ser coletados os dados no prontuário médico, considerando informações sociodemográficas, história pregressa, dados do pré-natal e estado materno-fetal atual. É indispensável, antes de dar início ao atendimento no leito, que o profissional se assegure, por meio dos dados coletados em prontuário e discussão com a equipe, da estabilização clínica das condições materno-fetais.

Especialmente para gestantes hospitalizadas, o impacto psicossocial gerado pelo diagnóstico e suas consequências pode acarretar preocupações financeiras, privação das relações sociais e familiares, depressão, ansiedade, sensação de perda de controle da situação, incerteza e medo diante da ameaça real à propria saúde e à vida do bebê. A literatura científica recomenda que tais emoções não devam ser ignoradas, considerando importante na escuta dessas mulheres uma possibilidade de orientá-las para um melhor enfrentamento das dificuldades advindas da complicação gestacional. Nesse sentido, ao estabelecer um primeiro contato, à beira do leito, o fisioterapeuta deve ser cauteloso e, antes mesmo de iniciar o exame físico, é prudente que considere o estado psicológico da mulher e investigue se ela sente algum desconforto ou dor. Deve ter atenção especial com relação à presença de sintomas que possam sugerir agravamento do quadro, perguntando à gestante quanto a cefaleia, dor epigástrica e distúrbios visuais.

A atuação multidisciplinar é de fundamental importância para identificação e melhor entendimento do processo emocional que cerca a assistência da gestante de alto risco. O atendimento psicológico, quando constatada sua necessidade, deve ser discutido junto à equipe.

No exame físico, primeiramente devem ser verificadas pressão arterial, frequência cardíaca e frequência respiratória.

De acordo com as recomendações do Ministério da Saúde, a prescrição médica de anti-hipertensivos está indicada para se evitar, dentre outras complicações, o acidente vascular cerebral. Geralmente, esses medicamentos são usados quando a pressão arterial diastólica é igual ou superior a 110 mmHg e/ou a pressão arterial sistólica é igual ou maior que 160 mmHg.

Caso a gestante apresente nível pressórico superior a 140/90 mmHg e/ou sintomas relacionados com pré-eclâmpsia, o fisioterapeuta deverá suspender o atendimento e comunicar a equipe. Conforme mencionado, a intervenção fisioterapêutica deve ser realizada apenas quando for obtida estabilização do quadro clínico e instituída a conduta médica conservadora. Portanto, o mais prudente é atender gestantes que estejam com pressão arterial até 140/90 mmHg e assintomáticas.

No que se refere ao sistema respiratório, as mudanças durante a gravidez são necessárias em razão do aumento da demanda de suprimento de oxigênio para a mãe e o feto. Essas alterações fisiológicas mediadas primariamente pela progesterona e, também, pelo útero gravídico podem resultar em desconforto respiratório com queixa de dispneia. Além da avaliação da frequência respiratória, devem ser verificados o padrão respiratório, a ausculta pulmonar e a expansibilidade torácica.

O fisioterapeuta deverá estar atento à dispneia de início súbito e à taquipneia, que são sugestivas de trombose venosa profunda ou embolia pulmonar. Quando presentes, deverá comunicar imediatamente à equipe para melhor investigação.

Os exercícios respiratórios diafragmáticos são recomendados, com o objetivo de melhorar a oxigenação sanguínea, proporcionar maior relaxamento para a gestante e contribuir para a diminuição da sensação de dispneia. Devem ser realizados de preferência em decúbito lateral esquerdo.

A manobra de Valsalva deve ser sempre evitada, especialmente em gestantes com síndromes hipertensivas, uma vez que pode ter repercussões sobre o sistema cardiovascular. Durante essa manobra, o aumento da pressão intratorácica provoca redução do retorno venoso e, como resultado, o organismo responde com elevação da pressão arterial e da frequência cardíaca para manter adequada perfusão dos órgãos.

Na avaliação das mamas o fisioterapeuta deve limitar-se à verificação do uso de sutiã de tamanho adequado e em orientações quanto aos cuidados durante o pré-natal. Considerando que a pré-eclâmpsia, associada ou não a hipertensão prévia, é uma patologia de prognóstico reservado e geralmente tem como desfecho a interrupção da gravidez, podendo ocorrer óbito fetal ou nascimento prematuro do bebê, as informações relativas à amamentação devem ser evitadas.

Durante a gravidez, a diástase do reto abdominal, definida pela separação dos músculos retos na linha alba, é indispensável para permitir o crescimento uterino. Antes de avaliar a diástase, o fisioterapeuta deve verificar se a cabeceira do leito está elevada, retornando-a para a posição original, se for o caso. Deve considerar, ainda, que a realização da flexão de tronco é mais difícil no último trimestre. Portanto, nesse caso, poderá abster-se da verificação, considerando que o mais importante é orientar a gestante quanto à forma adequada de se levantar da cama e manter o abdome contraído na postura de pé. A adoção dessas orientações, por parte da mulher, poderá evitar algias musculoesqueléticas e a progressão da diástase.

A hipercoagulabilidade sanguínea fisiológica da gestação, associada a compressão venosa pelo útero gravídico, imobilidade e fatores individuais maternos, predispõe as gestantes a trombose venosa profunda e embolia pulmonar. Em mulheres com pré-eclâmpsia, a disfunção endotelial aumenta a suscetibilidade aos sangramentos e à ocorrência dessas patologias.

Ao exame dos membros inferiores, deve ser verificada a presença de edema e/ou sinais flogísticos. A ocorrência de edema restrito a tornozelos e pés é esperada, sobretudo, no último trimestre gestacional, devendo ser diferenciado do edema na pré-eclâmpsia que é persistente, progressivo, inclui a face e está relacionado com o aumento súbito de peso e os sintomas referentes à doença. Cabe notar que a queixa de dor na panturrilha à dorsiflexão do pé está presente em 50% das gestantes e, por isso, não deve ser específica para o diagnóstico de trombose venosa profunda.

O fisioterapeuta poderá indicar que a gestante repouse com as extremidades inferiores um pouco elevadas e realize, no leito, exercícios para estimular o sistema circulatório. Os movimentos de dorsiflexão e flexão plantar, sem descarga de peso, e de mobilização da articulação tibiotársica, nos sentidos horário e anti-horário, são sugeridos. Alternar a postura no leito, dando preferência ao decúbito lateral esquerdo, também auxiliará no retorno venoso.

A gravidez constitui fator de risco para disfunções dos músculos do assoalho pélvico, especialmente a incontinência urinária. A avaliação deve limitar-se à visualização da contração dos músculos do assoalho pélvico, não sendo indicado o exame por meio do toque vaginal. O objetivo é educar a gestante quanto às funções dessa musculatura e dar as primeiras instruções de como realizar corretamente os exercícios, visando à aquisição de consciência corporal e à prevenção da incontinência urinária. Para tal finalidade, o fisioterapeuta pode utilizar figuras ilustrativas dos músculos do assoalho pélvico e sugerir à gestante que ela pratique os exercícios nas posturas em que se sentir mais confortável.

É importante lembrar que devem ser evitados, durante todo o atendimento, exercícios que elevem a pressão arterial ou os que provoquem manobra de Valsalva. Além disso, a gestante deve participar ativamente do atendimento, realizando os exercícios propostos dentro dos seus limites.

Ao final do atendimento, o fisioterapeuta deverá aferir novamente os dados vitais e indagar à gestante quanto aos sintomas relacionados com o agravamento da patologia.

Conforme descrito anteriormente, estudos sobre a atuação do fisioterapeuta em gestantes de alto risco são raros. Bastos *et al.* (1999) investigaram os efeitos do atendimento fisioterápico em 33 puérperas portadoras de pré-eclâmpsia. O protocolo no puerpério imediato consistia em exercícios circulatórios, respiratórios, dos músculos do assoalho pélvico e abdominais e estimulação do peristaltismo intestinal. Todos os exercícios foram realizados no leito, e a pressão arterial foi medida no início e no final da intervenção. Ao final de 2 dias consecutivos de atendimentos, observou-se que houve um aumento da pressão arterial média imediatamente após a realização dos exercícios, retornando ao nível inicial 10 min depois. A elevação pressórica, na maioria das puérperas, não ultrapassou 10 mmHg. Os autores concluíram que a realização dos exercícios não agravou o quadro clínico, uma vez que a variação pressórica decorreu de uma resposta fisiológica do sistema cardiovascular quando submetido à prática de exercícios.

EXERCÍCIOS E SÍNDROMES HIPERTENSIVAS DA GRAVIDEZ

A prática regular de exercícios físicos, de moderada intensidade, em gestantes sem complicações, tem sido recomendada com o objetivo de manter a aptidão física, prevenir desconfortos musculoesqueléticos e doenças cardiovasculares, reduzir a resistência à insulina, controlar o peso corporal, diminuir a ansiedade e o estresse e melhorar a qualidade de vida.

As diretrizes do American College of Obstetricians and Gynecologists (ACOG, 2015) contraindicam os exercícios físicos aeróbicos em mulheres com pré-eclâmpsia e consideram uma contraindicação relativa para gestantes com controle deficiente da hipertensão arterial.

Embora sejam amplamente documentados na literatura os benefícios dos exercícios na prevenção de doenças cardiovasculares, para as mulheres não grávidas, estudos que avaliam seus efeitos em gestantes com fatores de risco para desenvolver alguma síndrome hipertensiva ainda não estão consolidados.

Alguns autores sugerem três hipóteses para explicar os efeitos protetores dos exercícios aeróbicos, em gestantes, na prevenção da pré-eclâmpsia. A primeira delas é de que as reduções intermitentes de fluxo sanguíneo na placenta durante o exercício físico regular podem gerar uma resposta adaptativa do organismo materno, com crescimento placentário e melhora da vascularização. Essas adaptações promovem aumento da perfusão placentária e melhoram a capacidade de transporte de oxigênio e suprimentos para o feto. Com isso, especialmente o exercício aeróbico, no início da gravidez, poderia proteger contra o desenvolvimento anormal da placenta. Outras duas hipóteses são de que o exercício físico reduz o estresse oxidativo, aumentando o sistema de defesa antioxidante e limitando danos celulares e também corrige a disfunção endotelial, por meio da melhora da dilatação, atenuando a deterioração vascular progressiva.

Sorensen et al. (2003) investigaram a relação entre a atividade física de lazer e os riscos de pré-eclâmpsia, por meio da aplicação de um questionário estruturado às mulheres no pós-parto. As perguntas se referiam à prática de atividades recreativas durante as primeiras 20 semanas de gravidez ou 1 ano antes da concepção. Os resultados mostraram que, comparadas às mulheres sedentárias, aquelas que se envolveram em atividades de intensidade leve ou moderada experimentaram um risco 24% menor de desenvolver pré-eclâmpsia. Quando realizaram atividades vigorosas, como corrida ou caminhada rápida, a redução foi de 54%. Esses resultados estão de acordo com os obtidos em estudo publicado em 1989, por Marcoux et al., no qual as mulheres que apresentaram maior gasto energético na atividade física tiveram uma redução de 43% no risco de desenvolver pré-eclâmpsia.

Yeo et al. (2000), em ensaio clínico randomizado, investigaram os efeitos do exercício de moderada intensidade em 16 gestantes com fatores de risco para desenvolver SHG. O protocolo consistiu em exercícios na bicicleta ergométrica, 3 vezes na semana, durante 10 semanas, por 30 min, sem ultrapassar o nível 13 na escala de percepção de esforço. As participantes iniciaram o programa de exercícios supervisionado com 18 semanas de idade gestacional e foram acompanhadas até completarem 28 semanas. Os resultados mostraram que não houve alteração da pressão arterial sistólica, entretanto, no grupo de exercícios, a pressão arterial diastólica reduziu, em média, 3,5 mmHg, enquanto no grupo-controle a diminuição foi de apenas 1,1 mmHg. Os autores sugerem que o programa de 10 semanas de exercícios de moderada intensidade pode contribuir na prevenção das SHG.

Quanto ao tipo de atividade física, Yeo et al. (2008) avaliaram a efetividade da caminhada e de alongamentos em 79 gestantes de alto risco, sedentárias e com histórico de pré-eclâmpsia. Os exercícios foram realizados 5 vezes na semana, com duração de 40 min, até o final da gestação. Seguindo as recomendações do ACOG, as 41 mulheres incluídas no programa de caminhadas deveriam manter a frequência cardíaca entre 55 e 69% da frequência cardíaca máxima e, na avaliação subjetiva de percepção do esforço, o nível seria de 12 ou 13. As gestantes do grupo de alongamento não deveriam ultrapassar 10% da frequência cardíaca de repouso. Contrariando as expectativas, a menor incidência de pré-eclâmpsia ocorreu no grupo de alongamento. Os autores sugerem que, como os níveis séricos de transferrina, marcador da atividade antioxidante, foram superiores no grupo de alongamento, estes podem ter tido alguma influência na prevenção de pré-eclâmpsia.

Em revisão sistemática, Meher e Duley (2010) concluíram que não existem provas suficientes sobre os possíveis efeitos do exercício na prevenção da pré-eclâmpsia, portanto, a decisão sobre sua prescrição em mulheres com fatores de risco para desenvolver qualquer SHG deve ser individual, discutida em consulta médica.

Wolf et al. (2014), em uma metanálise, incluíram 11 estudos observacionais que avaliaram, por meio do autorrelato, o impacto da atividade física de lazer (jardinagem, caminhada, corrida e outros exercícios aeróbicos) e o risco de pré-eclâmpsia. Nenhum dos estudos mostrou que a atividade de lazer leve ou moderada esteve associada a ocorrência de pré-eclâmpsia. No entanto, um estudo sugeriu que o tempo da atividade superior a 270 min/semana (o equivalente a 4,5 h/semana) no primeiro trimestre gestacional pode aumentar o risco de pré-eclâmpsia grave. Além disso, Aune et al. (2014), em revisão sistemática e metanálise com dados de 15 estudos de coorte e caso-controle, sugerem que as mulheres com níveis mais elevados de atividade física pré-gravidez ou no início da gravidez têm uma redução de 20 a 35% no risco de desenvolvimento de pré-eclâmpsia.

Barakat et al. (2016), em um grande ensaio clínico randomizado, recomendam que o exercício materno pode ser uma ferramenta preventiva para hipertensão, uma vez que as gestantes que não se exercitaram apresentaram 3 vezes mais probabilidade de desenvolver hipertensão, estiveram 1,5 vez mais propensas ao ganho excessivo de peso e 2,5 vezes a terem bebês grandes ou macrossômicos.

A base de evidências sobre a relação entre os exercícios e as SHG ainda é inconsistente. Desse modo, consideram-se necessários ensaios clínicos de alta qualidade metodológica e que investiguem diferentes modalidades de exercícios em gestantes com fatores de risco para SHG e suas complicações.

CONSIDERAÇÕES FINAIS

É notória a escassez na literatura de evidências científicas que deem suporte à atuação do fisioterapeuta no atendimento às gestantes de alto risco, inclusive nas síndromes hipertensivas.

No entanto, isso não impede que o profissional busque compreender não só a fisiologia da gravidez, mas os processos etiológico e fisiopatológico envolvidos nas SHG, e, junto à equipe multiprofissional, estabeleça critérios de intervenção fisioterapêutica, visando à promoção do bem-estar materno-fetal.

CASOS CLÍNICOS

✔ Caso 1

Gestante, 36 anos, 1º grau incompleto, obesa, sedentária, auxiliar de limpeza de uma escola pública, G1P0A0 (primeira gestação, nenhum parto, nenhum aborto), 23 semanas de idade gestacional, foi encaminhada ao serviço de Fisioterapia na Saúde da Mulher, com relatório médico de 5 dias antes, solicitando a intervenção para tratamento de dor lombar. A dor não irradia, mas piora nos movimentos relacionados com a atividade profissional, como, por exemplo, agachar e carregar o balde com água. Não está dormindo bem, pois tinha o costume de dormir de decúbito ventral antes da gravidez. Histórico de dor lombar prévia. Relata que não planejou a gravidez, a qual foi resultado de um relacionamento sexual ocasional. Está em acompanhamento no pré-natal na Unidade Básica de Saúde próxima à sua residência. Ao exame físico, observou-se pressão arterial elevada (150/100 mmHg). As alterações posturais mais significativas foram protrusão de ombros, hiperlordose lombar e aumento do ângulo tibiotársico. Diástase do músculo reto abdominal de 3 cm. Teste de flexão anterior de tronco positivo (reprodução da queixa de dor lombar). Dor à palpação da musculatura paravertebral.

Comentários. É importante lembrar que, apesar de não ser função do fisioterapeuta dar o diagnóstico clínico de uma síndrome hipertensiva, é fundamental que ele saiba avaliar o quadro e seus possíveis desfechos na gravidez. A verificação do cartão de pré-natal poderá auxiliá-lo a esclarecer se a alteração da pressão arterial ocorreu após a 20ª semana de gestação ou antes.

Neste caso, a gestante apresentou alteração pressórica superior a 140/90 mmHg, sem manifestar outros sinais ou sintomas. Em relação às suas características individuais, podem ser observados alguns fatores de risco para a pré-eclâmpsia, como a idade superior a 35 anos, obesidade e história reprodutiva de nuliparidade (nunca ter tido filhos). Além desses, estão associadas condições sociodemográficas desfavoráveis, como baixa escolaridade, gestação ocasional sem relação conjugal e exposição ao esforço físico.

A princípio, o fisioterapeuta deve analisar se aferiu corretamente a pressão arterial, conforme indica o Ministério da Saúde. Em gestantes, a pressão arterial deve ser mensurada na posição sentada, com o braço direito no mesmo nível do coração e com um manguito de tamanho apropriado. Deve-se dar preferência aos aparelhos de coluna de mercúrio ou aneroides calibrados. Tendo adotado essa recomendação, considera-se que o aumento da pressão arterial com 23 semanas de gestação pode sugerir um quadro inicial de pré-eclâmpsia ou hipertensão gestacional que, provavelmente, terá diagnóstico médico retrospectivo, após a conclusão da gravidez. Para confirmação da pré-eclâmpsia, além da elevação pressórica, outras anormalidades podem estar presentes e, possivelmente, serão investigadas por meio de exames laboratoriais. A classificação em leve ou grave dependerá do grau de comprometimento desses exames e da progressão do quadro, com presença ou não de sintomas como, por exemplo, cefaleia, distúrbios visuais e dor epigástrica.

Por isso, o mais aconselhável é que o fisioterapeuta faça um encaminhamento ou, preferencialmente, entre em contato com o médico pré-natalista, considerando que o esperado no 2º trimestre gestacional é uma redução fisiológica da pressão arterial, devido ao relaxamento da musculatura lisa dos vasos sanguíneos, e não sua elevação.

Conforme normas técnicas publicadas pelo Ministério da Saúde, na abordagem da gestação de alto risco, mulheres que apresentam hipertensão após a segunda metade da gravidez devem realizar frequentemente exames laboratoriais para avaliar a progressão e a gravidade do quadro clínico. Em casos de pré-eclâmpsia leve, após avaliação diagnóstica, as pacientes podem ser acompanhadas ambulatorialmente, com consultas médicas semanais, pesagem diária pela manhã, aferição da pressão arterial pelo menos 1 vez/dia e manutenção de repouso relativo, evitando grandes esforços.

O repouso, domiciliar ou hospitalar, tem sido recomendado como adjuvante no tratamento e prevenção das SHG. Em revisão sistemática, Meher et al. (2010) avaliaram os benefícios e efeitos colaterais do repouso, em mulheres hipertensas, com e sem proteinúria. Concluíram que, atualmente, não existem estudos suficientes que forneçam orientações claras sobre a indicação sistemática de repouso na prática clínica e que este, quando indicado, tem por objetivo facilitar o monitoramento materno-fetal e reduzir o parto prematuro. Enquanto isso, os custos relativos à prática do repouso referem-se a estresse materno, atrofia muscular, desmineralização óssea, trombose venosa profunda e embolia pulmonar.

Na primeira consulta, o fisioterapeuta, além de solicitar esclarecimento médico sobre a alteração pressórica, deverá instruir a gestante quanto à manifestação de sintomas relacionados com a pré-eclâmpsia. Recomenda-se, ainda, que não só a oriente quanto à dor lombar, mas também quanto à prevenção de outras condições relacionadas às alterações fisiológicas esperadas para o 2º trimestre gestacional.

Apesar de a dor lombar estar presente há pelo menos 5 dias, tempo entre a última consulta de pré-natal e a avaliação fisioterápica, é importante que o profissional exclua a possibilidade de o quadro ser devido a outra patologia, como, por exemplo, uma pielonefrite. Essa infecção, que atinge o parênquima e a pelve renal, tem como principais sinais e sintomas: dor lombar, calafrios, cefaleia, náuseas, vômitos e febre. A diferenciação entre dor lombar e dor pélvica posterior é outro ponto a ser analisado. Essas disfunções musculoesqueléticas, comuns na gravidez, podem surgir de forma isolada ou combinada e têm como fator de risco a história prévia de lombalgia.

Na gestante em questão, alguns fatores explicam, em parte, a presença da dor lombar, sendo eles: a atividade laboral que exige longa permanência na postura de pé, as alterações musculoesqueléticas compensatórias devido ao crescimento uterino, a história prévia de lombalgia, o sedentarismo e a obesidade. Além desses, a presença de dor à palpação da musculatura espinal e o teste de flexão de pé positivo demostram a ocorrência dessa disfunção musculoesquelética.

Recomenda-se que a paciente seja orientada quanto à aquisição de novos hábitos posturais nas atividades profissionais e de vida diária, especialmente naquelas relacionadas à manifestação da dor e à posição de dormir. Deve manter o abdome contraído durante suas atividades, proporcionando, assim, maior estabilidade na articulação lombopélvica. Além disso, sempre que possível, incluir momentos de descanso entre as tarefas e alternar as posturas, evitando a fadiga muscular. A cinta lombossacra também pode ser indicada, desde que a gestante a utilize apenas em uma parte do dia e sempre com o abdome contraído, a fim de evitar a fraqueza abdominal.

Em um segundo momento, após elucidação do quadro clínico inicial de elevação pressórica e na persistência da dor lombar, sugere-se discutir, juntamente com o médico pré-natalista e com a gestante, a viabilidade de sessões fisioterápicas individuais, em vista da possível recomendação do repouso relativo. Exercícios de estabilização lombopélvica, alongamentos e fortalecimentos musculares, de acordo com os achados da avaliação, recursos termoterápicos e massagens no local da dor podem ser utilizados com o objetivo de diminuir o quadro álgico.

✔ Caso 2

Gestante, 37 anos, $G_1P_0A_0$ (primeira gestação, nenhum parto, nenhum aborto), 30 semanas de idade gestacional, hipertensa crônica, é atendida em uma maternidade pública, queixando-se de dor epigástrica. Nega cefaleia ou distúrbios visuais. Ao exame médico, observaram-se: pressão arterial, 170/120 mmHg; edema em membros inferiores, restrito a tornozelos e pés. Até o momento, realizou 6 consultas no pré-natal de alto risco. Relata que, desde o início da gravidez, apresentou níveis pressóricos elevados, tendo feito uso de anti-hipertensivos. A gestante foi internada imediatamente, sendo solicitados os exames laboratoriais e avaliadas as condições maternas e fetais. Exame laboratorial: proteinúria de 24 h positiva.

Comentários. Neste caso, desde o início da gestação houve a necessidade de uso de medicação anti-hipertensiva, diante do quadro antecedente de hipertensão arterial crônica. Com a evolução da gravidez, relatou-se dor epigástrica e agravamento da pressão arterial, sugerindo a ocorrência de pré-eclâmpsia sobreposta à hipertensão arterial crônica.

Sintomas de iminência de eclâmpsia, como a cefaleia frontal ou occipital persistente e os distúrbios visuais (escotomas, diplopia, perda parcial ou total da visão), não foram relatados pela gestante. Entretanto, a hospitalização torna-se imprescindível para monitoramento rigoroso das condições materna e fetal.

Considerando a idade gestacional de 30 semanas e, de acordo com as normas recomendadas pelo Ministério da Saúde, a conduta inicial a ser possivelmente adotada é a conservadora, com uso de medicação anticonvulsivante e anti-hipertensiva. Após o período inicial de observação, se atingida a estabilização clínica das condições materno-fetais, e mantida a conduta conservadora, o fisioterapeuta poderá realizar o atendimento à gestante no leito.

BIBLIOGRAFIA

American College of Obstetricians and Gynecologists (ACOG). Committee Opinion No. 650: Physical Activity and Exercise During Pregnancy and the Postpartum Period. Obstet Gynecol. 2015; 126(6):135-42.

Assis T, Viana F, Rassi S. Estudo dos principais fatores de risco maternos nas síndromes hipertensivas da gestação. Arq Bras Cardiol. 2008; 91(1):11-7.

Aune D, Saugstad OD, Henriksen T, Tonstad S. Physical activity and the risk of preeclampsia: a systematic review and meta-analysis. Epidemiology. 2014; 25(3):331-43.

Barakat R, Pelaez M, Cordero Y et al. Exercise during pregnancy protects against hypertension and macrosomia: randomized clinical trial. Am J Obstet Gynecol. 2016;214(5):649.e1-8.

Baruzzi A, Grinberg M, Pileggi F. Manobra de Valsalva: mecanismos e aplicações clínicas Arq Bras cardiol. jun 1987; 48(6):383-7.

Bastos A, Andrade A, Oliveira S. Efeito do atendimento fisioterápico no puerpério imediato para pacientes portadoras de hipertensão arterial induzida pela gravidez. Rev Fisioter Univ São Paulo. Jan/jun 1999; 6(1):92-100.

Baumwell S, Karumanchi A. Pre-eclampsia: clinical manifestations and molecular mechanisms. Nephron Clin Pract. 2007; 106(2): 72-81.

Bo K, Artal R, Barakat R et al. Exercise and pregnancy in recreational and elite athletes: 2016 evidence summary from the IOC expert group meeting, Lausanne. Part 1 – exercise in women planning pregnancy and those who are pregnant. Br J Sports Med. 2016;50:571-89.

Borg-Stein J, Dugan SA. Musculoskeletal disorders of pregnancy, delivery and postpartum. Phys Med Rehabil Clin N Am. 2007; 18:459-76.

Brasil. Ministério da Saúde. Secretaria de Atenção à Saúde. Departamento de Ações Programáticas Estratégicas. Gestação de alto risco: manual técnico. 5. ed. Brasília: Editora do Ministério da Saúde. 2012; 302 p.

Brasil. Ministério da Saúde. Secretaria de Atenção à Saúde. Departamento de Atenção Básica. Cadernos de Atenção Básica. Diretrizes do Nasf – Núcleo de Apoio a Saúde da Família. Brasília: Ministério da Saúde. 2009; 160 p.

Brasil. Ministério da Saúde. Secretaria de Atenção à Saúde. Promovendo o aleitamento materno. 2. ed. Brasília: 2007. Álbum seriado. 18 p.

Carlin A, Alfirevic Z. Physiological changes of pregnancy and monitoring. Best Practice & Research Clinical Obstetrics and Gynecology. 2008; 22(5):801-23.

Gader AA, Haggaz AE, Adam I. Epidemiology of deep venous thrombosis during pregnancy and puerperium in Sudanese women. Vascular Health and Risk Management. 2009; 5(1):85-7.

Hutcheon JA et al. Epidemiology of pre-eclampsia and the other hypertensive disorders of pregnancy. Best Practice & Research Clinical Obstetrics and Gynaecology. 2011; 1-13.

Kalus SM, Kornman LH, Quinlivan JA. Managing back pain in pregnancy using a support garment: a randomized trial. BJOG. 2008; 115(1):68-75.

Khan KS et al. WHO analysis of causes of maternal death: a systematic review. Lancet. 2006; 367(9516):1066-74.

Kramer MS, McDonald SW. Ejercicio aeróbico durante el embarazo. Revisión Cochrane traducida. En: La Biblioteca Cochrane Plus, Número 2. 2008.

Lorquet S et al. Etiology and physiopathology of preeclampsia and related forms. Acta Clin Belg. Jul/aug. 2010; 65(4):237-41.

Marcoux S, Brisson J, Fabia J. The effect of leisure time physical activity on the risk of pre-eclampsia and gestational hypertension. J Epidemiol Community Health. 1989; 43(2):47-152.

Meher S, Abalos E, Carroli G. Bed rest with or without hospitalisation for hypertension during pregnancy. Cochrane Database of Systematic Reviews. 2010; Issue 4.

Meher S, Duley L. Exercise or other physical activity for preventing pre-eclampsia and its complications. Cochrane Database of Systematic Reviews. 2010; Issue 2.

Meher S, Duley L. Rest during pregnancy for preventing pre-eclampsia and its complications in women with normal blood pressure. Cochrane Database of Systematic Reviews. 2010; Issue 2.

Morkved S. Evidence for pelvic floor physical therapy for urinary incontinence during pregnancy and after childbirth. In: Bo K et al. Evidence-based physical therapy for the pelvic floor. Elsevier, 2007; p. 317-36.

Norén L et al. Lumbar back and posterior pelvic pain during pregnancy: a 3-year follow-up. Eur Spine J. 2002; 11(3):267-71.

Pennick VE, Young G. Interventions for preventing and treating pelvic and back pain in pregnancy. Cochrane Review. In: The Cochrane Library. 2007.

Poon LCY et al. Maternal risk factors for hypertensive disorders in pregnancy: a multivariate approach. Journal of Human Hypertension. 2010; 24:104-10.

Silva DVR, Silveira MFA, Gomes-Sponholz FA. Experiences with severe maternal morbidity: a qualitative study on the perception of women. Rev Bras Enferm. 2016;69(4):618-24.

Sorensen TK et al. Recreational physical activity during pregnancy and risk of preeclampsia. Hypertension. 2003; 41(6):1273-80.

Steegers E et al. Pre-eclampsia. Lancet. 2010; 376(9741):631-44.

Stephenson R, O'Connor L. Assistência fisioterápica na gravidez de alto risco. In: Stephenson R, O'Connor L. Fisioterapia aplicada à ginecologia e obstetrícia. 2. ed. São Paulo: Manole, 2004; 277-304.

Vleeming A et al. European guidelines for the diagnosis and treatment of pelvic girdle pain. Eur Spine J. 2008; 17(6):794-819.

Weissgerber TL, Wolfe L A, Davies GA. The role of regular physical activity in preeclampsia prevention. Med Sci Sports Exercise. 2004; 36(12):2024-31.

Wolf H, Owe K, Juhl M, Hegaard H. Leisure time physical activity and the risk of pre-eclampsia: a systematic review.Maternal & Child Health Journal. 2014; 18(4):899-910.

Yeo S et al. A comparison of walking versus stretching exercises to reduce the incidence of preeclampsia: a randomized clinical trial. Hypertension in Pregnancy. 2008; 27(2):113-30.

Yeo S et al. Effect of exercise on blood pressure in pregnant women with a high risk of gestational hypertensive disorders. Journal of Reproductive Medicine. 2000; 45(4):293-8.

10 Atuação do Fisioterapeuta no Controle do Diabetes Melito Gestacional

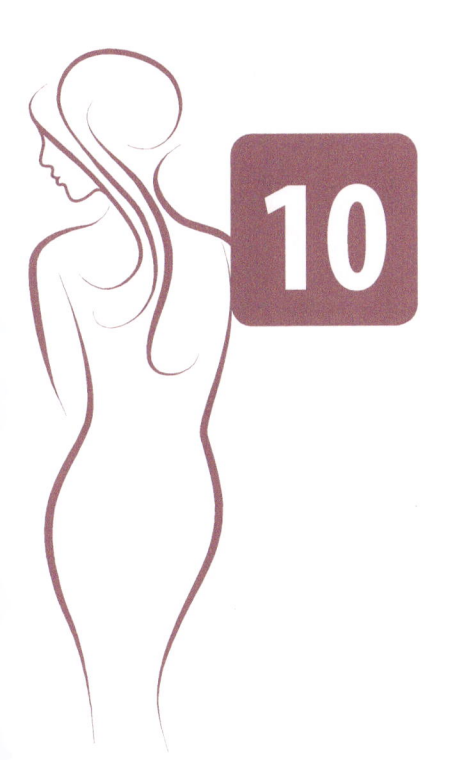

Cristine Homsi Jorge Ferreira

Thaiana Bezerra Duarte

Flaviane de Oliveira Souza

Letícia Alves Rios Dias

Gisela Rosa Franco Salerno

Geraldo Duarte

INTRODUÇÃO

O diabetes melito (DM) é uma doença de alta relevância que desperta continuamente a preocupação das autoridades da saúde pública em decorrência de sua morbidade e mortalidade, além dos consequentes impactos sociais e econômicos. O impacto do DM não decorre apenas do quadro clínico, mas também de alterações funcionais em diferentes órgãos e sistemas, as quais resultam em descontrole metabólico crônico.

Conceitua-se diabetes melito gestacional (DMG) o quadro de intolerância glicêmica diagnosticado pela primeira vez durante a gestação. Apesar de a nomenclatura induzir à conclusão de que o DMG seja causado pela gravidez, isso não é totalmente correto, pois o conceito liga-se apenas à temporalidade do diagnóstico, incluindo tanto os casos de distúrbio do metabolismo glicídico não diagnosticados previamente à gestação como também aqueles deflagrados pela gravidez (Quadro 10.1). Por essa razão, só no período puerperal será possível reconhecer se o DMG foi realmente ocasionado pela gravidez. A reclassificação do distúrbio glicídico é realizada após 4 a 6 semanas após o parto. Nas pacientes de alto risco e que na primeira consulta pré-natal já preenchem os critérios para diabetes fora da gestação serão classificadas como diabetes melito tipo 2 e não como DMG.

A incidência do DMG é variável, acometendo cerca de 1 a 14% de todas as gestações, com importantes repercussões para

Quadro 10.1 Caracterização epidemiológica de fatores e situação de maior risco para ocorrência do diabetes melito gestacional.

Antecedentes pessoais

- Hipertensão arterial
- Obesidade
- Infecções urinárias de repetição
- Candidíase resistente a tratamentos usuais

Antecedentes familiares

- História familiar de diabetes

Antecedentes obstétricos

- Diabetes em gestação anterior
- Multiparidade
- Abortamento habitual
- Polidrâmnio
- Neonato grande para a idade gestacional (peso > 4 kg)
- Óbito fetal nas últimas semanas de gestação
- Malformação fetal ou síndrome do desconforto respiratório neonatal

Gravidez atual

- Macrossomia fetal
- Polidrâmnio
- Espessamento placentário ao exame ultrassonográfico

a mãe e o bebê, sendo no Brasil cerca de 7% das gestações complicadas pela presença de hiperglicemia gestacional. O diagnóstico precoce e uma assistência pré-natal multiprofissional adequada são fundamentais para a redução da morbidade e da mortalidade materna e perinatal.

É indiscutível a contribuição que o fisioterapeuta pode agregar à melhora da qualidade de vida da mulher com DMG, a qual será obtida por meio de elaboração e supervisão de programas de exercícios específicos para obtenção da melhora objetiva dos níveis glicêmicos, se possível a euglicemia. As peculiaridades da doença devem ser lembradas, sem omitir a abordagem educativa e preventiva sobre algias posturais e preparo para o parto, já discutida em outras partes desta obra. Neste capítulo, além de aspectos básicos do DMG, essenciais para a abordagem fisioterapêutica, serão discutidos os principais protocolos de exercícios já testados e os principais parâmetros a serem considerados na prescrição e supervisão dos programas de exercício.

FISIOPATOLOGIA DO DIABETES MELITO GESTACIONAL

Durante a gravidez, ocorrem várias modificações endócrino-metabólicas cujo objetivo é atender às necessidades maternas e fetais. Essas demandas exigem adaptações no organismo da gestante que, quando não atendidas, podem acarretar prejuízos ao prognóstico materno e perinatal. No grupo de adaptações estão aquelas que exigem maior desempenho do pâncreas endócrino em comparação ao período não gravídico, o que pode causar intolerância à glicose.

A placenta produz diversos hormônios essenciais à gestação normal, tais como gonadotrofina coriônica humana, hormônio lactogênio placentário, estrogênios e progesterona. Tais hormônios são contrainsulinêmicos e colaboram na caracterização da gravidez como um estado diabetogênico. No entanto, esse estado hiperglicemiante está sob o controle de mecanismos rigorosos de compensação metabólica, permitindo que a glicose desempenhe o papel de substrato energético essencial para o feto. Nessa situação, potenciais desequilíbrios metabólicos permitem o desajuste, e a gestante desenvolve o quadro de DM. Assim, considera-se que a gravidez seja um fator de risco para o desenvolvimento do DM, constituindo verdadeiro teste para a reserva pancreática materna.

Em condições normais, no terceiro trimestre, a grávida desenvolve resistência periférica à insulina, provocando aumento da demanda de produção desse hormônio e consequente hiperinsulinemia. As gestantes cuja reserva pancreática é insuficiente para suportar a adicional demanda hormonal desenvolvem DMG. Ressalte-se, contudo, que o distúrbio glicídico poderia estar presente antes da gravidez.

REPERCUSSÕES MATERNAS E FETAIS

Sabe-se que o DMG aumenta o risco objetivo de complicações clínicas e obstétricas. Os distúrbios da glicemia, com risco constante de descompensação hiperglicêmica, são preocupações constantes. Adicionalmente, observa-se elevada frequência de distocias e tocotraumatismos maternos e perinatais. Outra variável que deve ser lembrada é a tendência aumentada que 10 a 63% dessas mulheres apresentam no sentido de desenvolverem

diabetes permanente. Assim, toda mulher com DMG deve ter um seguimento regular de sua tolerância à glicose nos anos subsequentes à gestação, visando prevenir ou retardar o surgimento de diabetes melito tipo 2 (DM2).

A hiperglicemia materna e o excessivo suprimento de glicose para o feto causam o hiperinsulinismo fetal, situação responsável por várias complicações gestacionais (embrionárias e fetais) e neonatais, principalmente no caso de o distúrbio glicêmico ser prévio à gravidez ou precocemente iniciado. As manifestações clínicas mais importantes são macrossomia, morte intraútero e graves distúrbios metabólicos do recém-nascido, liderados por hipoglicemia (secundária ao hiperinsulinismo), hipocalcemia e hipomagnesemia. Ademais, essas crianças têm sua morbimortalidade aumentada em decorrência do retardo na diferenciação funcional pulmonar.

DIAGNÓSTICO

De forma prática, para o diagnóstico do DMG, a Sociedade Brasileira de Diabetes recomenda os critérios aceitos pela Organização Mundial da Saúde em 2011, que considera os valores da glicemia plasmática em jejum maior que ou igual a 92 mg/dℓ e menor que 126 mg/dℓ. Segundo os critérios do Ministério da Saúde do Brasil, considera-se DMG quando há glicemia de jejum maior que 110 mg/dℓ, ou teste de tolerância à glicose com 75 g de glicose maior que 140 mg/dℓ na segunda hora. O ideal seria que a paciente pudesse avaliar sua glicemia antes da gravidez, corrigindo-a antes da concepção. Isso evitaria as malformações que a hiperglicemia no início da gestação pode causar nos sistemas nervoso central e urinário e no coração do feto. Se não houver tal oportunidade, a busca desse diagnóstico deverá fazer parte da primeira consulta de pré-natal, devendo ser repetida entre a 24ª e a 28ª semana.

TRATAMENTO

Abordagem multiprofissional

A abordagem multiprofissional do DMG envolve a participação de obstetra, endocrinologista, nutricionista, psicólogo e fisioterapeuta, permitindo a adoção das medidas necessárias que objetivam o controle glicêmico. Essas medidas são plurais e de competência específica contextualizada em seus aspectos multiprofissionais.

Se possível, o ideal é que o atendimento clínico seja realizado conjuntamente pela equipe multiprofissional na mesma visita pré-natal. Essas medidas tendem a aumentar a confiança da gestante e a aderência às orientações e tratamentos propostos. Não sendo possível a integração geográfica e temporal, recomenda-se a comunicação constante entre os profissionais que acompanham a paciente. Por meio de tal iniciativa facilita-se o entrosamento profissional, permitindo veicular as informações necessárias à paciente, esperando-se, com isso, aumentar as taxas de resultados satisfatórios.

Modalidades terapêuticas

O tratamento de rotina para o DMG inclui, obrigatoriamente, o monitoramento da glicemia, a prescrição de dieta e o uso de insulina, quando necessário. O suporte psicológico e o exercício físico também são considerados partes integrantes do tratamento.

Monitoramento da glicemia

O controle da glicemia é realizado com medidas da glicemia plasmática em sangue venoso ou glicemia capilar (utilizando glicosímetro) nos retornos de pré-natal. Se a gestante não apresentar ganho de peso excessivo (controle diário do peso), não haverá necessidade de controle glicêmico diário, sendo suficiente apenas o controle do peso.

No caso de pacientes com dificuldades de ajuste da glicemia, elas se beneficiam da glicemia capilar diária. Se o controle glicêmico for considerado satisfatório, o tratamento instituído deverá ser mantido. Em alguns atendimentos ambulatoriais realizados no Brasil, o controle metabólico é feito a cada 15 dias a partir do início da gestação, seguindo um roteiro determinado com início às 7 h da manhã. Ao chegar, a gestante tem sua glicemia de jejum aferida e recebe o café da manhã, com número conhecido de calorias (10 a 15% das calorias prescritas para a dieta diária total; normalmente, esse número varia de 250 a 300 calorias). Ela recebe um lanche às 10 h (aproximadamente 100 calorias), e nova glicemia é realizada. Entre 11h30 e 12h, a paciente terá um almoço também balanceado (700 a 900 calorias). Duas horas após almoçar, tem a glicemia avaliada novamente.

Consideram-se normais os três valores glicêmicos quando estiverem entre 92 e 125 mg/ℓ. Fora desses parâmetros, deve-se procurar adaptar a dieta ou a dieta mais insulina às alterações detectadas. Casos de hipo e hiperglicemia são igualmente importantes e precisam ser corrigidos. Medidas glicêmicas acima de 200 mg/dℓ ou abaixo de 50 mg/ℓ indicam necessidade de internação para ajuste metabólico.

Dieta

A intervenção nutricional é decisiva no controle do DMG. Sua prescrição é feita pelo obstetra em conjunto com o endocrinologista e controlada pelo nutricionista. O cálculo do valor calórico total da dieta da gestante deve basear-se índice de massa corporal, frequência e intensidade da atividade física da gestante e padrão de crescimento fetal. De maneira geral:

- A dieta terá 25 a 40 kcal/kg de peso ideal, na dependência do índice de massa corporal (IMC). Quanto maior o IMC, menor a quantidade de kcal liberada
- Idealmente, a composição da dieta deverá ser de 15 a 20% de proteínas, 40 a 45% de glicídios (absorção lenta) e 30 a 40% de gordura
- Para gestantes obesas com IMC > 29 kg/m², a dieta não deve ultrapassar 30 kcal/kg/dia
- A inserção ao programa dietético é aferida por meio de diário alimentar e do ganho de peso
- Em média, o ganho de peso semanal não deve ultrapassar 300 a 400 g.

Insulinoterapia

A insulinoterapia é utilizada sempre que, apesar da dieta e do programa de exercícios, a média glicêmica diária (MG) estiver acima de 100 mg/dℓ, com glicemia de jejum maior ou igual a 95 mg/dℓ e glicemias pós-prandiais acima de 120 mg/dℓ.

Acompanhamento pré-natal

O acompanhamento pré-natal é essencial, devendo coincidir os retornos para avaliação obstétrica com os retornos para avaliação metabólica. O intervalo deverá ser de 2 a 3 semanas até a 32ª semana de gestação e semanal após esta idade gestacional. Do ponto de vista obstétrico, objetiva-se evitar ou diagnosticar precocemente as alterações morfológicas fetais (malformações e fetos grandes para a idade gestacional), prematuridade e sofrimento fetal.

Resolução da gravidez

As gestantes que apresentam bom controle metabólico e que não apresentam antecedentes obstétricos como macrossomia, morte prinatal ou complicações associadas podem aguardar a evolução espontânea para o parto a termo. Não se indica cesariana pelo DMG, sendo a via de parto uma decisão obstétrica.

DIABETES E EXERCÍCIO

As respostas hormonais deflagradas com o exercício físico incluem, entre outras, a redução da insulinemia e a elevação dos hormônios contrarreguladores, os quais ajustam a produção hepática às captações de glicose, mantendo constante a glicemia e a queda dos níveis de insulina, provocando também a mobilização de ácidos graxos. No indivíduo normal, a redução no nível de insulina decorrente da atividade física promove ainda melhor utilização da glicose.

O exercício físico também potencializa o efeito hipoglicemiante da insulina, reduzindo, assim, as doses diárias necessárias para o controle metabólico. Entretanto, em diabetes mal controlado, o exercício pode elevar a glicemia e a cetonemia; além disso, o exercício vigoroso pode precipitar arritmias, variações acentuadas nos níveis pressóricos, infarto miocárdico e até morte súbita em diabéticos nas fases mais avançadas da doença. Nesses pacientes, o excesso de exercício pode provocar hemorragias retinianas, exacerbar proteinúria em nefropatas e causar lesões ortopédicas e dermatológicas em portadores de neuropatias periféricas sensoriais. Por essas razões, os exercícios devem ser orientados por profissionais treinados.

De acordo com Silva et al. (2004), um programa de exercício é de grande importância no controle glicêmico do indivíduo diabético do tipo 2, tratado e não tratado com insulina, pois diminui a glicemia e a hemoglobina glicosilada. Considerando que as gestantes diabéticas gestacionais comportam-se como pacientes diabéticas do tipo 2, a prática de exercícios físicos apresenta-se de grande valia para o controle glicêmico e, consequentemente, para a redução de complicações maternas, fetais e neonatais.

O exercício físico reduz os níveis de glicemia em diabéticos, em virtude de melhor utilização da insulina na captação de glicose pelos tecidos. Para obter um bom controle glicêmico, deve-se ajustar a dose da insulina e a ingestão calórica ao gasto energético da atividade física. Isso reforça a necessidade de uma atuação multiprofissional que inclua a participação de fisioterapeuta e nutricionista.

O estudo retrospectivo de Wang et al. (2015) com 2.750 gestantes com DMG, das quais 2.061 (74,9%) realizaram programas de exercício com início na 25,8 ± 3,7 semana de gestação, demonstrou que o exercício reduziu o aumento de índice de massa corporal, o baixo peso ao nascimento, o parto pré-termo e a macrossomia.

Em uma avaliação prospectiva de 33 pacientes portadores de diabetes, usuários ou não de insulina, Silva et al. (2004) observaram melhora nos níveis glicêmicos de jejum, hemoglobina glicosilada, lipídios plasmáticos, frequência cardíaca de repouso e índice de massa corporal, além de relatarem que indivíduos diabéticos com músculos treinados apresentam utilização da glicose notavelmente maior em comparação a indivíduos não treinados.

Programas de exercício devem ser continuados para que se perceba o benefício sustentado dos valores da glicemia dentro do esperado, das taxas de hemoglobina, do perfil lipídico e da frequência cardíaca. Além disso, a intensidade, a frequência e a duração do exercício devem ser mensuradas e analisadas, pois determinadas atividades são mais efetivas que outras, promovendo melhor utilização glicêmica.

PROTOCOLOS DE EXERCÍCIOS TESTADOS NO DIABETES MELITO GESTACIONAL

Os resultados da pesquisa realizada por Durak et al. (1990) nortearam a realização de um importante estudo realizado por Jovanovic-Peterson e Peterson. (1991) sobre a efetividade de um programa de exercícios realizado com os membros superiores por gestantes com DMG. Nesse estudo de Durak et al. (1990), foram avaliados 5 tipos de exercícios, realizados por 95 gestantes de baixo risco. Durante a realização dos exercícios, eram monitorados a pressão arterial materna, a atividade uterina e os batimentos cardíacos fetais (BCF). O exercício realizado em bicicleta ergométrica causou contração uterina nas gestantes participantes (50% das 25 sessões de exercício). Por sua vez, a caminhada desencadeou contração uterina nas participantes em 40% de 10 sessões. O exercício realizado com os membros superiores com movimentos de remar, com as gestantes sentadas e recostadas, desencadeou contração uterina nas mesmas em 10% de 20 sessões. A utilização de aparelho ergométrico para exercícios com os membros superiores não desencadeou contração uterina nas participantes em 20 sessões. Os autores concluíram que os exercícios com menor risco de causarem contrações uterinas, elevação da pressão arterial materna ou alteração do batimento cardíaco fetal são os realizados com os membros superiores, mantendo as gestantes sentadas e recostadas, com menor sobrecarga ao tronco.

Em 1991, Jovanovic-Peterson e Peterson. estudaram 20 mulheres diabéticas, no terceiro trimestre gestacional, que foram distribuídas aleatoriamente em grupo-controle (dieta durante 6 semanas) e grupo experimental (dieta e exercícios durante o mesmo período). Os exercícios, com duração de 20 min, por 3 vezes na semana, durante 6 semanas, foram restritos aos membros superiores, realizados com as gestantes sentadas e recostadas. As gestantes exercitaram-se até atingir 70% da frequência cardíaca máxima (FCM), sob supervisão. Os resultados relacionados aos níveis glicêmicos nos dois grupos começaram a divergir a partir da 4ª semana de estudo. Na 6ª semana, as gestantes submetidas ao exercício apresentaram melhora significativa dos níveis glicêmicos quando comparadas às do grupo-controle.

Em estudo realizado por Bung et al. (1993), foram incluídas 34 gestantes portadoras de diabetes com idade gestacional entre 28 e 33 semanas. Apesar da dieta adequada, essas gestantes continuavam com hiperglicemia de jejum de 105 a 140 mg/dℓ. As integrantes do grupo-controle foram tratadas com insulina e, as do grupo experimental, com exercício e dieta. O programa de exercícios foi realizado em laboratório, 3 vezes/semana, utilizando bicicleta ergométrica com recosto, durante 45 min. A intensidade do exercício era moderada (50% do consumo máximo de oxigênio), e as gestantes foram orientadas a manterem as atividades rotineiras. Observou-se controle glicêmico nos dois grupos estudados. Não foram encontradas diferenças quanto aos escores de Apgar e ao peso do recém-nascido.

A efetividade de um programa de exercício parcialmente realizado em casa por portadoras de DM sobre a redução dos níveis glicêmicos foi avaliada por Avery et al. (1997). Foram incluídas 29 gestantes diabéticas que fizeram parte do grupo-controle ou do grupo experimental após sorteio. As do grupo-controle fizeram dieta e, as do grupo experimental, além de dieta, exercitavam-se durante 30 min, 3 a 4 vezes/semana, até o término da gravidez. Por 2 vezes/semana os exercícios eram realizados em uma bicicleta ergométrica sob supervisão do pesquisador, com monitoramento contínuo dos batimentos cardíacos maternos. Em uma das sessões, também era realizado o monitoramento fetal antes e depois do exercício. Uma ou 2 vezes/semana, as gestantes exercitavam-se em casa, sem supervisão, mas com registro do quanto haviam se exercitado, facultando-lhes a escolha entre caminhar ou pedalar em uma bicicleta ergométrica.

Houve melhora do condicionamento cardiovascular nas gestantes do grupo experimental, entretanto, os dois grupos não diferiram em relação aos níveis glicêmicos e às complicações fetais. Os autores acreditam que a falta de efetividade do programa na melhora do perfil glicêmico possa ter decorrido da supervisão deficiente, uma vez que "muitos sujeitos no estudo perceberam que as sessões realizadas em casa eram menos intensas que as supervisionadas". Torna-se importante observar que, apesar da não efetividade desse programa em relação aos níveis glicêmicos, ele se mostrou seguro quando levados em consideração os escores de Apgar, a idade gestacional no parto e as menores taxas de cesárea entre os grupos estudados.

Analisando um grupo de 20 gestantes diabéticas, García-Patterson et al. (2001) avaliaram o efeito do exercício físico sobre a glicemia de jejum 1 e 2 h após o café da manhã (20 g de carboidrato). Em um dia as pacientes permaneciam sentadas durante o período do estudo (dia-controle) e, em outro, elas se exercitavam (dia de estudo). Neste dia, elas caminhavam em uma superfície plana durante 1 h, depois do café da manhã, a uma velocidade de 2,52 km/h e incremento de 9 batimentos cardíacos por minuto (bpm). Houve redução significativa na dosagem da glicose sanguínea 1 h após o café da manhã nos dias de estudo. Esse efeito foi mais pronunciado naquelas mulheres que apresentavam maiores valores de glicemia nos dias-controle. Concluiu-se que gestantes diabéticas podem beneficiar-se com caminhadas pós-prandiais de baixa intensidade, visando otimizar os efeitos dos exercícios sobre os níveis glicêmicos.

Em 2001, Avery et al. avaliaram o efeito de uma única sessão de exercício sobre a glicemia e a insulinemia em 30 mulheres portadoras de DMG que não se exercitavam regularmente e não faziam uso de insulina. Durante a sessão de exercício, elas se exercitavam 15 min em baixa intensidade (50 a 60% da FCM) e 15 min em intensidade moderada (60 a 70% da FCM), seguindo-se período de descanso de 2 h após o exercício. Uma amostra de sangue era colhida antes do início do exercício e a cada 15 min até o final da segunda hora de descanso. Os níveis de glicose sanguínea foram significativamente mais baixos depois da atividade, redução proporcional à intensidade do exercício. A avaliação de 45 min após o exercício demonstrou que as taxas glicêmicas eram praticamente idênticas para todas as grávidas do estudo.

Em 2004, Brankston et al. estudaram os efeitos de um programa de exercícios resistidos em mulheres com DMG sobre a necessidade do uso de insulinoterapia. Participaram 32 mulheres com esse diagnóstico, randomicamente distribuídas para serem tratadas somente com dieta ou com dieta e exercícios. As gestantes do grupo-controle (sem DMG) seguiram o mesmo protocolo de exercícios. Um instrutor experiente supervisionou 3 sessões iniciais de exercícios e, posteriormente, fez contato semanal com as participantes para estimular a adesão ao programa. As mulheres foram orientadas a realizar os exercícios 3 vezes/semana. O programa constava de 8 tipos de exercícios com intervalos curtos (< 1 min) entre as séries. Os exercícios envolviam grupos musculares dos membros inferiores e superiores e eram feitos com faixas de borracha. Na primeira e na segunda semanas, foram executadas 2 séries de 15 repetições para cada tipo de exercício. Na terceira semana, 3 séries de 15 repetições e, da quarta semana até o final da gestação, 3 séries de exercícios com 20 repetições. As pacientes foram ensinadas a monitorar a própria frequência cardíaca durante o exercício e a não permitir que esta ultrapassasse 140 bpm.

Os resultados mostraram que o número de mulheres que necessitaram de insulina foi o mesmo nos dois grupos. Contudo, nas grávidas com sobrepeso, a necessidade de insulina foi menor entre aquelas do grupo que recebeu dieta e exercícios. Os autores concluíram que exercícios resistidos podem ajudar a evitar e/ou postergar a insulinoterapia em gestantes diabéticas com sobrepeso.

Em estudo realizado por Barros et al. (2010) foram propostos exercícios resistidos, realizados com faixa elástica. Selecionaram-se 64 mulheres com DMG distribuídas randomicamente em um grupo experimental (GE), que realizou exercício (n = 32) e em um grupo-controle (GC), que não realizou (n = 32). As mulheres foram incluídas na pesquisa no momento do diagnóstico de DMG.

As pacientes eram orientadas a iniciar o protocolo de exercícios 90 min após alguma refeição. Se os valores da glicemia capilar ficassem entre 100 e 250 mg/dℓ, as mulheres do GE iniciavam o protocolo; se aferidos valores inferiores, eram orientadas a fazer o exercício no dia seguinte e, se superiores, eram encaminhadas ao acompanhamento obstétrico. O protocolo utilizado incluía exercícios para bíceps, tríceps, deltoide, quadríceps, músculos da coxa e panturrilha. Eram realizadas 15 repetições e o tempo de repouso entre as séries era de 30 s a 1 min. Nas primeiras 2 semanas, foram realizadas 2 séries dos exercícios e, a partir da terceira, 3 séries, o que era mantido até o final da gestação. A intensidade foi controlada por uma escala de percepção, e foi solicitada a manutenção entre 5 e 6, o que corresponde a "um pouco pesado". As voluntárias voltavam ao serviço 1 vez/semana para acompanhamento e recebiam um folheto de orientação para realizarem os exercícios em domicílio, em dias alternados. Concluiu-se que os exercícios foram eficazes na redução da necessidade de insulina nas mulheres com DMG e na diminuiçao dos níveis de glicose no sangue.

Recente revisão sistemática com metanálise conduzida por Harrison et al. (2016) incluiu oito ensaios clínicos randomizados e controlados com 588 gestantes com DMG, submetidas a protocolos de exercício de baixa intensidade, incluindo exercícios na bicicleta ergométrica, caminhada ou ioga na frequência de mais de uma vez/semana. A metanálise mostrou que os exercícios juntamente aos cuidados usuais aumentaram significativamente o controle da glicemia pós-prandial (média −0,33 mmol/ℓ, intervalo de confiança [IC] 95% −0,49 a −0,17) quando comparada apenas aos cuidados usuais, sem aumento dos eventos adversos. Efeitos similares foram observados para os exercícios aeróbicos e resistidos, se executados em uma intensidade moderada a forte, por 20 a 30 min, 3 a 4 vezes/semana. Todos os estudos relataram que complicações ou efeitos adversos tiveram redução com os exercícios. Portanto, exercícios realizados em intensidade moderada pelo menos três vezes na semana ajudam na redução do controle da glicemia pós-prandial e de outras medidas de controle glicêmico nas mulheres com DMG.

VANTAGENS DOS PROGRAMAS DE EXERCÍCIOS SUPERVISIONADOS

Os programas de exercícios supervisionados por profissionais qualificados parecem ser mais eficazes na melhora dos níveis glicêmicos, uma vez que permitem às mulheres se exercitarem em uma intensidade adequada, fazendo com que elas se sintam mais seguras. Outras vantagens apontadas por Durak et al. (1990) são: o fato de as sessões serem monitoradas; a prescrição dos exercícios ser individualizada e alterada conforme as necessidades das gestantes; o fato de haver maior segurança na realização dos exercícios, proporcionada pela correção da mecânica corporal durante a execução, e indicação de interrupção quando necessário. Além disso, o contato com a paciente permite o desenvolvimento de atividade educativa com o fornecimento de informações que podem contribuir para a melhora na qualidade de vida dela.

PRESCRIÇÃO DE EXERCÍCIOS À PACIENTE COM DIABETES MELITO GESTACIONAL

A indicação de exercício para gestante de baixo risco já foi motivo de controvérsias, amenizadas atualmente pelo último parecer do American College of Obstetricians and Gynecologists (ACOG), divulgado em 2002. Respaldado em inúmeras pesquisas realizadas nos últimos 40 anos, o ACOG definiu importantes parâmetros de segurança para realização dos exercícios.

Para a American Diabetes Association (ADA), o exercício é uma valiosa forma de terapia de suporte para o DMG. A prescrição de exercícios a grupos especiais, como gestantes diabéticas, com obesidade mórbida e hipertensão crônica, deve ser necessariamente individualizada.

Na prescrição de exercícios físicos a portadoras de DMG, é importante a consideração tanto de parâmetros que garantam o máximo de segurança na execução do programa, quanto dos aspectos relacionados à otimização dos efeitos benéficos. O ideal é que os níveis de glicemia sejam monitorados antes e depois de cada sessão de exercício.

Frequência e duração do exercício

É importante que a gestante se exercite com uma *frequência* de 3 a 4 vezes/semana, *intensidade* moderada (regulada pela frequência cardíaca e escala para percepção do esforço) e *duração* de 15 a 30 min (exercício aeróbico). Deve-se, contudo, levar em consideração o nível de atividade física pré-gestacional.

Intensidade do exercício

As gestantes devem exercitar-se em uma faixa entre 65 e 75% da frequência cardíaca máxima para garantir uma intensidade adequada na redução dos níveis de glicose sanguínea, sem causar fadiga excessiva.

Escolha da modalidade do exercício

Parece que os exercícios realizados primordialmente com os membros superiores desencadeiam menor número de contrações uterinas do que aqueles realizados com os membros inferiores. Entretanto, os protocolos já testados que utilizaram caminhadas e bicicleta ergométrica não evidenciaram maiores taxas de parto pré-termo e/ou outras complicações obstétricas. Portanto, essas são também opções a serem consideradas, dependendo da preferência de cada gestante. A prescrição de exercícios resistidos também tem sido estudada e parece auxiliar no manejo do DMG. No entanto, mais estudos são necessários antes de tecerem-se conclusões precisas sobre tal tipo de exercício.

Sinais de alerta para interrupção do exercício

Os sinais de alerta para interrupção dos exercícios ou do programa de exercícios são: sangramento vaginal; dispneia antes do esforço; cefaleia; dor no peito; fadiga muscular; contrações uterinas rítmicas (mais de 3 contrações em 10 min); trabalho de parto pré-termo; diminuição dos movimentos fetais; perda de líquido amniótico e sintomas de hipoglicemia, tais como náuseas e tonturas.

Orientações importantes

▶ A orientação dietética é essencial, bem como a hidratação adequada durante o exercício
▶ As gestantes diabéticas devem ser incentivadas a manter uma vida ativa. Orientar caminhada leve progressiva de 15 min a 1 h após as refeições
▶ As gestantes devem ser orientadas a identificar e relatar a ocorrência de contrações uterinas durante a realização do exercício.

CONSIDERAÇÕES FINAIS

Apesar de a literatura mundial sobre exercícios físicos e DMG ser relativamente escassa, deixando uma série de importantes questões ainda sem respostas, a ADA sustenta a indicação de exercícios como terapia complementar à dieta. Adicionalmente, o ACOG destaca a importância da individualização dos programas de exercícios para as gestantes com DMG, bem como a utilização dos parâmetros de segurança já estabelecidos. O fisioterapeuta que atua na área de Saúde da Mulher é o profissional que possui os pré-requisitos necessários para compor a equipe multiprofissional que presta assistência à gestante diabética, devendo conhecer tanto os aspectos peculiares do DMG quanto da prescrição de exercícios à gestante, qualificando-o para elaborar e supervisionar programas de exercícios específicos que consigam aliar segurança e eficácia na busca do controle da glicemia materna.

CASO CLÍNICO

A seguir, elaboramos um caso clínico para exemplificar a conduta fisioterapêutica em mulheres com DMG.

J.A.D., 36 anos, advogada, obesa, grávida de 24 semanas de seu segundo filho, realiza acompanhamento pré-natal, tendo sido diagnosticado DMG. Além do tratamento médico de rotina, foi indicada a fisioterapia.

Na avaliação, foram coletadas as seguintes informações:
▶ Não apresenta outra patologia associada
▶ Teve DMG em gestação prévia
▶ Teve um ganho ponderal de 15 kg até o momento. Peso atual: 92 kg
▶ Relata que o peso excessivo atrapalha a realização de atividades de vida diária
▶ Não pratica exercício físico desde a adolescência.

Considerações importantes. A gravidez pode atuar como desencadeante ou agravante da obesidade, no caso de preexistência dessa condição. A associação de obesidade e gravidez condiciona a mãe e o filho a um alto risco, pois o sobrepeso

pré-gestacional aumenta a morbidade materna e fetal. O sobrepeso pode impor a ocorrência de algumas doenças, e dentre elas está o diabetes. A gestante do caso clínico é obesa, o que pode ser um fator que predispõe ao DMG. Além disso, ela apresenta outro fator de risco: DMG em gestação prévia.

O exercício físico pode atenuar o ganho excessivo de peso e, durante o período gestacional, pode aumentar a autoestima e o bem-estar da mulher, além de diminuir a ocorrência de complicações e dores durante o período. Sabe-se que a prescrição do exercício físico deve ser individualizada, baseada no condicionamento físico prévio e nas preferências do indivíduo. A gestante descrita é sedentária, então deverá iniciar gradativamente um protocolo de exercício de intensidade leve. A supervisão é extremamente importante, principalmente quando se trata de uma gestação de alto risco, pois o profissional qualificado é capaz de detectar previamente possíveis riscos, evitando, dessa maneira, complicações.

Objetivos da fisioterapia. Prescrever um programa de exercícios que promova bem-estar e auxilie no controle dos níveis glicêmicos e ganho ponderal; favorecer a conscientização corporal e o relaxamento.

Condutas. É importante realizar a mensuração da pressão arterial e da glicose antes e após a realização do exercício, que deve ser supervisionado e realizado 3 vezes/semana, tendo sido eleito o seguinte protocolo:

▶ No início da sessão, exercícios de alongamento globalizado de grandes grupos musculares. Realização de 10 repetições para cada grupo, sustentadas por 20 s

▶ Exercício aeróbico (bicicleta ergométrica) com duração inicial de 15 min

▶ Exercícios de alongamento e fortalecimento de diversos grupos musculares, incluindo o assoalho pélvico (10 repetições para cada grupo)

▶ A sessão é finalizada com exercícios que promovam a conscientização corporal e o relaxamento (respiração diafragmática, relaxamento progressivo, automassagem etc.).

É essencial realizar uma orientação sobre os parâmetros de segurança maternos e fetais a serem utilizados durante o exercício. A gestante deverá informar sobre a presença de dor, contração uterina, dispneia, perda de líquido pela vagina ou outras reações que possam indicar a necessidade de interromper o exercício, conforme preconizado pelo ACOG.

BIBLIOGRAFIA

American College of Obstetricians and Gynecologists Committee. Opinion no. 267: exercise during pregnancy and the postpartum period. Obstet Gynecol. 2002; 99:171-3.

American Diabetes Association. Gestational diabetes mellitus. Diabetes Care. 2004; 27 Suppl 1:S88-90.

Avery MD, Leon AS, Kopher RA. Effects of a partially home-based exercise program for women with gestational diabetes. Obstetrics & Gynecology. 1997; 89(1):10-5.

Avery MD, Walker AJ. Acute effect of exercise on blood glucose and insulina levels in women with gestational diabetes. J Matern Fetal Med. 2001; 10(1):52-8.

Barros MC, Lopes MA, Francisco RP et al. Resistance exercise and glycemic control in women with gestational diabetes mellitus. Am J Obstet Gynecol. 2010; 203(6):556.

Ben-Haroush A, Yogey Y, Hod M. Epidemiology of gestational diabetes mellitus and its association with type 2 diabetes. Diabet Med. 2004; 21:103-13.

Brankston GN, Mitchell BF, Ryan EA et al. Resistance exercise decreases the need for insulin in overweight women with gestational diabetes mellitus. Am J Obstet Gynecol. 2004; 190:188-93.

Brown W. The benefits of physical activity during pregnancy. J Sci Med Sport. 2002; 5(1):37-42.

Bung P, Bung C, Artal R et al. Therapeutic exercise for insulin-requiring gestacional diabetics: effects on the fetus – results of a randomized prospective longitudinal study. J Perinat Med. 1993; 21(2):125-35.

Damm P. Related articles, gestational diabetes mellitus and subsequent development of overt diabetes mellitus. Dan Med Bull. 1998; 45:495-509.

Duarte G, Cunha SP, Mauad-Filho F et al. Diabetes mellitus e gravidez. In: Duarte G et al. (eds.). Protocolos de conduta em gestação de alto risco. FUNPEC: Ribeirão Preto, 3. ed., 2003; 123-38.

Durak EP, Jovanovic-Peterson L, Peterson CM. Comparative evaluation of uterine response to exercise on five aerobic machines. Am J Obstet Gynecol. 1990; 16:754-6.

Durak EP, Jovanovic-Peterson L, Peterson CM. Physical and glicemic responses of women with gestational diabetes to a moderately intense exercise program. The Diabetes Educator. 1990; 16(4):309-312.

Federação Brasileira das Associações de Ginecologia e Obstetrícia (Febrasgo). Diabetes e hipertensão na gravidez: manual de orientação. Editores: Marilza Vieira Cunha Rudge, Marcus José do Amaral Vasconcellos. São Paulo: Ponto, 2004.

García-Patterson A, Martín E, Ubeda J et al. Evaluation of light exercise in the treatment of gestational diabetes. Diabetes Care. 2001; 24(1):2006-7.

Harrison AL et al. Exercise improve glycaemic control in women diagnosis with gestational diabetes mellitus: a systematic review. Journal of Physiotherapy. 2016; 62:188-96.

Jovanovic L. American Diabetes Association's Fourth International Workshop: conference on gestational diabetes mellitus: summary and discussion. Therapeutic interventions. Diabetes Care. 1998; 21(suppl 2):B131-7.

Jovanovic-Peterson L, Peterson CM. Is exercise safe or useful for gestational diabetic women? Diabetes. 1991; 40(Suppl 2):179-81.

National Diabetes Data Group. Classification and diagnosis of diabetes mellitus and other categories of glucose intolerance. Diabetes. 1979; 28:1039-57.

O'Sullivan JB. Diabetes mellitus after GDM. Diabetes. 1991; 40(Suppl 2):131-5.

Pereira BG. Diabetes mellitus. In: Obstetrícia básica. Neme B, Zugaib M, Silva JL (eds.). Sarvier, São Paulo, 3 ed., 2006; 489-500.

Schafer-Graf UM, Vetter K. Diabetes and pregnancy. Ther Umsch. 1999; 56:572-6.

Silva CA, Lima WC, Amorin S et al. Efeito de um programa de exercício físico regular na glicemia de pacientes diabéticos tipo 2. Diabetes Clínica. 2004; 4:269-72.

The Expert Committee on the Diagnosis and Classification of Diabetes Mellitus. American Diabetes Association: Report of the Expert Committee on the Diagnosis and Classification of Diabetes Mellitus. Diabetes Care. 1997; 20:1183-97.

Wang C et al. Exercise intervention during pregnance can be used to manage weight gain and improve pregnancy outcomes in women with gestational diabetes mellitus. BMC Pregnancy & Childbirth. 2015; 15:255-63.

World Health Organization. Definition, diagnosis and classification of diabetes melito and its complications: report of a WHO consultation. Geneva: WHO, 1999.

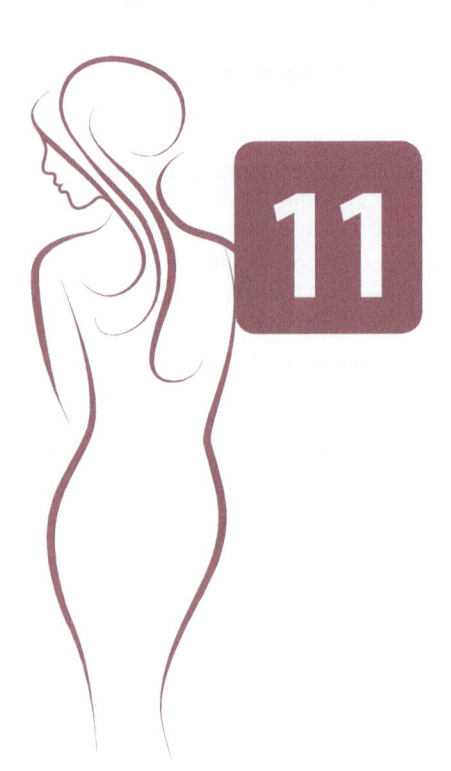

Exercícios na Gravidez

11

Elza Baracho

Fernanda Moreira Gonçalves

Renata de Oliveira Cangussu

Maria Cristina da Cruz

INTRODUÇÃO

O entendimento de como deve ser realizado um programa de exercícios físicos específico para gestantes exige primeiramente a compreensão das diferenças entre os termos *atividade física*, *exercício*, *esporte* e *fisioterapia*. O American College of Sports Medicine (ACSM, 2014) define atividade física como qualquer movimento corporal, produzido pelos músculos esqueléticos, que resulte em gasto energético maior que os níveis de repouso, como, por exemplo, limpar a casa, andar ou pentear os cabelos. Já o exercício físico, um subtipo de atividade física, é a repetição de determinada atividade física de maneira sistemática, ou seja, com número certo de repetições, certa frequência e intensidade, pelo qual a aptidão física é mantida ou aumentada. O esporte, por sua vez, é a realização de uma atividade física com o intuito de competição. A fisioterapia, finalmente, pode ser definida como a arte e ciência dos cuidados físicos e da reabilitação, a qual lança mão de várias ferramentas terapêuticas como cinesioterapia, terapias manuais, eletrotermoterapia, entre outras. Neste capítulo abordaremos o tema "exercícios na gravidez"; porém, como ocorre em outros artigos sobre o assunto, o termo *atividade física* indicando regularidade poderá ser usado em substituição.

A mudança no padrão de atividade física da população em geral é assunto contemporâneo de grande relevância e preocupação de todos os governos diante dos agravos à saúde, principalmente associados ao crescente sedentarismo. Diretrizes para promoção de saúde coletiva recomendam atividade física regular e de intensidade moderada a indivíduos de todas as faixas etárias. A prática de atividade física regular demonstra a opção por um estilo de vida mais saudável, ativo e com mais qualidade. Essa recomendação também tem sido adotada para gestantes, desde que não haja contraindicações. Contudo, apesar de haver maior consciência da importância da atividade física para

a saúde e o bem-estar, as mulheres costumam reduzir as atividades durante a gestação, devido a preocupações com potenciais efeitos adversos sobre elas e sobre o resultado da gravidez.

Os benefícios decorrentes da prática de exercícios físicos para a saúde de mulheres grávidas e da população em geral têm sido bem documentados. Os resultados alcançados com a prática de exercícios regulares durante a gestação são positivos tanto para a mãe quanto para o bebê. No Quadro 11.1, são citados alguns.

Estudos de revisão mostram que a atividade física durante a gravidez teria reação protetiva contra o desenvolvimento do diabetes gestacional e da pré-eclâmpsia. Uma metanálise publicada em 2012 demonstrou em seus resultados que mulheres ativas antes da gestação têm 44% menos chance de desenvolver pré-eclâmpsia, e que mulheres que iniciam atividades físicas durante a gestação apresentam 23% menos chance de apresentar essa doença.

Quadro 11.1 Possíveis benefícios alcançados com exercícios durante a gestação.

Benefícios à mãe	Benefícios ao bebê
• Controle do peso	• Redução da frequência cardíaca ao nascimento
• Redução do estresse cardiovascular	• Maior variabilidade de frequência cardíaca ao nascimento
• Redução do risco de: ◦ Pré-eclâmpsia ◦ Diabetes gestacional ◦ Depressão pós-parto ◦ Complicações obstétricas ◦ Operações obstétricas	• Melhor tolerância ao estresse
• Prevenção e redução de algias musculoesqueléticas e edemas	• Redução do percentual de gordura corpórea
• Melhora da: ◦ Autopercepção de saúde ◦ Imagem corporal ◦ Autoestima	• Avanço na maturação neurocomportamental ao nascimento

O exercício físico também aumenta a sensibilidade tecidual à insulina, ajudando na prevenção do diabetes gestacional e melhorando o controle glicêmico em todos os trimestres. Recomenda-se que gestantes com diabetes controlado realizem exercícios físicos de força muscular e aeróbicos.

A maior aptidão aeróbica também foi associada à redução da duração do trabalho de parto em nulíparas saudáveis. Aparentemente, essa influência pode ser atribuída às alterações metabólicas e hormonais que podem afetar contratilidade e resistência uterinas. Além disso, vários grupos musculares estão envolvidos ativamente na segunda etapa do trabalho de parto.

Ademais, as mulheres que se exercitam experimentam uma facilidade de adaptação às mudanças corporais relacionadas à gravidez, o que pode refletir-se positivamente em sua habilidade para desempenhar funções cotidianas, em sua saúde global e na qualidade de vida. Os mecanismos biológicos responsáveis por tais efeitos podem incluir as adaptações hormonais e metabólicas.

Diante de tudo isso, quem são as mulheres que buscam uma atividade física? Estudos mostram que as gestantes ativas, em sua maioria, têm um grau de escolaridade elevado, são brancas, não têm outros filhos e praticavam atividade física antes de engravidar. Cioffi et al. (2010) forneceram uma visão geral de como algumas mulheres grávidas percebem e se envolvem em atividades físicas. É no segundo trimestre que as gestantes se mostram mais engajadas, pois geralmente apresentam pouca ou nenhuma queixa e não estão desconfortáveis com o aumento do peso corporal e do volume abdominal. O primeiro trimestre é considerado incerto, já que enjoos, sonolência e mal-estar são frequentes, além da preocupação com a proteção do bebê. No terceiro trimestre, elas assumem o compromisso com a atividade iniciada; porém, o corpo está mais pesado, muitas vezes com edema, o equilíbrio está comprometido e a disposição não é mais a mesma.

Para a mulher que vai iniciar um programa de atividade física na gravidez, ou aquela que já fazia exercícios anteriormente, a adaptação dos exercícios é fundamental. Algumas mudanças já são necessárias no início da gravidez, como, por exemplo, evitar os exercícios de impacto e abdominais hiperpressivos, além de outras adequações à medida que a gravidez avança. O fisioterapeuta pode lançar mão de estratégias, como redução da alavanca e/ou da carga, diminuição da amplitude de movimento e aumento da base de apoio como modo de adaptação dos exercícios.

Conhecer as especificidades do público-alvo é importante para que haja melhor planejamento das ações de saúde, tanto no tratamento de doenças já instaladas como na inclusão de gestantes sedentárias na prática de exercícios físicos, com o intuito de prevenir agravos e promover hábitos mais saudáveis.

Com o aumento de mulheres que desejam continuar fisicamente ativas durante a gestação, cabe aos especialistas promover uma assistência segura e precisa, no intuito de garantir que um dos momentos mais especiais da vida da mulher seja vivenciado com total prazer, bem-estar e alegria.

INDICAÇÕES E CONTRAINDICAÇÕES

Segundo consensos internacionais, todas as mulheres que não apresentarem contraindicações devem ser encorajadas a praticar exercícios aeróbicos e de fortalecimento muscular durante a gestação. No entanto, é importante que a gestante tenha a liberação de seu médico para iniciar qualquer atividade física.

Para aquelas que estão continuando sua atividade física usual, a intensidade do exercício não deve ir além do nível desenvolvido no início da gravidez. O American College of Obstetricians and Gynecologists (ACOG, 2015) recomenda exercício aeróbico moderado, 20 a 30 min, 4 a 7 vezes/semana, para gestantes saudáveis. As gestantes sedentárias devem iniciar com 15 min de exercícios contínuos, 3 vezes/semana, aumentando gradualmente para 30 min. Sugere-se também que se incluam períodos de aquecimento e esfriamento.

Além disso, é prudente que o fisioterapeuta trace, para cada gestante, um programa de atendimento individualizado com anotações detalhadas e cuidadosas a respeito do tipo de exercício a ser realizado, da frequência, da intensidade, da duração, da posição e de observações específicas. Tais cuidados são fundamentais para a segurança da mãe e do bebê, pois os exercícios podem acarretar riscos quando feitos acima do limite materno, em condições desfavoráveis e sem o acompanhamento de um profissional capacitado. As contraindicações para a prática de exercícios físicos na gestação, descritas no Quadro 11.2, devem ser observadas, e as recomendações médicas, consideradas.

Riscos, como nascimento pré-termo e bebês de baixo peso, não estão relacionados à atividade física de intensidade moderada. Entretanto, a associação a atividades intensas ainda não está clara.

Uma questão a ser considerada é o cuidado que deve ser tomado com gestantes atletas. Para as de alto rendimento (profissionais ou amadoras) que estejam grávidas, a recomendação do

Quadro 11.2 Contraindicações de exercícios na gravidez.

Absolutas	Relativas
• Doença cardíaca significativa	• Anemia
• Doença pulmonar restritiva	• Arritmia cardíaca não avaliada
• Incompetência cervical ou cerclagem	• Bronquite crônica/fumo excessivo
• Gestação múltipla em risco de parto prematuro	• Diabetes tipo 1 não controlado
• Sangramento persistente no 2º e 3º trimestres	• Obesidade extrema
• Placenta prévia após 26ª semana	• Baixo peso extremo (IMC < 12)
• Trabalho de parto prematuro	• Estilo de vida extremamente sedentário
• Rompimento prematuro de membranas	• Crescimento intrauterino restrito
• Pré-eclâmpsia ou hipertensão arterial induzida pela gravidez	• Hipertensão pouco controlada
• Anemia grave	• Limitações ortopédicas
	• Epilepsia não controlada
	• Hipertireoidismo pouco controlado

IMC: índice de massa corporal. *Fonte:* American College of Obstetricians and Gynecologists, 2015.

exercício físico deve ocorrer de modo individualizado e adaptado. As mulheres que optarem por continuar o treinamento físico devem ser acompanhadas por um obstetra e estar cientes dos possíveis riscos causados pelo impacto do treino intenso. Esportes que exponham a gestante ou o feto a qualquer risco devem ser interrompidos ou desestimulados. Exercícios extenuantes, como maratona ou ao ar livre em dias quentes e úmidos, são exemplos que podem elevar a temperatura corporal acima de 39°C e influenciar a formação do tubo neural. São escassos os estudos que avaliam os efeitos da manutenção do treinamento intensivo por atletas durante a gravidez, mas há indícios de que o treino acima de 90% da frequência cardíaca máxima (FC máxima) provoque sofrimento fetal, uma vez que pode haver redução do fluxo sanguíneo na artéria uterina entre 25 e 60% durante o exercício e, consequentemente, diminuição de substratos essenciais para seu crescimento. Como será discutido a seguir, a gestante deve exercitar-se em frequências submáximas.

INTENSIDADE DOS EXERCÍCIOS

Toda recomendação para a prática de exercícios durante a gestação está vinculada à intensidade com que eles são realizados, porque atividades em intensidades elevadas podem ser prejudiciais à mãe e ao bebê. Sendo assim, como se pode medir a intensidade do exercício? Os recursos mais utilizados são a FC, a escala de Borg e o *Talk test*.

A FC recomendada deve chegar ao patamar de 60 a 75% da FC máxima, sendo que grávidas sedentárias devem exercitar-se próximo ao limite inferior. Essa medida é interessante, pois a gestante pode monitorar a si mesma com o uso de um frequencímetro. Há estudos que indicam que o efeito protetor dos exercícios contra pré-eclâmpsia e diabetes gestacional acontece quando o treino permeia as taxas de 60 a 70% da FC máxima.

A Society of Obstetricians and Gynaecologists of Canada (SOGC) assume as seguintes faixas de treinamentos para gestantes: menos de 20 anos, 140 a 155 batimentos cardíacos por minuto (bpm); 20 a 29 anos, 135 a 150 bpm; 30 a 39 anos, 130 a 145 bpm; mais de 40 anos, 125 a 140 bpm.

Já nas Diretrizes para Exercícios na Gravidez, publicadas em 2011, os autores estabeleceram o cálculo da FC de treinamento, considerando fatores como nível de atividade física anterior, peso adequado ou sobrepeso e idade gestacional. Eles utilizaram o cálculo da FC de reserva, que corresponde à diferença entre FC máxima e FC basal (medida no repouso), o que, para gestantes saudáveis ou previamente ativas, pode variar entre 45 e 60%, e para gestantes com sobrepeso ou obesidade e as sedentárias, entre 35 e 60%.

A zona-alvo de treinamento aeróbico é calculada por meio da seguinte fórmula: FC prescrita = % intensidade × (FC máxima – FC basal) + FC basal. Por exemplo, se uma gestante com 30 anos, 20 semanas, previamente ativa, deseja realizar exercício aeróbico na gestação, sua zona de treino seria 60% da FC reserva; se sua FC medida em repouso for 80 bpm e sua FC máxima for 190 bpm, a FC prescrita será 0,6 × (190 – 80) + 80 = 146 bpm.

A escala de Borg (Quadro 11.3) é uma classificação visual de percepção de esforço. Sua graduação vai de 6 a 20, e a classificação de 13 a 14 (ligeiramente cansativo) é a mais indicada para um exercício moderado. O ACOG (2015) relatou que o

Quadro 11.3	Escore de Borg de esforço percebido.
	6
	7. *Very, very light* (levíssimo)
	8
	9. *Somewhat light* (um pouco leve)
	10
	11. *Fairly light* (razoavelmente leve)
	12
	13. *Somewhat hard* (um pouco intenso)
	14
	15. *Hard* (intenso)
	16
	17. *Very hard* (muito intenso)
	18
	19. *Very, very hard* (superintenso)
	20
	Um escore de 13 é apropriado para a maioria das gestantes

Fonte: American College of Obstetricians and Gynecologists, 2015.

uso dessa escala seria mais eficaz para graduar a intensidade do exercício que a FC, devido às diferentes respostas da FC ao exercício. Também pode ser usada como instrumento de automonitoramento.

O *Talk test* indica que o exercício está em uma intensidade confortável se a gestante for capaz de manter uma conversa durante a atividade. Caso contrário, deverá reduzir a intensidade.

O uso rotineiro desses instrumentos, pelo fisioterapeuta e pela gestante, e a atenção aos sinais de sobrecarga e desconforto garantirão uma gravidez saudável e um atendimento seguro. No Quadro 11.4 são citados alguns sintomas que, se apresentados pela gestante, deverão levar à interrupção das atividades e à procura por assistência médica.

Bø K et al. (2016) reforçam que a intensidade do exercício para atletas deve ser calculada individualmente. Observou-se que exercício extenuante realizado por mais de 45 min pode causar hipoglicemia. As gestantes anteriormente sedentárias devem aumentar gradualmente a intensidade dos exercícios.

Exercícios de fortalecimento muscular com carga leve a moderada não causam efeitos adversos para a gestante. Alguns autores observaram resultados positivos em grávidas que realizaram um programa de exercício de força 2 vezes/semana durante 12 semanas. O treino mais pesado, mesmo em atletas, favorece a manobra de Valsalva e, como consequência, o aumento súbito da pressão arterial e abdominal, podendo reduzir temporariamente o fluxo sanguíneo para o bebê. Além disso, o treino de força com cargas elevadas provoca grandes aumentos da pressão intra-abdominal, o que pode prejudicar a função de suporte do assoalho pélvico e aumentar o risco de incontinência

Quadro 11.4	Sintomas para interromper o exercício.
	• Sangramento vaginal
	• Contrações uterinas dolorosas
	• Vazamento de líquido amniótico
	• Dispneia
	• Náuseas, dor de cabeça e dor no peito
	• Fraqueza muscular que afete o equilíbrio
	• Dor ou inchaço na panturrilha

Fonte: American College of Obstetricians and Gynecologists, 2015.

urinária ou anal, além e prolapsos de órgãos pélvicos durante e após a gravidez.

ATIVIDADES FÍSICAS MAIS RECOMENDADAS

Os consensos a respeito de atividades físicas para gestante recomendam exercícios de intensidade leve a moderada, com o intuito de manter atividade e aptidão física, obtendo os benefícios para a saúde materno-fetal dentro dos limites fisiológicos da gravidez, sem a tentativa de alcançar picos ou treinar para competições. O programa deve ser específico e voltado para o período gestacional em que se encontra a mulher, com atividades centradas na condição de saúde dela, na experiência em praticar exercícios físicos, na demonstração de interesse e na necessidade da gestante.

O exercício aeróbico é composto por qualquer atividade que utilize grandes grupos musculares. Assim, as modalidades físicas mais recomendadas para as gestantes são, principalmente, caminhada, bicicleta estacionária, aeróbica de baixo impacto e natação.

Existe informação limitada sobre o treinamento de força durante a gravidez. Maior número de repetições por meio de movimento dinâmico, com utilização de peso relativamente baixo, pode ser um tipo seguro e eficaz de exercício. Ressalta-se a importância de trabalhar todos os grandes grupos musculares, como musculatura das costas, de membros superiores, abdome, assoalho pélvico, glúteo e membros inferiores, visando a melhora da postura, prevenção de dores e incontinência urinária, bem como melhora da circulação venosa. O treino de flexibilidade deve ser bem orientado, devido ao maior relaxamento dos ligamentos durante a gestação.

Atividades de alto impacto e intensidades elevadas e instáveis não são indicadas para gestantes. Logo, tênis, *squash*, voleibol, basquetebol, hipismo, boxe, futebol, mergulho e patinação, por envolverem mudanças bruscas de posição, desvio do centro de gravidade e maior contato físico, apresentam risco aumentado de lesões por traumatismo abdominal e propiciam quedas, devendo, portanto, ser evitadas. No Quadro 11.5 estão descritas as atividades recomendadas e as desaconselhadas.

Quadro 11.5 — Exercícios recomendados e desaconselhados na gravidez.

Recomendados	Desaconselhados
• Caminhada	• Esportes de contato (futebol, basquete, boxe)
• Natação	• Atividades com maior risco de queda (esquiar, surfar, bicicleta convencional, andar a cavalo)
• Bicicleta estacionária	• Mergulho
• Exercício aeróbico de baixo impacto	• Paraquedismo
• Ioga modificada[†]	
• Pilates modificado[†]	
• Corrida[*]	
• Treinamento de força[*]	

[†]Evitar posturas que reduzam o retorno venoso, as quais podem resultar em hipotensão. [*]Somente para gestantes saudáveis, que já praticavam tais exercícios anteriormente e com liberação do obstetra. *Fonte:* American College of Obstetricians and Gynecologists, 2015.

É importante lembrar que a temperatura corporal da mãe regula a do feto. Sabe-se que a hipertermia materna pode induzir efeitos teratogênicos no feto, principalmente no primeiro trimestre. Tanto a gravidez inicial quanto os exercícios aumentam a taxa metabólica e a produção de calor.

Caminhadas

As caminhadas são benéficas, desde que realizadas corretamente, em terrenos planos. Devem ser praticadas com movimentos harmônicos, mantendo os músculos do abdome levemente contraídos, posicionando os ombros para trás e a cabeça erguida em posição neutra. Também é imprescindível o uso de tênis adequados, exigindo o máximo de conforto.

É indispensável o uso de filtro solar, devendo ser prescrito pelo médico que a acompanha, além de viseiras, chapéus ou bonés, que impedirão o agravamento de manchas (cloasma) que surgem durante a gravidez. Inclui-se nos cuidados para uma caminhada saudável o aporte de uma garrafa de água durante o percurso, garantindo a hidratação do corpo.

No início, as caminhadas poderão ser feitas 3 vezes/semana, com duração aproximada de 30 min, passos ligeiros e cautelosos, com aumento gradual até 45 a 60 min. Constitui atividade física segura e relativamente livre de lesões. Previne o excesso de peso corporal e auxilia na prevenção de hipertensão e diabetes gestacional, levando a um bem-estar geral.

Corridas

Mulheres que nunca correram não devem começar essa prática durante a gestação.

Gestantes corredoras geralmente apresentam complicações obstétricas importantes no terceiro trimestre, além de lesões articulares e frouxidão ligamentar, provocadas pela liberação hormonal ao longo da gravidez. Mesmo as gestantes habituadas à corrida antes de engravidarem deverão tomar cuidados, diminuindo distância, intensidade e duração do percurso. A gestante deve interromper a prática a qualquer sinal de dor. Outra intercorrência que pode acometer algumas mulheres durante a corrida é a perda de urina, devido à sobrecarga causada no assoalho pélvico. De qualquer maneira, a permissão do médico para a execução dessa atividade é fundamental.

Natação e hidroginástica

A natação, assim como a hidroginástica, é benéfica desde que em água bem tratada; clubes e piscinas desconhecidos deverão ser evitados, assim como competições e mergulhos com saltos. A água exerce um efeito relaxante, além de permitir que o peso corporal seja mais bem sustentado. Sua propriedade de flutuação possibilita diminuir o impacto dos exercícios sobre as articulações, além de promover movimentos amplos (para mais detalhes sobre o assunto, ver Capítulo 12, *Hidroterapia para Gestantes*).

Musculação

Esta atividade pode ser realizada se a mulher já a praticava antes da gravidez, preferencialmente com um profissional capacitado. Geralmente, é necessário adaptação, priorizando maior número de repetições com menor carga, evitando grandes amplitudes de movimento, adequando a posição para realização dos exercícios e aumentando a supervisão da gestante para evitar compensações.

Pilates

Atividade que trabalha a respiração, a consciência corporal e a musculatura estabilizadora da coluna, assim como os músculos do assoalho pélvico. Pode ser eficiente e segura se executada observando os cuidados para a realização de atividade física abordados neste capítulo (para mais detalhes sobre o assunto, consulte o Capítulo 13, *Técnicas Complementares e Alternativas Aplicadas à Gestante*).

Exercícios do assoalho pélvico

O treinamento dos músculos do assoalho pélvico é recomendado durante as fases de evolução da mulher, sendo importante exercitá-los, sobretudo na fase gestacional e pós-gestacional. Períneo insuficiente pode causar prolapso genital e outras consequências, tais como incontinência urinária de esforço, disfunção sexual e outras complicações.

A integridade da musculatura do assoalho pélvico retoma seus níveis normais 4 a 6 meses após o parto; portanto, eletroestimulação vaginal ou anal é contraindicada durante esse período.

Todas as mulheres grávidas ou que vivenciaram um parto, seja ele normal ou cesariano, devem receber um programa específico para reeducação do assoalho pélvico, prescrito após avaliação criteriosa dessa musculatura realizada pelo fisioterapeuta.

Exercício físico após o parto e durante a amamentação

Segundo as Guidelines for Physical Activity Following Pregnancy (2014), os exercícios podem ser iniciados de 6 a 8 semanas após o parto na ausência de contraindicações e após liberação médica. Inicialmente, devem ter duração de 30 min, 3 vezes/semana, e progredir gradualmente, reservando alguns minutos para aquecimento e resfriamento. O ideal é que o tipo de exercício físico seja indicado de acordo com as necessidades de cada mulher, considerando postura, presença de diástase do reto abdominal e queixas relacionadas ao assoalho pélvico.

A frequência e a intensidade dos exercícios, quando praticados moderadamente, não prejudicam a saúde da mãe e do filho nem afetam a produção e a composição do leite. Porém, exercícios de alta intensidade poderão estimular a liberação de lactato, comprometendo o volume e o sabor do leite. Durante a amamentação, a mulher poderá voltar às suas atividades físicas normais e, caso perceba alguma rejeição por parte do bebê, deverá amamentar antes do exercício e 1 h após o término da atividade.

CUIDADOS GERAIS PARA A PRÁTICA DE EXERCÍCIOS

A gestação é um momento de inúmeras transformações para a mulher, e a atividade física surge como uma aliada, se conduzida de maneira responsável. A seguir, alguns cuidados que o fisioterapeuta deve ter para tornar esse momento tão especial ainda mais agradável e seguro:

◗ Intercalar a posição dos exercícios, evitando-se a posição supina por tempo prolongado
◗ Usar adaptação em formato triangular a partir da 20ª semana
◗ Evitar posições que favoreçam refluxo gastresofágico
◗ Evitar ambientes ou horários muito quentes e também atividades que elevem muito a temperatura corporal, principalmente no primeiro trimestre
◗ Recomendar vestimentas frescas e confortáveis
◗ Orientar quanto ao lugar escolhido para a prática da caminhada: deve ser povoado e próximo a serviços de emergência
◗ Atentar para a importância de alimentação adequada e ingestão líquida
◗ Monitorar rotineiramente os sinais vitais, estando atento a variações de pressão arterial
◗ Evitar manobra de Valsalva
◗ Evitar alongamentos excessivos, amplitude de movimento não fisiológica, carga excessiva e movimentos bruscos.

Ao contrário de exercícios e atividades físicas, não há contraindicações quanto à realização de fisioterapia durante o período gestacional, pois ela atua adicionalmente com o objetivo de aliviar e prevenir as dores e os desconfortos resultantes de mudanças ocasionadas pela gravidez. Com esse objetivo, empregam-se métodos específicos, além de exercícios físicos, como técnicas manuais e eletrotermoterapia. Nos atendimentos fisioterapêuticos, os aspectos psicológicos de cada gestante, seus desejos, suas particularidades e demandas físicas devem ser respeitados, analisados e supridos, na certeza de se alcançarem os objetivos propostos.

SUGESTÕES PARA TREINAMENTO

Estudos mostram que uma ou duas sessões de exercício aeróbico na semana podem ser substituídas pelo treino de resistência muscular em dias não consecutivos, pensando na importância de conciliar exercícios aeróbicos, força muscular e alongamentos. As sugestões para treinamento são mostradas a seguir:

◗ Sugestão 1: pelo menos 30 min de atividade física, na maioria dos dias da semana; 2 a 3 vezes/semana de exercício aeróbico, 2 vezes/semana de fortalecimento muscular
◗ Sugestão 2: 2 a 3 vezes/semana, 5 min de aquecimento, 25 min de exercício aeróbico, 20 min de exercício de fortalecimento muscular e estabilização, 5 min de resfriamento
◗ Sugestão 3: gestante sedentária – iniciar exercício aeróbico por aproximadamente 15 min e progredir para 30 min e 2 vezes/semana de fortalecimento muscular.

Os exercícios para o treino muscular, idealmente, devem ser supervisionados e podem ser realizados em academia, clínica ou em domicílio. Além de exercícios livres, utilizando o próprio peso corporal, o fisioterapeuta pode lançar mão de acessórios como bola, *overball*, faixa elástica e halter, que, além de oferecerem resistência, são formas lúdicas, tornando o exercício mais interessante e aumentando a chance de adesão.

BIBLIOGRAFIA

Amercian College of Obstetricians and Gynecologists. Committee Opinion No. 650 Summary: physical activity and exercise during pregnancy and the postpartum period. Obstet Gynecol. 2015; 126:1326-7.

Amercian College of Obstetricians and Gynecologists. ACOG Committee opinion n. 267. Exercise during pregnancy and postpartum period. Obstet Gynecol. 2002; 99:171-3.

American College of Sports Medicine. ACSM's guidelines for exercise testing and prescription. 9th ed. Phyladelphia:Wolters Kluwer, Lippincott Williams & Wilkins; 2014.

Arizabaleta AVM et al. Aerobic exercise during pregnancy improves health-related quality of life: a randomised trial. Journal of Physiotherapy. 2010; 56:253-8.

Artal R. Exercise in pregnancy: guidelines. Clinical Obstetrician and Gynecology. 2016; 59(3):639-44.

Baracho E. Fisioterapia aplicada à obstetrícia, uroginecologia e aspectos de mastologia. 4. ed. Rio de Janeiro: Guanabara Koogan; 2007.

Barakat R, Pelaez M, Montejo R et al. Exercise during pregnancy improves maternal health perception: a randomized controlled trial. Am J Obstet Gynecology. 2011; 204(5):402.e1-7.

Bø K, Artal R, Barakat R et al. Exercise in pregnancy in recreational and elite athletes: 2016 evidence summary from the IOC expert group meeting, Lausanne. Part 1 – Exercise in women planning pregnancy and those who are pregnant. Br J Sports Med. 2016; 50:571-89.

Bungum TJ, Peaslee DL, Jackson AW et al. Exercise during pregnancy and type of delivery in nulliparae. J Obstet Gynecol Neonatal Nurs. 2000; 29:258-64.

Cioffi J et al. Physical activity in pregnancy: women's perceptions, practices, and influencing factors. J Midwifery Womens Health. 2010; 55:455-61.

Clapp JF, Wesley M, Sleamaker RH. Thermoregulatory and metabolic responses to jogging prior to and during pregnancy. Med Sci Sports Exerc. 1987; 19-124.

Conselho Federal de Fisioterapia e Terapia Ocupacional. Homepage. www.coffito.gov.br. Acesso em: 21 de abril de 2017.

Cordero MJA, Blanque RR, Garcia JCS et al. Influencia del programa SWEP (Study Water Exercise Pregnant) em los resultados perinatales: protocolo de estudio. Nutr Hosp. 2016;33(1):162-76.

Davies GA, Wolfe LA, Mottola MF et al. Joint SOGC/CSEP clinical practice guideline; exercise in pregnancy and the postpartum period. Can J Appl Physiol. 2003; 28(3):330-41.

Dumith SC, Domingues MR, Mendoza-Sassi RA et al. Physical activity during pregnancy and association with maternal and child health indicators. Rev Saúde Pública. 2012; 46(2).

Evenson KR. Summary of International Guidelines for Physical Activity Following Pregnancy. Obstet Gynecol Surv. 2014; 69(7):407-14.doi:10.1097/OGX.0000000000000077.

Gaston A, Cramp A. Exercise during pregnancy: a review of patterns and determinants. J Sci Med Sport. 2011. doi:10.1016/j.jsams.2011.02.006.

Gregory ALD et al. Exercise in pregnancy and the postpartum period. Joint SOGC/CSEP clinical practice. Guideline Canada. 2003; 129.

Harris DG. Exercise and the pregnant patient: A Clinical Overview of Women's Health in Primary Care. 2005; 8(2).

Hegaard HK et al. Leisure time physical activity during pregnancy and impact on gestational diabetes mellitus, pre-eclampsia, preterm delivery and birth weight: a review. Acta Obstetricia et Gynecologica. 2007; 86:1290-6.

Kardel KR, Johansen B, Voldner N et al. Association between aerobic fitness in late pregnancy and duration of labor in nulliparous women. Acta Obstetricia et Gynecologica. 2009; 88:948-52.

Kramer MS. Aerobic exercise for women during pregnancy (Cochrane review). Oxford: The Cochrane Library; 2005.

Kramer MS, McDonald SW. Aerobic exercise for women during pregnancy. Cochrane Database of Systematic Reviews. Oxford: The Cochrane Library; 2011.

Lopes MAB, Zugaib M. Atividade física na gestação e no pós-parto. São Paulo: Roca; 2009.

Matijasevich A, Domingues MR. Exercício físico e nascimentos pré-termo. Revista Brasileira de Ginecologia e Obstetrícia. 2010; 32(9):415-9.

Matsudo VKR, Matsudo SMM. Atividade física e esportiva na gravidez. In: Tedesco JJ (ed.). A grávida. São Paulo: Atheneu; 2000. p. 53-81.

May LE, Glaros A, Yeh HW et al. Aerobic exercise during pregnancy influences fetal cardiac autonomic control of heart rate and heart rate variability. Early Hum Dev. 2010; 86(4):213-7. Epub 2010.

Melzer K, Schutz Y, Boulvain M et al. Physical activity and pregnancy: cardiovascular adaptations, recommendations and pregnancy outcomes. Sports Med. 2010; 40(6):493-507.

Nascimento SL, Godoy AC, Surita FG et al. Recomendações para a prática de exercício físico na gravidez: uma revisão crítica da literatura. Rev Bras Ginecol Obstet. 2014; 36(9):423-31.

O'Connor PJ, Poudevigne MS, Cress ME et al. Safety and efficacy of supervised strength training adopted in pregnancy. J Phys Act Health. 2011; 8:309-20.

Rego AS, Alves MTSSB, Batista RFL et al. Physical activity in pregnancy and adverse birth outcomes. Cad Saúde Pública. 2016; 32(11):e00086915.

Salvesen KÅ, Hem E, Sundgot-Borgen J. Fetal wellbeing may be compromised during strenuous exercise among pregnant elite athletes. Br J Sports Med. 2010.doi:10.1136/bjsm.080259.

Sampselle CM, Miler JM, Mims BL et al. Effect of pelvic muscle exercise transient incontinence during pregnancy and after birth. Obstet Gynecol. 1998; 91:406-12.

Souza VFF, Dubiela A, Serrão JNF. Efeitos do tratamento fisioterapêutico na pré-eclâmpsia. Fisioter Mov. 2010; 23(4).ISSN 0103-5150.

Sternfeld B. Physical activity and pregnancy outcome. Sports Med. 1997; 23:33-47.

Teixeira PC, Matsudo SMM, Almeida VS. Autoestima e imagem corporal de gestantes de acordo com o nível de atividade física. Rev Bras Cien e Mov. 2008; 16(1):57-65.

Wang TW, Apgar BS. Exercise during pregnancy. Am Fam Physician. 1998; 57:1846-52.

WHO. Health topic: physical activity. Disponível em: http://www.who.int/topics/physical_activity/en/. Acesso em: 21 de abril de 2017.

Wolfe LA, Davies GA. School of Physical and Health Education, Department of Obstetrics and Gynaecology and Physiology, Queen's University, Kingston, Ontario, Canada. Canadian Guidelines for Exercise in Pregnancy. Clin Obstet Gynecol. 2003; 46(2):488-95.

Zavorsky GS, Longo LD. Exercise guidelines in pregnancy: new perspectives. Sports Med. 2011; 41(5):345-60.

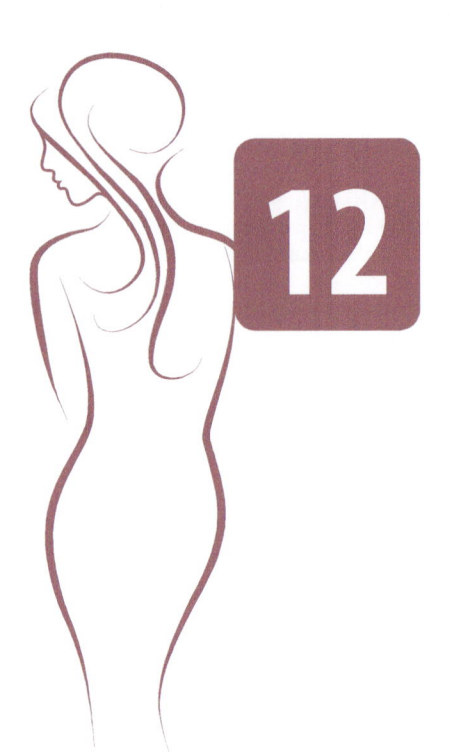

12 Hidroterapia para Gestantes

Giovana Macêdo Linhares

Thaís Andrade Guimarães

Elza Baracho

PANORAMA HISTÓRICO DA HIDROTERAPIA

Indícios do uso terapêutico da água datam de 2.400 a.C., mas apenas no final dos anos 1890 a reabilitação aquática passou a envolver a participação ativa do paciente. Ao longo de toda a História, o nome empregado para denotar o conceito do uso da água para finalidades de tratamento de saúde e reabilitação mudou muitas vezes. Hidrologia, hidrática, hidroginástica, terapia pela água, exercícios aquáticos, hidroterapia ou fisioterapia aquática são alguns dos termos utilizados.

No ano de 1697, houve a primeira publicação científica sobre hidroterapia na Grã-Bretanha, considerada o berço dessa ciência. Em 1892, houve a primeira aula de hidroterapia em uma universidade americana. Indiscutivelmente, a promoção mundial do uso da reabilitação aquática deu-se após as duas grandes guerras mundiais, quando um número expressivo de pessoas com sequelas físicas precisava de um tratamento mais específico e apropriado para a sua condição.

A hidroterapia, ou fisioterapia aquática, é uma área de atuação específica do fisioterapeuta e foi considerada, em 2014, uma especialidade reconhecida pelo Conselho Federal de Fisioterapia e Terapia Ocupacional (COFFITO).

PRINCÍPIOS FÍSICOS DA ÁGUA

A água é um meio utilizado terapeuticamente em suas três formas: sólida, líquida e gasosa. Para adequada compreensão dos efeitos fisiológicos da imersão, é necessário entender a física da água estacionária (hidrostática) e da água em movimento (hidrodinâmica). A ciência dos princípios físicos da água é fundamental para a aplicação clínica adequada da hidroterapia.

Densidade

A densidade é a relação entre a massa e o volume de um objeto, medida pelo sistema internacional em quilogramas por metro cúbico (kg/m^3). É uma variável dependente da temperatura, embora muito menos para os sólidos e líquidos que para os gases.

Gravidade específica

É a relação entre a densidade de uma substância e a da água. Por definição, a água tem gravidade específica igual a 1 quando a 4°C; porém, como esse número é uma proporção, não possui unidade. A gravidade específica média do corpo humano é de 0,974, sendo que os homens, geralmente, apresentam uma densidade maior que a das mulheres, por causa da maior massa muscular. Um objeto de gravidade específica menor que a da água flutuará no espelho d'água, enquanto um objeto de gravidade específica mais elevada afundará.

Pressão hidrostática

A pressão é definida como força por unidade de área e é medida em newtons por metro quadrado (N/m^2). A pressão hidrostática aumenta com a profundidade e com a densidade do líquido; a água exerce uma pressão de 1 mmHg a cada 1,36 cm de profundidade. Assim, um corpo imerso a uma profundidade de 1,20 m está sujeito a uma força igual a 88,9 mmHg. Esta é a força que colabora para a otimização da circulação linfática de um membro imerso, auxiliando, consequentemente, a resolução de um edema instalado.

Flutuação

Flutuação é uma força oposta à gravidade atuando sobre um objeto. É um vetor de força para cima, gerada pelo volume de água deslocado, a qual tem origem no fato de que a pressão em um líquido aumenta com a profundidade. Esse princípio explica por que a água pode ser usada com vantagem no tratamento de quadros clínicos que exigem diminuição de sobrecarga de peso. Com imersão corporal até o processo xifoide, na maioria dos humanos, é descarregado em torno de 75% do peso corporal, e, em imersão até a cicatriz umbilical, em torno de 50% desse peso.

EFEITOS FISIOLÓGICOS DA IMERSÃO EM REPOUSO E DO EXERCÍCIO NA ÁGUA

A atuação da física do meio líquido no corpo humano provoca uma série de alterações fisiológicas no organismo, tanto no corpo imerso em repouso quanto na execução de exercícios no ambiente aquático.

Com a imersão até o pescoço, cerca de 700 cm^3 de sangue são desviados das extremidades e dos vasos abdominais para dentro das grandes veias do tórax e do coração. Isso causa um aumento significativo na pressão atrial direita, no volume de ejeção e no débito cardíaco. Há um efeito sobre a resistência vascular sistêmica, a qual cai drasticamente, e sobre a circulação muscular, que aumenta várias vezes. Todos os tecidos moles são comprimidos, de modo que o retorno linfático aumenta consideravelmente, auxiliando no processo de resolução de edema. Esses efeitos são observados na imersão de um organismo ainda em repouso.

O volume da diurese pós-imersão é bastante semelhante após um período de 30 min de pé em imersão até o quadril, ou após o mesmo período em exercício aeróbico na água. O volume de diurese é claramente superior em comparação aos mesmos procedimentos realizados em solo.

Embora o centro de gravidade humano seja localizado em um ponto ligeiramente posterior ao plano mediossagital e ao nível do umbigo, o centro de flutuação é no meio do tórax. Quando esses pontos estão alinhados em um plano vertical, o corpo está em equilíbrio; porém, quando esses pontos não estão alinhados, originam-se forças rotacionais chamadas de torque. O torque pode ajudar o corpo humano flutuante na manutenção de uma postura ou de um movimento. A força de flutuação diminui a sobrecarga nas articulações imersas progressivamente. Com imersão até o pescoço, apenas uma média de 7,5 kg de força compressiva são exercidos sobre a coluna, os quadris e joelhos.

O conjunto de respostas cardiovasculares à imersão, incluindo bradicardia, vasoconstrição periférica e desvio preferencial do sangue para áreas vitais, recebe o nome de reflexo de mergulho. Ele ocorre em resposta a uma variedade de condições de imersão (temperatura da água, profundidade) e da área de segmentos corpóreos submetida à imersão.

Em seres humanos, o papel da bradicardia resultante do reflexo de mergulho é principalmente a conservação de calor por meio da vasoconstrição periférica e, secundariamente, uma manobra reguladora para manutenção da pressão arterial.

Efeitos importantes da bradicardia são observados com a temperatura da água em níveis abaixo de 10°C. Pacientes com doenças crônicas devem ser monitorados durante toda a execução do tratamento em imersão. Quando o corpo humano é submetido à imersão em um ambiente frio, ocorre vasoconstrição periférica, a qual desvia o sangue das extremidades do corpo para o tórax, elevando o retorno venoso e o enchimento atrial. Como consequência, observa-se o aumento da contratilidade cardíaca e do volume de contração, para que o débito

cardíaco seja mantido e a frequência cardíaca caia de maneira reflexa. Um efeito oposto é observado durante a imersão em água quente. A magnitude da bradicardia humana é, portanto, diretamente proporcional à temperatura da água.

A resposta renal à imersão é, em geral, explicada como um mecanismo compensador homeostático, que faz com que o débito urinário (diurese) se eleve com consequente perda de volume plasmático, reduzindo, desse modo, a distensão atrial direita. Esse mecanismo foi postulado como uma possível resposta protetora do coração contra a sobrecarga de volume ou pressão decorrente dos efeitos da imersão. Os efeitos circulatórios da imersão continuam ocorrendo algumas horas após o fim da atividade. Há um pico de diurese 1 h após o término do exercício, e a eliminação continua elevada até 4 h depois do fim da atividade aquática.

EXERCÍCIO FÍSICO NA GESTAÇÃO

Nos últimos anos, observou-se aumento do número de mulheres engajadas em atividades físicas, incluindo grávidas em período próximo ao parto. Promover o exercício durante a gravidez não é uma tarefa fácil, uma vez que as mulheres estão preocupadas com a segurança. Ser fisicamente ativo durante a gestação está associado com menor risco de desfechos adversos da gravidez e do parto, incluindo pré-eclâmpsia (PE), diabetes gestacional e parto prematuro.

A prática de atividade física adequada durante a gestação, desde que dentro de limites ideais para a condição da gestante, reduz a incidência de sintomas psicossomáticos, controla a ansiedade e a insônia, melhora a qualidade do sono e oferece diversos benefícios musculoesqueléticos.

O American College of Obstetricians and Gynecologists (ACOG) recomenda a prescrição de programas de exercícios específicos na gravidez de intensidade moderada, 30 min por dia na maioria ou em todos os dias da semana. Devem ser evitadas as atividades intensas, a posição supina após o 4º mês de gestação e as manobras de Valsalva. Devem-se respeitar os limites maternos de 140 bpm para a frequência cardíaca e de 38°C para a temperatura corporal. Para as gestantes sedentárias, recomenda-se início gradual, com aumento criterioso das atividades durante a evolução da gravidez. A indicação de exercícios moderados está apoiada na hipótese de que a atividade física intensa na gravidez poderia favorecer o crescimento intrauterino restrito (CIUR), o parto prematuro, a hipoxia intrauterina e a imaturidade pulmonar fetal. Para a gestante, a frouxidão do tecido conjuntivo, própria do período gestacional, associada ao exercício intenso representaria maior risco de traumas musculoesqueléticos. Estudos científicos consideram o exercício intenso um fator de risco para o parto prematuro.

A prescrição segura de atividade física eficaz para uma gestante que não sofreu intercorrências mantém o consumo de oxigênio entre 50 e 60% do volume máximo de oxigênio (Vo_2 máx) e a frequência cardíaca entre 120 e 140 bpm, o que implica um gasto energético de 5 a 7,4 kcal por minuto de atividade. Para tal monitoramento, durante a execução dos exercícios, a gestante deve estar equipada com um frequencímetro. Há indícios na literatura de que gestantes com treinamento cardiovascular prévio à gestação poderiam ultrapassar os limites mencionados mediante teste ergométrico; porém, não há consenso científico sobre essa hipótese.

A aprovação da gestante para um programa de exercícios deve ser obtida por exame criterioso de toda a equipe multiprofissional, observando a prescrição individualizada de programas de atividade física para gestantes com contraindicações gerais e obstétricas relativas.

São contraindicações absolutas à prática de atividade física durante a gestação: doença cardíaca hemodinamicamente significativa, doença pulmonar restritiva, incompetência istmocervical ou cerclagem, gestação múltipla com risco de parto prematuro, sangramento persistente, placenta prévia, trabalho de parto prematuro, ruptura de membranas, PE ou hipertensão induzida pela gravidez, anemia grave, entre outras. São consideradas contraindicações relativas ao exercício na gravidez: anemia, arritmia cardíaca materna não avaliada, bronquite crônica, diabetes não controlado, obesidade mórbida extrema, desnutrição, estilo de vida sedentário, CIUR, limitações ortopédicas, quadros de hipertensão, convulsão e hipertireoidismo mal controlados, fumantes em excesso.

HIDROTERAPIA PARA GESTANTES

A gestação não deve ser vista como um período de reclusão. A escolha de uma atividade física é extremamente pessoal, e a futura mãe deve ser encorajada a dar continuidade ou até mesmo iniciar a prática de exercícios físicos de maneira regular nesse período, potencializando a adesão a um estilo de vida ativo.

Os objetivos de um plano de hidroterapia para gestantes começam com a manutenção da qualidade de vida da gestante. Manutenção da força muscular e da resistência cardiovascular, controle do edema linfático, treino respiratório para conforto, estímulo à função da musculatura do assoalho pélvico, acompanhamento das alterações posturais, auxílio no controle do ganho de peso, alívio da sensação do peso corporal, melhora da qualidade do sono e relaxamento são alguns outros.

Todavia, muitos cuidados devem ser tomados, pois a prática de atividade física na gestação pode favorecer quedas e traumas musculoesqueléticos maternos. As explicações para esses efeitos adversos baseiam-se nas adaptações fisiológicas próprias da gravidez, como alterações posturais e desvio do centro de gravidade, aumento substancial no peso corpóreo e do volume abdominal, embebição gravídica por ação hormonal, levando à frouxidão do tecido conjuntivo, o que pode acarretar déficit de equilíbrio. Por esses motivos, os exercícios aquáticos são indicados como maneira mais adequada e segura de se praticar atividade física durante o período gestacional.

De modo específico, os benefícios da atividade física em imersão foram destacados pela possibilidade de controle do edema gravídico, pelo incremento da diurese e pela prevenção ou melhora dos desconfortos musculoesqueléticos. O edema de membros inferiores pode ser prevenido e/ou tratado com a imersão, pelo efeito da pressão hidrostática, que facilita e estimula a passagem de líquido do meio intersticial para o intravascular. Além desses benefícios, foram relatados maior gasto energético, aumento da capacidade cardiovascular, relaxamento corporal e controle de estresse.

A lombalgia, resultado das modificações gravídicas no sistema musculoesquelético, pode ser minimizada pelo exercício aquático; afinal, o simples fato de se estar dentro da água possibilita que a ação da gravidade atue de modo menos intenso. Em decorrência disso, o peso corporal é aliviado e mais facilmente suportado, e a postura é corrigida durante o tratamento, reduzindo a sensação de desconforto físico. Estudos apontam que as gestantes que realizam acompanhamento pré-natal com hidroterapia apresentam menor índice de dor lombar e menor número de dias de afastamento do trabalho por causa de complicações musculoesqueléticas. Os mesmos estudos afirmam que exercícios aquáticos não aumentam o risco de infecção urinária e/ou vaginal em gestantes.

Alguns trabalhos de observação clínica afirmam que as gestantes desenvolvem maior mobilidade na água, conseguindo realizar exercícios mais intensos (impossíveis em solo), além de apresentarem diminuição na retenção hídrica. Aliada a esses benefícios fisiológicos, notam-se melhora nos aspectos emocionais, diminuição do número de intervenções obstétricas, maiores índices de partos vaginais, trabalho de parto mais rápido e menor índice de depressão pós-parto.

Um estudo recente comparou o resultado de três ensaios clínicos randomizados sobre a influência da atividade física realizada no solo, na água e de forma mista (solo + água) durante a gravidez sobre os desfechos maternos e neonatais, concluindo que esses programas são seguros, benéficos e devem ser oferecidos às gestantes a fim de promover um estilo de vida saudável. O estudo também sugere que exercícios aquáticos podem ser mais eficazes na prevenção do diabetes gestacional.

Na literatura, já se encontram alguns programas de exercícios aquáticos desenvolvidos especialmente para o período gestacional. Um programa aquático para grávidas comporta, em média, uma frequência de 1 a 3 vezes/semana, com duração de 45 min para cada sessão. Recomenda-se formar um grupo pequeno de gestantes em cada uma delas, para que os movimentos possam ser realizados de maneira mais segura e, principalmente, individualizada, sob a supervisão do fisioterapeuta. Durante a sessão, há exercícios aeróbicos e musculares localizados, estimulação do sistema respiratório, manutenção da função do assoalho pélvico, trabalho de manutenção do equilíbrio e propriocepção, reeducação postural, alongamentos e relaxamento global, com o objetivo de retorno da frequência cardíaca de repouso.

Além do uso do frequencímetro, deve-se observar o nível de cansaço da paciente, diminuindo a intensidade sempre que ela ficar ofegante ou sair dos padrões de segurança delineados pela literatura. Para esse monitoramento, pode-se usar como instrumento a escala de Borg (escala numerada para acompanhamento subjetivo do grau de fadiga durante uma atividade), na qual, no nível até 20, o intervalo ideal para a gestante é entre 12 e 14. Em geral, os pesos usados em hidroterapia variam entre 2 e 3 kg, o que não representa sobrecarga para a grávida.

Existem também sessões individuais de relaxamento e combate a quadros álgicos específicos. Nestas o fisioterapeuta realiza movimentos passivos de alongamento, mobilizações articulares e relaxamento na mulher, que flutua com o auxílio de boias específicas, facilitando o acesso e a manipulação do terapeuta. A sessão de terapia manual aquática utiliza os benefícios físicos e psicossomáticos da água para tratar quadros musculoesqueléticos específicos.

A prescrição de exercícios para a gestante deve ser uma conduta integrante da assistência pré-natal, com a finalidade de prepará-la melhor física e psicologicamente.

Gestantes podem apresentar estilo de vida ativo, mas, em casos de complicações médicas ou obstétricas, a indicação da atividade física deve ser ponderada. A prudência em saber aceitar a limitação de determinados programas ou tipos de exercícios na gravidez é essencial. A condição ideal para a prescrição de atividade física para esse período considera a importância da individualização, o nível de condicionamento físico materno, a evolução da gestação e o tipo ou a intensidade de exercício a ser praticado. Trabalhos recentes indicam que o objetivo da hidroterapia para gestantes é favorecer adequada adaptação metabólica e cardiovascular ao organismo gestante. Assim, se houver boa saúde materna e o programa de exercícios for adaptado à evolução da gravidez, a intensidade moderada implicará riscos mínimos para a gestante e para o feto.

Muitas grávidas de alto risco não ficam limitadas ao leito, mas apenas devem evitar exercícios de impacto ou de alta intensidade e podem beneficiar-se com um programa de exercícios especificamente projetado em ambiente aquático. O repouso já foi indicado com o objetivo de prevenir o agravamento da hipertensão; no entanto, não há evidência científica de que previna a sua progressão para PE, nem que proporcione melhores resultados maternos e fetais. Associado a isso, o repouso prolongado no leito aumenta de modo consistente o risco de trombose venosa.

Estudos têm demonstrado o efeito protetor da atividade física na prevenção de PE, contribuindo para redução nos níveis de pressão arterial e incremento do condicionamento cardiovascular em mulheres grávidas. O exercício pode proteger contra a PE por meio da redução da concentração materna de substâncias oxidativas (estresse oxidativo), estimulando vascularização e crescimento placentário, e prevenindo a disfunção endotelial.

Para gestantes com hipertensão arterial crônica com controle pré-natal e pressórico adequados, a prática de exercício físico pode ser indicada, desde que supervisionada e monitorada.

São de fundamental importância a coleta de dados completa e a documentação eficaz no prontuário da paciente em tratamento. Indicadores de resultado com base em testes e/ou questionários validados na literatura científica são orientações seguras para um tratamento eficiente.

Nesse contexto, a integração entre obstetras, fisioterapeutas e demais profissionais da área de saúde deve ser estimulada. Além da melhoria na qualidade da assistência, tal parceria possibilitará maiores condições para pesquisas, capazes de responder a inúmeras dúvidas e, em especial, promover evidências científicas para validar a prática do exercício seguro durante a gestação.

As Figuras 12.1 a 12.6 mostram alguns exercícios que podem ser feitos na piscina.

EQUIPAMENTOS E CUIDADOS COM A ÁGUA

É de fundamental importância o uso correto dos equipamentos e os cuidados com a água em uma piscina para fins terapêuticos. Para a manutenção da limpeza da piscina, é necessário contar com um responsável técnico, para, além de manter a estrutura limpa, realizar o acompanhamento e as correções bioquímicas da água. Uma piscina para fins terapêuticos com os níveis bioquímicos da água desequilibrados pode ser um meio de cultura e propagação de germes causadores de doenças.

A imersão em diferentes temperaturas de água causa várias alterações fisiológicas. Por essa razão, os objetivos do programa de exercício determinam a seleção da temperatura da água. Para a gestante, temperaturas abaixo de 25°C podem ser desconfortáveis; acima de 34°C podem causar fadiga excessiva ou náuseas e devem ser evitadas. Para uma sessão de exercícios com movimentos mais constantes, a temperatura ideal para a paciente é entre 26 e 30°C. Para um tratamento terapêutico mais lento e individual, como as sessões de relaxamento, uma temperatura de 30 a 32°C é confortável e segura.

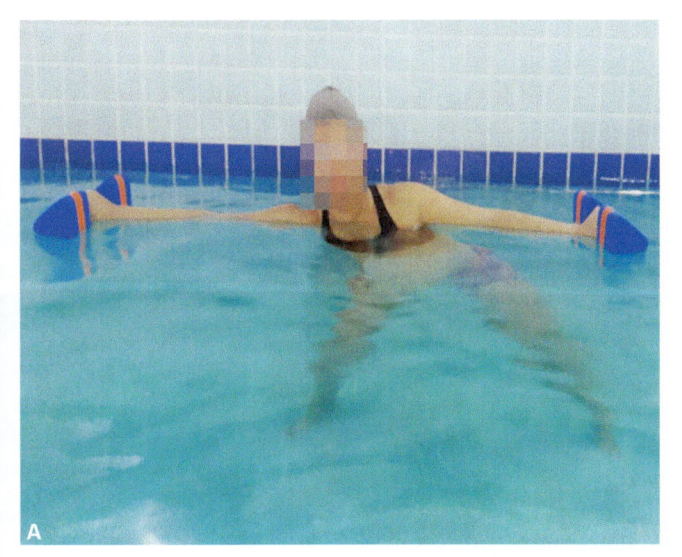
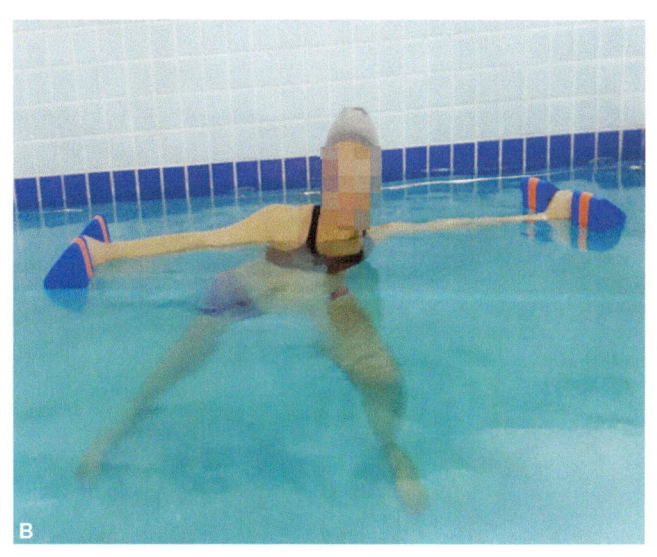

Figura 12.1 Alongamento lateral do tronco.

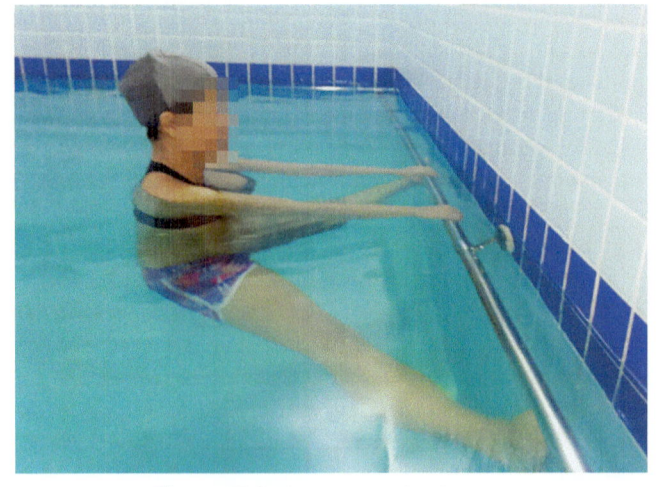

Figura 12.2 Alongamento de adutores.

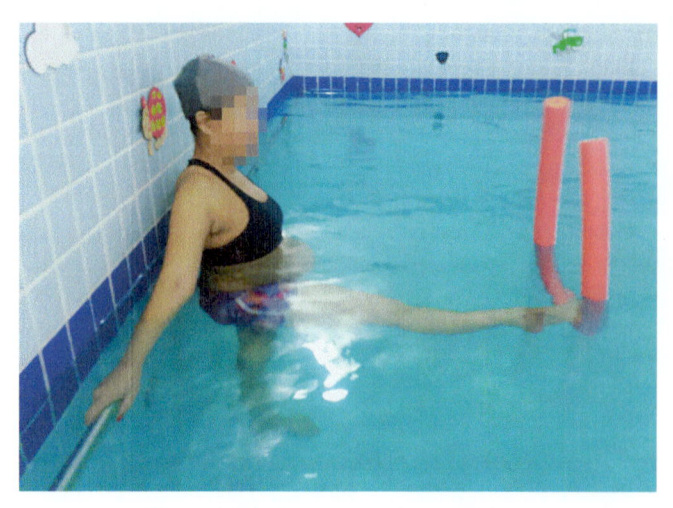

Figura 12.3 Alongamento dos isquiotibiais.

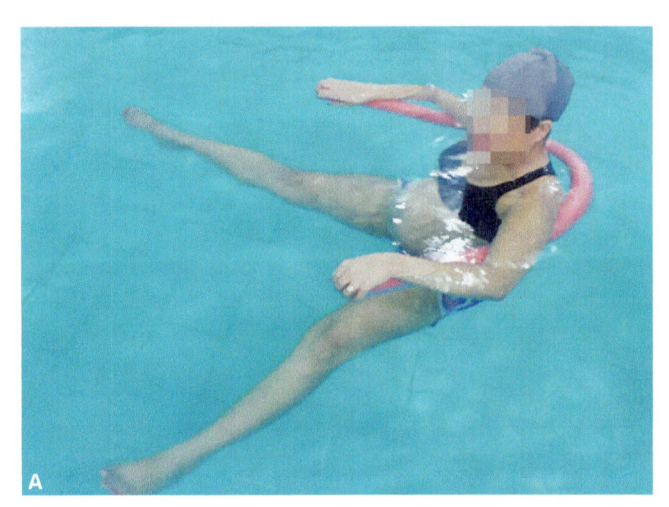

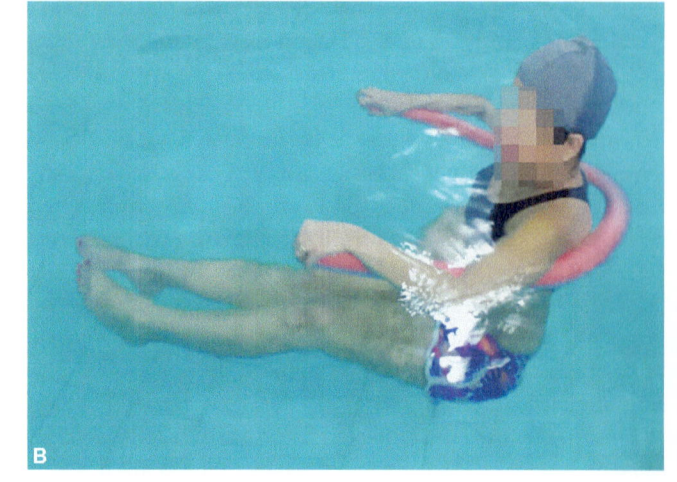

Figura 12.4 Abdução e adução do quadril.

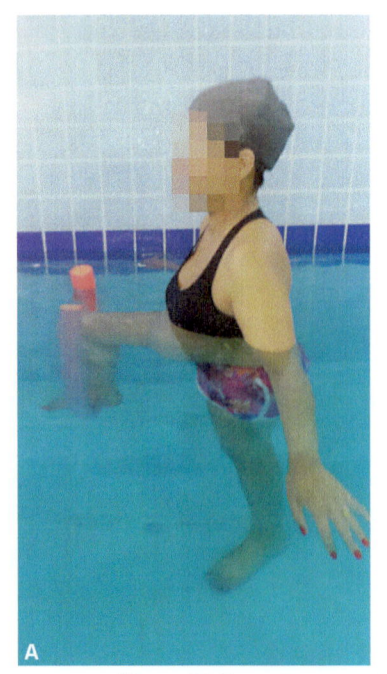

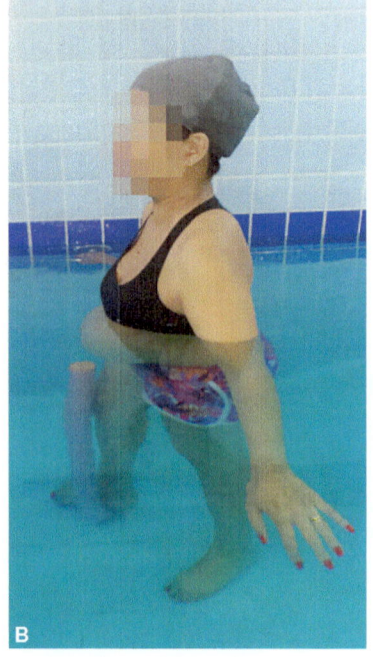

Figura 12.5 Fortalecimento de extensores de quadril e joelho.

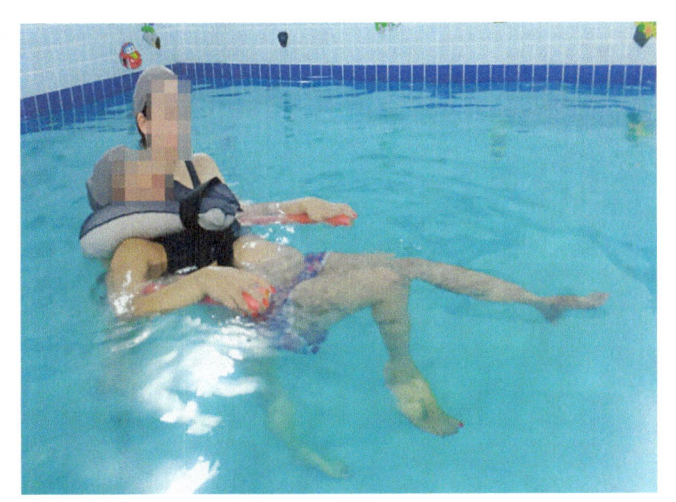

Figura 12.6 Pedalar.

A água fresca dissipa o calor corporal 25% mais rapidamente do que o ar. Quando um organismo está imerso, a sua temperatura central não se eleva tão rapidamente na água quanto em terra, dependendo da temperatura da água, do ar e do índice de umidade relativa do ambiente. A rápida dissipação de calor é uma grande vantagem dos exercícios aquáticos sobre aqueles em solo para a gestante.

A segurança no tratamento da paciente obstétrica também envolve o uso do aparato aquático apropriado. Existem equipamentos aquáticos de flutuação, de peso e de resistência. Os de flutuação restritivos, em torno do abdome ou tórax, devem ser evitados; assim, outros aparelhos de flutuação devem ser escolhidos, levando em conta o fato de a paciente poder colocá-los ou tirá-los com facilidade e mudar de posição na água sem esforço excessivo. Para os de resistência, não é recomendado utilizar pesos (halteres e/ou caneleiras) em valores acima de 3 kg. Escadas de acesso e barras de segurança nas margens da piscina são muito úteis.

Embora seja evidente que a reabilitação aquática tenha realizado grandes avanços e progressos desde o século XX, ainda há grande espaço para maior aperfeiçoamento e intensificação dessa prática terapêutica. Isso, porém, somente pode ser realizado pelos esforços continuados dos profissionais da área de saúde que acreditam nos benefícios da incorporação da reabilitação aquática em um programa de tratamento terapêutico.

CASOS CLÍNICOS

✔ Caso 1

M.O.Q., 32 anos, casada, pedagoga, queixa-se de pubalgia. Durante o exame físico, apresenta retificação da coluna lombar, atitude escoliótica com convexidade à esquerda, musculatura paravertebral e membro inferior esquerdo apresentando encurtamento grave. Está na 12ª semana de gestação.

Plano terapêutico. A paciente tem indicação para hidroterapia. Pode ser utilizado o protocolo geral de atendimento, com o cuidado de evitar abdução de membros inferiores nos últimos graus. Deve-se dar ênfase aos exercícios de fortalecimento muscular de tronco posterior e alongamento global.

✔ Caso 2

M.S.C., 36 anos, casada, relações públicas. Queixa-se de dor ininterrupta na região lombar, incontinência urinária aos esforços e bronquite asmática crônica. Durante o exame físico, apresenta diástase dos músculos retos abdominais em torno de 2 cm, além de hiperlordose lombar. Está na 20ª semana gestacional.

Plano terapêutico. Deve-se trabalhar todo o protocolo geral de hidroterapia, dando ênfase à estimulação respiratória e à conscientização da musculatura do assoalho pélvico. A musculatura abdominal precisa ser trabalhada de modo consciente ao longo de todo o período gestacional, com o objetivo de cessar ou controlar a dor lombar.

BIBLIOGRAFIA

American College of Obstetricians and Gynecologists (ACOG). ACOG Committee Opinion no.650: physical activity and exercise during pregnancy and the postpartum period. Obstet Gynecol. 2015; 126(6):135-42.

Barakat R, Perales M, Cordero Y et al. Influence of land or water exercise in pregnancy on outcomes: a cross-sectional study. Med Sci Sports Exerc. 2017; (15):1-29.

Batista DC, Chiara VL, Gugelmin SA et al. Atividade física e gestação: saúde da gestante não atleta e crescimento fetal. Rev Bras Saúde Matern Infant. 2003; 3(2):151-8.

Bisson M, Alméras N, Dufresne SS et al. A 12-week exercise program for pregnant women with obesity to improve physical activity levels: an open randomised preliminary study. Plos One. 2015; 10(9):1-17.

Conselho Federal de Fisioterapia e Terapia Ocupacional. Resolução COFFITO nº 443, de 3 de setembro de 2014.

Davies GA, Wolfe LA, Mackinnon C et al. Exercise in pregnancy and the postpartum period. JOGC. 2003; 25(6):516-29.

Goldman L, Ausiello D (org.). Cecil. Tratado de medicina interna. 22. ed. v. 2. Rio de Janeiro: Elsevier; 2005.

Hartmann S, Huch R. Response of pregnancy leg edema to a single immersion exercise session. Acta Obstet Gynecol Scand. 2005; 84(12):1150-3.

Kasawara KT, Nascimento SL, Costa ML et al. Exercise and physical activity in the prevention of pre-eclampsia: systematic review. Acta Obstet Gynecol Scand. 2012; 91(10):1147-57.

Kihlstrand M, Stenman B, Nilsson S et al. Water-gymnastics reduced the intensity of back/low back pain in pregnant women. Acta Obstet Gynecol Scand. 1999; 78.

Magann EF, Evans SF, Weitz B et al. Antepartum, intrapartum, and neonatal significance of exercise on healthy low-risk pregnant working women. The American College of Obstetricians and Gynecologists. 2002; 99(1).

Nascimento SL, Godoy NA, Surita FG et al. Recomendações para a prática de exercício físico na gravidez: uma revisão crítica da literatura. Rev Bras Ginecol Obstet. 2014; 36(9):423-31.

Prevedel TTS et al. Repercussões maternas e perinatais da hidroterapia na gravidez. RBGO. 2003; 25(1):53-9.

Ruoti RG, Morris DM, Cole AJ. Reabilitação aquática. São Paulo: Manole; 2000.

Thompson EL, Vamos CA, Daley EM. Physical activity during pregnancy and the role of theory in promoting positive behavior change: a systematic review. J Sport Health Sci. 2015;1-9.

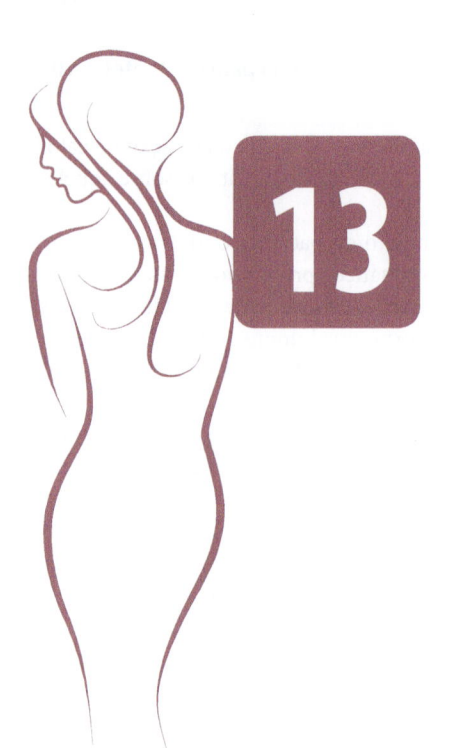

13 Técnicas Complementares e Alternativas Aplicadas à Saúde da Mulher

Seção A | Pilates Clínico para Mulheres com Disfunções dos Músculos do Assoalho Pélvico e para Gestantes | O Olhar do Fisioterapeuta Especialista em Saúde da Mulher

Elisa Barbosa Monteiro de Castro

INTRODUÇÃO

O método Pilates, ou apenas Pilates, é um sistema de exercícios fundamentado na filosofia corpo/mente/espírito e em princípios que serão mencionados posteriormente. Tem sido uma escolha frequente entre mulheres e gestantes, pois sua prática tem mostrado significativa melhora da consciência corporal, das funções musculares, da postura e do equilíbrio, além de estar associada ao bem-estar psicológico e à melhora estética.

A atividade é compartilhada por mais de uma profissão, sendo que, na área da fisioterapia, é empregada como recurso terapêutico, com base nas premissas da Lei nº 938, de 13 de outubro de 1969. Nesse contexto, deve ser chamada de Pilates clínico e aplicada para restaurar, desenvolver e conservar a capacidade física do paciente, com ênfase em prevenção, promoção, proteção e reabilitação em saúde.

Isso posto, o objetivo deste capítulo é descrever, sob a óptica do fisioterapeuta especialista em Saúde da Mulher, quais adaptações e cuidados são necessários para o uso do Pilates clínico na abordagem de mulheres com disfunções do assoalho pélvico e de gestantes.

MÉTODO PILATES

Antes de tratar do foco deste capítulo, é importante ressaltar alguns conceitos básicos do método e definir uma linha de atuação, uma vez que, na atualidade, encontram-se diversas versões para o método original.

Assim sendo, considera-se que o Pilates é uma técnica de exercício e movimento corporal pautada em princípios gerais, como respiração, concentração, controle do movimento, controle do centro, precisão e ritmo, além da busca da saúde integral e do engajamento total do corpo. Inspirado na filosofia de integração entre corpo, mente e espírito, a prática de seus exercícios tem sido usada não só como atividade física, mas também como treinamento esportivo e reabilitação.

Nessa linha, o Pilates compõe-se de uma sequência de exercícios que trabalha todo o corpo de maneira consciente. A experiência clínica mostra que, quando praticado sistematicamente, promove a melhora de todas as funções musculares, especialmente dos músculos da região do *powerhouse*, também conhecida como centro do corpo ou *core*, o que contribui para aprimorar o alinhamento postural, o equilíbrio, a respiração, a mobilidade e a autoconsciência, promovendo sensação de bem-estar e mais qualidade de vida.

De acordo com as teorias do método, entende-se que o *powerhouse* é uma região do corpo que vai do assoalho pélvico à caixa torácica, que, quando está forte, estabiliza o centro do corpo e facilita os movimentos distais. Afeta a postura da pelve, a estrutura musculoesquelética da coluna e o tônus da cavidade abdominopélvica.

O vasto repertório de exercícios do Pilates pode ser praticado no solo ou nos equipamentos, os quais funcionam, em sua maioria, com molas que resistem aos movimentos ou lhes dão assistência. A progressão ou a regressão dos exercícios se faz com a modificação de alguns fatores, como a assistência ou a resistência das molas, a amplitude do movimento, o comprimento da alavanca, a base de suporte, o centro de gravidade, o equilíbrio e a coordenação. Esses elementos, quando manipulados, facilitam a construção do movimento ou desafiam sua execução.

PILATES SOB A ÓPTICA DO FISIOTERAPEUTA ESPECIALISTA EM SAÚDE DA MULHER

O método Pilates tem se mostrado uma excelente técnica corporal, motivo pelo qual tem se popularizado cada vez mais no Brasil e no mundo. Escolha frequente de mulheres para seu cuidado corporal há mais de 20 anos, tornou-se, recentemente, comum também entre gestantes e passou a ser muito usado pela comunidade fisioterápica.

Com uma experiência clínica bastante favorável, as primeiras evidências científicas que relacionam o Pilates aos desfechos da saúde da mulher têm sido publicadas. Mazzarino et al., em 2015, realizaram uma revisão sistemática, em que investigaram os benefícios do método Pilates para resultados relacionados à saúde da mulher. Apesar de os estudos analisados serem poucos e possuírem baixa qualidade metodológica, os autores encontraram evidências emergindo quanto a alguns desfechos, como melhora do quadro álgico em mulheres com dor lombar crônica e melhora da qualidade de vida e da resistência de membros inferiores em mulheres com fibromialgia. Já na gestação, até o momento, pouco se sabe, do ponto de vista científico, sobre a prática do Pilates em relação aos desfechos da gravidez e do parto. Por isso, é preciso avançar na pesquisa científica em Pilates relacionado à saúde da mulher, com mais e melhores estudos, em termos metodológicos, para complementar a prática clínica.

Em Fisioterapia na Saúde da Mulher, o Pilates é usado como um recurso cinesioterápico e, muitas vezes, deve ser associado a outros recursos terapêuticos. Nesse contexto, o Pilates clínico é ancorado por pilares, como mostra a Figura 13.1. O conhecimento profundo de aspectos da fisiologia humana e da biomecânica, somado às condições específicas da saúde da mulher,

ao conhecimento do compartimento pélvico e às evidências científicas existentes, sustenta a prática clínica do Pilates como um valioso recurso terapêutico complementar na abordagem da mulher.

Quando se aprofundam os estudos acerca das questões anteriormente descritas, percebe-se que, em muitas situações, como na gravidez ou quando a abordagem envolve uma mulher com disfunção dos músculos do assoalho pélvico (MAP), alguns cuidados devem ser tomados. Nesses casos, o método precisa ser adaptado, e alguns exercícios se tornam contraindicados ou devem ser modificados para atender demandas específicas. Essas adaptações serão discutidas nos próximos itens e nos casos clínicos que serão abordados.

PILATES CLÍNICO NAS DISFUNÇÕES DOS MÚSCULOS DO ASSOALHO PÉLVICO

Um dos princípios fundamentais do Pilates, o controle do centro, é feito por meio da ativação conjunta dos músculos que delimitam o centro de força do corpo, ou o *powerhouse*, dentre eles, os músculos abdominais, principalmente o transverso do abdome, os MAP e os multífidos. Nessa condição, ocorre uma interação de forças que potencializa a ação estabilizadora e melhora o movimento distal. Por isso, em praticamente todos os exercícios do repertório, o centro, junto com os MAP, é ativado e coordenado com a ação de muitos outros músculos para a execução de determinada tarefa.

Assim sendo, apesar do reconhecimento atual de que o treinamento dos músculos do assoalho pélvico (TMAP) é a melhor escolha para o fortalecimento dos MAP e o tratamento da incontinência urinária de esforço, alguns pesquisadores, como Culligan et al. (2010) e Torelli et al. (2016), defendem que o Pilates pode fortalecer os MAP com base nos resultados de suas pesquisas e na teoria de que a cocontração dos MAP – que possivelmente ocorre incidentalmente ou intencionalmente durante a ativação do centro nos exercícios – seria capaz de neutralizar o aumento da pressão intra-abdominal, prevenindo escapes de urina e fortalecendo os músculos. Vale ressaltar que, nos estudos de Culligan et al. (2010), as mulheres analisadas não tinham disfunções dos MAP, e que nos trabalhos de Torelli et al. (2016) foram avaliadas mulheres nulíparas, sedentárias e saudáveis. Dias et al. (2017), por sua vez, exploraram os efeitos do Pilates sobre a funcionalidade dos MAP de mulheres grávidas, não encontrando melhora significativa. Diante do exposto, até o momento, os efeitos do Pilates em mulheres com deficiências dos MAP permanecem incertos.

Sabe-se que de 32 a 64% das mulheres apresentam incontinência urinária, uma condição de saúde geralmente relacionada a deficiências dos MAP. Para esse grupo, é razoável pensar que a cocontração descrita não ocorre da maneira esperada, um dos motivos pelos quais a perda urinária pode acontecer. Para elas, o treinamento prévio e específico dos MAP parece ser fundamental, e essa coordenação dos MAP durante os exercícios deveria ser usada na fase mais tardia da reabilitação.

Existem também aquelas mulheres que não sabem contrair corretamente os MAP (cerca de 30%) e que aprendem por meio do Pilates que esses músculos devem ser ativados, em conjunto com os outros do centro, durante praticamente todos

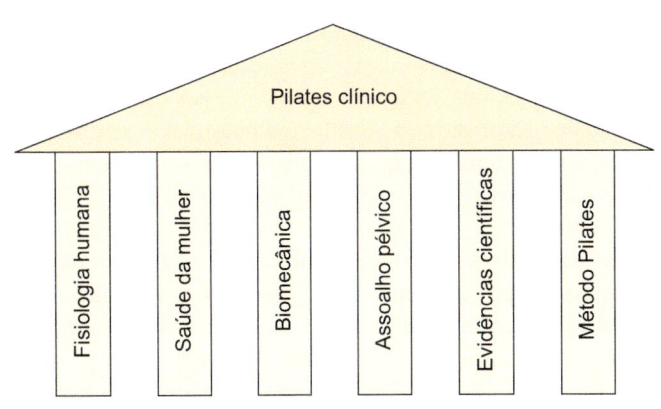

Figura 13.1 O olhar do especialista em Saúde da Mulher.

os exercícios do repertório. Isso pode comprometer o controle e a coordenação desses músculos, tão importantes para uma boa funcionalidade do compartimento pélvico. Por isso, uma avaliação prévia deles, seguida do aprendizado motor correto, é recomendável.

Dentre outros fatores, os prolapsos dos órgãos pélvicos também podem estar relacionados com a deficiências dos MAP e pioram quando há aumento da pressão intra-abdominal, favorecendo a descida desses órgãos. Para mulheres com prolapsos, é muito importante distribuir os vetores de força de modo que a descida dos órgãos pélvicos não aumente. Nesses casos, adaptações devem ser feitas, e os exercícios, modificados.

Por esses e outros motivos é que se deve adaptar o método Pilates para determinadas mulheres. Não é recomendável pensar de uma única maneira sobre as pacientes, nem conduzir de uma única forma as sessões de Pilates. É recomendável avaliar as funções dos MAP e ensinar, primeiramente, como fazer a contração de modo correto e isolado. É necessário identificar as disfunções dos MAP e reabilitá-los. Só depois, quando possível, deve-se associar a contração dos MAP à dos outros músculos do centro e coordená-las com os exercícios.

Praticado desse modo, o Pilates pode ser mais um excelente recurso para o treinamento funcional do assoalho pélvico. Vale lembrar que ele possibilita executar movimentos cotidianos em associação com a contração dos MAP, quando for conveniente. Isso pode ser muito interessante, por exemplo, na fase tardia da reabilitação dos MAP, quando a mulher é ensinada a ativar os MAP durante as tarefas mais complexas. O método é também ótimo para a manutenção dos resultados obtidos com o TMAP e um excelente recurso para trabalhar os músculos extrapélvicos, essenciais ao correto funcionamento do compartimento pélvico. Além disso, quando corretamente adaptado às diferentes mulheres, torna-se um valioso exercício físico.

Pilates clínico para gestantes

O Pilates tem sido uma escolha frequente de mulheres grávidas, entre as quais se tornou muito popular. Em 2017, foi realizado um levantamento dos motivos que levaram as gestantes a buscarem o método na clínica Elisa Castro Fisioterapia, em Belo Horizonte. Das 70 pacientes incluídas na pesquisa, 51% procuraram o método para tratamento de alguma dor relacionada à gravidez; 72%, como uma atividade corporal preventiva; 10%, em busca de melhora da postura; e 40%, para preparar o corpo, incluindo os MAP, para o parto.

Sem dúvida, sob o olhar do fisioterapeuta especialista em saúde da mulher, o método deve ser adaptado às condições de cada grávida, levando-se em consideração os pilares da Figura 13.1. Nesse contexto, um bom conhecimento sobre a fisiologia da gestação, as disfunções mais comuns da gravidez, as alterações biomecânicas nesse período, incluindo as do assoalho pélvico, somado às diretrizes científicas e ao conhecimento do método Pilates, são fundamentais para a prática clínica. Vale ressaltar também que o olhar do especialista deve extrapolar as técnicas e os conhecimentos sobre fisiologia, e ser também direcionado ao contexto em que a mulher se encontra, levando em consideração suas disfunções, limitações e restrições.

FISIOLOGIA, ALTERAÇÕES BIOMECÂNICAS DA GRAVIDEZ E DISFUNÇÕES MAIS COMUNS | CONSIDERAÇÕES PARA A PRÁTICA DO PILATES

Durante o período gestacional, surgem, dentre outras, alterações hormonais, adaptações cardiovasculares e respiratórias, modificações nos sistemas urinário e digestivo, bem como nos MAP, alterações hematológicas e mudanças biomecânicas. Todas precisam ser consideradas na escolha e nas adaptações a serem feitas aos exercícios do repertório.

Inicialmente, deve-se considerar que a gestação causa alterações hemodinâmicas. O estado crônico de retenção de líquidos aumenta progressivamente o débito cardíaco, sobrecarregando o sistema cardiovascular e predispondo ao aparecimento de edema e anemia dilucional. Por esse motivo, os exercícios durante a gestação devem ser de leves a moderados e adaptados à condição prévia da mulher. Além disso, durante as sessões de Pilates, devem ser incluídos exercícios que melhorem o retorno venoso, diminuindo o edema que eventualmente tenha aparecido.

A partir do segundo trimestre, o útero gravídico pode comprimir a veia cava inferior, causando a síndrome hipotensiva supina. Por isso, deve-se evitar a manutenção da gestante em decúbito dorsal por tempo prolongado. Nesse caso, o decúbito lateral esquerdo é a melhor posição para não desencadear a síndrome. Durante uma sessão, é preciso mudar várias vezes a posição em que se realizam as atividades, para que não haja complicações. A atenção aos sintomas relacionados também é primordial.

Ressalte-se que alterações anatômicas associadas a variações hormonais levam a mudanças na dinâmica respiratória, causando mudanças restritivas e obstrutivas. A frequência respiratória aumenta, e sensações de dispneia não são incomuns. Como o método Pilates tem como um dos princípios a respiração, durante a gravidez ela deve ser trabalhada respeitando-se os limites fisiológicos de cada mulher.

Considere-se também que a gestação causa alterações no sistema geniturinário, como diminuição progressiva da capacidade vesical, aumento da frequência urinária, noctúria e urgência, além de predisposição à infecção do sistema urinário. Ademais, a gravidez é um fator de risco para incontinência urinária. Nesse cenário, o treinamento específico dos MAP é fundamental e deve ser usado como recurso terapêutico associado ao Pilates e prescrito por um fisioterapeuta especialista em Saúde da Mulher, de maneira individualizada.

Outras alterações comuns na gestação são as do trato gastrintestinal. Assim, são frequentes a predisposição ao aparecimento de hemorroidas, a constipação intestinal, o acúmulo de gases, a azia e o refluxo, questões que devem ser contempladas pelos exercícios.

Do ponto de vista biomecânico, é preciso considerar que o crescimento uterino provoca o deslocamento do centro de gravidade do corpo para frente, o que leva a uma série de alterações posturais. Além disso, a grávida tem maior instabilidade articular devido à frouxidão dos ligamentos. Esses fatos, somados ao aumento de peso e ao estilo de vida, podem causar estresse mecânico sobre a coluna lombar e a pelve, com predisposição a lombalgia e disfunções das articulações pélvicas. Por isso, de modo geral, deve-se evitar sobrecarga articular excessiva, adequando-se os exercícios de Pilates de maneira que não sejam realizados com excesso de resistência, em grandes amplitudes de movimento ou com grandes alavancas.

É importante considerar ainda que o equilíbrio da gestante também fica alterado. Assim, os exercícios com bases de suporte instáveis e que causem risco de queda devem sempre ser evitados. Deve-se também poupar a grávida de exercícios que aumentem excessivamente a pressão intra-abdominal, pois estes podem contribuir para o aumento da diástase abdominal.

Portanto, é imprescindível que o fisioterapeuta esteja atento às manifestações demonstradas pelo corpo da gestante. Ao mínimo sinal de que alguma resposta aos movimentos não esteja sendo adequada, os fatores modificadores dos exercícios devem ser usados – mudança na assistência/resistência, na alavanca, na amplitude de movimento, na base de suporte, no centro de gravidade, no equilíbrio e na coordenação. Especial cuidado deve ser dedicado às articulações mais suscetíveis a lesões, evitando-se exercícios que facilitem um desalinhamento ou que provoquem estresse excessivo, como acontece com frequência nas práticas com apoio unipodal e com carga.

É preciso também ter cautela com os exercícios contraindicados nos casos em que a gestante já apresente alguma disfunção musculoesquelética, entre as quais as mais comuns são a lombalgia e as disfunções pélvicas (sacroilíaca e sínfise púbica), seguidas da síndrome do túnel do carpo.

Em todos os casos, a prescrição dos exercícios de Pilates deve partir da avaliação fisioterápica, pois é ela que possibilita um diagnóstico cinético funcional. Recomendam-se de duas a três sessões semanais, de preferência associadas a uma atividade aeróbica. Ademais, é preciso observar as contraindicações absolutas e relativas da prática de exercícios durante a gestação e também ter um olhar atento à funcionalidade da mulher, tanto na gestação quanto no pós-parto.

CONSIDERAÇÕES FINAIS

O método Pilates é uma técnica corporal que, no contexto da fisioterapia, é usada como recurso terapêutico, situação em que é chamada de Pilates clínico. Quando corretamente adaptado a mulheres com disfunções dos MAP ou gestantes, oferece inúmeros benefícios e deve ser empregado, quase sempre, associado a outros recursos.

CASOS CLÍNICOS

✔ Caso 1

M.G.F., 61 anos, procurou o serviço de Fisioterapia em Saúde da Mulher com relato de dor na relação sexual havia mais de 5 anos.

Ela teve três gestações, e todos os partos foram por cesariana. Não relatou outros sintomas relacionados ao assoalho pélvico e não realizava terapia de reposição hormonal.

Praticava o método Pilates tradicional havia mais de 7 anos, como escolha para o cuidado com o corpo, além de fazer caminhadas 4 vezes na semana.

Na avaliação geral, percebeu-se que a pelve se encontrava retrovertida. Os músculos retos e oblíquos abdominais eram fortes, mas havia dificuldade de ativação voluntária do músculo transverso abdominal. Apresentava fraqueza dos rotadores laterais dos quadris.

Na avaliação dos MAP, apresentava tônus aumentado, com dor na palpação unidigital. Demonstrava deficiência de controle e coordenação dos MAP, com ativação associada à contração dos glúteos, abdominais e adutores da coxa, além de deficiência no relaxamento. Sua força era grau III pela escala de Oxford modificada, e sua resistência, de 10 s.

A paciente relatou que, desde que começara a praticar o Pilates, realizava contrações dos MAP durante grande parte da sessão, quase sempre associadas aos movimentos de retroversão pélvica, adução de coxa e/ou contração dos glúteos.

A paciente foi atendida 1 vez/semana, com foco na reabilitação das deficiências de controle e coordenação dos MAP, melhora da ativação do transverso abdominal, fortalecimento de rotadores de quadril e reposicionamento da pelve. Também foram realizadas termoterapia e massagem perineal. Além disso,

ela foi orientada a não realizar contrações dos MAP nas sessões de Pilates até que o controle e a coordenação fossem restabelecidos.

Após 4 sessões, a paciente apresentou melhora significativa do tônus dos MAP e de seu controle e coordenação. Também relatou melhora da dor na relação sexual.

Foi feito um contato com a equipe do Pilates, por meio do qual estabeleceu-se que, em um primeiro momento, a ativação dos MAP seria feita de maneira isolada, e não sempre associada aos exercícios, com objetivo de manutenção do controle e da coordenação dos MAP. Foram incluídos exercícios para mobilidade pélvica e melhora do posicionamento estático da pelve, além de exercícios de ativação do transverso abdominal e dos rotadores laterais de quadris.

Conclusão. Esse caso clínico exemplifica a necessidade de condutas individualizadas em Pilates sob um olhar mais globalizado. Estamos diante de grupos musculares extremamente complexos. É razoável pensar que a dor na relação sexual e o tônus aumentado dos MAP possam estar relacionados a desequilíbrios musculares. A fraqueza dos rotadores laterais dos quadris pode causar, por meio de um mecanismo compensatório, aumento da tensão dos MAP. Além disso, o hábito adquirido de contração dos MAP associada à de outros músculos, como adutores, glúteos e abdominais, contribuiu para a piora na funcionalidade do seu compartimento pélvico.

Em situações como essa, torna-se necessário reavaliar e individualizar as condutas, para que os benefícios do Pilates sejam alcançados sem prejuízo para a paciente com deficiências dos músculos do assoalho pélvico.

✔ Caso 2

E.B.M.C., 34 anos, 30 semanas de gestação. Praticou Pilates durante quase toda a gravidez. Após 2 semanas de repouso (por motivo de saúde), apresentou quadro de dor lombar, sem sinais de irradiação para os membros inferiores, com piora do quadro à noite, após passar o dia todo trabalhando, na maior parte do tempo em pé.

Relatou desconforto respiratório e refluxo ao deitar-se em decúbito dorsal e edema em membros inferiores. Depois de 2 semanas, foi liberada do repouso.

Avaliação postural. A paciente apresentava, conforme mostra a Figura 13.2, rotação da pelve para a esquerda e triângulo de Tales maior à direita, além de rotação interna dos quadris e hálux valgo, bilateralmente. À vista lateral, evidenciava claramente, conforme mostra a Figura 13.3, aumento da lordose lombar, com projeção anterior do tronco, hiperextensão dos joelhos e protrusão dos ombros e da cabeça.

Apresentava dificuldade de ativação do transverso abdominal, dor à palpação dos músculos extensores da coluna e fraqueza de rotadores laterais do quadril, de quadríceps e panturrilha. Apresentava também encurtamento de quadrado lombar, pior à direita.

A paciente relatava episódios de perda urinária aos esforços. A avaliação dos MAP evidenciou deficiência de força e resistência, com ótimos controle e coordenação dos músculos.

Em relação às atividades de vida diária, ela relatava dificuldade para amarrar os sapatos, lavar os pés e sentar-se no chão para brincar com a sobrinha, o que foi relacionado pela paciente ao abaulamento do abdome, e não à dor.

Conduta. Como descrito ao longo do capítulo, o método Pilates é uma excelente escolha para o acompanhamento da gestante, mas deve ser associado aos outros tantos recursos fisioterápicos. No caso dessa paciente, para a abordagem da dor, além do Pilates, foram usadas termoterapia, bandagem elástica e terapia manual. O Pilates clínico foi utilizado como o principal recurso cinesioterápico.

Vale ressaltar que muitas das alterações posturais da paciente são adaptações fisiológicas da gestação e precisam ser respeitadas. Desse modo, o objetivo do Pilates clínico para essa paciente é amenizar os desequilíbrios musculares, melhorar a dor e trabalhar a funcionalidade.

Para a preparação das sessões de Pilates, vale relembrar, primeiramente, os princípios que o fundamentam, sem os quais o método não é realizado. São eles: respiração, concentração, controle do movimento, controle do centro, precisão e ritmo, além do trabalho de todo o corpo. Existem também os princípios de movimento, que são conceitos que ajudam a organizar a prática. São eles: (1) respiração; (2) alongamento axial e controle do centro; (3) eficiência do movimento por meio da organização da cintura escapular, coluna torácica e cervical; (4) articulação da coluna; (5) alinhamento e suporte de peso da extremidade inferior e da extremidade superior; (6) integração do movimento. Sendo assim, as sessões devem conter esses princípios, além de serem adequadas às condições da gestante.

Para iniciar a prática, um bom posicionamento da gestante é fundamental. O decúbito dorsal por tempo prolongado, após o segundo trimestre, pode ser prejudicial pela compressão da veia cava. Além disso, a paciente relatava desconforto respiratório e refluxo ao deitar-se nessa posição. Por isso, adaptar o decúbito dorsal, como apresenta a Figura 13.4, pode ser útil para muitas gestantes, mas o ideal é mudar de posição com frequência.

A realização de exercícios em decúbito lateral também exige cuidados em relação à postura. O uso de travesseiros, para alinhar a pelve e a coluna, e o apoio da barriga, como dispõe a Figura 13.5, são bem-vindos.

Após um bom posicionamento, a sessão foi iniciada com treino do padrão respiratório diafragmático, respeitando-se a frequência respiratória um pouco aumentada da paciente.

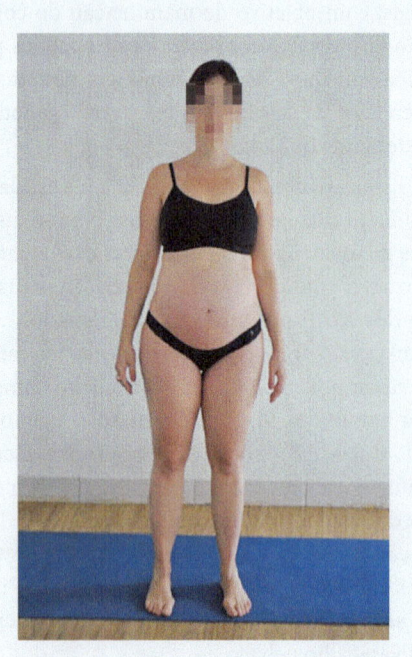

Figura 13.2 Avaliação postural (vista de frente).

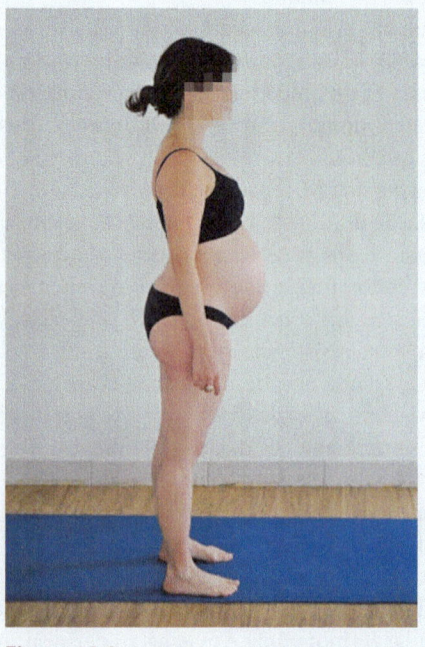

Figura 13.3 Avaliação postural (vista de lado).

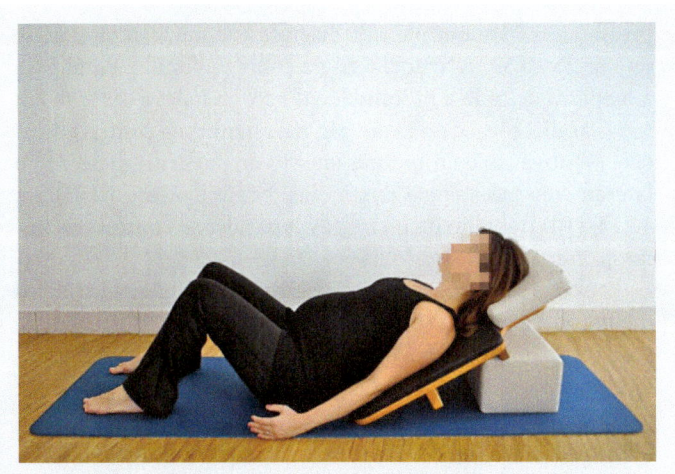

Figura 13.4 Gestante em posição de decúbito dorsal.

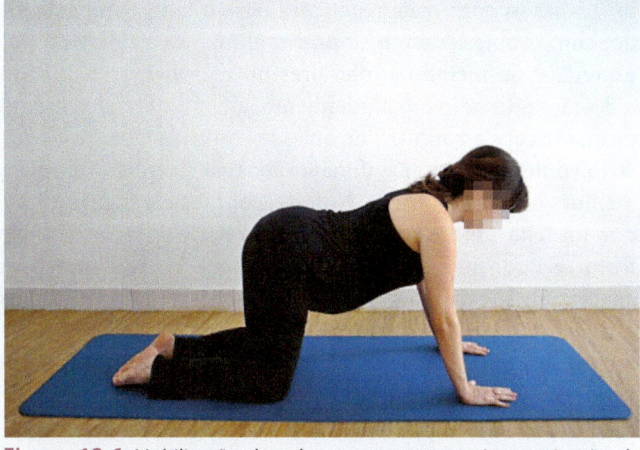

Figura 13.6 Mobilização da coluna em quatro apoios e ativação do transverso abdominal.

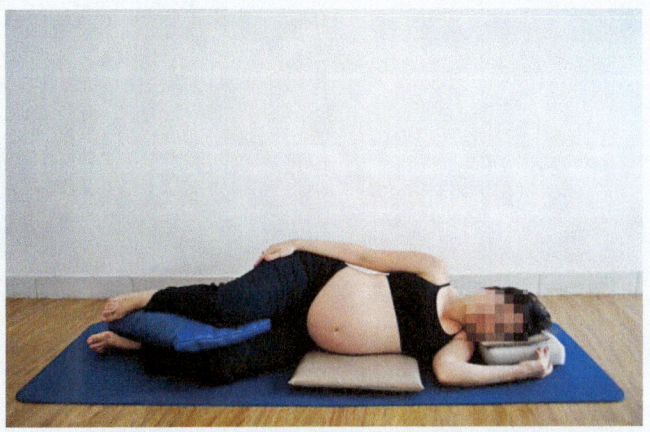

Figura 13.5 Gestante em posição de decúbito dorsal lateral.

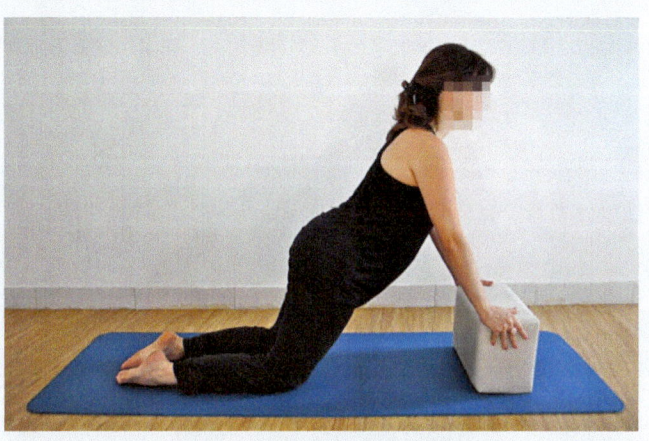

Figura 13.7 Prancha modificada.

Geralmente, a respiração no método Pilates é usada como facilitadora ou dificultadora de determinado movimento, mas na gestação a prática desse padrão, isoladamente, é benéfica e fundamental para a gravidez e o trabalho de parto.

Em sequência, foi realizada a ativação dos MAP, primeiramente de maneira isolada e seguindo o protocolo de TMAP determinado para essa paciente, que teve seus MAP avaliados previamente. Como apresentava ótimos controle e coordenação, além de melhora da força e da resistência ao longo da gravidez, os MAP foram também ativados durante muitos exercícios, com o intuito de trabalhá-los nas situações em que ela relatava perda urinária.

Em seguida, para os desequilíbrios musculares, a dor lombar e a preparação do corpo para o parto e os cuidados com o bebê, foram escolhidos alguns exercícios do vasto repertório usado na paciente, todos pensados e/ou adaptados para a idade gestacional e as suas condições. A ordem de execução dos exercícios não condiz com a ordem do relato e foi estabelecida respeitando-se a fluidez do movimento. Foi ela: (1) mobilização da coluna em quatro apoios e ativação do transverso abdominal, mostradas na Figura 13.6, que trabalham também a descarga de peso na extremidade superior e a organização da cintura escapular, fundamental para amamentação e cuidados com o bebê, bem como para o equilíbrio do tronco; (2)

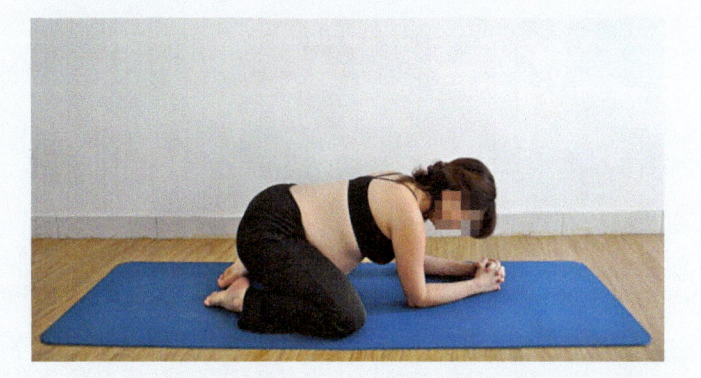

Figura 13.8 Posição genupeitoral.

prancha modificada, como dispõe a Figura 13.7, ativando o centro com menor sobrecarga abdominal; (3) relaxamento do tronco e ativação dos MAP na posição genupeitoral, como se observa na Figura 13.8; (4) ponte de quadril, com ativação de glúteos e músculos posteriores da coxa, fundamentais também para estabilização das articulações sacroilíacas, como exibe a Figura 13.9; (5) alongamento da cadeia lateral sentada e rotação de tronco e pelve, apresentados na Figura 13.10. Como a paciente apresentava rotação da pelve para a esquerda e encurtamento de quadrado lombar à direita, o exercício foi realizado com mais repetições para o lado comprometido, com o objetivo de melhorar o alinhamento pélvico; (6) exercícios de membros inferiores no *reformer*, trabalhando a descarga de peso e o alinhamento, além do fortalecimento de quadríceps e panturrilha, quando realizada a variação que envolve flexão plantar e dorsiflexão. Esse exercício também melhora o retorno venoso. Note-se, conforme a Figura 13.11, que foi feita uma elevação do tronco para evitar o desconforto relatado pela paciente; (7) prancha no *reformer* com adaptação da caixa, o que diminui a sobrecarga nos punhos e trabalha o centro, como mostra a Figura 13.12; (8) rolamento de coluna com assistência das molas, realizado com pequena amplitude de movimento, para evitar o aumento da

pressão intra-abdominal e da diástase abdominal, como vê-se na Figura 13.13. A articulação da coluna é fundamental para a melhora de toda a mobilidade do corpo e deve ser feita em todas as direções, desde que não haja nenhuma contraindicação; (9) ativação de rotadores laterais do quadril, em decúbito lateral, com assistência das molas, como aparece na Figura 13.14; (10) trabalho de membros superiores e cintura escapular no trapézio, ilustrado na Figura 13.15.

Após três sessões, realizadas 2 vezes/semana, o quadro álgico melhorou e a paciente continuou o Pilates até as 40 semanas de gestação, com o objetivo de melhorar os desequilíbrios musculares, manter-se sem dor e preparar o corpo para o trabalho de parto e a intensa rotina de cuidados com o bebê.

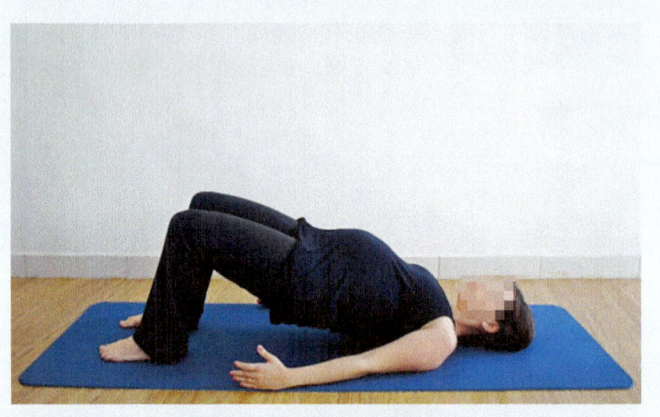

Figura 13.9 Ponte de quadril.

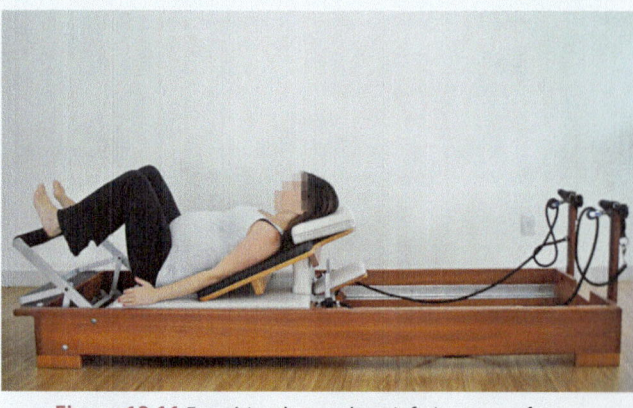

Figura 13.11 Exercícios de membros inferiores no *reformer*.

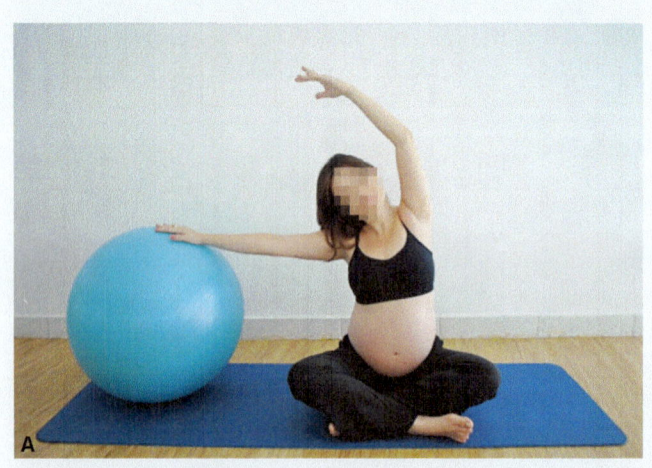

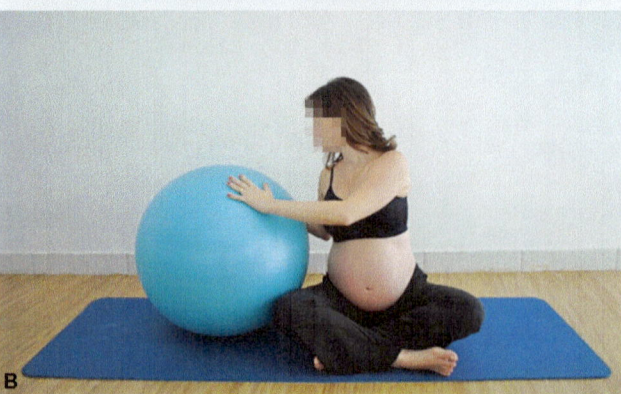

Figura 13.10 **A.** Alongamento da cadeia lateral sentada. **B.** Rotação de tronco.

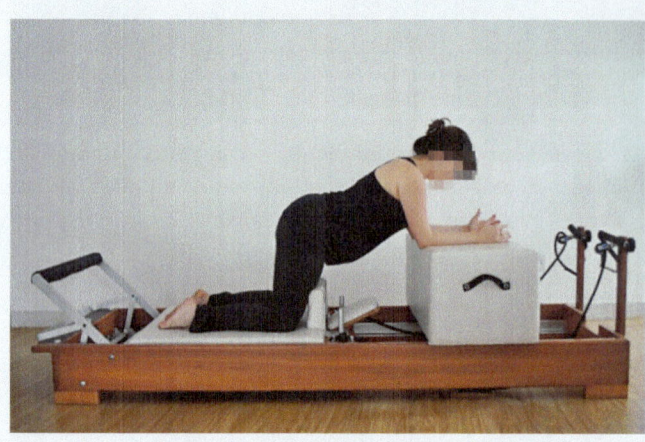

Figura 13.12 Prancha no *reformer*.

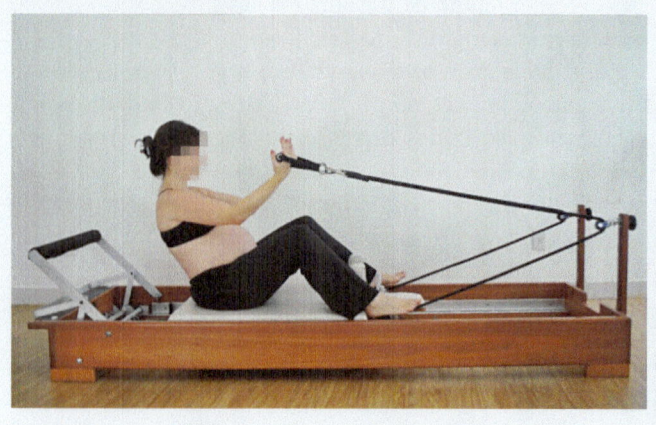

Figura 13.13 Rolamento de coluna.

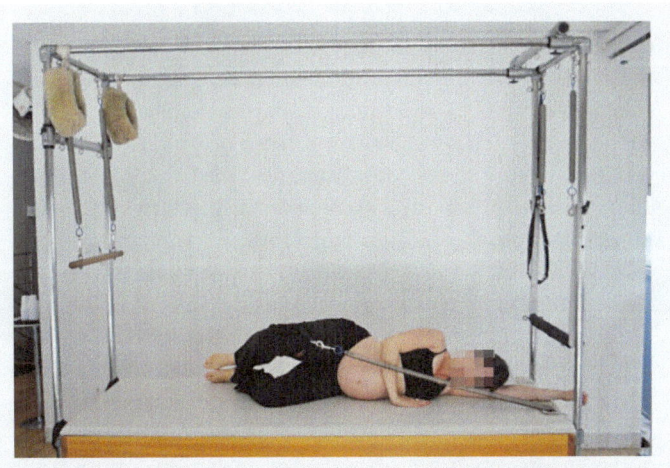

Figura 13.14 Ativação de rotadores laterais do quadril (decúbito lateral).

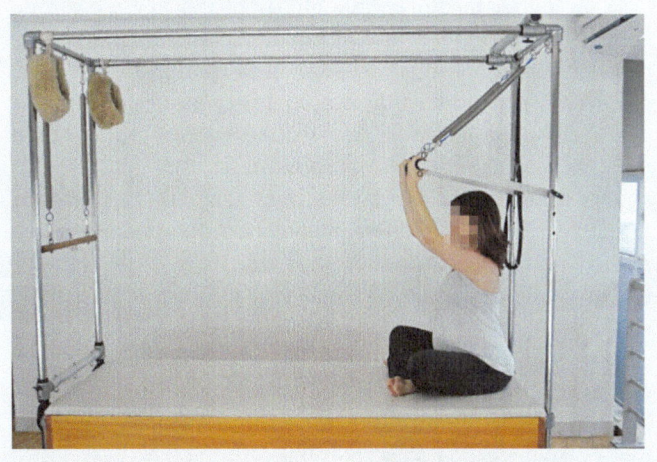

Figura 13.15 Trabalho de membros superiores e cintura escapular no trapézio.

Seção B | Estruturação Corporal | Reeducação da Postura e do Movimento por Meio da Consciência Corpórea

Cristianne Brant

INTRODUÇÃO

Esta seção apresenta o método de estruturação corporal, que se baseia na necessidade de reeducar a postura e o movimento por meio da consciência corporal. Apesar de não encontrarmos evidências que suportem os resultados da nossa prática clínica, essa abordagem parte do pressuposto de que a postura influencia os tecidos do assoalho pélvico, que recebem uma grande carga do tronco e das vísceras. O método estimula o paciente a se conscientizar da importância de evitar esse sobrepeso, adotando uma reeducação postural. Defende-se que isso deve ser incorporado ao cotidiano do paciente, já que irá possibilitar-lhe organizar seu corpo de uma nova maneira. O estudo foi construído a partir de uma contextualização da constituição corporal ao longo da história, passando pelos fatores ambientais e culturais que influenciam os maus hábitos posturais, até se chegar à apresentação do método e de sua aplicação clínica.

Acredita-se que é importante começar a discutir essa temática, fazendo um resgate histórico para o entendimento da nossa constituição corporal.

A estrutura do nosso corpo e alguns hábitos que cultivamos foram moldados ao longo da luta pela sobrevivência. Como destacam Bertazzo e Zanolli (2012), a engenharia reversa do corpo humano – com pernas e braços longos, um eixo central em que as vértebras se movimentam umas sobre as outras, a cabeça que gira para os lados, para baixo e para cima – mostra que ele foi constituído para o movimento.

Muitos primitivos fizeram uso dessa anatomia como estratégia de subsistência, pois quem usava as engrenagens do corpo para andar, correr e subir em árvores alcançava os alimentos com maior facilidade ou se safava dos predadores. Por outro lado, a escassez de alimentos obrigou não só o homem, mas todos os animais, a racionalizar o esforço, tentando conseguir o maior número de calorias com o menor gasto energético possível. Sendo assim, a energia passou a ser economizada para ser gasta apenas em três situações: atrás de comida, de sexo ou para escapar de predadores, segundo aponta o médico e escritor Dráuzio Varella, no prefácio da obra de Bertazzo e Zanolli (2012).

Diferentemente da escassez de alimentos a que eram submetidos os povos primitivos, as sociedades atuais, especialmente a partir do século XX, experimentaram outra realidade. Com a evolução da produção e da armazenagem, as civilizações passaram a ter acesso a uma grande variedade de alimentos. A memória corporal, no entanto, prevaleceu e, atualmente, também se busca obter calorias alimentares sem grande esforço físico. As consequências? O sedentarismo e a obesidade.

Na percepção de Daolio (1995), "no corpo estão inscritas todas as regras, todas as normas e todos os valores de uma sociedade específica, por ser ele o meio de contato primário do indivíduo com o ambiente que o cerca". Assim, é fundamental compreendermos o modo como o corpo é vivido e tratado ao longo da história, tarefa da qual se ocupou Bolsanello (2010). Ao fazer esse resgate da imagem corporal no decorrer do tempo, a autora destaca que o homem medieval era submisso ao poder da Igreja Católica. Portanto, seu corpo era considerado pecaminoso e limitado à forma e ao destino que Deus lhe dera.

Já no Renascimento, entre o fim do século XIV e o fim do século XVI, esse corpo limitado da Idade Média experimenta uma expansão. A religião começou a se apartar da medicina, e observa-se que, com a dissecação dos cadáveres, o corpo se transformou em objeto de estudo dos doutores, conquistando um espaço oficial nos meios acadêmicos.

Nesse mesmo período histórico, as aglomerações urbanas foram se formando e, diferentemente do meio rural, onde a natureza dita o ritmo do homem, a vida da cidade é construída e organizada de acordo com a escala do corpo humano e seu ritmo.

No espaço urbano, a distância entre os indivíduos é menor e as atividades intelectuais se multiplicam em detrimento dos exercícios físicos. O morador da cidade já não planta e colhe, mas vai ao mercado e paga pelo alimento.

No Século das Luzes, a visão era tida como um sentido superior aos demais porque significava o fim das trevas e se interliga à razão e à ciência.

Chegando aos dias atuais, temos um corpo de pouca atividade e um uso intenso da parte cerebral. O sentido da visão, que passou a ter destaque no Iluminismo, continua sendo um meio privilegiado de conhecimento na contemporaneidade.

Esse grupo possui corpos sedentários, também chamados de *cibercorpos*. Com a popularização das tecnologias de informação e comunicação (TIC), os corpos se beneficiam do conforto trazido pelas máquinas, que acabam funcionando como extensões do indivíduo. Como vimos, nas grandes cidades, é possível sobreviver sem que a totalidade do corpo seja impelida a buscar os recursos essenciais. As relações se estabelecem sem que haja a necessidade do contato físico, já que podem ser feitas pelo *ciberespaço*, por meio de aparelhos eletrônicos, como computadores, telefones celulares e *tablets*.

De todas essas ferramentas tecnológicas, sem dúvida, o computador foi a que mais redefiniu nosso corpo. Considerado indispensável para as gerações atuais, ele interliga setores da vida até então desconexos, como trabalho, comunicação e diversão. Por outro lado, reduziu o nosso corpo a dedos e olhos (Bolsanello, 2010).

A BUSCA PELO "CORPO PERFEITO"

Paralelamente aos que não se dispõem às atividades físicas, surgem os adeptos do *fitness*, modalidade associada à atividade física, amplamente popular possivelmente por estar ligada ao bem-estar e à saúde.

Entre os motivos da crescente adesão pelo *fitness*, está uma valorização excessiva, pelos meios de comunicação, do corpo belo, saudável e escultural. Essa veiculação exacerbada de um modelo corporal relacionado ao belo acaba se transformando em um objeto de consumo e provocando, em grande parte das pessoas, angústia e frustação por não se ter o desejado corpo ou a imagem corporal ideal.

A constituição do *corpo malhado* nos centros de condicionamento físico, porém, é obtida, na maioria das vezes, de maneira mecânica, com movimentos repetitivos e quase sempre lineares. Cada região do corpo é trabalhada separadamente, lembrando os movimentos dos trabalhadores de fábricas durante a Revolução Industrial na Europa (Bolsanello, 2010).

Esse padrão de exercícios dá uma sensação de segurança, e o corpo trabalha como se estivesse no modo automático, repetindo os movimentos mecanicamente e acionando as mesmas conexões neurais. A rotina tediosa das academias, com pouca variação dos exercícios, torna o cérebro preguiçoso e dá margem para o surgimento das distensões musculares, tendinites e bursites. Os praticantes, no entanto, encontram-se tão afoitos em conquistar a silhueta perfeita ou absortos pela própria imagem no espelho que nem notam os sinais que o corpo dá. Nesse contexto, podem se agravar os desequilíbrios musculares já existentes, advindos de padrões posturais anteriores.

Já a cirurgia plástica é a solução para que o corpo seja visto de acordo com o padrão estético ideal. O corpo ocidental encontra-se em total metamorfose. Ele não é mais aceito como é, mas há um ímpeto de corrigi-lo e reconstruí-lo (Paim e Strey, 2004).

O Brasil, especialmente em função do público feminino, tornou-se um país com elevadíssimo número de cirurgias plásticas. Segundo pesquisa da Sociedade Internacional de Cirurgia Plástica Estética (Isaps, International Society of Aesthetic Plastic Surgery), o Brasil realizou 1,22 milhão de procedimentos em 2015, ficando atrás somente dos EUA.

Além dessa pressão por uma imagem perfeita e ideal, que tem um peso maior sobre as mulheres, o gênero feminino apresenta um corpo extenuado. Com as transformações sociais e o advento do feminismo, as mulheres conquistaram "empoderamento", mas têm ficado sobrecarregadas com o desempenho de diferentes papéis. Se anteriormente estavam restritas ao ambiente doméstico (privado), hoje saem para o âmbito social (público), muitas vezes assumindo a chefia do lar tanto afetiva quanto economicamente (Macêdo, 2001).

Em relação aos fatores culturais, como já apontado, há uma excessiva valorização do corpo belo, saudável e escultural. Além disso, no âmbito feminino, as mulheres vêm assumindo cada vez mais responsabilidades, chefiando 40,5% dos domicílios brasileiros, segundo dados da Pesquisa Nacional por Amostra de Domicílios (Pnad), de 2015, do Instituto Brasileiro de Geografia e Estatística (IBGE).

Apesar de se sentir "empoderada" pelas conquistas feministas, a mulher vive sobrecarregada, tendo que cumprir, muitas vezes, três jornadas de trabalho: desdobra-se entre atividades profissionais, familiares e educacionais, já que o mercado sempre exige maior qualificação do trabalhador.

Essa mudança não tem sido tranquila; afinal, cabe à mulher se equilibrar entre a vida pública e a privada, a participação no mercado de trabalho e na produção doméstica, correspondendo, ainda, a um padrão de beleza. Diante de tantos desafios, o corpo feminino dá sinais de cansaço.

Se no início da humanidade o corpo era usado para a caça de alimentos ou a fuga de predadores, no século XX passou a ser utilizado para transpor distâncias menores – atualmente, quando nos locomovemos, raramente caminhamos, pois vamos de carro ou transporte público. Assim, nos tornamos cada vez mais sedentários, tentando compensar essa lacuna nas academias, mas realizando, na maioria das vezes, movimentos de forma mecânica. Ao longo do tempo, a partir do contexto sociocultural, vamos moldando o nosso corpo, mas chegamos a um patamar em que se tem cada vez menos percepção e consciência da sua integralidade.

Em nossa prática clínica, trabalhamos com muitas pacientes que carregam os registros advindos dessa cultura, ou seja, observamos que chegam ao consultório de fisioterapia sem a plena consciência de seu corpo, embora se movimentem e tentem moldá-lo.

EDUCAÇÃO SOMÁTICA

Em contraponto a essa maneira ocidental de moldar o corpo, surgiram métodos e técnicas que fugiam ao modelo dominante e que tratavam a questão em uma perspectiva mais humanista e coletivista. A origem da prática somática surgiu da contraposição ao dualismo cartesiano, a partir do movimento europeu de ginástica do final do século XIX. Tem entre seus precursores pelo menos três nomes de destaque: o teórico de dança, teatro e professor francês François Delsarte; o compositor e pedagogo musical austríaco Emile Jaques-Dalcroze; e a médica alemã Bess Mensendieck. Esses pioneiros buscaram substituir a ideologia dominante de rigor no treinamento físico por uma abordagem mais "natural", pautada na escuta aos sinais do corpo vindos da respiração, do toque e do movimento (Batson, 2009). Na virada do século XX, foram elaboradas e despontaram propostas de uma nova maneira de pensar o corpo, entre elas, a educação somática.

Muitas dessas técnicas surgiram com o propósito de curar deficiências do próprio corpo, como aconteceu com o ator australiano Frederick Matthias Alexander (1869-1955), que teve um sério problema de rouquidão e a perda total da voz. Diante da debilidade, Alexander fez uma meticulosa pesquisa e se recuperou ao observar em si próprio as relações entre a perda de voz e a maneira como organizava e usava seu corpo. Também foi o caso do doutor em física Moshe Feldenkrais (1904-1984), um dos primeiros europeus a obter a faixa preta de judô. Após ser vítima de um problema no joelho e da perspectiva de não mais andar, Feldenkrais começou a desenvolver estudos de anatomia, biomecânica, neurofisiologia e movimento humano, com o objetivo de eliminar as dores e se curar. Suas pesquisas o fizeram um dos precursores da educação somática.

Os métodos que compõem o campo da educação somática tratam o indivíduo de uma forma que difere do olhar médico. Cada pessoa é um corpo vivo, que pode experimentar e perceber as sensações acumuladas ao longo de sua trajetória. É um conjunto de técnicas que atuam estimulando cada indivíduo a se observar, a se perceber.

As técnicas começaram a se estruturar a partir do início do século XX na Europa e na América do Norte, por profissionais das mais distintas áreas, entre elas saúde, educação, esporte e artes. O termo é originário da palavra grega *soma*, que significa corpo, e foi usado pela primeira vez pelo filósofo norte-americano Thomas Hanna, discípulo de Feldenkrais.

A educação somática pode ser entendida como um campo teórico-prático composto de diferentes métodos, cujo objetivo é o movimento do corpo como via de prevenção ou de transformação de desequilíbrios de uma pessoa. Trabalha o ser humano de maneira integral, envolvendo sua expressão física, mental, emocional e espiritual (Bolsanello, 2010; Denovaro, 2012).

Preocupa-se em trabalhar o corpo, levando em conta as características e os limites individuais. Cada método de educação somática tem conceitos e linguagens próprias, mas parte do pressuposto de que não existe um corpo mecânico, mas sim uma relação intrínseca entre corpo e consciência. Sendo assim, emoções, fatos sociais, culturais, pensamentos, valores políticos e espirituais estão inter-relacionados a essa matéria. Mente e corpo compõem um processo vivo e formam um objeto comum.

A educação somática acredita que os problemas dos indivíduos estão intimamente ligados à sua maneira de se movimentar em seu dia a dia. Portanto, trabalha estimulando a pessoa a encontrar um modo mais eficaz de organização somática.

Existem alguns fundamentos que são comuns aos diferentes métodos somáticos, entre eles: integração de corpo e mente, reconhecimento dos hábitos, economia de esforço (no sentido de gerar, armazenar e utilizar energia de maneira justa e eficiente) e respiração.

Em nosso país e no exterior, alguns métodos de educação somática se destacam. No Brasil, os de maior relevância são a Técnica Klaus Vianna e o Método Bertazzo. No exterior, há o método Ehrenfried – ginástica holística, técnica Alexander; a técnica Feldenkrais; o método das cadeias musculares e articulares GDS; o sistema Laban/Bartenieff; o Rolfing; além de algumas correntes do Método Pilates.

POSTURA E MOVIMENTO

A postura corporal fornece muitos indícios sobre a comunicação não verbal do ser humano, revelando dados do estado físico e até emocional das pessoas. Segundo Denys-Struyf (1995), criadora do método Godeviele Denys-Struyf (GDS), os aspectos comportamentais estão necessariamente associados a uma disposição particular das alavancas ósseas e das cadeias musculares. Sendo assim, o corpo se expressa com a ajuda de nossos músculos, pela postura, pelo gesto e pela mímica. Os estados mentais e emocionais acionam grupos musculares, e a linguagem corporal e o comportamento são revelados em associação ao sistema muscular que concretiza a mensagem. Alguns músculos específicos atuam preferencialmente para expressar um autêntico impulso interior ou para manifestar um comportamento.

Magee (2002) e Kendall et al. (1995) defendem que a postura ideal é aquela em que a posição provoca o mínimo de esforço sobre cada articulação, ou seja, a atividade muscular necessária para manter o posicionamento é bem pequena. Isso revela que a integridade tensional da musculatura é muito importante, pois, sendo os músculos estruturas que se tracionam em sentidos opostos para manter um correto alinhamento postural e uma descarga de peso neutra nas articulações, qualquer tensão desigual pode ter consequências como alterações posturais e sobrecarga mecânica nas estruturas tendinosas, ligamentares e ósseas.

Segundo Piret e Béziers (1992), temos uma "mecânica" de base comum a todas as pessoas. Função e estrutura são mutuamente dependentes no movimento humano. A ação cria a forma, a forma condiciona a ação, a ação reelabora a forma, sucessivamente. Em meados dos anos 1960, já se aplicava a definição de passagem de tensão. Piret e Béziers (1992) formularam o conceito dos músculos pluriarticulares, entendidos como condutores do movimento por transmitem a contração aos músculos subsequentes, assegurando o início do trabalho deles.

Um dos fundamentos do método GDS é que nosso corpo é linguagem, que exprime em sua postura aquilo que nossas palavras não conseguem expressar. O método foi articulado a partir da observação das atitudes posturais que serviram como base para definir os conjuntos musculares que estão por trás dessas atitudes, caracterizando, assim, seis cadeias de tensões miofasciais.

Outro conceito que dá elementos para se entender como alcançar uma organização corporal eficiente vem da física e da arquitetura e trata-se da *tensegridade*. Criada pelo inventor, arquiteto e professor estadunidense Richard Buckminster Fuller, pode ser definida pela integridade das tensões. A *tensegridade* defende que as relações estruturais são sistemas inteiros ligados dinamicamente de modo que as forças se traduzem imediatamente em todas as áreas. Assim, uma alteração será refletida no todo, já que as forças serão transferidas e distribuídas por toda a estrutura.

Aplicada à fisioterapia, a *tensegridade* é a capacidade de equilíbrio entre tração e compressão nos diversos pontos de uma articulação. O sistema musculoesquelético é uma sinergia de músculos e ossos. Os músculos e os tecidos conjuntivos provocam tração contínua, e os ossos, compressão descontínua, fortalecendo-se e equilibrando-se mutuamente. Os ossos e cartilagens criam compressão para fora contra a rede miofascial, enquanto esta puxa em direção ao centro. Desse modo, tração e compressão são essenciais para estabilidade e mobilidade do corpo. O aumento da tensão em uma região reflete-se em toda a estrutura e isso explica por que pode haver dor em um ponto do corpo distante da área onde ocorre o problema (Kapandji, 2012).

O bioengenheiro Donald E. Ingber (2008), PhD e professor de Patologia na Escola Médica de Harvard, tornou-se uma referência nos estudos de tensegridade e biologia. Para ele, as forças mecânicas aplicadas na macroescala produzem mudanças na bioquímica e na expressão de genes dentro de células vivas individuais. Esse sistema fundamentado em estrutura fornece uma base mecanicista para explicar como a aplicação de terapias físicas pode influenciar a fisiologia celular e tecidual.

Myers (2010) desenvolveu uma percepção tridimensional da anatomia musculoesquelética e uma avaliação dos padrões de compensação e distribuição de forças do corpo como um todo. As linhas de tração com base no padrão da anatomia ocidental transmitem tensão e movimento por meio da miofáscia do corpo em torno do esqueleto. O corpo é todo interligado por transmissão de tensão via fáscias; sendo assim, a mudança no posicionamento de uma articulação interfere na organização corporal como um todo.

Clinicamente, isso revela o motivo pelo qual os problemas dolorosos de uma determinada região do corpo podem estar ligados a uma área totalmente "silenciosa" e, até certo ponto, distante.

Outro fator a se considerar é a importância da força da gravidade atuando em nosso corpo. Conseguimos nos manter eretos pelo ajuste tanto da força da gravidade, que nos empurra para baixo, quanto dos músculos que promovem forças contrárias a ela. O corpo não se submete sem reação à força gravitacional. O esqueleto sofre a ação dessa força e organiza-se a partir dela e contra ela.

Segundo Françoise Mézières (1984), não somos achatados pela força da gravidade, mas pelas ações musculares que lutam contra ela quando suas ações se tornam excessivas. Segundo Campignion (2003), isso nos leva a considerar a fisiologia muscular e, sobretudo, a abordagem fisioterapêutica das deformações do sistema locomotor. Diferentemente do que se pensava anteriormente, hoje é errôneo afirmar que é por fraqueza muscular que o corpo se deforma sob o efeito da gravidade. Ele não se submete passivamente à ação da força gravitacional, mas reage a ela ajustando seu tônus muscular.

Assim, a promoção consciente de um equilíbrio dessas forças torna-se essencial para o ajuste de tensões.

ESTRUTURAÇÃO CORPORAL

Fundindo os princípios da educação somática e das práticas fisioterápicas, o método de *estruturação corporal* tem como principal objetivo reestabelecer a ação antigravitacional do corpo de maneira consciente.

Como se viu, o corpo responde aos estados ambientais, culturais, biológicos, mecânicos, psicoemocionais e espirituais. Embora os homens tenham sempre sido capazes de enxergar e sentir suas posturas e seus movimentos, as forças que afetam os movimentos – gravidade, tensões, resistências externas e internas, atritos e outras – nunca são vistas e raramente notadas.

A finalidade do método de Estruturação Corporal é a tomada de consciência das referências biomecânicas; a percepção das forças que afetam a postura e os movimentos, como a gravidade e tensões; e a produção de uma ação antigravitacional consciente. Para que o trabalho seja internalizado pelo paciente, é necessária uma mudança de atitude postural, pois é preciso aplicabilidade nas atividades diárias. Em paralelo, busca-se perceber quais estados psicoemocionais causam focos de tensões e, por meio de movimentos somáticos, reconstruir um novo caminho neural, decodificando padrões existentes.

Uma mudança na atitude corporal possibilita a diminuição dos desequilíbrios musculares e dos gastos energéticos diários, provocando uma transformação mais consistente, com a incorporação dos princípios de organização motora nas atividades cotidianas.

POSTURA, ASSOALHO PÉLVICO E CONSCIÊNCIA CORPORAL

Ao longo da nossa prática clínica observamos como a postura influencia os tecidos do AP, o qual recebe toda a carga do tronco e das vísceras, que estão apoiados sobre esse "piso", esse "assoalho".

Alguns estudos, ainda que com pouco grau de evidência, indicam que as alterações na postura influenciam tanto a contratilidade dos MAP quanto a quantidade de pressão vaginal gerada durante as posturas estáticas e as tarefas dinâmicas, como podemos comprovar na nossa prática clínica.

Segundo Capson et al. (2011), o posicionamento da pelve neutra na postura de pé facilita maior ativação de contração voluntária máxima dos MAP durante tarefas funcionais. Nessa posição, os MAP promovem maior potencial de cocontração com os músculos abdominais e com o diafragma, para maximizar a geração de pressão e promover a estabilidade espinal. Durante contração voluntária máxima (CVM), tosse, Valsalva e tarefas de captura de carga, foram geradas significativamente mais atividades eletromiográficas (EMG) dos MAP na postura neutra do que quando nas posturas hiper ou hipolordóticas.

Mulheres com incontinência urinária de esforço (IUE) que apresentam desvios posturais como lordose de maneira exagerada ou hipolordose, além de diminuição da atividade dos MAP, podem beneficiar-se de intervenções posturais para melhorar a ativação dos MAP nas fases tônicas e fásicas (Thompson et al., 2006).

São poucos os estudos que relacionam consciência corporal e disfunções do AP, mas Haugstad et al. (2006) pesquisaram postura, padrões de movimentos e consciência corporal, constatando que mulheres com dor pélvica crônica têm diminuição das sensações corporais e da consciência corporal. Também observaram um padrão respiratório torácico superior que pode estar relacionado com estados emocionais de ansiedade.

Essas conclusões estão alinhadas ao que observamos em nossa prática clínica e, portanto, são merecedoras de sua citação e observação por profissionais fisioterapeutas. As mulheres com complicações nos MAPs normalmente chegam ao consultório apresentando má postura e baixo nível de consciência corporal.

CONQUISTA DA MUDANÇA POSTURAL E SUA APLICABILIDADE NA VIDA DIÁRIA

Em nossa prática, trabalhamos para que o paciente conquiste um novo padrão de postura e o aplique em sua vida diária. Para isso, adotamos três condutas: estimulamos o paciente a conhecer a força exercida sobre os MAP e a necessidade de minimizá-la; demonstramos qual é o seu padrão de postura e os benefícios de aprimorá-lo; e, por fim, convencemos ele de que a transformação de sua organização corporal só acontecerá com seu envolvimento.

Em um primeiro momento, é estimulada a aquisição de conhecimento demonstrando para o paciente como a força da gravidade atua em nosso corpo e como a descarga de peso do tronco somada à força da gravidade podem sobrecarregar o AP. Para conseguir que ele internalize e entenda esse novo conhecimento, são utilizadas imagens anatômicas e realizadas representações da postura e do movimento no corpo do terapeuta, para que o paciente visualize o processo a partir do outro e assim estabeleça uma identificação.

Além disso, fazendo uso de uma analogia, estimulamos o paciente a imaginar o tronco como um saco de batatas descarregado sobre a pelve e o AP. Desse modo e também com o uso de referências anatômicas, nosso objetivo é fazer o paciente perceber o sobrepeso que pode incidir sobre os MAP.

Na segunda etapa, trabalhamos a consciência corporal para que o paciente entenda que parte da postura está relacionada com os hábitos adquiridos ao longo do tempo, pois estilos de postura e movimento estão há anos sendo registrados em nosso corpo. Nossa atuação é para que o paciente identifique seu padrão postural habitual e por meio de referências biomecânicas e de percepção, compreenda que seu corpo pode organizar-se de outra maneira.

A partir daí, o paciente começa a perceber que precisa escolher entre permanecer com o padrão habitual ou mudar, adquirindo uma nova organização corporal. É ressaltado ao paciente que ele fará poucas sessões e que a conquista da mudança do padrão postural acontecerá se novos hábitos forem aplicados durante suas atividades diárias.

Nesta fase, já chegamos à nossa terceira conduta, quando estimulamos o paciente a ser o gestor, o protagonista do seu estado de saúde. Para isso nos baseamos no conceito de *locus de controle*, que se refere ao nível de controle que cada paciente exerce sobre a sua própria vida, conforme exposto originalmente por Rotter (1966) e estendido para questões de saúde por Rodin (1986). De acordo com esse fundamento, pacientes com *locus* de controle predominantemente externo tendem a atribuir a outrem (como, por exemplo, o profissional de saúde) o controle das suas vidas e têm baixa adesão aos tratamentos. Já os pacientes com *locus* de controle interno assumem o controle de suas trajetórias e de seus tratamentos. Portanto, os aspectos de contexto pessoal e ambiental expressos na Classificação Internacional de Funcionalidade, Incapacidade e Saúde (CIF), preconizada pela Organização Mundial da Saúde (OMS), devem ser considerados para o engajamento do paciente ao tratamento.

Assim sendo, nossos pacientes são estimulados a terem consciência de seus tratamentos, internalizando a importância de se responsabilizarem por sua saúde.

Para levá-los a assumirem essa postura, os fisioterapeutas podem desenvolver práticas educativas com base na percepção e consciência corporal, mantendo sempre a supervisão e o apoio. O paciente pode, por exemplo, receber uma cartilha com as imagens e orientações das práticas trabalhadas durante as sessões para reforçar a memória. Além disso, deve haver reforço positivo, por parte do fisioterapeuta, sobre as novas conquistas que o paciente começa a adquirir.

Quando se dá conta de que algo novo surge para transformar aquele corpo que está demandando cuidados por apresentar alguma disfunção, o paciente, na maioria das vezes, toma a atitude de se engajar para que as mudanças aconteçam. No entanto, como estamos lidando com mudanças de registros corporais, eventualmente o paciente não adere ao tratamento, optando por permanecer como está, o que também deve ser respeitado.

Observamos que pacientes que aderem ao tratamento começam a ter uma atitude de mudança dessa mecânica corporal. Acompanhando essa nova maneira de organização corporal, o comportamento dessa pessoa perante o ambiente também se transforma. Em alguns casos, as mudanças impactam tão fortemente o paciente que surge a necessidade também de um acompanhamento psicológico, em paralelo.

PRÁTICA CLÍNICA

Percepção da descarga de peso nos pés | Três pontos

Após observarmos a postura, convidamos o paciente a perceber a descarga de peso sobre seus pés. São identificados: onde existe maior pressão, se um pé recebe mais descarga que outro, e se o paciente está em uma atitude de retropulsão ou antepulsão. Em seguida, é demonstrada a referência anatômica do tripé na imagem.

Com as informações provenientes das aferências sensoriais, ele identifica o padrão habitual da descarga de peso e, a partir das referências anatômicas, uma nova maneira de se organizar.

Em um primeiro momento, trabalhamos a percepção dos extremos de movimento para que o paciente identifique a diferenciação das duas possibilidades de padrões posturais. O importante é fazê-lo notar e identificar as alterações dos ajustes durante o caminho do movimento (perceber o caminho) entre o padrão postural habitual e o novo, advindo das novas referências anatômicas. Em um primeiro estágio, o caminho é prolongado pelas oposições que são trabalhadas de forma exagerada, de maneiras amplas, para, em seguida, chegar-se ao meio-termo. Após essa percepção, vamos ajustando a organização corporal para uma posição neutra, com o objetivo de minimizar o gasto energético e obter a justaposição das forças.

Esses pequenos movimentos dos pés de distribuição da descarga do peso, realizados em repetidas sessões, automaticamente têm consequências na organização dos membros inferiores, da pelve e da coluna, e uma sensação de alongamento/crescimento do tronco. É importante fazer com que o paciente perceba essas mudanças de modo gradual, primeiramente nos joelhos, passando pelo quadril, no posicionamento da pelve e na descompressão da coluna. Observamos que, para alguns pacientes, haverá maior dificuldade do que para outros.

A prática da nova organização estimulará grupos musculares que o paciente provavelmente não utilizava antes. Por isso, é importante avisá-lo de que poderá sentir cansaço em determinadas musculaturas, visto que até aquele momento não tinha o hábito de utilizá-las. As orientações devem ser para que o paciente pratique esse novo padrão com calma, nas atividades diárias e esportivas, como musculação, Pilates e dança. Se houver relatos de cansaço ou desconforto, o paciente terá liberdade para voltar ao padrão habitual. É importante que ele sinta que essa mudança não é rígida e pode acontecer com maleabilidade, justamente por esse padrão carregar muitos registros, diversas memórias emocionais e referências de vida.

É dever do fisioterapeuta atuar com cuidado, estimulando sempre o paciente a experimentar, mas observando seu limite, o que nem sempre se expressa verbalmente, e sim por meio do corpo. Esse processo ajuda o paciente a provar uma nova maneira de organizar o corpo, pois percebe como a gravidade atua no mesmo e começa a identificar a importância da postura corporal. Então, ele passa a ter uma nova atitude antigravitacional (em movimento e/ou parada), entendendo que ela é obtida pelo equilíbrio entre as forças que agem no centro de gravidade, puxando o corpo para o chão, e a força dos músculos antigravitacionais, que fazem esforço em sentido contrário.

Em estudo para analisar o efeito na atividade muscular do tronco em diferentes posturas de pé e sentada, em uma população livre de dor, O'Sullivan et al. (2002), mostraram claramente uma ligação entre a ativação dos músculos estabilizadores da postura lombopélvica e a manutenção de posturas verticais eretas. Os resultados apontam que a musculatura estabilizadora lombopélvica é ativada na manutenção das posturas eretas, e que esses músculos são menos exercitados durante a adoção de posturas passivas relaxadas.

A pesquisa corrobora nossa percepção clínica de que é necessário que os pacientes mantenham-se a maior parte do tempo com uma postura mais ativa do que passiva e entregue à gravidade.

A ação antigravitacional também é estimulada com a aplicação da terceira lei de Newton, praticando assim o princípio de ação e reação ao solo. Com a percepção do contato das plantas dos pés no solo, uma leve força é aplicada, para, assim, promover uma reação com essa mesma intensidade: para toda ação (força) sobre um objeto, em resposta à interação com outro objeto, existirá uma reação (força) de mesmo valor e direção, mas com sentido oposto.

Diante disso, o paciente pode argumentar que está fazendo um esforço para se manter de pé. Deve ser explicado que existe tensão em nosso corpo, e que é salutar que seja assim, pois é ela que faz existir uma organização do corpo em relação à gravidade. Se não houvesse tensão circulando em nosso corpo estaríamos nos arrastando no chão. Nesse momento, explicamos que constantemente todos nós fazemos um pequeno esforço para nos mantermos em pé. Nesse processo, algum grupo muscular estará sempre produzindo uma leve tensão para suportar o corpo contra a gravidade. Então, estar em uma posição "passiva" pode, em um primeiro momento, dar essa sensação de relaxamento, mas algum grupo muscular estará trabalhando para manter o corpo ereto.

É importante ressaltar que o paciente tem a opção consciente de tirar a sobrecarga desse grupo, como, por exemplo, do AP e dos trapézios superiores, e direcioná-la para os grupos musculares que ajudam a fazer essa ação antigravitacional, principalmente os membros inferiores. Como consequência, os MAP podem descansar, armazenar energia, nutrir-se melhor, promover a vasodilatação e, quando for necessário, apresentar uma ativação eficaz, tendo energia para esse fim.

Relação entre rotadores laterais e arcos plantares

Estudos demonstram que maior mobilidade da rotação interna do quadril está relacionada com maior eversão (pronação) do retropé na descarga de peso. A rotação interna dos membros inferiores e a eversão do retropé parecem ser relativamente interdependentes e simultâneas. Portanto, os tecidos moles do quadril que resistem à rotação interna também podem resistir à pronação do pé indiretamente (Souza et al., 2014).

Pensando nessa relação é indicado ativar funcionalmente os rotadores laterais, pois, assim, são restabelecidos os arcos plantares e sua função antigravitacional.

Mais uma vez é necessário perceber o caminho do movimento para que o paciente identifique os opostos e, se estiver entregue à gravidade, tome uma atitude de organização contra ela.

Ao ativar os rotadores laterais, o acúmulo de sobrecarga no AP é minimizado, pois há uma transmissão de tensão do AP para os próprios rotadores laterais e para outros grupos musculares, como, por exemplo, eretores da coluna. Essa ação muscular, associada à boa distribuição da carga corporal sobre os pés, na posição ortostática e/ou sobre os ísquios na posição sentada, diminui a incidência de vetores de força no AP.

Durante as atividades da vida diária, ao perceber que está cedendo à gravidade, o indivíduo pode utilizar estratégias de ativação da musculatura antigravitacional. Ao distribuir a descarga do peso corporal nos três pontos dos pés (principalmente quando o pé se encontra em uma posição pronada), estimulam-se os arcos plantares, que, por sua vez, ativam os rotadores laterais, os quais podem ser associados à ativação do transverso do abdome. Essa organização estabilizadora possivelmente pode ser utilizada de maneira consciente nas atividades de carga, como na academia ou quando se carrega um bebê, por exemplo.

Os arcos plantares também podem ser estimulados isoladamente, com os mais diversos apetrechos, como bastões, tecidos e bolas. Desse modo, o paciente percebe e identifica a sua ativação, pois esses músculos raramente são estimulados nas atividades diárias.

Posição sentada

Ao longo do tempo, como se tem discutido neste capítulo, os fatores ambientais interferem intensamente sobre o corpo. Na contemporaneidade, o homem, em face das comodidades, tecnologias e do conforto, exercita pouco o seu corpo. Atualmente, as pessoas trabalham mais sentadas e acabam cedendo o tronco à gravidade, promovendo uma retroversão pélvica.

Segundo percepção de O'Sullivan et al. (2002), a atividade EMG dos músculos da região lombar, como multífido, oblíquo interno e eretores espinais, é significativamente menor na postura sentada relaxada do que na sentada ereta. A redução da atividade EMG dos eretores espinais durante a postura em "relaxamento de flexão" tem sido relatada consistentemente na literatura. Isso dá indícios de que a atividade muscular postural diminui à medida que a posição de flexão espinal da região lombopélvica torna-se dependente de suas estruturas passivas para manter a posição contra a gravidade.

A maioria das pessoas que permanecem sentadas por longos períodos, seja nos ambientes de trabalho, na escola ou em momentos de lazer, acaba adotando uma postura relaxada. Além disso, grande parte dos mobiliários, principalmente os domésticos, não possui apoio na lombar. Para evitar a sobrecarga das estruturas do sistema musculoesquelético, ao se sentar, é fundamental que o paciente seja orientado a utilizar um apoio lombar como suporte mecânico, preservando a curvatura fisiológica da região. Existem vários rolos lombares disponíveis no mercado, ficando a cargo do paciente escolher o modelo ao qual se adapte melhor. Porém, também se pode recorrer a outras soluções, como uma pequena almofada, uma toalha enrolada ou uma adaptação na cadeira de trabalho.

Mckenzie (2013), em estudo em uma população com dor lombar, para examinar os efeitos de se sentar com e sem rolo, demonstrou que o grupo que usou o apoio lombar em suas posturas sentadas em casa, no escritório e ao dirigir teve nenhuma ou muito menos dor em comparação com o que não usou.

A propriocepção combinada com o sentido do tato proporciona a capacidade de manipular e reconhecer os objetos tridimensionalmente sem o auxílio da visão. Na prática clínica, usamos os mais variados objetos para estimular o sentido somestésico por meio da via da propriocepção consciente. Também podem ser utilizadas as mãos do paciente como via de percepção tátil.

Pedimos à pessoa que se sente sobre as suas mãos e perceba os ísquios. Em seguida, orientamos que ela faça o movimento de ceder à gravidade desencadeando uma retroversão pélvica e, depois, que passe pela posição ereta neutra, e chegue ao outro extremo do movimento, estendendo a coluna e promovendo uma anteversão pélvica. Ao experimentar os extremos dos movimentos, o paciente é estimulado a identificar a posição neutra e as pressões que os ísquios exercem sobre as mãos.

Na sequência, é importante o paciente vivenciar o apoio lombar por meio dos rolos ou qualquer outro amparo mecânico, percebendo o alívio das tensões da coluna e dos trapézios. Com isso, estimulamos a manutenção da posição neutra da pelve (Figura 13.16).

Alongamento passivo do assoalho pélvico e respiração

Embora não tenha sido comprovado empiricamente, a postura hipolordótica que propicia uma retroversão pélvica pode encurtar os MAP, alterando a orientação do sacro, do cóccix e do púbis. A postura de pé hipolordótica pode aproximar o púbis e o cóccix, encurtando assim os MAP, de acordo com a atividade EMG, registrada em estudo de Capson et al. (2011).

Segundo estudo de Fitzgerald e Kotarinos (2003), os MAP são curtos em alguns casos e disfuncionais em mulheres com dor pélvica crônica, sugerindo que a disfunção miofascial e os pontos de gatilho podem estar envolvidos nos mecanismos de

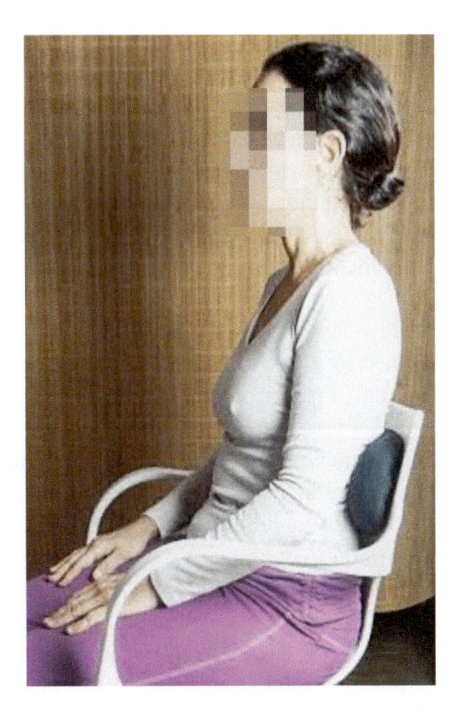

Figura 13.16 Posição sentada com apoio lombar.

dor da região pélvica abdominal baixa. Também foi observado que pacientes com dor pélvica crônica experimentam alguma dificuldade de realizar contração isolada do AP, que se contraiu de modo fraco porque os músculos se encontravam curtos e dolorosos. Os autores sugerem que os pacientes foram incapazes de localizar os MAP e usaram músculos acessórios quando foram solicitados a contrair o AP.

De acordo com o que observamos em nossa prática clínica, os pacientes podem beneficiar-se com o alongamento passivo dos MAP, principalmente aqueles com elevado grau de hipertonia no AP.

É interessante orientar o paciente a realizar uma autoposição passiva que promova a rotação interna coxofemoral, distanciando os ísquios e promovendo uma sensação de abertura e alongamento do AP. Associado a essa postura, pode-se orientar o paciente a realizar uma simples atividade de respiração, a de prestar atenção ao ar que entra e sai para, assim, estimular meditação e relaxamento.

Volume pulmonar posterior

A conexão entre diafragma, psoas e AP é abordada por Myers (2010), em seu livro *Trilhos Anatômicos*, ao mapear a linha profunda anterior. Segundo o autor, o local de encontro entre as rotas superiores e inferiores da Linha Profunda Anterior acontece na frente das vértebras lombares superiores, onde a rota mais superior alcança o psoas misturado aos pilares do diafragma, ponto em que andar se combina com respirar. Isso equivale precisamente ao local de uma transição essencial da coluna que corresponde à junção toracolombar (JTL: T12-L1) e é um ponto crítico de suporte e função no corpo humano.

Também segundo o autor, esse ponto liga o "cume" e a "base" do corpo, articula deambulação e caminhada, assimilação e eliminação e é naturalmente um centro para a "reação intestinal". O AP compõe a parte inferior da porção da linha profunda anterior.

A utilização dos músculos acessórios da cintura escapular e do pescoço é tipicamente envolvida no padrão de respiração torácica alta e pode estar associada a níveis de tensão e ansiedade. Muitas vezes, isso não é notado pelo sujeito e pode indicar a tensão de pacientes com níveis mais baixos de consciência corporal, segundo Haugstad et al. (2006), em estudo no qual analisaram a relação entre postura, padrões de movimento e consciência corporal em mulheres com dor pélvica crônica.

A conduta deve ser a de estimular o volume basal pulmonar mantendo a atenção do ar entrando e expandindo tridimensionalmente a região posterior e lateral das costelas inferiores. Além das conexões fasciais, o exercício respiratório estimula de maneira simples a meditação. Quando o paciente simplesmente presta atenção na entrada e na saída do ar, o sistema nervoso parassimpático é ativado, promovendo relaxamento e bem-estar, além da diminuição dos estados de ansiedade.

Em decúbito dorsal, joelhos fletidos e alinhados, o paciente deve manter curvas fisiológicas e pelve neutra. Pede-se que ele puxe o ar pelo nariz de maneira lenta e o mais natural possível, e expire pela boca como se estivesse soprando uma vela, prolongando o tempo expiratório.

Primeiramente, é importante observar se o padrão respiratório é superior, torácico, abdominal ou misto. Em seguida, o fisioterapeuta posiciona as mãos na parte lateral e posterior na região basal das costelas e orienta primeiramente o paciente a direcionar o ar para esse local. Nesse mesmo exercício, em decúbito dorsal, o fisioterapeuta pede ao paciente que contraia o transverso e observa essa contração. Se ela ocorrer com dominância do diafragma ou de oblíquos, deve-se treinar a correta ativação. Após o treino da respiração separadamente, pode-se associar a justa ação do transverso do abdome (Figura 13.17).

Tronco superior e membros superiores

Perceber o contato dos pés sobre o chão e, a partir deles, promover uma ação de descompressão das articulações, principalmente da coluna, pode elevar um tronco superior caído. A força da leve pressão dos pés contra o chão chega ao tronco superior e facilita o assentamento da cintura escapular sobre o gradil costal, tudo de maneira mais justa e harmônica. Sendo assim, é importante estimular no paciente essa atitude ativa e orientá-lo a praticá-la em suas atividades diárias.

Quando necessário, recorre-se à terapia manual para a liberação miofascial das musculaturas mais aderidas e, em seguida, a ativação da musculatura estabilizadora. É importante que o paciente vivencie exercícios nos quais possa perceber a passagem de tensão ao pegar objetos com carga. Ao adquirir uma nova organização do posicionamento do tronco superior advindo do alinhamento dos membros inferiores, o paciente, consequentemente, obtém uma nova composição dos membros superiores e isso pode ser aplicado em suas atividades diárias, como por exemplo, ao carregar o bebê, as sacolas de supermercado ou usar os halteres da musculação, minimizando tensões principalmente em levantadores das escápulas e trapézios superiores.

Automassagem | Escovação

Estimular o paciente a se cuidar assim que perceber que está provocando tensão é essencial para o autogerenciamento do seu estado de saúde. Esses momentos são importantes para decodificar padrões existentes e abrir caminhos para novas conexões

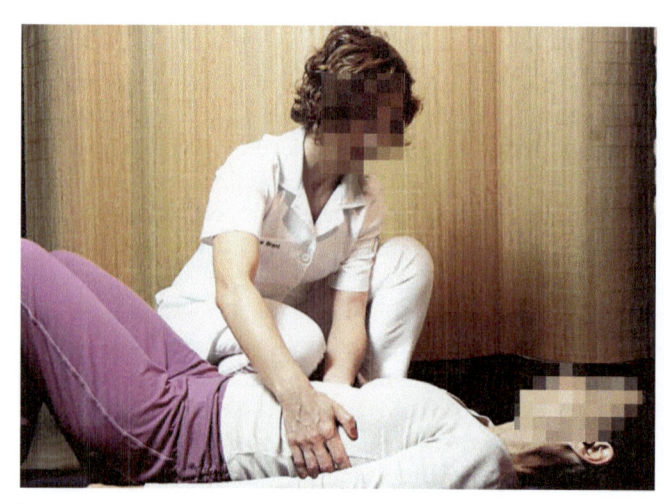

Figura 13.17 Estímulo tátil proprioceptivo para o volume basal pulmonar.

neurais. Uma das grandes funções da pele é agir como órgão sensorial, detectando os estímulos oriundos do meio ambiente externo. Ela é impregnada por fibras nervosas que desempenham um papel indispensável na atividade do sistema nervoso. Isso explica o efeito relaxante notável, incluindo a diminuição da tensão muscular, ao se realizar a escovação e a ativação da circulação sanguínea para a pele e todas as partes do corpo.

Segundo Bertazzo e Zanolli (2010), a prática da escovação "(...) ajuda a eliminar os parasitas concentrados na pele, as impressões errôneas instaladas por gestos viciosos, eliminando também infiltrações de líquido e desobstruindo o corpo para a boa condução dos movimentos".

Não há relatos de contraindicação ao uso da escova; por isso, ela pode ser aplicada diariamente, desde que a pessoa se adapte ao método e tenha muito cuidado para não friccionar a pele a ponto de machucá-la. A escova ideal é de cerdas naturais, muito utilizada na Europa e em *spas*. No Brasil, podem-se usar escovas de engraxar sapatos, encontradas em supermercados.

Na prática clínica, utilizamos a escovação nas costas para promover o relaxamento, principalmente em gestantes, na região lombopélvica. Aplica-se uma pressão da escova contra a pele que seja suportada pelo paciente e realizam-se de 6 a 10 escovações por área ou até quando se observa a estimulação da hiperemia local. Em seguida, muda-se de ponto. Nas costas a direção é da coluna para fora e de cima para baixo (Figura 13.18).

Movimento consciente

Ao se trabalhar a consciência corporal, passamos a ter um padrão motor modificado. Em um primeiro momento, o gesto motor está em um estado de incompetência inconsciente. No entanto, com o trabalho de percepção, o gesto motor passa a uma incompetência consciente, e, com o autogerenciamento e as correções diárias, conquista-se a competência consciente, para, no fim, com a repetição, chegar-se à competência inconsciente.

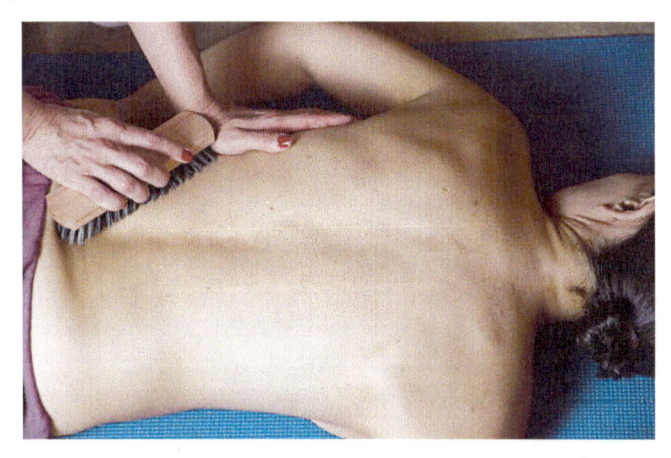

Figura 13.18 Direção da escovação nas costas: do centro para fora e de cima para baixo.

Seção C | Práticas Integrativas e Complementares Aplicadas à Saúde da Mulher

Raquel Mortimer de Carvalho Guimarães

INTRODUÇÃO

As práticas integrativas e complementares (PIC) podem ser definidas como um conjunto de recursos terapêuticos e sistemas médicos amplos advindos da cultura e experiência de diversos povos. Essas práticas são também denominadas pela OMS como medicina tradicional (MT) e medicina complementar alternativa (MCA).

Estudos demonstram a utilização crescente dessas práticas por populações de diversos países. Sua aplicação na Saúde da Mulher, em especial, é significativa, mostrando uma tendência do público feminino à procura por essas práticas.

Neste capítulo, apresentaremos um breve histórico do surgimento, conceitos, desenvolvimento e popularização dessas atividades, associados a dados estatísticos, e de sua introdução e regulamentação junto aos órgãos governamentais de saúde de diversos países do mundo. Essa condição coloca as PIC como abordagens de saúde que podem ser incorporadas aos sistemas de saúde convencionais atualmente existentes, atestando um caráter de reconhecimento de sua importância para a saúde de uma forma geral, tendo em vista o crescimento de sua utilização e aceitação por profissionais de saúde e usuários de diversas nacionalidades.

As PIC se fazem presentes também no campo da fisioterapia, com desenvolvimento e regulamentações específicas relativamente recentes. Abordaremos algumas dessas práticas, que agregam, por força de sua própria natureza, ênfase na escuta acolhedora, no desenvolvimento do vínculo terapêutico e na integração do ser humano com o meio ambiente e a sociedade. Nesse sentido, entende-se que as PIC podem ser um recurso terapêutico facilitador das práticas clínicas do fisioterapeuta.

Assim, na busca de melhor compreensão da aplicação das PIC no âmbito da Saúde da Mulher e, particularmente, do papel que o profissional de fisioterapia pode desenvolver complementarmente aos seus esforços clínicos convencionais, é discutida a utilização dessas práticas no período gestacional, fazendo menções aos seus benefícios.

ASPECTOS HISTÓRICOS

A MCA engloba um conjunto de práticas, produtos e cuidados de saúde, muitos deles milenares, desenvolvidos por povos nativos de diferentes origens e culturas, que são utilizados em diversos países de maneira articulada com os tratamentos da medicina alopata ou convencional. Em seus países de origem, esses cuidados são denominados como MT, que é definida pela OMS como: "a soma total de conhecimentos, capacidades e práticas baseadas nas teorias, crenças e experiências próprias de diferentes culturas, explicáveis ou não, usados para manter a saúde e prevenir, diagnosticar, melhorar ou tratar doenças físicas e mentais" (WHO).

No Brasil, essas abordagens de saúde não convencionais foram denominadas pelo Ministério da Saúde como PIC (Brasil, 2006).

Em casos nos quais uma abordagem não convencional é utilizada no lugar de algum tratamento do sistema de saúde dominante, o que geralmente é incomum, ela é considerada alternativa. Diferentemente, uma prática complementar é uma abordagem de saúde não convencional utilizada de maneira coordenada com a medicina convencional.

Em alguns países, o uso da MT tem reconhecimento oficial e está integrado ao Sistema de Saúde Pública, como é o caso da China, onde a MT está presente em 95% dos estabelecimentos, e na Índia, onde também é amplamente utilizada e empregada em 2.860 hospitais (WHO, 2002).

Em diversos países subdesenvolvidos, a MT é a única porta de acesso a cuidados primários em saúde. Segundo o relatório "Promoção do Papel da Medicina Tradicional no Sistema de Saúde: uma Estratégia para a Região Africana", divulgado pela OMS em 2000, 80% da população dos estados-membros africanos faziam uso da MT nos cuidados de saúde (WHO, 2002). As populações que habitam zonas rurais também utilizam mais essas práticas. Na Indonésia, por exemplo, a MT é utilizada por 40% de toda a sua população, mas na área rural esse índice alcança os 70% (Debas et al., 2006).

Nos países desenvolvidos, a utilização da MCA está em constante ascensão. A procura por sua prática se deve a vários fatores, que vão desde a manutenção da saúde até o alívio dos sintomas de doenças físicas e emocionais. Vale salientar que a incidência de doenças crônicas e a insatisfação com tratamentos que utilizam continuamente a medicação farmacêutica, com seus possíveis efeitos colaterais associados, também têm sido causas de busca por novas abordagens terapêuticas.

Ao mesmo tempo, nota-se uma identificação com os princípios holísticos das abordagens complementares, em uma concepção de saúde integrada ao bem-estar físico, mental, emocional, social e espiritual, e não apenas focada na patologia ou no desequilíbrio de saúde em si, mas na abordagem mais humanizada da relação terapeuta-paciente, com incentivo à autonomia do sujeito para que este assuma a responsabilidade de seu processo de saúde-doença.

Um relatório realizado nos EUA em 2012 estimou prevalência de 34% na utilização de abordagens de saúde complementares entre os adultos (Clarke et al., 2015). Na Europa, dados da OMS demonstram que mais de 100 milhões de europeus utilizam atualmente alguma prática complementar (WHO, 2014). Na Austrália, o número de consultas da população a profissionais de MCA aumentou mais de 30% entre 1995 e 2005 (Reid et al., 2016).

Devido à grande popularidade e à ampla utilização das abordagens de saúde complementares em diversas partes do mundo, a OMS elaborou, em 2002, o primeiro documento acerca desse tema, intitulado "Estratégias sobre Medicina Tradicional 2002-2005". Seu conteúdo estimula os estados-membros a criarem políticas nacionais relativas ao uso dessas práticas de maneira integrada à medicina convencional e aos sistemas de saúde dominantes, com adequada regulamentação. Para isso, faz-se necessário o desenvolvimento de diretrizes e institutos de pesquisa, com o objetivo de proporcionar uma boa utilização da MT com um acesso mais seguro, eficaz e de qualidade.

Desde a sua publicação, há 15 anos, muitos progressos ocorreram e os propósitos foram atualizados. O documento "Estratégias sobre Medicina Tradicional 2014-2023" demonstra, por exemplo, que alguns estados-membros já contam com programas de capacitação superior a nível universitário (licenciatura, mestrado e doutorado), especialmente para os profissionais da área da medicina.

Com o crescimento constante do uso da MCA nos EUA, o National Institutes of Health (NIH), do Departamento de Saúde e Serviços Humanos do país, criou, em 1992, o Office of Alternative Medicine, atualmente denominado National Center for Complementary and Integrative Medicine, principal agência do governo federal de investigação científica rigorosa da área. Isso vem contribuindo para que o público em geral e os profissionais da área de saúde obtenham informações sobre o uso racional e seguro dessas práticas.

O NIH denomina como *medicina integrativa* a combinação entre práticas de saúde convencionais e complementares que têm evidência de eficácia e segurança.

O Quadro 13.1 demonstra algumas modalidades de MCA divididas em categorias.

Adesão no Brasil

Seguindo as recomendações da OMS, as PIC foram regulamentadas e incorporadas ao Sistema Único de Saúde (SUS) brasileiro por meio da Portaria nº 971, de 03 de maio de 2006, do Ministério da Saúde. Segundo o médico sanitarista e doutor em Saúde Pública Emílio Telesi Júnior, as PIC já são uma realidade na rede de saúde pública de todo o país, contribuindo de modo diferenciado com uma perspectiva holística e humanizada de atenção à saúde (Telesi Júnior, 2016).

Inicialmente, o SUS oferecia cinco práticas; porém, após uma nova portaria, a de nº 849, de 28 de março de 2017, foram incorporadas mais 14 abordagens, totalizando 19 atualmente. São elas: homeopatia, medicina tradicional chinesa/acupuntura, medicina antroposófica, plantas medicinais e fitoterapia, termalismo social/crenoterapia, arteterapia, aiurveda, biodança, dança circular, meditação, musicoterapia, naturopatia, osteopatia, quiropraxia, reflexoterapia, Reiki, shantala, terapia comunitária integrativa e ioga.

Dados do Cadastro Nacional de Estabelecimentos de Saúde (CNES), de julho de 2016, apontam que mais de 5.514

Quadro 13.1 Categorias e modalidades da medicina complementar alternativa (MCA).

Categorias da MCA	Modalidades da MCA
Terapias dietéticas e nutrição	Terapias vitamínicas Suplementos alimentares
Terapias corpo-mente	*Biofeedback* Exercícios de respiração profunda Hipnose Imaginação guiada Meditação Relaxamento muscular progressivo *Qi Gong* Gerenciamento de estresse *Tai Chi Chuan* Ioga Biodança Musicoterapia
Práticas com base em manipulação corporal	Quiropraxia Osteopatia Massagem terapêutica Terapias do movimento (técnicas Alexander, Feldenkrais, Rolfing e Pilates)
Sistemas médicos tradicionais	Homeopatia Naturopatia Medicina aiurveda Medicina tradicional chinesa/acupuntura – ervas Curandeiros tradicionais Xamanismo Nativa Medicina termal
Terapia herbal	Ervas medicinais Aromaterapia
Medicina energética	Cura energética – Reiki

Elaborado pela autora com base no National Center for Complementary and Alternative Medicine (NCCAM), Birdee et al. (2014), Nogales (2004) e Moore (2002).

estabelecimentos de saúde ofertam pelo menos uma prática integrativa e complementar, com uma abrangência na rede de serviços, assim distribuídos: 78% na atenção básica, 18% na atenção especializada e 4% na atenção hospitalar.

UTILIZAÇÃO DAS PRÁTICAS INTEGRATIVAS E COMPLEMENTARES NA SAÚDE DA MULHER

As PIC estão sendo cada vez mais utilizadas em diversos países, e é significativo o uso dessas práticas pela população feminina, desempenhando um papel importante em benefício da saúde da mulher quando incorporadas aos cuidados convencionais.

Essa tendência pode ser observada nos resultados de uma abrangente revisão de literatura sobre o perfil dos usuários australianos de MCA. Como já citado anteriormente, a utilização dessas práticas em toda a Austrália atualmente é bem significativa, destacando-se maior taxa de adesão das mulheres, grande parte em idade reprodutiva (Reid et al., 2016). Nos EUA, observa-se a mesma tendência e o mesmo perfil de usuárias de MCA (Johnson et al., 2016). No Reino Unido, a prevalência na utilização dessas práticas por mulheres também é relevante, variando de 56 a 88% (Pallivalappila et al., 2013). Sendo assim, torna-se importante entender em que aspectos as PIC se diferem dos tratamentos convencionais e por que há uma atitude positiva relacionada ao uso dessas práticas por essa população.

Em um contexto mundial, questiona-se a "medicalização" da saúde, com seus altos custos, seu foco em abordagens intervencionistas e sua visão fragmentada do indivíduo, características próprias da medicina vigente. A visão integral do processo saúde-doença, coerente com uma estratégia terapêutica holística e individualizada do ser, surge pela necessidade de se repensar um equilíbrio entre ciência, tecnologia e abordagens de saúde mais humanizadas. O estímulo à recuperação da energia vital própria e da harmonia intrínseca, fatores essenciais para o desenvolvimento do empoderamento em si, focado no autocuidado e na responsabilidade pelo processo de autorrecuperação e manutenção da saúde, é uma das características fundamentais das abordagens integrativas e complementares, a qual vai ao encontro da definição de saúde segundo a OMS (1946): "saúde é um estado de completo bem-estar físico, mental e social, e não somente ausência de doenças."

UTILIZAÇÃO DAS PRÁTICAS INTEGRATIVAS E COMPLEMENTARES NO PRÉ-NATAL

O uso das PIC durante o período gestacional mostra-se como um bom exemplo de sua aplicação e adequação. A ascensão da utilização dessas práticas por gestantes está diretamente relacionada ao crescimento do número de mulheres em idade reprodutiva que as procuram.

Durante a gestação, momento caracterizado por grandes mudanças físicas e maior vulnerabilidade emocional, o benefício que a utilização das PIC proporcionam é considerável, uma vez que contribuem para uma vivência gestacional positiva por meio do estímulo à participação mais ativa da mulher em todo o seu processo de gestar e parir, valorizando a aquisição de competências de autoestima e de autocuidado e privilegiando a utilização de técnicas mais naturais e harmônicas.

Nesse contexto, há que se considerar que, a partir da segunda metade do século XX, o trato puramente médico, intervencionista e institucional junto às pacientes no ciclo gravídico-puerperal avançou em relação a uma condição natural, fisiológica e familiar que se poderia ter. Desse modo, as PIC convergem com as propostas de humanização da assistência focada na mulher, no parto e no nascimento.

Estudos recentes indicam que a prevalência na utilização de alguma abordagem da MCA durante o pré-natal na Alemanha, na Austrália, no Reino Unido e na Suíça variou de 50 a 69% (Johnson et al., 2016; Strouss et al., 2014). Nos EUA, dados de 2015 mostraram que mais de três quartos das gestantes deste ano utilizaram alguma prática complementar (Johnson et al., 2016).

O uso de alguma abordagem de saúde complementar prévio à gestação mostra relação direta com o uso contínuo durante o período gestacional. Um estudo longitudinal realizado na Austrália, com 447 mulheres pesquisadas em dois momentos no tempo (antes da gestação, em 2006, e em 2010, se estivessem gestantes ou em um pós-parto recente), demonstrou que 62,4% delas ($n = 279$), quando fizeram uso de alguma prática antes da gravidez, continuaram durante o período gestacional. Essa mesma tendência também foi observada em um estudo de Strouss et al. (2014), que realizaram uma pesquisa com 153 mulheres puérperas em um hospital da Costa Leste dos EUA. No estudo, 68,5% relataram a utilização de pelo menos uma prática complementar durante o período gestacional, e destas, 60% relataram o uso prévio, anterior à gestação. Frawley et al. (2016) relacionaram o uso prévio de massagem terapêutica, acupuntura, ervas medicinais/naturopatia e quiropraxia à continuação do uso durante o período gestacional em um estudo com mulheres australianas.

Diante desse cenário, o ginecologista obstetra tem desempenhado um papel fundamental na incorporação das PIC na abordagem dos cuidados de saúde da gestante. Estudos têm demonstrado uma atitude positiva dos médicos em relação à utilização dessas práticas para a sua população de pacientes (Strouss et al., 2014; Furlow et al., 2008). Pesquisa realizada com 401 obstetras e ginecologistas membros da Associação Médica Americana do estado de Michigan, entre os anos de 2004 e 2005, demonstrou que 73,8% deles concordam que a MCA deve ser integrada à abordagem de saúde convencional (Furlow et al., 2008). Achado semelhante foi observado no estudo de Babbar et al. (2016), que realizaram uma pesquisa com 128 membros do American College of Obstetricians and Gynecologists (ACGO). Foi demonstrado que 62% deles aconselharam suas pacientes a fazerem uso de alguma modalidade de MCA durante a gestação. A massagem terapêutica foi considerada a prática complementar mais efetiva para 56% dos entrevistados, seguida de ioga (46%), meditação (41%) e *biofeedback* (38%). Além disso, 54 e 76% dos entrevistados concordaram que a acupuntura e a ioga, respectivamente, podem ser benéficas na redução de dor lombar. Hipnose, massagem terapêutica e ioga foram citadas por 52, 69 e 54% dos entrevistados, respectivamente, que as consideraram efetivas para reduzir a dor durante o trabalho de parto. Também foi apurado que 25% dos médicos utilizaram a experiência pessoal prévia como parâmetro para recomendar o uso da MCA às gestantes.

Muitas são as abordagens complementares utilizadas no pré-natal. O estudo de Hall et al. (2014) mostrou que as modalidades mais comuns utilizadas pelas gestantes de uma maternidade do Reino Unido foram: suplementação vitamínica, massagem terapêutica, ioga e relaxamento. As práticas de massagem terapêutica e ioga também são comumente utilizadas por gestantes da Austrália e dos EUA (Hall et al., 2014). Já na Alemanha, as três principais abordagens complementares relatadas são homeopatia, acupuntura e massagem terapêutica (Strouss et al., 2014). Quiropraxia, osteopatia e massagem terapêutica são indicadas pela literatura como práticas comumente utilizadas para alívio nos sintomas de dores lombar e sacroilíaca pelas gestantes (Hall et al., 2016). Vale ressaltar a popularidade da massagem terapêutica, considerada uma das práticas complementares de menor efeito adverso e com *status* de favorita entre as usuárias e os profissionais da saúde.

Um estudo realizado em 2006 no Núcleo de Terapias Integrativas e Complementares do Hospital Sofia Feldman (NTIC/HSF), em Belo Horizonte, especialista em assistência materno-infantil pelo SUS, demonstrou um predomínio de impressões positivas das usuárias sobre a utilização de aromaterapia, musicoterapia, fitoterapia, escalda-pés e reflexologia durante o ciclo gravídico-puerperal. As entrevistadas relataram alguns benefícios, tais como: relaxamento, sensação de bem-estar, alívio de dores e desconfortos durante o trabalho de parto e uma atitude psíquico-mental mais positiva para o enfrentamento de situações a serem vivenciadas (Borges et al., 2011).

No âmbito da aplicação das PIC durante o período gestacional, a massagem terapêutica destaca-se pelos resultados satisfatórios demonstrados para diferentes fins. Estudos evidenciam a redução dos sintomas de depressão pré-natal (Field et al., 2009; 2008; 2004) pela diminuição dos níveis urinários de cortisol (Field et al., 2009) e pelo aumento dos níveis urinários de serotonina e dopamina (Field et al., 2004). Níveis elevados de cortisol são encontrados em situações estressantes e afetam negativamente a função imunológica. A serotonina é um neurotransmissor do sistema nervoso central, e nos distúrbios depressivos, seus receptores e transportadores encontram-se reduzidos, sugerindo um papel fundamental na fisiopatologia da depressão. Outros benefícios apontados com a aplicação da massagem terapêutica são melhor qualidade do sono durante o período gestacional (Hollenbach et al., 2013), redução nos sintomas de dor e experiência emocional mais positiva durante o trabalho de parto (Smith et al., 2012).

Outras práticas comumente utilizadas no período gestacional são ioga e acupuntura/acupressão. A prática da ioga parece ser eficaz na diminuição dos desconfortos lombopélvicos no pré-natal (Martins et al., 2014) e também na redução dos sintomas de dor durante o trabalho de parto (Jahdi et al., 2017; Smith et al., 2011). A acupuntura e a acupressão, por sua vez, parecem ser efetivas no manejo da dor durante o trabalho de parto, contribuindo para a redução do uso de fármacos (Smith et al., 2011). Além disso, melhora na qualidade do sono durante o período gestacional também foi um achado relacionado à utilização da acupuntura no período gestacional (Hollenbach et al., 2013).

IMPLICAÇÕES PARA A PRÁTICA CLÍNICA DO FISIOTERAPEUTA

Em face do reconhecimento da relevância social das PIC pela OMS e de sua institucionalização pelo Ministério da Saúde, e considerando que essas práticas não concorrem com os atos profissionais já previstos na assistência fisioterapêutica regulamentada, o Conselho Federal de Fisioterapia e Terapia Ocupacional (COFFITO), por meio da Resolução nº 380, de 3 de novembro de 2010, regulamentou o uso das PIC pelo fisioterapeuta.

Assim, mediante apresentação de títulos que comprovem o domínio e o conhecimento das práticas, objeto da Resolução nº 380, o profissional de fisioterapia já é credenciado à aplicação de práticas como fitoterapia, atividades corporais, manuais e meditativas, terapia floral, magnetoterapia, fisioterapia antroposófica, termalismo/crenoterapia/balneoterapia e hipnose.

Seguindo o conceito da prática com base em evidências, o fisioterapeuta, por meio da escuta clínica e da experiência profissional aliadas à melhor evidência científica disponível, e levando em consideração a preferência do paciente, poderá utilizar-se dessas práticas e incorporá-las como facilitadoras à sua conduta clínica, ampliando o leque de recursos terapêuticos oferecidos. Também considerando o seu papel como educador em saúde, o fisioterapeuta poderá orientar as mulheres sobre o uso consciente e seguro das PIC e encorajá-las, quando necessário.

Sendo assim, por estar inserido na interdisciplinaridade dos cuidados da saúde da mulher no período gravídico-puerperal, o fisioterapeuta poderá oferecer melhor qualidade de assistência ao incorporar as PIC em sua conduta clínica.

BIBLIOGRAFIA

Seção A

Balogh A. Pilates and pregnancy. The Official Journal of the Royal College of Midwives. 2005; 8(3).

Baracho E. Fisioterapia aplicada à obstetrícia, uroginecologia e aspectos de mastologia. 5. ed. Rio de Janeiro: Guanabara Koogan; 2012.

Bo K, Berghmans B et al. Evidence based physical therapy for the pelvic floor: bridging science and clinical practice. Elsevier; 2007.

Bo K, Herbert RD. There is not yet strong evidence that exercise regimens other than pelvic floor muscle training can reduce stress urinary incontinence in women: a systematic review. Journal of Physiotherapy. 2013; 59.

Critcheley DJ, Pierson Z, Battersby G. Effect of Pilates mat exercises and conventional exercise programmes on transversus abdominis and obliqus internal abdominais activity: pilot randomized trial. Manual Therapy. 2011; 16(2):183-9.

Culligan P et al. A randomized clinical trial comparing pelvic floor muscle training to a Pilates exercise program for improving pelvic muscle strength. Int Urogynecol J. 2010; 21:401-8.

Dias N et al. A Pilates exercise program with pelvic floor muscle contraction: is it effective for pregnant women? A randomized controlled trial. Neurourology and Urodynamics. 2017; 9999:1-6.

Foley M. Maternal cardiovascular and hemodynamic adaptations to pregnancy. UptoDate version 19.1. 2010.

Funai E, Gillen-Goldstein J, Roque H et al. Changes in the respiratory tract during pregnancy. UptoDate version 19.1. 2010.

Latey P. The Pilates method: history and philosophy. Journal of Bodywork and Movement therapies. 2001; 5(4):275-82.

Latey P. Updating the principles of the Pilates method – part 2. Journal of Bodywork and Movement Therapies. 2002; 6(2):94-101.

Mazzarino M et al. Pilates method for women's health: systematic review of randomized controlled trials. Archives of Physical Medicine and Rehabilitation. 2015; 96:2231-42.

Muscolino JE, Cipriani S. Pilates and the powerhouse – I. Journal of Bodywork and Movement Therapies. 2004; 8:15-24.

Muscolino JE, Cipriani S. Pilates and the powerhouse – II. Journal of Bodywork and Movement Therapies. 2004; 8:122-30.

Ritchie JR. Orthopedic considerations during pregnancy. Clin Obstet Gynecol. 2003; 47(2).

Thadhani R, Maynard S. Renal and urinary tract physiology in normal pregnancy. UptoDate version 19.1. 2010.

Torelli L et al. Effectiveness of adding voluntary pelvic floor muscle contraction to a Pilates exercise program: an assessor-masked Randomized contolled trial. Int Urogynecol J. 2016; 27(11):1743-52.

Seção B

Barbosa MR, Mattos PM, Costa ME. Um olhar sobre o corpo: o corpo ontem e hoje. Psicologia & Sociedade. 2011; 23(1):24-34. Disponível em: http://www.scielo.br/pdf/psoc/v23n1/a04v23n1. pdf. Acesso em: 27 mar 2017.

Batson G. Somatic studies and dance. International Association for Dance Medicine and Science. 2009. Disponível em: www.iadms. org/resource/resmgr/resource_papers/somatic_studies.pdf. Acesso em: 28 mar 2017.

Bertazzo I, Zanolli AMN. Cérebro ativo: reeducação do movimento. São Paulo: Manole; 2012.

Bertazzo I, Zanolli AMN. Corpo vivo: reeducação do movimento. São Paulo: Manole; 2010.

Bolsanello DP. Em pleno corpo: educação somática, movimento e saúde. Curitiba: Juruá; 2010.

Capson AC, Nashed J, Mclean L. The role of lumbopelvic posture in pelvic floor muscle activation incontinent women. Journal of Electromyography and Kinesiology. 2011; 21(1):166-77.

Campignion P. Aspectos biomecânicos: cadeias musculares e articulares método GDS (noções básicas). São Paulo: Summus; 2003.

Costa EMB, Venancio S. Atividade física e saúde: discursos que controlam o corpo. Pensar a Prática. 2004; 7(1):59-74.

Daolio J. Da cultura do corpo. Campinas, SP: Papirus; 1995.

Denovaro DB. A educação somática na formação do ator: a contribuição do método Pilates. Repertório: teatro & dança, Salvador, Universidade Federal da Bahia. 2012; 18:94-100.

Denys-Struyf G, Piret S, Béziers MM. Cadeias musculares e articulares: o método GDS. São Paulo: Summus; 1995.

Fitzgerald MP, Kotarinos R. Rehabilitation of short pelvic floor: I. Background and patient evaluation. Int Urogynecol J. 2003; 14:261-8.

Fortin S. Educação somática: novo ingrediente da formação prática em dança. Cadernos do GIPE-CIT – Estudos do Corpo, Salvador, Universidade Federal da Bahia. 1998; 2:40-55.

Haugstad GK, Haugstad TS, Kirste UM et al. Posture, movement patterns, and body awareness in women with chronic pelvic pain. Journal of Psychosomatic Research. 2006; 61:637-44.

IBGE. Instituto Brasileiro de Geografia e estatística. Pesquisa Nacional por Amostra de Domicílios (PNAD) 2015. Disponível em: http://www.ibge.gov.br/home/estatistica/pesquisas/pesquisas. php. Acesso em: 29 abr 2017.

Ingeber DE. Tensegrity-based mechanosensing from macro to micro. Prog Biophys Mol Biol. 2008; 97(2-3):163-79.

Kapandji. AI. Le système conjonctif, grand unificateur de l'organisme. Ann Chir Plast Esthet. 2012; 57(5):415-530. Disponível em: http://www.em-consulte.com/en/article/757972. Acesso em: 29 abr 2017.

Kendall FP, Mccreary EK, Provance PG. Músculos provas e funções. São Paulo: Manole; 1995.

Macêdo MS. Tecendo o fio e segurando as pontas: mulheres chefes de família em Salvador. In: Bruschini C, Pinto CR (orgs.). Tempos e lugares de gênero. São Paulo: Editora 34; 2001. p. 53-83.

Magee DJ. Avaliação musculoesquelética. 3 ed. São Paulo: Manole; 2002.

Mézières F. Originalité de la méthode Mézières. Paris: Maloine; 1984.

Mckenzie R. Trate você mesmo sua coluna. 3. ed. Belo Horizonte: TTMT; 2013.

Myers TW. Trilhos anatômicos: meridianos miofasciais para terapeutas manuais e do movimento. 2. ed., Rio de Janeiro: Elsevier; 2010.

O'Sullivan PB, Grahamslaw KM, Kendell M et al. The effects of different standing and sitting postures on trunk muscle activity in a pain free population. Spine. 2002; 27:1238-44.

Paim MCC, Strey MN. Corpos em metamorfose: um breve olhar sobre os corpos na história, e novas configurações de corpos na atualidade. Revista Digital Buenos Aires. 2004; 79. Disponível em: http://www.efdeportes.com/efd133/cultura-de-tempo-livre-do-trabalhador.htm. Acesso em: 26 de mar 2017.

Piret S, Béziers MM. A coordenação motora: aspecto mecânico da organização psicomotora do homem. 2. ed. São Paulo: Summus; 1992.

Rodin J. Aging and health: effects of the sense of control. Science. 1986; 233:1271-6.

Rotter JB. Generalized expectancies for internal versus external control of reinforcement. Psychological Monographs: General and Applied. 1966; 80:1-28.

Sociedade Internacional de Cirurgia Plástica Estética (International Society of Aeshetic Plastic Surgery – Isaps). Disponível em: https://www.isaps.org/pt/. Acesso em: 27 mar 2017.

Souza TR, Mancini MC, Araujo VL et al. Clinical measures of hip and footeankle mechanics as predictorsof rearfoot motion and posture. Manual Therapy. 2014; 19:379-85.

Thompson JA, O'Sullivan PB, Briffa K et al. Assessment of voluntary pelvic floor muscle contraction in continent and incontinent women using transperineal ultrasound, manual muscle testing and vaginal squeeze pressure measurements. International Urogynecology Journal. 2006; 17(6):624-30.

Seção C

Babbar S et al. Complementary and alternative medicine use in modern obstetrics: a survey of the Central Association of Obstetricians and Ginecologists Members. Journal of Evidence-Based Complementary & Alternative Medicine. 2016; 1-7.

Birdee GS et al. Use of complementary and alternative medicine during pregnancy and the postpartum period: an analysis of the National Health Interview Survey. J Womens Health. 2014; 23(10):824-9.

Borges MR et al. As práticas integrativas e complementares na atenção à saúde da mulher: uma estratégia de humanização da assistência no Hospital Sofia Feldman. Rev Min Enferm. 2011; 15(1):105-13.

Brasil. Ministério da Saúde. Secretaria de Atenção à Saúde. Departamento de Atenção Básica. Política Nacional de Práticas Integrativas e Complementares do SUS (PNPIC/SUS). Brasília, DF; 2006.

Brasil. Ministério da Saúde. Secretaria de Atenção à Saúde. Departamento de Atenção Básica. Política Nacional de Práticas Integrativas e Complementares do SUS (PNPIC/SUS). Brasília, DF; 2017.

Brasil. Ministério da Saúde. Secretaria de Atenção à Saúde. Departamento de Atenção Básica. Relatório do 1º Seminário Internacional de Práticas Integrativas e Complementares em Saúde (PNPIC). Brasília: Ministério da Saúde; 2009. 196 p.

Clarke TC et al. Trends in the use of complementary health approaches among adults: United States, 2002-2012. Natl Health Stat Report. 2015; 10(79):1-16.

Conselho Federal de Fisioterapia e Terapia Ocupacional. Regulamenta o uso pelo fisioterapeuta das Práticas Integrativas e Complementares de Saúde e dá outras providências. Resolução COFFITO nº 380, de 3 de novembro de 2010. DOU: 216, Seção 1, em 11/11/2010, página 120.

Debas HT, Laxminarayan R, Straus SE. Complementary and alternative medicine. The international bank for reconstruction and development/The world bank. A custom publication of the Disease Control Priorities in Developing Countries. 2006; 69(2).

Field T et al. Massage therapy effects on depressed pregnant women. Journal Psychosom Obstet Gynecol. 2004; 25:115-22.

Field T et al. Massage therapy reduces pain in pregnant women, alleviates prenatal depression in both parents and improves their relationships. Journal of Bodywork and Movement Therapies. 2008; 12:146-50.

Field T et al. Pregnancy massage reduces prematurity, low birthweight and postpartum depression. Infant Behavior & Development. 2009; 32:454-60.

Field T et al. Prenatal depression effects and interventions: a review. Infant Behav Dev. 2010; 33(4):409-18.

Frawley J et al. Complementary and alternative medicine practioner use prior to pregnancy predicts use during pregnancy. 2016; 56(8):926-39.

Furlow ML et al. Physician and patient attitudes towards complementary and alternative medicine in obstetrics and gynecology. BMC Complementary and Alternative Medicine. 2008; 8:35.

Hall H et al. The effectiveness of complementary manual therapies for pregnancy-related back and pelvic pain. A systematic review with meta-analysis. Medicine (Baltimore). 2016; 95(38):4723.

Hall HR et al. Women's use of complementary and alternative medicines during pregnancy: a cross-sectional study. Midwifery. 2014; 30:499-505.

Hollenbach D et al. Non-pharmacological interventions for sleep quality and insomnia during pregnancy: A systematic review. J Can Chiropr Assoc. 2013; 57(3):260-70.

Jahdi F et al. Yoga during pregnancy: The effects on labor pain and delivery outcomes (a randomized controlled trial). Complement Ther Clin Pract. 2017; 1-4.

Johnson PJ et al. Complementary and alternative medicine (CAM) use among women of reproductive age in the United States. Womens Health Issues. 2016; 26(1):40-7.

Martins RF et al. Treatment of pregnancy-related lumbar and pelvic girdle pain by the yoga method: a randomized controlled study. The Journal of Alternative and Complementary Medicine. 2014; 20(1):24-31.

Moore ML. Complementary and alternative therapies. J Perinatal Educ. 2002; 11(1).

National Center for Complementary and Alternative Medicine (NCCAM). Complementary, alternative, or integrative health: what do these terms mean? Disponível em: https://nccih.nih.gov. Acesso em: 20 jun 2017.

Nogales J. Medicina alternativa y complementaria. Rev Chil Neuro-Psiquiat. 2004; 42(4):243-50.

Organização Mundial da Saúde (OMS/WHO). Constituição da OMS/WHO 1946. Disponível em: http://www.direitoshumanos.usp.br/index.php/OMS-Organiza%C3%A7%C3%A3o-Mundial-da-Sa%C3%BAde/constituicao-da-organizacao-mundial-da-saude-oms.html. Acesso em: 27 set 2017.

Pallivalappila AR et al. Complementary and alternative medicines use during pregnancy: a systematic review of pregnant women and healthcare professional views and experiences. Evid Based Complement Alternat Med. 2013; 2013:205639.

Reid R et al. Complementary medicine use by the Australian population: a critical mixed studies systematic review of utilization, perceptions and factors associated with use. BMC Complement Altern Med. 2016; 16:176.

Smith CA et al. Acupuncture or acupressure for pain management in labour. Cochrane Database Syst Rev. 2011; (7).

Smith CA et al. Massage, reflexology and other manual methods for pain management in labour. Cochrane Database Syst Rev. 2012; (2).

Smith CA et al. Relaxation techniques for pain management in labour. Cochrane Database Syst Rev. 2011; (12).

Spadacio C et al. Medicinas alternativa e complementares: uma metassíntese. Cad. Saúde Pública. 2010; 26(1):7-13.

Strouss L et al. Complementary and alternative medicine use in women during pregnancy: do their healthcare providers know? Complementary and Alternative Medicine. 2014; 14:85.

Telesi Júnior E. Práticas integrativas e complementares em saúde, uma nova eficácia para o SUS. 2016. Disponível em: http://www.scielo.br/scielo.php?script=sci_arttext&pid=S010340142016000100099. Acesso em: 20 jun 2017.

Tesser CD et al. Medicalização social e medicina alternativa e complementar: pluralização terapêutica do Sistema Único de Saúde. Rev Saúde Pública. 2008; 42(5).

World Health Organization (WHO). Tradicional medicine. Disponível em: http://www.who.int/topics/traditional_medicine/en/. Acesso em: 20 jun 2017.

World Health Organization (WHO). Traditional medicine strategy 2002-2005. Disponível em: http://www.wpro.who.int/health_technology/book_who_traditional_medicine_strategy_2002_2005.pdf. Acesso em: 20 jun 2017.

World Health Organization (WHO). Traditional medicine strategy 2014-2023. Disponível em: http://apps.who.int/iris/bitstream/10665/92455/1/9789241506090_eng.pdf. Acesso em: 20 jun 2017.

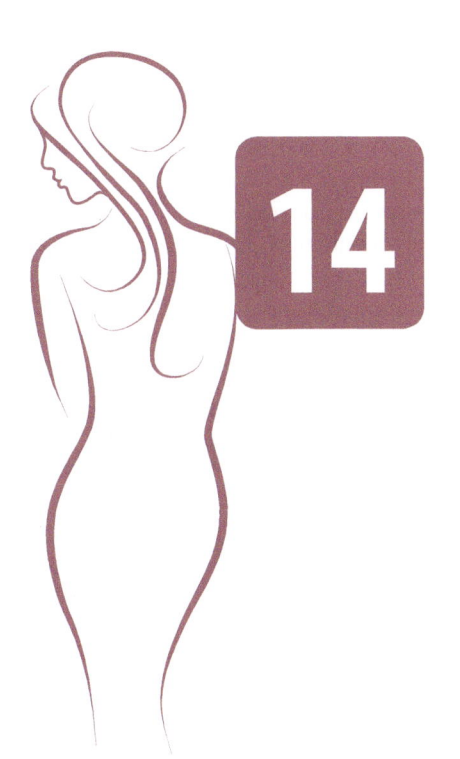

14 Saúde Bucal e Gestação

Marília Buscacio Paolucci

INTRODUÇÃO

O acompanhamento odontológico durante a gravidez não deve ser praticado de maneira isolada. Por isso, um novo modelo com base em ações mais integradas, com equipes de trabalho sempre atentas ao momento em que uma especialidade deve complementar a outra, traz grande contribuição ao atendimento à gestante. Assim, deixa-se de adotar uma prática individualista, abrindo espaço para uma atuação mais ampla, com o envolvimento do indivíduo para que ele também assuma o seu papel de colaborador na luta pela promoção da própria saúde.

Novos horizontes se abrem para a atuação neste cenário de tão grande dimensão: o desabrochar de uma nova vida. A odontologia que busca promover a saúde do bebê inicia-se no pré-natal odontológico dirigido às gestantes e aos familiares, e deve ser fundamentada nos conceitos de educação em saúde. Profissionais que têm o privilégio de interagir com a mulher nesse processo devem atuar em um contexto de companheirismo e cumplicidade.

O ponto de partida é uma odontologia mais prazerosa, com menos intervenção, mais orientação e voltada para a saúde. O atendimento deve acontecer o mais cedo possível, com o objetivo de impedir que a doença se instale.

A maior integração entre os profissionais de saúde torna-se fundamental para transmitir a segurança do tratamento odontológico durante a gravidez, que vem acompanhada por alterações fisiológicas, anatômicas e hormonais, as quais podem afetar a saúde bucal da mulher.

Os profissionais da área da saúde devem estar capacitados para transmitir os conceitos relacionados à saúde bucal durante o pré-natal, com o objetivo de desmitificar medos e mitos relacionados ao tratamento odontológico no período gestacional.

MUDANÇA DE PARADIGMA

Promover a saúde por meio do aconselhamento, da educação em saúde e da mudança de comportamento, e despertar a população para a sua responsabilidade nesse processo são ações que precisam ser implementadas o quanto antes.

A associação entre a odontologia e a dor, o desconforto e o sofrimento é o resultado de uma prática hoje muito questionada, uma vez que, até então, tratava-se somente dos sintomas e das sequelas produzidas pela doença.

> Rio acima – rio abaixo!
> "Lá estou eu, na margem inferior de um rio caudaloso, quando ouço o grito de uma pessoa se afogando. Eu pulo para dentro do rio, ponho meus braços ao redor dessa pessoa, puxo-a para a margem e aplico respiração artificial. No momento em que ela começa a respirar, ouço outro grito por ajuda. Imediatamente eu pulo para dentro do rio, encontro aquele que pede por socorro, puxo-o para a margem, aplico respiração artificial e, então, logo que ele começa a respirar, ouço outro grito por ajuda. Dentro do rio novamente, indefinidamente, a cena se repete. Sabe, eu estou tão ocupado pulando para dentro do rio, puxando-os para a margem, aplicando respiração artificial, que não tenho tempo para ver quem, afinal, está na margem superior empurrando-os para dentro do rio!" (McKinlay, 1974)

Tratar da doença já instalada por meio de procedimentos restauradores é uma técnica ainda muito frequente nos consultórios odontológicos e da qual o profissional não pode fugir. Reconhecemos que a odontologia evoluiu e apresenta grande avanço científico e tecnológico. Entretanto, estudos epidemiológicos mostraram que o avanço científico e a odontologia com base exclusivamente em processos curativos não foram capazes de controlar as doenças bucais. Desse modo, as pessoas retornavam, ano após ano, com novas lesões de cárie e novas patologias, e os dentistas continuavam preocupados somente com o tratamento da doença.

Existe, então, um conflito de paradigmas: o da racionalidade científica respaldada no paradigma mecanicista, o qual se contrapõe ao paradigma holístico fundamentado em condutas mais humanistas e naturais.

A contribuição de novas terapias abre perspectivas para o trabalho dos odontólogos e é de grande valia aos que atuam junto ao público materno-infantil. Uma proposta de promoção de saúde com abordagem mais ampla e orientações a partir de uma visão mais holística qualifica o atendimento odontológico voltado para a gestante; afinal, não existe tratamento direcionado somente à cavidade bucal, aos dentes, à gengiva, à oclusão, ou seja, odontologia aplicada apenas a partes fragmentadas.

Quando falamos de cuidados preventivos, a sutileza de uma abordagem com base nos princípios da homeopatia ao se conduzir uma anamnese possibilita um atendimento bastante diferenciado e contribui para o melhor entendimento das necessidades da mulher no período gestacional. A anamnese é feita minuciosamente e não se concentra apenas na queixa principal, fornecendo recursos maiores, os quais ajudam o profissional a conhecer melhor o paciente. Cria-se, assim, um vínculo maior entre o profissional e o paciente, que possibilita condutas mais acertadas para a terapêutica escolhida no atendimento das gestantes, do bebê e da família (Matheus, 2004).

A homeopatia associada à odontologia voltada para promoção de saúde agrega novos conceitos, possibilitando um tratamento mais integrado, mais humano e com o equilíbrio do binômio mãe/bebê. Quando bem conduzida, fornece subsídios para uma gestação mais tranquila, ao mesmo tempo que prepara o núcleo familiar para a chegada de uma vida que se inicia.

Desse modo, a gravidez é uma época oportuna para desmitificar algumas crenças e preocupações sobre o tratamento odontológico, informar sobre a importância do controle do biofilme dentário e de uma dieta adequada e conscientizar sobre as possíveis alterações bucais que possam ocorrer durante a gestação (Bastiani et al., 2011).

FORMAÇÃO DE HÁBITOS

"Nada há de permanente, exceto a mudança." (Heráclito)

Uma família que espera pela chegada de um novo ser precisa, naturalmente, de uma rotina favorável à saúde tanto da mãe quanto do bebê. Os dentes e as estruturas bucais do bebê já começam a se formar nas primeiras semanas de vida intrauterina; por isso, a atuação da odontologia materno-infantil deve começar já no período de gestação, despertando na família a consciência da importância dos cuidados com a saúde da boca. Hábitos são passados de uma geração para a outra e, uma vez adquiridos, não é tarefa muito fácil modificá-los.

O período de gravidez causa grandes transformações na vida da mulher e de sua família e, por isso, é o momento ideal para a atuação da odontologia que promove a saúde. Nesse período, as mulheres estão ávidas por novos conhecimentos e, portanto, mostram-se bastante receptivas e motivadas a incorporar novos padrões favoráveis à saúde do bebê e de toda a família.

A interação do profissional de saúde com a gestante pode se dar de diferentes maneiras. Além da abordagem tradicional, por meio de consultas clínicas, têm surgido, tanto no setor público quanto no privado, novos métodos de trabalho. Profissionais de diferentes especialidades (ginecologia, pediatria, fisioterapia, enfermagem, odontologia, psicologia, nutrição, fonoaudiologia) promovem, de maneira integrada, cursos e palestras com informações voltadas para grupos de pais. Essas abordagens coletivas apresentam resultados muito satisfatórios e funcionam como agentes de motivação. A fixação de novos valores se torna mais efetiva, e, muitas vezes, a experiência de uma família é enriquecedora para a outra.

Sabe-se o quanto é difícil promover uma mudança de comportamento; por isso, é preciso que o profissional seja objetivo em sua abordagem, sensibilizando o paciente de tal modo que fique motivado a atuar de maneira diferente. Muitas vezes, devem-se substituir práticas rotineiras preestabelecidas por práticas mais eficazes para obtenção da saúde.

A odontologia muda do foco doença para o foco saúde. O ponto de partida está no núcleo familiar: nas crianças, nos pais e, principalmente, nas mães, que desempenham um papel-chave dentro da família e determinam os padrões de comportamento que seus filhos adotarão no decorrer da vida (Moimaz et al., 2009).

A principal fonte de informações para as crianças são os pais; portanto, elas serão educadas por meio de exemplos dados por eles. "Nenhum especialista pode fazer pelas crianças o que os pais podem" (Konishi, 1995). Sem dúvida, essa é uma grande responsabilidade, mas eles só podem dar aquilo que possuem e conhecem. A atitude do odontopediatra diante de tal fato é determinante; cabe a ele a obrigação de conscientizar os pais da importância e influência do seu comportamento em relação aos filhos.

BOCA

A boca é considerada a porta de entrada para o interior do organismo. Ocupa um local nobre na face e faz parte de sistemas orgânicos importantes como o digestivo e o respiratório. Desenvolve variadas e complexas funções, além de ter um significado psicoemocional importante. Sua fisiopatologia não pode ser isolada do contexto psicológico e somático do indivíduo. A saúde bucal é parte integrante e inseparável da saúde geral; portanto, é verdadeiro quando se diz que "a saúde começa pela boca".

A espera de um filho vem acompanhada de sentimentos novos. A mulher torna-se plena e irradia uma grande felicidade. Para manifestar essa alegria, um sorriso. Se possível, um belo sorriso, que venha de uma boca saudável e bem cuidada.

Primeiro órgão da emoção

A primeira manifestação de vitalidade do recém-nascido acontece com o choro, logo após o seu nascimento. A boca é a via preferencial de expressão das emoções que acompanham o indivíduo por toda a vida. É com a boca que o bebê estabelece o primeiro contato com o outro quando suga o seio materno e busca instintivamente saciar não só suas necessidades biológicas de nutrição, mas também suas necessidades de afeto, de contato, de segurança e de carinho – consigo mesmo, quando suga o dedo, a mão e o pé,- com o mundo, quando pega os objetos e os leva à boca. Mais tarde, é ainda com a boca que se expressam sentimentos de prazer, como beijar, cantar, sorrir, falar; e de desprazer, como morder, chorar, gritar, vomitar, cuspir.

Primeiro órgão da função digestiva

A boca é o primeiro receptor do alimento, e nela acontece o início do processo digestivo. Assim, ela desempenha funções importantes, como sucção, mastigação, deglutição e fonação.

Segundo Tollendal (1997), "interessa ao profissional de odontologia despertar o leigo para a boca e não para o dente. A cárie é uma doença que vem depois da presença dos dentes, mas a boca, a cavidade, já participa de todo o desenvolvimento orgânico daquela pessoa, desde o nascimento".

Não se busca saúde de partes isoladas, porque o indivíduo é formado de um todo, e a boca faz parte desse todo indivisível. Pode-se predizer sobre a saúde bucal de uma criança por meio da saúde da mãe; afinal, quando se promove a saúde bucal da mãe, consequentemente se promove a do bebê.

CÁRIE DENTÁRIA

Fala-se muito em saúde; porém, para promovê-la, faz-se necessário abordar a doença cárie, suas manifestações e os fatores desencadeantes, pesquisando e procurando entender melhor sua etiologia e patogenia.

Dentre as doenças bucais, a cárie dentária é a mais frequente, sobretudo na população infantil. Novos estudos sugerem um olhar mais cuidadoso ao se conceituar a cárie dentária. A maneira como ela é conceituada e seus fatores etiológicos considerados tem causado divergências na elaboração de estratégias preventivas, entre epidemiologistas e profissionais da saúde. O conceito de cárie dentária como doença infecciosa, transmissível e dependente de dieta deve ser revisto, e os fatores etiológicos, melhor interpretados e entendidos, para evitar estratégias de prevenção e tratamento equivocados (Lima, 2007).

A necessidade de reconsiderações para o entendimento da patogenia e etiologia da cárie é evidente, mas são valiosos os estudos realizados no decorrer dos anos.

Em 1960, Keyes relatou a transmissão da cárie em animais de laboratório, e, em 1978, essa teoria foi comprovada por Köhler e Bratthall, na Suécia.

Um grupo de bactérias denominadas *Streptococcus*, do grupo *mutans*, é responsável pelo início do processo de cárie. Outro grupo, o dos lactobacilos, pela continuidade (Alaluusua et al., 1989).

"Os *Streptococci mutans* não são em geral detectados nas bocas infantis antes da erupção dos dentes" (Aaltonen, 1991). Könönen et al. (1992) demonstraram que as mães são a principal fonte de transmissão de bactérias cariogênicas, e que a transmissão é proporcional ao nível dessas bactérias na saliva.

Existe um período de vida no qual a criança está mais suscetível a adquirir esses microrganismos, chamado "janela de infectividade" (Caufield et al., 1993). Esse período varia de 19 a 31 meses de idade e coincide com a erupção dos molares decíduos, época em que devem ser tomados cuidados específicos com a saúde bucal da criança.

Estudos (Bjørndal e Thylstrup, 1998) demonstram que as bactérias que causam a doença da cárie são membros da flora bucal que "adquirem" potencial cariogênico em situações que favorecem seu crescimento descontrolado. Embora todos os indivíduos possuam *Streptococcus mutans*, nem todos desenvolvem a doença cárie.

Esses estudos são muito importantes e merecem respeito, e as pessoas que cuidarão das crianças devem ser orientadas sobre riscos de contaminação, não só por *Streptococcus* do grupo *mutans*, mas também por outros agentes infecciosos. Não é aconselhável soprar os alimentos que serão dados ao bebê nem fazer uso comum de copos e talheres. Porém, é importante ressaltar que carinho e manifestações de amor como beijo, toque e abraço são essenciais na formação da criança e não se pode restringir o afeto mãe-filho, pois a esses gestos não está atribuída a transmissibilidade da cárie. Importante reforçar mais uma vez que estudos mais atuais consideram o microrganismo como fator participativo, e não determinante, na etiologia da cárie dental, e que a cárie também não é uma doença infecciosa nem transmissível.

Sabe-se que a cárie é um processo dinâmico, decorrente de múltiplos fatores que interagem após a ingestão de certos alimentos, resultando na perda das estruturas mineralizadas do elemento dentário. Isso ocorre em função do efeito dos ácidos que se formam devido à metabolização de carboidratos fermentáveis, que servem de substrato para os microrganismos da placa bacteriana ou do biofilme dental. Ela se apresenta, a princípio, como manchas brancas no esmalte, e só em uma fase posterior é que aparece a cavitação com a perda da estrutura dentária. Seu início está na dependência de uma série de fatores, como natureza, consistência e tempo de permanência dos alimentos junto ao dente, grau de higienização, presença e composição do biofilme dental, quantidade e composição da saliva, bem como sua capacidade de tamponamento, presença ou não de flúor, além de outros fatores.

Estudos recentes apontam também fatores não biológicos como desencadeantes de várias doenças. Crianças sem amor, sem limites, sem atenção e que vivem conflitos familiares, com uma rotina desfavorável à saúde, tornam-se, muitas vezes, vulneráveis a algumas dessas doenças, inclusive as bucais. Um olhar profissional mais amplo e mais cuidadoso é, portanto, de fundamental importância ao se lidar com tal realidade.

Devido à complexidade em determinar os fatores desencadeantes da cárie dentária, torna-se muito difícil compreendê-la completamente. Em função disso, novas pesquisas vêm sendo realizadas para se entender melhor seus fatores etiológicos.

FLUORETOS

Desde os anos 1940, os fluoretos se tornaram a pedra fundamental do esforço humano na prevenção da cárie (Thylstrup e Fejerkov, 1995).

Prefere-se usar o termo *fluoreto* porque o flúor é o elemento mais eletronegativo da tabela periódica. Sua forma natural, a de um íon F^-, está sempre pronta para combinar-se com outros elementos; por isso, raramente ele é encontrado puro. Os fluoretos exercem um papel importante nos mecanismos de troca entre os minerais existentes no esmalte dentário e na saliva, a partir da sua ação remineralizante.

No momento da ingestão dos alimentos, principalmente os que contêm açúcares, inicia-se a produção de ácidos pelas bactérias existentes no biofilme dental. Esses alimentos são metabolizados pelas bactérias acidogênicas da placa dental, as quais vão atuar no esmalte dentário, produzindo sua desmineralização e iniciando-se, assim, o processo de perda dos minerais da estrutura dentária.

O flúor e outros minerais presentes na cavidade bucal são incorporados ao esmalte dentário, compensando a perda dos minerais por meio do processo de remineralização. O estado de equilíbrio dinâmico entre a desmineralização e a remineralização (DES/RE) do esmalte dentário impede a evolução da cárie dentária.

O flúor pode ser administrado por via sistêmica, por meio de suplementos fluoretados, ou tópica, por meio de dentifrícios fluoretados, bochechos e aplicações em consultório. Na fluoretação das águas de abastecimento público, são contempladas ambas as vias (tópica e sistêmica).

Muitos estudos mostram a importância e a eficácia dos fluoretos no controle do desenvolvimento da cárie dentária. Entretanto, os benefícios do flúor administrado no período de gestação têm sido questionados, pois já foi demonstrado que seu efeito local pós-eruptivo (tópico) é mais expressivo do que o pré-eruptivo.

Nos complexos que contêm flúor associado a vitaminas e sais minerais, devido à grande afinidade entre o F^- e o Ca^{++}, os dois elementos se combinam, comprometendo a absorção do flúor e do cálcio. Este, sim, é essencial para a mãe e para o feto na formação dos seus ossos e dentes. Considerando as incertezas a respeito da eficiência anticárie do flúor pré-natal, sugere-se que medicamentos que o contenham devam ser contraindicados a gestantes (Cury e Fernandes, 1993).

Novos conceitos com base em evidências científicas recomendam a utilização do dentifrício fluoretado em uma concentração de 1.000 a 1.500 ppm de flúor, tanto para adultos como para crianças. O uso de dentifrício fluoretado para escovar os dentes, assim que os dentes irromperem na boca, tem sido pragmaticamente recomendado por associações e academias das áreas odontológica e médica do Brasil e do exterior, pois a eficácia e a segurança de dentifrício de concentração convencional (1.000 a 1.500 ppm F) está pautada em evidência científica (Cury e Tenuta, 2010).

As escovações com esses dentifrícios devem acontecer 2 vezes/dia, de modo geral; contudo, tanto a frequência como a quantidade de dentifrício devem ser definidas pelo profissional de acordo com as necessidades individuais de cada indivíduo.

As evidências demonstram que:

▶ Dentifrícios com 1.000 ppm de flúor devem ser utilizados em crianças

▶ A quantidade usada deve ser pequena, um esfregaço (0,3 g – um grão de arroz cru) para crianças abaixo de 2 anos e uma ervilha para crianças entre 2 e 5 anos

▶ A ingestão de dentifrício com flúor leva ao risco de fluorose. Esse risco deve ser considerado em relação ao benefício na prevenção da cárie

▶ Os pais/responsáveis devem ser instruídos quanto à necessidade do uso do dentifrício dependendo do risco de cárie, da frequência de escovação e da quantidade de dentifrício utilizado, bem como supervisionar para evitar a ingestão de dentifrício e garantir maior segurança contra a fluorose dentária (American Academy of Pediatric Dentistry, 2010-2011).

Fluorose

A exposição prolongada a alta concentração de fluoretos, por ingestão de doses excessivas durante o período de formação do esmalte dentário, pode provocar a fluorose dentária. Trata-se de uma doença que se manifesta com lesões no esmalte dentário, caracterizada por manchas incrementais que vão do branco ao marrom; podem também apresentar áreas hipoplásicas e de erosão, dependendo da gravidade do caso.

Os dentes permanentes já estão em processo de calcificação nos primeiros anos de vida da criança. Desse modo, os efeitos de uma superdosagem de flúor nesses dentes no período em que se encontram em processo de formação são indesejáveis, pois podem resultar na fluorose dentária. Essa sequela desagradável só irá tornar-se aparente após a erupção dos elementos dentários, a qual normalmente tem início aos 6 anos de idade.

Assim, ao se cuidar dos dentes das crianças, reforçamos que as escovações sejam supervisionadas por um adulto, e que seja colocada quantidade adequada de pasta de dente na escova para evitar a ingestão de dentifrício.

SALIVA

A saliva é composta a partir da secreção de diferentes glândulas. Embora seja um meio de transmissão de bactérias, ela também desempenha importante papel na manutenção da saúde bucal, pois contém componentes antimicrobianos que contribuem para a defesa natural contra os microrganismos. Além disso, ela tem várias outras funções: digestiva, lubrificante, antibacteriana, excretora, remineralizante e de regulação do pH bucal (capacidade tampão). As variações do fluxo salivar podem interferir nesses processos. Sabe-se que, após a ingestão de alimentos açucarados, o pH da placa bacteriana diminui, tornando-a ácida devido à metabolização dos carboidratos fermentáveis, que servem de substrato para os microrganismos do biofilme dental. O esmalte dentário começa a perder minerais para a saliva, dando início a um processo de desmineralização. Nesse momento, o dente pode entrar em atividade de cárie dentária. A saliva pode neutralizar a acidez por meio da sua capacidade tampão, favorecendo o processo de remineralização, e, assim, promover o equilíbrio, ao restabelecer o pH neutro necessário para interromper a evolução da cárie.

Nos primeiros meses de gravidez, o fluxo salivar é aumentado, e a hiperatividade das glândulas salivares é um fenômeno sem causa definida.

NUTRIÇÃO E SAÚDE BUCAL

"Que seu alimento seja seu remédio e que seu remédio seja seu alimento." (Hipócrates)

O início da formação dos dentes decíduos acontece por volta da 6ª semana de vida intrauterina, e os permanentes, a partir do 4º mês de vida intrauterina.

A formação do paladar também tem início ainda durante o período embrionário. Segundo Marnie (1989), "o bebê é capaz de diferenciar sabores 28 semanas antes de nascer. Tudo o que a mãe come ou bebe a criança também experimenta". Verny (1989) menciona uma pesquisa que modifica o sabor do líquido amniótico. Em um primeiro momento, injetou-se sacarina (sabor adocicado) no líquido amniótico e, em um segundo, injetou-se fenilalanina (sabor amargo). Verificou-se, por meio de ultrassonografia, que, no primeiro momento, o feto deglutiu até 5 vezes mais volume do que normalmente ingeria. No segundo momento, o feto diminuiu pela metade o volume de deglutição do líquido. Acredita-se, portanto, que, se a mãe tiver uma dieta muito adocicada, haverá possibilidade de o seu filho ter preferência pelos sabores mais doces também.

> "O açúcar é o componente mais cariogênico da dieta, atuando como substrato para a produção de ácidos pelas bactérias cariogênicas e subsequente desmineralização do esmalte dentário."
> (Newbrun, 1982)

Algumas considerações sobre a cariogenicidade dos açúcares estão listadas a seguir:

- Os açúcares são os componentes mais cariogênicos da dieta
- A sacarose é o açúcar mais cariogênico. O açúcar mascavo e o mel apresentam a mesma cariogenicidade do açúcar branco
- A lactose é o açúcar menos cariogênico
- A frequência da ingestão dos açúcares é importante na etiologia da cárie. Frequência de ingestão e quantidade de açúcares consumidos estão altamente correlacionadas
- Outros fatores importantes na cariogenicidade dos alimentos são a textura física, a presença de outros componentes e a frequência com que os alimentos são ingeridos (Rugg-Gunn, 1996).

A cultura brasileira associa o açúcar ao afeto. Os pais devem ser orientados a utilizar outras formas de compensações e a oferta abusiva de produtos açucarados deve ser evitada.

Mais importante do que a quantidade de alimentos açucarados é a frequência do seu consumo, fator considerado como primordial no desenvolvimento de lesões cariosas (Guedes-Pinto, 2000).

Os componentes nutricionais exercem influência tanto na mãe quanto no bebê em processo de odontogênese (formação dos dentes) e na erupção dentária. Porém, além dos alimentos ingeridos, outras fontes de nutrição devem ser lembradas. Como exemplo, é importante aproveitar o sol como nutriente valioso, farmácia natural à nossa disposição e verdadeira fonte de vida. O afeto, a atenção, o amor e o toque, além de terem efeito psicológico, são também fatores determinantes para o desenvolvimento.

HIGIENE BUCAL

A placa bacteriana, ou biofilme dental, é uma película pegajosa que se forma nas superfícies dos dentes após a ingestão de açúcares e sua posterior colonização pelas bactérias bucais. Sua remoção não acontece por meio de bochechos com água ou mastigação de alimentos, mas de procedimentos químicos ou mecânicos (escovação e uso de fio dental). O controle da placa é de fundamental importância na promoção da saúde bucal e deve ser realizado tanto pelo próprio paciente quanto nas consultas periódicas ao dentista.

Nem sempre se tomam os cuidados necessários para uma higiene bucal cuidadosa. Fica aqui, então, um alerta para que a boca possa receber a mesma atenção dada a outras partes do corpo; afinal, ela também precisa estar sempre limpa.

A escovação é o meio mais difundido para a higienização, mas é preciso deixar claro que tanto a qualidade quanto a frequência são de grande importância no processo de promoção da saúde bucal. Alguns destaques devem ser mencionados quanto aos meios e métodos de se obter uma boa higienização.

Escova. As escovas de cerdas macias são as mais indicadas para os dentes naturais. A parte ativa da escova, onde se encontram as cerdas, não deve ser muito grande, a fim de facilitar o acesso da escova a todos os dentes, em todas as suas superfícies. O uso de próteses requer escovas especiais.

Dentifrício. Os dentifrícios recomendados devem conter uma concentração de flúor em torno de 1.000 a 1.500 ppm (partes por milhão) de flúor. Sabe-se que o flúor exerce uma função importante e fundamental na redução dos processos de cárie dentária, devido à sua ação remineralizante. O efeito do flúor é muito valioso quando ele é aplicado diretamente na superfície do esmalte. Para que a ação anticárie do fluoreto seja maximizada, é imprescindível que ele esteja constantemente presente na cavidade bucal. Como já mencionado, é sempre bom alertar sobre o cuidado de supervisionar as escovações das crianças para não haver ingestão de dentifrícios infantis, que são fluoretados e têm sabor agradável.

Fio dental. Somente a escova não é suficiente para promover a remoção da placa nos espaços interproximais; por isso, faz-se necessária a suplementação da escovação com o uso de fio ou fita dental diariamente.

Técnica. Várias técnicas de escovação são preconizadas por diferentes autores. No entanto, o mais recomendável é que a pessoa utilize os movimentos aos quais naturalmente está habituada. Mais importante do que uma técnica é o cuidado de se escovarem *todos* os dentes em *todas* as suas superfícies (lado de fora, de dentro, superfícies responsáveis pela mastigação). É importante o estabelecimento de uma rotina ou sequência de escovação para que todas as regiões sejam limpas todos os dias. Em geral, a capacidade de realizar uma boa escovação só é adquirida após os 6 anos de idade; assim, crianças menores devem ser ajudadas e supervisionadas por um adulto, a fim de garantir a qualidade da higienização. Aos poucos, pode-se permitir e estimular a criança a escovar os dentes sozinha, mesmo que não seja da maneira ideal, para que ela adquira o hábito e a autonomia da escovação.

Língua. Também deve ser escovada, uma vez que, na parte posterior da língua, ficam aderidas células descamadas, bactérias e detritos alimentares, formando uma película esbranquiçada denominada saburra lingual. Essa película libera enxofre em forma de compostos sulfurados voláteis (CSV), os quais são responsáveis por grande parte dos tipos de halitose. Entretanto, problemas sistêmicos também podem estar diretamente relacionados à origem da halitose; portanto, um olhar mais amplo se faz necessário na busca de um diagnóstico preciso.

Frequência. O ideal seria promover a higiene da boca logo após a ingestão dos alimentos; porém, sabe-se que nem sempre isso é possível, e que hábitos e horários familiares devem ser respeitados. No entanto, a última escovação, antes de dormir, deve ser realizada de maneira mais cuidadosa, demorada e consciente. Preferencialmente nesse horário, a pessoa deve realizar um autoexame bucal, verificando se existem áreas com sangramento e utilizando o tato da língua, que é bastante sensível, para verificar se todas as superfícies dentais estão limpas (sensação de que a superfície está lisa).

Limpeza profissional. É recomendado que a gestante procure o dentista para uma limpeza profissional e para orientações específicas, destinadas às necessidades individuais. O período ideal para os procedimentos dentários é o segundo trimestre de gestação.

Motivação do paciente. O profissional precisa fazer um bom diagnóstico e um programa específico voltado para as necessidades de cada um. O sucesso do tratamento dependerá da motivação do paciente. Na educação para a saúde bucal, é fundamental a interação de dentista e paciente, mas a motivação surge quando este entende e percebe que a própria saúde bucal depende muito dele mesmo.

ALTERAÇÕES BUCAIS NO PERÍODO GESTACIONAL

O organismo materno sofre uma série de transformações fisiológicas durante o período de gestação, e muitas delas apresentam manifestações na cavidade bucal. Os profissionais de saúde envolvidos no atendimento das mulheres no período gestacional precisam estar atentos às alterações descritas a seguir.

Náuseas e vômitos

Comuns durante a gravidez, náuseas e vômitos estão relacionados às manifestações do organismo da mulher devido às transformações que acontecem neste período, sobretudo durante os 3 primeiros meses. Geralmente, acontecem mais pela manhã e melhoram com o transcorrer do dia. Estão associados, também, a fatores emocionais e, normalmente, desaparecem com o evoluir da gestação. Às vezes, as náuseas são responsáveis pelo descuido da saúde, dando origem a problemas bucais.

Alterações hormonais

Durante a gravidez, acontecem alterações hormonais em virtude das modificações no metabolismo materno para o desenvolvimento do feto. Os níveis aumentados de alguns hormônios, como estrógeno e, principalmente, a progesterona em circulação, estão relacionados a uma resposta exacerbada dos tecidos gengivais aos agentes irritantes locais (placa bacteriana).

Alterações gengivais

Em geral, as modificações gengivais estão associadas a fatores como: deficiências nutricionais, aumento dos níveis hormonais, higiene oral deficiente e presença de fatores irritantes locais, sobretudo a flora bacteriana do biofilme dental.

Gengivite. Durante o período gestacional, a gengivite é a manifestação bucal mais comum. As características clínicas mais marcantes da gengiva inflamada são hiperemia, edema (principalmente na gengiva interdental e marginal), hiperplasia (a gengiva aumentada é brilhante, flácida e lisa) e aumento do sangramento devido, principalmente, à maior permeabilidade vascular (Costa et al., 1998). É importante ressaltar que a gravidez em si não provoca gengivite, mas esta pode se agravar em caso de condição preexistente.

Granuloma gravídico. Também denominado "tumor gravídico" ou "epúlide gravídica". Apresenta-se como manifestação tumoral isolada, benigna, relativamente comum, que pode surgir em áreas de irritação frequente. Essas lesões ocorrem principalmente na região anterior do maxilar durante o segundo trimestre e sempre estão associadas a irritantes locais, como placa bacteriana, tártaro ou restaurações mal adaptadas. Normalmente, regridem após o fim da gestação e com a remoção do agente irritante.

Periodontite. Uma atenção especial deve ser dada aos problemas periodontais, uma vez que existem vários trabalhos publicados associando-os a complicações na gravidez. "Doenças periodontais, durante a gravidez, podem aumentar em até 7 vezes o risco de mulheres terem filhos prematuros e com baixo peso (PLBW)" (Offenbacher, 1996). Essas infecções aumentam os níveis de prostaglandinas e de moléculas do fator de necrose tumoral alfa (TNF-α), que podem induzir o parto.

A maioria das doenças gengivais na gravidez pode ser prevenida ou controlada se for estabelecido um programa preventivo de rotina, com orientação, controle de higiene oral e remoção de placa ou tártaro.

MITOS E VERDADES

As gestantes, muitas vezes, deixam de adotar medidas simples e corretas, que podem favorecer não só a própria saúde, mas também a do futuro bebê, porque já estão incorporados à sua cultura falsos conceitos que as acompanham de geração em geração. Por isso, cabe aos profissionais, no caso aos dentistas, transmitir as informações corretas, de modo a motivá-las a uma mudança de pensamento e comportamento.

Gravidez não prejudica os dentes

É muito comum ouvir que pessoas perderam os dentes devido às lesões de cárie adquiridas durante o período de gestação. A simples explicação para o fato é que, durante a gravidez, os "desejos de comer" são frequentes, e, muitas vezes, as gestantes são orientadas a se alimentarem com dietas menores e mais vezes/dia. Essas alterações na rotina alimentar não vêm acompanhadas pelo aumento da frequência das escovações, o que torna a higiene insuficiente e expõe o esmalte dentário a mais processos de desmineralização. Sendo assim, pode até acontecer um aumento na incidência de cárie, mas nunca se poderia dizer que as perdas dos dentes ou lesões de cárie são provocadas pela gravidez.

Gravidez não provoca gengivite

O aumento do sangramento gengival que, às vezes, ocorre durante o período de gravidez está relacionado às modificações que acontecem devido a alterações hormonais e ao aumento da vascularização do periodonto. A resposta ao agente irritante, no caso o biofilme dental, é mais acentuada durante este período. Porém, é bom alertar que, se a higiene estiver insuficiente, o sangramento acontecerá estando a mulher grávida ou não. Assim, a orientação é para um cuidado maior ao se fazer a higiene durante a gestação, principalmente nos pontos onde houver sangramento.

Bebê não "rouba" cálcio dos dentes da mãe

Muitas vezes, quando aparecem lesões de cáries durante o período de gestação, buscam-se justificativas para esse fato, dizendo que o bebê precisou do cálcio dos dentes da mãe para seu desenvolvimento. Entretanto, isso não procede. O cálcio é encontrado no dente sob a forma cristalina e estável e, por isso, não está disponível para a circulação sistêmica a fim de suprir qualquer demanda desse mineral. A gravidez não é responsável pela perda de minerais dos dentes da mãe para a formação das estruturas do bebê. Uma vez formados, os dentes somente sofrerão processos de descalcificação devido a agentes externos, nunca em função das necessidades do bebê.

Gestante pode e deve receber tratamento odontológico

A gestante pode ser atendida em qualquer período gestacional, mas é importante que o profissional tenha conhecimento sobre os trimestres gestacionais, possibilitando cuidados odontológicos adequados na prescrição de medicamentos e exames radiográficos, o que contribui para um tratamento seguro, eficaz e com menor risco de efeitos indesejáveis às mães e aos bebês. O atendimento deve acontecer, de preferência, no segundo trimestre, que é o mais indicado para procedimentos odontológicos, por ser um período de maior estabilidade. No primeiro trimestre, ocorre a organogênese e o uso de medicamentos deve ser evitado. Quando, eventualmente, surge a necessidade de indicação, ela deve ser feita com muita cautela. Além disso, a ocorrência de vômitos e enjoos neste período pode dificultar o atendimento. No terceiro trimestre, o volume da barriga torna a consulta odontológica mais desconfortável, e, na posição de decúbito dorsal, o útero pode comprimir a veia cava, responsável pelo retorno venoso. Desse modo, pode acontecer redução da pressão arterial, originando a chamada síndrome da veia cava ou síndrome de hipotensão em decúbito dorsal. Também nesse período a gestante demonstra maior ansiedade devido à proximidade do parto.

A ODONTOLOGIA E O BEBÊ

É grande a responsabilidade dos profissionais que fazem a opção de trabalhar com o início da vida e com a criança. A odontologia está, a princípio, voltada para a boca, principal órgão da manifestação do sentir e da interação do bebê com o mundo. Porém, a boca faz parte de um todo, de um corpo, de uma vida. Assim, manter o suporte assistencial odontológico após o parto, a mães e bebês, é fundamental para que o vínculo anteriormente criado tenha continuidade e possa ampliar seus efeitos positivos.

A saúde bucal é definida e determinada na primeira infância, e, nesse processo, a participação de toda a família é fundamental.

O sorriso de uma criança é expressão de vida, saúde e alegria; desse modo, o bem-estar dela inclui boca e dentes saudáveis, e os cuidados iniciados na gestação devem continuar depois que o bebê nasce.

Em 1983, sob a coordenação do professor Luiz Walter, surgiu, em Londrina, a Bebê Clínica, com atenção odontológica "precoce" pautada no princípio *Educar prevenindo – Prevenir educando*. Os trabalhos dessa clínica mostram que, no primeiro ano de vida, as possibilidades de prevenção da cárie são de 95,5%, caindo para 71,5% após essa idade, e, quando iniciada entre 2 e 3 anos, as chances caem para 51,9% (Walter e Nakama, 1992). A partir desses estudos, ficou clara a necessidade de se começarem os cuidados com os dentes ainda mais precocemente, com a odontologia intrauterina ou materno-infantil. Com base nessa premissa, um trabalho é realizado com as gestantes e a família por meio de um programa de educação preventiva, conscientizando os pais da responsabilidade na promoção da saúde bucal dos filhos, a qual está diretamente relacionada ao grau de informação dos pais.

A primeira visita do bebê ao odontopediatra deve acontecer de maneira suave e agradável, com o respeito a esse pequeno ser que já sente cheiro, ouve e enxerga. Uma relação de confiança entre profissional/pais/criança já se estabelece desde a primeira consulta. As orientações sobre rotina, formação de hábitos, dieta, higienização, patologia da cárie devem ter uma abordagem bem clara, para que possam ser realmente colocadas em prática, alcançando o objetivo de promover a saúde com a participação da família.

Higiene oral do bebê

O momento ideal para se iniciar a higiene da boca do bebê é o que respeita a individualidade de cada criança. A oralidade precisa ser cuidadosamente observada, pois é de fundamental importância que seja um momento de prazer para a criança. A boca apresenta-se altamente sensível, e podemos afirmar que o prazer e o interesse por novas descobertas estão concentrados na boca do bebê. A partir dos 3 meses, na maioria das vezes, o bebê recebe muito bem esse procedimento. O maior objetivo dessa conduta está relacionado com o fato de a criança se acostumar a ter a boca manipulada por outra pessoa, uma vez que nessa época os dentes ainda não começaram a erupir e, portanto, não foram colonizados pelas bactérias do biofilme dental. Hábitos saudáveis já vão sendo adquiridos, e, no momento em que os dentes já estiverem presentes na boca, a rotina necessária para higienização acontece naturalmente, sem dificuldade.

Ao se introduzirem novos alimentos, é importante orientar os pais para que não adicionem açúcar ao leite, aos sucos e às frutas, uma vez que os alimentos dados na forma natural são bem aceitos pelas crianças. Estas precisam também de disciplina com relação aos horários de alimentação; portanto, os alimentos devem ser oferecidos em horários estabelecidos. Hábitos saudáveis, uma vez adquiridos, são incorporados para toda a vida; logo, uma dieta muito açucarada é totalmente indesejável para a saúde dos dentes. Sabe-se o quanto é difícil modificar um hábito já estabelecido, mas as mudanças acontecem quando as pessoas são motivadas a isso. Cabe ao profissional a missão de motivá-las a fazer diferente; afinal, é preciso gostar daquilo que faz bem à saúde.

Quando ocorre a erupção dos primeiros dentes, os horários de alimentação e higiene devem já estar estabelecidos. As mamadas noturnas, sobretudo quando açucaradas, podem ser a causa da cárie de manifestação precoce, definida popularmente como cárie de mamadeira, um processo agudo que destrói os dentes rapidamente. Por isso, os pais devem estar atentos para que as crianças não se habituem a utilizar as mamadas como indutoras do sono, quando ocorre uma redução na produção da saliva.

AMAMENTAÇÃO E SAÚDE BUCAL

A cada dia, o aleitamento materno tem sido mais incentivado, em razão de sua importância como medida de promoção da saúde materno-infantil. Os profissionais de saúde devem estar capacitados para uma correta atuação nesse contexto, sejam eles médicos, enfermeiros, dentistas, fonoaudiólogos, fisioterapeutas, psicólogos ou agentes de saúde. Segundo a Organização Mundial da Saúde (OMS), "o processo dinâmico de interação mãe/bebê desde as primeiras horas de vida está intimamente ligado ao sucesso da amamentação precoce". Amamentar representa a continuidade da interação mãe/bebê depois do parto; por isso, o seio deve ser oferecido ao recém-nascido ainda na sala de parto, e é com a boca que ele fará esse contato tão importante para sentir o conforto e o aconchego materno.

Além de todos os benefícios relacionados com os aspectos nutricional, emocional e imunológico da mãe e do bebê, cabe ao odontopediatra incentivar e justificar também a importância da amamentação na formação e no desenvolvimento do sistema estomatognático. Amamentar provoca reflexos positivos na fonação, deglutição, mastigação, respiração, dentição e harmonia da face, contribuindo para a satisfação das necessidades de sucção.

Fisiologia da amamentação

Ao ser amamentado no seio, o bebê executa um verdadeiro movimento de "ordenha", explicado da seguinte maneira: o primeiro reflexo é o de procura; no ato da amamentação, o estímulo tátil dos lábios no seio da mãe faz com que o bebê abra bem a boca. Assim, o rebordo correspondente aos incisivos superiores apoia-se contra a superfície superior do mamilo, abocanhando a maior parte da aréola, o que promove um vedamento labial perfeito. A mandíbula executa movimentos de abertura, projeção, fechamento e retração com o auxílio da língua, que funciona como válvula controladora. Esse movimento, praticado quando o bebê mama no seio materno, trabalha de maneira intensa toda a musculatura da face e proporciona reflexos favoráveis aos seguintes aspectos:

⟩ *Relação maxila-mandíbula:* a criança, ao nascer, possui um retrognatismo mandibular fisiológico em relação à maxila, e o movimento executado pela mandíbula durante a amamentação estimula o seu crescimento anteroposterior, compensando essa discrepância e estimulando as arcadas para melhor oclusão dentária e melhor desenvolvimento da articulação temporomandibular (ATM)

⟩ *Respiração nasal:* o vedamento hermético dos lábios junto ao seio no ato da amamentação contribui para a aprendizagem de um correto padrão de respiração nasal, tão importante para o desenvolvimento das estruturas da face, evitando futuros problemas respiratórios, amigdalites e a síndrome do respirador bucal, responsável por inúmeros efeitos indesejáveis

⟩ *Crescimento harmonioso da face:* os movimentos sincronizados de sucção, deglutição e respiração nasal contribuem para melhor tonicidade dos músculos. Estes, estimulados para sua correta fisiologia, possibilitam o adequado desenvolvimento das estruturas faciais

⟩ *Fonação:* o posicionamento correto dos lábios, o trabalho realizado pelos músculos periorais e a tonicidade adquirida pela língua no ato da amamentação atuam de maneira positiva no desenvolvimento da fala

⟩ *Deglutição:* o posicionamento correto da língua para deglutir enquanto o bebê mama no seio impede que se estabeleça a deglutição atípica, um modo indesejável de engolir, que dá origem a deformidades nas arcadas dentárias e ao mau posicionamento dos dentes.

Segundo Carvalho (1999), "amamentar é o 'fechamento' natural do ciclo da gravidez e do parto". Acompanhando a evolução da odontologia, ficam evidentes as transformações na sua prática com o decorrer dos anos. A princípio, ela estava voltada aos tratamentos das doenças; em um segundo momento, concentrou-se na prevenção e, hoje, muda o foco da doença, dirigindo-o para a saúde, lembrando sempre que a boca faz parte de um todo e que saúde de partes isoladas não existe.

BIBLIOGRAFIA

Aaltonen AS. The frequency of mother-infant salivary close contacts and maternal caries activity affect caries occurrence in 4-year-old children. Proc Finn Dent Soc. 1991; 87:373-82.

Alaluusua S et al. Caries-related microbiological findings in a group of teenagers and their parents. Caries Res. 1989; 23:49-54.

American Academy of Pediatric Dentistry. Guideline on fluoride therapy. Clinical Guidelines. 2010-2011;32(6):143-6.

Associação Brasileira de Odontopediatria (ABO). Flúor – a partir de qual idade utilizar. Disponível em: http://abodontopediatria.org.br/Fluor_partir_de_qual_idade_utilizar.pdf. Acesso em: 29 out 2014.

Bastiani C, Cota ALD, Provenzano MGA et al. Conhecimento das gestantes sobre alterações bucais e tratamento odontológico durante a gravidez. Odontol Clin Cient. 2011; 9(2):155-60.

Bernat MC, Sebastiani RW. Visão básica de psicologia pré e perinatal. In: Corrêa MSN. Odontopediatria na primeira infância. São Paulo: Santos; 1998. 679 p.

Bjørndal L, Thylstrup A. A practice-based study on stepwise excavation of deep carious lesions in permanent teeth: a 1-year follow-up study. Community Dent Oral Epidemiol. 1998; 26(2):122-8.

Buischi YP. Promoção de saúde bucal na clínica odontológica. São Paulo: Artes Médicas; 2000.

Carvalho GD. Como amamentar. 1999. Disponível em: www.ceaodontofono.com.br. Acesso em: jun de 2001.

Caufield PW, Cutter GR, Da Sanayake AP. Initial acquisition of mutans streptococcus by infants: evidence for a discrete window of infectivity. J Dent Res. 1993; 72(1):37-44.

Codato LAB, Nakama L, Melchior R. Percepções de gestantes sobre atenção odontológica durante a gravidez. Ciênc Saúde Coletiva. 2008; 13(3).

Corrêa MSN. Odontopediatria na primeira infância. São Paulo: Santos; 1998. 679 p.

Costa ICC, Marcelino G, Berti Guimarães M et al. A gestante como agente multiplicador de saúde. RPG Rev Pós-Grad. 1998; 5:87-92.

Cury JA, Fernandes LMAG. Avaliação metabólica do flúor pré-natal. Rev Bras Med. 1993; 50(11):1546-54.

Cury JA, Tenuta LM. Evidências para o uso de fluoretos em odontologia. Odontologia Baseada em Evidências. 2010; 2(4):1-18. Disponível em: http://www.abo.org.br/noticias-online/noticia114.php. Acesso em: 29 out 2014.

Cury JA, Tenuta LM. Uso de fluoretos em odontologia restauradora – evidências. In: Baratieri LN, Sylvio Monteiro Jr. Odontologia restauradora – fundamentos e possibilidades. 2. ed. São Paulo: Santos; 2015. p. 53-71.

Dulcetti JR, Orley. Homeopatia em odontologia. São Paulo: Andrei; 1992. 140 p.

Fejerskov O, Cury JA, Tenuta LM et al. Fluorides in caries control. In: Fejerskov O, Nyvad B, Kidd EAM. Dental caries: the disease and its clinical management. 3. ed. New Jersey: Wiley; 2015.

Figueira TR et al. O modelo de crenças em saúde e o processo saúde-doença-cuidado bucal por gestantes. Robrac. 2013; 22(63).

França S. Dentifrícios fluoretados: equilíbrio entre benefícios e riscos. Rev Assoc Paul Cir Dent. 2012;66(1):6-11.

Gonini CAJ, Morita MC. Fluorose dentária em crianças usuárias de unidades básicas de saúde. J Appl Oral Sci. 2004; 12(3):189-94. ISSN 1678-7757.

Guedes-Pinto AC. Odontopediatria. 6. ed. São Paulo: Santos; 2000.

Instituto Hahnemanniano do Brasil. Apostilas do Curso de Formação de Especialistas em Homeopatia. Rio de Janeiro, 2007-2008.

Lima JEO. Cárie dentária: um novo conceito. Rev Dent Press Ortodon Ortop. Facial [on-line]. 2007; 12(6):119-30.

Keshava A, Chidambar YS, Zope S et al. Periodontitis as a risk factor for preterm low birth weight infants: A clinico-epidemiological evaluation. J Basic Clin Reprod Sci. 2014;3:88-92.

Keyes PH. The infectious and transmissible nature of experimental dental caries. Findings and implications. Arch Oral Biol. 1960; 1:304-20.

Köhler B, Bratthall D. Intrafamilial levels of streptococcus mutans and some aspects of the bacterial transmission. Scand J Dent Res. 1978; 86(1):35-42.

Konishi F. Odontologia intrauterina. Revista da APCD. 1995; 49(2):135-6.

Konishi F, Abreu-E-Lima F. Odontologia intrauterina: a construção da saúde antes do nascimento. Rev Bras Odontol. 2002; 59:294-5.

Könönen E et al. Relationship between oral gram-negative anaerobic bacteria in saliva of the mother and the colonization of her edentulous infant. Oral Microbiol Immunol. 1992; 7(5):273-6.

Lima JEO. Cárie dentária: um novo conceito. R Dental Press Ortodon Ortop Facial. 2007; 12(6):119-30.

Marnie E. O início da vida. São Paulo: Best Seller; 1989. 134 p.

Marsh PD, Takahashi T, Nyvad B. Biofilms is caries development. In: Fejerskov O, NyvadB, Kidd EAM. Dental caries: the disease and its clinical management. 3. ed. New Jersey: Wiley; 2015.

Matheus WO. Abordagem homeopática na anamnese odontológica como vetor facilitador para educação e promoção de saúde oral. Monografia apresentada no final do Curso de Formação de Especialistas em Homeopatia do Instituto Hahnemanniano do Brasil. Rio de Janeiro; 2004.

McKinlay J. A case for refocusing upstream – the political economy of illness. In: Proceeding of the American Heart Association. Conference on applying behavioral sciences to cardiovascular risk, Seattle. 1974; 7-17.

Michaud J. O tratamento homeopático pré-natal. In: Ensino superior de homeopatia. São Paulo: Andrei; 1998. p.157-68.

Moimaz SAS et al.Odontologia para a gestante: guia para o profissional da saúde. FOA/UNESP; 2009. 115 p.

Newbrun E. Sacarose in the dynamics of the carious process. Int Dent J. 1982; 32:13-23.

Offenbacher S et al. Periodontal infection as a possible risk factor for preterm low birth weight. J Periodontol. 1996; 67:1103.

O'Mullane DM, Baez RJ, Jones S et al. Fluoride and oral health. Community Dent Health. 2016; 33(2):69-99.

Public Health England Department of Health. Delivering better oral health: an evidence-based toolkit for prevention. 3. ed. London: PHE; 2014. 99 p.

Queiroz SMPL. Promovendo a saúde bucal nos diferentes ciclos da vida: gestante e bebê. Rev CRO Paraná. 2005; 5:8-9.

Rugg-Gunn AJ. Diet and dental caries. In: Murray JJ (ed.). Prevention of oral disease.3. ed. Oxford: Oxford University Press; 1996. (Apud Freire MCM. Dieta, saúde bucal e saúde geral. In: Buischi YP. Promoção de saúde bucal na clínica odontológica. São Paulo: Artes Médicas; 2000. p. 249-78.)

Thylstrup A, Fejerkov O. Cariologia clínica. 2. ed. São Paulo: Santos; 1995. 421 p.

Tollendal ME. A profissão não para no limite do dente. Informativo da Associação Brasileira de Odontologia – Seção M.G. 1997; 159.

Verny T. A vida secreta da criança antes de nascer. São Paulo: CJ Salmi; 1989.

Walter LRF, Ferelle A, Issao M. Odontologia para o bebê. São Paulo: Artes Médicas; 1996. 246 p.

Walter LRF, Nakama L. Paciente de alto índice de cárie versus paciente de alto risco. Qual a conduta? In: Atualização na clínica odontológica. São Paulo: Artes Médicas; 1992. p. 251-8.

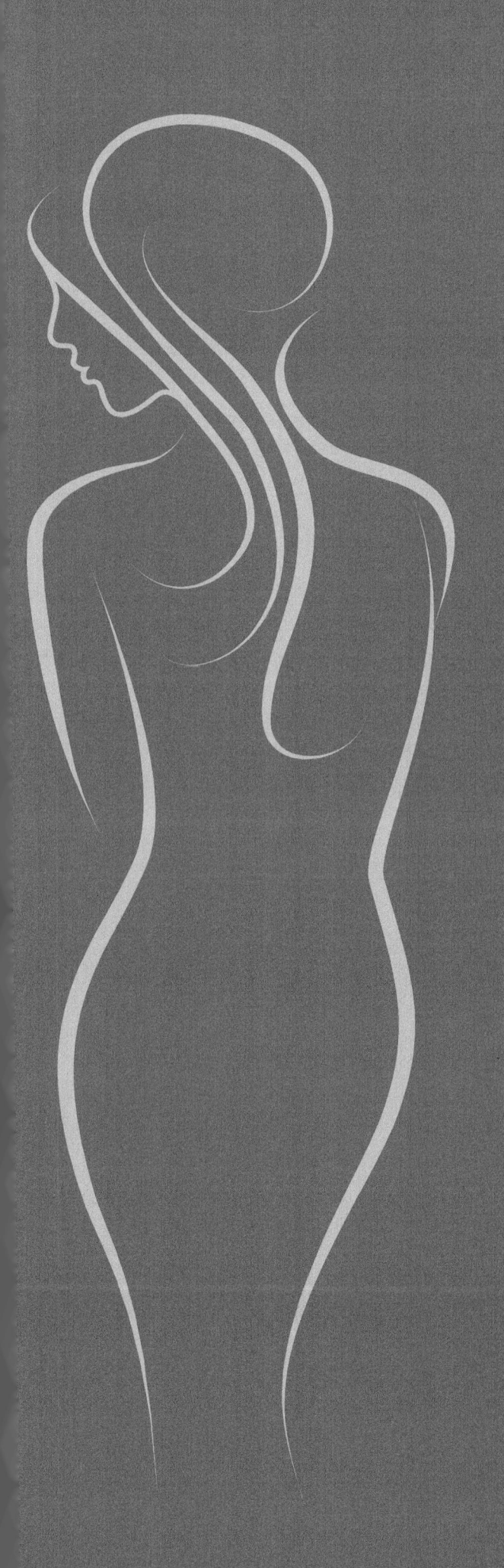

PARTE 2

Parto e Pós-Parto

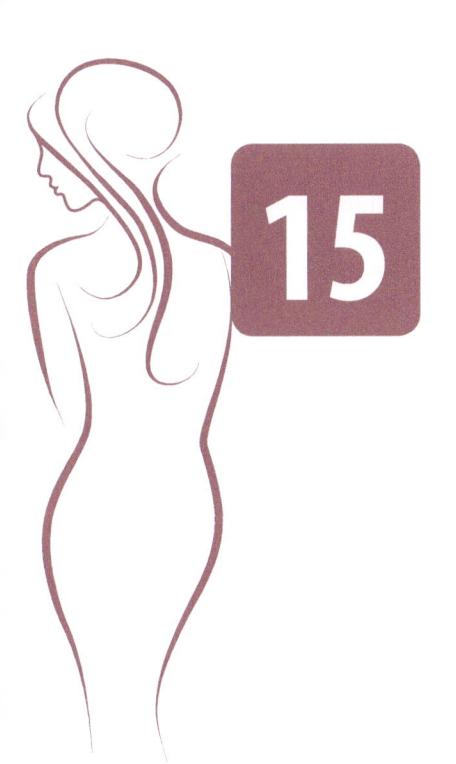

15 Anestesia em Obstetrícia

Tolomeu Artur Assunção Casali

INTRODUÇÃO

Durante a gestação, o trabalho de parto e o puerpério, ocorrem grandes alterações na fisiologia materna e na resposta ao ato anestésico, as quais fazem com que a gestante faça parte de uma população que exige mais cuidados para a anestesia. Ela requer uma administração cuidadosa por profissionais habilitados e devidamente treinados, observando-se a relação inversa entre o treinamento e a experiência desses profissionais e os índices de mortalidade materna. São importantes a disponibilidade de recursos humanos e a sua organização, além da infraestrutura disponível e a inter-relação de tais fatores para garantir que a qualidade da anestesia obstétrica seja adequada.

Vivemos uma realidade diferenciada na anestesiologia moderna em função de novas descobertas e ensinamentos atualizados, o que tem contribuído para melhor assistência em todas as fases do parto. Sem dúvida, um dos grandes fatores que tem colaborado para a evolução e a melhoria no atendimento do binômio feto/mãe foi a introdução da moderna prática anestésica. A realização da anestesia, seja regional ou geral, para a obstetrícia, deve ser vista como um valioso instrumento. Existem hoje, no Brasil e no mundo, anestesiologistas que dedicam a maior parte de sua atividade à realização desse ramo da anestesiologia. Esses colegas, profissionais de vanguarda, efetivamente colaboram para o aprimoramento, a atualização e a divulgação dessa importante área de atuação na prática médica.

HISTÓRICO

Em revisão da evolução histórica da anestesiologia aplicada à obstetrícia, diversos fatos e datas marcantes podem ser grifados na construção das orientações que existem na medicina atual. Destacamos, a seguir, fatos que julgamos serem bastante relevantes:

▶ *1847:* James Young Simpson utilizou éter para o parto
▶ *1853:* John Snow utilizou clorofórmio no parto do 8º filho da Rainha Vitória
▶ *1860:* a anestesia obstétrica torna-se prática médica cotidiana
▶ *1898:* August Bier realiza a 1ª raquianestesia no homem
▶ *1921:* Kreiss utilizou a raquianestesia para o parto vaginal. Fidel Páges descreveu a peridural lombar
▶ *1935:* Charles Odom introduz a peridural na obstetrícia
▶ *1941:* iniciou-se o emprego das técnicas contínuas
▶ *1953:* Virginia Apgar descreveu escala de avaliação fetal
▶ *1981:* Browridge descreveu o bloqueio combinado.

Assim como a história da anestesiologia, sua utilização em obstetrícia tem agregado novos métodos e técnicas. Nossa meta principal envolve a contínua procura em minimizar riscos e problemas inerentes ao ato anestésico. O grande desafio consiste em agregar à assistência ao parto as inovações que nos permitam otimizar a melhor forma de atendimento global.

ALTERAÇÕES FISIOLÓGICAS DA GRAVIDEZ E IMPLICAÇÕES NA ANESTESIOLOGIA

Durante a gravidez, ocorrem diversas alterações maternas que podem influenciar a anestesia e os procedimentos obstétricos. Considerando que segurança é um quesito marcante de qualidade, devemos lembrar que, nesse grupo de pacientes, existem relatos de maior toxicidade aos agentes anestésicos locais, bem como menor taxa de êxito quando há necessidade de manobras de reanimação.

As modificações mais importantes – as que apresentam relevância para a anestesia em obstetrícia – atingem os sistemas circulatório, respiratório, digestório e o metabolismo.

Sistema circulatório

Durante a gestação, há um aumento do volume sanguíneo, tendo o seu pico em torno da 30ª semana (45%), ficando o mesmo elevado até o momento do parto. Existe maior aumento (40 a 50%) do volume de plasma do que dos glóbulos vermelhos (20 a 30%). O resultado final consiste na diminuição do conteúdo de hemoglobina (anemia fisiológica da gravidez). Observa-se também uma elevação do débito cardíaco (DC). O DC aumenta cerca de 40% até o final da gravidez, 50% durante o parto e 80% logo após o nascimento.

As gestantes podem desenvolver a chamada síndrome da hipotensão supina (geralmente a partir da 28ª semana), devido à compressão da veia cava inferior pelo útero grávido. Mecanismos compensatórios, como o aumento do retorno venoso através do sistema azigovertebral, da resistência vascular periférica e da frequência cardíaca, são desencadeados na tentativa de manter o equilíbrio hemodinâmico.

Assim, o bloqueio anestésico (bloqueio do sistema simpático) pode agravar a hipotensão arterial materna resultante da síndrome. A posição supina assumida durante o parto é prejudicial para o binômio materno-fetal, o que torna imperativo o deslocamento lateral do útero, manobra fundamental que deve ser mantida até o nascimento. O aumento na pressão dos espaços peridural e subaracnóideo, devido ao ingurgitamento venoso do sistema agizoverterbral, pode resultar em maior dispersão ou absorção do anestésico local, assim como favorecer uma punção venosa inadvertida. Cabe enfatizar que a analgesia de parto minimiza o aumento do trabalho cardíaco e o consumo de oxigênio materno, modificações mais significativas nas gestantes com alterações cardíacas.

Sistema respiratório

Na grávida, ocorre aumento da ventilação alveolar e redução (20%) da capacidade residual funcional como consequência da diminuição dos volumes de reserva expiratória e residual. Há também ingurgitamento vascular e edema das vias respiratórias.

Considerando as modificações nas vias respiratórias, existe maior predisposição ao trauma e maior risco de sangramento. Isso exige maiores cuidados durante a laringoscopia e a intubação (recomenda-se o uso de sondas de menor calibre). Já as modificações relacionadas à redução da capacidade residual funcional e ao aumento da ventilação alveolar (o volume minuto pode aumentar em até 50%) fazem crescer o risco de hipoxia. Destacamos que a hiperventilação acentuada, provocada pela dor durante o trabalho de parto, determina alcalose respiratória, o que reduz o fluxo sanguíneo uterino e desvia a curva de dissociação da hemoglobina para a esquerda, contribuindo para a hipoxemia fetal. A hiperventilação eleva a concentração alveolar dos agentes anestésicos inalatórios (durante anestesia geral), acelerando a indução e a reversão da anestesia.

Sistema digestório e metabolismo

O esvaziamento gástrico sofre um retardamento, e há aumento na acidez gástrica (secreção de gastrina placentária). A dor provocada pela acidez e o tratamento da mesma com a utilização dos opioides diminuem o trânsito no sistema digestório.

Existe, portanto, na grávida, um elevado risco para regurgitação e aspiração do conteúdo gástrico durante a indução da anestesia geral (manuseio e intubação da via respiratória). Destacamos também a necessidade de cuidados específicos referentes ao jejum.

AVALIAÇÃO PRÉ-ANESTÉSICA

É recomendado, antes de todo ato médico-cirúrgico, que seja realizada uma avaliação pré-anestésica em consultório. Nessa ocasião, podemos fazer minuciosa anamnese e detalhado exame físico, bem como estudar e revisar os exames complementares indicados para cada caso. Podemos, por fim, analisar, discutir e planejar o parto juntamente com a paciente e toda a equipe envolvida, de acordo também com a situação em questão. A conscientização de todos e o preparo específico podem ser fundamentais para atingir o sucesso desejado.

ANALGESIA E ANESTESIA PARA O PARTO VAGINAL

Certamente, os melhores resultados relacionam-se ao maior conhecimento e ao preparo correto da gestante e da equipe de saúde que prestará a assistência. Várias técnicas podem ser empregadas durante o parto, visando ao alívio e à boa evolução. Aquela que tem mostrado significativa melhora na eficiência consiste na realização dos bloqueios anestésicos. A seguir são expostas as técnicas mais utilizadas.

Principais técnicas anestésicas utilizadas

- Analgesia peridural – punção única ou com cateter
- Raquianestesia
- Raque e peridural combinadas
- Bloqueio pudendo
- Bloqueio paracervical
- Infiltração perineal.

A analgesia peridural caracteriza-se por ser um método extremamente versátil. Se utilizadas baixas concentrações de anestésico local (AL) associado ao opioide, a prensa abdominal é mantida sem o relaxamento do canal de parto. Quando o trabalho de parto estiver adiantado, podemos usar concentrações maiores do AL, para combater a dor mais forte (2ª fase do trabalho de parto).

A raquianestesia tem como vantagens: segurança (devido ao uso de baixas doses), rápido início de ação e analgesia eficaz para realização dos procedimentos inerentes ao parto.

Os fármacos empregados – anestésicos locais e opioides – apresentam variações da substância química e da dose, de acordo com cada protocolo (Quadro 15.1).

ANESTESIA PARA A CESARIANA

Com relação à anestesia para a cesariana, os melhores resultados também são obtidos com a utilização dos bloqueios anestésicos. Estudos sobre mortalidade materna relacionada com a anestesia demonstram como causas prováveis as complicações da técnica de anestesia geral (falhas na ventilação e na oxigenação; falha na intubação orotraqueal). Como vantagens marcantes dos bloqueios, podemos citar: manutenção do estado de orientação da mãe; menor risco de depressão do feto; melhor controle da pressão arterial e da resposta endocrinometabólica da paciente. Várias técnicas podem ser empregadas durante o parto cesáreo com adequado alívio da dor e satisfatória evolução. A seguir estão expostas as técnicas mais utilizadas.

Quadro 15.1 Principais esquemas utilizados.

Analgesia peridural

Anestésico local	Injeção	Infusão contínua
Bupivacaína	0,125 a 0,375% 5 a 10 mℓ a cada 90 min	0,0625 a 0,25% 8 a 14 mℓ/h
Ropivacaína	0,2 a 0,5% 5 a 10 mℓ a cada 90 min	0,1 a 0,3% 8 a 14 mℓ/h
Lidocaína	0,75 a 1,5% 5 a 10 mℓ a cada 60 min	0,5 a 1% 8 a 14 mℓ/h

Opioide	Injeção	Infusão contínua
Sufentanila + anestésico local	25 µg	0,2 a 0,3 µg/mℓ
Fentanila + anestésico local	50 a 100 µg	2 µg/mℓ

Raquianestesia

Anestésico local + opioide	Dose (mℓ)
Bupivacaína pesada 0,5% + sufentanila 5 µg	0,5 mℓ + 1 mℓ
Bupivacaína pesada 0,5% + fentanila 25 µg	0,5 mℓ + 0,5 mℓ

Protocolo sobre a analgesia para o parto vaginal

Considerações iniciais
- Ter sempre material para intubação e ventilação, aspirador
- Deixar disponíveis diazepam e succinilcolina; preparar uma solução de efedrina a 0,25%
- Fazer a venóclise com Gelco 20 G e expansão volêmica com 500 a 1.000 mℓ de lactato de Ringer (RL)
- Manter hidratação com infusão de RL e glicose a 1%, 120 mℓ/h (basta acrescentar 10 mℓ de glicose a 50% ao RL)

Peridural
- Posicionar a paciente preferencialmente em decúbito lateral esquerdo (DLE), fazer a punção entre L3-L4 ou L4-L5
- Identificar o espaço peridural pela perda da resistência, utilizar a agulha de Thouhy nº 15
- Fazer dose-teste ou a injeção lenta e fracionada
- Conversar com a paciente durante todo o tempo

Peridural simples
- Injetar 15 mℓ de bupivacaína a 0,5% com epinefrina a 1:200.000 ou
- Injetar 15 mℓ de ropivacaína a 0,75%
- Manter a paciente em DLE, liberar para exames após 10 min
Sugestão de quando fazer: mínimo de 5 cm de dilatação na primigesta. Podem-se acrescentar 50 µg de fentanila ou 10 µg de sufentanila

Peridural intermitente
- Passar o cateter peridural em direção cefálica e introduzir no máximo 3 cm
- Injetar 10 mℓ de bupivacaína a 0,125%, 0,25% ou 0,5% com epinefrina 1:800.000, 1:400.000, 1:200.000, conforme a fase do parto ou, alternativamente, injetar 10 mℓ de ropivacaína a 0,2% ou 0,5%. Passar para a concentração maior sempre que a menor se mostrar ineficaz. Adicionar 50 µg de fentanila ou 10 µg de sufentanila à primeira dose do anestésico local
- Na fase de expulsão, se necessário, utilizar lidocaína a 2% com epinefrina 1:200.000, 10 a 15 mℓ

Peridural por infusão
- Passar o cateter peridural em direção cefálica e introduzir no máximo 3 cm
- Injetar 4 mℓ de bupivacaína a 0,5% com epinefrina a 1:200.000 ou 8 mℓ de bupivacaína a 0,25% com epinefrina 1:400.000 + 50 µg de fentanila ou 10 µg de sufentanila
Em seguida, preparar uma solução contendo 5 mℓ de bupivacaína a 0,5% + 50 µg de fentanila ou 10 µg de sufentanila + 14 mℓ de água destilada. Infundir 10 mℓ/h
Alternativamente usar ropivacaína a 0,75% 5 mℓ + 50 µg de fentanila ou 10 µg de sufentanila
Em seguida usar ropivacaína *bag* a 0,2%, infundir 10 mℓ/h
- Usar somente com trabalho de parto em fase ativa

Quando fazer a peridural?
O momento ideal de se iniciar a peridural intermitente ou contínua depende do equilíbrio de quatro forças:
- Dor moderada informada pela paciente
- Boa descida da apresentação
- Início da dilatação cervical
- Trabalho de parto ativo

Conduta na falha do bloqueio
- Bloqueio unilateral
  - Mudar a posição da parturiente, repetir 3 a 5 mℓ da solução anestésica inicial
  - O cateter se moveu?
  - Retirar 1 cm do cateter, aspirar, repetir 3 a 5 mℓ da dose inicial
  - O cateter está mal posicionado?
  - Se o bloqueio assimétrico continuar, reposicionar o cateter
- Aumento do bloqueio motor
  - O cateter se moveu?
  - Se for peridural contínua, primeiro verificar se não está no espaço subaracnóideo (aspiração do líquido)
  - Se negativo, reposicionar o cateter
  - Erro de diluição
  - Bupivacaína 0,12% geralmente tem efeito somente analgésico

Em caso de fórcipe
Intensificar o bloqueio para ter boa analgesia perineal. Utilizar a lidocaína 2% ou bupivacaína 0,5%, de 10 a 15 mℓ

Contraindicações ao bloqueio regional para o parto vaginal
- Absolutas
  - Distúrbios da coagulação
  - Hemorragia materna com hipotensão arterial
  - Infecção no local da punção
  - Hipertensão intracraniana
  - Recusa da paciente
- Relativas
  - Deformidades da coluna
  - Sofrimento fetal

Principais técnicas anestésicas

▶ Anestesia peridural
▶ Raquianestesia
▶ Anestesia geral.

As técnicas peridural e raquianestesia têm resultados semelhantes quanto à eficácia. Devemos ressaltar que todo bloqueio anestésico apresenta, como risco inerente, a possibilidade de falhas e complicações. Nos últimos anos, tem havido maior preferência pela utilização da raquianestesia.

A anestesia geral, considerada uma técnica de exceção, fica reservada somente para as situações especiais, nas quais ela apresenta maiores benefícios para a mãe e o feto. A anestesia geral está indicada nos seguintes casos: recusa da paciente em submeter-se ao bloqueio ou dificuldade técnica de realização do mesmo; sofrimento fetal grave com necessidade de retirada rápida do concepto; coagulopatias e hipovolemia materna aguda grave.

No Quadro 15.2, são citados exemplos de fármacos e doses empregados (anestésicos locais e opioides) para a realização dos bloqueios.

Sala de recuperação em anestesia obstétrica

Na maioria das maternidades e hospitais, a fase de recuperação pós-anestesia obstétrica é considerada diferente da paciente da clínica cirúrgica. É fato que a paciente no período pós-parto permanece pouco tempo na sala de recuperação. Geralmente elas são jovens e encontram-se em bom estado físico e, considerando que foram submetidas ao bloqueio, recuperam-se mais rapidamente. Contudo, todas as pacientes devem ser encaminhadas imediatamente após o procedimento para a sala de recuperação obstétrica para receberem os cuidados básicos antes da alta para o leito hospitalar.

COMPLICAÇÕES

Conforme mencionado, durante a realização do bloqueio anestésico – raque ou peridural – existe a possibilidade do surgimento de complicações. A seguir, discutiremos algumas delas.

Hipotensão arterial

A hipotensão arterial materna é considerada a complicação mais comum após um bloqueio anestésico. Varia de leve a grave intensidade, o que pode resultar em sérias alterações do fluxo sanguíneo uterino, influenciando o bem-estar fetal. A prevenção e o tratamento envolvem a utilização de manobras de deslocamento uterino, pré-hidratação, uso de vasopressor e máscara oronasal de oxigênio a 100%.

Aspiração do conteúdo gástrico

O principal problema na anestesia geral é o controle da permeabilidade das vias respiratórias e a aspiração do conteúdo gástrico para a árvore traqueobrônquica.

A grávida deve ser considerada uma paciente com estômago cheio, principalmente na urgência, portanto é caracterizada uma situação que necessita de cuidados especiais. As principais medidas profiláticas envolvem a administração intravenosa de metoclopramida (10 mg), ranitidina (150 mg) e citrato de sódio (30 mℓ) 10 min antes da indução anestésica. Caso haja a complicação, devem-se instituir medidas específicas e gerais de cuidados intensivos.

Cefaleia

Existe um tipo específico de cefaleia resultante da perfuração da dura-máter. Quando ela ocorre, geralmente se manifesta a partir do 2º dia. Apresenta, como característica principal, a dor de cabeça com localização fronto-occipital, que se pronuncia e agrava quando a paciente toma a posição vertical. Sua incidência tem diminuído bastante devido à introdução das agulhas de fino calibre. O tratamento mais comum consiste em repouso no leito, aumento da hidratação oral ou venosa, administração de analgésicos e outras medicações.

Dor lombar

A incidência de dores lombares após o parto normal é a mesma encontrada após a cesariana – em torno de 10,5%. Essas dores podem ser vistas como resultado da conjunção da acentuação da lordose durante a gravidez, possibilidade de alterações ligamentares, posturas assumidas pela paciente durante o trabalho de parto e lombalgias preexistentes. O tratamento proposto é conservador, sendo preconizados o emprego de termoterapia superficial local, a deambulação precoce e, se necessário, o uso de analgésicos.

CONSIDERAÇÕES FINAIS

Ressalte-se que a medicina – a anestesiologia – é uma ciência de meios, não de resultados. Tudo deve ser feito no intuito de amenizar e, se possível, curar. Na anestesia utilizada em obstetrícia, não podemos esquecer-nos do binômio mãe/feto, o que significa um risco adicional. Devido à natureza do ser humano, é impossível garantir resultados. É fundamental a melhor integração possível entre os profissionais da equipe de atenção à saúde materno-infantil. O anestesiologista deve primar por trabalhar verdadeiramente em equipe, estabelecer o melhor relacionamento médico/paciente e utilizar todos os monitores, mantendo permanente vigilância.

BIBLIOGRAFIA

Bucklin B, Gambling DR, Wlody D. A practical approach to obstetric anesthesia. Lippincott Williams & Wilkins, 2008.
Chestnut DH. Obstetric anesthesia principles and practice. 4th ed. Elsevier, 2009.
Datta S. Obstetric anesthesia handbook. 4th ed. Birkhauser, 2006.
Suresh MS, Segal BS, Preston RL et al. Shnider and Levinsons anesthesia for obstetrics. 4th ed. Lippincott Williams & Wilkins, 2002.
Yamashita AM, Gozzani JL. Anestesia em obstetrícia. 2. ed. Atheneu, 2007.

Quadro 15.2	Fármacos e doses empregados para a realização do bloqueio.		
	Técnica	**Anestésico local**	**Opioide**
	Raquianestesia	Bupivacaína pesada 0,5 a 3 mℓ	Morfina 0,08 a 0,1 mg
	Peridural	Bupivacaína 0,5 a 15 a 20 mℓ Ropivacaína 0,75 a 14 a 18 mℓ	Fentanila 100 µg Sufentanila 25 µg

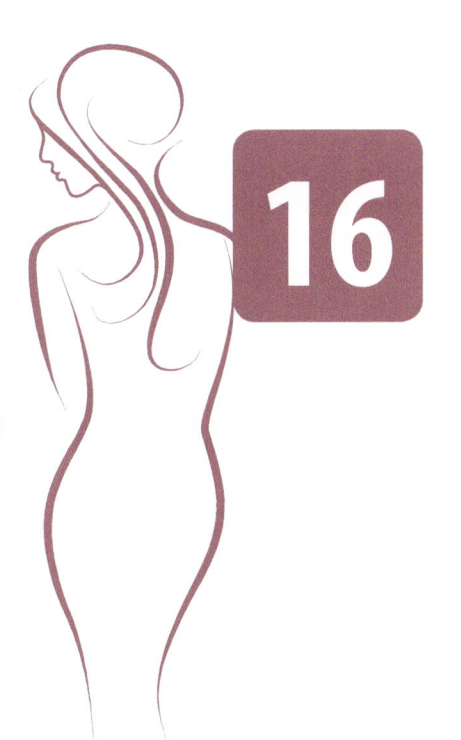

16 Feto | Bacia Óssea Materna | Mecanismo de Parto

Mário Dias Corrêa

Mário Dias Corrêa Júnior

INTRODUÇÃO

O conhecimento de determinadas estruturas fetais e da bacia óssea materna é imprescindível para a escolha correta da via de parto: transpélvica ou transabdominal. Além disso, ele permite avaliar se existe ou não proporção entre o feto e a bacia materna.

O estudo do feto tem por objetivo determinar a estática, o volume e algumas das estruturas ósseas dele que interferem no trajeto do nascituro no interior da bacia óssea materna.

ESTÁTICA FETAL

Entende-se por estática fetal a maneira de o feto se posicionar dentro da cavidade uterina. No início da gestação, o feto movimenta-se muito e, por isso, a estática dele é variável; a partir do terceiro trimestre, ela é mais estável. A determinação da estática fetal é possível por meio de recursos clínicos – manobras de Leopold – ou empregando-se recursos laboratoriais – a ultrassonografia.

POSIÇÃO FETAL

Depende do relacionamento entre o dorso fetal e as regiões no abdome materno (flanco direito ou esquerdo, coluna vertebral e parede abdominal).

A posição será direita se o dorso fetal estiver localizado no lado direito do abdome materno, ou esquerda, quando ocorrer o contrário, ou seja, dorso fetal do lado esquerdo do abdome materno. Essas posições são encontradas quando o feto está em situação longitudinal ou oblíqua.

Na situação transversal, a posição será anterior – dorso fetal em relação à parede abdominal materna – ou posterior – quando o dorso fetal estiver voltado para a coluna vertebral da gestante.

APRESENTAÇÃO FETAL

Varia conforme o polo fetal que se encontra junto ao estreito superior da bacia óssea materna. Quando o polo for o cefálico, a apresentação será cefálica; se pélvico, a apresentação será pélvica.

Nos fetos em situação transversal, a apresentação será córmica, porque a estrutura fetal que se posiciona junto ao estreito superior da bacia é a região acromial (espádua).

Variedades de apresentação e de posição

No estudo da estática fetal, necessita-se identificar também sua variedade de apresentação e de posição. Para identificação dessas variedades, há de ser conhecida a bacia óssea materna; por isso, esses aspectos da estática fetal serão abordados após o estudo da bacia óssea materna.

VOLUME FETAL | DIAGNÓSTICO

O conhecimento prévio do volume fetal e respectivo peso facilita a escolha da via de parto. A estimativa aproximada do volume fetal é possível com a utilização de métodos clínicos e, mais acuradamente, por meio da ultrassonografia. Os primeiros são simples e estão sempre disponíveis. A ultrassonografia exige equipamento e técnico experiente para realizá-la, o que nem sempre se consegue na prática.

Métodos clínicos

A inspeção, a palpação e a mensuração do abdome materno, complementadas pelo exame pélvico, permitem determinar, com boa margem de acerto, o volume e o peso aproximados do feto.

Regra de Jonhson. Medida do útero (fita métrica) menos 13, 12 ou 11 (altura do polo cefálico alto, médio ou baixo) × 155 = peso aproximado do feto.

ESTRUTURAS ÓSSEAS FETAIS

O conhecimento de algumas estruturas ósseas fetais é de grande importância na escolha da via de parto e na sua condução. Sabe-se que, na maioria absoluta das vezes, ao final da gestação, o feto encontra-se em situação longitudinal, a única compatível com o parto transpélvico, e a apresentação predominante é a cefálica; isso acontece em aproximadamente 96% dos partos. Considerando essa alta prevalência, neste capítulo faremos apenas o estudo de algumas estruturas ósseas que compõem o polo cefálico fetal e cujo conhecimento é indispensável para a boa condução do parto: os ossos, as suturas, as fontanelas e seus diâmetros mais importantes sob o ponto de vista obstétrico.

Ossos da cabeça fetal

O obstetra deve identificar os dois ossos frontais, os dois parietais e o occipital.

Suturas

São os espaços que separam os ossos. Na condução do parto, faz-se necessário conhecer as seguintes suturas: a interfrontal – entre os dois ossos frontais (Figura 16.1A); a sagital – entre os parietais (Figura 16.1B); a coronária – entre os frontais e os parietais (Figura 16.1C); e a lambdoide – entre os parietais e o occipital (Figura 16.1D).

Fontanelas

É o ponto de encontro de determinadas suturas. Duas são importantes sob o ponto de vista obstétrico:

▸ *Fontanela bregmática:* localizada no encontro das suturas interfrontal, sagital e coronária (Figura 16.1E). Tem a forma de um losango e é a maior das fontanelas do polo cefálico, conhecida como grande fontanela, fontanela anterior ou fontanela bregmática

▸ *Fontanela occipital:* representa o encontro de sutura sagital com a sutura lambdoide (Figura 16.1F). Assemelha-se a um triângulo e é menor do que a anterior, por isso o nome de pequena fontanela. Pela localização na região occipital, recebe, ainda, a denominação de fontanela occipital ou posterior.

Diâmetros

Dentre os vários diâmetros do polo cefálico, os mais importantes para o obstetra são:

▸ *Occipitofrontal:* distância entre o osso occipital e os frontais, com extensão média de 11,75 cm (Figura 16.2A)
▸ *Occipitomentoniano:* distância entre o occipital e o mento de cerca de 13,5 cm (Figura 16.2B)
▸ *Suboccipitobregmático:* distância entre a região inferior do occipital e o bregma, com 9,5 cm (Figura 16.2C).

Grande circunferência craniana

No estudo do polo cefálico fetal, torna-se necessário identificar ainda sua maior circunferência. Esta se situa no nível das saliências ósseas (bossas) localizadas de cada lado nos parietais. Trata-se do maior diâmetro do polo cefálico, interferindo na sua passagem pela bacia óssea materna.

A identificação dessa grande circunferência é de extrema importância na condução do parto. Sabe-se que a distância entre a grande circunferência da cabeça fetal e o seu ponto mais proeminente, o vértice (tocado no exame pélvico), é de cerca de 3,5 a 4 cm.

ESTUDO DA BACIA ÓSSEA MATERNA

A bacia óssea na espécie humana resulta da união da quinta vértebra lombar, do sacro, dos ossos ilíacos e do púbis. Dessa união, originam-se dois espaços: o maior, denominado grande

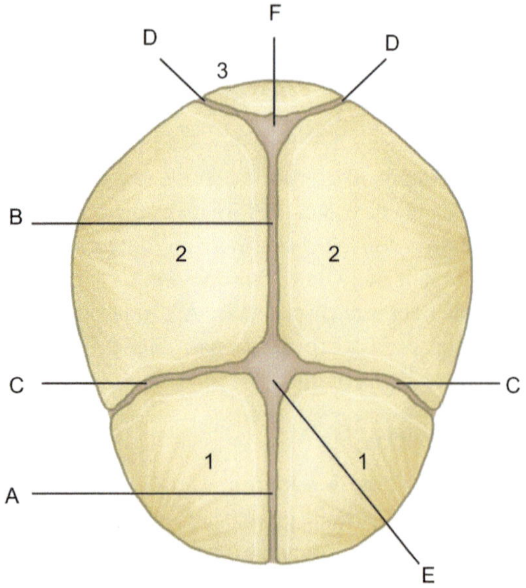

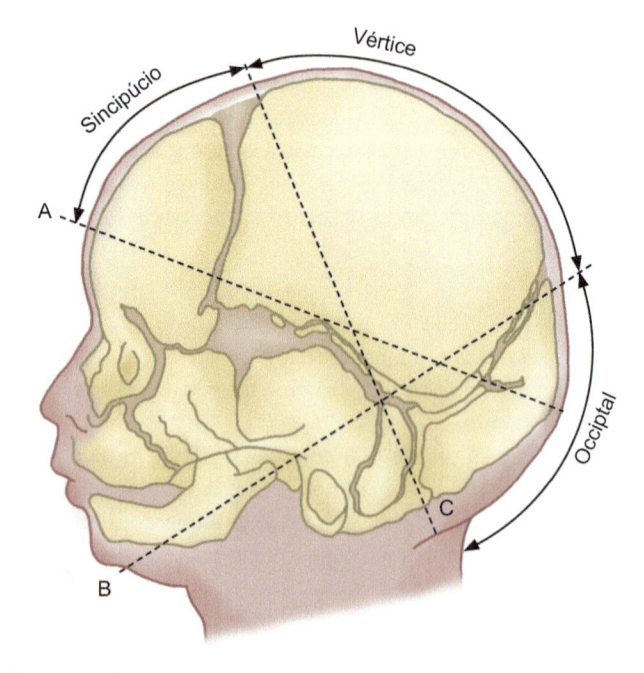

Figura 16.1 1. Ossos frontais; 2. ossos parietais; 3. osso occipital. **A.** Sutura interfrontal. **B.** Sutura sagital. **C.** Sutura coronária. **D.** Sutura lambdoide. **E.** Fontanela bregmática. **F.** Fontanela occipital.

Figura 16.2 Diâmetro do polo cefálico. **A.** Distância entre o osso occipital e os frontais. **B.** Distância entre o occipital e o mento. **C.** Região inferior do occipital e o bregma.

bacia, e o menor, pequena bacia. Esta última desperta interesse sob o ponto de vista obstétrico porque o feto passa por ela até os genitais da parturiente.

Dos quatro tipos principais de bacia (ginecoide, androide, antropoide e platipeloide), apenas o ginecoide, próprio do sexo feminino, justifica seu estudo em obstetrícia.

É necessário, ainda, conhecer os estreitos da bacia e alguns de seus diâmetros.

Estreitos

Na pequena bacia, existem três estreitos com características distintas: superior, médio e inferior.

O estreito superior é a entrada da pequena bacia. Forma-se posteriormente pelo encontro da quinta vértebra lombar com a primeira sacra, resultando desse encontro a formação de uma saliência óssea, o promontório, que terá grande influência no parto.

As paredes laterais da bacia formam-se pela união das asas do sacro, das articulações sacroilíacas, das linhas inominadas e das eminências iliopectíneas.

O limite anterior do estreito superior da bacia é a sínfise púbica (Figura 16.3A).

No estreito superior, três diâmetros são importantes: o anteroposterior (Figura 16.3A), o transversal (Figura 16.3B) e os oblíquos direito (Figura 16.3C1) e esquerdo (Figura 16.3C2).

O diâmetro anteroposterior representa a distância entre o promontório e a sínfise púbica. Subdivide-se em:

▶ *Diâmetro promontopúbico superior ou* conjugata vera *ou* conjugata vera *anatômica (Figura 16.4C):* compreende a distância entre o promontório e a borda superior da sínfise púbica, medindo cerca de 11 cm

▶ *Diâmetro promontopúbico menor ou* conjugata *obstétrica:* é a distância entre o promontório e a região média da sínfise púbica (superfície interna) em uma saliência óssea presente. Seu comprimento é de aproximadamente 10,5 cm (Figura 16.4B)

▶ Diâmetro promontossubpúbico: *conjugata diagonalis* (Figura 16.4A).

A despeito de não fazer parte do estreito superior da bacia, já que começa no promontório, terminando, porém, na borda inferior da sínfise púbica (ver Figura 16.2A), seu estudo é importante porque, na prática, é pela sua determinação que se deduz o tamanho do diâmetro promontopúbico menor (*conjugata* obstétrica).

A *conjugata diagonalis*, por sua vez, mede cerca de 12 cm (Figura 16.5).

O diâmetro transversal do estreito superior (maior estreito) estende-se da linha inominada de um lado até a do outro lado da pelve, em uma distância de cerca de 13 cm. É a maior abertura do estreito superior da bacia. Localiza-se cerca de 5 cm à frente do promontório e 6 cm atrás da sínfise púbica (ver Figura 16.3B).

Os diâmetros oblíquos são em número de dois. O direito começa na eminência iliopectínea direita e termina na articulação sacroilíaca esquerda (ver Figura 16.3C1), enquanto o esquerdo começa na eminência iliopectínea esquerda e termina na articulação sacroilíaca direita (ver Figura 16.3C2). Ambos medem cerca de 12,5 cm.

O estreito médio da bacia situa-se entre as espinhas isquiáticas e mede aproximadamente 10 cm. O estreito inferior é a saída da bacia. No sentido longitudinal, estende-se da extremidade do cóccix até a borda inferior da sínfise púbica, medindo aproximadamente 9,5 cm. No momento do desprendimento fetal, o polo fetal empurra a articulação sacroilíaca para trás, aumentando sua extensão para cerca de 10,5 cm.

No sentido transversal, a distância é de cerca de 10,5 cm e vai de uma tuberosidade isquiática de um lado até a do outro.

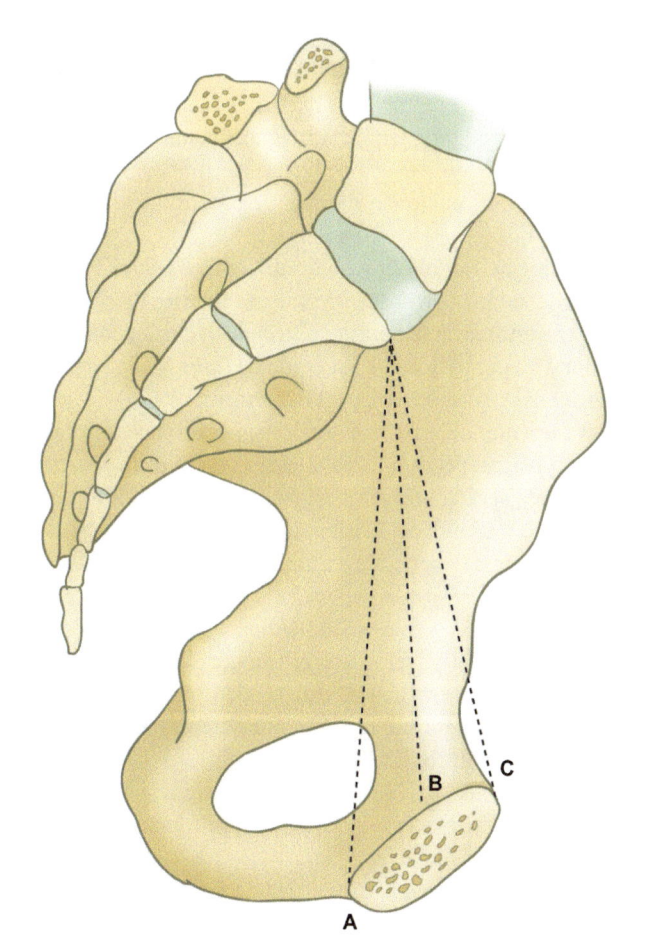

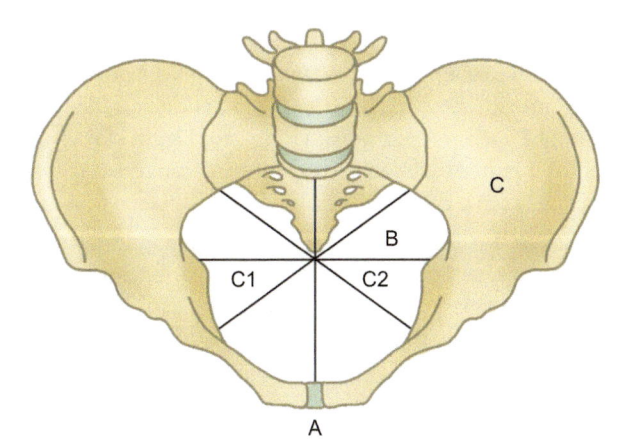

Figura 16.3 Bacia óssea – estreito superior. **A.** Anteroposterior. **B.** Diâmetro transversal. **C.** Diâmetro oblíquo. **C1.** Diâmetro oblíquo direito. **C2.** Diâmetro oblíquo esquerdo.

Figura 16.4 Diâmetros do estreito médio. **A.** *Conjugata diagonalis.* **B.** *Conjugata* obstétrica. **C.** *Conjugata vera.*

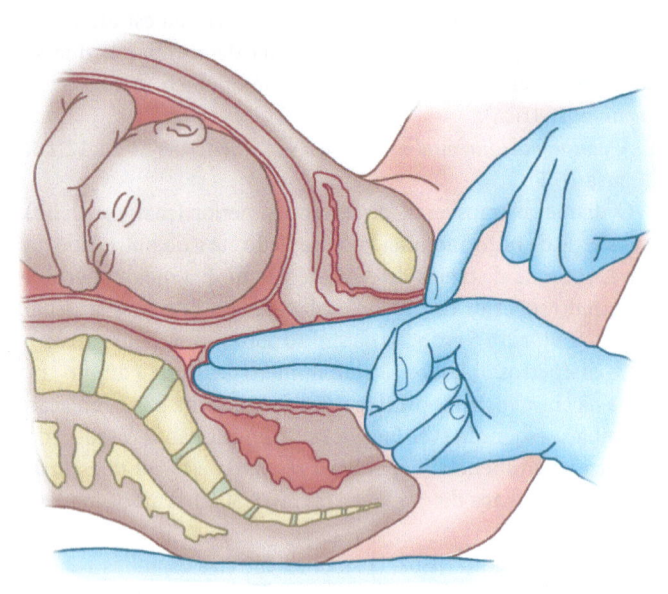

Figura 16.5 Avaliação da *conjugata diagonalis*.

Avaliação da bacia óssea

Conhecendo-se teoricamente os ossos que compõem a pequena bacia, seus estreitos e diâmetros, torna-se possível avaliar a bacia e chegar a uma conclusão com relação ao tipo de via adequada ao parto.

A avaliação laboratorial do tamanho da bacia pela radiopelvimetria não mais se realiza, devido à dificuldade técnica e aos inconvenientes do emprego dos raios X em gestantes.

Em obstetrícia, a ressonância magnética ainda não é usada na avaliação das dimensões da bacia. Na prática, realiza-se a avaliação clínica, por meio da qual se procura determinar as dimensões dos três estreitos da bacia.

No exame pélvico, através do fundo de saco posterior da vagina, mede-se a distância entre a margem inferior da sínfise púbica e o promontório (*conjugata diagonalis*). Distância igual ou superior a 12 cm indica que a medida da *conjugata* obstétrica é igual ou maior que 10,5 cm, portanto, normal.

Praticamente, quando não se alcança o promontório ao se realizar o exame pélvico, admite-se ser a *conjugata* obstétrica normal. Esta será anormal – menor – quando se tocar o promontório com facilidade. Existem ainda aquelas circunstâncias em que as dúvidas persistem: alcança-se o promontório com mais dificuldade.

A avaliação clínica do estreito médio é mais difícil, exigindo experiência. Baseia-se na maior ou menor saliência das espinhas isquiáticas e na distância entre elas. Anormalidades no estreito médio caracterizam-se por maior saliência nas espinhas e menor distância entre elas.

No estreito inferior, o que se procura identificar é a abertura do arco púbico. Nas normais, essa abertura é ampla e não dificulta o toque.

As dúvidas quanto ao tamanho da bacia após a avaliação clínica são frequentes. Quando isso ocorrer, a solução é submeter a paciente a uma prova de trabalho de parto, para confirmar a existência ou não de proporção fetopélvica.

MECANISMO DE PARTO

Mecanismo de parto é a maneira como o feto penetra no estreito superior da bacia, passa pelo estreito médio, ultrapassa o estreito inferior e desprende-se nos genitais externos. Durante esse trajeto, o feto passa por uma série de movimentos, conhecidos como tempo do mecanismo de parto. Alguns desses tempos são absolutamente necessários; outros, no entanto, nem sempre acontecem.

A compreensão do mecanismo de parto exige que se conheçam, antes, as chamadas variedades de apresentação e de posição.

Variedades de apresentação

Na apresentação cefálica, são possíveis quatro variedades de apresentação: de vértice, de bregma, de fronte e de face.

Apresentação de vértice

A cabeça fetal está inteiramente fletida. No exame pélvico, sente-se toda a sutura sagital e, nas extremidades, a fontanela posterior (occipital) e a fontanela anterior (bregmática).

É a variedade de apresentação mais frequente e a única compatível com o parto transpélvico normal.

Apresentação de bregma

O polo cefálico encontra-se semifletido. Ao exame, identificam-se parte da sutura sagital, a fontanela anterior (bregmática) e o início da sutura interfrontal.

Apresentação de fronte

Nessa variedade o polo cefálico está semidefletido. Os dedos do examinador identificam a fontanela anterior, a sutura interfrontal e o násio (nariz).

Apresentação de face

O polo cefálico apresenta-se inteiramente defletido. Ao exame, tocam-se o násio, a boca e o mento.

Variedades de posição

São as relações que guardam pontos definidos no polo cefálico com os vários estreitos da bacia óssea materna. Na apresentação cefálica de vértice, a única compatível com o parto transpélvico, os pontos considerados no polo cefálico fetal são a sutura sagital e as fontanelas posterior (occipital) e anterior (bregmática).

Occipitopúbica (OP). A sutura sagital acompanha a direção do diâmetro anteroposterior da bacia, com a fontanela posterior junto à sínfise púbica, e a anterior, próxima ao sacro (Figura 16.6A). Cerca de 96% dos partos transpélvicos em apresentação cefálica de vértice ocorrem com o polo cefálico nessa variedade de posição.

Occipitossacra (OS). A sutura sagital continua no mesmo sentido do diâmetro anteroposterior, porém, agora, a fontanela anterior está junto ao púbis, e a posterior, próxima ao sacro (Figura 16.6B).

Occípito direito transversal (ODT). Sutura sagital no diâmetro transversal da bacia, fontanela posterior no lado direito da pelve, e, a anterior, no esquerdo (Figura 16.6C).

Occípito esquerdo transversal (OET). Apenas se modifica a localização das fontanelas: a posterior está no lado esquerdo, e, a anterior, no direito (Figura 16.6D).

Occípito esquerdo anterior (OEA). A sutura sagital situa-se no primeiro diâmetro oblíquo da bacia, com a fontanela posterior próxima à sínfise púbica e ao seu lado esquerdo (Figura 16.6E).

Occípito direito posterior (ODP). A sutura sagital continua no primeiro diâmetro oblíquo, e a fontanela posterior está na região inferior da pelve, próxima ao sacro e à direita (Figura 16.6F).

Occípito direito anterior (ODA). A sutura sagital no segundo diâmetro oblíquo com a fontanela posterior à direita da sínfise púbica, e, a anterior, à esquerda do sacro (Figura 16.6G).

Occípito esquerdo posterior (OEP). A sutura sagital no segundo diâmetro oblíquo, fontanela posterior à esquerda do sacro e, a anterior, à direita da sínfise púbica (Figura 16.6H).

A identificação dessas variedades de posição no decorrer do trabalho de parto e, principalmente, no seu período expulsivo, é fundamental na condução do parto, na identificação e correção de problemas no mecanismo de parto.

MECANISMO DE PARTO | TEMPOS

Após o estudo do feto e da bacia óssea materna, torna-se possível estudar e compreender os tempos do mecanismo do parto e a maneira como o feto penetra no estreito superior da bacia, passa pelo seu estreito médio e ultrapassa seu estreito inferior.

Em decorrência das diferentes dimensões dos diâmetros da bacia e do próprio polo fetal, para descer na bacia, o feto necessita realizar uma série de movimentos, conhecidos como tempos do mecanismo de parto. Alguns desses tempos são absolutamente indispensáveis para o parto transpélvico; outros acontecem algumas vezes, sendo acessórios em certas ocasiões.

Na apresentação cefálica de vértice, a única compatível com o parto transpélvico espontâneo, o polo cefálico penetra na bacia, na maioria das vezes, com sua sutura sagital no sentido do diâmetro transverso do estreito superior. Se a sutura sagital estiver a uma distância igual da sínfise púbica e do sacro, existe o chamado sinclitismo (Figura 16.7A).

Quando, ao penetrar, estiver mais próxima da sínfise, ocorre o assinclitismo posterior (Figura 16.7B) e, se mais próxima ao

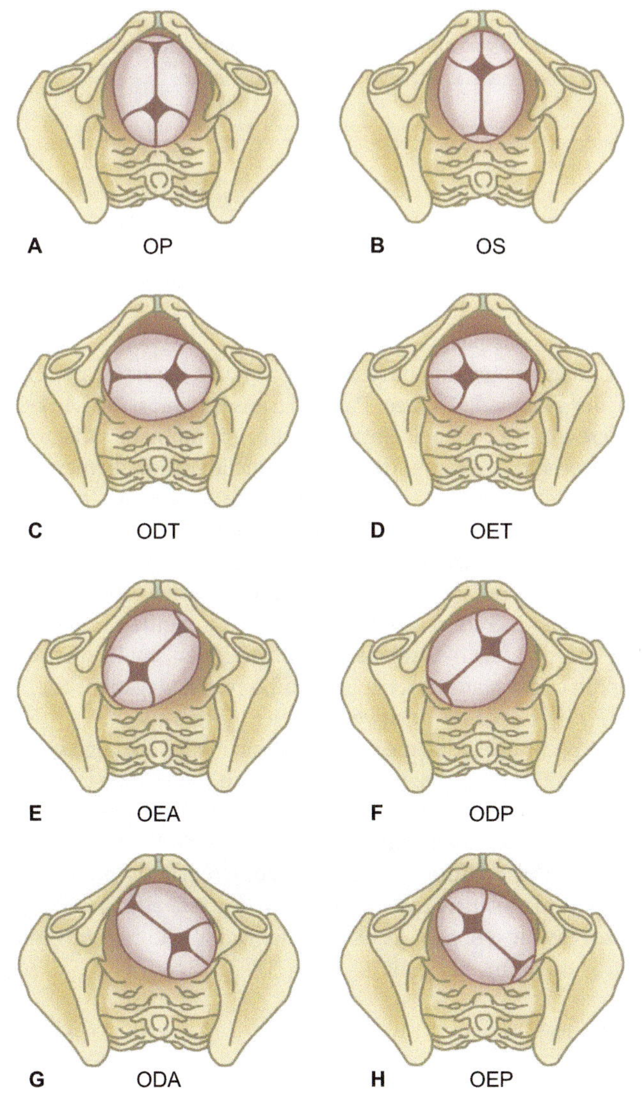

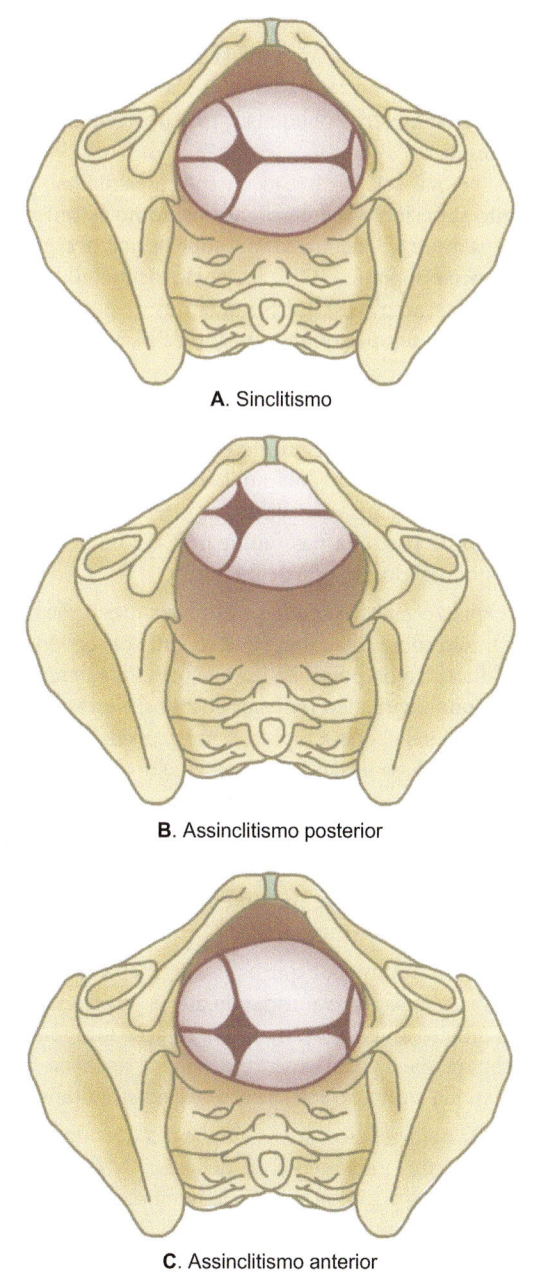

A. Sinclitismo

B. Assinclitismo posterior

C. Assinclitismo anterior

Figura 16.7 Sinclitismo e assinclitismo.

A   OP

B   OS

C   ODT

D   OET

E   OEA

F   ODP

G   ODA

H   OEP

Figura 16.6 Variedades de posição na apresentação cefálica de vértice.

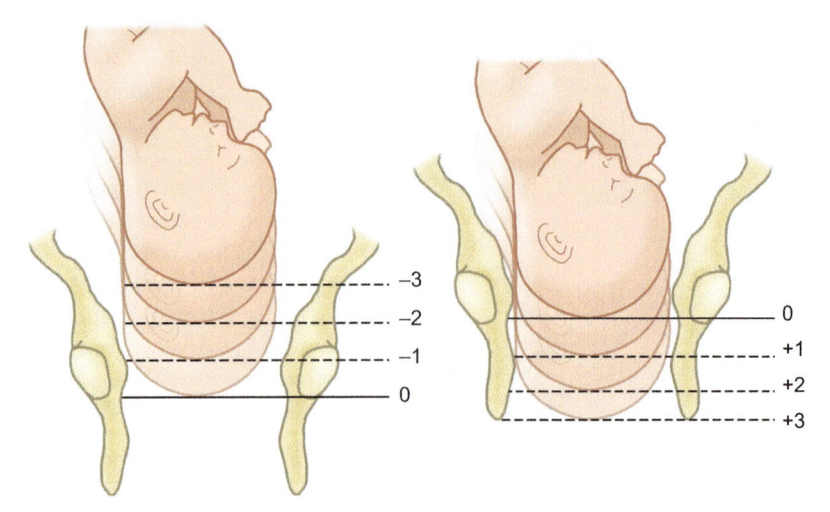

Figura 16.8 Planos de De Lee.

sacro, há o assinclitismo anterior (Figura 16.7C). Menos frequentemente, ao penetrar na bacia, a sutura sagital estará em um dos dois diâmetros oblíquos: primeiro (esquerdo) ou segundo (direito).

Qualquer que seja a direção da sutura sagital ao penetrar no estreito superior, o seu desprendimento no estreito inferior acontece sempre no diâmetro anteroposterior occipital junto do púbis, occipitopúbico (OP), ou, então, occipital junto ao sacro – occipitossacro (OS). Essas mudanças de posição na pelve caracterizam os tempos do mecanismo de parto.

Insinuação. O vértice do polo cefálico atinge o estreito superior da bacia.

Encaixamento. A grande circunferência do polo cefálico ultrapassa o estreito superior. Nas nulíparas, a insinuação e o encaixamento, na maioria das vezes, acontecem antes do início do trabalho de parto. Já nas multíparas, é comum ocorrerem somente no final do período de dilatação.

Flexão. O polo cefálico, ao atingir o estreito superior da bacia, sofre uma flexão sobre o seu próprio eixo. Em consequência dessa flexão, o diâmetro do polo cefálico que penetra e desce na bacia é o suboccipitobregmático, o menor de todos. Nessas circunstâncias, a descida pela bacia é rápida, sem necessidade de qualquer tipo de rotação. Essa flexão é rara no início do trabalho de parto.

Descida. O polo cefálico desce desde o estreito superior até o estreito inferior. É um dos tempos indispensáveis do mecanismo de parto. Na maioria das vezes, para que ocorra a descida do polo cefálico, ele sofre movimentos de rotação dentro da pelve óssea – rotação interna.

Rotação interna. À medida que o polo cefálico vai descendo na bacia, sua sutura sagital vai rodando até se posicionar na direção do diâmetro anteroposterior. Essa rotação também é indispensável para que o parto ocorra pela via transpélvica. Normalmente, descida e rotação interna acontecem simultaneamente.

Deflexão. O polo cefálico, após completar a descida e a rotação interna, sofre um movimento de deflexão sobre seu eixo, fazendo com que o occipital se posicione na margem inferior da sínfise púbica, tempo também indispensável do parto.

Rotação externa. Esse movimento acontece com o polo cefálico já exteriorizado e consiste na sua rotação, de modo que o occipital que se desprendeu no diâmetro anteroposterior gire para o mesmo lado em que está a coluna cervical.

Expulsão ou desprendimento. É o último tempo do mecanismo de parto e compreende a saída de todo o feto pelos genitais externos.

De todos os tempos do mecanismo do parto, três são indispensáveis: descida, rotação interna e deflexão.

DETERMINAÇÃO DA ALTURA DO POLO CEFÁLICO | PLANOS DE DE LEE

Na condução do parto em apresentação cefálica, faz-se necessário, ainda, o diagnóstico da altura do polo fetal: sua relação com os estreitos da bacia óssea materna. Esse diagnóstico é ainda mais importante na nulípara, permitindo decidir mais precocemente a via de parto.

O diagnóstico da altura do polo cefálico baseia-se nos chamados planos de De Lee. Para criar esses planos, De Lee considerou que a distância entre o vértice (ponto mais saliente do polo cefálico) e a grande circunferência (maior diâmetro na cabeça fetal) em linha reta é de cerca de 3,5 a 4 cm. Por outro lado, a distância entre o estreito superior da bacia e o estreito médio, também em linha reta, é de cerca de 5 cm. Considerando esses valores, ele concluiu que a presença do vértice no nível do estreito médio só aconteceria quando a grande circunferência ultrapassasse o estreito superior. Designou, então, o estreito médio como plano zero; acima, como planos negativos (de 1 a 5), e, abaixo, planos positivos (de 1 a 5) (Figura 16.8).

A dificuldade de se medir em centímetros fez com que se avaliasse a altura da apresentação, considerando a distância em dedos (negativos [–1, –2 e –3] e positivos [+1, +2 e +3]) (Figura 16.8).

Na prática, a determinação dos planos de De Lee permite diagnosticar a altura da grande circunferência do polo cefálico. Nos planos negativos, o polo cefálico está alto, móvel; nos positivos, ele está fixo, o que pode ser facilmente comprovado a partir do exame bidigital.

BIBLIOGRAFIA

Corrêa MD. Feto, bacia óssea materna e mecanismo de parto. In: Corrêa MD, Melo VH, Aguiar RALP, Corrêa Jr MD. Noções práticas de obstetrícia. 14. ed. Belo Horizonte: COOPMED. 2011; 4:47-58.

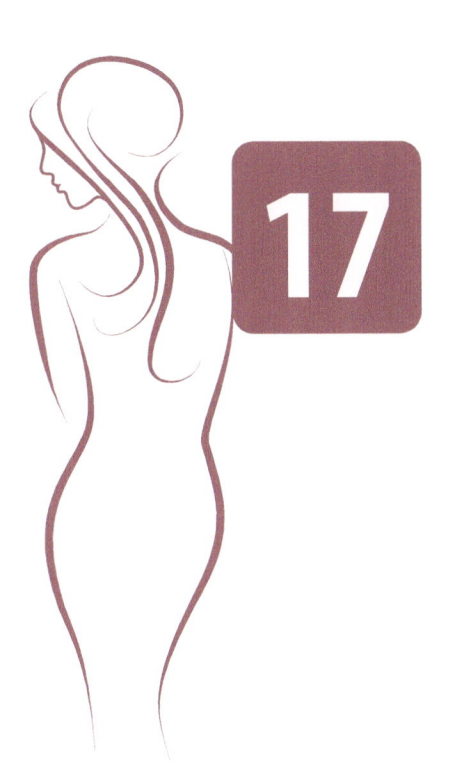

17 Fisiologia do Parto

Liv Braga de Paula

Frederico José Amédeé Péret

Luisa Nunes Barcellos

INTRODUÇÃO

O parto é caracterizado por contrações da musculatura lisa miometrial, cujo objetivo é promover a dilatação do colo uterino e a expulsão do feto por meio dos mecanismos de adaptação ao canal de parto.

A parturição humana fisiológica pode ser dividida em quatro etapas miometriais:

- Quiescência
- Ativação
- Estimulação
- Involução.

FASE 1 | QUIESCÊNCIA

A quiescência (fase 1) é caracterizada por relativa ausência de resposta a agentes que determinam a contratilidade uterina. Cerca de 95% do tempo de gestação transcorrem nesta fase. Os agentes moduladores desse período são:

- Progesterona
- Prostaciclina (PGI-2)
- Relaxina
- Peptídio intestinal vasoativo
- Peptídios relacionados ao hormônio da paratireoide
- Óxido nítrico
- Adrenomedulina.

FASE 2 | ATIVAÇÃO

Nesta fase, que compreende às últimas 6 a 8 semanas de gestação, ocorre aumento da resposta do útero aos uterotônicos, principalmente o estrógeno. Há ainda aumento da expressão de proteínas associadas à contração (CAP), incluindo receptores para prostaglandinas e ocitocina. Outros fenômenos concomitantes são aumento da conexina-43, que é um componente das junções comunicantes, e o incremento destas. As conexões entre as células miometriais favorecem a sincronização elétrica muscular, possibilitando a coordenação efetiva das contrações, sendo consideradas fundamentais para o parto eutócico (Figura 17.1).

O colo uterino é remodelado por meio de modificações na matriz extracelular – redução da consistência, diminuição da concentração de colágeno e dispersão de fibras (aumento da concentração de glicosaminoglicanas). O colo, então, encurta e amadurece várias semanas antes do parto, em resposta ao aumento de prostaglandinas E2 e do fator de necrose tumoral alfa (TNF-α) liberados pelas membranas fetais.

FASE 3 | ESTIMULAÇÃO

Esta fase pode ser clinicamente dividida em três períodos (dilatação, expulsão e dequitação), e o fenômeno mais importante são as contrações uterinas efetivas. Para um adequado trabalho de parto, essas contrações devem apresentar uma frequência regular e concomitante dilatação cervical progressiva.

Cada miócito (unidade funcional da musculatura) contrai-se pela fusão de trifosfato de adenosina (ATP) mediada pela actina e miosina, estimulado pelo aumento do cálcio intracelular. Em contraste com outras musculaturas lisas, o miométrio tem escassa inervação, que fica reduzida durante a gestação. Portanto, a contração uterina é regulada por mecanismos humorais e fatores intrínsecos entre as células miometriais. Durante o trabalho de parto, a ocitocina, mediada por seu receptor, promove contrações uterinas potentes e frequentes, além da liberação de prostaglandinas na decídua, as quais amplificam o processo contrátil. A produção de ocitocina se dá de modo pulsátil pela hipófise posterior (neuro-hipófise) e de maneira contínua pelos tecidos placentários. A contração miometrial é coordenada iniciando-se em um "marca-passo" uterino na porção fúndica e propagando-se até a cérvice. As modificações descritas na fase 2 transformam o miométrio em um sincício, que, associado a

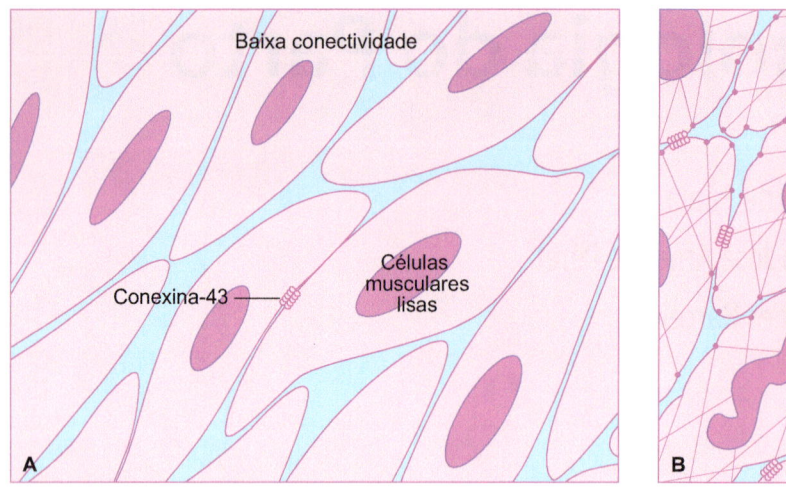
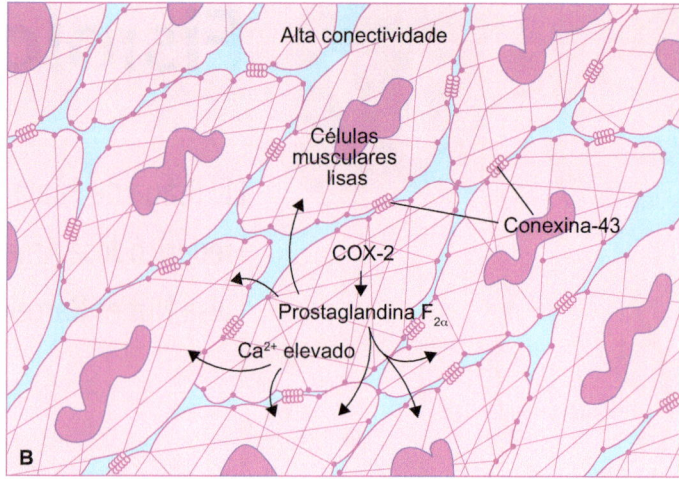

Figura 17.1 Demonstração das mudanças no miométrio com incremento das *gap junctions* e sincronização elétrica. COX-2: ciclo-oxigenase 2.

longos e efetivos potenciais de ação, determina contrações uterinas organizadas e de intensidade crescente.

FASE 4 | INVOLUÇÃO

Nesta fase, a involução do útero ocorre mediada pela ocitocina. A contração uterina contínua surge com o fim desse período (depois de 1 h), e o maior tônus uterino mantém a hemostasia pós-parto, auxiliando no retorno do útero ao estado pré-gravídico.

PAPEL DO FETO NO TRABALHO DE PARTO

A hipótese de que o feto participa do controle da ativação do parto foi demonstrada inicialmente em mamíferos ruminantes. Vários estudos associam os níveis do hormônio corticotrófico (CRH) materno de origem placentária ao início do trabalho de parto. Seus níveis aumentam exponencialmente com o avanço da gestação, com pico no momento do termo.

O CRH placentário também é liberado na circulação fetal, agindo em vários órgãos.

No feto, os receptores de CRH estão presentes na hipófise e nas células da zona fetal da suprarrenal. A estimulação da hipófise pelo CRH aumenta a produção de corticotropina e, consequentemente, a síntese de cortisol pela suprarrenal fetal e a maturação dos pulmões fetais. Como consequência, o aumento do cortisol no feto também estimula a produção de CRH placentário.

A maturação dos pulmões fetais pelo aumento do cortisol está associada à produção de proteína surfactante A e fosfolipídios, e ambos têm ação pró-inflamatória e podem desencadear a produção de prostaglandinas, estimulando a contração miometrial.

Quando as contrações uterinas se tornam rítmicas, ou seja, pelo menos duas contrações de 25 s em um período de observação de 10 min, e associam-se à dilatação do colo, inicia-se o trabalho de parto.

Clinicamente, o trabalho de parto pode ser dividido em três fases clínicas e uma fase de observação, que serão descritas sumariamente a seguir.

Primeira fase ou dilatação

A fase de dilatação, ou primeiro período, inicia-se com dolorosas contrações, cuja principal ação é a modificação da cérvice. Assim, esse período começa com as primeiras modificações cervicais e termina com a dilatação completa do colo uterino (10 cm), de modo a permitir a passagem fetal.

O esvaecimento ou apagamento do canal cervical consiste na incorporação do colo à cavidade uterina. Esse processo é ativo e decorrente de alterações bioquímicas que levam a fragmentação e redisposição das fibras de colágeno, e a alteração na concentração de glicosaminoglicanas.

A dilatação do orifício externo do colo tem como principal finalidade ampliar o canal de parto e completar a continuidade entre útero e vagina. A dilatação cervical é representada por uma curva sigmoide dividida em fase latente e fase ativa (Figura 17.2).

A fase latente apresenta como característica contrações mais eficazes (em termos de coordenação e intensidade), sem, contudo, determinar modificações significativas na dilatação cervical. É considerada como prolongada quando alcança duração superior a 20 h em nulíparas e 14 h em multíparas.

A fase ativa inicia-se com as mudanças na velocidade de dilatação cervical, sendo seu início com 6 cm de dilatação.

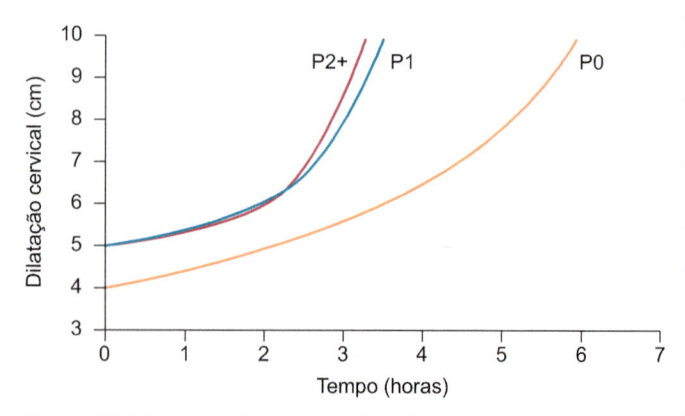

Figura 17.2 Curva da velocidade de dilatação nas pacientes. *P0,* primeiro parto; *P1,* já tiveram um parto normal; *P2,* já tiveram dois ou mais partos.

Atualmente, são consideradas como velocidades normais de dilatação cervical nesta fase 0,7 cm/h para nulíparas e 0,5 a 1,3 cm/h em multíparas.

Estudos de metanálise indicam que a adoção de posições verticais no primeiro estágio se associa a significativa redução na duração deste período.

Segunda fase ou expulsão | Período pélvico

O segundo período inicia-se com a dilatação cervical completa e termina com a expulsão fetal. Conceitos recentes demonstram que sua duração é variável e que o aspecto mais importante a ser avaliado é a vitalidade fetal, sendo considerado fisiológico o período de 3 h para nulíparas e 2 h para multíparas.

Uma duração longa do segundo período é associada a resultados maternos adversos, como: aumento nas taxas de infecção puerperal e de laceração de terceiro e quarto graus, parto operatório (fórceps e vácuo extrator) e hemorragia pós-parto. Portanto, para cada hora a mais de período expulsivo, menor é a chance de parto vaginal espontâneo.

A mudança de posição materna neste período está associada a redução de taxas de alteração da frequência cardíaca fetal e de necessidade de episiotomias, sem redução do tempo de expulsão do feto. A adoção de puxos maternos tardios foi associada a aumento das taxas de parto vaginal.

Terceira fase ou dequitação

Nesse período, o útero expele a placenta e as membranas após a expulsão fetal. Seu descolamento ocorre em virtude da diminuição do volume uterino depois da expulsão fetal, associada às contrações uterinas. A dequitação ocorre entre 10 min e 1 h após o parto. Fisiologicamente, sabe-se que ela deve ocorrer de 20 a, no máximo, 30 min; porém, em 80% dos partos, acontece nos primeiros 10 min.

Ao fim da dequitação, inicia-se o período de observação, também considerado como quarto período por alguns autores, que compreende a primeira hora após o nascimento. Nesse momento observam-se o volume de sangramento uterino da paciente e a contratilidade uterina. É considerado de extrema importância no acompanhamento do parto, uma vez que as hemorragias compreendem uma das principais causas de morte materna em todo o mundo.

BIBLIOGRAFIA

Carlson NS, Hernandez TL, Hurt KJ. Parturition dysfunction in obesity: time to target the pathobiology. Reproductive Biology and Endocrinology. 2015; 13:135.

Caughey AB, Cahill AG, Guise JM et al. Safe prevention of the primary cesarean delivery. Obstetric Care Consensus. 2014; 1:1-19.

Desseauve D, Fradet L, Lacouture P et al. Position for labor and birth: state of knowledge and biomechanical perspectives. Eur J Obstet Gynecol Reprod Biol. 2017; 208:46-54.

Gupta JK, Hofmeyr GJ, Shehmar M. Position in the second stage of labour for women without epidural anaesthesia. Cochrane Database Syst Rev. 2012; 16(5).

Lemos A, Amorim MM, de Andrade AD et al. Pushing/bearing down methods for the second stage of labour. Cochrane Database Syst Rev. 2015; 9(10).

Norwitz ER. Physiology of parturition. Up to Date. 2015; 16:1-16.

Norwitz ER, Bonney EA, Snegovskikh VV et al. Molecular regulation of parturition: the role of the decidual clock. Cold Spring Harb Perspect Med. 2016; 1:1-26.

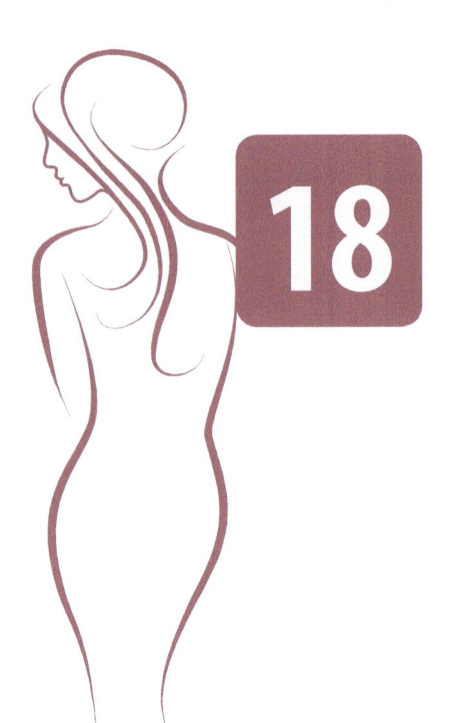

18 Considerações Evolutivas, Microbiológicas e Assistenciais

Lucas Barbosa da Silva

CIÊNCIA DA VINCULAÇÃO MÃE-FILHO

A partir da década de 1930, com os trabalhos experimentais de Konrad Lorenz, fundador da etologia moderna, o processo de vinculação mãe-filho começou a ser estudado sob um enfoque científico. Imitando o grasnar da mãe pato logo após o parto, próximo à ninhada de patinhos recém-nascidos, o pesquisador conseguiu criar um vínculo com os filhotes até a vida adulta, que o seguiam enquanto ele imitava o som da mãe pato.

Bridges (1977), estudando o parto em ratos, observou que, se os filhotes forem deixados com a mãe rata nas primeiras 4 a 6 h após o nascimento, ela apresenta um comportamento maternal até mesmo depois de uma separação de 25 dias. Entretanto, caso haja uma separação precoce, ou não seja permitido que a mãe rata lamba as suas crias após o parto, ela rejeita os filhotes e não cuida deles após uma tentativa de reintegração.

Vários outros cientistas demonstraram em outras espécies a importância desse período de tempo curto, mas crítico, na vinculação afetiva entre mãe e filhote que ocorre imediatamente após o parto. Em caprinos e ovinos, isso tem relevância peculiar porque eles vivem em rebanhos, evitando, assim, a troca de filhotes durante a lactação. As ovelhas desenvolvem laços individuais com seus filhos e rechaçam qualquer filhote estranho que se aproxime. Porém, qualquer interferência no processo do parto repercute no seu comportamento materno. Um estudo revelou que, quando as ovelhas davam à luz com anestesia peridural, elas não cuidavam dos seus cordeiros.

Estudos experimentais em macacos *Rhesus* nos laboratórios da Universidade de Madison, realizados por Harlow na década de 1963, complementaram as observações das pesquisas anteriores. Preocupado com a alta mortalidade infantil nessa população de primatas, em uma época de entusiasmo pela mamadeira e pelos leites artificiais, Harlow estudou a interação de mães e filhotes primatas. Separando os recém-nascidos de sua mãe e nutrindo-os com mamadeiras em gaiolas metálicas, ele observou um aumento na mortalidade. O cientista, então, introduziu nas gaiolas dois tipos de manequins, os quais faziam o papel de mães substitutas: um era coberto por um tecido suave que simulava o pelo da mãe primata, e o outro era feito de fios metálicos e portava a mamadeira. Harlow observou que os bebês ficavam a maior parte do tempo em contato estreito com os manequins de pelo suave e buscavam os metálicos somente para se nutrirem. Com essa medida, ele observou uma diminuição da mortalidade dos filhotes e comprovou a importância do contato pele a pele no sucesso da lactação em primatas. Seguindo o desenvolvimento de bebês fêmeas que foram separadas das mães desde o nascimento até a vida adulta, Harlow constatou que elas não cuidavam de seus filhotes após darem à luz.

Em seres humanos, sabe-se que o contato pele a pele entre mãe e filho logo após o nascimento facilita a ejeção do leite (apojadura) e aumenta a produção láctea, repercutindo significativamente na taxa de sucesso do aleitamento materno e em padrões favoráveis de comportamento materno e do recém-nascido, com diminuição da incidência de rejeição e maus-tratos, além da tranquilização do bebê. Por isso, o contato pele a pele por pelo menos 1 h no pós-parto imediato constitui uma das práticas e recomendações com base em evidências da Organização Mundial da Saúde (OMS) para assistência ao parto. Por meio dessas observações do comportamento de animais e seres humanos, os etologistas consideram o vínculo entre mãe e bebê o protótipo de todas as formas de amor, repercutindo sobremaneira nas relações sociais do novo ser.

Várias pesquisas recentes revelam que o hormônio ocitocina, responsável pela ejeção do leite, desempenha um papel fundamental no desenvolvimento do comportamento maternal dos animais após o parto e, por isso, é também chamado de hormônio do amor. Ele alcança seus níveis mais altos logo após o parto e, junto com a secreção materna de endorfinas e epinefrina, parece induzir ao estado de dependência, vinculação e proteção da mãe para com o filhote. Recentemente, estudos têm revelado déficit na liberação endógena de ocitocina em crianças portadoras de autismo, doença psiquiátrica caracterizada pela dificuldade de relacionamento interpessoal e social. Pesquisas experimentais em camundongos, com uso de ocitocina e vasopressina no autismo, têm apresentado resultados promissores (Vanya et al., 2017; Lukas e Neumann, 2013).

PERÍODO PRIMAL

Odent (2002) descreve em seu livro *A Cientificação do Amor* o período primal e sua importância na formação da capacidade de amar do ser humano. Esse período compreende desde a concepção até o primeiro ano de vida, abrangendo a gestação, o parto e as primeiras experiências do recém-nascido. É nesse tempo que se formam os alicerces da saúde humana, tanto psíquica como orgânica, influenciando sobremaneira na sociabilidade do indivíduo. Muitas pesquisas relacionam distúrbios nas relações sociais, tais como a criminalidade juvenil, o autismo e os comportamentos autodestrutivos, como suicídio na adolescência e anorexia nervosa, a complicações no parto e/ou situações de separação/rejeição precoce pela mãe (recém-nascidos frutos de gravidez indesejada, falha em tentativa de aborto ou perda precoce dos pais). Alguns estudos associam também o uso de analgésicos da família dos opiáceos durante o trabalho de parto a maior risco de os filhos adquirirem vício em drogas, o que sugere a existência de uma "memória farmacológica" transmitida da mãe para o filho.

PARTO | VISÃO EVOLUTIVA

Em geral, para quase todos os mamíferos, o parto é uma experiência solitária. A resposta mais frequente ao aumento das contrações uterinas na fêmea é buscar um local seguro, silencioso, de menor luminosidade e mais isolado para parir seus filhotes. Mesmo naquelas espécies que convivem em rebanhos, a fêmea, nesse momento, procura isolar-se do grupo. O aumento das contrações uterinas nos mamíferos é, portanto, um sinal para o isolamento.

Em contrapartida, no ser humano, a resposta típica da mulher no início do trabalho de parto e com o aumento das contrações uterinas é buscar companhia, suporte emocional e segurança, mas sem abrir mão de um ambiente calmo e introspectivo. O que causou tal mudança de atitude na evolução histórica do parto dos mamíferos para os seres humanos?

Antropólogos têm buscado uma resposta a essa pergunta na origem do bipedalismo e no maior desenvolvimento das habilidades físico-cognitivas dos seres humanos. Os partos laboriosos, dolorosos e prolongados (distócicos) não são peculiares dos humanos bípedes, podendo ocorrer somente em algumas espécies de primatas. Uma importante característica na ordem desta espécie é o maior diâmetro do cérebro e da cabeça em relação às outras dimensões do corpo (tronco, abdome, pelve), fruto do aumento das habilidades neuropsicomotoras. Isso significa que a passagem da cabeça fetal pela pelve é um processo geralmente apertado e angustiante. Por isso, a mortalidade por desproporção cefalopélvica não é insignificante em algumas espécies de primatas. Entretanto, nos seres humanos, a relação

entre os diâmetros da cabeça fetal e da bacia materna é bem menor que nos primatas, dificultando ainda mais o processo de nascimento.

O surgimento do bipedalismo e da postura ereta na classe dos hominídeos promoveu uma série de transformações no esqueleto ósseo e na pelve feminina há cerca de 5 milhões de anos. As mudanças incluíram: o deslocamento anterior do forame magno para uma posição mais central, melhorando o equilíbrio central do crânio; o deslocamento anterior do sacro para estabilizar a coluna vertebral, juntamente com o desenvolvimento das curvaturas cervical e lombar, das espinhas ciáticas e do promontório sacral; o alongamento das extremidades inferiores em relação às superiores, proporcionando maiores vantagens mecânicas aos músculos dos membros inferiores; o desenvolvimento de "joelhos valgos" para melhor equilíbrio e maior estabilidade corporal; o desenvolvimento de pés estáveis e plantares (com consequente perda do grande dedo opositor) etc. A bacia humana, para suportar o peso corpóreo na posição ereta, sofreu aumento dos seus diâmetros horizontais e deixou de ser um simples cilindro para tornar-se uma estrutura complexa com desalinhamento dos diâmetros superior, médio e inferior. Por conseguinte, o canal de parto tornou-se mais longo e curvo, e o processo do nascimento, mais laborioso no homem em relação aos outros mamíferos.

Nos macacos, a entrada e a saída do canal de parto têm seus maiores diâmetros no plano sagital (anteroposterior) e são alinhadas. A cabeça fetal, que também tem como maior diâmetro o sagital, atravessa o canal de parto diretamente e estendida (com a nuca em contato com a coluna vertebral), e o parto ocorre na posição referida nos livros obstétricos como occipitoposterior ou em apresentação de face. Isso significa que o bebê macaco nasce com a face em direção ao corpo materno; assim, a mãe pode auxiliar no seu próprio parto, extraindo o filhote do canal e guiando-o imediatamente para os mamilos dela.

No ancestral humano *Australopithecus*, todos os estreitos da bacia óssea, de aspecto cilíndrico, são maiores no diâmetro transverso, e, por isso, a descida do polo cefálico e o parto ocorrem transversalmente, sem movimentos rotacionais.

Na bacia materna humana, observa-se uma diminuição dos diâmetros no estreito médio (com maior proeminência das espinhas ciáticas), sendo que o estreito superior (ou plano de entrada da bacia) é mais largo no plano transversal, e o inferior (ou o plano de saída da bacia), mais largo no plano sagital. Por isso, o maior diâmetro de entrada é sempre perpendicular ao maior diâmetro de saída do canal de parto.

No feto humano, o maior diâmetro da cabeça também se dá no plano sagital, sendo perpendicular ao maior diâmetro do tronco, o diâmetro biacromial, que é transversal.

Devido às alterações que estreitaram o canal de parto no ser humano, o feto, para vencer esses obstáculos, tem de flexionar a cabeça (pôr o queixo em contato com o tronco) e realizar movimentos rotacionais pelo canal de parto, tanto da cabeça como do tronco, procurando sempre apresentar-se com os menores diâmetros à bacia materna (Figura 18.1). Outro artifício da natureza foi a divisão da calota craniana em fontanelas e suturas que se cavalgam e se amoldam à bacia materna, diminuindo seus diâmetros para vencer esses estreitamentos. Por isso, durante o trabalho de parto, ocorre um processo dinâmico de mudança dos diâmetros cefálicos na busca por uma proporção cefalopélvica para o sucesso do parto por via vaginal.

Estudos com medição dos diâmetros cefálicos do feto e da bacia materna por ressonância magnética em primigestas no último mês de gestação revelam altos índices de falha no diagnóstico de desproporção cefalopélvica. Na maioria dos casos, ao entrar no estreito médio, a cabeça fetal roda pelo arco púbico para uma posição em que a nuca do bebê entra em contato com o púbis (denominada occipitoanterior nos livros obstétricos), fazendo com que o bebê nasça com a face para trás, longe dos olhares da mãe. As Figuras 18.1 e 18.2 mostram as diferenças do mecanismo de parto, assim como a relação entre a pelve materna e a cabeça fetal no chimpanzé, no ancestral *Australopithecus* e no *Homo sapiens*.

Todos esses movimentos rotacionais dificultam a ajuda da mãe no processo de nascimento do seu bebê, aumentando o risco de lesões musculares ou nervosas quando, mesmo assim, ela tenta extraí-lo. Alguns antropólogos acreditam que essas alterações causam um sentimento de vulnerabilidade materna e a necessidade de uma pessoa para assistir ao parto, transformando o nascimento na raça humana em um evento social e não individual. Estudos demonstram maior taxa de morbimortalidade neonatal em partos não assistidos quando comparados a partos assistidos, mesmo por leigos.

Além dessas mudanças na conformação pélvica, há 2,4 milhões de anos iniciou-se o aumento da capacidade cranial dos hominídeos: a encefalização. O desenvolvimento de atividades neuropsicomotoras e intelectuais mais refinadas (como a arte, os instrumentos de caça e a pesca) resultou em aumento da massa encefálica cerebral e, consequentemente, da calota craniana no gênero *Homo* em relação ao *Australopithecus*. Nossos cérebros são 3 a 4 vezes maiores que o dos chimpanzés. Os *Australopithecus* (ancestrais do gênero *Homo*) tinham uma capacidade craniana variando de 503 a 661 cm³, sendo que no homem moderno ela varia de 1.400 a 1.600 cm³ (Figura 18.3). Acredita-se que, há 500.000 anos, iniciaram-se os movimentos rotacionais fetais na pelve humana, em consequência à aceleração da encefalização e à alteração dos diâmetros transversos da bacia óssea. A Figura 18.4 resume a evolução genealógica dos hominídeos.

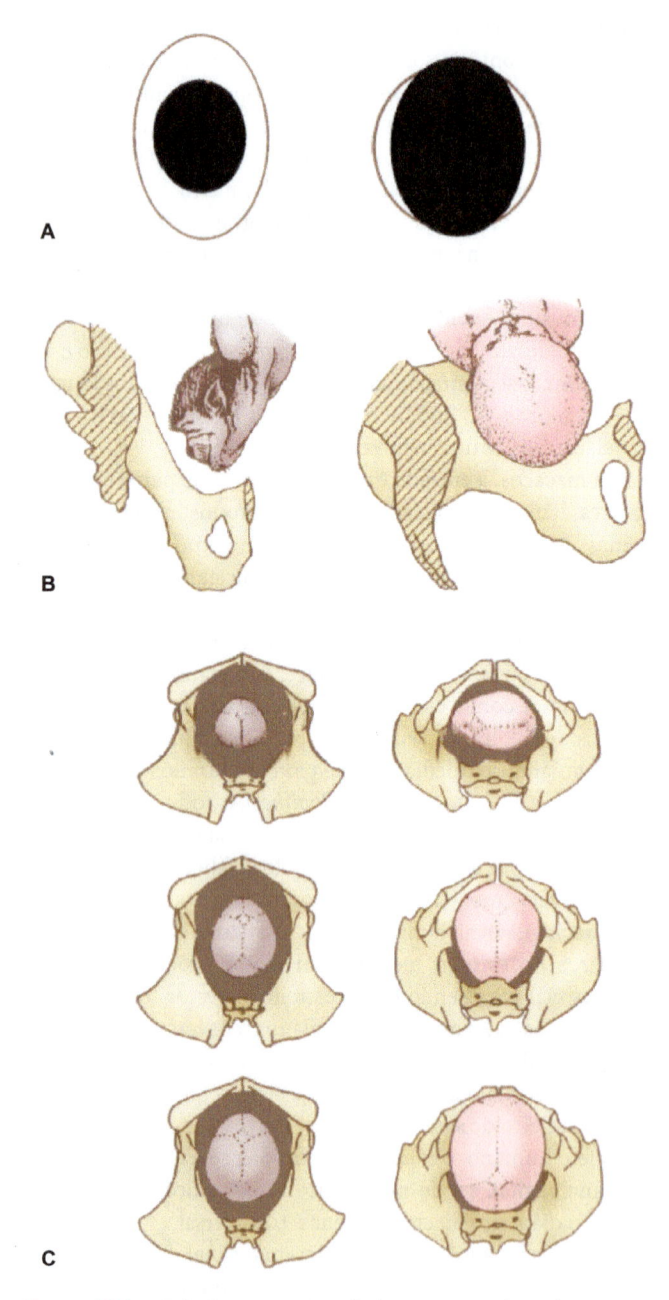

Figura 18.1 A. Relação entre a circunferência craniana (preto) e a circunferência da bacia óssea (branco) do chimpanzé e do homem moderno. **B.** Nascimento do bebê chimpanzé em posição occipitoposterior (OP) ou apresentação de face e do bebê humano em posição cefálica fletida em occipitoanterior (OA). **C.** Comparação entre o mecanismo de parto no bebê chimpanzé e no bebê humano. No chimpanzé, devido à menor circunferência craniana e ao maior diâmetro da bacia, o feto não necessita realizar movimentos rotacionais (flexão, rotação interna, rotação externa e deflexão) como no ser humano.

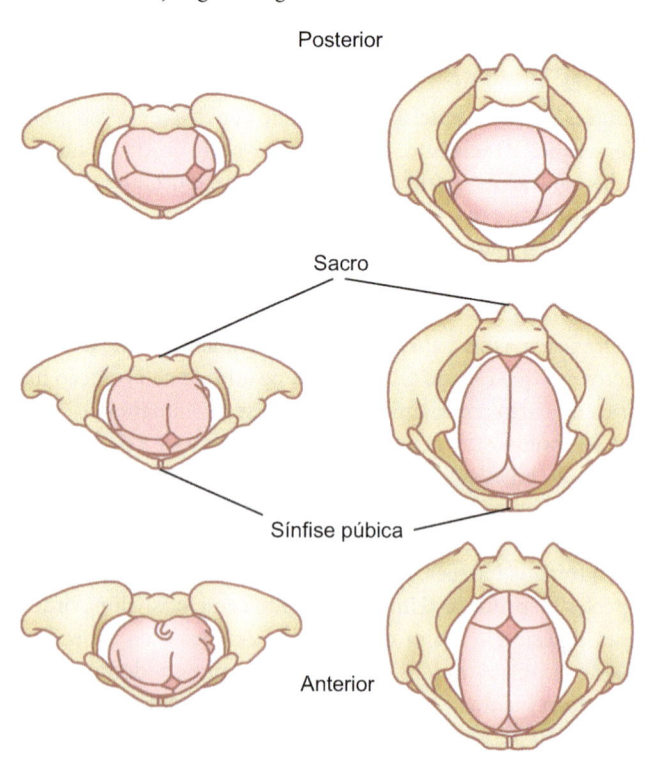

Figura 18.2 Comparação do mecanismo de parto transverso do *Australopithecus afarensis* (Lucy) e do mecanismo rotacional no *Homo sapiens*. (Adaptada de Wittman e Wall, 2007.)

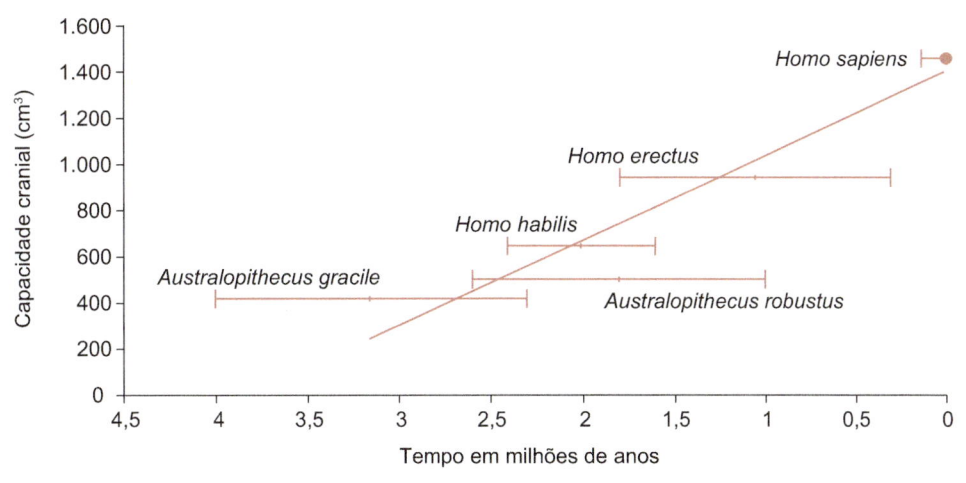

Figura 18.3 Encefalização progressiva (aumento da capacidade cranial) na evolução dos hominídeos. (Adaptada de Wittman e Wall, 2007.)

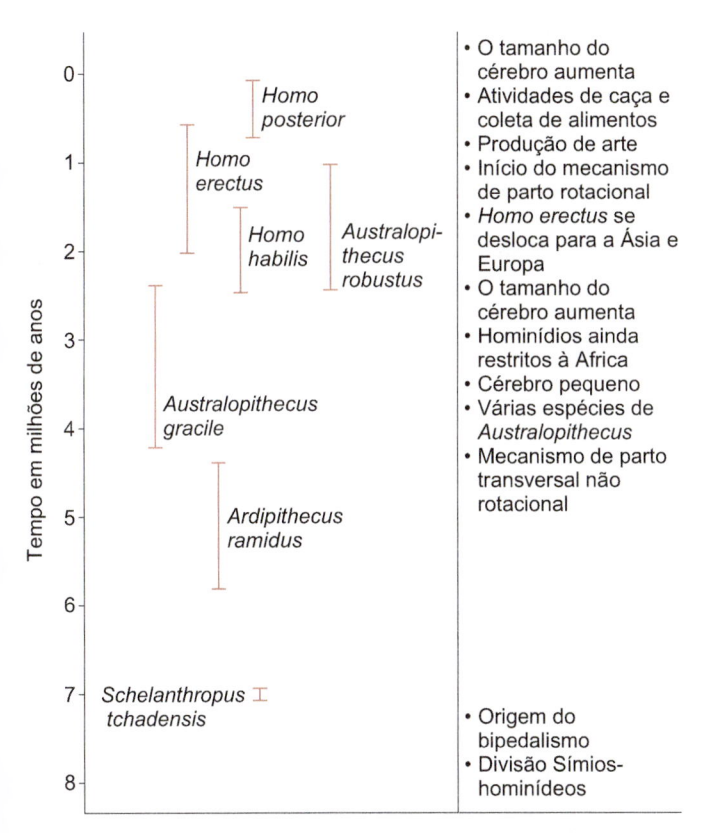

Figura 18.4 Evolução genealógica dos hominídeos. (Adaptada de Wittman e Wall, 2007.)

PARTO NO SÉCULO XXI | EFEITO DA OBESIDADE, MISCIGENAÇÃO RACIAL E MICROBIOLOGIA DO NASCIMENTO HUMANO

Estudos recentes da curva de normalidade do trabalho de parto em primigestas têm revelado uma mudança na forma e na duração da curva em populações ocidentais e orientais. Os parâmetros de normalidade da progressão do trabalho de parto e do nascimento baseiam-se no estudo de Emanuel Friedman, de 1954, com cerca de 500 primigestas. Nesse estudo, a curva do partograma tinha um formato sigmoide, com uma fase de aceleração e outra de desaceleração tardia. A fase ativa do trabalho de parto iniciava-se quando a primípara chegava a uma dilatação aproximada de 3 a 4 cm, a qual durava 2,5 h até alcançar a dilatação completa (10 cm), com duração média de 4,8 h. O encaixe do polo cefálico (passagem pelo plano 0 de De Lee) na bacia materna ocorria no final da gestação ou início do trabalho de parto em primíparas. A velocidade de dilatação cervical na fase ativa do trabalho de parto deveria ser de pelo menos 1,2 cm/h em nulíparas e de 1,5 cm/h em multíparas, com descida do polo cefálico na bacia materna de 1 cm/h em nulíparas e de 2 cm/h em multíparas.

Em 2002, Zhang et al. publicaram um estudo reavaliando a curva de trabalho de parto em primigestas. Com maior rigor metodológico, estudaram 1.162 mulheres, todas com peso fetal estimado ao ultrassom entre 2.500 e 4.000 g, em trabalho de parto espontâneo, sendo excluídas as gestações gemelares, em apresentação pélvica ou com indução do trabalho de parto. Friedman (1954) não utilizou esses critérios de seleção das pacientes em seu estudo. Zhang et al. encontraram uma curva de partograma no formato de uma hipérbole, com transição mais gradual da fase latente para a fase ativa, e com uma fase ativa mais longa (duração média de 8 h). A presença de desaceleração tardia na curva correlacionou-se à cesárea por distocia na 2ª fase do trabalho de parto. O encaixamento do polo cefálico na bacia materna aconteceu no final da fase de dilatação, a partir de 7 cm de dilatação cervical em primíparas. Em 2010, em um estudo com 62.415 primigestas com gestação a termo e trabalho de parto espontâneo, Zhang et al. confirmaram os resultados anteriores.

Os autores concluíram que o padrão normal de progressão do trabalho de parto atualmente difere de modo significativo da curva proposta por Friedman, e que os parâmetros que definem trabalho de parto prolongado ou distócico devem ser reavaliados. Eles relacionam essas alterações à mudança na conformação corpórea na mulher nos últimos 50 anos – mais obesas, com menores taxas de tabagismo e fetos maiores. A Figura 18.5 compara as curvas dos partogramas de Friedman e de Zhang. Baseando-se nesses estudos, a Sociedade Americana de Medicina Materno-Fetal e o Colégio Americano de Ginecologia e Obstetrícia publicaram, em 2012, os conceitos de primeiro estágio (fase de dilatação) prolongado e segundo estágio (período

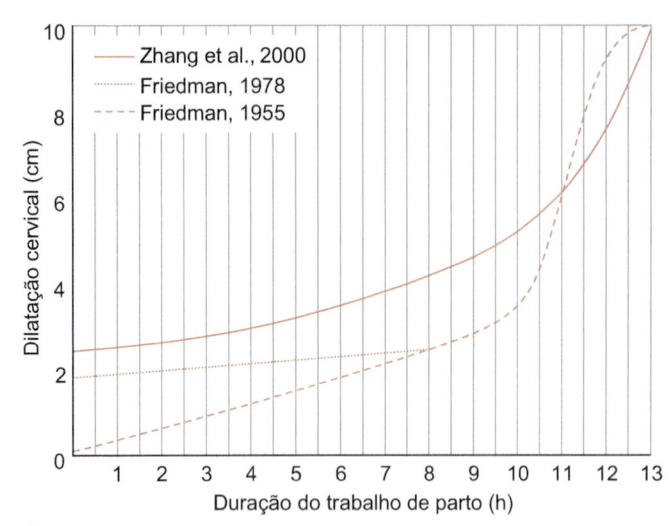

Figura 18.5 Comparação entre as curvas dos partogramas propostos por Friedman, *sigmoide*, e Zhang (2002), *hipérbole*.

expulsivo) prolongado. O primeiro é quando a gestante apresenta mais de 6 cm de dilatação, com membranas amnióticas rotas e sem mudança cervical após mais de 4 h de contrações efetivas (> 200 U de Montevideu) ou mais de 6 h de contrações inadequadas; e o segundo corresponde à dilatação completa (10 cm), sem descida e/ou rotação do polo cefálico após mais de 4 h em nulíparas com analgesia epidural e 3 h sem analgesia epidural, e após mais de 3 h em multíparas com analgesia epidural e 2 h sem analgesia epidural (Spongy et al., 2012).

Pesquisadores relacionam o aumento das taxas de cesárea por desproporção cefalopélvica ou por distocia nas últimas décadas ao aumento das taxas de obesidade na gestação, ao sedentarismo e à miscigenação racial. Populações que vivem em grupos isolados e mantêm um hábito de vida caçador-coletor e nômade (como aborígenes australianos, tribos africanas e amazônicas e os inuítes do ártico canadense) apresentam taxas muito baixas de cesárea por trabalho de parto obstruído (menos de 5%). Em contrapartida, grupos étnicos de conformação corpórea brevilínea (como os filipinos e vietnamitas) que migram para a América e adquirem hábitos de vida ocidentais, como a dieta hipercalórica norte-americana, têm altas taxas de cesárea por distocia.

Zhang et al. (2002) estudaram a contratilidade do miométrio de gestantes obesas e constataram que ele contrai com menos intensidade e frequência e tem menor influxo de cálcio que o miométrio de gestantes com peso normal ou magras. Talvez essa seja a razão de vários autores observarem uma primeira fase do trabalho de parto mais longa em obesas, além de maior risco de hemorragia pós-parto por atonia uterina e maior taxa de cesárea por hipocontratilidade. Estudos têm revelado também lactogênese retardada, menor lactopoese e suspensão mais precoce do aleitamento exclusivo em mulheres obesas. Desse modo, quanto menor a duração da amamentação, maior a retenção de peso, e mais obesa a mulher fica a cada gestação.

Em 2008, iniciou-se o Projeto Microbioma Humano (HMP), que tinha o objetivo de caracterizar as comunidades microbianas encontradas nas diversas partes do corpo humano (cavidades nasais, orofaríngeas, pele, sistema gastrintestinal,

sistema urogenital etc.) e analisar o papel desses micróbios na saúde humana e nas patologias. O HMP é um projeto multicêntrico de longa duração que visa entender o microbioma humano e sua correlação ao estilo de vida e à gênese das patologias humanas (Proctor, 2016). Os estudos revelaram que o ser humano tem cerca de 10 trilhões de células e 10 vezes mais micróbios. Somos 90% constituídos de micróbios que habitam no organismo em simbiose (microbioma) e 10% mamíferos (células constituintes dos tecidos corporais). Tem-se levantado a hipótese de desaparecimento da microbiota ao se comparar a de índios isolados da região amazônica com a de populações ocidentais industrializadas, em que houve diminuição de um terço da mesma. Os pesquisadores acreditam que essa diminuição na variedade e no número de bactérias benéficas no nosso corpo se deve ao uso indiscriminado de antibióticos e agrotóxicos não seletivos, alimentação não orgânica, estilo de vida sedentário nas grandes cidades e falta de contato com a natureza (teoria higiênica).

Outra observação interessante consiste nas diferenças encontradas na colonização orofaríngea e intestinal de bebês nascidos de parto vaginal e cesáreo, principalmente nos três primeiros meses de pós-parto (Biasucci et al., 2010; Brumbaugh et al., 2016). Ao entrar em contato com a microbiota vaginal, os bebês nascidos de parto vaginal são colonizados, via inoculação oral, por bactérias provenientes das microbiotas vaginal e intestinal maternas, como *Lactobacillus*, *Ureaplasma*, *Bacteroides*, *Prevotella*, Lachnospiraceae, Ruminococcaceae e *Bifidobacterium*. Já os recém-nascidos de cesárea apresentam predominância de colonização por bactérias comensais típicas da pele e potencialmente patogênicas do ambiente hospitalar, dos gêneros *Staphylococcus*, *Propionibacterium*, *Acinetobacter* e *Clostridium*. Essas bactérias têm sido identificadas por biologia molecular de aspirados da orofaringe e de amostras de fezes de recém-nascidos de parto vaginal e cesáreo.

Quando alimentados somente pelo seio materno, a presença de oligossacarídeos não digeríveis pelo bebê seleciona a proliferação e instalação permanente dessas bactérias benéficas (*Lactobacillus* e *Bifidobacterium*) no sistema gastrintestinal infantil. Já o uso de fórmulas lácteas e antibióticos no período neonatal predispõe à colonização intestinal por *Clostridium difficile*, enterobactérias como *Escherichia coli*, *Enterococcus* e *Bacteroides*. Os pesquisadores acreditam que a colonização com essa flora alterada no parto cesáreo seria responsável pela gênese de um sistema imunológico anormal, hiper-reativo.

Estudos de metanálise têm demonstrado um aumento significativo do risco de desenvolver doenças alérgicas (como asma, rinite, doença celíaca etc.), gastrenterite, diabetes tipo 1 e obesidade na infância em bebês nascidos de cesárea (Quadro 18.1). Uma pesquisa americana pioneira tem tentado solucionar esse problema da colonização anormal na cesárea com a exposição imediata após o nascimento a um conjunto de gazes estéreis na face, na boca e no corpo do recém-nascido, incubadas na vagina materna antes do procedimento cirúrgico. Análises microbiológicas preliminares têm revelado que esses bebês inoculados com os fluidos vaginais desenvolvem floras orofaríngea e intestinal muito similares às dos bebês nascidos de parto vaginal (Dominguez-Bello et al., 2016).

Doenças infantis associadas à cesárea.	
Doenças infantis	*Odds ratio* (95% intervalo de confiança) *versus* VD
Rinite alérgica	1,37 (1,14 a 1,63)
Asma	1,24 (1,01 a 1,53)
Doença celíaca	1,80 (1,13 a 2,88)
Diabetes melito (tipo 1)	1,19 (1,04 a 1,36)
Gastrenterite	1,31 (1,24 a 1,38)
Gastrenterite e asma	1,74 (1,36 a 2,23)

VD, desvio padrão. Extraído de Neu e Rushing, 2011.

Quadro 18.1

POSIÇÕES MATERNAS NO TRABALHO DE PARTO E NO PARTO

Em vista dessas mudanças na bacia materna, as quais dificultaram o parto na raça humana, vemos em pinturas rupestres, hieróglifos egípcios e esculturas da Antiguidade que a mulher sempre buscou instintivamente uma postura verticalizada na hora de parir. Nessa posição, o efeito gravitacional, adicionado ao peso das vísceras sobre o fundo uterino, facilita o nascimento. Engelmann, observando mulheres primitivas durante o processo da parturição em 1882, impressionou-se com a maneira como elas se movimentavam durante o trabalho de parto, evitando o decúbito dorsal: "[...] elas variavam suas posições em várias etapas do trabalho de parto de acordo com a posição da cabeça da criança na pélvis" (Engelmann, 1882).

Já Trevathan (1999), estudando 159 culturas de povos indígenas isolados, constatou que somente 19 (11,9%) deles pariam em decúbito dorsal. A maioria das populações estudadas adotava, no momento da parturição, a postura sentada (47 povos, 29,5%), seguida de ajoelhada (44 povos, 27,6%), de cócoras (25 povos, 16,3%), semirreclinada (16 povos, 10,7%) e em pé (10 povos, 6,6%).

O processo de horizontalização do parto processou-se simultaneamente à medicalização do nascimento, com o advento dos cirurgiões obstétricos. Foi sob a influência da escola obstétrica francesa, liderada por François Mauriceau, no século XVII, que o parto horizontal foi introduzido. Com grande influência na corte francesa de Luís XIV, ao assistir ao parto da rainha Louise De La Vallière, Mauriceau o fez na posição horizontal em uma cama de parto (*lit de misère*), para que o rei também assistisse. Dois anos depois, Mauriceau recebeu a visita de Hugh Chamberlen, membro da aristocracia britânica que tinha o segredo do fórcipe, e conheceu o valioso instrumento. A posição horizontal facilitava as intervenções médicas, como o uso do fórcipe, e o estudo físico do mecanismo de parto, tendo sido de extrema importância para o alijamento do saber empírico das parteiras e a marginalização da sua prática no século XVIII. De Lee postulou no *Jornal Americano de Ginecologia e Obstetrícia*, em 1920, que "os partos em primíparas deveriam ser realizados por um especialista em obstetrícia sob o sono crepuscular da anestesia geral, com o auxílio de um fórcipe eletivo e episiotomia". Sob a influência desses preceitos, o parto em litotomia dorsal tornou-se de eleição na obstetrícia ocidental.

Em 1668, François Mauriceau publicava, em *Traité des Malaides des Femmes Grosses et Accouchées*, suas observações sobre os benefícios da deambulação durante o trabalho de parto:

> "(...) as mulheres sempre tiveram trabalhos de parto mais difíceis quando permaneceram demasiado tempo em suas camas durante o trabalho de parto, sobretudo muito piores quando se tratava dos primeiros filhos, do que quando lhes foi permitido andar e movimentar-se, suportando sua barriga sob seus braços, se necessário; pois, desta maneira, o peso da criança, estando a mulher de pé, faz com que o orifício interno do útero se dilate mais cedo do que na cama; suas dores sejam menos fortes e frequentes, e seu trabalho de parto, muito mais curto."

Pensando dessa maneira, as parteiras equilibristas do Sudão deixam uma corda pendurada no teto da cabana, para que a parturiente possa segurar-se nela enquanto é apoiada pelas mulheres de sua família, que a seguram pelos quadris. Assim, a mãe tem o amparo e a escolha de ter o parto de cócoras ou em pé. Além disso, ela pode girar e balançar-se nessa posição estável durante o trabalho de parto. Ao pendurar-se, naturalmente todo o soltar-se se torna mais fácil.

Caldeyro-Barcia et al. (1960) confirmaram cientificamente essas observações em seu clássico estudo sobre o efeito da postura materna na contratilidade uterina. Eles constataram que as mulheres na posição vertical apresentavam contrações uterinas mais rítmicas, intensas e eficientes do que em decúbito. Read et al. (1981) revelaram que o estímulo à deambulação parece exercer o mesmo efeito da condução intravenosa do trabalho de parto com ocitócicos. Entretanto, Bloom et al. (1998), em estudo randomizado com 1.067 mulheres, não encontraram efeitos da deambulação sobre a duração da fase de dilatação do trabalho de parto, a necessidade de uso de ocitócicos e analgesia, a taxa de parto vaginal operatório e cesárea e os resultados neonatais.

Mendez-Bauer et al. (1975) constataram um incremento de 25 a 30 mmHg na pressão intra-amniótica devido somente ao efeito gravitacional da postura vertical. Se analisarmos que as metrossístoles e os puxos involuntários do período expulsivo contribuem cada um com cerca de 40 a 50 mmHg na pressão intra-amniótica, a postura verticalizada representa uma economia de 30 a 40% do esforço materno na hora de parir. Michel et al. (2002) demonstraram, por meio da pelvimetria óssea obstétrica realizada pela ressonância magnética, que, nas posições verticais (cócoras, sentada e de mãos-joelho), há um aumento significativo dos diâmetros interespinhoso, intertuberoso e coccissubpúbico em relação ao decúbito, sugerindo uma facilitação do processo do nascimento.

A maioria das investigações sobre o efeito da postura materna durante o trabalho de parto e o parto em relação aos resultados perinatais contém falhas metodológicas, pois, quando analisam o período expulsivo, enfocam geralmente o uso de cadeiras. O Quadro 18.2 enumera as mudanças na 1ª e 2ª fases do trabalho de parto com a verticalização, segundo as revisões da Biblioteca Cochrane, com base em ensaios clínicos controlados e randomizados.

Posições verticais

As posturas verticais durante o trabalho de parto e o parto apresentam vantagens tanto do ponto de vista gravitacional como

Quadro 18.2	Vantagens e desvantagens da verticalização na 1ª e 2ª fases do trabalho de parto.	
	1ª Fase (dilatação)	2ª Fase (expulsão)
	Menor duração Dores menos intensas (menor necessidade de peridural e narcóticos)	Menor duração (média = 5,4 min) Redução dos partos operatórios (OR = 0,82)
	Menor taxa de padrões anormais do BCF à CTG	Redução da taxa de episiotomia (OR = 0,73)
	Não altera a taxa de cesárea e os resultados neonatais	Menor taxa de padrões anormais do BCF à CTG (OR = 0,31)
	Dificulta o monitoramento fetal durante a 1ª fase	Puxos mais eficientes, maior pH médio da artéria umbilical
		Aumento discreto, laceração de 2º grau (OR = 1,30)
		Aumento no risco de sangramento > 500 mℓ (OR = 1,76), sem aumento na necessidade de transfusão (cadeiras de parto)

OR, *odds ratio*; BCF, batimento cardíaco fetal; CTG, cardiotocografia.

do aumento dos diâmetros pélvicos maternos, pois promovem retificação do canal de parto e alinhamento do feto na bacia materna, maximizando os puxos expulsivos da mãe e facilitando o desprendimento fetal. Portanto, devem ser adotadas preferencialmente na assistência ao parto – nível de evidência A. A adoção de posturas verticais reduz a duração da fase de dilatação do trabalho de parto, diminui o risco de cesárea e de necessidade de anestesia peridural, e não se associa a efeitos negativos para os bebês e as mães (Lawrence et al., 2013; Gupta et al., 2017; Kibuka e Thornton, 2017).

Posição sentada ou semissentada (45°) em bancos ou cadeiras de parto

A utilização de bancos ou cadeiras de parto propicia uma posição mais confortável para a parturiente (Figura 18.6). Um estudo japonês revelou que os puxos expulsivos são mais intensos e eficientes nessa posição quando comparada à posição litotômica.

Entretanto, o uso de bancos e cadeiras de parto associa-se significativamente a edema vulvar e aumento no risco de sangramento uterino acima de 500 mℓ após a dequitação, sem aumentar a necessidade de transfusão. Por isso, é aconselhável evitar que a parturiente fique sentada por períodos prolongados na segunda fase do trabalho de parto, em função do risco de edema vulvar por dificuldade de retorno venoso, e realizar a dequitação placentária em decúbito dorsal (nível de evidência A).

Posição indígena ou de cócoras

O parto de cócoras foi introduzido na cultura ocidental após a observação do processo de parturição em índias (Figura 18.7). Essa postura aumenta em 28% a área do plano de saída da pelve ou em 1,0 a 1,5 cm os diâmetros do estreito inferior da bacia. A flexão das coxas sobre o abdome também contribui para a retificação da curvatura lombossacra e a rotação superior da sínfise púbica, aumentando os diâmetros de saída da bacia e facilitando o desprendimento cefálico e dos ombros.

Os exercícios de levantar e abaixar de cócoras são um recurso fisioterápico eficaz para fortalecimento da musculatura perineal e dos membros inferiores durante o pré-natal e devem ser encorajados quando a gestante decide ter o parto nessa posição. Apesar desses benefícios, é uma postura desconfortável para as mulheres ocidentais, pois causa cãibras e dores musculares, além de dificultar a realização de manobras extrativas ou episiotomia pelo atendente, quando necessário.

Posição inglesa, de quatro, de mãos-joelhos ou de Gaskin

A assistência ao parto na postura de quatro é uma prática popular entre as *midwives* inglesas (Figura 18.8). Puddicombe introduziu, em 1958, os exercícios na posição mãos-joelhos no pré-natal, com o intuito de facilitar a rotação fetal espontânea nas apresentações cefálicas occipitossacra e occipitotransversa persistentes. Apesar de ser adotada frequentemente, a Revisão da Biblioteca Cochrane e um estudo multicêntrico randomizado australiano não encontraram evidências que deem suporte a essa prática. Os efeitos na duração do segundo estágio e no bem-estar fetal não foram estudados, mas a posição facilita o

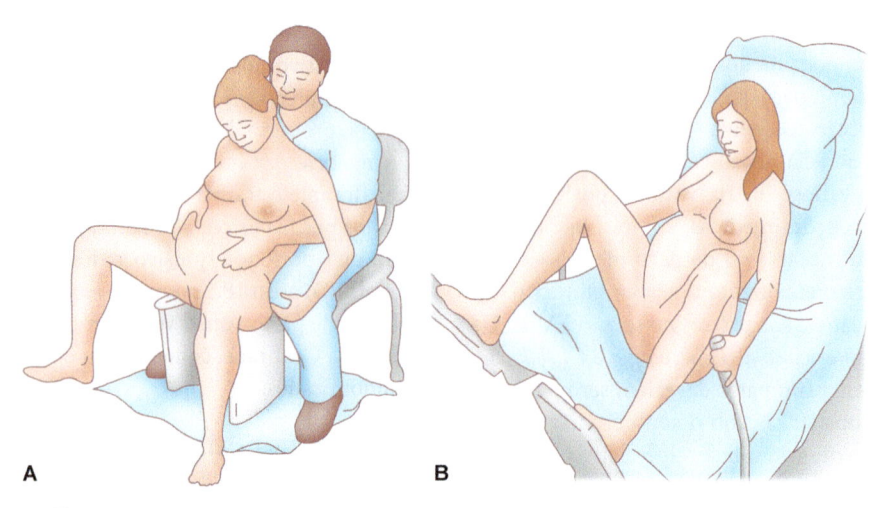

A   **B**

Figura 18.6 A. Posição sentada em bancos. **B.** Posição semissentada em cadeiras de parto.

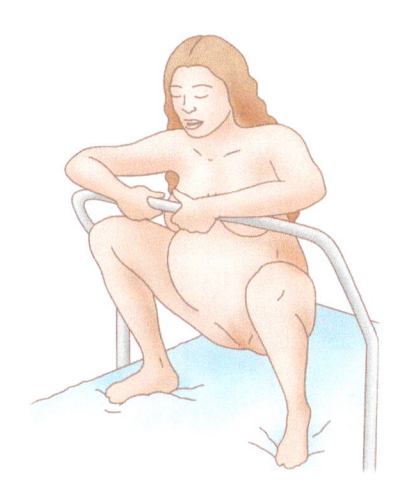

Figura 18.7 Posição indígena ou de cócoras.

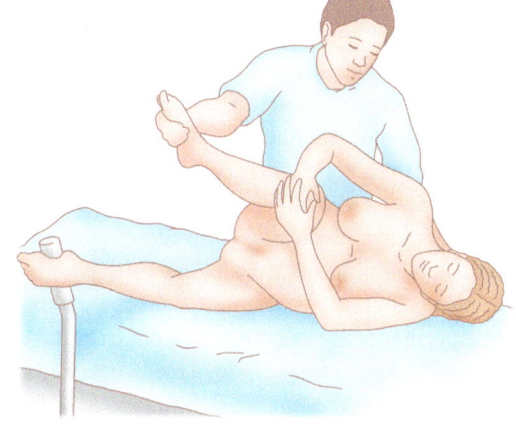

Figura 18.9 Posição francesa, decúbito lateral esquerdo ou de Sims.

desprendimento biacromial na distocia de ombro (manobra de Gaskin) e pode diminuir as lacerações perineais por facilitar a proteção perineal (*accoucher*) durante a deflexão cefálica.

Dois ensaios clínicos randomizados suecos compararam os resultados das diversas posições de parto e revelaram menor taxa de lacerações vaginais, lesão de esfíncter anal e menor dor perineal na posição de joelhos quando comparada à litotomia, posição sentada e cócoras (Gottvall et al., 2007; Ragnar et al., 2006). Por isso, parece ser a posição de eleição a ser adotada no parto de bebês macrossômicos e grandes (maiores de 4 kg) e com risco aumentado de lesão de esfíncter e reto.

Posições horizontais

Posição francesa ou lateral esquerda ou de Sims

A assistência ao parto em decúbito lateral esquerdo (DLE) representa a posição ideal quando se deseja evitar a hipotensão supina e oferecer melhor oxigenação fetal no período expulsivo (Figura 18.9). Por isso, é a postura de escolha na presença de desacelerações variáveis ou tardias do batimento cardíaco fetal (BCF) durante o desprendimento cefálico, não impedindo a aplicação de fórcipe ou vácuo-extrator para abreviar o nascimento. Além disso, também deve ser adotada em: gestantes cardiopatas graves ou portadoras de insuficiência cardíaca congestiva; com restrição na articulação sacroilíaca por defeitos ou traumas ósseos; portadoras de varizes acentuadas de membros inferiores; e nas situações em que o monitoramento fetal

eletrônico contínuo estiver indicado (www.sogc.org). Irwin publicou, em 1978, recomendações práticas após assistir a 102 partos realizados nessa posição. Apesar de ser a postura mais confortável para a parturiente, não apresenta os benefícios gravitacionais das posições verticais.

Posição supina ou litotomia dorsal

Nas últimas décadas, estudos que compararam as diversas posturas adotadas durante o trabalho de parto e o parto têm revelado que todas as outras posições (de pé, de cócoras, sentada ou em DLE) são superiores à litotomia dorsal em relação à progressão do trabalho de parto e às vantagens fisiológicas para mãe e feto. A posição supina está associada a padrões anormais dos BCF à cardiotocografia (CTG) e queda no pH da artéria umbilical e na saturação de oxigênio à oximetria de pulso. Por isso, essa posição deve ser desencorajada e reservada somente para os partos vaginais operatórios. Apesar das recomendações da literatura, as taxas de parto em decúbito dorsal permanecem altas na maioria das maternidades brasileiras. A falta de orientação pré-natal, o treinamento médico nos Serviços de Residência Médica e os aspectos culturais da população brasileira talvez contribuam para isso. O grande desafio da obstetrícia contemporânea é combinar os benefícios fisiológicos, anatômicos e emocionais da movimentação durante o trabalho de parto e de posturas mais fisiológicas adotadas no nascimento com um adequado monitoramento do bem-estar fetal.

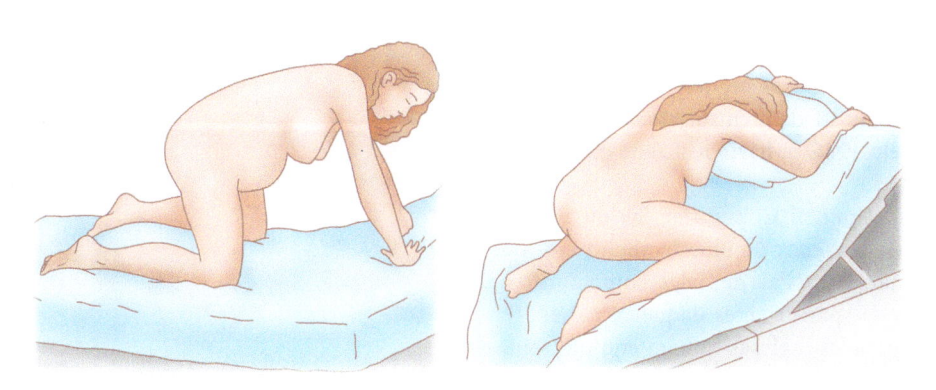

Figura 18.8 Posição inglesa, mãos-joelhos, de quatro ou de Gaskin.

PARTO NA ÁGUA

O uso da água durante o trabalho de parto, para relaxamento e alívio da dor, é muito antigo. Hieróglifos egípcios relatam que os bebês que estavam destinados a tornarem-se príncipes e princesas nasciam em banheiras. Aborígenes da costa oeste da Austrália e habitantes de ilhas do Pacífico e do Japão também costumavam nascer na água. O primeiro parto na água relatado na literatura médica foi realizado em um vilarejo na França em 1805 e publicado no periódico *Annales de la Société de Médecine Pratique de Montpellier*. Uma jovem e sadia parturiente permaneceu exaustivamente em trabalho de parto por mais de 48 h. Após esse período, o médico, já não sabendo mais o que fazer, pediu o auxílio de uma parteira local, que o orientou a colocá-la em uma banheira. Imersa na água, a paciente revigorou suas forças e, em pouco tempo, deu à luz um bebê sadio.

Entretanto, a partir dos trabalhos pioneiros de Michel Odent na década de 1960, na França, e de Igor Charkowski (apud Napierala, 1994), na Rússia, cresceu o interesse pelo parto na água na cultura ocidental. Esses autores, quase simultaneamente, adquiriram grande experiência na assistência ao parto na água e popularizaram esse modelo de assistência nos seus respectivos países.

Michel Odent era cirurgião-geral em um hospital público em Pithiviers, França. Observando que muitas mulheres em trabalho de parto procuravam frequentemente relaxar em banheiras ou duchas, Dr. Odent notou que o trabalho de parto e o parto dessas pacientes transcorriam com mais facilidade e menos dor. O parto na água em Pithiviers não foi uma consequência intencional, mas, sim, o resultado do compromisso de Dr. Odent em proporcionar um local o mais privativo possível para que suas pacientes parissem de maneira instintiva e natural. Ele escreveu em suas experiências:

> "Temos observado, por exemplo, que a mera visão da água e o seu barulho ao encher a banheira são muitas vezes suficientes para estimular a mulher a liberar suas inibições, e com isso o parto pode ocorrer, em muitas ocasiões, antes de a banheira estar cheia. Temos observado que a água parece ajudar muitas parturientes a alcançar um certo estado de consciência onde elas se tornam indiferentes a tudo o que ocorre ao seu redor. Durante o segundo estágio, a imersão na água morna parece ajudar a mulher a perder suas inibições." (Odent, 1983).

Igor Charkowski era instrutor de natação em Moscou e iniciou os estudos de parto na água após observar, com a hidroterapia, o surpreendente progresso no desenvolvimento neuropsicomotor de sua filha nascida prematuramente. Assim, ele tornou-se parteiro e, em 1986, já havia realizado mais de mil partos na água.

Em 1992, o British Council Committee lavrou uma lei tornando obrigatória a presença de uma banheira em toda maternidade da Inglaterra e do País de Gales, como opção na assistência obstétrica das parturientes daqueles países. Em 2001, 51% das maternidades inglesas tinham equipe treinada na assistência ao parto na água em regime de plantão de 24 h.

Benefícios do parto realizado na água

Apesar da escassez na literatura médica de estudos randomizados controlados sobre o uso da água no trabalho de parto e no parto, tem sido cogitada uma série de benefícios maternos e neonatais do nascimento na água (Figura 18.10).

A imersão do corpo humano na água provoca uma profunda redistribuição dos fluidos corpóreos, levando a benefícios hidrotérmicos, hidrostáticos e hidrocinéticos já comprovados. A gravidade específica da água é 1,0, e a gravidade média específica do corpo humano com ar nos pulmões é 0,974. Por isso, com a imersão na água, o corpo humano flutua e fica em um estado agravitacional relativo. A sensação de perda de peso é igual ao volume de água deslocado pelo corpo imerso (lei do empuxo).

Além disso, o efeito da compressão supina do útero gravídico sobre a veia cava inferior, podendo causar hipotensão arterial e diminuição do retorno venoso e do fluxo uteroplacentário, não ocorre na grávida imersa na água devido a esses mecanismos hidrocinéticos. Com isso, a gestante tem maior liberdade de movimentação e de posicionamento dentro da água (de cócoras, ajoelhada, supina, decúbito lateral esquerdo etc.), com mínima alteração hemodinâmica sobre a circulação fetoplacentária. Por isso, a hidroginástica é tão prazerosa e deve ser estimulada durante a gestação. Dentro da água, há diminuição do impacto dos exercícios sobre as articulações maternas, mais frouxas devido à embebição gravídica, associada a uma grande sensação de bem-estar. A prática de exercícios físicos deve sempre ser encorajada durante a gestação para a manutenção do condicionamento físico, o controle do ganho de peso e a preparação para o parto. Sabe-se que a posição adotada pela parturiente durante o trabalho de parto é também muito importante.

Sheila Kitzinger (1999), em seu livro *The complete book of pregnancy and childbirth*, descreve uma série de posições a serem adotadas pela parturiente na banheira durante o trabalho de parto. Ademais, a imersão na água morna promove vasodilatação periférica, com consequente queda na pressão arterial e

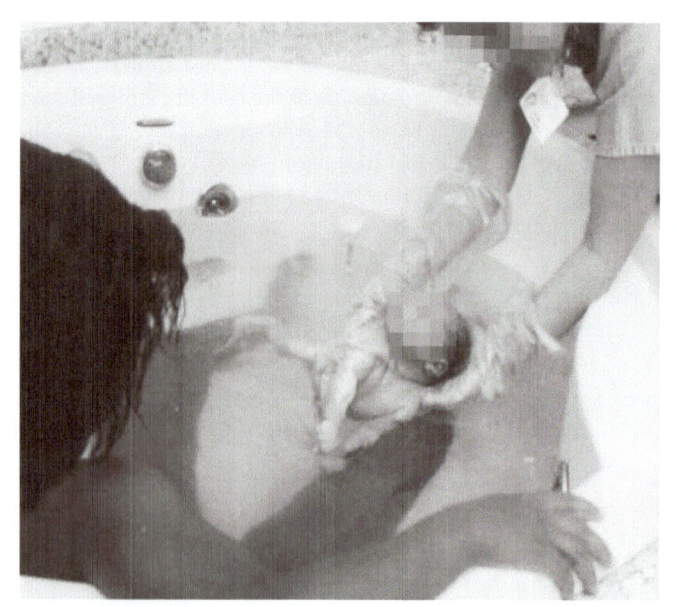

Figura 18.10 Assistência ao parto na água: uma sensação de bem-estar e liberdade. (Cortesia: Centro de Parto Normal Dr. David Capistrano Filho, Hospital Sofia Feldman, Belo Horizonte [MG].)

aumento da frequência e do débito cardíaco. Há redistribuição dos fluidos do espaço extravascular para o intravascular, com diminuição do edema e aumento do fluxo renal plasmático e da diurese. No nível hormonal, os níveis de renina, aldosterona, angiotensina e vasopressina diminuem, enquanto os de dopamina e o fator atrial natriurético se elevam. A produção endógena de ocitocina e endorfinas aumenta e a dos hormônios relacionados com o estresse (catecolaminas e norepinefrina) decresce, favorecendo dilatação cervical e progressão mais rápida do trabalho de parto. No nível muscular, ocorre relaxamento muscular profundo, inclusive da musculatura do assoalho pélvico, o que pode justificar a menor taxa de trauma perineal demonstrada em alguns estudos.

A imersão na água durante o trabalho de parto parece também ter um efeito benéfico na distocia. Essa foi a conclusão de Cluett et al. (2004), da Universidade de Southampton, no Reino Unido, que, recentemente, conduziram um estudo randomizado controlado em que compararam os efeitos da imersão em nulíparas com distocia durante o trabalho de parto (taxa de dilatação cervical menor que 1 cm/h durante a fase ativa). Eles trabalharam com pacientes que receberam o tratamento padrão por meio da amniotomia e ocitocina intravenosa. As que tiveram imersão na água apresentaram menor taxa de analgesia epidural (47 *vs.* 66%, risco relativo [RR] = 0,71), menor taxa de intervenções obstétricas, incluindo amniotomia, ocitócicos intravenosos ou parto operatório (80 *vs.* 98%, RR = 0,81), e menores escores de dor e maior índice de satisfação. A duração do trabalho de parto foi similar nos dois grupos, assim como os índices de Apgar, a taxa de infecção e o pH do cordão umbilical. A maior limitação do estudo foi o pequeno número de pacientes recrutadas, somente 99 das 220 elegíveis no grupo da imersão na água.

Os benefícios neonatais do parto na água são pautados somente em teorias, sem evidência científica comprovada. Frederick Leboyer, Igor Charkowski e Michel Odent referem-se ao parto na água como uma experiência menos traumática para o recém-nascido, proporcionando menor choque térmico, contato pele a pele imediato com a mãe e adaptação mais fácil à vida extrauterina.

Riscos do parto realizado na água

Os principais riscos atribuídos ao uso da água no trabalho de parto e no parto incluem risco materno e neonatal de infecção, risco de hemorragia materna pós-parto, risco de asfixia neonatal e risco neonatal de aspiração de água. Entretanto, nenhum estudo randomizado controlado conseguiu demonstrar aumento significativo de algum desses riscos com a imersão na água.

Em relação à assistência ao parto, na água, as manobras obstétricas extrativas nos casos de urgências, como a distocia de ombro, são dificultadas ou impossibilitadas. Além disso, o sangramento uterino durante o secundamento é difícil de ser quantificado na água, e, por isso, a dequitação placentária deve ser realizada fora dela.

Metanálise publicada na Biblioteca Cochrane por Cluett e Burns, em 2009, incluiu 11 ensaios clínicos randomizados e controlados envolvendo 3.146 gestantes. Os autores concluíram que a imersão na água na primeira fase do trabalho de parto reduziu a necessidade de analgesia peridural/paracervical (*odds ratio* [OR]: 0,82; intervalo de confiança de 95% [95% IC]: 0,70 a 0,98 em 6 estudos), porém sem significância estatística na taxa de parto vaginal operatório (OR: 0,84; 95% IC: 0,66 a 1,06 em 7 estudos) e cesáreo (OR: 1,23; 95% IC 0,86 a 1,75), na incidência de hemorragia pós-parto (OR: 1,68; 95% IC: 0,78 a 3,61), na incidência de Apgar abaixo de 7 no quinto minuto (OR: 1,59; 95% IC: 0,63 a 4,01), nas admissões em unidade de terapia intensiva (UTI) neonatal (OR: 1,06; 95% IC: 0,70 a 1,62) e nas infecções neonatais (OR: 2,01; 95% IC: 0,50 a 8,07).

A imersão na água durante o segundo estágio do trabalho de parto ainda demanda mais estudos; porém, até o momento, não há evidências que contraindiquem sua realização se esse for o desejo da gestante.

Todos os ensaios clínicos randomizados disponíveis na literatura não avaliam adequadamente os riscos e benefícios do uso da água no trabalho de parto e no parto, pois apresentam um pequeno número de participantes. Os trabalhos com grande casuística são estudos retrospectivos ou uma série de casos, os quais também não demonstraram aumento da morbimortalidade perinatal com o parto na água.

Dois grandes estudos retrospectivos analisaram a morbimortalidade perinatal e materna de todos os partos na água realizados no País de Gales e na Inglaterra entre 1992 e 1993 e entre abril de 1994 e abril de 1996. O primeiro envolveu 4.494 partos realizados na água, com 12 mortes perinatais e 51 recém-nascidos (RN) admitidos em unidades de cuidados intensivos. Em nenhum desses casos foi possível atribuir o insucesso nos resultados perinatais ao uso da água. O segundo analisou os dados obtidos por meio de um questionário postal de 4.032 partos na água realizados entre abril de 1994 e abril de 1996, comparando a morbimortalidade perinatal entre os bebês nascidos na água com aqueles nascidos convencionalmente. No grupo nascido na água, a taxa de mortalidade perinatal foi de 1,2/1.000 nascidos vivos (NV) (IC = 0,4 a 2,9) e de 8,4 RN admitidos para cuidados intensivos/1.000 NV (IC = 5,8 a 11,8). Dos RN admitidos para cuidados intensivos, dois foram por aspiração de água. No grupo-controle de partos de baixo risco realizados convencionalmente, a mortalidade perinatal variou de 0,8 (IC = 0,2 a 4,2) a 4,6 (IC = 0,1 a 25)/1.000 NV, e a taxa de RN admitidos para cuidados intensivos variou de 9,2 (IC = 1,1 a 33) a 64 (IC = 58 a 70)/1.000 NV. O risco relativo de mortalidade perinatal associado ao parto na água comparado ao parto convencional foi de 0,9 (IC = 0,2 a 3,6). Com base nesses estudos, os pesquisadores concluíram que a opção de parto na água deveria continuar a ser oferecida para as mulheres britânicas, uma vez que os trabalhos não mostraram aumento substancial na morbimortalidade perinatal com essa prática.

Em relação à aspiração de água ao nascimento, alguns casos têm sido relatados na literatura. Em ovelhas, estudos experimentais revelaram que os mecanismos inibitórios que evitam a respiração até o contato com o ar externo podem ser suprimidos com a hipoxia sustentada. Na teoria, portanto, alguns RN com hipoxia crônica não diagnosticada poderiam ter *gasping* debaixo d'água. Por isso, a presença de líquido amniótico meconial espesso e/ou padrões anormais na frequência cardíaca fetal são uma contraindicação ao parto na água. Esses estudos têm revelado também que a temperatura ambiente – e não o contato com o ar externo – seria o principal estímulo para o início espontâneo da respiração do RN. A temperatura fetal é, em média, 0,5 a 1°C maior que a temperatura materna e a do líquido amniótico; com o nascimento e a queda de 1 a 2°C na temperatura corporal fetal, ao entrar em contato com o ar ambiente, haveria estímulo para o início dos movimentos respiratórios. Por isso, no parto na água, é muito importante criarmos um ambiente térmico neutro por meio do monitoramento constante da temperatura da água entre 36 e 38°C.

Pinette et al. (2004) levantaram 63 casos descritos na literatura de complicações associadas ao parto na água, sendo 31 secundários à aspiração neonatal, 10 secundários a rupturas funiculares e 7 casos de infecção neonatal consequente ao uso da banheira. Uma revisão sistemática e metanálise publicada em 2016 incluiu 29 estudos para avaliar os resultados neonatais do parto na água e não mostrou diferenças nas taxas de morbimortalidade neonatal, admissão em UTI neonatal, índices de Apgar, gasometria de cordão umbilical e taxa de infecção entre o parto na água e o fora da água (Taylor et al., 2016). O Colégio Americano de Ginecologia e Obstetrícia e as revisões da Biblioteca Cochrane e da Academia Americana de Pediatria concluem que ainda são necessários estudos randomizados em larga escala para avaliar rigorosamente os riscos e benefícios, os efeitos fisiológicos, os resultados perinatais e o impacto econômico do uso da água no trabalho de parto e no parto. O Colégio Americano de Ginecologia e Obstetrícia recomenda ainda a imersão na água na fase de dilatação em gestantes não complicadas de 37 a 41 semanas e 6 dias, com o objetivo de encurtar esse período e diminuir a necessidade de analgesia epidural e espinal. Entretanto, ele não recomenda o parto na água até que melhores estudos sejam publicados comprovando os benefícios maternos e neonatais.

BIBLIOGRAFIA

Abitbol MM. Supine position in labor and associated fetal heart rate changes. Am J Obstet Gynecol. 1985; 65:481-6.

ACOG Committee on Obstetric Practice. Committee Opinion no. 679: Immersion in water during labor and Delivery. Obstet Gynecol. 2016; 128(5):231-6.

Alderice F, Renfrew M, Marchant S et al. Labor and birth in water in England and Wales: survey report. BMJ. 1995; 3:375-82.

Biasucci G et al. Mode of delivery affects the bacterial community in the newborn gut. Early Human Development. 2010; 86:S13-S15.

Bloom SL, McIntire DD, Kelly MA et al. Lack of effect of walking on labor and delivery. N Engl J Med. 1998; 339:76-9.

Bridges RS. Parturition: its role in the long-term retention of maternal behavior in the rat. Physiol Behav. 1977; 18:487-90.

Brumbaugh DE et al. Mode of delivery determines neonatal pharyngeal bacterial composition and early intestinal colonization. JPGN. 2016; 63:320-8.

Bruner JP, Drummond SB, Meenan AL et al. All-fours maneuver for reducing shoulder dystocia during labor. J Reprod Med. 1998; 43:439-43.

Caldeyro-Barcia R, Noriega-Guerra L et al. Effect of position changes on the intensity and frequency of uterine contractions during labor. Am J Obstet Gynecol. 1960; 80:284-90.

Carbonne B, Benachi A, Lévèque ML, Cabrol D and Papiernik E. Maternal position during labor: effects on fetal oxygen saturation measured by pulse oximetry. Obstet Gynecol. 1996; 88:797-800.

Chen S, Aisaka K, Mori H et al. Effects of sitting position on uterine activity during labour. Obstet Gynecol. 1987; 69:67-73.

Cluett ER, Burns EE. Immersion in water in labor and birth. Cochrane Database Syst Rev. 2009; (3):CD000111.

Cluett ER, Picketing RM, Getliffe K et al. Randomized controlled trial of laboring in water compared with standard of augmentation for management of dystocia in first stage of labor. BMJ. 2004; 328:314.

Committee on Fetus and Newborn, 2004-2005. Underwater births. Pediatrics. 2005; 115(5):143-51.

De Lee JB. The prophylactic forceps operation. Am J Obstet Gynecol. 1920; 1:34-44.

Dominguez-Bello MG et al. Partial restoration of the microbiota of cesarean – born infants via vaginal microbial transfer. Nat Med. 2016; 22(3):250-3.

Embry M. Observations sur un accouchement terminedans le bain. Les Annales de la Société de Médecine Pratique de Montpellier. 1806; 53:185-91.

Engelmann GJ. Labor among primitive peoples. J.H. St. Louis: Chambers; 1882.

Friedman E. The graphic analysis of labor. American Journal of Obstetrics and Gynaecology. 1954; 68:1568-71.

Gilbert R, Tookey P. Perinatal mortality and morbidity among babies delivered in water: surveillance study and postal survey. BMJ. 1999; 319:483-87.

Gonik B, Stringer CA, Held B. An alternative maneuver for management of shoulder dystocia. Am J Obstet Gynecol. 1983; 145:882-4.

Gottvall K, Allebeck P, Ekeus C. Risk factors for anal sphincter tears: the importance of maternal position at birth. Br J Obstet Gynaecol. 2007; 114:1266-72.

Gruss LT, Schimdt D. The evolution of the human pelvis: changing adaptations to bipedalism, obstetrics and thermoregulation. Phil Trans R Soc B. 2015; 370.

Gupta JK, Sood A, Hofmeyr GJ et al. Position in the second stage of labour for women without epidural anaesthesia. Cochrane Database Syst Rev. 2017. Disponível em: www.cochrane.org.

Harlow HF, Harlow MK, Hanson EW. In: Rheingold HR (ed.). Maternal behavior in mammals. New York: John Wiley; 1963.

Hofmeyr GJ, Kulier R. Hands/knees posture in late pregnancy or labor for fetal malposition (lateral or posterior). Cochrane Database Syst Rev. 2002; (4):CD0010163.

Humphrey MD et al. A decrease in fetal pH during the second stage of labor when conducted in the dorsal position. J Obstet Gynaecol Br. 1974; 81:600-2.

Irwin H. Practical considerations for the routine application of left lateral Sims position for vaginal delivery. Am J Obstet Gynecol. 1978; 131:119.

Jarcho J. Postures and practices during labor among primitive peoples. New York: Paul Hoeber; 1934.

Jevitt C, Hernandez I, Gorer M. Lactation complicated by overweight and obesity: supporting the mother and newborn. J Midwifery Womens Health. 2007; 52:606-13.

Johnson J, Odent M. We are all waterbabies. London: Dragon's World; 1994.

Kariminia A, Chamberlain ME, Keogh Jet al. Randomized controlled trial of effect of hands and knees posturing on incidence of occiput posterior position at birth. BMJ. 2004; 328:490-5.

Katz VL. Exercise in water during pregnancy. Clin Obstet Gynecol. 2003; 46(2):432-41.

Kibuka M, Thornton JG. Position in the second stage of labour for women with epidural anaesthesia. Cochrane Database Syst Rev. 2017. Disponível em: www.cochrane.org.

Kitzinger S. The complete book of pregnancy and childbirth. New York: Alfred A. Knopf; 1999.

Krehbiel D, Poindron P et al. Peridural anesthesia disturbs maternal behavior in primiparous and multiparous parturient ewes. Physiology and Behavior. 1987; 40:463-72.

Lawrence A, Lewis L, Hofmeyr GJet al. Maternal positions and mobility during first stage of labor (Protocol for a Cochrane Review). In: The Cochrane Library, Issue 1. Chichester: Wiley; 2013.

Leboyer F. Birth without violence. London: Mandarin; 1975.

Lichy R, Herzberg E. The waterbirth handbook. United Kingdom: Gateway Books; 1993.

Loomis RJ, Taylor BI. Squatting in childbirth – a new look at an old tradition. JOGNN. 1985; 406-11.

Lorenz K. Studies in animal and human behavior. Cambridge University Press; 1970, 1971.

Lukas M, Neumann ID. Oxytocin and vasopressin in rodent behavior related to social dysfunctions in autism spectrum disorders. Behav Brain Res. 2013; 251:85-94.

Mauriceau F. Traité des maladies des femmes grosseset accouchées. Avec la bonne et veritable méthode de les Bien aider enleurs accouchemens naturels. Paris; 1668.

Mendez-Bauer C et al. Effects of standing position on spontaneous uterine contractions and other aspects of labour. J Perinat Med. 1975; 3:89-100.

Michel SC, Rake A, Treiber K et al. MR obstetric pelvimetry: effect of birthing position on pelvic bony dimensions. Am J Roentgenol. 2002; 179:1063-7.

Miranda MM. Use of water in labor and birth. Clin Obstet Gynecol. 2001; 44(4):733-49.

Napierala S. Water birth: a midwife's perspective. Westport CT: Bergin and Garvey; 1994.

Neu J, Rushing J. Cesarean versus vaginal delivery: longterm infant outcomes and the hygiene hypothesis. Clin Perinatol. 2011; 38:321-31.

Odent M. Birth under water. Lancet. 1983; 24:1476-7.

Odent M. A cientificação do amor. Florianópolis: Saint Germain; 2002.

Paciornick M. O parto de cócoras. 3 ed. São Paulo: Centro de Arte Cultura Artesanal; 1991. p. 112-3.

Pecoralli D. Motherhood, metabolic changes and evolution. Minerva Gynecol. 2002; 54:239.

Pinette MG, Wax J, Wilson E. The risks of underwater birth. Am J Obstet Gynecol. 2004; 190:1211-5.

Poindron P, Le Neindre P. Hormonal and behavioral basis for establishing maternal behavior in sheep. In: Panchari ZR (ed.). Psychoneuro endocrinology in reproduction. Amsterdam: Elsevier – North Holland Medical Press; 1979.

Proctor LM. The National Institutes of Health Human Microbiome Project. Semin Fetal Neonatal Med. 2016; 21(6):368-72.

Puddicombe JF. Maternal posture for correction of posterior fetal position. International College of Surgeons. 1958; 23:73-7.

Ragnar I, Altman D, Tyden Tet al. Comparison of the maternal experience and duration of labour in two upright delivery positions – a randomized controlled trial. Br J Obstet Gynaecol. 2006; 113(2):165-70.

Read JA et al. Randomized trial of ambulation versus oxytocin for labor enhancement: A preliminary report. Am J Obstet Gynecol. 1981; 139:669-72.

Rosenberg K, Trevathan W. Birth, obstetrics and human evolution. Br J Obstet Gynaecol. 2002; 109:1199-206.

Roy PR. A darwiniam view of obstructed labor. Obstet Gynecol. 2003; 101:397-401.

Royal College of Midwives. The use of water in labour and birth. London: RCM; 2000.

Russel JGB. The rationale of primitive delivery positions. Br J Obstet Gynaecol. 1982; 89:712-5.

Rutayisire E et al. The mode of delivery affects the diversity and colonization pattern of the gut microbiota during the first years of infants' life – a systematic review. BMC Gastroenterology. 2016; 16:86:1-12.

Sabatino H, Dunn PH, Caldeyro-Barcia R. Parto humanizado: formas alternativas. 2. ed. Campinas, SP: Editora da Unicamp; 2000.

Society of Obstetrics and Gynecologists of Canada: Clinical Practice Guidelines. Healthy Beginnings: Guidelines for Care During Pregnancy and Childbirth. 1998; 71. Disponível em: www.sogc.org.

Spongy CY et al. Preventing the first cesarean delivery: summary of a joint Eunice Kennedy Shriver National Institute of Child Health and Human Development, Society for Maternal-Fetal Medicine, and American College of Obstetricians and Gynecologists Workshop. Obstet Gynecol. 2012; 120(5):1181-93.

Suzuki R, Horiuchi S, Hiroshi O. Evaluation of the labor curve in nulliparous Japanese women. American of Obstetrics and Gynecology. 2010; 203(226):e1-6.

Taylor H et al. Neonatal outcomes of waterbirth: a systematic review and meta-analysis. Arch Dis Child Fetal Neonatal Ed. 2016; 101:357-65.

Trevathan WR. Evolutionary obstetrics. In: Trevathan WR, Smith OE, McKennia J. Evolutionary medicine. Oxford: Oxford University Press; 1999. p. 108-83.

Vael C, Desager K. The importance of the development of the intestinal microbiota in infancy. Cur Opin in Ped. 2009, 21:794-800.

Vanya M et al. The potential role of oxytocin and perinatal factors in the pathogenesis of autism spectrum disordes review of the literature. Psychiatry Res. 2017; 247:288-90.

Wittman AB, Wall LL. The evolutionary origins of obstructed labor: bipedalism, encephalization, and the human obstetric dilemma. Obstetrical and Gynecological Survey. 2007; 62:739-48.

Zhang J et al. Contemporary patterns of spontaneous labor with normal neonatal outcomes. Obstet Gynecol. 2010; 116(6):1281-7.

Zhang J, Troendle J, Yancey M. Reassessing the labor curve in nulliparous women. American Journal of Obstetrics and Gynecology. 2002; 187:824-8.

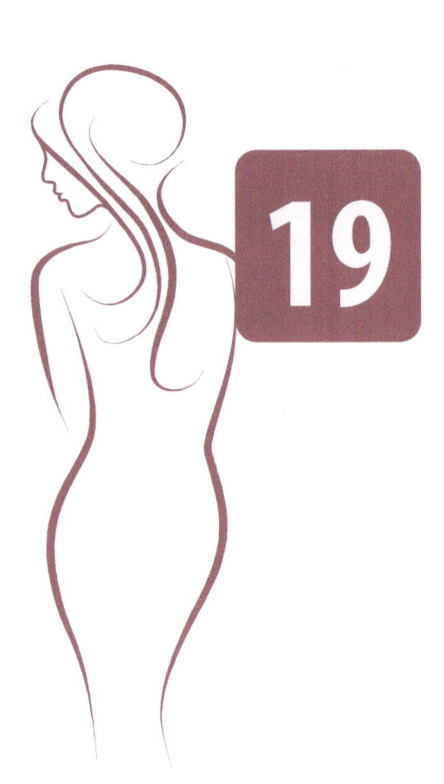

19 Parto Pré-Termo

Mário Dias Corrêa

Mário Dias Corrêa Júnior

INTRODUÇÃO

Parto pré-termo é o que ocorre a partir da viabilidade fetal – 20 semanas – até antes de o feto atingir sua maturidade cronológica, com menos de 37 semanas. Diferenças significativas nos resultados perinatais determinaram uma subdivisão do parto pré-termo em 4 categorias:

- *Parto pré-termo em geral:* gestações entre 20 e 37 semanas incompletas
- *Parto pré-termo moderado:* entre 32 e 36 semanas
- *Parto muito pré-termo:* entre 28 e 32 semanas incompletas
- *Parto pré-termo extremo:* entre 20 e 28 semanas incompletas.

O parto pré-termo é responsável por cerca de 70% da mortalidade perinatal.

CONDUTA

A conduta no parto pré-termo compreende 3 etapas distintas, com características próprias. Na primeira, o objetivo maior é a prevenção do parto pré-termo. Na segunda, o que se propõe fazer é a inibição do trabalho de parto já iniciado. Na terceira, a preocupação é com a condução do parto pré-termo.

Primeira etapa | Prevenção do parto pré-termo

A prevenção do parto pré-termo é sempre desejável, entretanto, essa tarefa ainda é difícil. O desconhecimento da fisiopatologia do parto pré-termo e a inexistência de recursos propedêuticos simples, práticos e confiáveis fazem com que raramente se consiga êxito na sua prevenção.

A predição do risco de parto pré-termo, necessária para a adoção de medidas preventivas, exige que se identifiquem os fatores de risco de parto pré-termo e também alterações na evolução da gravidez e que prescindam do início do parto.

Recentemente, a avaliação da medida do colo do útero pela ultrassonografia endovaginal tem se firmado como a maneira mais precisa de predizer o parto pré-termo.

Fatores de risco

Numerosos são os fatores considerados de risco de parto pré-termo. O verdadeiro papel de cada um deles e a quantificação desse papel são determinações difíceis. Relacionaremos apenas os fatores de risco mais citados e, provavelmente, os mais importantes.

Condições socioeconômicas e culturais

Condições socioeconômicas e culturais desfavoráveis, sabidamente, comprometem a evolução da gestação e o desenvolvimento fetal, contribuindo decisivamente para o parto pré-termo.

Hábitos

Trabalho excessivo e cansativo, promiscuidade sexual, cuidados de higiene deficientes, tabagismo e alcoolismo associam-se ao parto pré-termo.

Antecedentes ginecológicos

Alterações congênitas ou adquiridas no útero repercutem negativamente na evolução e na duração da gravidez. Hipoplasia, sinequias, malformações, miomas, incompetência cervical são causas de parto pré-termo.

Doenças maternas

Algumas doenças maternas levam ao parto pré-termo, principalmente o induzido: síndromes hipertensivas, diabetes, isoimunização Rh, cardiopatias e infecções são exemplos.

Intercorrências gestacionais

Alterações na gravidez relacionadas com o feto ou os anexos dele associam-se ao parto pré-termo: gestação múltipla, malformação fetal, crescimento intrauterino restrito, ruptura prematura das membranas amnióticas, polidrâmnio, oligoidrâmnio, descolamento prematuro da placenta e placenta prévia.

Alterações na evolução da gravidez

A identificação de alterações na evolução da gravidez é decisiva na predição do parto pré-termo, portanto, também na sua prevenção. Estas mudanças acontecem nas contrações uterinas e no canal cervical:

▸ *Modificações nas contrações uterinas:* durante toda a gestação, periodicamente, o útero se contrai, sem, contudo, apresentar reflexos negativos na evolução da gravidez; são as contrações de Braxton-Hicks. Precedendo a parturição, seja ela a termo ou pré-termo, essas contrações se modificam, aumentando sua frequência, amplitude e duração, com repercussões no canal cervical. A identificação do momento exato em que essas mudanças começam a acontecer é decisiva na predição do risco de parto pré-termo e na adoção de medidas para preveni-lo. O ideal seria que a identificação dessas alterações fosse obtida pela própria gestante, o que raramente acontece. Somente com equipamentos próprios, adaptados ao abdome da gestante, consegue-se o registro gráfico, contínuo ou intermitente da atividade contrátil uterina. Esses equipamentos, no entanto, ainda não são utilizados na rotina e, em consequência, não se conseguem identificar precocemente essas modificações nas contrações uterinas

▸ *Alterações no canal cervical:* secundárias às alterações na atividade contrátil do útero surgem as alterações no canal cervical, como apagamento, início da dilatação dos orifícios externo e interno do colo, com repercussões nas membranas amnióticas, e formação da bolsa d'água. Às vezes ocorre também a penetração do polo fetal na pelve materna. São dados que permitem predizer e quantificar o risco de parto pré-termo. O proposto para identificar essas alterações é a ultrassonografia endovaginal, que pode ser realizada quinzenalmente entre 16 e 26 semanas nas pacientes de risco elevado, como aquelas que tem história de parto pré-termo anterior, ou em uma avaliação única entre 20 e 24 semanas naquelas pacientes sem fatores de risco prévio. O ponto de corte da medida do colo mais aceito na literatura é o de 2,5 cm. Colos com medida inferior a 2,5 cm indicariam o início da profilaxia com progesterona.

Alterações em marcadores bioquímicos

A determinação das concentrações de alguns marcadores bioquímicos, principalmente a fibronectina fetal, também é utilizada na tentativa de se prever o parto pré-termo.

Alterações nesses marcadores precedem o início do trabalho de parto e ajudam na prevenção. Infelizmente, esses recursos ainda são inacessíveis à maioria da nossa população obstétrica.

Da análise dos recursos propedêuticos recomendados na predição do parto pré-termo, pode-se concluir que se trata de objetivo difícil de ser alcançado na prática, sendo a ultrassonografia endovaginal para a medida do colo uterino a medida mais acurada.

Medidas terapêuticas

Como medida terapêutica, recomenda-se afastar, quando possível, os fatores de risco, utilizar a progesterona para prevenção e, quando indicado, o emprego de fármacos próprios para reduzir a atividade uterina: os tocolíticos.

Fatores de risco passíveis de tratamento

Antecedentes ginecológicos

Dois problemas ginecológicos – mioma e incompetência cervical – são passíveis de tratamento durante a gravidez e, às vezes, com resultados favoráveis.

Intercorrências gestacionais

O polidrâmnio, importante fator de risco, é controlado com a remoção parcial de líquido amniótico, recorrendo-se à amniocentese transabdominal repetida. O emprego de anti-inflamatórios – indometacina – contribui para a redução na produção do líquido amniótico.

Infecções maternas

Dentre as infecções na gestante, as que mais contribuem para o parto pré-termo são as genitais e as urinárias. No entanto, se tratadas adequadamente, diminuem as incidências de parto pré-termo.

Prevenção medicamentosa

O uso da progesterona natural micronizada, na dose de 100 mcg por via endovaginal, reduz a ocorrência de parto pré-termo em pacientes com história de prematuridade anterior. A progesterona leva ao relaxamento da musculatura uterina e à diminuição de fatores inflamatórios que poderiam estimular o início precoce do trabalho de parto. Ela deve ser empregada entre 20 e 36 semanas. Para pacientes com o colo curto detectado à ultrassonografia, a dose indicada é a de 200 mcg.

Segunda etapa | Inibição do parto pré-termo

As gestantes costumam procurar as maternidades já em trabalho de parto quando medidas preventivas não foram adotadas ou foram ineficazes. Nessas circunstâncias, é função do obstetra decidir pela conveniência ou não de tentar inibir o trabalho de parto. Nem sempre se pode ou se deve inibir. Em razão disso, algumas variáveis devem ser analisadas antes da decisão.

A paciente está realmente em trabalho de parto?

As medidas inibitórias só se justificam quando se comprova o trabalho de parto. Com certa frequência, instituem-se terapêuticas inibitórias desnecessárias e até prejudiciais.

No diagnóstico clínico, os seguintes elementos são considerados:

▸ *Anamnese:* queixa de contrações uterinas
▸ *Palpação abdominal:* percepção de contrações
▸ *Exame pélvico:* modificações no canal cervical (apagamento, dilatação)
▸ *Modificações nas membranas amnióticas:* formação da bolsa d'água.

Quando possível, realizar a cardiotocografia, a qual revela em gráfico o padrão das contrações, e a ultrassonografia endovaginal, que mostra as alterações no canal cervical e nas membranas amnióticas.

Qual a idade gestacional?

Clinicamente, recomenda-se a inibição do parto pré-termo em gestações inferiores a 34 semanas. Contudo, aceita-se a inibição até a 36ª semana, quando as condições para o atendimento do recém-nascido forem deficientes.

Há contraindicações à inibição?

Problemas com o feto, com seus anexos ou com a própria gestante podem contraindicar a inibição do trabalho de parto. É o que acontece quando há sofrimento fetal crônico de qualquer natureza, malformações fetais incompatíveis com sua vida extrauterina, óbito fetal ou quando se comprova sua maturidade. A ocorrência de doenças sistêmicas maternas não controladas e os quadros hemorrágicos – descolamento prematuro da placenta e a placenta prévia – também contraindicam a inibição. Na ruptura prematura pré-termo das membranas amnióticas não existe consenso; alguns inibem, mas outros, não. Já nas infecções intrauterinas, a contraindicação é absoluta.

Índice de risco de parto pré-termo

Após a análise das variáveis citadas e estudadas, e antes de optar-se pela inibição do trabalho de parto, questiona-se o risco real de parto e as possibilidades de êxito com as medidas inibitórias.

Na identificação e na quantificação do risco, consideram-se as condições do colo, a altura da apresentação fetal, as características das membranas amnióticas e o padrão das contrações (Quadro 19.1).

A soma dos pontos negativos registrada nessa avaliação permite caracterizar o risco. Assim, quando os pontos negativos são inferiores a 6, não existe risco iminente de parto pré-termo e não se justificam as medidas inibitórias.

Entre 6 e 10 pontos negativos, caracteriza-se o risco iminente e, se não existirem as contraindicações já citadas, instituem-se imediatamente as medidas inibitórias.

Valores acima de 10 pontos negativos caracterizam um trabalho de parto em evolução, por isso não mais se justifica a tentativa de inibi-lo.

Além do insucesso nas tentativas, aumentam os riscos de problemas com o recém-nascido. Os medicamentos usados na inibição passam para o feto e criam problemas no recém-nascido.

Finalmente, na caracterização do risco de parto pré-termo, recomendam-se a ultrassonografia transvaginal e a dosagem de fibronectina fetal na secreção cervicovaginal.

A associação desses parâmetros aos citados no Quadro 19.1 aumentaria a credibilidade do índice de risco de parto pré-termo. Na prática, contudo, poucos conseguem realizar toda essa propedêutica.

Terapêutica inibitória

Optando-se pela inibição, a gestante será hospitalizada e mantida em repouso no leito. Antes de se administrar qualquer medicamento, faz-se a avaliação clínica das condições da paciente e solicitam-se os exames complementares que se julgarem necessários.

Os fármacos empregados na inibição do trabalho de parto pré-termo, denominados tocolíticos, só têm uma função: combater as contrações uterinas. Eles não afastam as causas determinantes do parto pré-termo e, por isso, o trabalho de parto costuma prosseguir.

Conforme o seu mecanismo de ação, os uterolíticos são agrupados em:

- Bloqueadores dos canais de cálcio
- Estimuladores dos receptores beta-adrenérgicos
- Inibidores de síntese e liberação das prostaglandinas
- Bloqueadores dos receptores da ocitocina.

Bloqueadores dos canais de cálcio

O principal inibidor dos canais de cálcio utilizado na inibição de trabalho de parto pré-termo é o nifedipino. Com boa eficácia na inibição por 2 a 7 dias, baixa taxa de efeitos colaterais e baixo custo, é atualmente considerado a primeira escolha para a tocólise. Inicialmente, administram-se 30 mg, e, a cada 8 h, mais 20 mg.

Estimuladores dos receptores beta-adrenérgicos

Os agonistas beta-adrenérgicos são os fármacos mais empregados na inibição das contrações uterinas no parto pré-termo. Dentre eles, os mais utilizados são o salbutamol e a terbutalina. O mecanismo de ação, a eficácia e os efeitos colaterais desses medicamentos são similares. As doses, as vias de administração e a duração do tratamento também pouco diferem.

A via de escolha é a intravenosa. Inicia-se a infusão com doses baixas; se necessário, aumenta-se progressivamente até interromper as contrações; ou, então, atingir a dose máxima suportada pela paciente. Uma vez controladas as contrações, procura-se

Quadro 19.1	Índice de risco de parto pré-termo.			
	Valores atribuídos (pontos negativos)			
	Resultado do exame	0	1	2
	Posição do colo	Posterior	Anterior	Centralizado
	Apagamento	Imaturo	30 a 50%	> 50%
	Dilatação	Nenhuma	2 a 4 cm	> 4 cm
	Altura da apresentação	Alta (móvel)	Média (fixa)	Baixa
	Bolsa d'água	Não formada	Formada	Herniada
	Contrações uterinas	< 1/h	1/10'/15"	2/10'/25"

estabelecer a dose mínima capaz de manter o útero inativo. O uso de agonistas beta-adrenérgicos não deve ser prolongado; será interrompido imediatamente se surgirem efeitos colaterais.

Após a interrupção das contrações, é frequente administrar esses medicamentos pela via oral. Trata-se de medida discutível, já que as concentrações plasmáticas desses fármacos, quando administradas pela via oral, geralmente são baixas, subterapêuticas, a não ser que o intervalo entre as doses seja curto, de 2 a 4 h. Nesse esquema, quase sempre, surgem efeitos colaterais importantes que obrigam a gestante a interromper a terapêutica.

Inibidores da síntese de liberação das prostaglandinas

Reconhecendo-se o papel das prostaglandinas na parturição, admite-se que, inibindo sua produção e liberação, possa-se evitar o parto pré-termo. Com essa finalidade, recorre-se a alguns anti-inflamatórios. O mais empregado é a indometacina, na dose de 100 mg sob a forma de supositório, como dose inicial, seguida de 25 mg pela via oral a cada 6 h. Inexistindo o supositório, pode-se iniciar o tratamento pela via oral em dosagem de 50 mg.

A indometacina pode determinar efeitos colaterais importantes: fechamento do canal arterial fetal e oligoidrâmnio. Por isso, sua administração deve ser por períodos curtos (3 a 7 dias) e sempre com o monitoramento das condições fetais e do volume do líquido amniótico.

Bloqueadores dos receptores de ocitocina

Visando evitar a ação da ocitocina, que estimula as contrações uterinas, recomenda-se no parto pré-termo o emprego de fármacos capazes de bloquear seus receptores. O produto utilizado com essa finalidade é o atosibana. Ele apresenta resultados semelhantes aos dos bloqueadores dos canais de cálcio e baixa taxa de efeitos colaterais. O lado negativo da substância é o custo ainda elevado.

Outras medidas terapêuticas

Corticoterapia

Durante as tentativas de inibição do trabalho de parto pré-termo, quando não se tem certeza do êxito com as medidas adotadas, recomenda-se a administração de corticosteroides a gestantes. Esses medicamentos induzem ou aceleram a maturação pulmonar fetal e reduzem a incidência de hemorragia intraventricular e de enterocolite necrosante no recém-nascido. O corticosteroide mais empregado é a betametasona: 12 mg, por via intramuscular (IM), em duas doses, com intervalo de 24 h entre as doses. Os corticosteroides podem ser utilizados entre 24 e 37 semanas.

Sulfato de magnésio

Estudos recentes têm mostrado que a administração de sulfato de magnésio às gestantes em risco de parto pré-termo diminui a incidência de paralisia cerebral nos recém-nascidos. O sulfato de magnésio deve ser utilizado em gestações abaixo de 32 semanas, por via intravenosa (IV), na dose de 4 g como dose de ataque, mais 1 g/h em infusão contínua (por pelo menos 4 h) até o parto.

Antibioticoterapia

A sepse neonatal precoce pelos estreptococos do grupo beta é causa frequente de complicações graves no prematuro. Por isso, a administração de antibióticos é recomendada naquelas mães em trabalho de parto pré-termo, com bolsa íntegra ou rota, e cultura para estreptococos positiva ou desconhecida, para a prevenção desse quadro. O antibiótico de escolha é a penicilina cristalina IV, na dose de 5.000.000 UI como dose de ataque, seguida de doses de 2.500.000 UI de 4 em 4 h até o parto.

Terceira etapa | Condução do parto pré-termo

Comumente, as medidas preventivas e inibitórias falham e o trabalho de parto pré-termo acontece. A preocupação nesse momento é decidir a melhor via para o nascimento do feto prematuro: a transpélvica ou a transabdominal? Essa decisão exige a análise prévia de algumas variáveis importantes, tais como: a idade gestacional e o peso estimado do feto; a apresentação fetal; as condições do canal cervical no momento do exame; o padrão das contrações uterinas; a integridade ou não das membranas amnióticas; a possibilidade ou não de monitoramento adequado das condições fetais durante o trabalho de parto.

Vários são, portanto, os fatores que podem influir na decisão. Não acreditamos que, isoladamente, a via de parto seja responsável pelos bons ou maus resultados perinatais. Nas idades gestacionais muito precoces, fetos com pesos estimados muito baixos, nos colos imaturos, na ruptura prematura pré-termo das membranas e nas apresentações anômalas, a nossa preferência é pelo parto transabdominal. Este, para alcançar seu objetivo principal – evitar tocotraumatismos, hipoxia fetal –, exige, na maioria das vezes, que a histerotomia na cesariana seja corporal. Só assim se consegue extrair o feto sem dificuldade.

BIBLIOGRAFIA

Corrêa MD, Corrêa Jr. MD. Parto pré-termo. In: Corrêa MD, Melo VH, Aguiar RALP, Corrêa Jr. MD. Noções práticas de obstetrícia. 14. ed. Belo Horizonte: COOPMED, 2011; 21: 305-28.

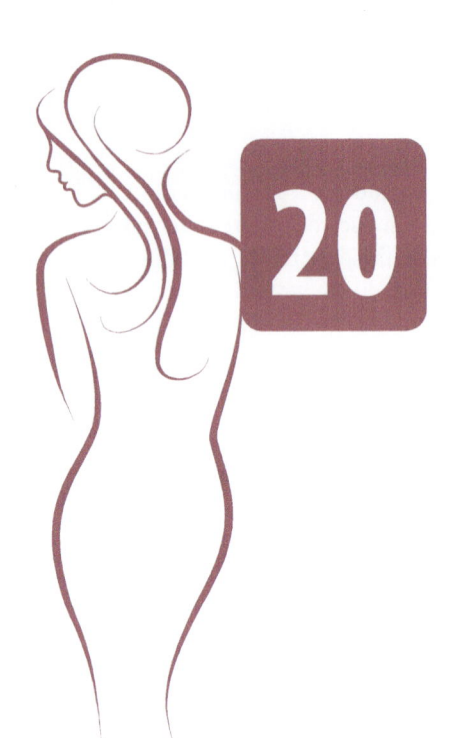

20 Preparação para o Parto e Atuação do Fisioterapeuta durante o Trabalho de Parto

Elza Baracho

Sabrina Mattos Baracho

Cláudia de Oliveira

INTRODUÇÃO

Mesmo nos tempos atuais, o momento do parto pode ser acompanhado por sentimentos de angústia, medo e fantasia por parte das parturientes, haja vista que as mulheres, de modo geral, sentem-se pouco preparadas para enfrentar essa etapa. Por isso, a atuação do fisioterapeuta deve iniciar-se no pré-natal, o que contribui para que as mulheres adquiram confiança e façam as suas escolhas conscientemente, tornando-se agentes do processo de parto. Isso requer escuta, conhecimento e habilidade para passar às gestantes informações relevantes. As evidências científicas disponíveis hoje têm um papel primordial na sustentação e na qualidade da prática clínica, pois contribuem significativamente para a quebra de mitos e tabus que influenciaram o conhecimento de várias gerações acerca do mecanismo do trabalho de parto e das consequências de um parto normal.

O Brasil ainda apresenta taxas elevadas de cesarianas desnecessárias, resultantes, muitas vezes, da escolha do médico e, ao mesmo tempo, da permissão da mulher, frequentemente por desconhecimento ou déficit de informação. Além disso, convivemos com a falta de estrutura física nas maternidades e de treinamento médico para a condução de práticas recomendadas pelo Ministério da Saúde como benéficas para o parto, o que provoca conflitos nas próprias mulheres. Para reverter esse processo, o profissional da saúde deve responsabilizar-se por outro papel: o de ajudar as grávidas a entenderem que podem ser elementos ativos e protagonistas do seu parto, sempre respeitando as limitações e os desejos individuais e a realidade do serviço em que ela receberá assistência. Infelizmente, na maioria das vezes, as gestantes não são orientadas no pré-natal sobre como lidar com a dor do parto, como otimizar as contrações e quais são as escolhas que ela pode fazer com apoio dos profissionais da saúde, apesar de não haver dúvida de que a mulher bem preparada, acolhida e esclarecida pode contribuir satisfatoriamente para o desenrolar mais natural do parto.

Na prática clínica do fisioterapeuta, as mulheres podem receber informações ora individualmente, ora em grupos de grávidas, ora com seus respectivos maridos. Para que o casal se sinta mais seguro, utilizam-se dinâmicas com recursos didáticos, que tornam possível a construção do conhecimento a partir das dúvidas do próprio casal. Assim, não se fornecem informações em aulas expositivas, que geralmente são muito explicativas, pouco práticas e dificilmente focam na demanda do casal. Uma possibilidade é distribuir fichas com explicações das etapas do trabalho de parto (Figura 20.1) e com atitudes que o casal deve assumir frente aos sinais de que o parto está se aproximando. Essas fichas contêm uma lista de itens que vão desde pertences que devem ser levados para a maternidade até uma relação de posições que a mãe pode assumir durante e após o trabalho de parto. O casal também é instruído a colocar as fichas em ordem de acontecimentos dentro da sua percepção e dos seus conhecimentos sobre esse momento. Vale ressaltar que nessa dinâmica o profissional só intervém após a tarefa concluída pelo casal, abrindo então um espaço para discussão e finalizando com vivência prática (Figura 20.2). Estudo desenvolvido por Miquelutti etal. (2013) sobre o efeito da educação pré-natal na experiência do parto de brasileiras mostrou que a participação em grupos informativos e de exercícios na gravidez promoveu maior satisfação e autocontrole durante o parto, além do relato mais frequente de uso de recursos não farmacológicos de alívio da dor (massagem, respiração, uso da bola, banho, verticalização).

Além do desconhecimento e da falta de informação, outro fator pode interferir na escolha da mulher pela cesariana: o medo de que o parto vaginal cause traumas perineais e disfunções

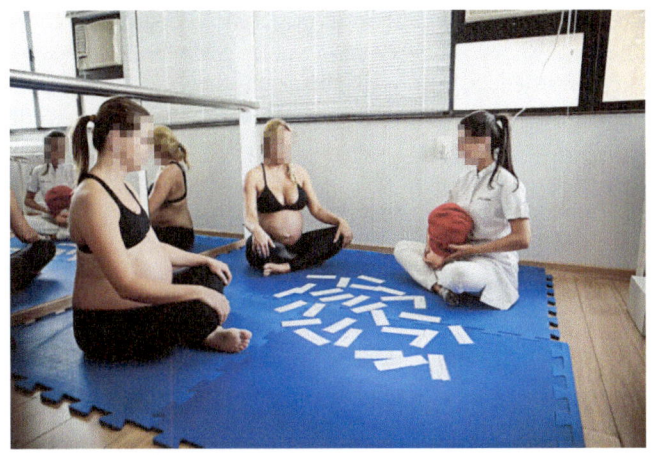

Figura 20.1 Possibilidade de dinâmica a ser usada na preparação dos casais para o parto.

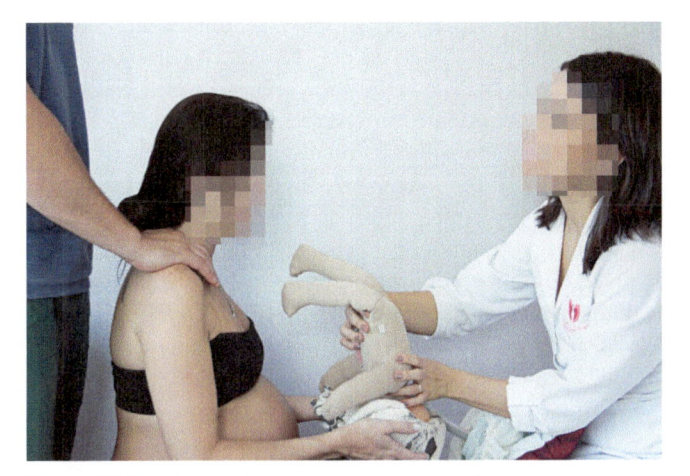

Figura 20.2 Vivência prática durante preparação de casais para o parto.

do assoalho pélvico, como os prolapsos dos órgãos pélvicos ou as disfunções urinária, anal e sexual (Pergialiotis et al., 2014). Se esse é um dos dificultadores do aumento das taxas de parto normal no país, cabe aos profissionais da saúde direcionar as mulheres acerca das estratégias preventivas.

É exatamente aí que se firma o papel do fisioterapeuta, estabelecendo o diagnóstico funcional e reabilitando os músculos do assoalho pélvico (MAP), bem como prevenindo e tratando os traumas perineais e as disfunções do assoalho pélvico na gestação e no pós-parto. No atendimento à grávida, devemos ter em mente que, à medida que dirigirmos nossa atenção à prevenção de complicações, proporcionaremos melhor qualidade de vida à mulher e, sem dúvida, como resultado, teremos um nascimento mais participativo e humanizado, o que repercutirá no aumento das taxas de partos fisiológicos.

ATUAÇÃO DO FISIOTERAPEUTA NO PRÉ-NATAL

Preparação dos músculos do assoalho pélvico

Para sabermos como preparar os MAP para o parto, precisamos entender primeiramente quais são as demandas impostas a eles durante o nascimento do bebê.

Estima-se que a cabeça fetal seja 4 vezes maior que o diâmetro do hiato urogenital, causando expressivo alongamento dos MAP durante o período expulsivo. Esses músculos são naturalmente preparados para isso durante a gravidez, pois os hormônios liberados relaxam a musculatura e permitem a abertura da pelve menor, com afastamento das inserções musculares (púbis e cóccix) durante o parto, favorecendo o alongamento muscular. Apesar disso, em determinadas condições, os MAP podem sofrer traumas durante o parto, resultantes de lacerações perineais espontâneas ou de episiotomia, principalmente em mulheres primíparas.

Apesar de esses traumas predisporem a mulher ao aparecimento de disfunções do assoalho pélvico, evidências crescentes têm mostrado que eles não são os únicos fatores de risco determinantes para a sua ocorrência. Existem vários outros fatores de risco obstétricos e neonatais, como: recém-nascido com peso superior a 4 kg, segundo estágio do trabalho de parto prolongado, uso de ocitocina e parto vaginal assistido com uso de fórceps ou vácuo-extrator. Assim, parece-nos não ser o parto vaginal em si o responsável pela ocorrência de disfunções, mas um conjunto de fatores relacionados à maneira como ele é conduzido.

No momento do parto, alguns dos fatores de risco associados à ocorrência de traumas perineais não são passíveis de intervenção pela equipe obstétrica, como, por exemplo, o peso do recém-nascido. No entanto, outros tantos são modificáveis. Assim, esforços no sentido de evitar esses fatores são favoráveis à manutenção da integridade das funções do assoalho pélvico. Quando os partos são bem conduzidos, o risco de ocorrência de traumas perineais e de disfunções do assoalho pélvico após o parto diminui.

Para a prevenção dos traumas perineais, a massagem perineal poderá ser feita a partir de 35 semanas de idade gestacional, sendo altamente recomendada nas diretrizes de assistência pré-natal do Brasil. Não é aconselhável instituir a massagem perineal durante o trabalho de parto, pois os estudos mostram a sua efetividade somente semanas antes, e não no momento do termo. Resultados de uma revisão sistemática publicada pela Biblioteca Cochrane evidenciaram que essa técnica realizada no pré-natal reduziu em 16% o risco de episiotomia em primíparas (risco relativo [RR]: 0,84; intervalo de confiança de 95% [IC95%]: 0,74 a 0,95) e em 32% (RR: 0,68; IC95%: 0,50 a 0,91) e o relato de dor perineal 3 meses após o parto em mulheres com parto vaginal prévio. Nos estudos, a massagem foi ensinada por médicos e/ou enfermeiros obstetras, por meio de vídeos e/ou panfletos, e realizada durante 10 min pela gestante ou pelo parceiro, que deveria introduzir um a dois dedos lubrificados aproximadamente 3 a 4 cm na vagina, aplicando pressão para o lado e para baixo, no sentido do alongamento perineal (Figura 20.3). Surpreendentemente, as mulheres que aderiram à massagem mais de 3,5 vezes na semana tiveram resultados piores do que aquelas que realizaram a técnica 1,5 vez na semana, levantando a necessidade de investigações mais aprofundadas acerca do mecanismo de ação e dos efeitos fisiológicos da massagem perineal. Os estudos publicados até o momento não investigaram se a técnica melhora a flexibilidade muscular, tampouco se há diferença nos desfechos de acordo com o diagnóstico

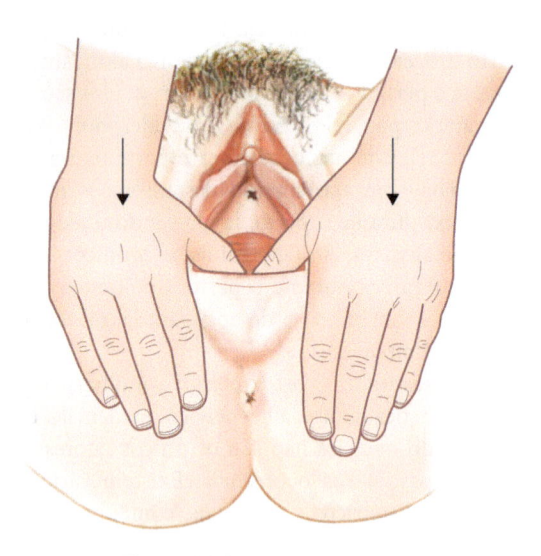

Figura 20.3 Massagem perineal.

funcional dos MAP, que não foi feito previamente à prescrição. Sugerimos, portanto, que novos estudos sejam realizados por fisioterapeutas a fim de investigar os reais efeitos fisiológicos da massagem, considerando-se o diagnóstico funcional dos MAP previamente à intervenção.

Em nossa prática clínica, ensinamos a gestante ou o parceiro a realizar a técnica correta no final da gestação, conforme as recomendações anteriores, e incentivamos que ela faça, paralelamente, atendimentos com o fisioterapeuta, nos quais outras abordagens com potencial para melhorar os desfechos de parto são adotadas. Temos que intervir nos grupos musculares principalmente interligados à pelve e verificar se mudanças biomecânicas de outras estruturas osteomusculares estão relacionadas a deficiências dos MAP.

Além da massagem perineal, o dispositivo *Epi No* foi criado por um médico alemão na década de 1990, tendo como um dos objetivos prevenir os traumas perineais. Trata-se de um balão que, levemente inflado e lubrificado com gel, é inserido na vagina e depois liberado pela gestante, simulando a expulsão. Foi preconizado seu uso durante 15 a 20 min diários a partir de 37 semanas de idade gestacional, sendo que a gestante teoricamente deveria progredir o diâmetro a cada dia. Esse dispositivo viralizou nas redes sociais e passou a ser procurado por gestantes e profissionais que prestam assistência pré-natal com a esperança de integridade perineal. No entanto, estudo de revisão sistemática publicado em 2015 evidenciou que seu uso na gestação não preveniu traumas perineais. Portanto, é desaconselhável indicar que a gestante utilize esse método de alongamento perineal sozinha, seguindo o protocolo descrito nos estudos.

Vale ressaltar que, apesar de a manutenção da integridade perineal ser um importante aspecto para a funcionalidade do assoalho pélvico, não deve ser vista como um objetivo isolado. Ao prepararmos os MAP para o parto, precisamos manter o foco na funcionalidade do assoalho pélvico em todos os níveis (estrutura e função, atividade e participação). Nesse sentido, o objetivo principal da preparação não é necessariamente a preservação da estrutura somente. O fisioterapeuta deve

direcionar seus esforços para a manutenção de funções musculares satisfatórias em relação a tônus, controle, coordenação, força e resistência, bem como adequadas funções urinária, anal e sexual, aumentando a possibilidade de o parto não interferir negativamente nas atividades e na participação das mulheres.

Visando à prevenção de disfunções do assoalho pélvico, principalmente a incontinência urinária, tanto na gravidez quanto no pós-parto, a Sociedade Internacional de Continência recomenda (com base em evidências científicas provenientes de estudos de alta qualidade metodológica) que seja realizado um programa de treinamento supervisionado dos MAP. Quando a disfunção já está instalada, o treinamento muscular é considerado um recurso de tratamento conservador de primeira linha. Por isso, como fisioterapeutas, devemos incentivar que todas as mulheres realizem uma avaliação específica das funções dos MAP durante a gravidez e um programa de exercícios prescritos de acordo com os achados da avaliação.

O primeiro passo deve ser sempre fazer um diagnóstico funcional dos MAP, que pode ser por meio de visualização, palpação ou recursos como o *biofeedback* pressórico e/ou eletromiográfico. Inicialmente, mostra-se à gestante a estrutura dos MAP, por meio de peças anatômicas ou de figuras ilustrativas (Figura 20.4), e ensina-se a contração e o relaxamento correto dos MAP. Em seguida, avaliam-se tônus, controle, coordenação, força e resistência, examinando, paralelamente, os grupos musculares da pelve, do tronco e dos membros inferiores, além de verificar se mudanças biomecânicas estão influenciando as funções dos MAP. Para mais detalhes sobre como avaliar os MAP, ver Capítulo 29 *Avaliação e Diagnóstico Fisioterapêutico de Mulheres com Disfunções do Assoalho Pélvico*. Na prescrição dos exercícios para os MAP, devemos ter o cuidado de evitar a posição de decúbito dorsal por tempo prolongado em decorrência da compressão aortocava, que pode causar hipotensão postural e diminuição do fluxo arterial fetoplacentário.

Apesar dos benefícios comprovados dos exercícios para os MAP na gravidez, muitas mulheres não os realizam de maneira adequada por falta de informações sobre sua existência, falta de orientação de profissional capacitado ou até mesmo por medo de um músculo forte e treinado se tornar inelástico, aumentando

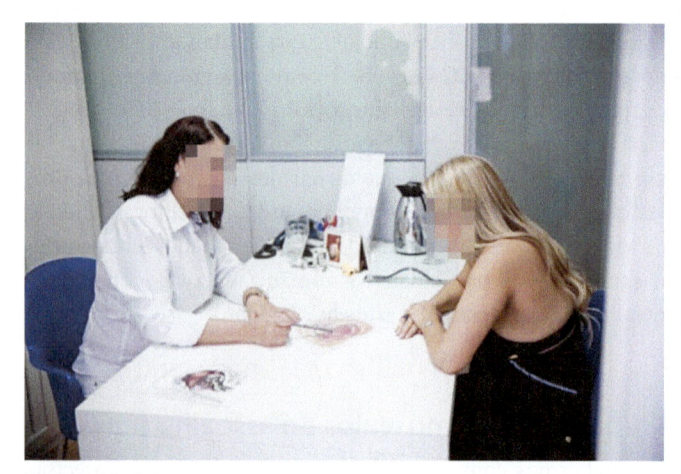

Figura 20.4 Fisioterapeuta ensinando sobre a anatomia dos músculos do assoalho pélvico e demandas sobre a musculatura durante a gestação e o parto.

a duração do período expulsivo e, consequentemente, causando lacerações perineais e interferindo negativamente no parto. No entanto, trata-se de um mito, já que os estudos que investigam o efeito do treinamento dos MAP nos desfechos relacionados ao parto publicados até o momento não mostraram maior risco de traumas perineais, partos instrumentais (vácuo-extrator e fórceps) e cesariana em primigestas que realizaram treinamento dos MAP antes e durante a gravidez.

Inclusive, resultados de uma metanálise publicada por Du et al. em 2015 evidenciaram diminuição da duração do primeiro e segundo estágios do trabalho de parto em mulheres que realizaram os exercícios. Acredita-se que o treinamento resulte em músculos com bom controle e coordenação, que facilitam a rotação da cabeça fetal. Uma mulher que usa seus músculos devidamente sabe, de maneira consciente, relaxá-los, o que favoreceria e possibilitaria a saída do feto em direção ao meio externo com menor estresse muscular.

Independentemente da via de parto, os exercícios devem ser recomendados a todas as gestantes, devido ao seu efeito positivo na prevenção e no tratamento de disfunções do assoalho pélvico. Vale destacar que a existência dessas disfunções na gravidez é um preditor de problemas no futuro, o que reforça a necessidade de prevenção e tratamento durante esse período. Baracho (2010) investigou os preditores clínicos, obstétricos e neonatais da incontinência urinária de esforço (IUE) em 192 mulheres 6 meses após o parto vaginal. Uma combinação de fatores predisse a ocorrência de IUE após o parto na amostra investigada: força dos MAP, ocorrência de IUE antes da gravidez, peso do recém-nascido e IUE com início na gravidez. Dentre esses fatores, o único não modificável foi o peso do recém-nascido. Todos os demais são modificáveis por estratégias fisioterapêuticas e reforçam a necessidade de se instituir o treinamento dos MAP na gravidez para aumentar sua força e prevenir e tratar a IUE. Ressalte-se que nenhum fator obstétrico foi identificado, e que o estudo foi conduzido em um centro de parto normal, onde é preconizado o resgate das características fisiológicas e naturais do nascimento. Os partos são pouco intervencionistas, e é permitido à mulher adotar posições preferenciais, sendo incentivadas as verticais. Na amostra investigada, a qualidade da assistência obstétrica oferecida pode ter contribuído para a ausência de associação entre fatores obstétricos e IUE.

Acreditamos que o fisioterapeuta assume importante papel na gravidez em relação à educação voltada para o assoalho pélvico. As disfunções dos MAP, sendo multifatoriais, muitas vezes aparecem anos mais tarde, quando outros fatores, como a menopausa, são desencadeados. Por isso, devemos, desde o período gestacional, aproveitar a oportunidade para ensinar as mulheres acerca dos eventos e hábitos comportamentais que aumentam o risco de disfunções, além de orientá-las sobre a prevenção e o tratamento.

Preparação global do corpo no pré-natal

A mulher deve ser protagonista do seu parto e exercer papel ativo na tomada de decisões relacionadas com ele. A percepção do seu próprio corpo desde o período gestacional bem como a preparação física auxiliam no seu conforto, proporcionam bem-estar e promovem segurança e confiança no momento do parto.

O fisioterapeuta precisa preparar a mulher fisicamente para enfrentar o tempo do trabalho de parto, sem que isso lhe cause estafa a ponto de postergar o período expulsivo. Assim, na gravidez, são prescritos exercícios de percepção corporal, de fortalecimento e de alongamento de grupos musculares específicos, além de exercícios respiratórios e aeróbicos. Perales et al. (2016), em estudo de revisão sobre o efeito dos exercícios nos desfechos de parto, mostraram que a realização de atividade física (exercícios aeróbicos e de resistência) pelo menos durante 30 min, 3 vezes/semana, pode diminuir em 15% a chance de cesárea, bem como reduzir a duração do primeiro estágio do trabalho de parto. Ademais, são benefícios dos exercícios aeróbicos o controle ponderal, o aumento da autoestima e a diminuição do estresse, da insônia e da ansiedade. Para melhor entendimento das indicações, contraindicações, dos tipos de exercícios aeróbicos mais recomendados na gestação e da dosagem, consulte o Capítulo 11, *Exercícios na Gravidez*.

Dentre os exercícios de percepção corporal, podemos citar a palpação dos ossos da pelve (púbis, cóccix, cristas ilíacas, túberes isquiáticos) para percepção dessa estrutura e da localização dos MAP (Figura 20.5). Recomenda-se também que a mulher já perceba, desde o pré-natal, os movimentos pélvicos (Figura 20.6) e dos quadris, que, como será visto mais adiante

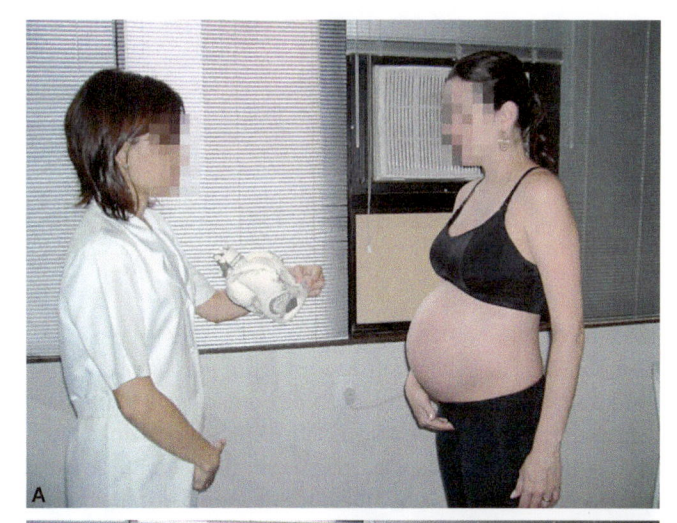

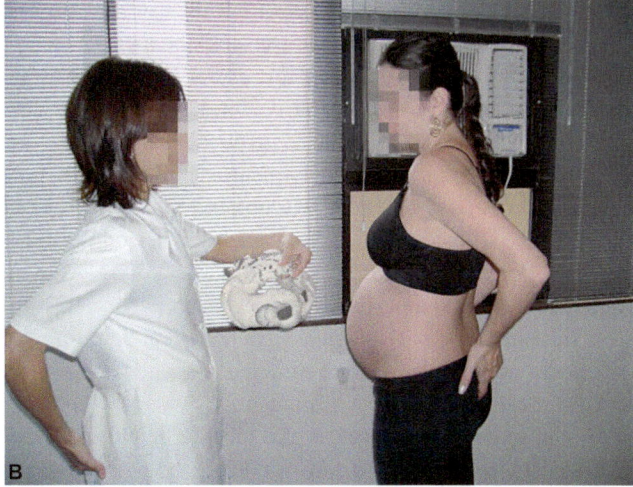

Figura 20.5 Palpação do púbis (A) e do cóccix (B) para percepção da localização dos MAP.

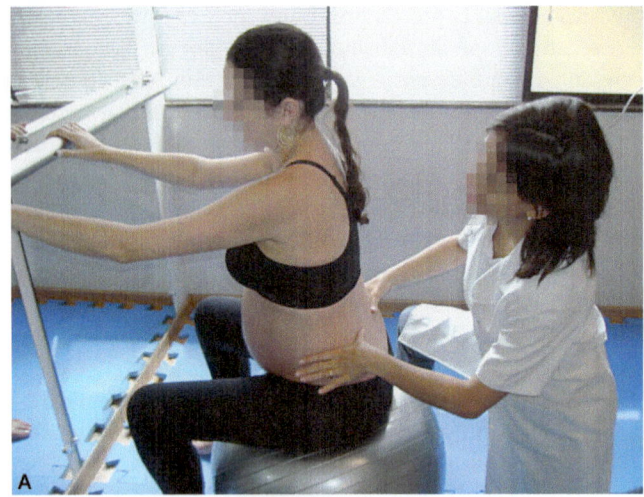

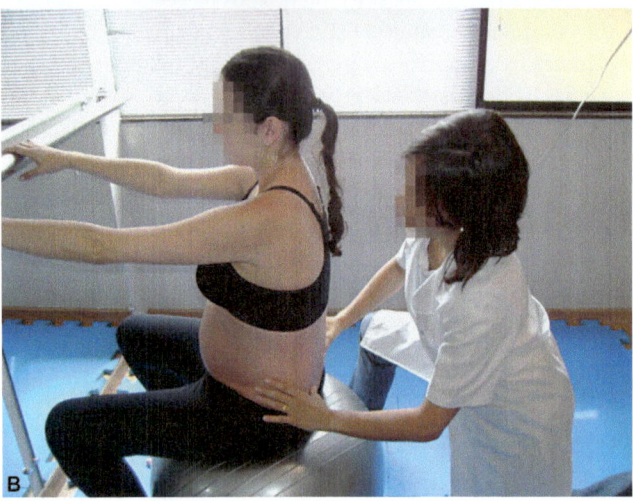

Figura 20.6 Mobilização pélvica em anteversão (A) e retroversão (B).

neste capítulo, serão úteis durante o parto. Apesar de o ganho de mobilidade da pélvis e dos quadris ser importante como preparação para o parto, a prescrição de exercícios de mobilidade sem avaliação prévia aumenta o risco de lesões e/ou do aparecimento de dores relacionadas ao sistema musculoesquelético, já que podem favorecer a instabilidade quando realizados indiscriminadamente.

Uma avaliação pélvica minuciosa direcionará o fisioterapeuta acerca das intervenções e dos exercícios que precisam ser prescritos, considerando as particularidades e necessidades individuais. Durante o parto, vários grupos musculares são requisitados, tanto para o desenvolvimento de força quanto para flexibilidade. A posição de cócoras, por exemplo, que pode ser assumida durante o período de dilatação e no período expulsivo, exige alongamento dos músculos adutores, dos MAP e do tríceps sural. Como a parturiente se levanta a partir dessa posição durante o parto, é necessário que tenha também força de extensores de joelhos e quadris e grande dorsal, músculos cujo fortalecimento é importante na gravidez.

Os abdominais devem ser fortalecidos na gravidez em posições que não favoreçam o aumento excessivo da pressão abdominal, pois isso pode agravar a diástase do reto do abdome. Exercícios concêntricos ou isométricos com flexão de tronco são desaconselhados. Além disso, como durante o parto esses músculos são requisitados juntamente com o diafragma e o assoalho pélvico na expulsão fetal, é preciso trabalhá-los sinergicamente. A gestante deve aprender a recrutar a musculatura abdominal ao mesmo tempo que relaxa os MAP, coordenando esse movimento com a respiração. Assim, exercícios respiratórios diafragmáticos também devem ser introduzidos no pré-natal, pois, além de aumentarem a ventilação pulmonar, diminuem a ansiedade e favorecem o autocontrole no momento do parto.

Finalmente, técnicas de relaxamento, como massagens corporais, por exemplo, são valiosas, principalmente no final da gestação, proporcionando conforto, melhoria da qualidade do sono, alívio de tensões e aumento do bem-estar, por conseguinte, preparando a mulher para o desenrolar natural do parto.

ATENDIMENTO DO FISIOTERAPEUTA NA MATERNIDADE

Política de humanização do parto e do nascimento

Em 2000, o Ministério da Saúde instituiu o Programa de Humanização no Pré-natal e Nascimento (PHPN), com o objetivo de reduzir as altas taxas de morbimortalidade materna e perinatal, procurando assegurar o acesso, a melhoria da cobertura e da qualidade do acompanhamento pré-natal, da assistência ao parto e puerpério. A atuação fisioterapêutica nas maternidades deve ser respaldada no PHPN, segundo a qual a primeira condição para o adequado acompanhamento do parto e puerpério é o direito à humanização da assistência obstétrica e neonatal, a qual compreende, entre outros, dois aspectos fundamentais.

O primeiro relaciona-se à adoção de uma postura ética e solidária por parte dos profissionais e diz respeito à convicção de que é dever das unidades de saúde receberem com dignidade a mulher, os seus familiares e o recém-nascido, reconhecendo que a instituição deve organizar-se de maneira a criar um ambiente acolhedor e adotar condutas hospitalares que rompam com o tradicional isolamento imposto à mulher.

O segundo refere-se à adoção de medidas e procedimentos sabidamente benéficos para o acompanhamento do pré-natal, do parto e do pós-parto, evitando práticas intervencionistas desnecessárias que, embora comumente realizadas, não beneficiam a mulher nem o recém-nascido, e que, com frequência, acarretam maiores riscos para ambos.

Dentre os pilares da humanização, podemos citar:

▸ Resgatar as características fisiológicas e naturais do nascimento

▸ Permitir e incentivar, sem restrições, a presença de acompanhante de eleição da mulher durante o parto, incluindo familiares ou amigos

▸ Permitir que a mulher tenha liberdade para caminhar, mover-se e adotar as posições que ela escolher durante a dilatação e o período expulsivo, exceto se houver restrições específicas para prevenir complicações. Desaconselha-se a posição de litotomia

▸ Permitir acesso, sem restrições, ao apoio emocional e físico continuado de uma mulher capacitada, como uma doula ou um profissional de apoio ao parto

▶ Empregar de modo limitado, quando os benefícios superarem os riscos: cesariana, ocitocina para indução ou condução do parto, episiotomia, fórceps, vácuo-extrator, perfusão intravenosa de rotina, ruptura precoce de membranas

▶ Não empregar rotineiramente: tricotomia vulvoperineal, enema, suspensão da dieta

▶ Utilizar métodos não farmacológicos para alívio da dor e realizar analgesia farmacológica após orientação sobre riscos e benefícios e após solicitação e consentimento da mulher

▶ Estimular o contato pele a pele entre mãe e filho logo após o parto

▶ Incentivar o aleitamento materno

▶ Incentivar o alojamento conjunto.

Nesse contexto, a atuação do fisioterapeuta na maternidade assume importância fundamental, principalmente no que se refere ao alívio da dor com utilização de recursos não farmacológicos, suporte físico e posicionamento. Infelizmente, porém, ainda se observa um número mínimo de maternidades que incluem o fisioterapeuta no quadro de profissionais envolvidos no trabalho de parto. Em virtude disso, durante o pré-natal e sempre que possível, o profissional fisioterapeuta deverá orientar a gestante e seu acompanhante.

Avaliação da evolução do trabalho de parto | Importância do partograma

Na maternidade, antes de iniciar o atendimento da parturiente, deve-se analisar o partograma, a fim de que se possa traçar uma conduta adequada.

O partograma é a representação gráfica do trabalho de parto e normalmente é preenchido pelo obstetra ou pelo enfermeiro obstetra. Seu uso nas maternidades tornou-se obrigatório pela Organização Mundial da Saúde (OMS) em 1994. O controle gráfico do trabalho de parto supera a intuição e possibilita o acompanhamento da sua evolução, o diagnóstico de desvios da normalidade e a tomada de condutas apropriadas para a correção desses desvios, ajudando, assim, a evitar intervenções desnecessárias. Apesar de o fisioterapeuta não preenchê-lo, deve interpretá-lo para que saiba identificar fatores que restrinjam a movimentação da parturiente. Para interpretar o partograma, é preciso ter conhecimento prévio sobre a fisiologia do nascimento. Para isso, sugerimos a leitura do Capítulo 17, *Fisiologia do Parto*.

Por convenção, para a construção do partograma, utiliza-se papel quadriculado (Figura 20.7), colocando na abscissa (eixo x) o tempo em horas – cada divisória horizontal corresponde a 1 h. Nas ordenadas (eixo y), com um triângulo registra-se a dilatação cervical (em centímetros), representada à esquerda; e com uma circunferência, a descida da apresentação, representada à direita. Para esta última, considera-se como ponto de referência o plano zero de De Lee, no qual as espinhas isquiáticas se encontram no estreito médio da bacia, sendo os valores acima deste negativos, e os abaixo, positivos.

O registro gráfico é iniciado quando a parturiente está no início da fase ativa do trabalho de parto, ou seja, com dinâmica uterina mínima de duas a três contrações eficientes em 10 min e dilatação cervical de pelo menos 3 cm. A dilatação inicial é marcada no ponto correspondente do gráfico. Na hora seguinte, traça-se a linha de alerta e, paralelamente a esta, 4 h depois, a linha de ação. Na evolução normal do trabalho de parto, a curva de dilatação cervical se processa à esquerda da linha de ação (Figura 20.8).

Quando a curva da dilatação cervical ultrapassa a linha de ação, a intervenção torna-se necessária, na tentativa de melhorar a evolução do trabalho de parto e corrigir possíveis distocias. Na ficha de acompanhamento do trabalho de parto, além das anotações referentes à dilatação cervical (partograma), podem também ser registrados a frequência cardíaca fetal, a dinâmica uterina, as condições da bolsa e do líquido amniótico, o uso e a dosagem de ocitocina e de medicamentos, fluidos e anestesia (Figura 20.9).

Em conjunto, essas informações direcionam a conduta da equipe obstétrica, incluindo o fisioterapeuta, como será visto no caso clínico apresentado no final deste capítulo. Por isso, antes de iniciarmos o atendimento da parturiente na maternidade, devemos ler o prontuário e a ficha de acompanhamento do trabalho de parto. Diante dessa análise, partimos, então, para o atendimento.

Primeira fase do trabalho de parto

De maneira geral, a primeira fase do trabalho de parto é um momento de estresse emocional para a mulher, não apenas porque está se aproximando o nascimento do seu filho, mas também porque as contrações uterinas que caracterizam essa fase podem

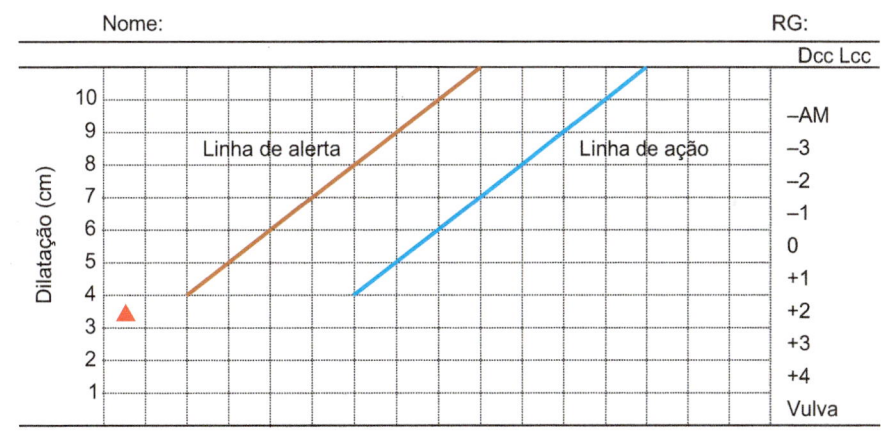

Figura 20.7 Modelo de partograma com linhas de alerta e de ação. (Fonte: Brasil, 2002.)

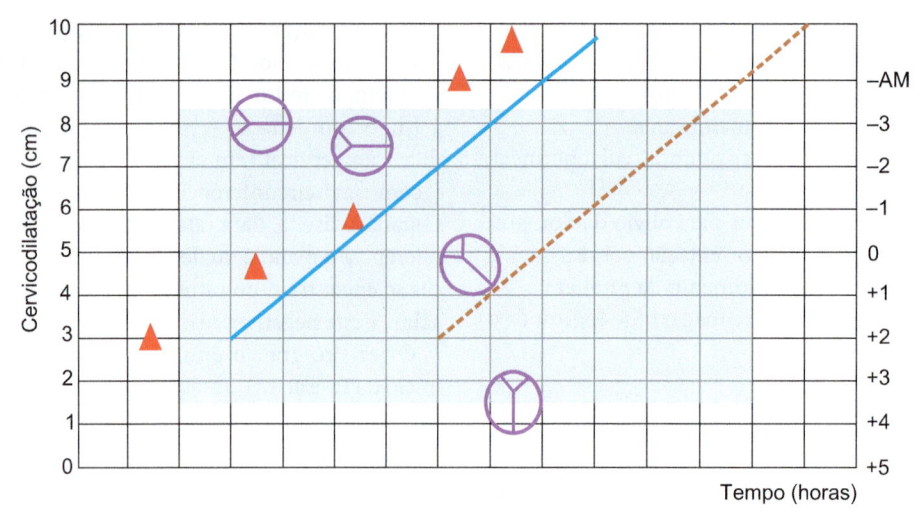

Figura 20.8 Evolução normal do trabalho de parto: esquerda da linha de ação.

ser dolorosas. A dor é variável, não somente de acordo com a intensidade e a duração das contrações, mas também conforme um complexo de fatores relacionados a experiências prévias, estado emocional, expectativas atuais e fatores culturais.

O controle da dor envolve medidas farmacológicas e não farmacológicas. Apesar de a analgesia farmacológica (peridural) apresentar evidências científicas de maior efetividade para o alívio da dor, está associada a efeitos adversos, como aumento de partos instrumentais e prolongamento do segundo estágio do trabalho de parto. Por isso, o fisioterapeuta deverá incentivar o uso de recursos não farmacológicos, tentando evitar ou retardar a aplicação da analgesia de acordo com as preferências e a tolerância da parturiente.

As medidas não farmacológicas incluem massagem, respiração lenta e profunda, termoterapia, imersão em água, aromaterapia, acupuntura, acupressão, *biofeedback*, musicoterapia, hipnose, reflexologia e livre posicionamento da parturiente. O Ministério da Saúde, em suas Diretrizes Nacionais de Assistência ao Parto Normal (2017), preconiza que as técnicas sejam empregadas de acordo com as preferências das mulheres e a disponibilidade de profissionais com habilidade específica para a aplicação. Nessas diretrizes, a *transcutaneous electrical neurostimulation* (TENS) não foi recomendada em mulheres em trabalho de parto estabelecido.

A massagem é um dos recursos comprovadamente seguros e facilmente aplicáveis. Seu efeito analgésico foi explicado pela teoria *gate control* (teoria das comportas para o controle da dor), em 1965. A estimulação das fibras aferentes de grosso calibre, proporcionada pelo estímulo tátil, inibe a transmissão sináptica nas vias de transmissão finas, responsáveis pela experiência da dor. Assim, o estímulo nociceptivo (mensagem de dor) não chega aos centros sensoriais superiores (comporta fechada). Outra teoria proposta explica a analgesia pela liberação de opioides endógenos, como a endorfina, no corno posterior da medula. Tais substâncias inibem a transmissão sináptica nas vias aferentes finas, e a mensagem de dor é bloqueada antes de alcançar níveis sensoriais superiores. Ademais, a massagem diminui a frequência cardíaca e a pressão arterial, reduz os níveis de cortisol e aumenta o fluxo sanguíneo em várias regiões

do cérebro envolvidas na depressão e na regulação do estresse. Segundo Field (2010), possivelmente isso ocorre porque, com a massagem, estimulam-se os barorreceptores, inervados por fibras aferentes vagais, que apresentam projeção para o sistema límbico e o hipotálamo, incluindo as estruturas envolvidas na regulação do sistema nervoso autônomo e na secreção de cortisol.

Mais recentemente, Melzack propôs uma nova teoria, denominada *neuromatrix*, que reconhece a importância dos impulsos ascendentes e descendentes para a experiência de dor, mas valoriza informações adicionais que não faziam parte da teoria *gate control*, tais como experiências passadas, fatores culturais, estado emocional, entre outras. Assim, a *neuromatrix* oferece mais subsídios para a compreensão da subjetividade da dor.

Entre as contrações, podem ser feitas quaisquer técnicas de massagem nos membros inferiores e superiores, na coluna e nos ombros. Durante as contrações, quando a dor é mais intensa, a massagem tem maior efeito quando aplicada na região lombossacra, correspondente à inervação do útero (T10-L2) e ao canal de parto (S2-S4). Podem ser feitas pressões com os dedos nas articulações sacroilíacas (Figura 20.10) ou massagem circular com as mãos espalmadas na região lombossacra, sempre em contato direto com a pele. Essas massagens podem ser realizadas em qualquer posição.

A massagem pode ser realizada pelo profissional de saúde ou pelo acompanhante. Atualmente, o direito ao acompanhante durante o trabalho de parto é garantido pela Lei nº 11.108, de 7 de abril de 2005. Na maioria das vezes, a presença de um acompanhante escolhido pela mulher proporciona um suporte emocional valioso. Além disso, se encontrar condições propícias, o fisioterapeuta que atua no trabalho de parto poderá ensinar ao acompanhante as massagens. Mesmo que este não tenha preparo técnico, observa-se com frequência que tal contato físico potencializa o efeito de relaxamento e diminui a ansiedade da parturiente.

Em relação à respiração, recomenda-se que, durante todo o período de dilatação, ela obedeça a um padrão natural. As respirações rápidas e superficiais não são recomendadas, pois

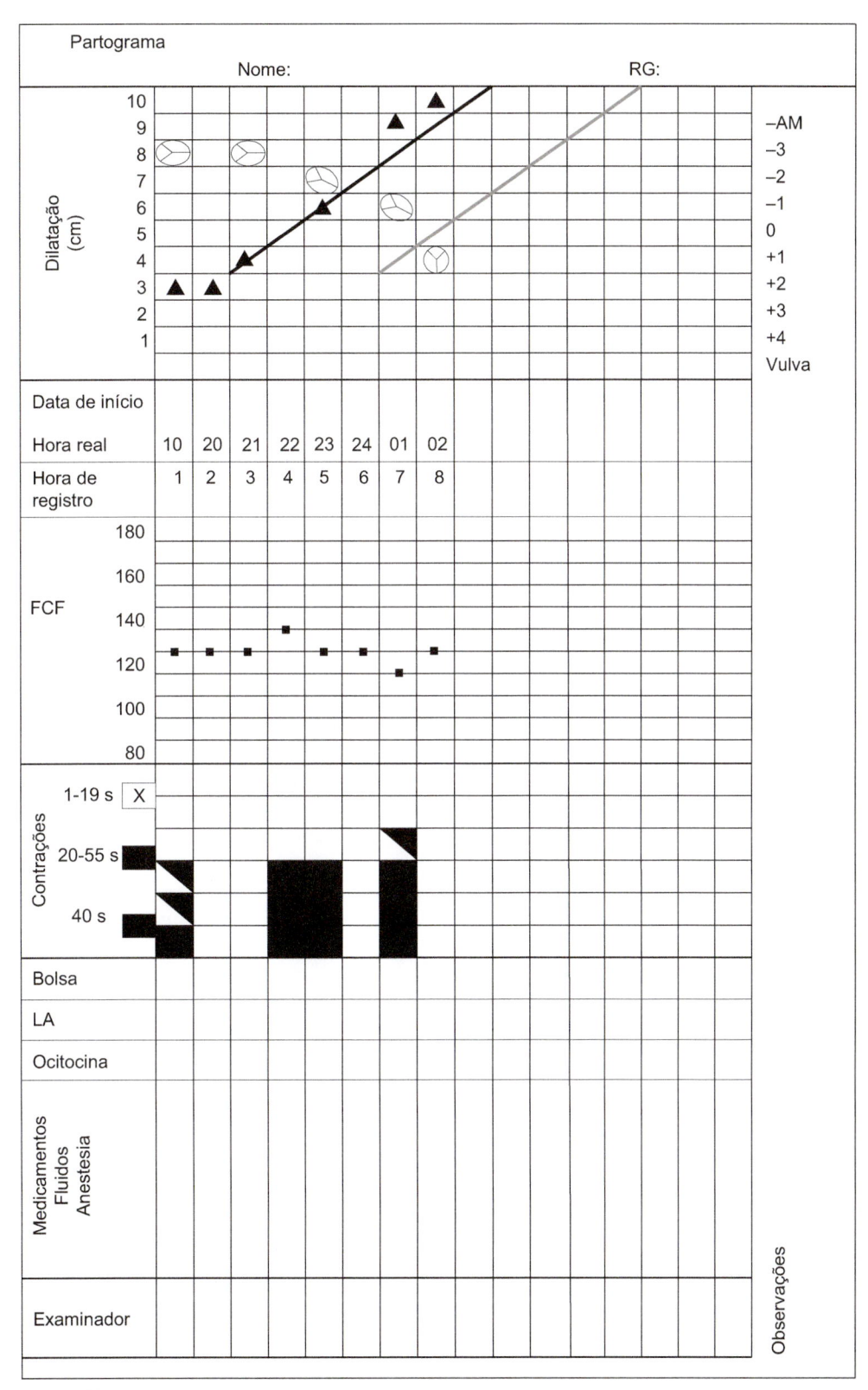

Figura 20.9 Modelo de ficha de acompanhamento do trabalho de parto. (Fonte: Brasil, 2002.)

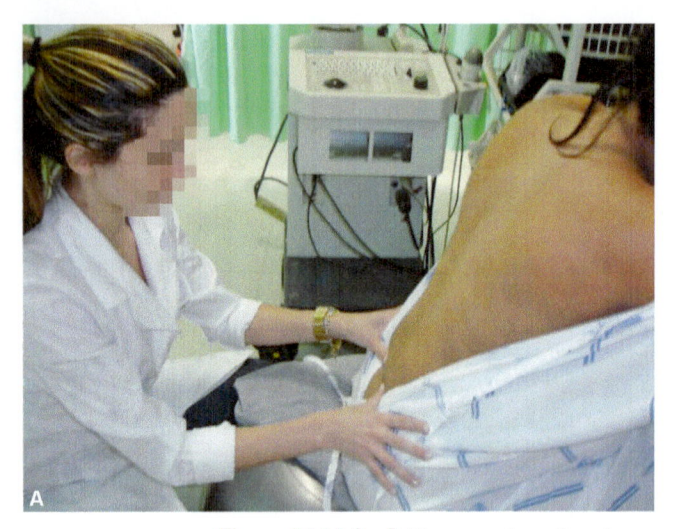
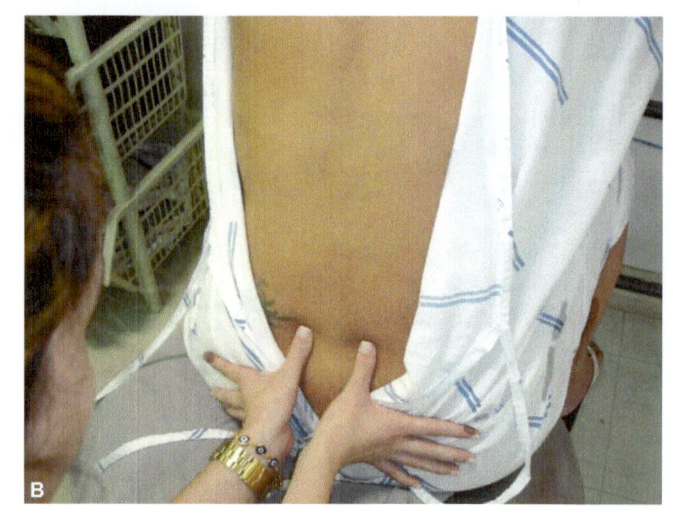

Figura 20.10 A e B. Massagem (pressão-relaxamento) na região sacroilíaca durante o trabalho de parto.

interferem na fisiologia natural e nas trocas gasosas, por causarem hiperventilação pulmonar e favorecerem hipoxemia fetal.

Exceto se a parturiente for portadora de doenças que requeiram repouso, ela poderá adotar a posição em que se sentir mais confortável durante o trabalho de parto (Figura 20.11). De acordo com a literatura, as posições maternas que mais contribuem para melhorar a contratilidade uterina são as verticais. Em um estudo de revisão sistemática publicado na base de dados Cochrane, evidenciou-se que as mulheres que adotaram posições verticais (sentada, ortostática, ajoelhada, de cócoras ou em quatro apoios) ou que deambularam durante o primeiro estágio do trabalho de parto tiveram menor duração do mesmo e requisitaram menos anestesia epidural. A bola terapêutica pode ser usada nessa fase como um recurso que promove a posição vertical da mulher – no chão, na cama ou no chuveiro – e que, por ser lúdica, apresenta também como benefício o alívio de tensões (Figura 20.12). Quando orientada de maneira correta, a bola possibilita ainda a mobilidade pélvica.

Bio et al. (2006) desenvolveram um ensaio clínico controlado e prospectivo investigando a influência da mobilidade materna na duração da fase ativa do trabalho de parto de 50 primigestas. Foram selecionadas parturientes com idade gestacional entre 37 e 40 semanas, feto único em apresentação cefálica, na fase ativa do trabalho de parto (duas contrações a cada 10 min e dilatação de 3 a 4 cm). As mulheres foram deixadas livres para se movimentar e incentivadas a adotar posições verticais; porém, as que participaram do grupo de intervenção foram acompanhadas por uma fisioterapeuta, que orientou os diferentes

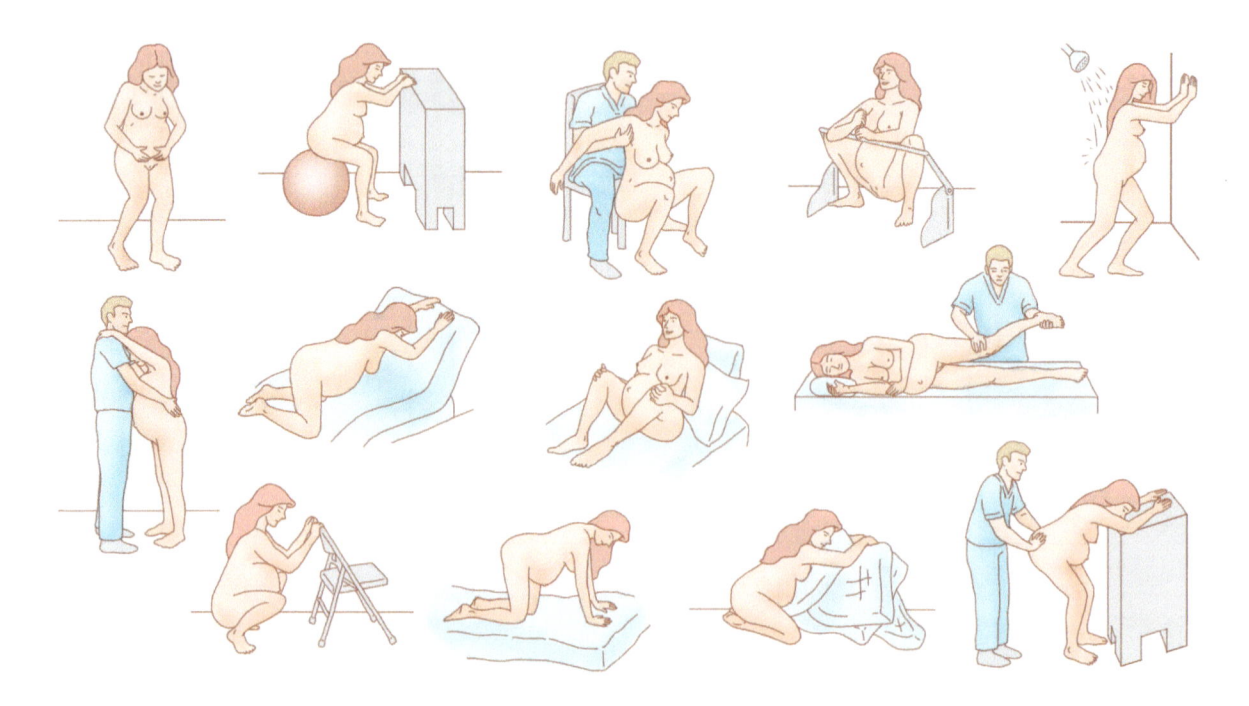

Figura 20.11 Posições que podem ser adotadas durante a primeira fase do trabalho de parto.

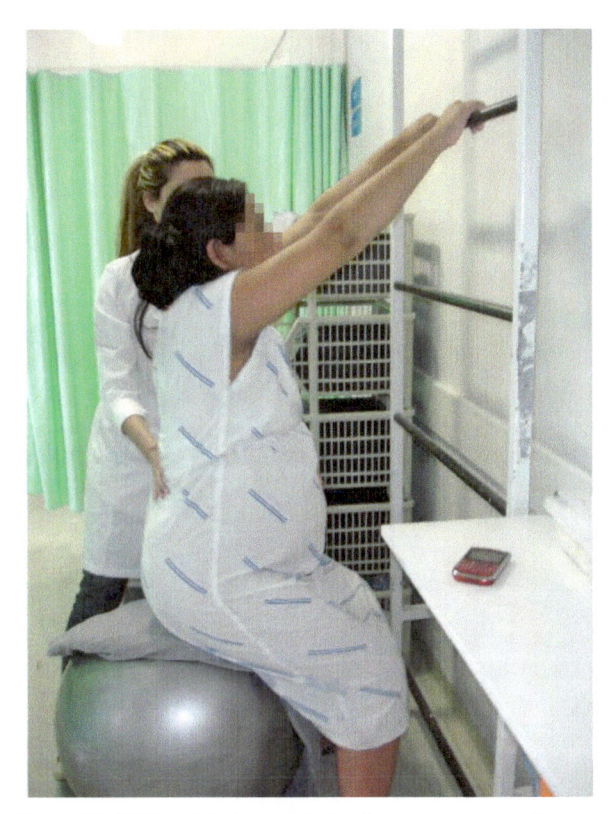

Figura 20.12 Uso da bola terapêutica durante o trabalho de parto.

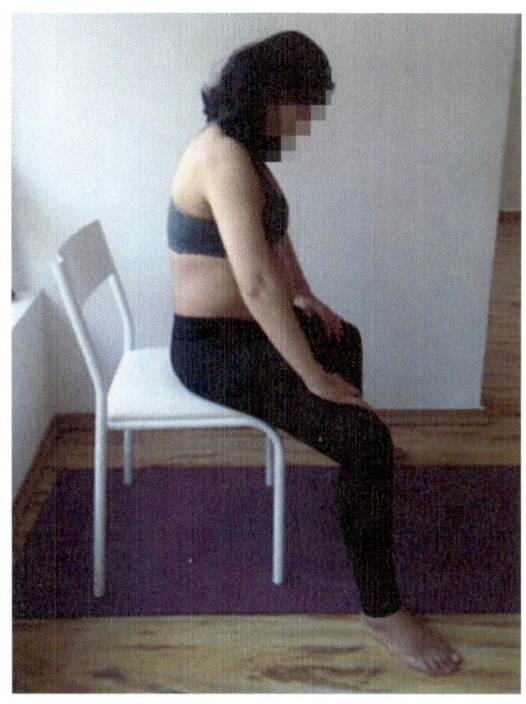

Figura 20.13 Posição sentada, com inclinação anterior do tronco e sacro contranutado.

posicionamentos com base nos planos de De Lee e na dilatação cervical, considerando-se os efeitos na biomecânica pélvica, como descrito a seguir:

- Acima do estreito médio (–3 a –1, De Lee) e dilatação a partir de 3 cm ou modificação do colo uterino: incentivo a posturas que favoreçam a contranutação sacral (Figuras 20.13 a 20.15)
- Estreito médio (quando alcança o plano zero de De Lee, no nível das espinhas isquiáticas (Figura 20.16). A parturiente deve realizar a deambulação, além de movimentos de inclinação lateral da pelve para facilitar a passagem do feto por esse local
- Entre 8 e 10 cm, quando o feto está abaixo do estreito médio (+1 a +3, De Lee): incentivo a posturas do sacro em nutação (Figuras 20.17 e 20.18).

Como resultado, 86% das parturientes tiveram parto vaginal. A média da duração da fase ativa do grupo-intervenção foi de 5h e 16 min; já a média do grupo-controle foi de 8 h e 28 min (p < 0,001), indicando que a adoção de posições verticais com orientação fisioterapêutica especializada tende a acelerar o trabalho de parto. É importante ressaltar que todas as mulheres tiveram o primeiro encontro com a fisioterapeuta no momento da fase ativa do trabalho de parto.

Antes de incentivar as posições verticais e a deambulação, o fisioterapeuta deve analisar, na ficha de evolução do trabalho de parto, a altura da apresentação e a condição da bolsa de líquido amniótico. Nos casos de membranas rotas, a deambulação somente deve ser recomendada quando o polo cefálico se encontrar completamente apoiado na bacia materna, ou seja, no plano zero de De Lee, para evitar prolapso do cordão umbilical.

Quando a mulher deseja adotar posições horizontais, deve-se evitar a de decúbito dorsal, que pode diminuir o ritmo das contrações uterinas, alterar o retorno venoso e interferir na saturação de oxigênio fetal pela compressão de veias importantes, como a veia cava inferior, pelo útero gravídico. O decúbito lateral esquerdo facilita melhor afluxo de sangue e oxigênio uteroplacentário.

Em síntese, nessa primeira fase do trabalho de parto, a mulher poderá adotar posições variadas, desde que sejam respeitados seus limites e garantidas boas condições fetais.

Segunda fase do trabalho de parto

A segunda fase inicia-se quando o colo do útero dilata 10 cm e termina com o desprendimento fetal. Pode ser dividida em dois momentos:

- *Fase inicial ou passiva*: dilatação total do colo sem sensação de puxo involuntário; ou parturiente com analgesia e cabeça do feto ainda relativamente alta na pelve
- *Fase ativa*: dilatação total do colo com a cabeça do feto visível ou com sensação de puxo.

A sensação de puxo, caracterizada pelo desejo da mulher de fazer força expulsiva, ocorre espontaneamente quando a cabeça do feto pressiona a parede vaginal, estimulando os receptores de estiramento e provocando contrações uterinas, uma resposta neuroendócrina denominada reflexo de Ferguson. Assim, algumas parturientes fazem força de modo espontâneo, seguindo as sensações provenientes do reflexo de Ferguson. No entanto, outras acabam sendo guiadas pela equipe de assistência ao parto, especialmente quando não percebem a cabeça fetal no canal vaginal pela diminuição da sensibilidade causada pela analgesia peridural.

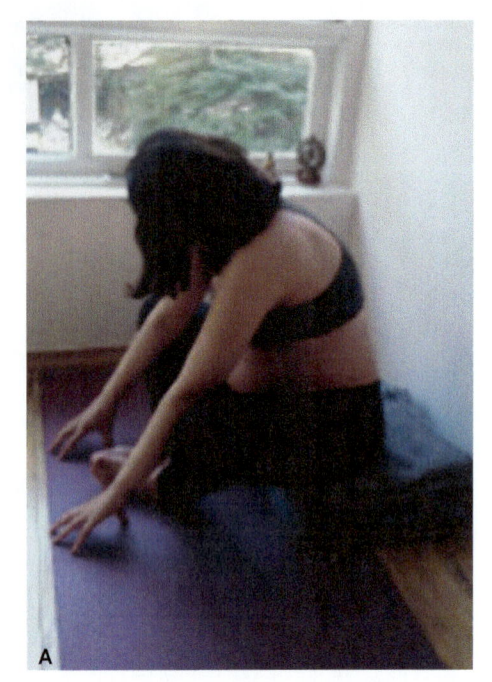
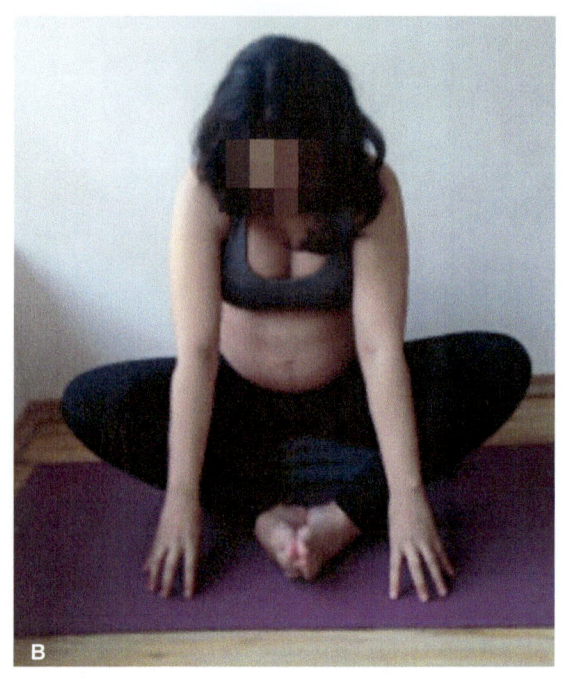

Figura 20.14 A e **B.** Posição sentada, com inclinação anterior do tronco, contranutação sacral e abdução dos membros inferiores.

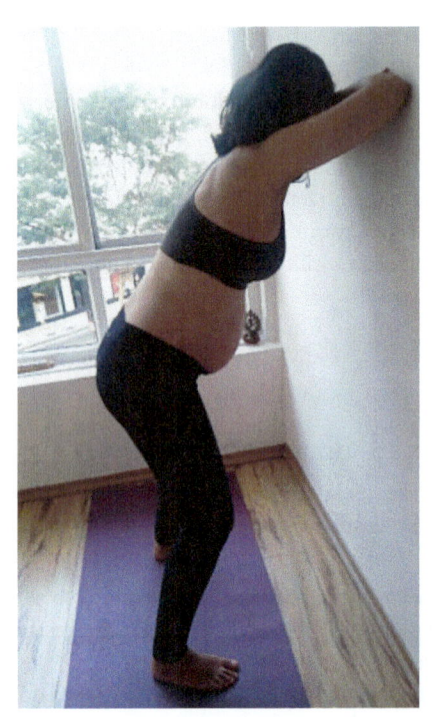

Figura 20.15 Posição em pé, com inclinação anterior do tronco, sacro contranutado e abdução dos membros inferiores.

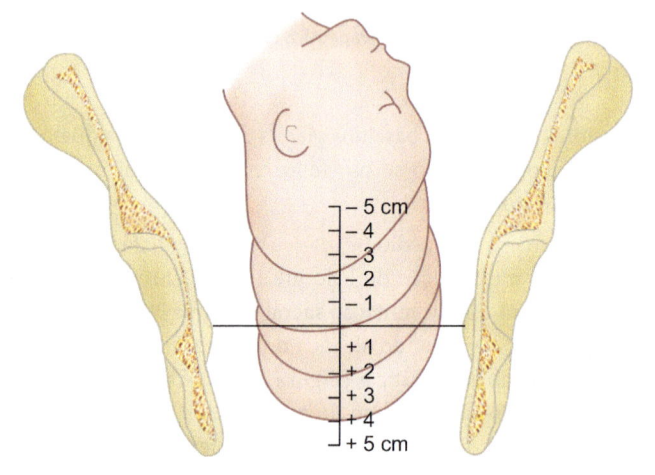

Figura 20.16 Planos de De Lee.

O Ministério da Saúde (2017) apoia a realização de puxos espontâneos no segundo período do trabalho de parto em mulheres sem analgesia, evitando os puxos dirigidos, caracterizados pela força expulsiva contínua com a glote fechada (manobra de Valsalva). Preconiza, ainda, que, caso o puxo espontâneo seja ineficaz ou solicitado pela mulher, devem-se oferecer outras estratégias para auxiliar o nascimento, tais como suporte, mudança de posição, esvaziamento da bexiga e encorajamento. Além disso, recomenda que, "em mulheres com analgesia regional, após a confirmação da dilatação cervical completa, o puxo deve ser adiado por pelo menos 1 hora ou mais, se a mulher o desejar, exceto se a mulher quiser realizar o puxo ou a cabeça do bebê estiver visível. Após 1 hora a mulher deve ser incentivada ativamente para realizar o puxo durante as contrações".

Apesar das recomendações do Ministério da Saúde, não existe consenso na literatura acerca da estratégia ideal para se realizar a força expulsiva. Revisão sistemática publicada em 2017 pela Biblioteca Cochrane, comparando os puxos espontâneos e dirigidos com e sem analgesia, e os puxos tardios (realizados na fase ativa do segundo estágio do trabalho de parto) com os imediatos (realizados na fase passiva do segundo estágio do trabalho de parto), concluiu que não existem evidências científicas com qualidade metodológica suficiente para se preconizar, na prática clínica, uma forma específica

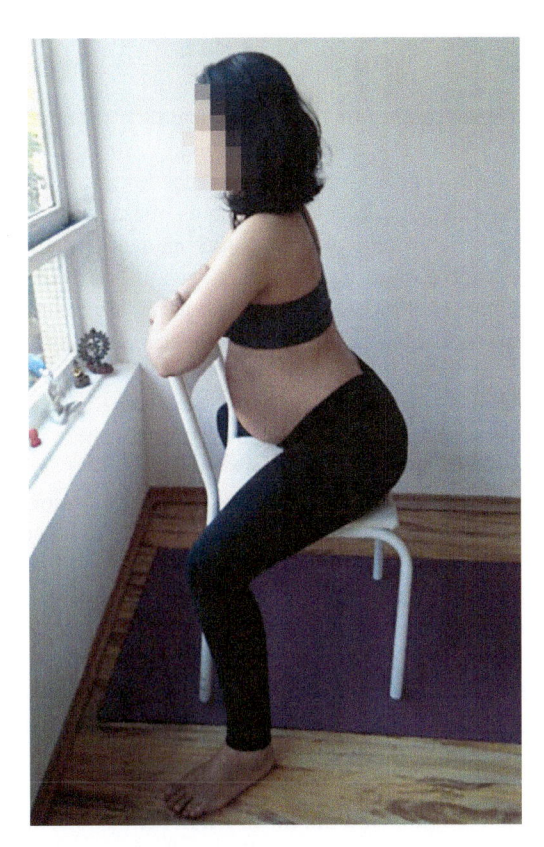

Figura 20.17 Posição sentada, sacro em nutação, abdução, rotação externa da coxofemoral e abertura do diâmetro biciático.

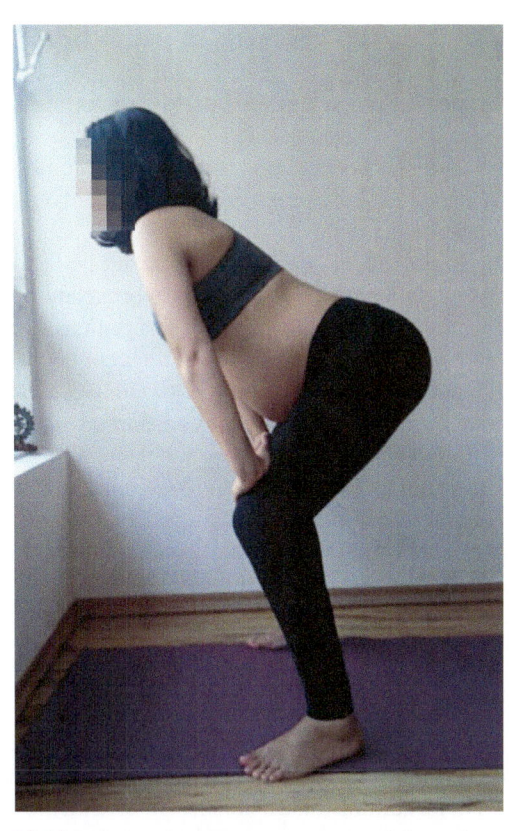

Figura 20.18 Posição em pé, sacro em nutação, abdução dos membros inferiores e inibição da contração do períneo.

de se realizar ou incentivar a força expulsiva durante o parto. Não houve diferença estatisticamente significativa entre os estudos em relação à ocorrência de lacerações graves, episiotomia e desfechos neonatais. Assim, a mulher deve seguir suas preferências e seu conforto. Apesar de, infelizmente, ainda ser uma realidade muito comum nas salas de parto, não é aconselhável incentivar o puxo antes da dilatação completa do colo uterino ou entre as contrações, pois isso tende a causar fadiga na parturiente e ser ineficaz.

Sabemos que o ritmo de descida do polo cefálico pode ser influenciado por vários fatores, como o peso fetal, o tônus dos MAP, a força das contrações uterinas, a forma como a mulher realiza o puxo e o posicionamento da parturiente. Por isso, parece-nos realmente difícil encontrar um modo de realizar o puxo que seja ideal para todas ou a maioria das mulheres. Entretanto, certamente o fisioterapeuta pode auxiliar a mulher a perceber seu corpo e os movimentos pélvicos e posições que ajudam nas contrações uterinas e no relaxamento dos MAP, o que repercute positivamente no parto. Além disso, as mulheres que aprendem a coordenar os MAP com o abdome e o diafragma relatam maior confiança e percepção da força expulsiva no momento do parto.

Em relação ao posicionamento no período expulsivo, não existe consenso acerca da melhor posição, mas têm sido apontadas possíveis vantagens das posições verticais sobre as demais devido a efeito da gravidade, menor risco de compressão aortocava, contrações uterinas mais fortes e eficazes,

melhor alinhamento do feto para passagem pela pelve e maiores diâmetros pélvicos anteroposterior e transverso. Por isso, o Ministério da Saúde recomenda que as posições supina e semissupina sejam desencorajadas, e que a mulher seja incentivada a adotar qualquer outra posição que ela considere mais confortável, incluindo as de cócoras, lateral ou de quatro apoios. Nesse sentido, os fisioterapeutas devem auxiliar a mulher, durante o trabalho de parto, a encontrar a posição que lhe ofereça maior conforto e melhor direcionamento da força expulsiva, levando em conta que, quanto melhor a condição física da parturiente, maiores as suas possibilidades de conforto em diferentes posições.

Apesar do incentivo à adoção de posições verticais pelo Ministério da Saúde, as taxas de parto em posições horizontais permanecem altas na maioria das maternidades brasileiras. A falta de orientação pré-natal e o deficiente treinamento médico nos serviços de residência médica certamente contribuem para isso.

Considerando-se que, em geral, o período expulsivo é um momento de muitas expectativas e que frequentemente a mulher já está cansada por ter passado horas lidando com as dores das contrações uterinas, a equipe de assistência ao parto, incluindo o fisioterapeuta, deve esforçar-se para criar e manter um ambiente acolhedor, tranquilo, silencioso e que preserve a privacidade. Certamente isso influenciará positivamente na participação da mulher, na percepção do seu corpo e na sua satisfação em relação ao parto.

CASO CLÍNICO

O fisioterapeuta chegou à sala de parto de uma maternidade às 15 h e encontrou a parturiente L.C.A. deitada no leito, queixando-se de dor intensa nos ombros e na região lombopélvica. Antes de atendê-la, leu o prontuário, que apresentava as informações descritas a seguir.

L.C.A., 30 anos, $G_1P_0A_0$, 38 semanas de idade gestacional, admitida às 9 h da manhã do dia 02/08/17 com relato de cólicas abdominais. Negou perda de líquido pelos genitais. Durante o exame, apresentou dinâmica uterina de duas contrações em 10 min, com duração de 30 s cada uma (2/10'/30"). O colo uterino estava com 2 cm de dilatação, e o feto, em apresentação cefálica no plano –3 de De Lee. Pré-natal de risco habitual.

O partograma foi aberto às 11 h. Nesse horário, o colo uterino encontrava-se com 3 cm de dilatação, e o polo cefálico estava alto (plano –2 de De Lee; avaliação feita com os dedos). A frequência cardíaca fetal era de 130 bpm. A bolsa ainda estava íntegra, e a dinâmica uterina era de duas contrações em 10 min, com duração de 40 s (2/10'/40").

Pela análise da curva de dilatação, o fisioterapeuta observou que foi realizado toque vaginal novamente às 14 h, sendo que o colo dilatou somente 1 cm em relação ao horário inicial, passando de 3 cm, às 11 h, para 4 cm às 14 h. Observou também que, às 14 h, foi administrada ocitocina, possivelmente para aumentar a eficiência das contrações uterinas e facilitar a dilatação cervical. Às 15 h, a dinâmica uterina aumentou em relação ao horário anterior, possivelmente pelo efeito da ocitocina. A bolsa de líquido amniótico encontrava-se íntegra, e o polo cefálico, no plano –1 de DeLee.

Após analisar o partograma, o fisioterapeuta concluiu que a parturiente apresentou uma evolução lenta do trabalho de parto – o colo dilatou com uma velocidade menor que 1 cm/h. Por isso, planejou o incentivo à deambulação como maneira de aumentar a eficiência das contrações uterinas e facilitar a dilatação. Como a bolsa de líquido amniótico encontrava-se íntegra, não havia contraindicação para o incentivo às posições verticais. Nos casos de membranas rotas, a deambulação só deve ser recomendada com o polo cefálico completamente apoiado na bacia materna, para evitar a ocorrência de prolapso de cordão umbilical.

Ao chegar ao leito, o fisioterapeuta observou que a parturiente estava deitada em decúbito dorsal com a cabeceira ligeiramente elevada, ofegante, receosa com a evolução lenta do seu trabalho de parto, cansada e queixando-se de muita dor, que se tornou mais intensa depois da colocação do soro (ocitocina).

Ela, então, foi primeiramente posicionada em decúbito lateral esquerdo para melhorar a oxigenação fetal. Foi explicado a ela que a ocitocina estava aumentando as suas contrações, necessárias para a dilatação do colo do útero e o nascimento do bebê. Foram propostas alternativas de posicionamento para alívio da dor e estímulo às contrações uterinas, sendo que a parturiente manifestou o desejo de sentar-se na bola. O fisioterapeuta incentivou movimentos pélvicos que pudessem facilitar a contranutação sacral objetivando estimular a descida do feto.

À medida que as contrações foram acontecendo, o fisioterapeuta realizou massagem na região lombossacra para favorecer a liberação de opioides endógenos e estimular os receptores táteis periféricos, visando à inibição do estímulo doloroso. Ao mesmo tempo, ele solicitou à parturiente o relaxamento dos ombros.

A paciente queixava-se de dor na região cervical, comum durante o trabalho de parto nas mulheres que tensionam e elevam os ombros no momento das contrações uterinas. Para diminuí-la, foi feita também massagem na região do trapézio superior, além de compressa de calor no local.

O marido da parturiente estava como acompanhante no trabalho de parto. O fisioterapeuta ensinou a ele as massagens e o posicionou sentado em uma cadeira, à frente da bola, de modo que pôde abraçar a mulher e realizar as massagens na sua coluna.

Trinta minutos após essas condutas, L.C.A. já se sentia mais confiante e segura. Com o alívio da dor, a respiração foi se tornando menos ofegante. No toque, o médico percebeu que o polo cefálico foi para o plano zero, mostrando que o parto estava evoluindo satisfatoriamente. O fisioterapeuta propôs à parturiente deambular e realizar movimentos de inclinação lateral da pelve para facilitar a passagem do feto por esse local.

A dilatação foi progredindo, e, com 8 cm, a parturiente manifestou desejo de ter analgesia farmacológica. Após a analgesia, ela quis se deitar para descansar, e o ritmo das contrações desacelerou um pouco. Por isso, em seguida, o fisioterapeuta novamente incentivou a verticalização e os movimentos pélvicos. Com 10 cm de dilatação, a parturiente foi levada para o Bloco Obstétrico. O fisioterapeuta acompanhou-a, permanecendo com ela até o final do parto, juntamente com seu marido, que assistiu ao nascimento do filho e participou de tudo com satisfação e confiança. No dia seguinte, o fisioterapeuta fez um atendimento, ainda na maternidade, no puerpério imediato.

BIBLIOGRAFIA

American College of Obstetricians and Gynecologists (ACOG).Practice Bulletin Clinical Management Guidelines for Obstetrician Gynecologists. 2016.

Baracho E, Figueiredo EM, Baracho SM. Incontinência urinária na gestação e no pós-parto. In: Moreno AL. Fisioterapia em uroginecologia. 2. ed. São Paulo: Manole; 2009. p.173-84.

Baracho SM. Preditores de incontinência urinária de esforço em mulheres primíparas que realizaram parto vaginal. Dissertação (Mestrado). Programa de Pós-Graduação em Ciências da Reabilitação. Escola de Educação Física, Fisioterapia e Terapia Ocupacional. Belo Horizonte: Universidade Federal de Minas Gerais; 2010. 68 p.

Baracho SM, Figueiredo EM, Silva LB et al. Influência da posição de parto vaginal nas variáveis obstétricas e neonatais de mulheres primíparas. Rev Bras Saude Mater Infant. 2009; 9(4):409-14.

Beckmann MM, Garrett AJ. Antenatal perineal massage for reducing perineal trauma. Cochrane Database Syst Rev. 2011.

Bio E. O corpo no trabalho de parto: o resgate do processo natural do nascimento. São Paulo: Summus; 2015.

Bio E, Bittar RE, Zugaib M. Influência da mobilidade materna na duração da fase ativa do trabalho de parto. Rev Bras Ginecol Obstet. 2006; 28(11):671-9.

Bo K, Fleten C, Nystad W. Effect of antenatal pelvic floor muscle training on labor and birth. Obstetrics & Gynecology. 2009; 113(6):1279-84.

Bo K, Hilde G, Jensen JS et al. Too tight to give birth? Assessment of pelvic floor muscle function in 277 nulliparous pregnant women. International Urogynecology Journal. 2013; 24(12):2065-70.

Brasil. Ministério da Saúde. Secretaria de Ciência, Tecnologia e Insumos Estratégicos. Departamento de Gestão e Incorporação de Tecnologias em Saúde. Diretrizes nacionais de assistência ao parto normal: versão resumida [recurso eletrônico]. Brasília: Ministério da Saúde; 2017. 51 p.

Brasil. Ministério da Saúde. Secretaria de Políticas de Saúde. Área Técnica Saúde da Mulher. Programa de Humanização no Pré-natal e Nascimento: informes técnico-institucionais. Rev Bras Saúde Mater Infant. 2002; 2(1):69-71.

Brito LG, Ferreira CH, Duarte G et al. Antepartum use of Epi-No birth trainer for preventing perineal trauma: systematic review. Int Urogynecol J. 2015; 26(10):1429-36.

Calais-Germain B. O períneo feminino e o parto. Elementos de anatomia e exercícios práticos. São Paulo: Manole; 2005.

Corrêa MD, Melo VH, Aguiar RALP et al. Noções práticas de obstetrícia. 14. ed. Belo Horizonte: Coopmed; 2011.

Du Y, Xu L, Ding L et al. The effect of antenatal pelvic floor muscle training on labor and delivery outcomes: a systematic review with meta-analysis. Int Urogyneol J. 2015; 26(10):1415-27.

Durnea CM, Khashan AS, Kenny LC et al.What is to blame for postnatal pelvic floor dysfunction in primiparous women pre pregnancy or intrapartum risk factors? Eur J Obstet Gynecol Reprod Biol. 2017; 23(214):36-42.

Federação Brasileira das Associações de Ginecologia e Obstetrícia (Febrasgo). Manual de Orientação. Assistência ao Abortamento, Parto e Puerpério. 2010.

Field T. Pregnancy and labor massage. Expert Rev Obstet Gynecol. 2010; 5(2):177-81.

Gentz BA. Alternative therapies for the management of pain in labor and delivery. Clinical Obstetrics and Gynecology. 2001; 44(4):704-32.

Gupta JK, Hofmeyr GJ, Rebecca S. Position in the second stage of labor for women without epidural anesthesia. Cochrane Database of Systematic Reviews. The Cochrane Library. Issue 03.2011. doi: 10.1002/14651858.CD002006.pub1.

Howard D, Makhlouf M. Can pelvic floor dysfunction after vaginal birth be prevented? Int Urogynecol J. 2016; 27(12):1811-5.

Jones L, Othman M, Dowswell T et al. Pain management for women in labour: an overview of systematic reviews. Cochrane Database Syst Rev. 2012; 14(3):CD009234.

Kramer MS, McDonald SW. Aerobic exercise for women during pregnancy. Cochrane Database of Systematic Reviews. Issue 3.2006. doi: 10.1002/14651858.CD000180.pub2.

Lawrence A, Lewis L, Hofmeyr GJ et al. Maternal positions and mobility during first stage labour. Cochrane Database of Systematic Reviews. The Cochrane Library. Issue 03.2011. doi: 10.1002/14651858.CD003934.pub2.

Lemos A, Amorim MM, Dornelas de Andrade A et al. Pushing/bearing down methods for the second stage of labour. Cochrane Database Syst Rev. 2017; 26(3):CD009124. doi: 10.1002/14651858.CD009124.pub3.

Melzack R. Pain and the neuromatrix in the brain. J Dent Educ. 2001 Dec; 65(12):1378-82.

Miquelutti MA, Cecatti JG, Makuch MY. Antenatal education and the birthing experience of brazilian women: a qualitative study. BMC Pregnancy and Childbirth. 2013; 13:171.

Neme B. Partograma. In: Peraçoli JC, Maestá I, Rudge MVC. Obstetrícia básica. 3. ed. São Paulo: Sarvier; 2005. p. 191-5.

Perales M, Santos-Lozano A, Ruiz JR et al. Benefits of aerobic or resistance training during pregnancy on maternal health and perinatal outcomes: a systematic review. Early Hum Dev. 2016; 94:43-8.

Pergialiotis V, Viachos D, Protopapa A et al. Risk factors for severe perineal lacerations during child birth. Int J Gynaecol Obstet. 2014;125(1):6-14.

Silva LB, Silva MP, Soares PCM et al. Posições maternas no trabalho de parto e parto. Femina. 2007; 35(2):101-6.

Simkin P, Bolding A. Update on nonpharmacological approaches to relieve labor pain and prevent suffering. J Midwifery Women's Health. 2004; 49:489-504.

Trout KK. The neuromatrix theory of pain: implications for selected nonpharmacological methods of pain relief for labor. J Midwifery Women's Health. 2004; 49:482-8.

Wael A, Pippin S, Malcolm Wet al. Does antenatal pelvic floor muscle training affect the outcome of labour? A randomised controlled trial. Int Urogynecol J. 2008; 19:85-8.

Zugaib M. Mecanismo de parto. In: Zugaib obstetrícia. 2. ed. Barueri, SP: Manole; 2012. p. 353.

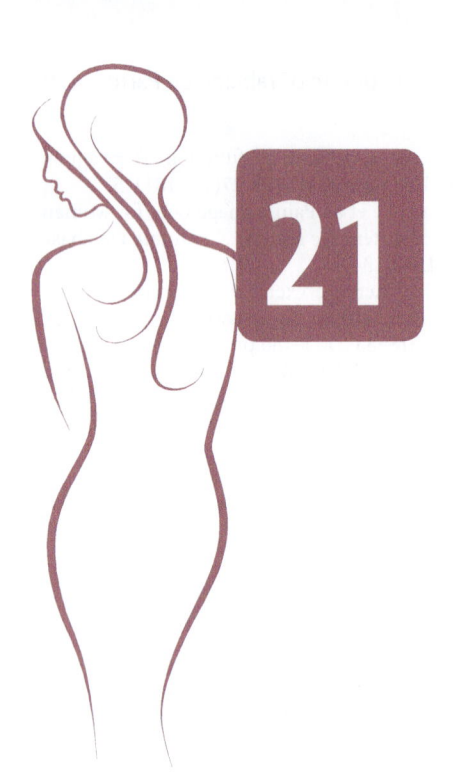

Puerpério

21

Antônio Vieira Machado

"A obstetrícia qualificada requer prática conscienciosa, vigilância constante e firme crença de que nenhum obstetra deve se dar por inteiramente satisfeito com seu próprio trabalho." (David Charles)

INTRODUÇÃO

O período puerperal (puerpério, pós-parto, sobreparto) inicia-se ao final do parto, prolonga-se por 6 a 8 semanas e termina quando todos os órgãos da reprodução retornam ao estado não gravídico. É um período de intensas e importantes modificações maternas corporais e psíquicas, predominando um forte catabolismo, sem consequências danosas ao organismo, na maioria das vezes.

Acontecimentos associados a esse período incluem: mudanças fisiológicas locais, como a involução uterina e da mucosa vaginal (crise genital), recuperação da mucosa vaginal e uterina (recuperação genital), alterações no períneo e na parede abdominal e variações do peso, da temperatura, do sangue, das mamas e do hábito urinário, entre outros. Por isso, o puerpério requer uma atenção integral da puerpéra e de sua família.

O período puerperal é dividido em três estágios:

▶ *Pós-parto imediato:* 1º ao 10º dia
▶ *Pós-parto tardio:* 11º ao 40º dia
▶ *Pós-parto remoto:* a partir do 41º dia.

Ressaltamos que, no estágio de pós-parto imediato, ocorrem as mais importantes alterações fisiológicas do puerpério, bem como o surgimento de complicações clinicocirúrgicas, as quais ocasionam o puerpério patológico. De acordo com Corrêa (2004), são primordiais o monitoramento minucioso da puérpera na busca de sinais e/ou sintomas de doenças cujas consequências sejam imprevisíveis e o conhecimento da fisiologia do puerpério.

Na avaliação clinicoginecológica da puérpera, devemos ficar atentos às condições da assistência ao parto e do recém-nascido, às intercorrências na gestação, no parto e no pós-parto (hipertensão arterial, diabetes melito, convulsões, sensibilização fator Rh, febre e hemorragia), às medicações prescritas, aos dados vitais, ao estado psicoemocional, ao vínculo do binômio mãe-filho e às condições sociais. Deve-se também examinar as mamas, o abdome, a involução uterina, os genitais externos, as características do lóquios e as condições da ferida cirúrgica, caso a paciente tenha passado por algum procedimento restritivo, assim como episiotomia ou cesariana.

Por fim, é preciso palpar as panturrilhas na busca ativa de indícios de trombose nos membros inferiores e avaliar o aleitamento.

Dor e problemas psicoemocionais e com o aleitamento são as queixas mais frequentes que levam a puérpera a procurar atenção médica, sendo mais frequentes nas primíparas. Fica evidente que a promoção de cuidados de saúde neste período é de vital importância para a completa recuperação da mulher e evita os agravos de saúde.

Assim como as orientações no pré-natal e no pré-parto auxiliam a futura mãe, dando-lhe tranquilidade e confiança, no pós-parto (puerpério), orientações antecipatórias e apoio emocional também são de grande valia. Nesse período, a mãe vivencia dois grandes e especiais momentos: o primeiro contato com o filho e o fenômeno da amamentação.

MODIFICAÇÕES DO PUERPÉRIO

Involução e recuperação da genitália
Útero

Após o secundamento, terceiro período do trabalho de parto, o útero retrai-se para abaixo da cicatriz umbilical, medindo aproximadamente 15 cm de comprimento, 12 cm de largura e 8 a

10 cm de espessura, com peso de 1.000 g. Ao fim da 1ª semana, o útero pesa ± 500 g; na 2ª semana, 350 g; e ao final da 6ª e 8ª semanas, 80 e 60 g, respectivamente. No 1º dia, o útero está a 12 a 15 cm da sínfise púbica; no 5º dia, 7 a 10 cm; e ao final do 12º dia, abaixo do estreito superior. Podemos dizer que o útero diminui, em média, 0,7 cm por dia. Ao final da 2ª semana, não é mais palpado no abdome e, com 6 semanas, retorna às condições pré-gravídicas.

A atividade contrátil uterina é permanente, mesmo após o secundamento, sendo a grande responsável pela involução uterina e pela hemostasia da região placentária. As primíparas têm um ritmo de involução uterina mais rápido que as multíparas. A lactação acelera essa involução, principalmente devido ao efeito Ferguson (reflexo uteromamário – a estimulação do mamilo e dos ácinos galactóforos libera ocitocina, que causa a ejeção do leite e a contração uterina). Segundo González et al. (1992) e Cunningham et al. (2000), a involução uterina não sofre modificações com a administração de metilergometrina, seja em parto vaginal ou cesariano, mãe primípara ou multípara, amamentando ou não.

O colo uterino dilatado a 10 cm para a passagem do feto fecha-se gradualmente no pós-parto. Entre o 7º e o 10º dia de pós-parto, o colo uterino espessa-se, tomando aspecto pré-gestacional, com o orifício interno fechado e o externo ligeiramente alargado e com fenda longitudinal. Os ligamentos uterinos sofrem involução durante o puerpério, e a sua subinvolução pode predispor ao prolapso uterino e à retroversão.

Endométrio/lóquios

A cavidade uterina sofre grandes transformações no puerpério. Na região placentária, sofre redução brusca de sua área, e o sangramento é debelado pela retração e pela contração miometrial, levando a colapso da circulação (ligaduras vivas de Pinard), trombose e obliteração dos orifícios vasculares e redução de seus calibres. A eliminação de fragmentos de tecido é por descamação contínua e progressiva da porção superficial da decídua remanescente. Ao término de 10 dias, a área é reduzida em 50% e apresenta um infiltrado leucocitário, que não é infecção, mas, sim, parte do processo involutivo do endométrio. A epitelização completa da cavidade uterina dura em torno de 25 dias e se dá à custa da camada basal. A espessura do endométrio não sofre modificações significativas no puerpério imediato. No 15º dia pós-parto há redução de 34% da espessura, e, no 30º dia, o endométrio alcança sua espessura normal. Sua recuperação ocorre em quatro etapas: regressão, cicatrização, proliferação e retorno ao estado normal.

A secreção vaginal pós-parto é denominada lóquio. Constitui-se de sangue, muco cervical, transudato vaginal e produtos da necrose da camada superficial do endométrio. Inicialmente, é chamada de lóquio vermelho, contendo sangue e decídua; paulatinamente, torna-se serossanguínea (lóquio seroso) e, ao término da 2ª ou 3ª semana, é uma secreção serosa esbranquiçada (lóquio branco). Em geral, o lóquio cessa em aproximadamente 4 a 6 semanas após o parto, e a quantidade total eliminada é de 230 g. Doenças do endométrio, do colo uterino e da vagina alteram suas características quanto a cor, quantidade e cheiro.

O retorno da menstruação ocorre, em média, 45 dias após o parto, e, geralmente, 80% dos ciclos são ovulatórios. O aleitamento pode determinar amenorreia de 8 a 12 meses e oferecer certo grau de proteção anticonceptiva, influenciado pela frequência das mamadas, pelo tempo de sucção e pela introdução de suplementos alimentares na dieta do recém-nascido.

Genitália externa e vagina

Logo após o parto, toda a genitália externa e a vagina apresentam um estado congestivo e edematoso, que regride comumente nas primeiras 48 h, com o relaxamento das paredes vaginais. A crise vaginal pós-parto é uma atrofia da vagina por carência estrogênica, que reduz a espessura do epitélio à metade e atinge seu clímax em torno do 15º dia pós-parto. Ocorre, também, redução progressiva do seu tamanho. A partir de então, observa-se regeneração com grandes variações individuais, independentes do aleitamento. As pregas da parede vaginal reaparecem em 3 semanas.

Durante o puerpério, o meio vaginal é alcalino, e a flora, mista. O hímen, após a laceração e a cicatrização, apresenta-se em pequenos fragmentos de tecido chamados de carúnculas himenais ou mirtiformes.

A região perineal apresenta-se edemaciada e regride em 1 a 2 semanas após o parto. A episiorrafia, quando presente, deve ser inspecionada e observada. Podem-se usar compressas de gelo para reduzir o edema e a dor, além de água e sabão na higienização da região. O tônus muscular restabelece-se em 6 semanas, dependendo do grau de lesão durante o parto.

Parede abdominal

A parede abdominal e o peritônio tornam-se flácidos, e as vísceras, aos poucos, voltam à posição original. No pós-parto imediato, pode-se evidenciar a diástase dos músculos retos abdominais.

A parede abdominal é formada por pele, tecido subcutâneo, fáscia e peritônio. Mesquita et al. (1999) mensuraram a diástase dos músculos retos abdominais utilizando o paquímetro e afirmam que a recuperação da tonicidade da musculatura da parede abdominal, distendida pelo útero gravídico, ocorre em média 6 semanas após o parto, é lenta e, às vezes, imperfeita. O exercício físico supervisionado e a fisioterapia ajudam na sua recuperação. Não é aconselhável o uso de cintos ou cintas elásticas.

Sistema urinário

Monheit et al. (1980) relatam que o retorno da função renal em níveis pré-gestacionais ocorre em 6 meses. As alterações morfológicas do sistema urinário, como a dilatação da uretra, da pelve renal e dos ureteres e o relaxamento da parede vesical, podem persistir por 3 meses após o parto. Logo após o termo, a mucosa vesical apresenta edema, hiperemia e, às vezes, sangramento submucoso, causando hematúria, incapacidade de micção, ou incontinência urinária pós-parto. Estudos têm demonstrado que o parto, especialmente o vaginal, é o maior causador de desenvolvimento de incontinência urinária no pós-parto imediato, em função de lesão da função muscular da uretra e dos tecidos adjacentes. A reversão do quadro se dá ao final do 3º mês de pós-parto. Spellacy (2001) comenta que a idade, a raça e o não emprego de episiotomia são fatores predisponentes a incontinência urinária.

No pós-parto, ocorrem hiperdistensão vesical e aumento da urina residual, agravada pela anestesia peridural ou geral, favorecendo o desenvolvimento de infecções das vias urinárias. Por isso, devemos prestar atenção à puérpera com dificuldade de urinar espontaneamente e instituir o imediato cateterismo vesical preventivo. Há diminuição da diurese nos primeiros dias de pós-parto. O fluxo plasmático renal, a taxa de filtração glomerular e o *clearance* de creatinina retornam ao normal entre o 5º e o 7º dia pós-parto. Proteinúria, hematúria e cilindrúria são normais até 3 dias de pós-parto. A glicosúria é interrompida. A dilatação do ureter, da pelve e dos cálices renais regride mais lentamente.

Sistema cardiovascular

O rendimento cardíaco, o volume plasmático e a resistência vascular retornam aos seus valores normais em 6 a 12 semanas de pós-parto.

Ueland e Metcal (1975) estimam uma perda sanguínea de 500 a 1.000 mℓ para os partos vaginal e cesariano, respectivamente. O hematócrito, portanto, apresenta queda mais acentuada nos partos cesarianos. O volume sanguíneo no 3º dia pós-parto é 16% inferior em relação ao do pré-parto. Estima-se perda de um terço do aumento do volume sanguíneo materno durante o parto, outro um terço até o final da 1ª semana de pós-parto e o último terço durante o restante do puerpério.

A pressão arterial (PA) eleva-se de 10 a 20 mmHg no pós-parto, em função da eliminação da circulação placentária e da contração uterina, que sobrecarregam o sistema circulatório em, no mínimo, 300 mℓ de sangue. Essa elevação temporária é restabelecida vagarosamente. Segundo Machado (1999), a introdução do monitoramento ambulatorial da PA no estudo da mesma na gestação trará, seguramente, critérios e parâmetros mais eficazes e confiáveis do seu comportamento durante a gestação e o pós-parto. O débito cardíaco é ± 20% reduzido devido à involução uterina e à diminuição da frequência cardíaca, normalizando ao final da 2ª semana de pós-parto. A ocorrência de taquicardia justifica a suspeita de hemorragia ou de descompensação cardíaca.

A pressão venosa dos membros inferiores diminui pela descompressão da veia cava inferior, e as veias dos membros inferiores e da vulva regridem progressivamente. Observa-se edema dos membros inferiores até o 12º dia de pós-parto. A identificação de fatores de risco e a palpação das panturrilhas e do pulso pedioso são elementos importantes na busca ativa de trombose venosa profunda.

A série vermelha quase não se altera. Ocorre aumento da leucocitose já existente (10 a 30.000 glóbulos brancos), principalmente de granulócitos neutrófilos e acentuada eosinopenia, que se reduz à metade nas 48 h subsequentes e, em 6 dias, está na faixa da normalidade.

Surge, no puerpério, um estado de hipercoagulabilidade, devido ao aumento da adesividade plaquetária e dos fatores V e VII, e menor elevação na contagem das plaquetas. A atividade fibrinolítica também aumenta. Entre a 1ª e a 4ª semana após o parto, observa-se que todos os valores voltam ao normal.

Sistema digestivo

Durante o trabalho de parto, a parturiente perde líquidos; assim, no pós-parto, o suor, os lóquios e a urina explicam a sede e, consequentemente, a maior ingestão de líquidos. O timpanismo abdominal moderado, às vezes acentuado, no período pós-cesariana, é decorrente da diminuição do peristaltismo intestinal. A evacuação espontânea é difícil nos primeiros dias, devido à diminuição de ingestão de alimentos (inapetência), aos músculos abdominais e perineais enfraquecidos e à inibição antiálgica. Com a deambulação precoce e o fornecimento de dieta regular, restabelece-se a normalidade intestinal.

Manifestações gerais

Pulso

O pulso pouco se altera, mas reflete o estado geral da puérpera. Reafirmamos que o aumento de pulso pode ser a primeira indicação de perda excessiva de sangue, processo infeccioso ou descompensação cardíaca.

Temperatura

Na maioria das vezes, a temperatura média das puérperas fica abaixo de 38°C. Cuidado especial deve ser dedicado à elevação da temperatura no 3º e 4º dias pós-parto, coincidindo com a descida do leite (apojadura mamária) e com a proliferação de germes vaginais que ascendem à cavidade uterina. Todo aumento de temperatura com duração superior a 24 h deve ser investigado.

Respiração

Segundo Contreras et al. (1991), a capacidade residual funcional e o volume de reserva expiratório reduzidos durante a gravidez retornam aos valores basais no pós-parto. Da mesma maneira, aumentos do consumo de oxigênio (O_2) e da ventilação alveolar e redução da tensão alveolar de dióxido de carbono (CO_2) voltam aos valores basais entre a 6ª e a 8ª semana de pós-parto (Spätling et al., 1992). A dispneia causada pelo deslocamento cranial do diafragma pelo útero gravídico tende a desaparecer nos primeiros dias do pós-parto.

Perda de peso

Estima-se em 5 a 6 kg a perda de peso logo após o parto, com a saída do feto, seus anexos e a perda sanguínea, além de mais uma perda de 2 a 5 kg no pós-parto, devido a diurese, sudorese, involução uterina e lóquios. Normalmente, a puérpera perde 500 a 1.000 g de peso por mês durante os 6 primeiros meses. O Instituto de Medicina (IOM) dos EUA estima um ganho ponderal de 10 a 12 kg durante a gravidez e uma retenção de 1 kg de peso por filho (Parker, 1994).

Alterações cutâneas

A hiperpigmentação cutânea aparece em 75% das gestantes. Os locais mais comuns incluem a face (cloasma gravídico), a fronte, o nariz, a linha *alba*, que se torna linha *nigra*, e a aréola mamária. Essas alterações se exacerbam no 3º trimestre, e, com a exposição ao sol, a regressão é lenta. Há também pronunciado aumento das glândulas sebáceas na aréola mamária (tubérculos de Montgomery).

As estrias ou "marcas de alongamento" podem desenvolver-se sobre nádegas, abdome e mamas, principalmente. Inicialmente são rosadas e, no pós-parto, adquirem a tonalidade pálida e ficam mais evidentes. As estrias são consequência da ruptura da derme e costumam estar associadas ao aumento da atividade corticoadrenal e da tensão sobre o tecido conjuntivo. São alterações permanentes e sem tratamento eficaz.

CUIDADOS PÓS-PARTO

Os cuidados e as recomendações no pós-parto imediato têm o intuito de promover o bem-estar da puérpera, bem como prevenir, reconhecer e tratar as complicações. Muitos são os aspectos que devem ser observados no pós-parto imediato, como veremos a seguir.

Dados vitais

Devem-se monitorar em intervalos variados, de acordo com as necessidades, o pulso, a PA, a temperatura axilar, a frequência respiratória e o volume urinário. Vale ressaltar que qualquer elevação da temperatura axilar no puerpério pode significar infecção de localização, principalmente geniturinária e mamária. O monitoramento do sangramento vaginal é recomendável.

Segundo Sabiri et al. (2007), as gestantes que desenvolvem aumento dos níveis pressóricos e, principalmente, pré-eclâmpsia grave durante a gestação devem ser monitoradas com maior frequência no pós-parto, visto que a eclâmpsia neste período tem incidência de 13 a 37% e, comumente, ocorre nas primeiras 48 h de pós-parto.

Deruelle et al. (2006) encontraram, em um estudo retrospectivo com 453 gestantes, risco aumentado de complicações pós-parto nas que desenvolveram pré-eclâmpsia e/ou síndrome HELLP (hemólise, elevação de enzimas hepáticas, plaquetopenia) e foram submetidas a parto cesariano.

Sangramento vaginal

A persistência de lóquios sanguíneos além do 5º dia pós-parto e/ou o aparecimento de coágulos sanguíneos associados a subinvolução uterina geralmente são causados por retenção placentária e/ou hipotonia ou atonia uterina. A altura abaixo da cicatriz umbilical e a consistência uterina (globo de segurança) são sinais de uma involução sem problemas.

Inspeção da ferida cirúrgica

É também imprescindível inspecionar a região perineal, quando for necessária a episiotomia restritiva (episiorrafia), ou a região suprapúbica (incisão abdominal), para certificar-se da cicatrização da ferida cirúrgica e do aparecimento de complicações como hematoma, infecção, deiscência etc. Orientações quanto à higienização perineal frequente com água e sabão, principalmente após as micções e evacuações, são úteis, bem como a administração de analgésico quando necessário.

Mamas

A lactação é um fenômeno de grande importância no puerpério, com repercussões clínicas e emocionais. Essa "arte" promove o encontro e o relacionamento entre mãe e filho, proporcionando o estabelecimento de laços afetivos e físicos, uma aprendizagem sem fim. A amamentação será discutida no Capítulo 24, *Aleitamento Materno*.

A lactação inicia-se de 24 a 72 h após o parto, com ingurgitamento mamário prévio, que é precedido da eliminação do colostro por 2 a 3 dias. Este, comparado com o leite materno, contém mais proteína e sais minerais e menos açúcar e gordura, além de ser rico em imunoglobulinas. O colostro é substituído pelo leite no 3º ou no 4º dia de pós-parto, quando ocorre ingurgitamento mamário, e a descida do leite pode causar certo desconforto.

Recomenda-se posicionar as mamas firmemente, sem restringi-las, evitar o ingurgitamento mamário e as mamadas prolongadas, que favorecem a maceração, a fissura mamilar e a mastite. Recomenda-se, também, manter a higienização adequada dos mamilos.

Hopkinson et al. (1992) alertam que a maioria dos medicamentos administrados à mãe é secretada no leite, e que o tabagismo está associado à redução significativa no teor de gordura e no volume do leite materno. Wojcicki (2011) demonstrou que o aleitamento em gestantes com índice de massa corpórea elevado é reduzido no início e em sua duração.

Na puérpera que não amamenta, os níveis de prolactina decrescem paulatinamente, alcançando índices pré-gestacionais com 2 a 3 semanas. Não recomendamos o uso de medicamentos na inibição da lactação.

Dieta

A dieta é regular após a estabilização dos dados vitais e a recuperação da anestesia para as pacientes de parto normal e, geralmente, 6 h depois para as pacientes de parto cesariano. Mães em lactação devem ingerir 1.800 cal/dia, nunca menos de 1.500 cal/dia, e evitar dieta para emagrecimento nessa fase (Parker, 1994). Puérperas com dietas especiais por problemas variados de saúde devem receber orientações individualizadas após avaliação clínico-obstétrica. Além disso, adequada hidratação deve ser estimulada e orientada no puerpério e no aleitamento.

Dentes

Segundo Kloetzel et al. (2011), a profilaxia dentária e os cuidados odontológicos durante o pré-natal e o puerpério parecem reduzir o parto pré-termo e o aparecimento de cáries dentárias.

Atividade física

Após a recuperação da anestesia, deve-se estimular a mobilização ativa dos membros inferiores com o objetivo de reduzir o risco de doença tromboembólica e, tão logo os dados vitais estejam estáveis, encorajar e estimular a deambulação. A participação da fisioterapia é importante.

Intestino

Atonia intestinal, flacidez de abdome e períneo, anorexia, desidratação durante o trabalho de parto, baixa ingestão de líquidos, hemorroidas, fissuras anais, episiorrafia e dor em região perineal são causas frequentes de constipação intestinal. A prevenção inclui deambulação precoce, hidratação adequada, retorno da dieta regular e uso de laxativo, se necessário. O restabelecimento da função intestinal nas puérperas submetidas a parto cesariano é mais demorado.

Brincat et al. (2009), em estudo com 240 primíparas, relatam baixa prevalência de incontinência fecal durante a gravidez e no pós-parto. Ainda assim, deve-se sempre proceder ao exame local na busca de alterações do esfíncter anal e de fístulas retovaginais e anovaginais.

Função vesical

Há aumento na produção urinária entre o 3° e o 4° dia de pós-parto. A retenção urinária não é incomum, devido a atonia vesical, flacidez abdominal, dor perineal, compressão da uretra por edema vulvar ou hematoma vaginal e fatores emocionais. A observação cuidadosa da bexiga no sentido de não permitir sua hiperdistensão, assegurar seu adequado esvaziamento após cada micção e, até mesmo, o cateterismo vesical em condições assépticas é importante na prevenção de complicações urinárias.

Algumas pacientes apresentam certo grau de incontinência urinária após o parto vaginal em função de comprometimento dos músculos vesicais e pélvicos e de flutuações dos níveis hormonais.

Medicamentos

A prescrição de medicação antiálgica é necessária para proporcionar conforto às pacientes e alívio da dor, que limita a movimentação, restringe a tosse e compromete o estado geral. Antibióticos e outros medicamentos devem ser usados com critério e seguindo as indicações. Deve-se realizar também a avaliação clinicoginecológica da puérpera no pós-parto imediato e tardio, a fim de buscar algum desvio da normalidade clínica.

COMPLICAÇÕES PÓS-PARTO

As complicações clínico-obstétricas no pós-parto, que acometem não só as gestantes de alto risco, mas também as de risco habitual, podem causar óbito materno. As principais são: febre, hemorragia, doenças tromboembólicas, anemia, complicações mamárias e depressão pós-parto.

Hemorragia pós-parto

Trata-se de perda sanguínea pós-parto superior a 500 a 1.000 mℓ. A hemorragia pós-parto (HPP) imediata ou precoce é a que ocorre nas primeiras 24 h do puerpério, e a tardia é a observada entre 24 h e 12 semanas de pós-parto. A incidência é de 1 a 2%, respondendo por mais de 75% das complicações puerperais graves encontradas nas primeiras 24 h que se sucedem ao parto, sendo a 5ª causa de morte materna (Mousa e Walkinshaw, 2001).

As causas de HPP são divididas em: uterinas (90%), que englobam hipotonia e/ou atonia uterina, retenção placentária, placentação anômala, sangramento do local de implantação placentária, lacerações e ruptura uterina; e não uterinas, que abarcam laceração do sistema genital inferior, coagulopatias e hematomas. Nyflot et al. (2017) consideram que a duração do trabalho de parto superior a 12 h está associada a risco de hemorragia grave pós-parto, e não se pode desprezar a endometrite e os distúrbios hematológicos.

A importância e a gravidade clínica da HPP são óbvias, pois a maioria dos óbitos maternos por hemorragias obstétricas aparece no puerpério imediato. O conhecimento e a identificação dos vários fatores de risco envolvidos possibilitam o diagnóstico precoce e exato, e o tratamento adequado, imediato, agressivo e eficaz diminui suas complicações e, muitas vezes, age preventivamente.

As complicações mais importantes da HPP são: choque hipovolêmico, coagulação intravascular disseminada (CID), insuficiências renal, hepática e respiratória, e anemia. O tratamento da HPP visa ao controle da hemorragia, abordando as causas específicas e impedindo a instalação do choque hemorrágico e a identificação de distúrbios da coagulação. Para isso, podem-se realizar curetagem uterina, sutura das lacerações, histerectomia total e ligadura de vasos uterinos e da artéria ilíaca interna nos casos graves (Chelli et al., 2010). A ultrassonografia pode ser útil na identificação de restos placentários.

Hematoma puerperal

Os hematomas vaginais e vulvares são complicações pouco comuns do parto. Sua incidência oscila entre 1 em 7.500 e 1 em 310 partos. Provavelmente, a real incidência situa-se entre 1 em 500 e 1 em 900 partos. A adoção de técnica cirúrgica cuidadosa com hemostasia rigorosa pode limitar o aparecimento dessa complicação, que, como as HPP, requer diagnóstico precoce e tratamento adequado. Indicamos drenagem cirúrgica nos grandes hematomas e bolsa de gelo ou calor nos pequenos.

Infecção puerperal

O Comitê de Saúde Materna dos EUA define a morbidade puerperal ou febre puerperal pela presença de dois registros de temperatura oral iguais a 38°C em quatro medidas diárias, entre o 1° e o 10° dia pós-parto, excluindo as primeiras 24 h. No entanto, existem críticas a essa definição pela exclusão das primeiras 24 h, por considerar a temperatura de 38°C (existem infecções puerperais com temperaturas mais baixas) e desconsiderar o local do foco infeccioso e o uso rotineiro de antibiótico no pós-parto.

Entre as causas predisponentes, podemos citar:

▸ *Fatores anteparto:* baixo nível socioeconômico, anemia, má nutrição, extremos etários, higiene precária, infecções dos sistemas urinário e pulmonar e diabetes
▸ *Fatores intraparto:* contaminação bacteriana (ruptura de membrana, excesso de exames vaginais e manipulação uterina para a saída do feto e da placenta), traumatismos (lesões de períneo, vulva, vagina e colo), sangramento, hematoma e parto prolongado e cesariano
▸ *Fatores pós-parto imediato:* contaminação da ferida cirúrgica e hemorragias significantes.

Diante disso, exame clínico minucioso na tentativa de localizar o foco infeccioso é imperativo, com especial atenção para as áreas de hipersensibilidade localizada, os sistemas urinário, intestinal e pulmonar, além de secreção vaginal, ferida cirúrgica, mamas e membros inferiores (flebite e trombose).

A infecção pélvica é uma complicação séria e frequente no puerpério, responsável por cerca de 4% das mortes maternas.

Geralmente, é polimicrobiana, e sua gravidade e seu prognóstico estão relacionados com a extensão da infecção para as cavidades pélvica e abdominal.

A estratégia de identificação das gestantes colonizadas pelo *Streptococcus* grupo B durante o pré-natal, com a realização da cultura de material coletado na região perianal e vaginal, e o tratamento durante o trabalho de parto têm reduzido o risco de corioamniotite, infecção materna pós-parto e infecção e sepses neonatais.

Febre puerperal

Endometrite

A doença tem uma incidência de 13 a 50% nos partos cesarianos contra 1 a 3% nos partos vaginais; portanto, é 10 a 20 vezes mais frequente em partos abdominais. Normalmente, é uma infecção polimicrobiana. O diagnóstico baseia-se na presença de febre ≥ 38°C, taquicardia, mal-estar, dor à mobilização uterina, subinvolução uterina e secreção vaginal fétida e purulenta. Maior extensão do processo infeccioso pode ocorrer com a propagação para o miométrio (endomiometrite) e para o paramétrio (endomioparametrite). São fatores de risco para endometrite: parto cesariano (fator isolado mais importante), carga bacteriana do sistema genital inferior, diabetes melito, infecções urinárias e genitais, anemia, desnutrição, obesidade, baixo nível socioeconômico, trabalho de parto prolongado, monitoramento fetal intrauterino e inadequada técnica operatória. As bactérias mais comumente encontradas na endometrite são as anaeróbias (*Peptostreptococcus* e *Bacteroides*) e as aeróbias (*Streptococcus* dos grupos B e D, *Enterococcus*, enterobactérias e *Chlamydia*).

A solicitação de hemograma, urina de rotina, urocultura, ultrassom, tomografia computadorizada e ressonância magnética auxilia no diagnóstico, que é eminentemente clínico. O tratamento é feito com antibióticos em vários esquemas recomendados, dependendo do estadiamento clínico da infecção, e mantido até a paciente não apresentar febre e estar assintomática por 72 h. Segundo Mackeen et al. (2015), a associação de clindamicina e um aminoglicosídeo é reconhecida como adequada no tratamento da endometrite.

Endomiometrite

Quando a infecção do endométrio afeta a musculatura uterina, ocorre a endomiometrite, que se caracteriza por febre, útero de volume aumentado e secreção vaginal purulenta e fétida. O tratamento é o mesmo empregado para endometrite.

Parametrite e anexite

É o envolvimento infeccioso dos ligamentos e anexos uterinos. Caracteriza-se pela persistência de febre, secreção purulenta e fétida e aumento volumétrico do útero, e pelo aparecimento da dor à palpação dos anexos. O tratamento consiste em antibioticoterapia e drenagem cirúrgica.

Pelviperitonite

É o agravamento do quadro clínico anterior, com a formação de abscessos e irritação peritoneal. Requer tratamento imediato e agressivo, podendo chegar à histerectomia total, para a retirada do foco infeccioso, e antibioticoterapia por 7 a 10 dias.

Choque séptico

É a piora do quadro clínico de pelviperitonite, com comprometimento do estado geral (hipotensão arterial, queda do nível de consciência, febre alta ou hipotermia). A taxa de mortalidade é de ± 50% dos casos. O tratamento é cirúrgico, para a retirada do foco infeccioso, antibioticoterapia venosa e encaminhamento ao centro de tratamento intensivo para suporte básico de vida (ventilação, perfusão, PA e diurese).

Tromboflebite pélvica séptica

Segundo Calhoun e Brost (1995), a tromboflebite pélvica séptica tem incidência de 1 em 2.000 partos vaginais e de 1 a 2 em 100 cesarianos. Geralmente, o diagnóstico é por exclusão, e os sintomas são febre, taquicardia e sensação de desfalecimento persistente. O tratamento é feito com a administração de antimicrobianos e anticoagulantes.

Infecção da episiotomia

Esta é cada vez menos frequente, uma vez que se trata de uma prática que só é adotada quando necessário. Sua incidência é baixa, de 0,5 a 0,6%. Podemos encontrar deiscência parcial ou total da episiorrafia, além de dor, rubor e calor na região perineal. O tratamento é local, incluindo limpeza, drenagem e desbridamento da ferida cirúrgica, e, às vezes, antibioticoterapia.

Fasciite necrosante

É rara, mas seu diagnóstico precoce é fundamental na diminuição da morbimortalidade dela decorrente. Geralmente é causada por um único agente infeccioso (*Streptococcus* beta-hemolíticos do grupo A ou *Clostridium perfringens*), mas é polimicrobiana nos casos mais extensos. O tratamento é desbridamento cirúrgico amplo e antibioticoterapia.

Sacroileíte

É uma artrite na região sacroilíaca associada às infecções ginecológicas e pode ocorrer no pós-parto. Provoca dor e desconforto na deambulação e mesmo parada ou sentada. A etiologia pode ser imunológica, reumática, por sobrecarga de peso, trauma e processos infecciosos. O diagnóstico precoce e o tratamento adequado com analgésicos, anti-inflamatórios, antibióticos e fisioterapia são fundamentais no alcance de um prognóstico favorável.

O Quadro 21.1 mostra as condições associadas à febre puerperal.

Ingurgitamento mamário e mastite

Ingurgitamento mamário

Nas primeiras 24 a 72 h pós-parto, as mamas tornam-se firmes, nodulares, distendidas e sem hiperemia, e a temperatura axilar eleva-se até 39°C. O tratamento consiste em retirada do leite (sucção do recém-nascido ou ordenha manual), aplicação de compressa de gelo, enfaixamento mamário e uso de antitérmicos e analgésicos, se necessário.

Condições associadas à febre puerperal.

Endometrite
Infecção da ferida
Episiotomia
Laceração vaginal
Laceração cervical
Hematoma da parede vaginal
Pós-bloqueio do nervo pudendo
Incisão abdominal
Fasciite necrosante
Problemas respiratórios
Pneumonia por aspiração
Atelectasia
Mama
Ingurgitamento mamário
Mastite
Abscesso mamário
Febre medicamentosa
Infusão intravenosa contaminada
Acidente cirúrgico
Corpo estranho
Infecção do sistema urinário
Tromboflebite

Mastite

Cerca de 10% das puérperas com ingurgitamento mamário desenvolvem mastite, que aparece na 2ª ou 3ª semana de pós-parto ou mais, geralmente unilateral. Dor, rubor, calor local, febre (≥ 38°C), calafrios, tremores, taquicardia, mal-estar e descarga mamilar purulenta são os principais sintomas. Os agentes infecciosos mais comuns são: *Staphylococcus aureus* (65 a 90%), estafilococos coagulase-negativos, estreptococos e *Escherichia coli*. As *Corynebacteria* podem causar mastite subaguda e granulomatosa, com tendência a recidiva e cronificação. Rachaduras, fissuras e via hematogênica são as portas de entrada dos microrganismos. O tratamento inclui, além de agentes antibacterianos, medidas como suporte mamário, compressa fria, drenagem mamária e analgésicos. Fernández et al. (2014) apresentaram um estudo de manejo da mastite com probióticos. Recomenda-se manter a amamentação.

Atelectasia

A atelectasia representa 90% das complicações pulmonares e ocorre em cerca de 10% das mulheres submetidas a cirurgias pélvicas. As manifestações clínicas comumente observadas são: temperatura elevada, taquipneia, taquicardia e ruídos adventícios nas bases pulmonares. Normalmente, a atelectasia evolui para a cura espontânea. A fisioterapia respiratória tem papel relevante na prevenção e no tratamento dessa complicação.

Doenças circulatórias

Durante as 6 primeiras semanas de pós-parto, ocorre uma queda substancial do risco de doenças circulatórias, como trombose venosa, embolia pulmonar, hemorragia subaracnóidea e infarto do miocárdio (Salonen et al., 2001).

Segundo Mehta et al. (2001), a cardiopatia periparto, principalmente a cardiomiopatia dilatada, está associada a um aumento da morbidade e mortalidade maternas. Sua incidência varia de 1:1.300 até 1:15.000 gestações e tem como fatores de risco a multiparidade, a gestação gemelar, a idade materna avançada, a pré-eclâmpsia, a hipertensão arterial crônica e a raça negra.

Cerca de 2% das puérperas apresentam complicações de hipertensão arterial pós-parto (PA > 140/90 mmHg em duas ou mais aferições) ou hipertensão grave (PA > 160/110 mmHg em duas ou mais aferições) e, por isso, devem ser orientadas quanto aos sintomas e ao tratamento no sentido de minimizar as complicações (Sharma e Kilpatrick, 2017).

Doença tromboembólica

A doença tromboembólica é uma importante causa de morte materna durante a gravidez e o puerpério. Sua incidência tem diminuído no pós-parto pela instituição da deambulação precoce, pois a estase sanguínea venosa é, provavelmente, o maior fator predisponente isolado de trombose venosa profunda. Ocorre mais comumente no 2º dia de pós-parto. O risco de desenvolver a doença tromboembólica aumenta com: idade, paridade, realização de procedimentos cirúrgicos, história prévia de tromboembolismo, deficiência isolada de proteínas envolvidas na inibição da coagulação sanguínea ou no sistema fibrinolítico, acamamento prolongado, trauma, câncer em atividade, doenças neurológicas e uso de anticoncepcional oral. O diagnóstico precoce, o pensamento voltado para a busca ativa de sinais e/ou sintomas de trombose venosa e o auxílio da flebografia contrastada, da cintigrafia com fibrinogênio radioativo, da pletismografia de impedância e da ultrassonografia com Doppler elucidam a maioria dos casos. Toda gestante/puérpera deve ter suas panturrilhas palpadas em todas as consultas. O tratamento é à base de anticoagulantes, sendo a heparina o fármaco de escolha.

Doenças endócrinas

Várias doenças endócrinas podem ocorrer durante o puerpério. As mais importantes e frequentes são: hipopituitarismo (síndrome de Sheehan), hipo e hipertireoidismo, tireoidite pós-parto e doença de Graves.

Distúrbios neurológicos

Paralisia obstétrica

É uma enfermidade que se caracteriza por sintomas e/ou sinais de distúrbios neurológicos motores ou sensoriais em um ou ambos os membros inferiores em consequência a estiramento ou compressão do plexo lombossacro durante a passagem da cabeça fetal, herniação do disco lombossacro (L4-L5) em parto instrumental e posição de decúbito dorsal prolongada e exagerada. Alguns casos apresentam dor ciática, pé em gota unilateral, hipoanestesia e fraqueza muscular.

Distúrbios emocionais

A concepção provoca uma sobrecarga psicossocial que causa grandes repercussões, e somente um lento processo elaborativo pode melhorar essa nova situação. Ocorrido o parto, além dos problemas situacionais, fisiológicos e anatômicos, iniciam-se as ansiedades do esvaziamento e da castração, da recuperação pós-parto, do primeiro contato com o filho, da relação mãe-filho, da nova constituição familiar e da lactação. Algumas questões surgem, como, por exemplo: "Terei condições de criar e amamentar satisfatoriamente?" Esses conflitos podem aflorar na nova mãe desequilíbrios emocionais insuspeitados.

Na sua fisiopatologia, além do estresse da responsabilidade da criação do filho, são citados a queda hormonal súbita, a disfunção tireoidiana e o passado de doenças psiquiátricas.

O puerpério é, portanto, um período de significantes transformações intra e interpessoais. Nesse período, a puérpera encontra-se debilitada, cansada, excitada pelo nascimento do filho e com uma grande labilidade emocional. É provavelmente uma das maiores crises existenciais pelas quais um ser humano pode passar.

A melancolia da maternidade, a depressão pós-parto, a psicose puerperal e a síndrome do pânico são os principais quadros de distúrbios psiquiátricos puerperais, os quais não são raros e afetam a vida da nova mãe.

Bergink et al. (2011) afirmam que a escala de depressão Edinburgh é um instrumento confiável no rastreamento da depressão no ciclo gravídico-puerperal e recomendam o emprego de corte baixo no período puerperal. Leahy-Warren et al. (2011) sugerem que o cuidado, a atenção e o apoio familiar e social às primíparas reduzem as depressões pós-parto. Felder et al. (2017) alertam sobre a depressão no casal (homem/mulher) durante a gravidez e o puerpério.

Melancolia da maternidade

A melancolia da maternidade (síndrome da tristeza pós-parto, maternidade azul, *blues* puerperal, melancolia pós-parto) afeta 50 a 80% das mães no puerpério imediato, mas se resolve ao término da 2ª semana pós-parto. Os sintomas incluem crises de choro, irritabilidade e labilidade afetiva e de humor. Primiparidade e história pregressa de tensão pré-menstrual são consideradas fatores de risco. O tratamento não é farmacológico, mas consiste em compreensão, carinho, tranquilização, apoio emocional e observação dos cuidados com o recém-nascido e consigo mesma, bem como atenção ao aparecimento de novos sintomas. Alguns autores consideram a melancolia da maternidade uma resposta normal às flutuações hormonais (estrogênio, progesterona, triptofano etc.), haja vista sua curta duração e sua alta incidência (Schorr e Richardson, 1995).

Depressão pós-parto

A depressão pós-parto moderada ou acentuada afeta 7 a 10% das puérperas em diversos países. Inicia-se mais tardiamente que a melancolia da maternidade. Da Silva et al. (1998) encontraram taxa de prevalência de 12% de depressão até o 3º mês de pós-parto em brasileiras, bem como uma associação com a baixa paridade. Os sintomas incluem transtorno do sono, agitação psicomotora, choro fácil, cansaço extremo, falta de libido, autocensura, depressão do humor, ansiedade intensa, agorafobia e intenção ou planos de suicídio. Fatores de risco incluem problemas conjugais, sintomas depressivos antes da gravidez, percalços socioeconômicos, intercorrências obstétricas dramáticas (óbito fetal, malformação) e acontecimentos traumáticos de vida (falecimento de pessoa querida, separação). A conduta na depressão pós-parto depende da intensidade do quadro, mas a intervenção psiquiátrica e, às vezes, farmacológica, é necessária, além do suporte familiar.

Devemos avaliar os fatores de risco de cada fármaco no tratamento psicofarmacológico e considerá-los nas orientações do aleitamento. Mulheres que tiveram depressão pós-parto apresentam taxas de 30 a 70% de recorrência em futuras gestações (Millis e Kornblith, 1992).

Psicose pós-parto

É mais rara e a mais grave das alterações psiquiátricas, afetando 1 a 2 mães a cada 1.000 nascimentos. O que era antes uma distorção da realidade agora é uma ruptura com a realidade. Trata-se de uma emergência psiquiátrica caracterizada pela incapacidade de a puérpera diferenciar o real do irreal, apesar de alternar com períodos de comportamento normal. Sintomas como agitação, confusão mental, delírios e alucinações têm pico entre o 10º e o 14º dia pós-parto. Geralmente ocorre após o 3º dia pós-parto. As intervenções psiquiátrica e medicamentosa são imperativas devido ao risco de suicídio e infanticídio. O risco de recorrência da psicose pós-parto varia de 70 a 90%, principalmente em pacientes com história de depressão e outras doenças psiquiátricas (Millis e Kornblith, 1992; Azevedo e Navajas Filho, 2003).

Síndrome do pânico pós-parto

Os sintomas são semelhantes à síndrome do pânico clássica, tais como palpitação, dispneia, sentimento de terror, tontura e ansiedade. Aconselha-se acompanhamento psiquiátrico.

Puerpério tardio/anticoncepção

No puerpério tardio, idealmente a puérpera deve ser examinada com 10 e 30 ou 40 dias de pós-parto. Na primeira consulta, realiza-se exame clínico completo à procura de pontos infecciosos, inspeciona-se a ferida cirúrgica, avalia-se a cicatrização, retiram-se os pontos da ferida cirúrgica, observa-se a involução uterina, examinam-se minuciosamente as mamas e fornecem-se esclarecimentos sobre o aleitamento. Na consulta de 30/40 dias pós-parto, realiza-se exame ginecológico completo e verificam-se a integridade do períneo e da musculatura perineal, a involução uterina e as condições das mamas. Existe uma alta prevalência de dispareunia pós-parto pelo trauma do nascimento, pela episiotomia e episiorrafia, entre outros motivos, especialmente em primíparas. Nessa consulta, portanto, é oportuno comentar e discutir com o casal sobre o reinício da atividade sexual e a anticoncepção, lembrando da associação de intervalos curtos entre as gestações com o abortamento. É importante ressaltar ao casal que o aleitamento não é um método eficaz de anticoncepção. Após discussão e, havendo necessidade de usar um método anticonceptivo não natural, este deve ter repercussões mínimas tanto quantitativas como qualitativas sobre a lactação.

Para um futuro bem próximo, esperamos que todo serviço materno-infantil proporcione às mães a oportunidade de consultarem uma equipe multiprofissional de obstetras, pediatras, fisioterapeutas, psicólogos e enfermeiros, para que possam expor suas dúvidas sobre gestação, puerpério, aleitamento, criação dos filhos e anticoncepção.

BIBLIOGRAFIA

Azevedo AR, Navajas Filho E. Psicose puerperal. In: Benzecry R. (ed.). Tratado de obstetrícia Febrasgo. 2003; 38:406-11.

Bergink V, Kooistra L, Lambregtse-van den Berg MP et al. Validation of the Edinburgh depression scale during pregnancy. J Psychosom Res. 2011; 70(4):385-9.

Brincat C, Lewicky-Gaupp C, Patel D et al. Fecal incontinence in pregnancy and post partum. Int J Gynaecol Obstet. 2009; 106(3):236-8.

Brtnicka H, Weiss P, Zverina J. Human sexuality during pregnancy and the postpartum period. Bratisl Lek Listy. 2009; 110(7):427-31.

Calhoun BC, Brost B. Emergency management of sudden puerperal fever. Obstet Gynecol Clin N Am. 1995; 22(2):357-67.

Charles J, Charles D. Infecção pós-parto. In: Charles D. Infecções obstétricas e perinatais. Porto Alegre: Artes Médicas; 1995. p. 98-135.

Chelli D, Boundary F, Dimassi K et al. Hyposgastric artery ligation for post-partum hemorrhage. J Gynecol Obstet Biol Reprod. 2010; 39(1):43-9.

Contreras G, Gutiérrez M, Beroíza M et al. Ventilatory drive and respiratory muscle function in pregnancy. Am Rev Respir Dis. 1991; 144:837-41.

Corrêa MD. Noções práticas de obstetrícia. 13. ed. Belo Horizonte: Coopmed; 2004. p. 59-79.

Cunningham FG et al. (eds.). Williams obstetrícia. 20. ed. Rio de Janeiro: Guanabara Koogan; 2000. p. 465-96.

Da Silva VA, Moraes-Santos AR, Carvalho MS et al. Prenatal and postnatal depression among low income Brazilian women. Braz J Med Biol Res. 1998; 31(6):799-804.

Deruelle P, Coudoux E, Ego A et al. Risk factors for post-partum complications occurring after preeclampsia and HELLP syndrome. A study in 453 consecutive pregnancies. Eur J Obstet Gynecol Reprod Biol. 2006; 125(1):59-65.

Felder JN, Banchefsky S, Park B et al. Public attitudes and feelings of warmth toward women and men experiencing depression during the perinatal period. Psychiatr Serv. 2017: appips201600154. doi: 10.1176.

Fernández L, Arroyo R, Espinosa I et al. Probiotics for human lactacional mastitis. Benef Microbes. 2014; 5(2):169-83.

González E, Iglesias J, Vaccaro H. Involución uterina puerperal: seguimiento ecográfico. Rev Chil Obstet Ginecol. 1992; 57(2):85-8.

Hopkinson JM, Schanler RJ, Fraley JK et al. Milk production by mothers of premature infants: influence of cigarette smoking. Pediatrics. 1992; 90(6):934-8.

Kloetzel MK, Huebner CE, Milgrom P. Referrals for dental care during pregnancy. J Midwifery Womens Health. 2011; 56(2):110-7.

Lagaert L, Weyers S, Van Kerrebroeck H et al. Postpartum dyspareunia and sexual functioning: a prospective cohort study. Eur J Contracept Reprod Health Care. 2017; 1-7.doi: 10.1080/13625187.2017.1315938. [Epub ahead of print]

Leahy-Warren P, McCarthy G, Corcoran P. First-time mothers: social support, maternal parental self-efficacy and postnatal depression. J Clin Nurs. 2011; 25. [Epub ahead of print].

Machado AV. Monitorização ambulatorial da pressão arterial em gestantes normotensas: estudo longitudinal do ritmo pressórico e da frequência cardíaca. [Dissertação]. Belo Horizonte: UFMG; 1999. 167 p.

Mackeen AD, Packard RE, Ota E et al. Antibiotic regimens for postpartum endometritis. Cochrane Database Syst Rev. 2015; 2: DC001067. doi:10.1002/14651858.CD001067.pub3.

Mehta NJ, Mehta RN, Khan IA. Peripartum cardiomyopathy: clinical and therapeutic aspects. Angiology. 2001; 52(11):759-62.

Mesquita LA, Machado AV, Andrade AV. Fisioterapia para redução da diástase dos músculos retos abdominais no pós-parto. RBGO. 1999; 21(5):267-72.

Millis JB, Kornblith PL. Fragile beginnings: identification and treatment of postpartum disorders. Health and Social Work. 1992; 17(3):192-9.

Monheit AG, Cousins L, Resnik R. The puerperium: anatomic and physiologic readjustments. Clin Obstet Gynecol. 1980; 23(4):973-84.

Mousa HA, Walkinshaw S. Major postpartum haemorrhage. Curr Opin Obstet Gynecol. 2001; 13(6):595-603.

Nyflot LT, Stray-Pedersen B, Forsén L et al. Duration of labor and the risk of sever postpartum hemorrhage: a case-sontrol study. PloS One. 2017; 12(4):e0175306. doi: 10.1371/journal.pone. eCollection 2017.

Parker JD. Postpartum weight change. Clin Obstet Gynecol. 1994; 37(3):528-37.

Sabiri B, Moussalit A, El Youssoufi S et al. Post-partum eclampsia: epidemiology and prognosis. J Gynecol Obstet Biol Reprod. 2007; 36(3):276-80.

Salonen RH, Lichtenstein P, Bellocco R et al. Increased risks of circulatory diseases in late pregnancy and puerperium. Epidemiology. 2001; 12(4):456-60.

Schorr SJ, Richardson D. Emergências psiquiátricas. In: Martin JN (ed.). Clin Obstet Ginecol Am Norte. 1995; 2(12):377-91.

Sharma KJ, Kilpatrick SJ. Postpartum hypertension: etiology, diagnosis and management. Obstet Gynecol Surv. 2017; 72(4):248-52.

Spätling L, Fallenstein F, Huch A et al. The variability of cardiopulmonar adaptation to pregnancy at rest and during exercise. Br J Obstet Gynaecol. 1992; 99:1-40.

Spellacy E. Urinary incontinence in pregnancy and puerperium. J Obstet Gynecol Neonatal Nurs. 2001; 30(6):634-41.

Tevdorashvili G, Tevdorashvili D, Andghuladze M et al. Prevention and treatment strategy in pregnant women with group B streptococcal infection. Georgian Med News. 2015;(241):15-23.

Ueland K, Metcalfe J. Circulatory changes in pregnancy. Clin Obstet Gynecol. 1975; 18:41-50.

Wojcicki JM. Maternal prepregnancy body mass index and initiation and duration of breastfeeding: a review of the literature. J Womens Health. 2011; 20(3):341-7.

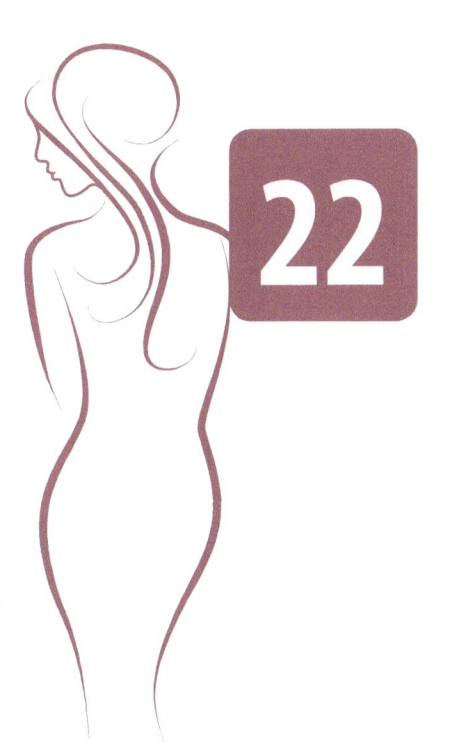

22 Atuação do Fisioterapeuta no Puerpério Imediato

Elza Baracho

Sabrina Mattos Baracho

Fernanda Saltiel Barbosa Velloso

INTRODUÇÃO

Todas as mulheres, logo após o parto, deveriam ser acompanhadas pelo fisioterapeuta ainda na maternidade, objetivando melhor recuperação. Um dos focos da atuação fisioterapêutica deve ser a identificação de fatores de risco obstétricos para a ocorrência de disfunções de assoalho pélvico (DAP), como a incontinência urinária (IU), a incontinência anal (IA) e os prolapsos de órgãos pélvicos (POP). Também é necessária uma avaliação cuidadosa e criteriosa para detectar as deficiências musculares do assoalho pélvico (AP) e a sua influência na ocorrência das DAP, que podem limitar as atividades diárias da puérpera e possivelmente restringir a sua participação social (OMS/OPAS, 2003). Seguindo-se à avaliação, o fisioterapeuta deve ensinar a mulher a perceber os próprios músculos do assoalho pélvico (MAP) e a realizar exercícios que serão continuados em casa.

Um estudo publicado por Vermandel et al. (2015), envolvendo 958 mulheres que tiveram a capacidade (controle) de contração dos MAP avaliada por observação visual do períneo no período pós-parto imediato, mostrou que 500 delas ou não apresentaram nenhuma movimentação do períneo, mesmo após três tentativas de contração, ou apresentaram um pequeno movimento da região, mas sem evidência de deslocamento cranial perineal. Entre essas mulheres, orientações verbais sobre como realizar a contração dos MAP foram efetivas para melhorar a capacidade de contração de 73,6%. Com base nesse estudo, foi realizada uma pesquisa na Maternidade Hilda Brandão da Santa Casa de Belo Horizonte, com o objetivo de conhecer o perfil das pacientes atendidas nessa unidade. Foram avaliadas 58 mulheres com média de idade de 26 anos. Oitenta e um por cento delas desconheciam a localização e a função dos MAP, e 93% não tinham experiência com exercícios envolvendo tal musculatura (Figura 22.1). Após a instrução verbal, 55,2%

delas apresentaram deslocamento do períneo com movimentação cranial em solicitação à contração da musculatura pélvica. Isso indica a importância de se abordar a função muscular do AP das puérperas, preferencialmente nas primeiras 48 h após o parto, ainda na maternidade, com o objetivo de favorecer a recuperação muscular e contribuir para a minimização dos riscos de desenvolvimento de DAP nessa população.

Além de detectar as deficiências dos MAP após o parto, o fisioterapeuta tem um papel importante na equipe interdisciplinar que assiste a puérpera, favorecendo uma recuperação física mais rápida, restabelecendo as funções dos sistemas circulatório e respiratório, reorganizando os padrões posturais adquiridos na gravidez (na intenção de retorno às condições pré-gravídicas), incentivando o aleitamento materno e orientando posições corporais adequadas, a fim de evitar sobrecargas posturais durante os cuidados com o bebê. Ajuda também na melhor qualidade de assistência à mulher, abreviando o tempo de internação hospitalar, além de favorecer a troca de

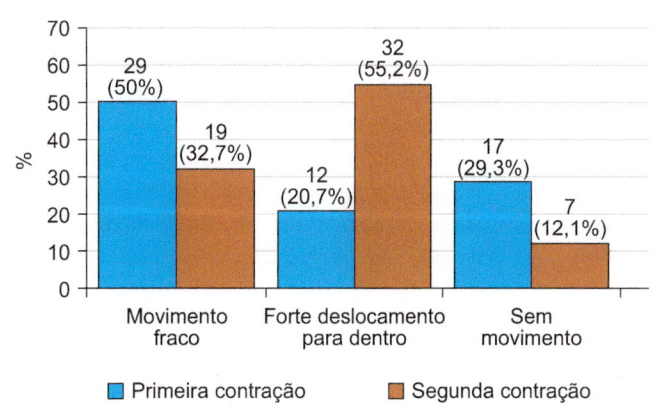

Figura 22.1 Movimento dos MAP em porcentagem mediante contrações.

informações entre obstetras, pediatras, anestesistas, psicólogos, enfermeiros, obstetrizes, doulas, nutricionistas, assistentes sociais e demais membros da equipe.

Em geral, no Serviço de Fisioterapia da Santa Casa de Belo Horizonte, todas as puérperas são avaliadas em um primeiro momento e recebem, pelo menos, um atendimento diário individual enquanto permanecem hospitalizadas. No ato da alta hospitalar, são orientadas a retornar ao serviço de fisioterapia em nível ambulatorial após 30 dias, para que haja continuidade ao trabalho iniciado no puerpério imediato. Idealmente, as puérperas devem receber atendimento fisioterapêutico também em domicílio, propiciando o planejamento de ações com base no seu modo de vida, no ambiente e nos recursos de que dispõem. Essa atenção domiciliar já foi implementada em algumas Unidades Básicas de Saúde de Belo Horizonte e está contemplada em um caso clínico no Capítulo 24, *Aleitamento Materno*.

AVALIAÇÃO

Antes de iniciar o atendimento pós-parto, o fisioterapeuta precisa averiguar o horário de procedência do parto. Devemos respeitar o repouso nas primeiras horas após o procedimento por via vaginal, devido às demandas exigidas à mulher durante o trabalho de parto, ao estresse físico e emocional e à instabilidade hemodinâmica que se estabelece no organismo materno nesse período. O respeito ao repouso nas mulheres submetidas a cesariana é ainda maior em função dos efeitos da anestesia e do uso de sondas uretrais em alguns casos.

Iniciamos o atendimento coletando, no prontuário, dados pessoais e histórias pregressa e atual. Para o fisioterapeuta, é importante ver o partograma e ler a descrição do parto para identificar fatores de risco para DAP, como, por exemplo, duração prolongada do segundo estágio do trabalho de parto, uso de fórceps, episiotomia, peso do recém-nascido (RN), dentre outros.

Antes de se realizar o exame físico, deve-se conversar com a puérpera e investigar os possíveis desconfortos e dores. Durante esse primeiro contato, é importante observar também sua postura e seu posicionamento no leito, para orientá-la na vigência de inadequações. Além disso, observa-se seu estado emocional e a receptividade às orientações.

Sinais vitais

Antes de iniciar qualquer exercício com a puérpera, o fisioterapeuta deve verificar frequência cardíaca (FC), frequência respiratória (FR) e pressão arterial (PA), pois a ocorrência de anormalidades pode limitar sua conduta. Se a puérpera estiver com a PA elevada, por exemplo, não deverá ser feita a cinesioterapia envolvendo elevação de membros inferiores na posição de decúbito dorsal, pois isso poderá aumentar ainda mais a PA.

Avaliação respiratória

É importante verificar o padrão respiratório, a expansibilidade torácica e a mobilidade diafragmática em todas as puérperas. A ausculta respiratória deve ser feita naquelas com queixas de desconforto respiratório.

A mecânica da respiração está sujeita a alterações tanto em puérperas que tiveram o parto por via vaginal quanto naquelas submetidas à cesariana. Durante o parto por via vaginal, já foram encontradas evidências de fadiga diafragmática, o que pode predispor a uma hipocinesia muscular pós-parto. No caso do parto cesariano, deve-se ter em mente que são cirurgias abdominais de médio porte, com todos os riscos e complicações que as acompanham, inclusive diminuição da ventilação alveolar.

Avaliação do abdome

No abdome, realiza-se a palpação do útero a fim de acompanhar o processo de involução uterina. Para que isso ocorra de maneira adequada, é necessário que toda a placenta tenha sido expulsa e que não existam infecção, hiperdistensão e concentrações inadequadas de hormônios. Logo após o parto, o útero se contrai a ponto de ser medido na altura da cicatriz umbilical. Quando a involução uterina é inadequada, geralmente é acompanhada de sangramento aumentado. Se o fisioterapeuta detectar qualquer alteração nesse sentido, deverá comunicar imediatamente ao médico que assiste a puérpera.

Pela percussão, é possível avaliar os desconfortos gastrintestinais caracterizados pelo sinal de timpanismo abdominal, presente principalmente em mulheres submetidas a parto transabdominal, devido a uma diminuição do ritmo peristáltico.

Verifica-se a presença de diástase do músculo reto abdominal com os dedos (Figura 22.2). Na maioria das mulheres, a separação do reto é nítida (Figura 22.3). Como já citado no Capítulo 4, *Avaliação e Intervenção da Fisioterapia na Gravidez* (Figura 4.6), a medida é feita nas regiões supraumbilical, umbilical e infraumbilical, quando a paciente realiza a flexão anterior do tronco em decúbito dorsal, com os quadris e os joelhos flexionados.

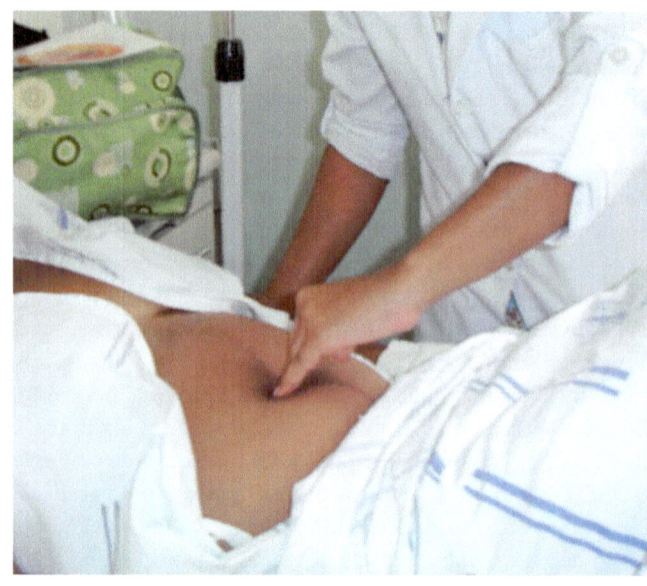

Figura 22.2 Mensuração da diástase do músculo reto abdominal com auxílio dos dedos do examinador.

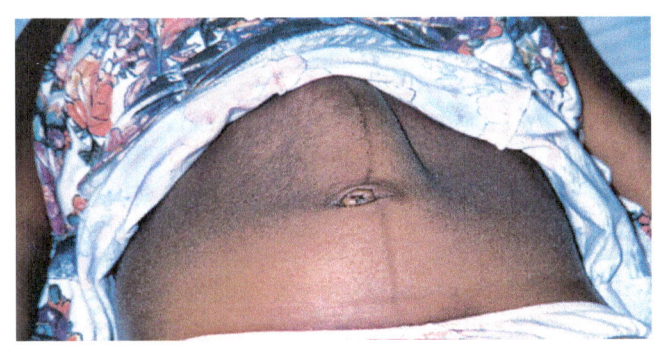

Figura 22.3 Diástase visível do músculo reto abdominal.

A diástase abdominal é mais evidente no nível da cicatriz umbilical e menos perceptível próximo ao apêndice xifoide e ao púbis, que são os locais de inserção muscular. Uma diástase do reto abdominal superior a 3 cm logo acima da cicatriz umbilical poderá ser significativa. O fisioterapeuta deverá ter bom senso em relação à avaliação da diástase abdominal nas puérperas submetidas à cesariana, pois, nesse tipo de parto, nem sempre é possível proceder a essa avaliação devido ao desconforto na região abdominal.

Avaliação do assoalho pélvico

Desde o período gestacional, os MAP tendem ao enfraquecimento devido ao efeito dos hormônios e à sobrecarga causada pelo aumento da pressão abdominal. No parto, podem ocorrer lesões aos músculos e/ou nervos do AP, às estruturas conectivas de suporte da pelve, às estruturas vasculares ou diretamente ao trato urinário. As lesões musculares podem resultar de lacerações perineais espontâneas ou de episiotomia.

As lacerações perineais espontâneas podem ser classificadas, de acordo com o Royal College of Obstetricians and Gynaecologists, em:

▸ 1º grau (lesão de mucosa)
▸ 2º grau (lesão envolvendo a musculatura perineal, mas não o esfíncter anal)
▸ 3º grau (lesão envolvendo o complexo esfincteriano anal)
▸ 4º grau (lesão envolvendo o complexo esfincteriano anal e a mucosa retal).

As lacerações de 3º e 4º graus, apesar de serem as menos frequentes, são fatores de risco para IA e ocorrem principalmente associadas ao uso de fórceps e a segundo estágio do trabalho de parto prolongado. Segundo o American College of Obstetricians and Gynecologists (ACOG, 2016), as lacerações de 1º a 4º graus acontecem em 53 a 79% dos partos vaginais. Desse percentual, até 11% das mulheres podem lesar os MAP em 3º e 4º graus, o que sinaliza, mais uma vez, a importância de se fazer um trabalho de preparação dos MAP durante a gravidez, para que as mulheres possam ter desfechos de parto menos lesivos. Nos casos de lesões graves instaladas, é mandatório que o fisioterapeuta conscientize a mulher acerca da importância de realizar atendimentos no pós-parto visando a reabilitação dos MAP e prevenção de DAP, principalmente IA.

A episiotomia é definida como incisão cirúrgica durante o parto, comumente na região lateral da vulva. Era realizada quase rotineiramente nas décadas de 1950-1980, não apenas com o objetivo de diminuir a morbimortalidade materna e fetal, mas também para manter a integridade anatômica e funcional da genitália e da musculatura da parturiente. Atualmente, a literatura evidencia que a realização de episiotomia com o objetivo de proteger a musculatura não apresenta vantagens que justifiquem o seu emprego. No entanto, observa-se que a prática ainda difere de acordo com a experiência do médico obstetra e a sua preferência individual.

Essas lesões devem ser documentadas pelo fisioterapeuta, pois, a curto prazo, podem levar a dor perineal. Além disso, o trauma perineal decorrente do parto vaginal tem sido apontado como fator de risco para DAP, incluindo IU e IA, transtorno de dor genitopélvica/penetração e POP.

Mesmo na ocorrência de traumas perineais, em geral, reinervação subsequente e restabelecimento das funções do AP ocorrem até 6 meses após o parto. No entanto, em algumas mulheres, essas alterações persistem. Por isso, desde 2003, a Society of Obstetricians and Gynaecologists of Canada (SOGC) recomenda que os exercícios para os MAP sejam realizados no pós-parto *imediato* para reduzir o risco de DAP futuramente.

Para a adequada realização desses exercícios, a puérpera deve ser primeiramente informada acerca da localização dos músculos por figura anatômica (Figura 22.4), e a correta contração deve ser assegurada por inspeção. Como foi abordado no Capítulo 20, *Preparação para o Parto e Atuação do Fisioterapeuta Durante o Trabalho de Parto*, logo após o parto toda a genitália externa e a vagina apresentam um estado congestivo e edematoso, que regride comumente nas primeiras 48 h, com um relaxamento das paredes vaginais. Essas alterações podem dificultar a percepção da contração muscular, o que reforça a necessidade de inspeção.

Ainda em relação à avaliação do AP, deve-se perguntar à puérpera se ela está com sintomas de IU e/ou IA, ou se os apresentou durante a gestação.

É importante destacar que a avaliação do AP deve ser feita em todas as puérperas, independentemente da via de parto, já que a gravidez por si só pode favorecer a ocorrência de disfunções.

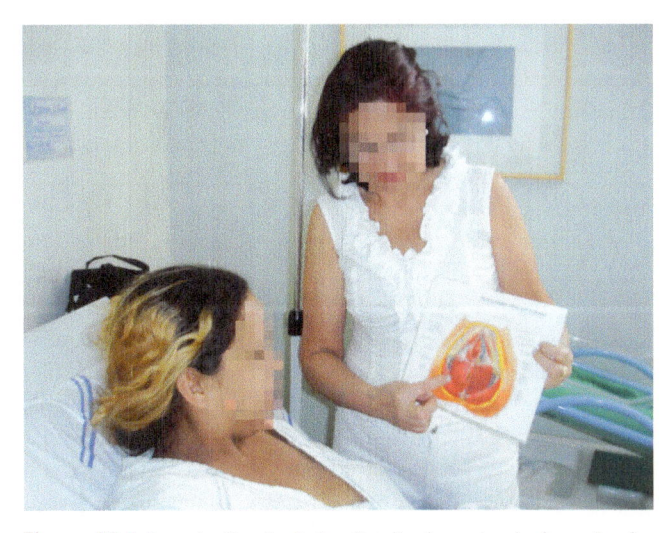

Figura 22.4 Conscientização da localização da anatomia dos músculos do assoalho pélvico utilizando-se uma ilustração anatômica.

Avaliação dos membros inferiores

Nos membros inferiores, avaliamos a presença de edema e varizes, bem como sinais de formação de trombos. A palpação para verificação de trombos é realizada no maléolo interno, na fossa poplítea e na região inguinal. Em caso positivo, geralmente há dor, rubor e hipertermia.

Avaliação das mamas e da amamentação

Nas mamas, verifica-se a condição mamilar, além da presença de colostro. É importante esclarecer as dúvidas em relação à amamentação e garantir que a puérpera se sinta o mais segura possível em relação a esse processo antes da alta.

O fisioterapeuta que atua na maternidade pública deve estar atento às recomendações da OMS adotadas pelo Ministério da Saúde do Brasil em relação ao aleitamento materno e sempre participar de discussões (e incentivá-las) junto aos demais profissionais de saúde para que não haja multiplicidade de informações, muitas vezes divergentes, que podem acabar despertando mais dúvidas nas mulheres.

Como fisioterapeutas, devemos avaliar sempre as posturas adotadas pelas mulheres durante a amamentação, incluindo o posicionamento do bebê, e, junto a elas, definir as melhores posições. Acreditamos que a postura adequada é um ponto-chave para o sucesso da amamentação, pois facilita a pega do bebê e evita dores e desconfortos musculoesqueléticos, diminuindo a incidência de complicações e tornando o processo mais prazeroso. Mais subsídios sobre a amamentação são discutidos no Capítulo 24, *Aleitamento Materno*.

Conduta terapêutica

Apesar de ainda não existirem estudos científicos de qualidade metodológica satisfatória que avaliem os efeitos da intervenção fisioterapêutica no puerpério imediato, o que vemos em nossa prática clínica é que os resultados positivos, traduzidos em melhoria do conforto e bem-estar das puérperas, constituem respostas concretas que merecem ser divulgadas.

De maneira geral, são realizados exercícios respiratórios, exercícios para o estímulo do peristaltismo abdominal, incentivo à deambulação, exercícios para os MAP e condutas relacionadas à amamentação. No entanto, a dosagem dos exercícios e a ordem de realização variam de acordo com os achados da avaliação, a necessidade da puérpera e as condições do ambiente.

A respiração diafragmática pode ser empregada objetivando reeducação da função respiratória, prevenção de complicações respiratórias e melhora da capacidade funcional geral das puérperas. Deve preferencialmente ser associada aos estímulos verbal e proprioceptivo, colocando-se a mão no reto abdominal, logo abaixo da margem costal inferior. Uma pesquisa realizada na Maternidade Hilda Brandão, da Santa Casa de Belo Horizonte, evidenciou, por meio de eletromiografia, que a atividade dos músculos diafragma e escaleno foi significativamente superior durante a respiração diafragmática associada a estímulo verbal e com propriocepção em relação à respiração basal isolada.

Na presença de sinais de obstrução das vias respiratórias, podem ser aplicadas técnicas específicas para mobilização e eliminação de secreções. É prudente orientar o uso de travesseiro para suporte da incisão durante a tosse em puérperas submetidas à cesariana, a fim de diminuir a dor e o desconforto.

A inspiração lenta e profunda característica da respiração diafragmática pode ser associada, na expiração, à contração dos músculos abdominais. Não é permitido, no puerpério imediato, realizar exercícios abdominais concêntricos, ou seja, associados à flexão anterior do tronco, pois isso pode aumentar a diástase abdominal. Já a contração abdominal isométrica leve pode melhorar a circulação na incisão nos casos de pós-parto cesariano, favorecendo a cicatrização, além de aumentar o peristaltismo intestinal, auxiliando no restabelecimento da função intestinal normal e favorecendo a eliminação de flatos. Além de ser realizada durante a expiração, essa contração pode ser associada ao exercício de mobilização da pelve. Assim, a puérpera assume a posição de decúbito dorsal no leito, em flexão de quadris e joelhos. Em seguida, faz-se uma pequena retroversão pélvica com contração leve da musculatura abdominal, expirando aos movimentos, seguida de uma pequena anteversão pélvica. Nessa posição, utilizam-se também as técnicas de massagem abdominal superficial no sentido horário, para mobilização dos gases intestinais.

A deambulação pode ser incentivada após essas condutas, sendo que a transferência da posição de decúbito dorsal para a ortostática deve ser feita virando-se primeiro para decúbito lateral; pede-se, então, uma inspiração e, na expiração, a puérpera assume a posição sentada. Cuidados devem ser tomados para se evitar a hipotensão postural, principalmente se a puérpera tiver sido submetida à cesariana e ainda não tiver deambulado.

A permanência da mulher no leito por um período prolongado na posição de decúbito dorsal dificulta a eliminação dos flatos. Portanto, ela deve ser orientada a posicionar-se preferencialmente em decúbito lateral após a deambulação. Como cuidados complementares para melhorar o funcionamento intestinal, a mulher deve manter dietas balanceadas, ricas em fibras e com uma ingestão maior de líquidos.

É comum que mulheres submetidas a partos cirúrgicos, quando em ortostatismo, assumam uma postura antálgica, fletindo ligeiramente o tronco e retrovertendo a pelve, em uma atitude de proteger a ferida operatória. Cabe ao fisioterapeuta aliviar as tensões musculares e minimizar o quadro álgico, incentivando a puérpera a adotar uma postura correta. Nessa fase, pode ser indicada uma cinta abdominal para aumentar o conforto; no entanto, não é recomendável o uso contínuo e prolongado da órtese, pois favorece o enfraquecimento da musculatura abdominal.

No puerpério imediato, deve-se estimular o sistema circulatório a fim de evitar edemas, varizes e tromboses, que acometem principalmente os membros inferiores. Isso é feito por meio de exercícios para as extremidades que favoreçam o retorno venoso, a deambulação frequente e o posicionamento dos membros em elevação no leito.

Como mencionado, recomenda-se que as mulheres iniciem, no pós-parto imediato, exercícios para os MAP. Sendo assim, após nos certificarmos da correta contração por inspeção, incentivamos a contração e o relaxamento muscular repetidas vezes e, se possível, solicitamos também contrações sustentadas por alguns segundos. Atenção especial deve ser dada a mulheres sintomáticas ou que apresentem muitos fatores de risco para DAP, e àquelas que não demonstram contração visível da musculatura. Preferencialmente, elas devem ser mais uma vez avaliadas pelo fisioterapeuta no puerpério tardio e/ou remoto.

Quando a mulher é submetida a episiotomia durante o parto vaginal, é comum o relato de dor e edema na região perineal nos primeiros dias. Nesse caso, a crioterapia pode ser usada para bloquear a condução nervosa local do estímulo doloroso e diminuir o processo inflamatório, incluindo a gravidade do edema. Além disso, são importantes as orientações quanto à higienização correta e aos exercícios de contração dos MAP, possibilitando, assim, maior troca metabólica e favorecendo a cicatrização. Ao ministrarmos os exercícios, devemos ter o cuidado de não escolher uma posição que possa tracionar a musculatura, o que poderá causar dor.

Steen et al. (2000) compararam o efeito de três intervenções, realizadas na região perineal durante as primeiras 48 h após parto instrumental, na redução de dor e edema perineal: (1) crioterapia realizada com compressa de gelo triturado; (2) crioterapia realizada por meio de compressa de gel especialmente desenvolvida para a região perineal; (3) uso de EpiFoam®, um tipo de espuma à base de esteroides que é aplicada diretamente na região perineal. Os resultados mostraram redução mais significativa da dor perineal e do edema após aplicação da crioterapia com compressa de gel especialmente desenvolvida para resfriar a região perineal. As puérperas foram orientadas a iniciar a aplicação nas primeiras 4 h após o parto e ficaram livres para escolherem o número de aplicações, que foram feitas até 48 h após a sutura. Os autores não deixaram claro o tempo de cada aplicação.

Ainda são necessários estudos esclarecendo a dose específica (tempo de aplicação, duração da terapia e intensidade de resfriamento) de crioterapia a ser utilizada no pós-parto na região perineal para minimizar os efeitos deletérios do processo inflamatório local e saber se esse resfriamento contribui para melhorar a função dos MAP *a posteriori*.

Em nossa prática, observamos que a aplicação de compressa de gelo na região perineal no pós-parto imediato contribui muito para o alívio de dor e edema.

As mulheres podem queixar-se também de coccialgias após o parto, favorecidas pelo movimento para trás e para cima da ponta do cóccix que acontece no período expulsivo, com o objetivo de aumentar o diâmetro anteroposterior do estreito inferior durante a liberação da cabeça fetal. A frouxidão do ligamento sacrococcígeo, mediada por hormônios durante a gravidez, e a fraqueza muscular favorecem a mobilidade das articulações, podendo causar desconfortos. O uso de compressas frias, a adoção da posição em decúbito lateral ao dormir e nos momentos de repouso e a avaliação e adequação das atividades diárias aliviam a dor.

Finalmente, quando não for possível para o fisioterapeuta realizar uma visita domiciliar no pós-parto, devem ser fornecidas, na maternidade, orientações ergonômicas relacionadas ao puerpério. O ideal seria que mulheres após o parto recebessem uma visita do fisioterapeuta em seu domicílio em até 15 dias. Realizamos essas visitas às pacientes que acompanhamos durante

o período pré-natal em nossos consultórios. Nelas, podemos detectar atitude postural inadequada durante os cuidados com o bebê, o que pode sobrecarregar o sistema musculoesquelético, incluindo o AP. Além disso, prescrevemos exercícios com a finalidade de fortalecer os grupos musculares que necessitam responder às demandas do cotidiano dessas mulheres.

Orientações ergonômicas no puerpério

Historicamente, as mulheres têm sido responsáveis pela maioria do serviço doméstico e também das tarefas de cuidados com os filhos. Entretanto, esse papel tem sofrido mudanças, especialmente a partir dos anos 1980, quando ela passou a fazer parte, de modo mais proeminente, da força de trabalho (Maynard e Blain, 2005). Atualmente, dados do Instituto Brasileiro de Geografia e Estatística (IBGE) mostram que, em 2016, no Brasil, cerca de 46% das mulheres faziam parte da população economicamente ativa. Essa nova realidade tem exigido cada vez mais da mulher, que precisa conciliar os vários papéis sociais que representa: profissional, dona de casa, esposa e mãe, para citar alguns (Bar e Jarus, 2015). Em especial, o nascimento do primeiro filho representa uma fase de transição na vida da mulher, em que surgem novas demandas físicas e emocionais com as quais ela precisa lidar. Os cuidados com crianças desde o nascimento até os 3 anos de idade são percebidos como o período de maior demanda física e emocional pelas mães (Maynard e Blain, 2005). Uma pesquisa realizada em 2006 pelo então Instituto Brasileiro de Opinião Pública e Estatística Mídia (atualmente, IBOPE Inteligência) sobre mães contemporâneas mostrou que 68% delas declaram ser difícil conciliar trabalho, maternidade e casamento, e 76% pensam que cuidar da casa e dos filhos cansa mais do que trabalhar fora. O grande desafio materno é manter o equilíbrio entre essas demandas e a capacidade de o organismo lidar com elas.

Desse modo, no puerpério, parte das recomendações ergonômicas é relacionada às estratégias para lidar com as demandas emocionais do período, e parte visa interferir nas demandas impostas sobre o sistema musculoesquelético da mãe e dos demais cuidadores do bebê, minimizando-as.

Intervenção ergonômica sobre as demandas emocionais

Considerando os fatores de contexto ambientais, as atitudes, o apoio e os relacionamentos são aspectos importantes a serem considerados. Quanto aos fatores pessoais, destacam-se as características da personalidade da mãe.

As atitudes dizem respeito às consequências observáveis de costumes, práticas, ideologias, valores e normas que influenciam o comportamento individual e a vida social em todos os níveis, desde os relacionamentos interpessoais até as estruturas políticas e legais da sociedade (OMS/OPAS, 2003). Nesse aspecto, as cobranças, de maneira explícita ou velada, impostas às mulheres quanto ao tipo/via de parto que devem ter e à necessidade absoluta de serem capazes de amamentar, por exemplo, podem representar sobrecarga emocional. Quando o desfecho não é o esperado, pode tornar-se uma causa de frustração materna importante (Souza et al., 2013; Cunha et al., 2012). Nesse caso, a intervenção proposta diz respeito às atitudes daqueles que assistem essa mulher, sejam eles companheiros, familiares, assistentes no ambiente doméstico, profissionais etc. A compreensão do processo gravídico-puerperal em seus aspectos físicos e emocionais por parte de todos que a cercam é fundamental para que se evite o julgamento de suas capacidades e competências. Não é o fato de a mulher não ter passado por um parto vaginal e não ter amamentado que irá desqualificá-la como mãe.

Apoio e relacionamentos referem-se à relação com pessoas que fornecem apoio físico ou emocional prático, educação, proteção e assistência, seja no domicílio, no local de trabalho ou em outros ambientes ao realizar as atividades diárias (OMS/OPAS, 2003). Estudos recentes mostram que o apoio social (receber ajuda em tarefas domésticas e rotina diária de maneira regular, por exemplo) tem efeito direto sobre a saúde física e efeito indireto sobre a saúde mental, mediada por aspectos ocupacionais. O apoio adequado pode tornar o local de trabalho, a casa ou o local de lazer um ambiente mais propício para a mulher, melhorando sua condição ocupacional. Isso ajuda nas competências ocupacionais e melhora a saúde mental materna. Em resumo, o apoio social é de grande importância para a vida das mães, favorecendo seu desempenho em suas ocupações diárias, com benefícios à saúde e satisfação com a vida (Bar e Jarus, 2015). Assim, as mulheres poderiam beneficiar-se de programas de saúde que as auxiliassem a lidar com suas rotinas de vida, sendo o foco a adaptação de seu meio social para se ajustar às necessidades pessoais e ambientais. As recomendações, portanto, referem-se a ajudar a mãe a desenvolver estratégias de organização de rotina diária em casa e no ambiente de trabalho. O estabelecimento de uma rede de apoio social, tanto no ambiente doméstico/pessoal (entre familiares, amigos, outras mães, apoio profissional, como de cuidadores, empregados domésticos/diaristas ou instituições educacionais) como no ambiente de trabalho, entre os colegas, é importante para o ajustamento físico e psíquico materno-familiar à nova realidade de vida que surge com a maternidade/paternidade (Rennó Jr. et al., 2012). Com relação ao trabalho, é pertinente pensar em revisão de carga horária e/ou flexibilização dos horários/rotina de trabalho conforme necessário e possível.

No campo dos fatores pessoais, as características da personalidade materna devem ser consideradas no que diz respeito à demanda emocional/psíquica típica do período. Portanto, estratégias individuais cognitivas, como atividades físicas prazerosas, convívio social e técnicas de meditação e relaxamento, podem contribuir para a manutenção do equilíbrio emocional e são recomendadas.

Com relação à demanda física, certamente os ajustes são mais fáceis de serem adotados se comparados àqueles para minimizar as demandas emocionais. As recomendações ergonômicas dizem respeito às adaptações no ambiente e aos cuidados posturais que devem ser tomados durante a execução das atividades cotidianas. As queixas musculoesqueléticas (ombros, coluna cervical, torácica e lombossacra), nessa fase, muitas vezes estão relacionadas a posturas inadequadas adotadas e esforços estáticos e força excessiva empregados durante a realização das atividades habituais de cuidados com o bebê, como amamentar, fazer a higiene diária, carregar e transportar (Yoshinaga et al., 2016; Sanders e Morse, 2005).

É importante destacar que uma boa solução ergonômica deve ser pautada no respeito aos aspectos biomecânico, fisiológico, psicofísico e de produtividade. Isso significa que a proposta de adequação deve, ao mesmo tempo, considerar as características físicas do indivíduo, ser prática e minimizar o esforço empregado na tarefa sem dificultar a sua realização. Caso contrário, será logo deixada de lado. A seguir, são apresentadas algumas orientações ergonômicas para os cuidados com o bebê.

Amamentação

A mãe deve assumir uma boa postura durante a amamentação. Isso também é válido quando o bebê se alimenta em mamadeira e fica no colo do seu cuidador. É importante destacar que, nos primeiros meses de vida, esse ato é realizado, pelo menos, 7 a 8 vezes/dia. Portanto, a repetição sistemática da tarefa, por si só, pode representar um fator de risco para disfunções musculoesqueléticas, mais comumente na região cervical, na coluna toracolombar e em membros superiores. Adicionando-se uma postura inadequada e a realização de esforços estáticos desnecessários, a chance de ocorrência dessas disfunções pode aumentar (Bammer e Stratzins, 2004). Assim, recomenda-se postura adequada ao se assentar para amamentar o bebê.

Os pés devem estar bem apoiados no chão, de modo que os joelhos estejam a aproximadamente 90 graus de flexão e os quadris em torno de 100 graus. Assim, há adequada descarga de peso no *triângulo isquiático* (50% do peso), nas coxas (34% do peso) e nos pés (16%). Essa posição dos membros inferiores pode ser alternada com a elevação dos pés sobre um apoio, para evitar edema de membros inferiores. A coluna vertebral deve estar toda apoiada no encosto da cadeira, sem que este force ou modifique as curvaturas normais. O braço deve estar apoiado sobre uma almofada, para que a mãe não tenha de sustentar o peso da criança ao amamentar, mas apenas apoiar a cabeça do bebê. Pode-se utilizar um travesseiro ou uma almofada em formato de ferradura, que apoia a coluna lombar, o braço da mãe e a cabeça do bebê (Figura 22.5).

Troca de fraldas

Da mesma maneira que ocorre no caso da amamentação, a troca de fraldas será repetida, pelo menos, o número aproximado de vezes que o bebê é amamentado, em torno de 7 vezes. Contudo, à medida que o bebê cresce, a frequência dessas trocas pode variar. Realizar essa tarefa em posturas de flexão anterior ou rotação de tronco pode favorecer a ocorrência de dores lombares e torácicas, por exemplo.

Para a troca de fraldas e roupas do bebê, a altura da área de troca onde o bebê é posicionado deve corresponder à altura do cotovelo. Para isso, a superfície do móvel deve ser um pouco mais baixa que a altura do cotovelo do cuidador na posição de pé, aproximadamente na altura da sua crista ilíaca, ou aproximadamente 15 cm abaixo da altura de seu cotovelo. Deve haver espaço sob o móvel na forma de um recuo para a acomodação dos pés. Isso evita a inclinação do tronco anteriormente, o que exigiria contração estática dos músculos do dorso (Figura 22.6).

Banho

O banho, embora não seja repetido mais do que 2 vezes/dia nos primeiros meses, exige atenção extra do cuidador por questões de segurança. Isso favorece a adoção de esforços estáticos realizados com os membros superiores e a coluna, que podem ser a fonte de muitos desconfortos musculoesqueléticos.

Caso o cuidador decida utilizar banheira no formato clássico, a base deve estar na altura da borda superior da sínfise púbica, estando a pessoa na postura de pé. A banheira deve ser posicionada sobre suporte, móvel ou bancada que tenha recuo para acomodação dos pés, o que possibilita que o cuidador fique bem próximo ao bebê (Figura 22.7). Um apoio para os pés, de modo que seja possível alternar a descarga de peso entre eles, ajuda a reduzir a sobrecarga para a coluna lombar.

Para evitar o esforço estático de membros superiores ao sustentar o bebê durante o banho, o mercado especializado oferece cadeiras de material plástico que podem ser colocadas dentro da banheira (Figura 22.8). Há também banheiras com o fundo já no formato de um suporte com essa finalidade. Outra alternativa é o uso de baldes específicos para o banho de bebês, que minimizam a necessidade de tamanha fixação postural durante a execução da atividade, mas que requerem elevação a uma altura que evite a flexão anterior do tronco do cuidador. Sua base deve estar apoiada sobre um suporte firme, posicionado à altura aproximada da sínfise púbica. O cuidador deve desenvolver-se no método de usar o balde, uma vez que o espaço para movimentação das mãos é mais restrito. Quando a criança já estiver maior e o banho no chuveiro for a melhor alternativa, sugere-se que o cuidador sempre utilize um chuveirinho (para facilitar o direcionamento da água para a criança), e um banco plástico posicionado dentro do boxe (para se sentar e evitar a flexão anterior da coluna). Além disso, por questões de segurança, é importante instalar alças de apoio e dispor de tapetes antiderrapantes dentro do boxe.

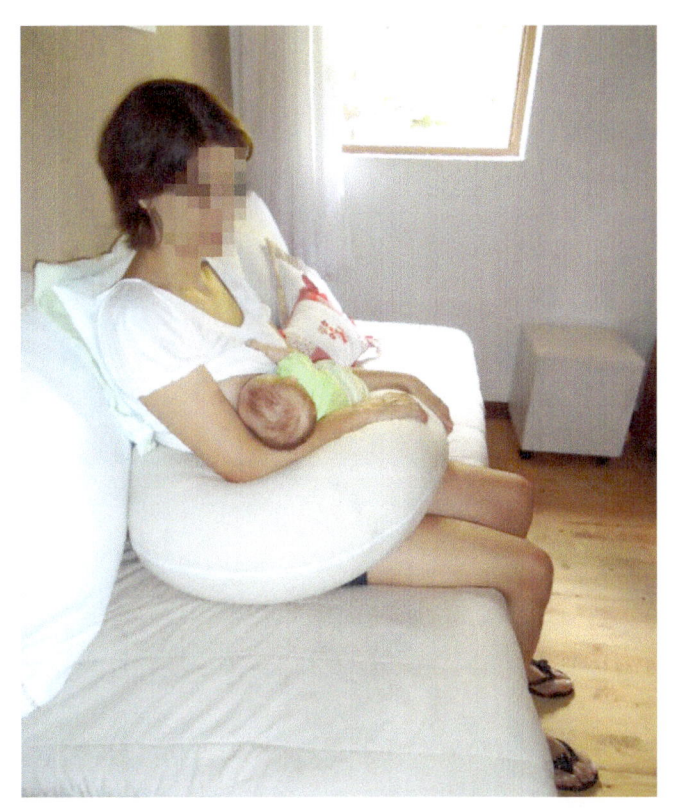

Figura 22.5 Observe o suporte do braço sobre a almofada durante a amamentação, para evitar esforços estáticos de membros superiores. A coluna e os pés devem estar bem apoiados.

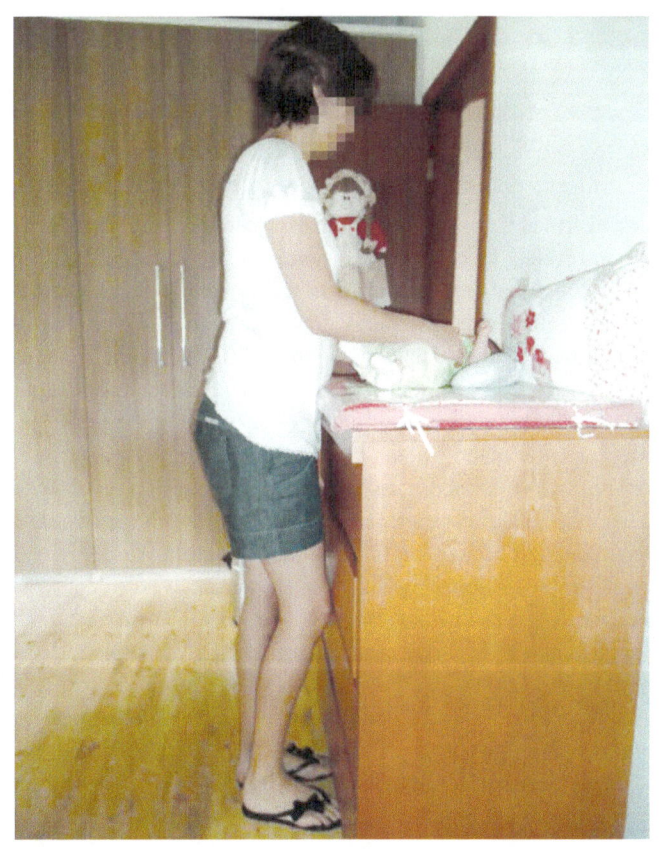

Figura 22.6 A altura da área de trabalho para a troca de roupas do bebê deve coincidir com a altura do cotovelo do cuidador. Observe o espaço debaixo do móvel para acomodação dos pés.

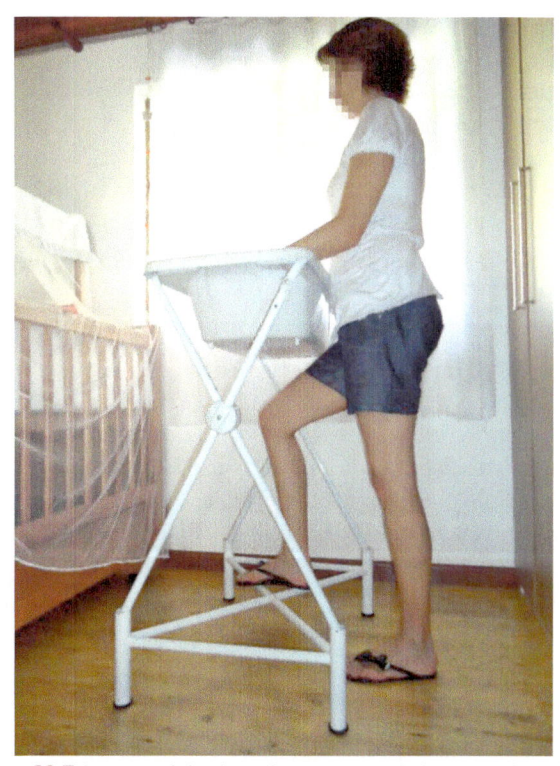

Figura 22.7 O suporte da banheira deve tornar possível que o cuidador fique com a coluna ereta. Um apoio para os pés alivia a sobrecarga sobre a coluna.

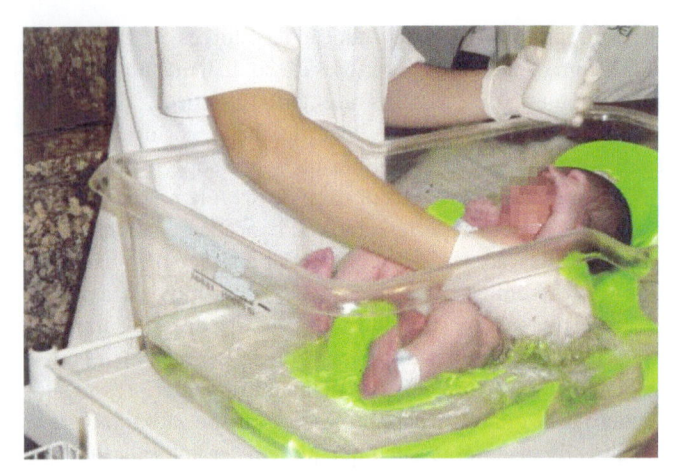

Figura 22.8 Um suporte tipo cadeirinha a ser colocado dentro da banheira elimina os esforços estáticos de membros superiores ao dar banho no bebê.

Transporte do bebê

Carregar e transportar o bebê são atos que podem representar sobrecarga para a coluna. A realização de esforço estático com força excessiva (como ao segurar o bebê no colo), associada às posturas de flexão e rotação do tronco (que ocorrem ao deslocar, montar e desmontar o carrinho de transporte e ao posicionar/retirar o bebê da cadeirinha de carro), é um fator de risco para a ocorrência de distúrbios osteomusculares, como fadiga, dor lombar e nos ombros, e desconforto físico (Jager et al., 2013).

Carrinho. Ao se adquirirem carrinhos para transportar a criança, deve-se optar por modelos que sejam práticos e funcionais, ou seja, fáceis de manusear, leves, compactos, porém resistentes, e que ofereçam conforto à criança. Carrinhos que se fecham como um guarda-chuva são uma boa opção. A alça para guiar o carrinho deve ter altura que evite a flexão do tronco, devendo estar posicionada entre a crista ilíaca e o cotovelo do condutor. Deve haver espaço livre entre as rodas traseiras para não impedir as passadas do cuidador ao conduzir o carrinho (Figura 22.9). As suas dimensões devem ser tais que possibilitem o trânsito entre os cômodos da residência e, para o caso de transporte em veículo próprio, o armazenamento no compartimento de bagagem.

Transporte da criança no veículo

Crianças até 7 anos e meio devem, obrigatoriamente, ser transportadas nos veículos com dispositivo de retenção específico: bebê conforto, cadeirinha ou assento de elevação, de acordo com o peso e a faixa etária, no banco de trás. A escolha do modelo mais adequado deve considerar, além da legislação (Conselho Nacional de Trânsito [Contran]– Resolução nº 277, de 28 de maio de 2008), a ergonomia do equipamento.

Bebê conforto. O bebê conforto deve ser usado do nascimento até 1 ano de idade ou até 13 kg, conforme recomendação do fabricante, e deve ser instalado no banco traseiro, levemente inclinado e sempre de costas para o sentido do movimento do veículo. Deve-se optar por modelos leves, já que são com frequência transportados manualmente e servem de apoio para o bebê também fora do veículo. O sistema de fixação do cinto

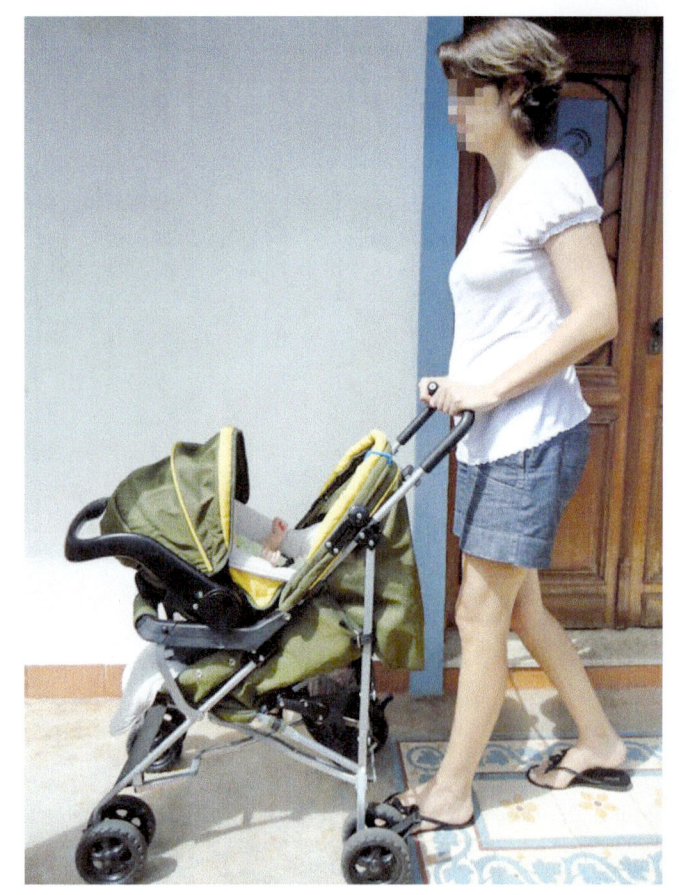

Figura 22.9 O carrinho deve ser leve e de fácil manuseio. Observe que as manoplas devem estar na altura entre a crista ilíaca e os cotovelos do cuidador, e deve haver espaço entre as rodas traseiras para acomodar os pés.

veicular no bebê conforto deve ser simples e de fácil execução. Sugere-se testar no próprio veículo as dimensões e os encaixes do dispositivo, como parte do processo de aquisição do mesmo.

Cadeirinha. Crianças de 1 a 4 anos de idade, entre 9 e 18 kg, devem utilizar as cadeiras de segurança. Estas devem ficar na posição vertical, no centro do banco traseiro e voltadas para frente. Seguindo as recomendações para escolha do bebê conforto, no caso das cadeirinhas também é fundamental levar em consideração suas dimensões e encaixes em relação ao veículo ao adquiri-las. Aquelas muito grandes e que ocupam muito espaço no interior do veículo e também no porta-malas acabam restringindo o espaço para os passageiros dos bancos traseiro e dianteiro, além do motorista, já que estes precisam ajustar o recuo de seus bancos na posição mais anterior. Além disso, é importante selecionar modelos cuja largura não exceda o espaço destinado a um passageiro no banco de trás, entre o cinto de segurança e sua fivela de encaixe (Figura 22.10). Caso a cadeira fique posicionada sobre a fivela do cinto de segurança, será exigido esforço extra do cuidador para fixá-la ao banco. Portanto, tais modelos devem ser evitados.

Sobrecargas osteomusculares são frequentes entre os pais ao retirarem ou acomodarem a criança nas cadeiras de veículos, pois é necessária a movimentação do peso com rotação e flexão de coluna, associação de movimentos críticos. Um veículo de quatro portas e mais alto minimiza a necessidade desses

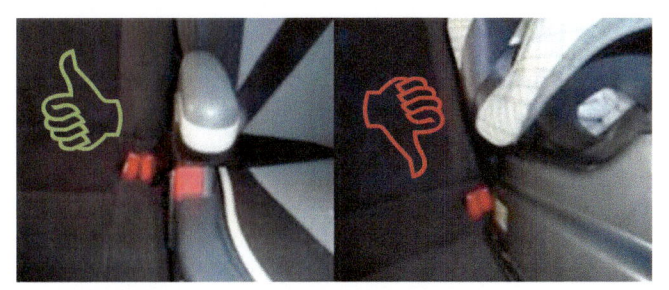

Figura 22.10 Para não dificultar o afivelamento do cinto, a largura da cadeirinha não pode exceder o espaço destinado a um passageiro no banco de trás, entre o cinto de segurança e sua fivela de encaixe.

movimentos. No carro de duas portas, a cadeirinha deve ser colocada no banco traseiro para permitir que o cuidador entre no veículo, aproxime-se o máximo possível da criança e evite a rotação do tronco. A partir do momento em que a criança já se movimenta sozinha, ela deve ser instruída a se acomodar e a sair por si só da cadeira.

Assento de elevação. Deve ser utilizado por crianças de 4 a 7 anos e meio de idade, com peso aproximado entre 18 e 36 kg, no banco traseiro com o cinto de três pontos. Como na seleção da cadeirinha, é importante ficar atento às dimensões do assento, que não deve exceder, em largura, o espaço destinado a um passageiro, delimitado pelo cinto de segurança e sua respectiva fivela de encaixe, com o objetivo de evitar dificuldades ao realizar o afivelamento do cinto.

Carregar o bebê

Carregar um bebê no colo exige atividade muscular extra da musculatura paravertebral, e, quando o esforço é feito constantemente, pode levar à fadiga muscular. Para minimizar a exigência muscular, pode-se adotar o uso de bolsas tipo canguru (cadeirinhas com fivelas ou argolas ajustáveis) ou *sling* (peça

semelhante a uma bolsa de pano), em que o bebê fica preso ao corpo do cuidador. O correto é posicionar o bebê na altura da cintura. Preferencialmente, o bebê deve ficar sentada de frente para o cuidador, com as pernas levemente dobradas, nunca penduradas.

Carregar um peso de até 16 kg na parte anterior do tronco parece exigir cerca de 7% da contração máxima voluntária (CMV) medida por eletromiografia de superfície dos músculos paravertebrais. Esse valor não ultrapassa o postulado por Rohmert, que determina que contrações abaixo de 15% da CMV podem ser mantidas indefinidamente sem fadiga. Tal valor é relativamente seguro, apesar de evidências mais recentes indicarem que a fadiga pode desenvolver-se em qualquer nível de contração (Chaffin et al., 2001). Nesse sentido, é válido avaliar a condição musculoesquelética do cuidador ao carregar o bebê dessa maneira. A dor muscular pode indicar sinal de sobrecarga.

Aspectos de segurança também devem ser considerados ao se carregar uma criança no colo. Subir e descer escadas com o bebê no colo, por exemplo, pode ser arriscado. O bebê no colo é um obstáculo à visão dos degraus, principalmente na descida, tornando a tarefa desafiadora. Portanto, deve-se evitar ao máximo esse deslocamento e, ao fazê-lo, utilizar sempre o corrimão.

O uso da bolsa tipo canguru ou do *sling* facilita o deslocamento, pois reduz a necessidade de sustentação de peso e ajuda o cuidador também a focar a atenção no equilíbrio exigido pela tarefa. O *sling* deve ser de tecido macio e confortável, mas resistente, com largura suficiente para acomodar o bebê e laterais elevadas. Ao colocar a criança no *sling*, o cuidador deve atentar-se para que o tecido não pressione o nariz e a boca do bebê, bloqueando a respiração e sufocando-o. Bebês com menos de 1 mês não devem ser transportados no *sling*, e os pais devem perceber se a criança está grande ou ativa demais para usar o produto. Além do risco de asfixia e sufocação, há perigo de fraturas e quedas quando o *sling* é mal utilizado.

CASO CLÍNICO

Puérpera A.L.S., 32 anos, $G_2P_2A_0$, submetida a cesariana iterativa (ou seja, de repetição) havia 12 h. O primeiro parto ocorrera havia 5 anos (cesariana porque o feto estava em apresentação pélvica). O segundo parto foi cesariana devido à desproporção cefalopélvica. A.L.S. ficou em trabalho de parto durante 11 h, tendo ocorrido dilatação cervical completa, mas o polo cefálico permaneceu alto (plano –1 de De Lee). O recém-nascido pesava 3.950 g. Pré-natal e puerpério fisiológicos segundo dados coletados no prontuário.

Após ler o prontuário, o fisioterapeuta dirigiu-se ao leito da puérpera, que se encontrava deitada em decúbito dorsal. A.L.S. estava aguardando a enfermeira para tomar o primeiro banho, já que não conseguia se levantar sozinha devido a intensas dores abdominais.

Os dados vitais estavam fisiológicos. O abdome encontrava-se dolorido, distendido e timpânico, por isso não fora realizada avaliação da diástase abdominal e da involução uterina. Segundo dados do prontuário, o útero estava normocontraído. A.L.S. ficou com sonda vesical após o parto,

por isso ainda não havia urinado. Membros inferiores sem sinais flogísticos.

Objetivos da fisioterapia. Diante desse quadro, o principal objetivo do fisioterapeuta, em comum acordo com a puérpera, foi o alívio do desconforto abdominal. Para o alcance desse objetivo, foram realizados exercícios visando ao aumento do peristaltismo intestinal para eliminação de gases. Primeiramente, o fisioterapeuta elevou a cabeceira do leito e solicitou à puérpera respirações profundas, tentando mobilizar o abdome na inspiração e na expiração. Em seguida, realizou massagem abdominal superficial no sentido horário, fazendo leve pressão na expiração. Finalmente, foram realizados exercícios de ativação abdominal durante a expiração ativa. Depois disso, o fisioterapeuta auxiliou a puérpera a se levantar do leito, transferindo-se primeiro para decúbito lateral e mantendo o abdome levemente contraído. Antes de se levantar, ela permaneceu alguns minutos sentada para evitar hipotensão postural. Nesta posição, foram feitos exercícios de circundução do ombro e respiratórios, já que a puérpera assumiu posição antálgica de elevação dos ombros e da caixa torácica. Ao passar para a posição ortostática, esses exercícios foram repetidos até que A.L.S. adquirisse uma postura ereta. No entanto, apesar de ter conseguido estender o tronco, os ombros permaneceram elevados. O fisioterapeuta, então, deambulou com a puérpera e conversou com a enfermeira e com o médico sobre a possibilidade de enfaixamento abdominal após o banho, para melhorar o conforto e a postura da paciente em ortostatismo, evitando-se dores cervicais.

A puérpera foi orientada a realizar exercícios respiratórios, ativação abdominal e deambulação novamente mais tarde.

Como não foi possível um atendimento completo, pois havia a necessidade do banho naquele momento, o fisioterapeuta orientou A.L.S. a realizar exercícios de bomba tibiotársica sozinha e a evitar ficar por tempo prolongado deitada; quando o fizesse, deveria permanecer prioritariamente em decúbito lateral, para facilitar a eliminação de gases.

No dia seguinte, o fisioterapeuta focou o atendimento nos cuidados e dúvidas em relação à amamentação e nos cuidados em relação ao AP. Finalmente, A.L.S. também foi orientada em relação às recomendações ergonômicas do puerpério, conforme descrito neste capítulo.

BIBLIOGRAFIA

American College of Obstetricians and Gynecologists (ACOG). Practice Bulletin nº 165: prevention and management of obstetric lacerations at vaginal delivery. Obstet Gynecol. 2016; 128(1):e1-e15. doi: 10.1097/AOG.0000000000001523.

Assunção JA, Rodrigues MMG. Estudo do padrão respiratório no puerpério imediato através de eletromiografia. Faculdade de Ciências Médicas de Minas Gerais, Maternidade Hilda Brandão da Santa Casa de Belo Horizonte, Hospital Prontocor. 1998.

Bammer G, Stratzins L. Women, work and musculoskeletal health. Soc Sci Med. 2004; 58(6):997-1005.

Bar MA, Jarus T. The effect of engagement in everyday occupations, role overload and social support on health and life satisfaction among mothers. Int J Environ Res Public Health. 2015; 12:6045-65.doi:10.3390/ijerph120606045.

Boyles SH et al. Effect of mode of delivery on the incidence of urinary incontinence in primiparous women. Obstet Gynecol. 2009; 113(1):134-41.

Brasil. Resolução nº 277, de 28 de maio de 2008. Conselho Nacional de Trânsito (Contran). Dispõe sobre o transporte de menores de 10 anos e a utilização de retenção para o transporte em veículos. Disponível em: http://www.denatran.gov.br/ultimas/20100906_norma_transporte.htm. Acesso em: 4 mai 2011.

Carroli G, Mignini L. Episiotomy for vaginal birth. Cochrane Database of Systematic Reviews. In: The Cochrane Library. 2011. doi: 10.1002/14651858.CD000081.pub2.

Chaffin DB, Andersson G, Martin B. Biomecânica ocupacional. 3. ed. Tradução de Fernanda Saltiel Barbosa da Silva. Belo Horizonte: Ergo; 2001. 579 p.

Corrêa MD, Melo VH, Aguiar RALP et al. Noções práticas de obstetrícia. 14. ed. Belo Horizonte: Coopmed; 2011.

Couto HA. Como instituir a ergonomia na empresa. 2. ed. Belo Horizonte: Ergo; 2011.

Cunha ACB et al. Concepções sobre maternidade, parto e amamentação em grupo de gestantes. Arq Bras Psicol. 2012; 64(1):139-55.

Davies GAL, Wolfe LA, Mottola MF et al. Joint SOGC/CSEP Clinical practice guideline. Exercise in pregnancy and the postpartum period. J Obstet Gynaecol Can. 2003; 25(6):516-22.

Hartmann KH, Viswanathan M, Palmieri R et al. Outcomes of routine episiotomy – a systematic review. JAMA. 2005; 293:2141-8.

Ibope Mídia. Mães contemporâneas. Hábitos de consumo e mídia. 2006. Disponível em: www.ibope.com.br/download/maes_contemporaneas.pdf. Acesso em: 02/06/2017.

Jager M et al. Lumbar-load analysis of manual patient-handling activities for biomechanical overload prevention among healthcare workers. Ann Occup Hyg. 2013; 57(4):528-44.

Kapandki IA. Fisiologia articular. São Paulo: Manole; 1990.

Koelbl H et al. Pathophisiology of urinary incontinence, faecal incontinence and pelvic organ prolapse. In: Abrams P et al.

Incontinence: 4th International Consultation on Incontinence. 4. ed. Paris: Health Publication; 2009. p. 255-330.

Machado MGR, Aroeira RMC, Assunção JA. Alterações do sistema respiratório na gravidez. In: Baracho E. Fisioterapia aplicada à obstetrícia: aspectos de ginecologia e neonatologia. 3. ed. Rio de Janeiro: Medsi; 2002. p. 42-51.

Maynard SA, Blain LG. Women, work and childcare: Where have we been? Where are we going? Work. 2005; (24):361-7.

Noble E. Essential exercises of the childbearing year. 2. ed. Boston: Houghton Mifflin; 1982. p. 117-23.

Nygaard I. Urinary incontinence: is cesarean delivery protective? Semin Perinatol. 2006; 30(5):267-71.

Organização Mundial da Saúde/Organização Pan-Americana de Saúde (OMS/OPAS). Classificação internacional de funcionalidade, incapacidade e saúde. São Paulo: EDUSP; 2003.

Page G. A biomechanical comparison of current mailbag designs. Ann Arbor; Center for Ergonomics, College of Engeneering. The University of Michigan; 1984 (research).

Polden M, Gill M. Fisioterapia em ginecologia e obstetrícia. São Paulo: Santos; 1993.

Rennó Jr. J et al. Saúde mental da mulher: transtornos psiquiátricos relacionados ao ciclo reprodutivo. Rev Deb Psiq. 2012; 6-11.

Rortveit G, Dalrveit AK, Hannestad HS.Urinary incontinence after vaginal delivery or cesarean section. N Engl J Med. 2003; 348:900-7.

Royal College of Obstetricians and Gynaecologists. Management of third and fourth-degree perineal tears following vaginal delivery. Guideline nº 29. 2001.

Sanders MJ, Morse T. The ergonomics of caring for children: an exploratory study. Am J Occup Ther. 2005; 59:285-95.

Simic M, Cnattingius S, Petersson G et al. Duration of second stage of labor and instrumental delivery as risk factors for severe perineal lacerations: population-based study. BMC Pregnancy Childbirth. 2017; 17:72.

South MMT et al. Levatorani denervation and reinnervation 6 months after ch ildbirth. American Journal of Obstetrics and Gynecology. 2009; 200(5):519-27.

Souza SNDH et al. O aleitamento materno na perspectiva da vulnerabilidade programática e do cuidado. Cad Saúde Pública. 2013; 29(6):1186-94.

Steen M et al. A randomised controlled trial to compare the effectiveness of icepacks and Epifoam with cooling maternity gel pads at alleviating postnatal perineal trauma. Midwifery. 2000; 16(1):48-55.

Vermandel A et al. Pelvic floor awareness and the positive effect of verbal instructions in 958 women early postelivery. Int Urogynecol J. 2015; 26:223-8.

Yoshinaga S et al. Physiological evaluation of childcare-associated muscle load on the neck and shoulder region in japanese women. Nurs Res Pract. 2016. Disponível em: http://dx.doi.org/10.1155/2016/1757094.

23 Fisioterapia no Puerpério Remoto

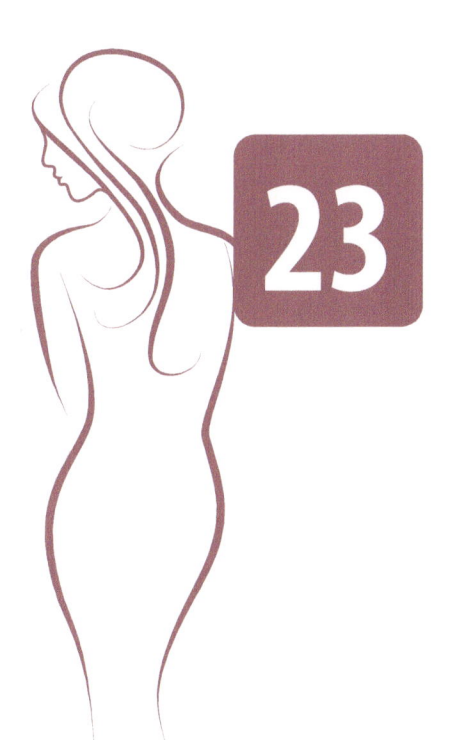

Juliana Lerche Vieira Rocha Pires

Neyliane Sales Chaves Onofre

"Tudo tem o seu tempo determinado, e há tempo para todo o propósito debaixo do céu. Há tempo de nascer, e tempo de morrer; tempo de plantar, e tempo de arrancar o que se plantou; tempo de matar, e tempo de curar; tempo de derrubar, e tempo de edificar; tempo de chorar, e tempo de rir; tempo de prantear, e tempo de dançar; tempo de espalhar pedras, e tempo de ajuntar pedras; tempo de abraçar, e tempo de afastar-se de abraçar; tempo de buscar, e tempo de perder; tempo de guardar, e tempo de lançar fora; tempo de rasgar, e tempo de coser; tempo de estar calado, e tempo de falar; tempo de amar, e tempo de odiar; tempo de guerra, e tempo de paz." (Eclesiastes 3:1-8)

INTRODUÇÃO

O ciclo gravídico-puerperal promove alterações físicas, psicoemocionais e sociais para a mulher. Tais modificações têm sua etiologia mediada por hormônios e adaptações biomecânicas que visam ao desenvolvimento fetal e ao preparo da mulher para o parto. Ainda ocorrem, na gravidez, alterações no metabolismo de proteínas, lipídios e glicídios, além de modificações nos sistemas cardiorrespiratório, digestório, imunológico e urinário, com consequente mudança na estrutura e na função dos órgãos. Tudo isso corrobora para proporcionar um equilíbrio adaptativo à coexistência materno-infantil.

Puerpério é uma palavra derivada do latim *puerperalis*, relativo a dar à luz, de *puer*, "menino" ou "criança", mais *parere*, "parir, dar à luz". Portanto, equivale ao termo "pós-parto", sendo subdividido didaticamente em três períodos: imediato, tardio e remoto. O foco deste capítulo será o puerpério remoto, o qual corresponde ao período do 46º dia até o retorno dos ciclos menstruais. Tal período pode manifestar-se de maneira distinta em cada mulher e, na mesma mulher, de modo diferente, pois depende das características da paciente, como idade e condições socioeconômicas e obstétricas.

Nos primeiros 45 dias, o corpo feminino já passou pelas mudanças mais críticas; porém, no puerpério remoto, ainda persistem queixas dermatológicas, musculoesqueléticas, posturais e do assoalho pélvico (AP). Soma-se às queixas citadas a mudança na rotina, que o bebê exige. As demandas se tornam maiores naquelas mulheres que amamentam exclusivamente, nas que cuidam sozinhas de seus bebês e nas que precisam retornar ao trabalho precocemente (seja por questões financeiras, porque são profissionais liberais, ou empreendedoras).

O fisioterapeuta atua em conjunto com a equipe multiprofissional e oferece assistência ao cuidado integral e individualizado na saúde da mulher com enfoque nas alterações que advêm da gravidez. Muitas vezes, ao avaliarmos uma puérpera, focamos nas alterações musculoesqueléticas e disfunções estéticas ou do AP e nos esquecemos de abordar o desgaste físico e emocional que essa nova fase demanda; afinal, a maternidade exige bastante, tanto física quanto emocionalmente. A privação do sono (em quantidade e qualidade) que a mãe passa a ter, a adaptação do bebê, as posturas para amamentá-lo e carregá-lo e a atenção extra que alguns membros da família podem exigir nessa nova fase são alguns fatores que causam exaustão e estresse na mulher.

As principais queixas neste período subsequente ao parto são: fadiga, dor lombar, dores de cabeça, dor perineal, dor na ferida operatória da cesárea, infecção no trato urinário, incontinência urinária, problemas oriundos da amamentação, disfunção sexual, ansiedade e depressão. O objetivo da fisioterapia é minimizar as dores e modificações, propor técnicas para prevenir e tratar as possíveis patologias e disfunções apresentadas, orientar na prática de exercício global, com enfoque no abdome e no AP, realizar reeducação postural e auxiliar no retorno das atividades de vida diária, melhorando, assim, a qualidade de vida da puérpera.

O sucesso do acompanhamento fisioterapêutico, seja no domicílio ou no ambulatório, depende, essencialmente, do pleno conhecimento das alterações puerperais, a fim de que as condições pré-gravídicas possam ser alcançadas. Assim, busca-se contemplar tanto a reabilitação funcional quanto a estética, sem, contudo, deixar de lado a humanização do cuidado e a percepção das queixas que a mulher indica, e não apenas o que foi detectado no exame físico da fisioterapia.

A Resolução 80 do Conselho Federal de Fisioterapia e Terapia Ocupacional (Coffito), de 1987, determina que o fisioterapeuta precisa avaliar e estabelecer o diagnóstico e prognóstico. Diante dessa prerrogativa, avaliar significa determinar valor (certo ou errado) a partir de uma análise orientada pelos parâmetros do avaliador. Um fisioterapeuta habilitado será capaz de investigar pontos importantes a fim de direcionar condutas corretas. Ressalta-se que essa avaliação é fundamental antes que a puérpera inicie/retome a prática de qualquer atividade física. Além disso, a avaliação e a conduta devem ser abordadas de maneira particular, respeitando a unicidade do indivíduo.

A seguir, estão relacionados os itens que devem fazer parte da avaliação do puerpério remoto.

ANAMNESE

A anamnese completa e um exame físico minucioso são fundamentais para o diagnóstico preciso e o sucesso no tratamento. Na anamnese, deve-se investigar: hábitos alimentares, estilo de vida, atividade física, hábitos miccionais e intestinais, função sexual (detalhes sobre os momentos da função sexual, a satisfação, a dor ou o desconforto), o que mais incomoda a paciente (saber se constituem detalhes dela ou do parceiro), se já sentiu orgasmo, se passa por todas as fases do desempenho sexual e a frequência de intercurso sexual.

O profissional deve inquirir também sobre perfil hormonal (condições de hipoestrogenismo), saúde geral e pélvica (com foco no trofismo dos músculos do AP, hipertonia/hipotonia) e pH vaginal. Outros pontos relevantes são: informações sobre aspectos biológicos (*vestibulitis* vulvar ou resultados indesejáveis de cirurgia perineal/genital que causam dor no introito e/ou pélvica), fatores vasculares (tabagismo, hipercolesterolemia, aterosclerose, hipertensão, diabetes melito), aspectos relacionais e má qualidade de excitação psíquica.

Além disso, é necessário obter as seguintes informações:

- Dados de identificação
- Queixas principais
- História obstétrica (gestação, parto e aborto, tempo de trabalho de parto, tipo de parto, uso de fórceps, episiotomia, laceração perineal, peso fetal, perímetro cefálico em caso de parto normal, tempo de intervalo entre as gestações, data do parto)
- Intercorrências na gestação
- Atividade física antes, durante e após a gravidez (tipo e frequência)
- Estado emocional, grau de estresse (provocado pelas novas demandas) e história de *blues* ou depressão puerperal
- Patologias associadas (hipertensão arterial sistêmica [HAS], diabetes, asma, trombofilia, trombose venosa profunda [TVP])
- Peso, altura e índice de massa corporal (IMC) (pré-gravídicos e ao término da gestação)
- Ingestão de medicamentos
- Aleitamento materno (se exclusivo ou com complemento)
- Uso de método contraceptivo

- Descrição sobre alguma intercorrência clínica no puerpério
- Incontinência urinária e anal (se anterior ou durante a gravidez e/ou puerpério)
- Disfunção sexual (se anterior ou durante a gravidez e/ou puerpério)
- Constipação intestinal e hemorroidas
- Algias e disfunções musculoesqueléticas
- Coccigodinia (lesão do cóccix)
- Síndrome do túnel do carpo
- Varizes, edema, sinal de Homans.

A fim de facilitar a compreensão e tornar a leitura mais didática, abordaremos o exame físico contextualizando sobre a situação a ser investigada, indicando a técnica avaliativa e, quando necessário, descrevendo a conduta e/ou citando algumas dicas importantes.

EXAME FÍSICO

É necessário que seja realizada uma avaliação global, que ajudará a identificar a condição física atual da puérpera, objetivando indicação individualizada nas condutas fisioterapêuticas.

Aferição da pressão arterial

A pressão arterial (PA) retornará aos valores pré-gravídicos, mas qualquer elevação deverá ser informada ao médico da paciente.

Medida de peso e altura e cálculo do índice de massa corporal (peso/altura²)

Apesar das questões estéticas, a retenção de peso é preocupante, pois a manutenção de sobrepeso eleva, consideravelmente, o risco de desenvolvimento de obesidade e doenças associadas (diabetes, cardiopatias e hipertensão arterial). Como fatores de risco para significativa retenção de peso no puerpério, podem ser citados: idade materna, paridade, ganho ponderal gravídico e puerperal e intensidade da lactação.

Um estudo envolvendo mulheres brancas, negras e hispânicas demonstrou que a trajetória da perda de peso no pós-parto não é linear, com maior emagrecimento nas 2 a 3 semanas do puerpério, seguido de platô até a 6ª semana. Uma revisão sistemática da Cochrane sugere que as mulheres que retornam ao peso pré-gravídico até 6 meses do parto têm risco diminuído de estarem com sobrepeso após 10 anos do parto.

Dica

- Caso a puérpera ainda não seja acompanhada por um nutricionista, deverá ser encaminhada imediatamente, a fim de adequar a dieta às demandas do momento (aleitamento, emagrecimento, doença associada, prática de atividade física, alergia alimentar).

Avaliação postural e dor referida

É esperado que as alterações biomecânicas na postura corporal durante a gravidez decorram de respostas adaptativas a alterações anatômicas e fisiológicas inerentes do período gestacional. A função corpórea também será distinta nos três períodos do puerpério; portanto, o corpo feminino se expressa e comporta de modo diverso na sua organização postural. O fisioterapeuta deverá levar em conta que ocorrem, nessa fase, novos registros sensoriais subjetivos oriundos de sua nova identidade (causados pela gravidez, pelo tipo de parto, pelos cuidados com o bebê etc.), que organizarão de maneira diferente o uso da musculatura estriada. Mesmo entre 6 e 8 semanas após o parto, a estabilidade estática está diminuída na postura de pé.

A prevalência de mulheres com desconforto musculoesquelético no puerpério varia de 16 a 61%. Estudos apontam que esse fato decorre do efeito hormonal e do estresse ergonômico de carregar o recém-nascido. Além disso, sabe-se que a saúde emocional afeta a postura e a etiologia da dor, por estar diretamente associada com funções musculares e fisiológicas (pacientes que apresentem depressão aguda adotam "postura depressiva" – anteriorização da cabeça, hipercifose torácica e aumento da distância interescapular). Angelo et al. (2014) perceberam a associação (p = 0,002) entre depressão pós-parto e maior intensidade da dor referida, sendo a região dorsal o local doloroso mais apontado pelas puérperas. Aquelas com postura "desleixada" (anteriorização da cabeça, hipercifose torácica e retificação da lordose lombar com inclinação posterior da pelve) apresentam maior intensidade dos sintomas dolorosos.

A avaliação postural deverá ser realizada com a mulher despida, de pé, nas vistas anterior, posterior e lateral (direita e esquerda), a fim de reconhecer as principais alterações existentes. Devem-se realizar os testes de força muscular – abdominais, glúteo máximo, extensores de tronco, como também averiguar se existem retrações musculares – iliopsoas, paravertebrais lombares, peitorais, extensores cervicais, isquiotibiais, piriforme, quadrado lombar e obturador interno. Por fim, a avaliação postural definirá se há necessidade de reeducação postural, qual a atividade e o condicionamento físico indicados ou o esporte almejado.

Dicas

▶ Considere se a mulher é lactante, visto que essa função modifica a organização postural e altera hormônios corpóreos

▶ Investigue se houve retorno à atividade sexual e de qual maneira ela se manifesta (se há dor, se é prazerosa), pois poderá modificar sua estrutura corporal

▶ Averigue se houve retorno à atividade profissional e suas características ergonômicas

▶ Investigue a percepção corporal e a presença de disfunções musculoesqueléticas oriundas da gravidez ou que tenham surgido em alguma fase do puerpério, por meio dos testes para diagnóstico de algias.

Diástase e flacidez abdominal

Os músculos da parede abdominal têm a importante função de garantir a estabilização ventral do tronco. Eles reagem à oscilação da pressão intra-abdominal juntamente com os músculos do AP e contribuem para a fixação dos órgãos pélvicos.

Na gravidez, o crescimento uterino é acompanhado pelo estiramento da musculatura abdominal. Esse fato também decorre de mudanças posturais da gestação, que, somadas, podem causar alterações biomecânicas e prejudicar o vetor de força muscular. Todas essas modificações predispõem à separação dos feixes dos músculos retos abdominais durante o estado de relaxamento, sendo denominadas diástases dos músculos retos abdominais (DMRA). Essa entidade se caracteriza pelo adelgaçamento e alargamento da linha alba (Figura 23.1). Devido à disposição em "V" desses músculos, a DMRA tende a ser maior na porção supraumbilical do que na infraumbilical (Figura 23.2). Portanto, no puerpério, a musculatura abdominal está fraca e distendida; assim, não consegue exercer uma das suas funções: sustentar a coluna (Mauriz, 2013).

A DMRA pode causar queixa similar àquelas das pacientes com hérnia ventral (dor lombar, deficiência funcional e estética), mas não oferece risco de estrangulamento. Há maior incidência em mulheres obesas, multíparas, com flacidez abdominal pré-gravídica, em gestações múltiplas, com polidrâmnio e/ou macrossomia fetal. Sua prevalência varia de 35 a 100% das mulheres, a depender do período no qual foram avaliadas. Os estudos de Boissonnault e Blaschak (1988), que mensuraram a DMRA até 1 ano após o parto, revelaram prevalência de 36% supraumbilical e 11% infraumbilical. Já Mommers (2017) afirma que a tendência é que diminua espontaneamente após o parto, mas pode persistir em 33% das mulheres após 12 meses do nascimento.

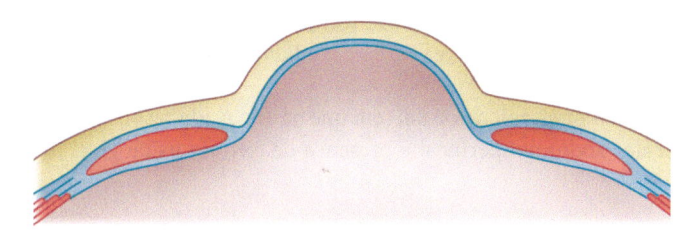

Figura 23.1 Diástase dos músculos retos abdominais (DMRA): adelgaçamento e alargamento da linha alba.

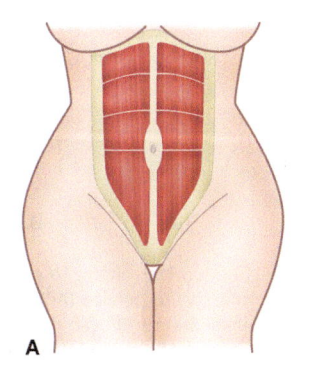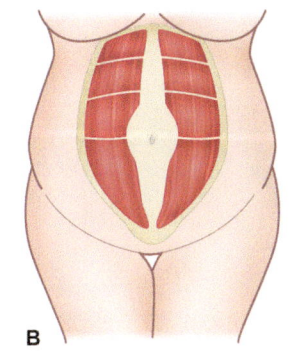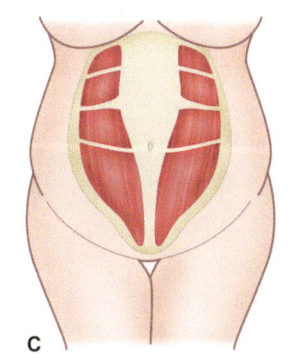

Figura 23.2 A. Abdome sem diástase dos músculos retos abdominais (DMRA). **B.** DMRA total. **C.** DMRA supraumbilical (mais prevalente).

Alguns estudos indicam a mensuração da DMRA de modo subjetivo, por meio da medida do número de dedos do examinador; contudo, essa prática deve ser substituída e/ou complementada por um método objetivo. Diante disso, o ideal é adotar um padrão internacional de medidas (em milímetros ou polegadas) com a utilização, por exemplo, do paquímetro – medidor de diâmetros e espessuras, comum na Engenharia.

A literatura ainda não obteve consenso sobre os valores considerados relevantes, aceitáveis e/ou prejudiciais na medida da DMRA. Alguns autores determinam seu surgimento quando há qualquer separação entre os músculos retos abdominais; outros, quando a distância entre os feixes musculares é superior a 1 cm, dois dedos ou até 3 cm. Um estudo para mensurar a linha alba por meio de ultrassom em 150 nulíparas (entre 20 e 45 anos) indicou que 3 cm acima da cicatriz umbilical essa estrutura apresenta 22 mm de largura quando o músculo está relaxado. Portanto, esse seria considerado o valor de referência.

Na avaliação fisioterapêutica, a mensuração da DMRA deve ser realizada com a mulher posicionada em decúbito dorsal, com quadris e joelhos fletidos (com os pés apoiados sobre a maca) e os braços estendidos ao longo do corpo. Em seguida, o fisioterapeuta solicita que ela realize uma flexão anterior do tronco até que o ângulo inferior da escápula esteja fora do leito. Um estudo brasileiro conduzido por Rett et al. (2009) considerou os seguintes pontos de referência para medidas da DMRA: três dedos (4,5 cm) acima e abaixo da cicatriz umbilical; no momento da flexão anterior do tronco, os avaliadores introduziam os dedos, perpendicularmente, entre as bordas mediais dos músculos retos abdominais. Sendo assim, graduou-se a diástase pelo número de dedos (polpas digitais) que coubessem entre as bordas mediais dos músculos nos referidos pontos. Esse fato foi pautado pelo estudo de Spitznagle et al. (2007), o qual estimou 1,5 cm para cada dedo (Figuras 23.3 e 23.4).

Contudo, mais recentemente, a revisão sistemática de Mommers et al. (2017) considerou a cicatriz umbilical como ponto de referência, sendo realizada a medida de 3 cm acima e 2 cm abaixo da mesma.

Na biomecânica normal (em que há adequada resposta muscular abdominoperineal e presença de lordose fisiológica), ao

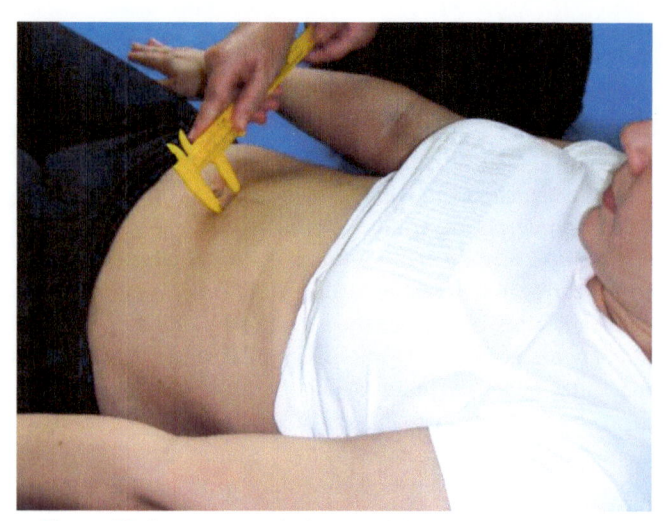

Figura 23.4 Mensuração da diástase abdominal com paquímetro.

ocorrer esforço abdominal, a pressão gera uma força de cima para baixo e contração tônica reflexa. O vetor de força se desloca posteriormente para o local preparado para receber esse tipo de sobrecarga: a região sacrococcígea posterior. Na puérpera, sabe-se que há diminuição do tônus abdominoperineal. Isso provoca deslocamento anterior da linha umbilicopubiana, o qual gera vetor de força resultante para a região perineal anterior. É possível concluir que o adequado tônus abdominal tem efeito protetor para o AP, o qual reduz o impacto de vetores de força sobre essa musculatura (Figura 23.5).

Deve-se respeitar o período em que ocorre flacidez da musculatura abdominal fisiológica. Ademais, é importante informar à puérpera que os padrões estéticos divulgados na mídia não são

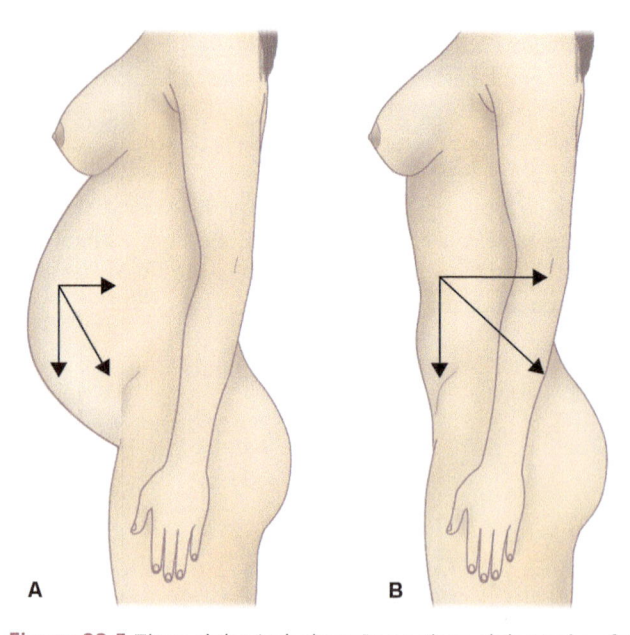

A   **B**

Figura 23.5 Tônus abdominal: alteração no tônus abdominal e efeito do vetor de força no assoalho pélvico (AP) de aumento da pressão abdominal. As *setas* representam a direção do vetor de força. Em **A**, o vetor resultante dirige-se sobre o AP devido à flacidez abdominal. Em **B**, o vetor resultante incide sobre a região sacrococcígea em uma mulher com tônus abdominal adequado (Ithamar et al., 2014).

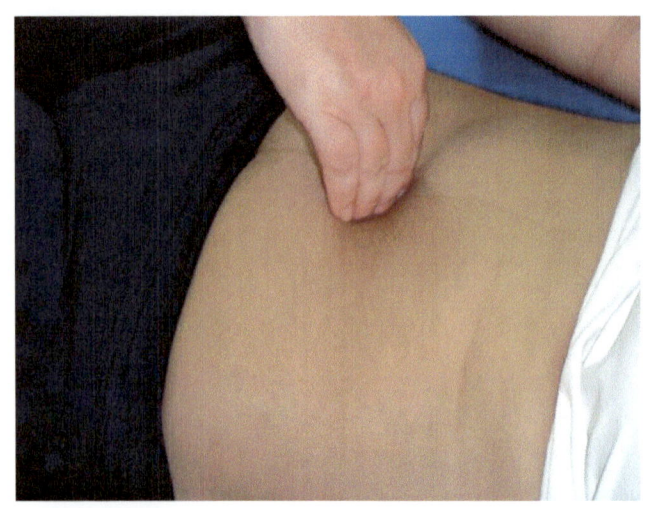

Figura 23.3 Identificação e localização da diástase abdominal.

os reais, visto que o uso da tecnologia em fotos exerce uma falsa ideia de perfeição em um rápido período de tempo. Contudo, a hipotonia muscular pré-gravídica pode aumentar a chance da aparência *amolecida* da parede abdominal após o parto, e a força muscular pode levar até 6 meses para retomar sua plenitude.

Uma revisão sistemática de 2017, sobre opções terapêuticas na DMRA (cirurgia e fisioterapia), indicou que a resolução completa da disfunção por meio da fisioterapia (observando a musculatura em estado relaxado) não foi descrita na literatura, e os estudos apresentavam baixa qualidade metodológica. Assim, a abordagem da fisioterapia foi restrita a técnicas de exercícios físicos (fortalecimento abdominal isolado ou associado a mobilização pélvica e de outros grupos musculares).

Atualmente, não há consenso sobre o melhor manejo cirúrgico para a DMRA, uma vez que não há diretrizes sobre a indicação e os métodos de reparo operatório. Quando a paciente deseja tratar de modo conservador, indica-se a fisioterapia, com os objetivos de reduzir a distância entre os retos abdominais e melhorar a qualidade de vida. No estudo de Brauman (2008), as técnicas fisioterapêuticas trataram a frouxidão da musculatura abdominal. A revisão sistemática afirmou que a fisioterapia promoveu uma redução limitada da DMRA durante a contração muscular; todavia, o impacto desses achados na satisfação da paciente, estética e/ou funcionalidade, não foi explicitado. Os estudos tiveram um *follow-up* limitado a 4 meses da intervenção. Constatou-se que o tratamento cirúrgico da DMRA se limita à correção do alargamento da linha alba e não influencia na frouxidão geral da parede abdominal. Portanto, a fisioterapia complementa a cirurgia para que a paciente obtenha maior satisfação funcional e qualidade de vida.

Dicas

◗ Considere prejudicial qualquer DMRA com valor acima de 3 cm, a qual poderá interferir na capacidade da musculatura abdominal de estabilizar o tronco e, funcionalmente, na postura, no parto, na defecação, na parturição, nos movimentos do tronco, na contenção visceral e na estabilização lombar. O prejuízo da estabilização lombar pode predispor ao desenvolvimento de dor lombar

◗ Realize somente exercícios isométricos até o 3º mês após o parto, podendo ser realizados de maneira associada à musculatura do AP. O decúbito dorsal é a posição favorável para o treinamento funcional do abdome, pois os músculos estão em repouso. No treinamento avançado, pode ser utilizado o exercício de "prancha" (Figuras 23.6 e 23.7)

◗ As fibras de contração lenta precisam ser treinadas, voluntariamente, de 20 a 30 s

◗ Utilize, criteriosamente, a eletroestimulação com corrente de média frequência (corrente russa), a fim de recrutar o maior número de fibras musculares e reduzir a impedância à passagem da corrente, respeitando os parâmetros de contração e relaxamento para não fadigar a musculatura (Figura 23.8)

◗ A ginástica abdominal hipopressiva, associada à aspiração diafragmática, pode ser sugerida como método auxiliar na reeducação abdominal e na estabilização vertebral, pois objetiva restituir o tônus e a força dos músculos envolvidos na sustentação visceral abdominal, ambos pautados pela variação de pressão intracorpórea (Figura 23.9)

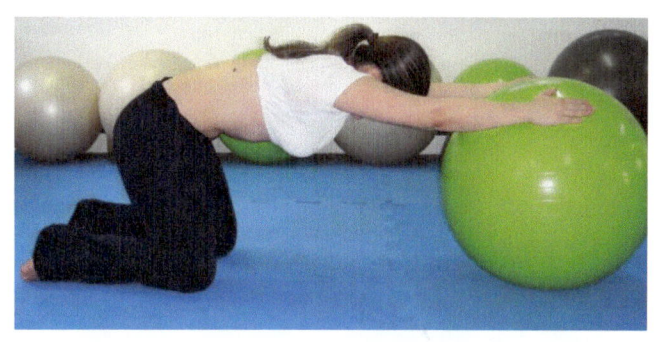

Figura 23.6 Fortalecimento abdominal isométrico inicial.

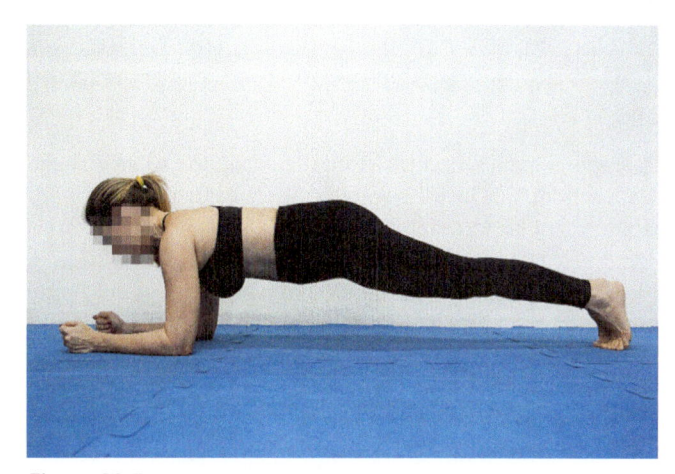

Figura 23.7 Fortalecimento abdominal isométrico avançado (prancha).

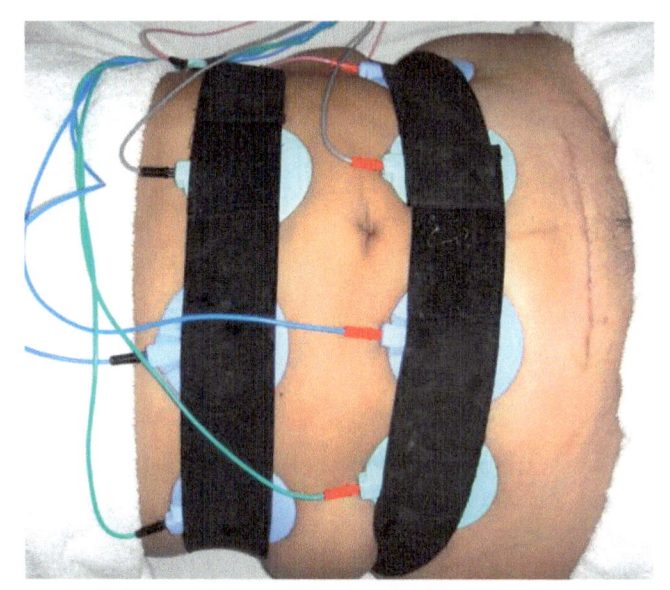

Figura 23.8 Corrente russa no puerpério remoto.

◗ Nesta fase do puerpério, a mulher não deverá mais fazer uso rotineiro da cinta modeladora.

Flacidez de pele

A pele constitui um material biológico de comportamento viscoelástico e, como tal, quando submetida a carga, apresenta quatro fases definidas: elástica, de flutuação, plástica e ponto de ruptura. A primeira é representada pela lei de Hooke, pois

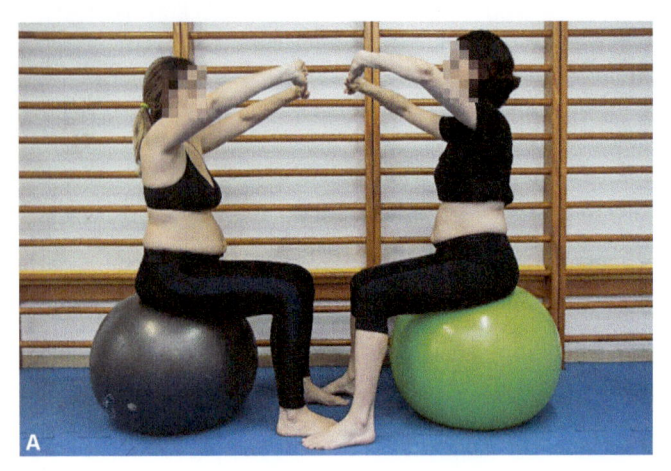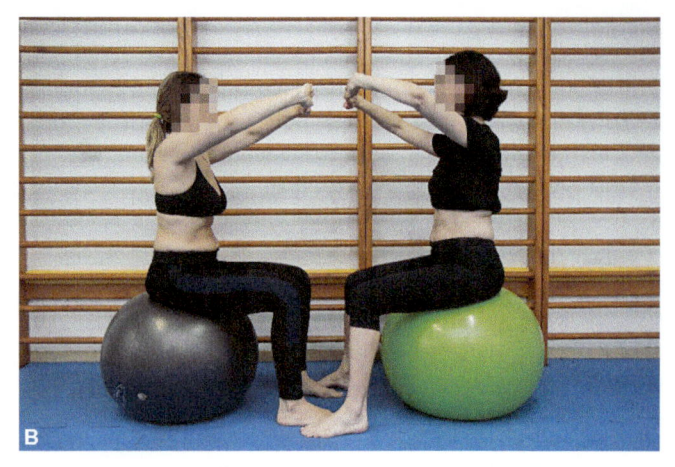

Figura 23.9 Ginástica abdominal hipopressiva no puerpério remoto. **A.** Fase de inspiração. **B.** Fase da aspiração diafragmática.

há proporcionalidade entre a força deformante e a deformação elástica produzida, isto é, a tensão é diretamente proporcional à habilidade do tecido em resistir à carga – se a mesma for removida, a pele retornará prontamente à dimensão anterior. Caso a tração permaneça, o estiramento continua e tende a um limite ou valor de equilíbrio, porém com alteração nas cadeias de carbono (2ª fase), momento em que o tecido cede – *yield point*. Com o estresse contínuo, ocorre a deformação permanente do tecido (3ª fase) e o ponto de ruptura (4ª fase).

Diante dessas transformações, pode-se entender o mecanismo da formação do "excesso de pele", também chamado de "flacidez estética". Esses fatos nos ajudam a compreender por que há algumas mulheres com maior flacidez do que outras após o parto. As que têm alguma tendência e/ou alteração no tecido conjuntivo, como também no nível biomolecular e do colágeno, ou apresentaram distensão excessiva (como na gravidez gemelar) são mais suscetíveis a essas alterações.

No puerpério remoto, a pele ainda poderá ficar *enrugada*, com a aparência de "papel crepom". Esse achado depende da idade, do nível de nutrição da mulher, de características intrínsecas da mesma, do tipo de parto e dos cuidados que ela tiver tomado durante a gestação e no puerpério imediato e tardio.

Dicas

▶ Esfolie suavemente a barriga e use hidratante nas regiões com flacidez de pele (o procedimento não deve ser realizado nas aréolas e/ou nos mamilos)

▶ Utilize radiofrequência (terapia elétrica resistiva – tecaterapia) como coadjuvante no tratamento da flacidez, visto que poderá contribuir para a produção de neocolágeno da pele e do tecido subcutâneo, melhorando sua firmeza, graças à reorganização dos septos fibrosos e ao espessamento da camada dérmica subjacente. Esse método transforma a energia fria e inofensiva de alta frequência em aumento da temperatura interna, o qual desencadeia uma série de reações celulares. Os aplicadores podem ser bi ou tripolares, a depender da região a ser tratada, devendo ser utilizado creme hidratante, condutível e de baixo conteúdo oleoso para viabilizar o contato do eletrodo com a pele. Já a radiofrequência não ablativa utiliza gel como método condutor de calor. O importante é manter a aplicação

na temperatura e no tempo adequados, a fim de promover o estímulo para a formação do neocolágeno

▶ O uso de aparelhos com tecnologia de terapias combinadas (radiofrequência, infravermelho e manipulação tecidual mecânica) também oferece bons resultados em poucas sessões, sem comprometer a segurança e o conforto da puérpera (Winter, 2009).

Estrias

Constituem uma atrofia tegumentar adquirida, de aspecto linear, podendo ser sinuosas. As estrias tendem a ser longas e paralelas e decorrem da ruptura das fibras de colágeno e elastina. Sua prevalência ocorre entre 55 e 90% das mulheres. Os locais com maior probabilidade de ter estrias são: abdome, glúteos, coxas, mamas e braços. A causa é multifatorial, com risco aumentado para as mulheres de raça branca; porém, fatores endocrinológicos e mecânicos, como também a predisposição genética e familiar, não podem ser descartados. Em geral, sua apresentação é bilateral e evolui da seguinte maneira: cor avermelhada (Figura 23.10), esbranquiçada e abrilhantada (nacarada).

Uma revisão sistemática (Farahnik et al., 2017) indicou que, apesar do enfoque estético que possa parecer, o surgimento

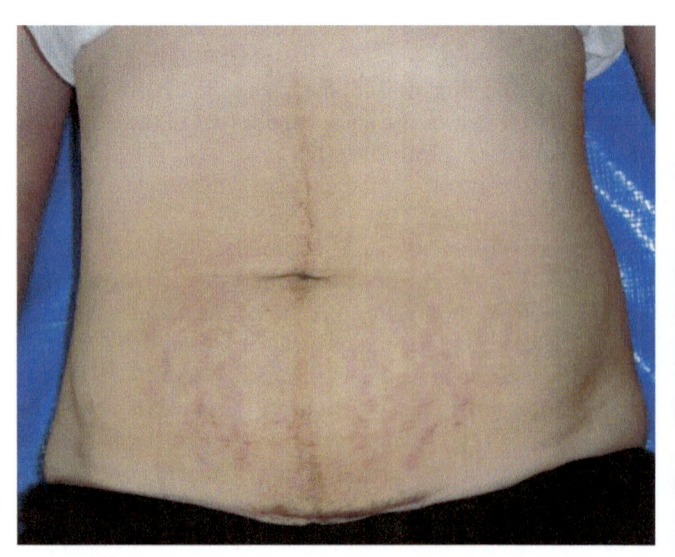

Figura 23.10 Aspecto da estria no puerpério remoto.

das estrias provoca pesar para a mulher, com prejuízo em sua qualidade de vida. A mesma revisão apontou que existem mais estudos sobre fatores de risco e métodos de prevenção do que sobre tratamentos.

Dicas

▸ Para a prevenção das estrias, pode ser indicado creme à base de extrato de centelha-asiática (associado a massagem)

▸ O *peeling* contribui para a esfoliação da pele. Em alguns casos, poderá ser realizada a microdermoabrasão (o fisioterapeuta está habilitado a atuar apenas no 1º e no 2º nível de abrasão), constituindo uma opção segura para tratamento durante o puerpério

▸ O uso do *laser* estimula a produção de colágeno e proporciona resultados satisfatórios em cerca de 50% dos casos, sendo importante o acompanhamento com médico especializado. Estudos associando o uso de creme à base de ácido retinoico (tretinoína ≥ 0,05%) e *laser* revelaram aumento na quantidade de elastina e produção de colágeno local

▸ A terapia por microagulhamento promove uma lesão controlada da pele, a fim de produzir neocolágeno e elastina na derme papilar.

Cicatrização

A depender do tipo de parto, a mulher poderá apresentar processo cicatricial. Quando este for identificado, o fisioterapeuta deverá avaliá-lo, seja no abdome (devido ao parto cesáreo) ou no AP (devido ao parto vaginal). No entanto, o resultado final do processo de reparação não pode ser completamente previsível.

O parto cesáreo é o procedimento operatório mais comumente realizado no mundo por cirurgiões com diferentes habilidades técnicas. O processo de cicatrização acontece em todas as estruturas lesadas (intencional ou acidentalmente) durante o parto. Sob a óptica do processo doloroso, é essencial levar em consideração a topografia nervosa, visto que a dor (decorrente de lesão nervosa) representa a causa mais comum de desconforto pós-cirúrgico. Uma revisão sistemática publicada em 2015 averiguou que a técnica cirúrgica de Misgav-Ladach é considerada padrão-ouro, capaz de reduzir a dor pós-cirúrgica (tanto aguda como crônica) e melhorar a qualidade de vida no puerpério.

Já sob a óptica da estética, a cicatrização ocorre no tecido conjuntivo. Desse modo, a cicatriz nada mais é do que a substituição do tecido lesado por uma neoformação de tecido conjuntivo, dito *cicatricial*. Em ambas as vias do parto, o processo de cicatrização ocorrerá por primeira intenção – acontece por planos, com aposição de tecido por tecido, com menor quantidade de colágeno e reduzido tempo de recuperação.

Durante o processo cicatricial, inicialmente a coloração será rosada ou avermelhada e, depois, de coloração semelhante à da pele da mulher. Após 6 meses do parto, é considerada madura e hipopigmentada. Um fato importante é que a cicatriz adquire somente 70% da força da pele original (anterior à lesão). Esse fato contribui para que a episiotomia de rotina não seja preconizada. Já no parto cesáreo, é importante considerar: (1) a espessura da pele (quanto mais fina, melhor); (2) a direção das linhas de fenda (quando a incisão for perpendicular, haverá maior probabilidade de formação de cicatriz hipertrófica); (3) a qualidade da sutura.

Vale lembrar que o processo cicatricial varia de indivíduo para indivíduo, como também de uma região corpórea para outra. Podem-se constatar no puerpério remoto alterações como: cicatriz hipertrófica (CH), queloide, aderência e fibrose. Existem algumas diferenças entre elas. A CH regride espontaneamente em 1 ano, e sua hipertrofia característica acontece dentro dos limites da lesão. Normalmente, o queloide não regride espontaneamente, e a fibrose que se forma ultrapassa os limites originais da lesão.

Dicas

▸ Evite a exposição da cicatriz ao sol nos primeiros 6 meses, pois poderá sensibilizar os melanócitos locais e deixá-la pigmentada.Utilize o ultrassom (US) de 3 MHz a fim de otimizar a cicatrização, diminuir a dor local e tornar a cicatriz mais maleável. Manipule-a somente após 30 dias do parto

▸ Realize massagem em "S" ou de "fricção" em toda a extensão da cicatriz, podendo ser associada a endermologia quando o aspecto da mesma estiver uniforme e sem sinais flogísticos (Figura 23.11)

▸ Encaminhe a puérpera ao médico caso haja alguma descontinuidade entre as áreas de sutura

▸ Quando o tipo de parto tiver sido vaginal, com concomitante episiotomia (aderência e/ou ponto de dor), a mulher poderá ter sua vida sexual abalada. Desse modo, o fisioterapeuta habilitado poderá utilizar algumas técnicas para massagem na cicatriz a fim de reduzir a hipertrofia e os pontos dolorosos.

Edema

Nesta fase do puerpério, é mais comum ocorrer edema na região do abdome, em virtude do parto cesáreo. Com menor frequência, encontram-se edemas de membros inferiores, superiores e/ou face.

Inicialmente, deve-se observar a região. Em seguida, faz-se a palpação por meio da compressão digital do local afetado, incluindo sempre o exame das regiões pré-tibial, maleolares e sacral. No caso de edema subcutâneo, será observado o sinal de

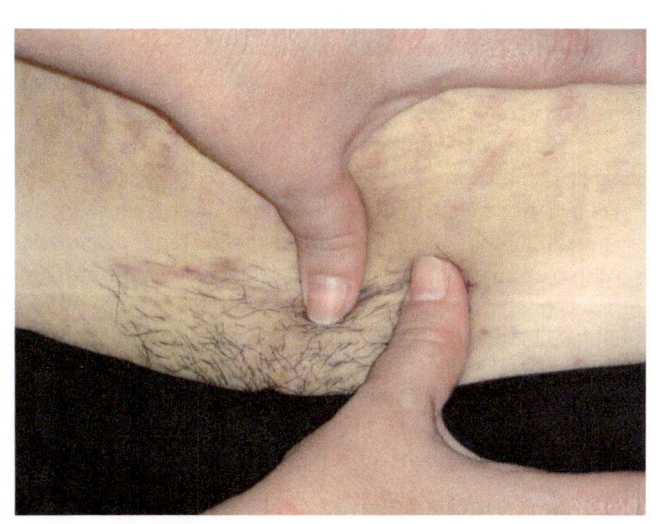

Figura 23.11 Massagem na cicatriz do parto cesáreo.

Godet ou do cacifo. É fundamental pesquisar se há alteração na sensibilidade e na temperatura, além de registrar a intensidade do edema (em termos de cruzes, + a ++++/4+).

O fisioterapeuta deve realizar, sempre que possível, a cirtometria do local edemaciado em toda a sua extensão, proximal a distal, com intervalos de 5 em 5 cm, ou de 10 em 10 cm (a depender da região). Quando se tratar de membros, a cirtometria deverá ser bilateral.

Para que a drenagem linfática manual (DLM) alcance os efeitos desejados, é fundamental que o fisioterapeuta tenha pleno conhecimento sobre a anatomia e fisiologia dos vasos linfáticos. De modo geral, os gânglios linfáticos dos membros superiores são localizados na região axilar, enquanto os dos membros inferiores estão nas regiões inguinal e poplítea. Já os linfáticos da parede abdominal dirigem-se da linha abdominal média infraumbilical aos grupos ganglionares inguinais correspondentes, isto é, linfonodos inguinais proximais. Os coletores linfáticos originários da região supraumbilical dirigem-se aos gânglios mamários externos localizados na região axilar. O sentido, a velocidade e a pressão da DLM deverão ser sempre respeitados.

Além da redução do edema e da perimetria, estudos apontam que a DLM também apresenta outros benefícios. Ela é capaz de alterar o estado de indivíduos sob estresse psicológico, pois muda o seu nível, promovendo retorno ao estado de repouso psicológico ao aumentar as ondas cerebrais *alfa* (as quais são dominantes quando há relaxamento) e diminuir as ondas cerebrais *gama* (que ocorrem em situações de ansiedade e estresse). Extrapolando esse achado para o puerpério, quando as mulheres se encontram sob grande demanda física e psicológica (devido aos cuidados e ajustes na rotina do bebê), a fisioterapia apresenta mais um benefício no atendimento puerperal.

Dicas

▶ Nesta fase, o edema já deverá ter regredido bastante
▶ Pode ser realizada a DLM
▶ Após 30 dias do parto cesáreo, a DLM abdominal poderá ser retomada no seu trajeto convencional, pois a cicatrização dos capilares linfáticos já terá sido estabelecida
▶ O uso de meia compressiva (3/4 ou 7/8) contribui para a regressão do edema. Para a escolha do tamanho correto da meia, a puérpera deverá estar posicionada de pé para realizar a cirtometria da região do tornozelo, da panturrilha e/ou coxa (abaixo da prega glútea) e medir a altura do chão até abaixo da panturrilha e/ou prega glútea
▶ O enfaixamento compressivo é uma alternativa ao uso da meia de compressão
▶ US de 3 MHz contribui para a melhora da circulação linfática, possibilitando melhor nutrição celular ao redor da cicatriz
▶ Caso o edema se instale em apenas um dos membros inferiores, devem-se investigar outros sintomas, como dor, hipersensibilidade local, aumento da temperatura e/ou hiperemia. Estes são indicativos de TVP. Nesse caso, a DLM é contraindicada, e a paciente é encaminhada imediatamente para o médico vascular.

Fibroedema geloide (celulite)

Durante a gestação, o corpo feminino acumula energia em forma de tecido adiposo a fim de fazer uma "reserva energética" para a produção de leite. Esse fato ocorre, prioritariamente, na região dos flancos/culote, sendo mediado por alterações hormonais. O resultado final é a presença de fibroedema geloide (celulite), o qual persistirá ainda no puerpério remoto. Na mulher que já apresentava a afecção, a celulite será agravada.

Nessa situação, os tecidos cutâneo e adiposo são afetados em diversos graus, conferindo alterações estruturais na derme (pele), na microcirculação e nos adipócitos. São modificações de natureza morfológica, histoquímica, bioquímica e ultraestrutural. Clinicamente, o fibroedema geloide manifesta-se como um espessamento não inflamatório das capas epidérmicas, com aspecto nodular, ou em placas de variada extensão e localização, podendo ou não ser doloroso. Pode ser classificado em três tipos: brando, moderado e grave.

Dicas

▶ Em caso de amamentação, a mulher não poderá submeter-se à mesoterapia (técnica que utiliza vários medicamentos, como anestésicos, corticosteroides, antibióticos e/ou outras substâncias)
▶ O uso de US de 3 MHz tem bons resultados, assim como US com eletroterapia combinada
▶ A radiofrequência também tem sua ação no tratamento da celulite
▶ A endermologia tem como objetivo incrementar a maleabilidade do tecido, devendo ser aplicada no sentido das linhas de tensão da pele e das fibras musculares, a fim de evitar flacidez tecidual, mas deve ser evitada na região abdominal, pois esta já está flácida. Deve-se observar se a paciente apresenta fragilidade capilar; se for o caso, não indicar endermologia
▶ A DLM contribui para melhorar a circulação linfática e incrementar a nutrição da área do fibroedema geloide, além de facilitar a eliminação de toxinas
▶ Eletrolipoforese é um procedimento invasivo de efeito sistêmico que combate a celulite. Trata-se de um tratamento médico por aplicação de vários pares de agulhas finas e longas ligadas a uma corrente de baixa intensidade; desse modo, é criado um campo elétrico entre elas, e ocorre modificação no meio intersticial (o qual favorece trocas metabólicas) e lipólise
▶ Os estudos sobre o uso da crioterapia estética ainda são controversos no tratamento da celulite puerperal
▶ A puérpera deverá ser incentivada a realizar exercícios regulares, visto que o fibroedema geloide constitui um tecido mal oxigenado e malnutrido. Portanto, é importante que ela possa aderir a um programa de fortalecimento e alongamento musculares
▶ Deve-se incentivar a mulher a adquirir hábitos alimentares saudáveis, que poderão visar ao aleitamento materno, assim como também à redução de peso com menor acúmulo de gordura
▶ Outras modalidades mais recentes de tratamento não invasivo para contorno corporal/gordura localizada são: criolipólise, *low-level laser therapy* (LLLT) e *high-intensity focused ultrasound* (HIFU). Porém, é necessário maior aprofundamento nas pesquisas em puérperas, visto que cada um dessas técnicas utiliza mecanismos distintos para estimular a apoptose ou necrose do tecido adiposo.

Alterações pigmentares (hiperpigmentação)

As hiperpigmentações tendem a regredir parcial ou completamente após a gravidez. Costumam apresentar-se nas áreas já normalmente pigmentadas (aréola, região inguinal, umbigo) e nos locais onde ocorre maior fricção (face interna das coxas e axilas), os quais, devido ao aumento de peso da gravidez e à ação hormonal, têm sua estrutura alterada. A hipercromia de vulva e ânus é uma queixa frequente das puérperas.

Outro fator decorrente da gravidez é o aumento da pigmentação na *linea nigra* e o surgimento de melasma gravídico na face. A pele morena é sempre mais suscetível à hiperpigmentação do que a clara.

O melasma tem etiologia multifatorial. Além da gestação, uso de anticoncepcionais orais, fatores genéticos e raciais e exposição solar podem contribuir para o surgimento e a persistência do quadro. Estudos apontam que ele pode se prolongar até 1 ano após o parto.

Dicas

▶ Esfolie suavemente e hidrate a pele, pois ela se encontra com tendência ao ressecamento
▶ Use protetor solar e evite exposição ao sol
▶ Orientar a puérpera a não usar despigmentantes durante a lactação
▶ O tratamento do melasma também inclui fórmulas com corticoide, hidroquinona e tretinoína, as quais podem ser utilizadas no pós-parto apenas mediante prescrição médica.

Acne

A causa da acne é multifatorial. Ela é mais frequente na face, no dorso, nos braços e no colo, e decorre do aumento da atividade das glândulas sebáceas. Recomenda-se higienizar a pele; adequar o pH dos sabonetes, evitando os mais alcalinos; selecionar produtos tópicos menos comedogênicos; e aplicar apenas os fármacos prescritos pelo médico.

Dicas

▶ Consulte um dermatologista
▶ Faça higienização com sabonete próprio para pele acneica, evitando aqueles à base de ácidos durante o aleitamento materno
▶ Qualquer *peeling* deverá ser orientado pelo dermatologista.

Alterações de pelo

Aumento de pelos (hirsutismo) pode ser observado na gravidez. Sua etiologia é possivelmente hormonal e pode persistir até 6 meses após o parto, sendo mais comum nas mulheres que já possuíam pilificação abundante antes da gestação. É mais evidente na face e nos braços. O aumento dos pelos deve-se ao fato de, na gravidez, haver um aumento na proporção dos cabelos anágenos (fase de crescimento) e diminuição na eliminação de cabelos, que se mantêm em crescimento até o parto.

Outra queixa comum é a queda de cabelo. Após o parto, o eflúvio telógeno aumenta a perda de cabelos terminais. Esse fato pode ocorrer de 1 a 5 meses após o parto, podendo persistir até 1 ano. A queda é reversível, mas pode causar traumas psicológicos.

Dica

▶ Consulte um dermatologista, que avaliará a necessidade de alguma intervenção, ou se o evento regredirá espontaneamente.

Alterações vasculares

Um achado comum durante a gestação são as chamadas "aranhas vasculares" e as varizes. Estas acometem, principalmente, a safena, a vulvar e a hemorroidária. Após o parto, esses problemas podem ou não regredir.

Em caso de varizes muito pronunciadas, o exame físico deverá incluir o teste de Homans. Diz-se que é positivo quando a paciente apresenta dor à dorsiflexão passiva do pé com o membro inferior estendido, indicando TVP.

Dica

▶ Consulte um médico vascular, que avaliará a gravidade das alterações vasculares e se será necessário algum tratamento.

Mamas

A fim de prevenir o desmame precoce e possíveis disfunções, é fundamental avaliar o processo do aleitamento materno e compreender as dificuldades vivenciadas pela mulher nesse período.

Os hormônios prolactina e ocitocina atuam no processo do aleitamento materno e fortalecem os vínculos afetivos. A ocitocina é um dos principais hormônios envolvidos em diferentes aspectos da sexualidade feminina e masculina. Tem papel direto na reprodução: no homem, induz a contração da próstata e das vesículas seminais; na mulher, induz a contração do útero, fato que propicia o transporte do esperma em direção ao óvulo. Na lactação, quando o bebê suga, há estímulo da produção de ocitocina – tanto na mãe, como no lactente – em quantidade equivalente à excretada durante o orgasmo.

O aleitamento materno é, portanto, importante para a estruturação adequada da sexualidade, vivenciada por meio da sucção e do contato pele à pele. Ele contribui para as trocas afetivas e sexuais, pois o ato de sugar é a primeira manifestação do ser humano. Ao amamentar, algumas mulheres relatam uma sensação de orgasmo e retomam o interesse sexual mais rapidamente; porém, é fundamental o apoio do parceiro para o sucesso da amamentação.

Amamentação e sexualidade são duas vivências constitutivas de cada ser humano, fundamentais para a preservação da vida individual e da espécie. Ambas contribuem para a construção dos papéis materno e paterno. Entretanto, cuidar do bebê e amamentá-lo são tarefas que aumentam o cansaço físico, situação que interfere negativamente na função sexual. A ansiedade que essa nova fase pode causar também está associada à disfunção sexual, principalmente ao longo do primeiro ano de vida do bebê.

Devido ao aumento das mamas, a postura flexionada para amamentar (com anteriorização da cabeça) e o peso do bebê, a mãe pode sentir desconfortos musculoarticulares. Portanto, a fisioterapia pode orientar sobre a realização de alongamentos antes e/ou após a mamada, a fim de reduzir essas possíveis queixas. Além disso, durante a prática física, deve ser estimulado o reposicionamento escapular (Figura 23.12).

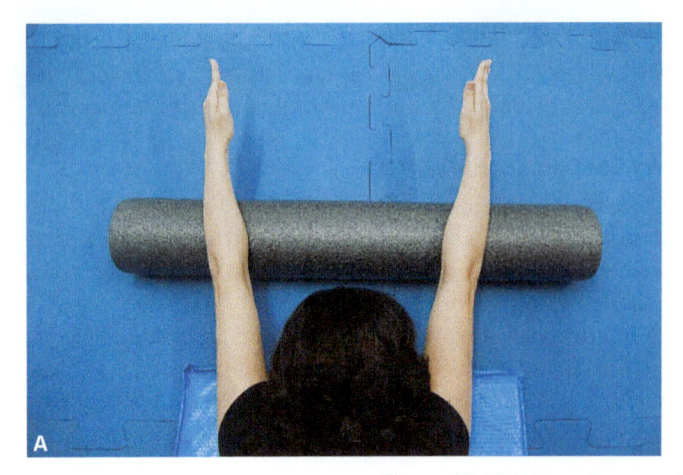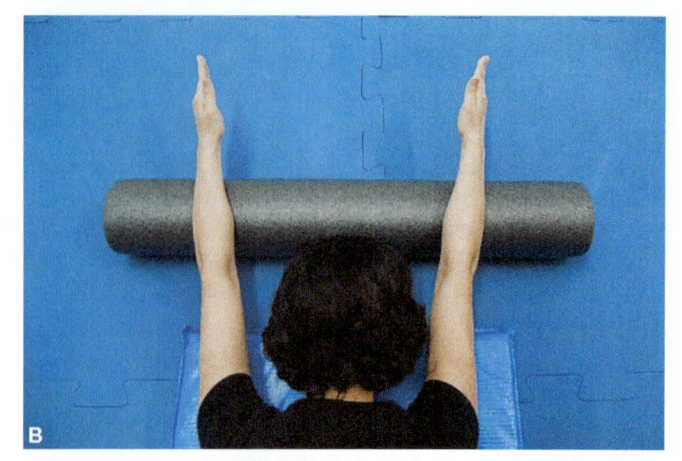

Figura 23.12 A. Elevação escapular. **B.** Reposicionamento escapular.

Dicas

▶ É importante ter uma visão ampliada de todo o processo do aleitamento materno, avaliando a mãe, o bebê e as circunstâncias nas quais eles se encontram

▶ Para maiores informações, ver Capítulo 24, *Aleitamento Materno*.

Constipação intestinal

Durante a avaliação, é fundamental inquirir sobre os hábitos intestinais, alimentares e de ingestão de líquido. Caso as queixas se enquadrem nos critérios de Roma IV, é importante que o fisioterapeuta utilize condutas terapêuticas como: massagem abdominal; ginástica abdominal hipopressiva; treino do horário de evacuação e posicionamento no ato evacuatório; aperfeiçoamento da propriocepção e treino muscular do assoalho pélvico (TMAP); e *biofeedback*. Além disso, deve fornecer informação sobre o funcionamento intestinal e incentivar a prática de atividade física, assim como também o aumento da ingestão conjunta de líquidos e fibras.

Dica

▶ Existe evidência (nível 3) de que o esforço evacuatório crônico é fator de risco para o desenvolvimento de incontinência urinária (IU). Contudo, não existem *trials* comprovando que a resolução da constipação intestinal tenha efeito direto sobre a IU. A constipação intestinal também aumenta a chance de prolapso de órgão pélvico (POP).

Assoalho pélvico

Sabe-se que o AP sofre mudanças estruturais durante a gestação e o parto vaginal; logo, no puerpério remoto, a mulher poderá experimentar algumas disfunções do AP. O fisioterapeuta que atua nessa área pode incluir como prática TMAP, treinamento vesical, manejo da disfunção sexual e da disfunção anorretal e tratamento de síndromes dolorosas e incontinências.

Um fato importante observado por Pires (2009) em um estudo de qualidade de vida envolvendo 102 gestantes brasileiras em Fortaleza/CE, atendidas na rede pública de saúde, foi que grande parte delas não considerava a IU um problema de saúde. Elas acreditavam que a perda de urina "fazia parte da gravidez"

e também não sabiam que poderiam preveni-la e/ou tratá-la durante esse período.

Os mencionados dados assemelham-se aos de Dolan et al. (2004), os quais também indicaram que, durante o pré-natal, as primigestas europeias investigadas não se sentiam tão perturbadas com a IU, relatando de pouco a moderado impacto. As mesmas mulheres foram acompanhadas no puerpério, e os resultados constataram que, apesar de o número de pacientes com IU após 3 meses de parto ter diminuído, a percepção que elas tinham de sua qualidade de vida piorou (a qual foi mensurada pelo King's Health Questionnaire). O mesmo estudo constatou que a presença de sintomas urinários associados à IU contribuía para piorar a qualidade de vida.

Herrmann et al. (2009) mostram incredulidade quanto ao fato de milhões de mulheres considerarem o surgimento de disfunções como IU, incontinência fecal (IF), disfunção sexual e prolapso genital parte do processo natural da vida e do envelhecimento. Essa afirmação é embasada na prerrogativa de que simples atitudes, como TMAP na gravidez e no pós-parto são, comprovadamente, capazes de prevenir de modo eficiente a incontinência urinária de esforço (IUE) no futuro, caso sejam implementadas nos serviços de saúde coletiva.

Disfunções do assoalho pélvico

A mais recente publicação da International Continence Society (2017) indica que a paridade está associada a maiores riscos de desenvolvimento de IU. Esse efeito é mais evidente na 3ª e 4ª décadas de vida, sendo atenuado na meia-idade e desaparecendo praticamente na idade avançada (quando outros fatores de risco são mais dominantes). A associação é mais forte entre paridade e IUE ou IU mista (IUM); contudo, também há associação com IU de urgência (IUU), apesar de esta associação ser mais fraca. Sobre o tipo de parto, duas revisões sistemáticas encontraram diferença significativa entre IU, parto vaginal e cesáreo: o segundo apresentou importante efeito protetor para a IUE (razão de chance 0,56) e a IUM (razão de chance 0,70).

Nos *follow-ups* mais longos (metanálise com 15 estudos), o risco de IUE quase duplicou após parto vaginal (espontâneo ou assistido), comparado com "qualquer parto cesariano". Houve menor risco para a IUU. Já o efeito da IUE foi mais pronunciado nas mulheres jovens. É importante ressaltar que há um decréscimo gradual na prevalência durante o primeiro ano puerperal. Diferentes pesquisadores sugerem como riscos obstétricos para IU: idade materna quando do primeiro e último parto, peso fetal e depressão pós-parto (nesse caso, IUU). Uma revisão sistemática sugeriu uma distribuição em "U", em que mães jovens também teriam risco aumentado de desenvolver IU.

Sobre os sintomas urinários, foi observada maior prevalência de noctúria no puerpério. Dois estudos – um de prevalência de IU em gestantes, realizado na Clínica Antenatal da Universidade de Campinas/SP, e outro de coorte, com a mesma população – constaram que 47,7% das gestantes referiram comprometimento da qualidade de vida em consequência dos sintomas urinários, enquanto 91,9% das mulheres entrevistadas, após 3 anos do parto, referiram desconforto ou constrangimento decorrente da IU.

Um total de 22 estudos de coorte acompanhou mulheres primíparas ao longo de 1 ano do parto. Constatou-se que a IUE era o tipo preponderante de perda urinária. Aspectos sobre a frequência da IU ou o nível de incômodo que tal condição provocava não foram averiguados. De modo geral, "qualquer quantidade de perda urinária" foi relatada por 15 a 30% das mulheres, ao passo que a IU com frequência semanal estava presente em 5% delas. Ao serem excluídas as que já apresentavam perda urinária antes da gravidez, a prevalência foi reduzida para 3 a 4%. Comparando-se os tipos de partos (cesáreo e vaginal), foi constatada menor prevalência no primeiro tipo. Separando-se as mulheres que foram submetidas a parto cesáreo eletivo das que foram submetidas à cirurgia após início do trabalho de parto, observou-se uma substancial redução da prevalência naquelas do primeiro grupo.

Alguns estudos contribuem para a ideia de que o menor tempo de intervalo entre as gestações pode ser prejudicial ao AP, pois causa maior *impacto da IU* (pelo teste de qualidade de vida King's Health Questionnaire).

É relatado que a função do músculo estriado diminui cerca de 1% ao ano, após pico na meia-idade, e que essa diminuição cumulativa se associa a lesão do tecido conjuntivo.

Alguns estudos demonstram que, quanto maior a paridade, maior o risco de IU; contudo, não é tão fácil separar o efeito da paridade do efeito da gravidez. A única maneira de demonstrar os riscos isolados de cada um seria por meio dos estudos descritos anteriormente (parto vaginal *versus* cesárea eletiva). Os possíveis mecanismos pelos quais o parto vaginal causa IU incluem: alongamento do pudendo e de outros nervos, redução do suporte do AP e da capacidade de manter a pressão uretral devido à laceração do tecido conectivo. Esses fatos são embasados pelos estudos de Jünemann e Thüroff (1994), que comprovaram que os nervos do AP são capazes de suportar um alongamento de 6 a 22% antes que ocorra uma lesão. Contrariamente, os músculos esqueléticos podem ser alongados até 200% o seu comprimento original (Figuras 23.13 e 23.14).

Deve-se questionar a puérpera sobre a presença de dores no AP, principalmente após a episiotomia. Outro fator que se sobrepõe à episiotomia pode ser o tônus basal aumentado, seja devido a questões hormonais (hipoestrogenismo, atrofia

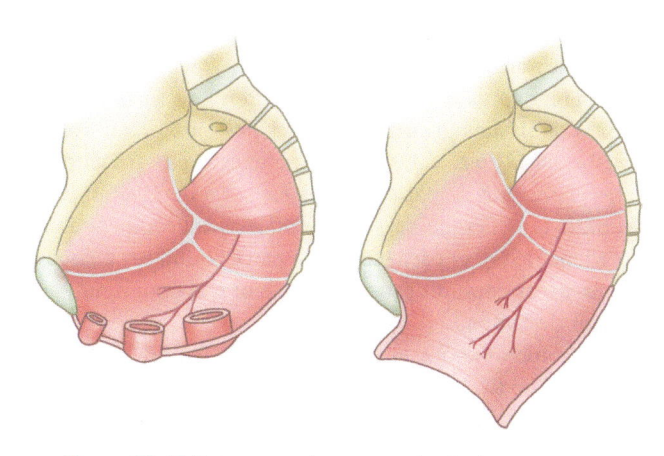

Figura 23.13 Estiramento do nervo pudendo durante o parto.

urogenital) ou por medo de a relação sexual ser dolorosa. Concomitantemente às dores, podem surgir distúrbios do AP relacionados à saúde sexual.

INCONTINÊNCIA URINÁRIA NO PÓS-PARTO

Uma porção considerável das puérperas fica incontinente durante o pós-parto. Como a IU é um tabu em qualquer idade, questionou-se a essas mulheres porque elas não procuravam auxílio na prevenção e no tratamento. As principais respostas

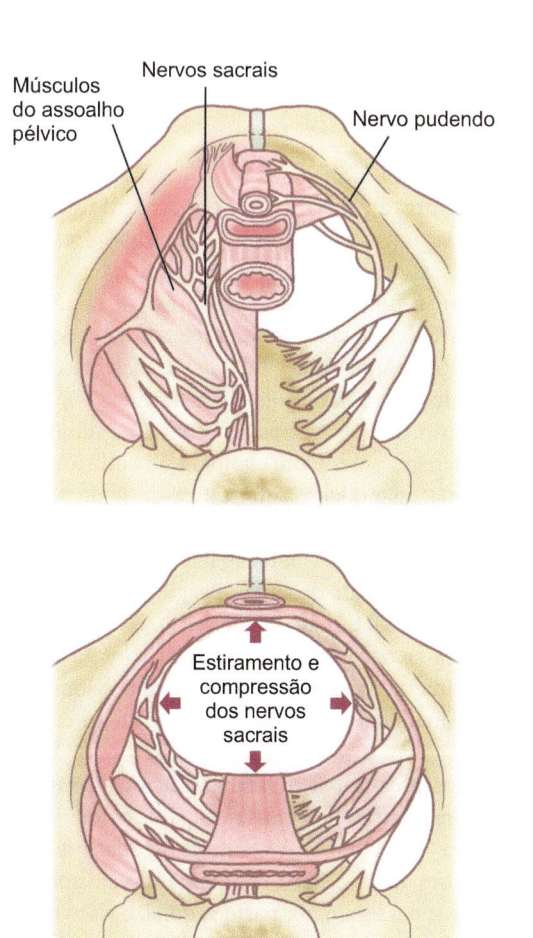

Figura 23.14 Estiramento das estruturas do assolho pélvico durante o parto vaginal.

foram: baixa prioridade, crença de que a IU era considerada uma parte normal do parto e vergonha.

Uma revisão sistemática com 33 estudos indicou prevalência de 33% de IU nos primeiros 3 meses pós-parto, com taxa semanal e diária de 12 e 3%, respectivamente. Ao se compararem as taxas por tipo de parto, a prevalência foi de 31% no grupo que pariu por via vaginal, o dobro daquelas que foram operadas (cesariana, 15%). O parto cirúrgico parece diminuir o risco de IU pós-parto; contudo, seu efeito protetor parece diminuir com o passar do tempo.

Um estudo de coorte entre os anos de 1973 e 1982 investigou mulheres que tiveram bebês por via alta (n = 30.880) e foram comparadas àquelas que pariram exclusivamente por via baixa (n = 60.122). Cirurgia para correção da IUE foi observada em 0,4% do grupo de parto cesáreo, e 1,2%, no grupo de parto vaginal. O risco de IUE é estimado em 2,9 vezes maior após parto vaginal, quando comparado com a cesariana. Além disso, o número de partos por via baixa fez aumentar as taxas cirúrgicas para correção da IUE. É importante informar às mulheres que cerca da metade delas desenvolve IU transitória durante a gestação e que a IUE nesse período é um importante preditor para IU no pós-parto. O peso materno e a duração da primeira fase do parto foram associados com IUE no puerpério. Mulheres incontinentes antes da gestação tinham quase 3 vezes mais chance de apresentar IU após o parto. Estudos de comparação étnica confirmaram, ao ultrassom, que o AP de mulheres asiáticas apresenta significativamente menos mobilidade de órgão pélvico do que as mulheres caucasianas (tanto antes quanto depois do parto).

PROLAPSO DE ÓRGÃO PÉLVICO

Prolapso de órgão pélvico (POP) é a perda do suporte para o útero, a bexiga, o cólon ou o reto, causando prolapso de um ou mais desses órgãos para dentro da vagina. Considera-se o introito vaginal/hímen o ponto fixo que indica a graduação dos prolapsos. Mulheres caucasianas, seguidas das hispânicas, têm maior chance de apresentar POP do que as negras.

Em estudo de caso-controle, a gestação foi associada à piora do prolapso, quando comparada com um grupo-controle de mulheres não gestantes (com equiparação entre idade e origem étnica). Uma quantidade significativa de gestantes nulíparas progrediu do estágio de suporte 0 ou I (durante o primeiro trimestre) para os estágios I ou II (no terceiro trimestre). É importante saber que a perda do suporte vaginal parece não retornar ao patamar original durante o puerpério.

Considera-se o parto um fator de risco para POP na fase tardia da vida da mulher (seja por trauma evidente ou oculto ao AP). Evidências sugerem que esse efeito é cumulativo, isto é, quanto mais partos, maior o risco de POP (cerca de 10 a 20% para cada parto vaginal adicional). Outros dados indicam que a paridade contribuiu para maior risco de POP sintomático (3,3 maior entre as mães de quatro filhos do que naquelas com filho único). Comparando-se nulíparas com mulheres que passaram por parto vaginal, o risco foi crescente para POP, na seguinte proporção: um parto (razão de chance 2,8); dois partos (razão de chance 4,1); três ou mais partos (razão de chance 5,3).

Dados globais publicados pela International Continence Society (ICS, 2017) indicam taxa de ocorrência de 18,1 a 56% de POP (estágio ≥ 2) no período entre 3 e 6 meses após o parto.

Sobre a via de parto e a instrumentalização dele, observa-se que primigestas avaliadas depois de 6 meses do nascimento apresentaram a seguinte prevalência: 7,7% (cesárea), 18,1% (parto vaginal espontâneo) e 29% (parto vaginal instrumental). A maioria dos estudos indica que, de fato, a cesárea eletiva diminui o risco de POP na fase mais avançada da vida. Quando se compara o parto cesáreo com o vaginal, observa-se que, se este for espontâneo, há um risco superior a 3 vezes de ocorrer POP; porém, se o parto vaginal for instrumental, ocorre 5 vezes mais risco. Assim, a via alta é associada a menor prevalência de POP após o nascimento. Esses achados são corroborados por dados de um banco de nascimentos da Suécia, em que 1,4 milhão de mulheres foram investigadas.

Pesquisas apontam que o parto vaginal também eleva o risco de todos os tipos de disfunções do AP (especialmente o POP – 7,5) quando comparado ao parto não instrumental por via baixa. Não houve diferença no risco de causar POP quando comparado o uso de fórceps com o vácuo durante o parto.

Parecem existir quatro mecanismos principais pelos quais o parto vaginal pode contribuir para lesionar o AP: trauma muscular, lesão no tecido conjuntivo, lesão nervosa e dano vascular. A despeito disso, os dados científicos foram insuficientes para justificar a opção por cesárea eletiva a fim de evitar sintomas do AP nas mulheres sem disfunções prévias, considerando que a própria gestação pode estar envolvida no surgimento de tais situações. Uma série de estudos ainda apontou que a lesão nervosa do elevador do ânus acompanha a parturição em 25% das mulheres; aproximadamente, 1/3 delas permanece com esse tipo de lesão nervosa quando reavaliada no 6º mês após o parto. As mulheres submetidas à cesárea eletiva não demonstraram sinais de lesão nervosa. A mudança na função do rabdoesfíncter uretral também foi associada à gestação, permanecendo após 6 meses do parto. A denervação de ambos os músculos (AP e rabdoesfíncter) continuou evidente após 6 meses do parto e tem sido relacionada com o tipo de parto e o envelhecimento.

O uso de anestesia peridural também foi associado ao aumento de POP.

Dica

▸ O POP deverá ser investigado durante a manobra de Valsalva. É importante isolar tanto a parede vaginal anterior quanto a posterior no momento do exame, para que se possa(m) identificar a(s) real(ais) estrutura(s) comprometida(s).

INCONTINÊNCIA ANAL PÓS-PARTO

Uma revisão da Cochrane estima que cerca de 1/3 das mulheres tem IU após o parto, enquanto 1/10 apresenta IF. Apesar de essa patologia ser menos frequente do que a perda urinária, ela é considerada particularmente estressante, tanto psicológica quanto fisicamente. No puerpério remoto (6 semanas a 6 meses) a incontinência anal (IA) *de novo* é descrita entre 26 e 38% das mulheres. Aproximadamente 46% descreveram que ela iniciou após o parto vaginal do primeiro filho. Porém, não se sabe ao certo qual a real prevalência, visto que algumas mulheres relutam em admitir que perdem fezes involuntariamente.

Na IF grave, encontraremos associação entre: IMC, trabalho de parto, puxos prolongados, parto a fórceps, laceração de 3º ou 4º grau e tabagismo. Quando comparado com o parto vaginal, o parto cesáreo pareceu ter efeito protetor para IA na população. Encontrou-se nível de evidência 1 quando da educação em AP, no momento intraparto, para reduzir o risco de desenvolver IA pós-parto.

A prevalência de sintomas de IA *de novo*, entre 6 semanas e 6 meses após o parto, é descrita na literatura em 26 a 38% das mulheres. Em estudo de Guise et al. (2007), com base populacional de 8.774 mulheres puérperas, a incidência de IF (episódios recorrentes de perda involuntária de fezes ou flatos) entre 3 e 6 meses pós-parto, foi de 46% para IF e 38% para perda isolada de flatos. Aproximadamente 46% relataram o início dos sintomas após o nascimento do primeiro filho. O alto IMC, os puxos prolongados, o uso de fórceps, 3º e 4º graus de laceração perineal e tabagismo foram associados como fatores de risco para IF grave. O mesmo estudo constatou que: uma em quatro mulheres relatou IF até 6 meses do parto; 4 de 10 mulheres afirmaram perda de flatos ou fezes durante o intercurso sexual. Diante do impacto, tanto social como em quantidade, combinado à hesitação que as mulheres têm em iniciar esse tipo de assunto, sugere-se que os profissionais de saúde perguntem a elas quais são os sintomas de IF durante as consultas realizadas no puerpério. Diante dos dados encontrados, haverá benefício na ampliação do *follow-up* das consultas pós-parto além das típicas 6 a 8 semanas, a fim de que haja maior atenção para a possível ocorrência de incontinências (nível de evidência: II).

Ao se comparar o tipo de parto, a via baixa apresenta maior risco em causar IA do que o parto cesáreo. Contudo, observa-se que o parto vaginal sem laceração ou assistência instrumental não aumenta o risco de IF quando comparado ao parto cesariano (3 a 6 semanas pós-parto). O sobrepeso (IMC ≥ 30 kg/m²), os puxos por tempo superior a 2 h e a constipação intestinal são associados de maneira independente com IF (p < 0,05), apesar da via de parto. A despeito de todos esses achados, pesquisadores concluem não haver benefício aparente na indicação de cesárea eletiva (quando a única finalidade é preservar a continência anal).

Um fato importante na avaliação perineal é questionar sobre a sensação anal, visto que esta se mostra alterada no puerpério imediato, retornando ao normal apenas 6 meses após o parto. Essa sensação não sofre abalo após cesariana; porém, nas mulheres que tiveram ruptura do esfíncter anal externo (EAE), o prejuízo na sensação no canal anal superior persistiu ainda aos 6 meses pós-parto. Esse achado não deve ser visto isoladamente, pois mais da metade das mulheres que relatam IA também têm sensação anal normal.

FUNÇÃO SEXUAL *VERSUS* ASSOALHO PÉLVICO

A sexualidade diz respeito à natureza humana, e não apenas aos órgãos e/ou atos genitais. Constitui, portanto, parte integral da personalidade de cada um. A saúde sexual é a integração dos aspectos sociais, somáticos, intelectuais e emocionais, ou seja, é a maneira pela qual o indivíduo expressa e recebe afetos.

O termo *sexualidade* é cada vez menos utilizado no universo médico e científico, sendo substituído pelas expressões *função sexual* e *saúde sexual*. As pesquisas cuja temática é a função sexual feminina abordam o estudo do desejo, da excitação e da dor durante a penetração; enquanto as pesquisas masculinas enfocam aspectos sobre a função erétil e a ejaculação. Diante disso, é preciso ampliar a visão da atuação profissional.

A fisioterapia pode auxiliar na retomada das atividades sexuais após o parto, orientar e desmistificar crenças, com a finalidade de empoderar a mulher nas potencialidades do seu corpo. Tais fatos são importantes, pois o relacionamento conjugal passa por mudanças desencadeadas na gravidez.

Nem todas as mulheres vivenciam as mesmas alterações psicológicas, visto que entram em questão fatores familiares, conjugais, sociais, culturais e da espiritualidade e personalidade de cada uma. Já a relevância e a extensão das alterações físicas são proporcionais às transformações gestacionais experimentadas e subordinadas diretamente à duração da gravidez. O conjunto dessas modificações pode levar ao desinteresse sexual tanto do homem como da mulher.

No puerpério ocorre a "crise genital", na qual prevalece o catabolismo e a involução das estruturas hipertrofiadas ou hiperplasiadas pela gravidez. Após o parto, o AP pode estar distendido e hipotônico por ação hormonal, sobrecarga do bebê e possíveis traumas durante o trabalho de parto. Tal fato também é origem de queixas de desconforto, diminuição da lubrificação vaginal e dispareunia, a qual corrobora para a alteração da função sexual. Esta poderá estar diminuída após o parto por múltiplos fatores, como: hipoestrogenismo (ocasionado pela lactação), mudanças na imagem corporal, fadiga (em função das necessidades de cuidar do bebê) e alterações da qualidade da relação conjugal.

Cabe também ao fisioterapeuta atuar na prevenção e na reabilitação da musculatura do AP, pois evidências apontam a prática de exercícios vaginais como o melhor recurso para estabelecer o tônus do AP e prevenir a incontinência urinária. Entretanto, a fim de se obter maior eficácia, os exercícios devem ter a supervisão de um fisioterapeuta especializado.

Todas as mulheres deveriam ser orientadas a realizar exercícios nos períodos pré e pós-natal, os quais devem ser incorporados à sua rotina, haja vista que a IU e os prolapsos são fatores que contribuem para a disfunção sexual feminina.

Dicas

▶ Pergunte como está a função sexual da puérpera
▶ Investigue sobre a ocorrência de dispareunia e diminuição da libido
▶ Utilize dicas para incentivar o retorno à prática da relação sexual
▶ A educação para a saúde também deve englobar aspectos da sexualidade. Esse trabalho pode ser realizado em grupos de mulheres ou casais a fim de fortalecer a vida conjugal.

AVALIAÇÃO FUNCIONAL DO ASSOALHO PÉLVICO

A fim de que seja realizada a avaliação funcional do assoalho pélvico (AFAP), a paciente deverá ficar posicionada em decúbito dorsal, com joelhos flexionados. O fisioterapeuta (com as mãos devidamente enluvadas e com gel à base de água) fará o teste bidigital no interior da vagina e solicitará uma contração voluntária do AP (Figura 23.15). Além da força, também devem ser avaliados coordenação, tonicidade, contração, relaxamento e percepção do AP.

Ao realizar-se a inspeção, deve-se observar se a vulva está fechada e se há irritação da mucosa, bem como a coloração e a presença de cicatrizes, que são possíveis fatos responsáveis pela sensibilidade alterada. Os pontos importantes no exame físico são: funções dos músculos do AP, reflexo, tônus, força e resistência.

Para testar os músculos do AP, pode ser considerada a escala de Oxford, por ser de uso internacional. A palpação dos músculos objetivará perceber a força e identificar áreas hipertônicas e hipotônicas, áreas insensíveis ou pontos de dor.

Ao exame da parede vaginal posterior, é possível perceber a existência de massa endurecida, o que sugere presença de fezes. Esse achado é importante porque reforça a necessidade de corrigir hábitos alimentares e intestinais e aumentar o tônus muscular.

O *biofeedback* por eletromiografia (EMG) é um instrumento indispensável na avaliação do AP no puerpério, pois, por meio dele, são obtidos dados como tônus basal, contração e relaxamento, utilização da musculatura acessória no momento da contração etc., os quais propiciarão o direcionamento da conduta.

A função perineal será avaliada seguindo a graduação apresentada:

▶ *Grau 0:* sem função perineal objetiva
▶ *Grau 1:* função perineal objetiva ausente, contração reconhecível somente à palpação
▶ *Grau 2:* função perineal objetiva débil, contração fraca à palpação
▶ *Grau 3:* função perineal objetiva presente e resistência não opositora à palpação
▶ *Grau 4:* função perineal objetiva presente e resistência opositora não mantida à palpação
▶ *Grau 5:* função perineal objetiva presente e resistência opositora mantida mais do que 5 s à palpação.

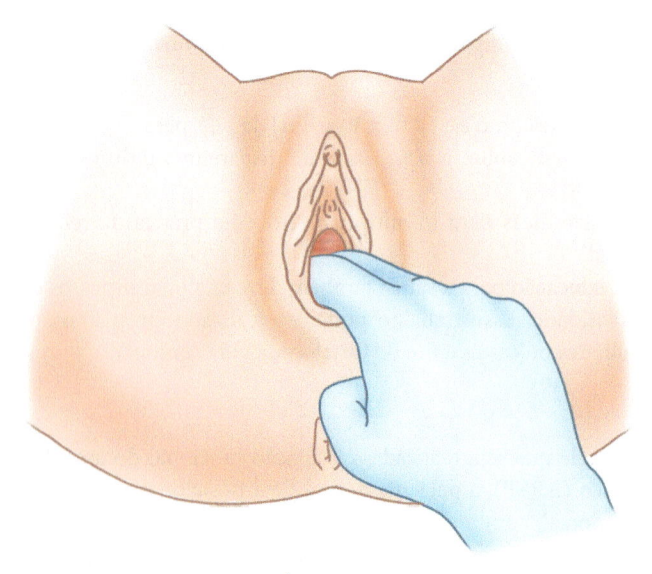

Figura 23.15 Teste bidigital do assoalho pélvico.

PRÁTICA FISIOTERAPÊUTICA E TREINO MUSCULAR DO ASSOALHO PÉLVICO

Hay-Smith et al. (2009) afirmam que o TMAP é recomendado durante a gravidez e após o parto tanto para prevenir quanto para tratar as incontinências (IU e IF). Nas mulheres assintomáticas, ele deverá ser instituído como estratégia de prevenção; porém, nas sintomáticas, como tratamento. A revisão da Cochrane confirma que o maior efeito terapêutico aconteceu com as mulheres que foram submetidas a um programa intensivo de TMAP supervisionado (em geral por fisioterapeuta) e associado a uma sessão semanal de eletroestimulação.

Esses exercícios são especialmente importantes para as mulheres do grupo de risco para incontinências – como em primíparas, mulheres com hipermobilidade do colo vesical ao início da gravidez, mães de recém-nascidos com peso ao nascer elevado e/ou parto com fórceps. Contudo, as evidências não foram suficientes para afirmar que os efeitos perduram por um tempo superior a 1 ano (visto que as pesquisas de *follow-up* não ultrapassaram esse período).

O TMAP é de fácil adesão durante o período puerperal, visto que o uso de alguns fármacos é incompatível com a lactação, e as intervenções cirúrgicas só devem ser realizadas quando a mulher não desejar mais engravidar (exceto na ocorrência de ruptura do esfíncter anal, a qual deverá ser diagnosticada e corrigida imediatamente após o parto). O EAE pode ser treinado da mesma maneira e conjuntamente aos outros músculos do AP, pois não está esclarecido que seja possível diferenciar a contração voluntária do EAE da dos outros músculos do AP.

Um programa de TMAP pode ser prescrito às puérperas com o intuito de se alcançar um destes objetivos ou uma combinação de mais de um deles:

▶ Aumentar a força (máxima força alcançada por um músculo em uma única contração)
▶ Incrementar a *endurance*/resistência (habilidade de contrair repetidamente ou de sustentar uma única contração com o passar do tempo)
▶ Melhorar a coordenação da atividade muscular (como, por exemplo, na pré-contração do AP antes do aumento da pressão intra-abdominal, ou para suprimir a urgência) (Figura 23.16).

Não existe uma linha que permita diferenciar protocolos de exercícios para desenvolver força ou para aperfeiçoar *endurance*/resistência. É comum que ambas, força e resistência à fadiga, sejam estimuladas em resposta ao programa de TMAP; contudo, uma pode se mostrar mais afetada do que outra. Uma característica do treino de força é o baixo número de repetições com alta carga (aumentar o esforço voluntário em cada contração). Já uma particularidade do treino de *endurance*/resistência é o alto número de repetições ou contrações prolongadas com carga leve a moderada. O treino para melhora da coordenação e supressão da urgência envolve a repetição de contrações voluntárias dos músculos do AP (CVMAP) em resposta a situações específicas, como de CVMAP antes da tosse ou em resposta à sensação de urgência.

O efeito do TMAP no pré-natal ou no pós-parto, em grupos nos quais algumas mulheres apresentavam sintomas urinários

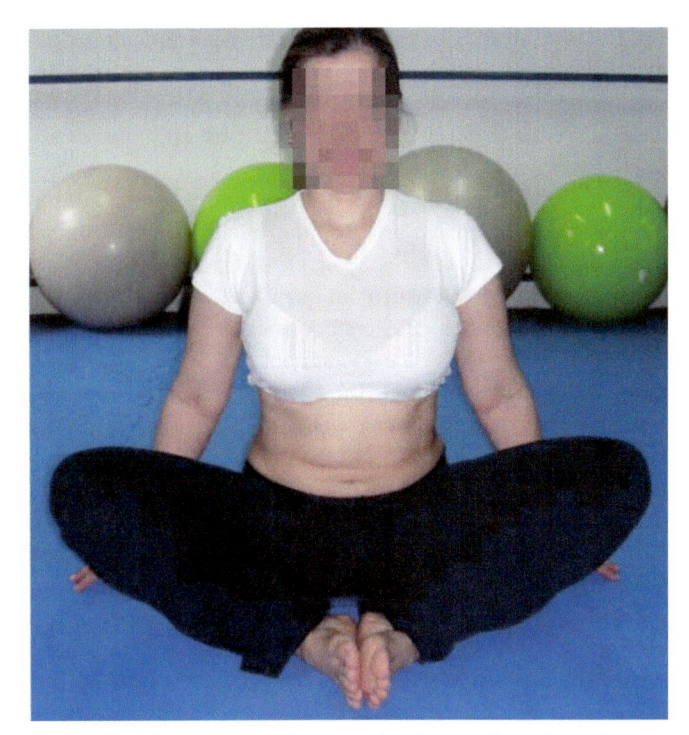

Figura 23.16 Treinamento dos músculos do assoalho pélvico. Deve-se observar se a puérpera utiliza musculatura acessória em conjunto.

(enquanto outras não), variou conforme o desenho do estudo. Algumas apresentaram benefício na prevalência da IU, outras não. Os novos ensaios que indicam redução da prevalência da IU na fase final da gravidez e 6 meses após o parto eram compostos por alta taxa de aderência para a realização de programa de treino de força para a musculatura do AP e exercícios domiciliares (nível de evidência 2).

Os profissionais de saúde devem considerar o custo × benefício das disfunções pélvicas sobre a população em geral. A gestante e a puérpera devem ser instruídas na realização de TMAP, independente da sua condição de continência anterior ou atual – grau de recomendação do TMAP pós-parto: B.

O programa de fortalecimento por TMAP deve ser ensinado individualmente às puérperas, especialmente às que tiveram parto vaginal com uso de fórceps e/ou bebês GIG (≥ 4 kg) – grau de recomendação C.

O grau de recomendação A inclui TMAP por parte de gestantes continentes, sob supervisão de um profissional de saúde. Os músculos do AP oferecem suporte estrutural aos órgãos e aberturas pélvicas. Supostamente, ao melhorar a função muscular do AP, será possível desenvolver melhor a ação de suporte. O programa de TMAP supervisionado deve incluir: avaliação dos músculos do AP e sua habilidade em contraí-los; educação em saúde (de qual modo os músculos do AP suportam os órgãos pélvicos); instruções sobre como realizar corretamente os exercícios do AP e a ativação do *Knack* (habilidade de reforço que os músculos do AP têm quando há aumento repentino da pressão intra-abdominal, como na tosse e espirro). Como auxiliar ao TMAP, pode ser utilizado o *biofeedback*, ou outros recursos da fisioterapia, como por exemplo, o estímulo neuromuscular. Essas terapias objetivam aprimorar os músculos do

AP em força, *endurance*, coordenação e função. O uso da aspiração diafragmática constitui uma outra maneira de recrutar os músculos do AP.

Dicas

▶ Pode-se instituir a reabilitação do AP com outros recursos fisioterapêuticos, tais como eletroterapia, *biofeedback*, exercícios de mobilização pélvica, cinesioterapia global, terapia manual e até *gameterapia*

▶ O tratamento da função sexual e/ou de queixas dolorosas no AP deve ser levado em consideração tanto quanto as queixas de incontinência e prolapso

▶ A ginástica abdominal hipopressiva (GAH), associada à aspiração diafragmática, pode ser sugerida como método auxiliar de reforço do AP. Estudos de Caufriez (1997) indicam que ela é capaz de tonificar o pavimento pélvico (e abdominal), normalizando as tensões das estruturas musculoaponevróticas antagonistas, responsáveis pelo equilíbrio postural corporal, e prevenindo complicações no puerpério. É comprovado que o exercício hipopressivo ativa (de modo significativo) os músculos do AP (quando comparado com o repouso), mas essa ativação é inferior à promovida pela contração voluntária deles

▶ A GAH deve ser realizada em ritmo lento, com respiração livre e manutenção de cada postura durante 25 s de apneia expiratória (para melhorar o relaxamento do diafragma). O princípio fundamental da técnica é contrair o abdome para dentro e para cima em determinadas posturas e variantes

▶ O TMAP pode ser realizado individualmente ou em grupo.

CONCLUSÕES E RECOMENDAÇÕES PARA O ASSOALHO PÉLVICO NO PUERPÉRIO

A prevalência de IU em puérperas duplica quando se comparam os partos vaginal e cesáreo (2:1). O parto cesariano protege o AP de IU, mas este achado diminui com o passar do tempo e desaparece após múltiplos partos. Sobre a IUE, o risco é 2,9 vezes maior nas mulheres com parto vaginal do que nas cesareadas. Até o presente momento, não se sabe se a cesárea eletiva (antes do início do trabalho de parto) oferece maior proteção ao AP do que cesárea realizada após o trabalho de parto ter começado. Novos estudos precisam ser conduzidos no sentido de investigar o impacto do parto cesáreo na IU, comparando a incontinência com o planejamento prévio das modalidades de parto.

Os sintomas de incontinência anal *de novo* após o parto são descritos entre 26 e 38% de 6 semanas a 6 meses após o parto. A via vaginal apresenta maior risco de causar IF, quando comparada com cesariana, de 3 a 6 meses após o parto. Recomenda-se ampliar a época da consulta de *follow-up* no puerpério (além das 6 a 8 semanas de praxe) a fim de aumentar a vigilância e prevenir uma potencial incontinência (nível de evidência II).

A frequência de POP nos primeiros 3 a 6 meses do puerpério gira em torno de 18,1 a 56%. O parto cesáreo apresenta efeito protetor para POP. Se ocorrer parto vaginal (espontâneo), há 3 vezes mais chance de ocorrer a disfunção no AP; enquanto se for vaginal (com uso de instrumentos), o risco aumenta para 5 vezes mais em comparação com o parto cesáreo.

A IU e IA no período puerperal é relacionada à presença de incontinência na gestação. Somando-se a isso, o parto vaginal aumenta o risco de a incontinência persistir (nível de evidência II).

Até o momento, não há evidência de estudos randomizados e controlados que indiquem a prática corriqueira de parto cesáreo eletivo por motivos "não médicos" ao termo, ou para evitar sintomas do AP em uma mulher sem disfunções anteriores, considerando "apenas" que a gestação seria o motivo para que tais disfunções fossem ocasionadas.

Os fatores obstétricos (com nível de evidência II-3) associados ao trauma pós-parto aos músculos elevadores do ânus são: uso do fórceps; circunferência fetal ≥ 35,5 cm; segundo estágio do parto ≥ 110 min; ruptura do esfíncter anal; episiotomia. A avulsão dos músculos elevadores do ânus está associada a POP em fase avançada da vida; porém, o papel que a integridade desses músculos exerce na prevenção das disfunções vesical e anorretal ainda não é completamente estabelecido.

O uso da analgesia peridural durante o trabalho de parto tem resultados controversos devido ao potencial efeito ao AP e lesão perineal. Há falta de ensaios prospectivos e randomizados, sendo necessárias novas pesquisas nesse sentido, a fim de que seja possível estabelecer recomendações com base em evidências científicas.

Faltam ensaios randomizados que comparem métodos alternativos ou posição da episiotomia. Enquanto isso, há apenas nível IIb ou nível III de evidência. A fim de garantir o nível I de evidência nos ensaios randomizados, é necessária a padronização da prática e o relatório sobre a incisão da episiotomia. A evidência atual indica que o procedimento é associado com laceração perineal de 3º e 4º graus e com risco aumentado para laceração obstétrica espontânea no parto subsequente. Esses achados justificam a restrição à prática rotineira da episiotomia (nível de evidência II). O uso de tecnologias em fisioterapia do AP não substitui as técnicas tradicionais de TMAP, porém parece ser um caminho "sem volta".

Cinesioterapia global e atividade física

A cinesioterapia visa fortalecer os músculos abdominais isometricamente até 3 meses depois do parto (com ativação prioritária do músculo transverso abdominal). Esses exercícios podem ser realizados na bola suíça, no colchonete, de pé ou apoiado na parede (Figura 23.17), desde que o afastamento dos retos abdominais não seja reforçado.

O fortalecimento dos extensores de tronco e glúteo e o alongamento dos músculos paravertebrais, iliopsoas, isquiotibiais, peitorais e extensores cervicais também são necessários (Figura 23.16). Exercícios aeróbicos contribuem para estimular os sistemas cardiovascular e respiratório.

Caso a mulher seja lactante, o bebê só poderá mamar após 1 h do final do exercício intenso, pois o leite materno conterá ácido láctico.

Amorim et al. (2008) afirmam que a dieta alimentar isolada ou associada à prática de exercício físico, em comparação aos "cuidados tradicionais", parece aumentar a perda de peso no puerpério. Esse fato potencializa a prevenção de obesidade materna futura. Contudo, é preferível que a perda de peso ocorra com a combinação de dieta e exercício, visto que este melhora a circulação e o condicionamento cardíaco e preserva a massa magra corpórea.

O fisioterapeuta não poderá esquecer que as articulações ainda poderão estar sob efeito hormonal, apresentando-se com maior mobilidade e instabilidade, além das novas exigências com o bebê, em que a mulher fará movimentos assimétricos (uma mão segura seu filho, enquanto a outra realiza outra atividade). Por isso, deverá criar exercícios que promovam estabilização articular, retorno do centro de gravidade, estímulo à marcha funcional, contração do músculo transverso do abdome e treino da coordenação e das cadeias cruzadas (Figuras 23.12, 23.17 e 23.18).

Segundo Rett (2014), as diretrizes para a prescrição de exercícios na gestação são mais claras do que no período puerperal. Assim, as recomendações baseiam-se em parte no senso comum, como também nas diretrizes gerais de exercícios para a saúde da mulher. A orientação da Society of Obstetricians and Gynaecologists of Canada (SOGS) é que a mulher retorne às suas atividades físicas após 6 a 8 semanas do parto (desde que tenha aprovação do obstetra e que não haja contraindicação). O treino deve ser feito 1 ou 2 vezes/semana em dias alternados. Visando ao controle de peso no puerpério, a prática física pode ser realizada de maneira gradual a partir da 6ª semana após o parto, incluindo exercícios aeróbicos de intensidade moderada (60 a 80% da $FC_{máx}$), no mínimo 3 vezes na semana. A autora ainda argumenta que exercícios de alongamento e fortalecimento também são válidos e, quando realizados em interação com o bebê, facilitam a adesão e o seguimento a longo prazo.

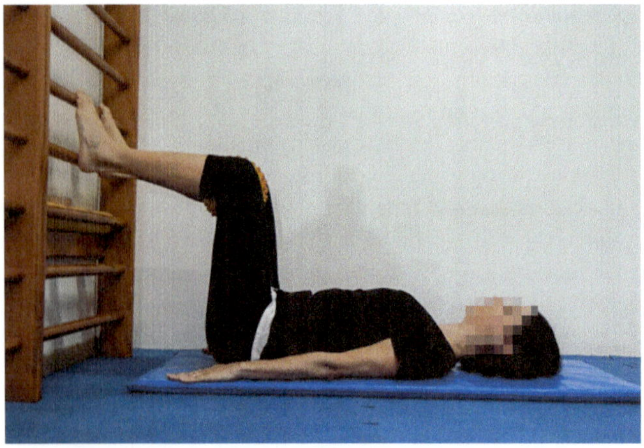

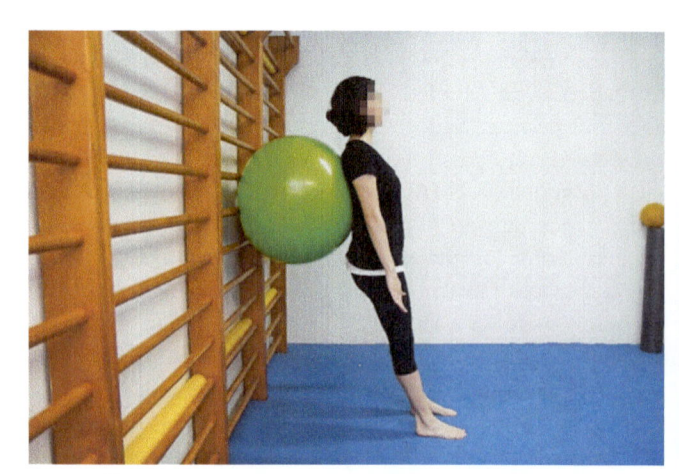

Figura 23.17 Conscientização e contração isométrica do abdome.

Figura 23.18 Estabilização de tronco, cadeia posterior.

A prática de atividade física pré-gestacional (com atenção especial às atletas) irá variar com o grau de aptidão física que a mulher teve na gravidez. Caso o parto tenha sido cesáreo, os alongamentos da cadeia anterior devem ser evitados até completa cicatrização da incisão cirúrgica. A mulher deverá ser orientada a manter-se hidratada durante a prática e adotar uma dieta adequada (especialmente se estiver amamentando).

O método hipopressivo pode ser incluído na prática física do puerpério, pois pesquisas sugerem que promova benefícios para o abdome, a postura, a capacidade respiratória e o AP. Nesse método, são necessários treinamento prévio de conscientização do movimento de expansão da caixa torácica e identificação de possíveis dificultadores para a realização correta da técnica (p. ex., encurtamento do músculo diafragma respiratório). O comando verbal é de extrema importância. Inicia-se com exercícios na postura sentada, de pé, ajoelhada, quatro apoios e deitada. Cerca de três exercícios são escolhidos por sessão, e a paciente pode realizá-los em casa por 30 min. Cada postura é mantida por 15 a 30 s, com repetição de 3 vezes e período de relaxamento de 20 s (Figura 23.19).

Estudos apontam que a atividade física é capaz de reduzir a fadiga materna durante o puerpério (a qual acomete a mulher tanto no nível físico como mental e possui efeitos negativos e deletérios para a saúde materna). Quando comparado o grau de fadiga, a primípara é mais impactada que a multípara. Considerando as circunstâncias e os ajustes que a mulher vivencia no pós-parto, podem ser realizadas séries de exercícios domiciliares (Pilates solo), embora a presença de um profissional que direcione a atividade tenha impacto mais positivo na realização, adesão e correção dos exercícios. Uma pesquisa apontou que a realização do método Pilates no puerpério foi capaz de melhorar a qualidade do sono de primigestas, corroborando para a promoção da saúde materno-infantil e reduzindo o risco de depressão (Figura 23.20).

Dicas

▸ O exercício físico deve respeitar a individualidade de cada mulher

▸ Pode-se realizar o exercício físico individualmente ou em grupo, com ou sem a presença do bebê

▸ O exercício de grupo com os bebês fortalece o vínculo materno e pode ser complementado com um momento de atividades que visem ao estímulo do desenvolvimento e à massagem infantil (Figuras 23.21 e 23.22). Podem ser realizados com ou sem o contato pele a pele com o bebê (Figura 23.23)

▸ O método Pilates auxilia na melhor orientação da cintura escapular e coluna, além da restauração dos sistemas respiratório, cardiovascular e musculoesquelético ao estado pré-gestacional

▸ É importante manter hidratação e dieta adequadas

▸ Algias, reeducação postural e orientações ergonômicas durante os cuidados com o bebê.

É comum que a mulher não tenha tempo para pensar na sua postura durante as demandas extras que tem com o bebê. O aumento das mamas e o ato de amamentar colocam-na em posição cifótica, com ombros rodados internamente e cabeça projetada para frente.

O princípio da respiração adotado no Pilates favorece a ativação e o reposicionamento do diafragma, com retorno da respiração para o padrão basal pré-gravídico. Esses exercícios contribuem para a mobilidade do gradil costal e o aumento da capacidade respiratória (Figura 23.24), e o princípio do alinhamento auxilia no reposicionamento das articulações e no retorno do centro de gravidade (Figura 23.25), enquanto o princípio da coordenação facilita o aprendizado motor, em especial de atividades assimétricas que o cuidado com o bebê exige. O princípio da fluidez desenvolverá na mulher mais dinamismo e objetividade na realização dos movimentos. O princípio da força requer que a mãe desenvolva sustentação e estabilidade

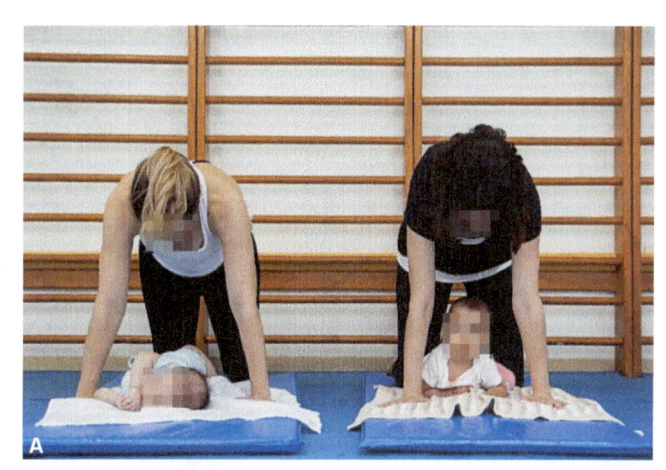

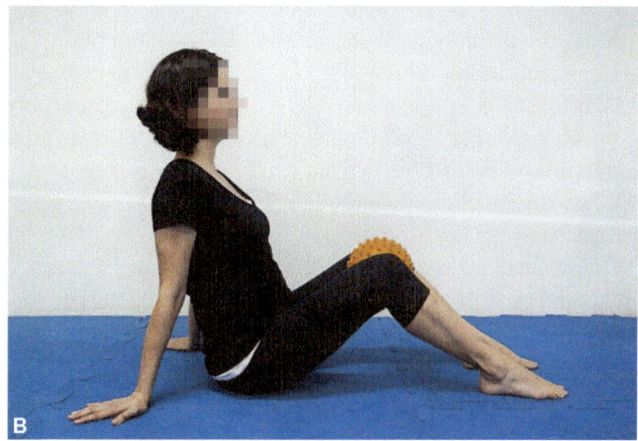

Figura 23.20 A e B. Exercícios no solo para o puerpério remoto.

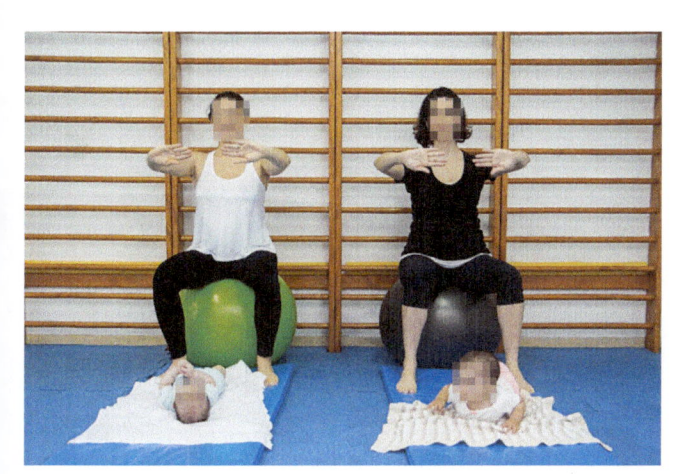

Figura 23.19 Exercícios hipopressivos no puerpério remoto.

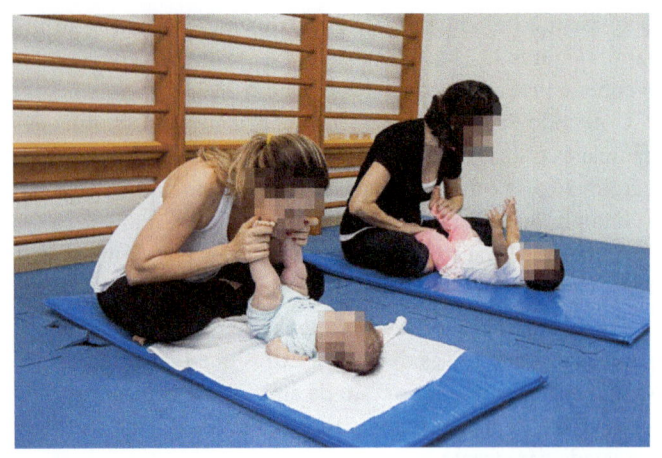

Figura 23.21 Interação mãe-bebê visando estimular o desenvolvimento neuropsicomotor da criança.

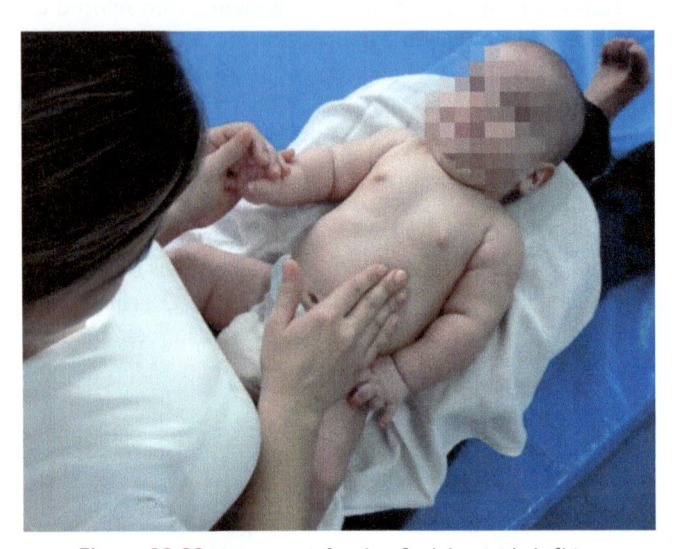

Figura 23.22 Massagem infantil ao final da atividade física.

para o aumento contínuo de peso que o bebê exige (tanto no cuidado, como nas brincadeiras mês a mês) (Figura 23.26). Por fim, o princípio do relaxamento fará com que a puérpera entre em contato consigo mesma, percebendo as tensões e sobrecargas que seu corpo apresenta, reduzindo ainda a ansiedade e melhorando o sono (Figura 23.27).

Dicas

▸ A fisioterapia deve ter como objetivo no atendimento puerperal a reeducação postural
▸ Para fortalecer o transverso, colocar a paciente em decúbito dorsal e solicitar "levar umbigo para dentro". Observar uma tensão nos polegares com descida em direção à maca
▸ É importante fortalecer os oblíquos abdominais
▸ Realizar exercício de ponte
▸ Orientar exercício de estabilização lombopélvica
▸ O *Stabilizer* é outro recurso usado no fortalecimento do abdome. A paciente fica deitada sobre ele, posicionando-o sob a coluna. O treino pode ser feito também encostada na parede, em decúbito ventral mantendo a curvatura lombar em posição neutra. Deve-se insuflar o esfigmomanômetro até 40 mmHg. A paciente faz movimentos como elevar braços, pernas,

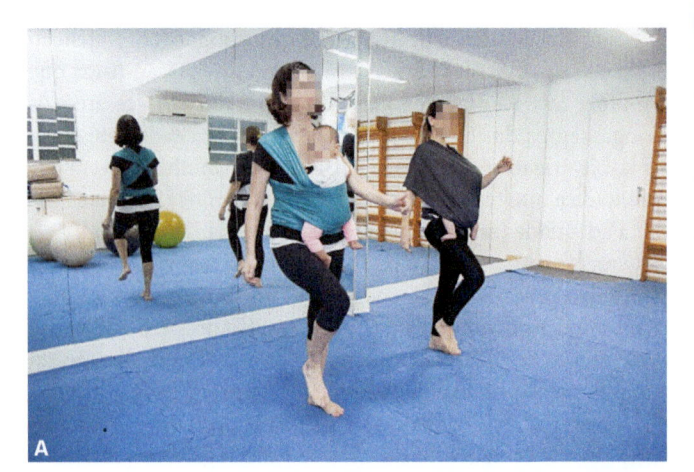

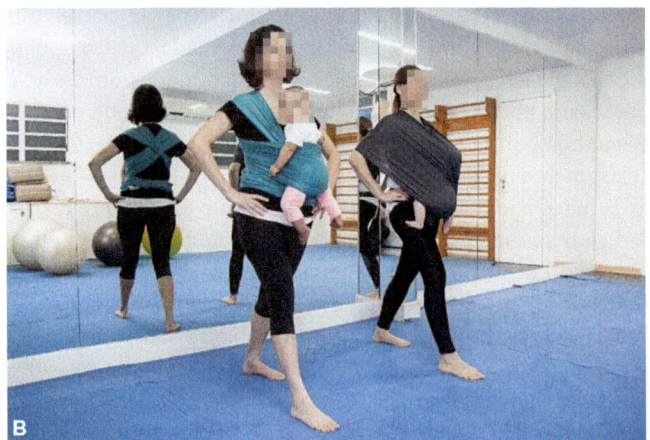

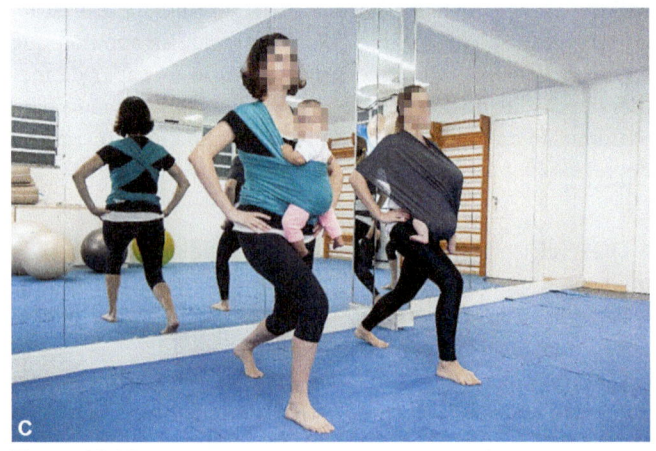

Figura 23.23 A a C. Uso do *sling* durante a prática física em grupo no puerpério.

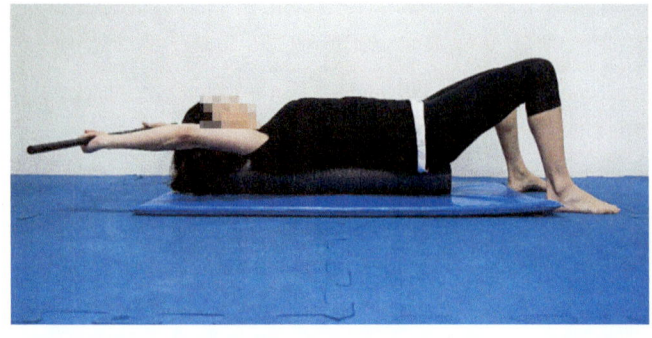

Figura 23.24 Treino da respiração com movimentação de membros superiores.

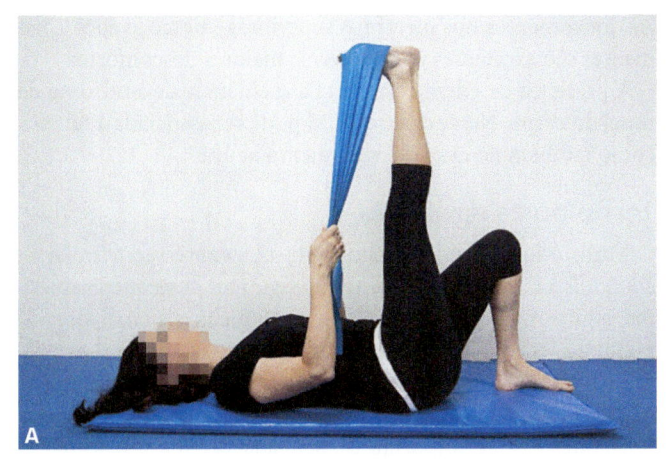

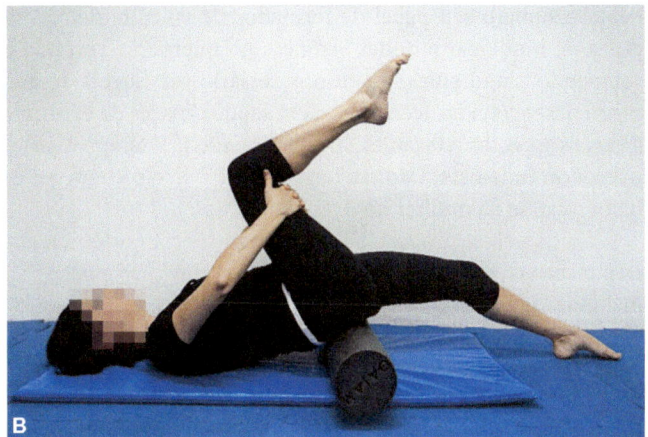

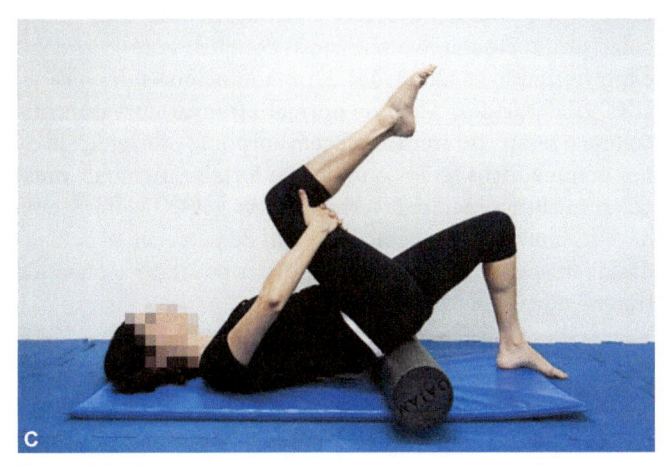

Figura 23.25 A. Alongamento da cadeia posterior com faixa elástica. **B** e **C.** Alongamento do iliopsoas.

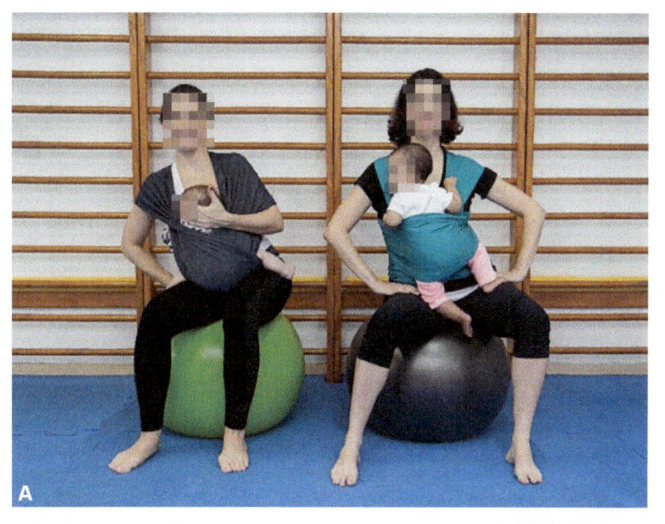

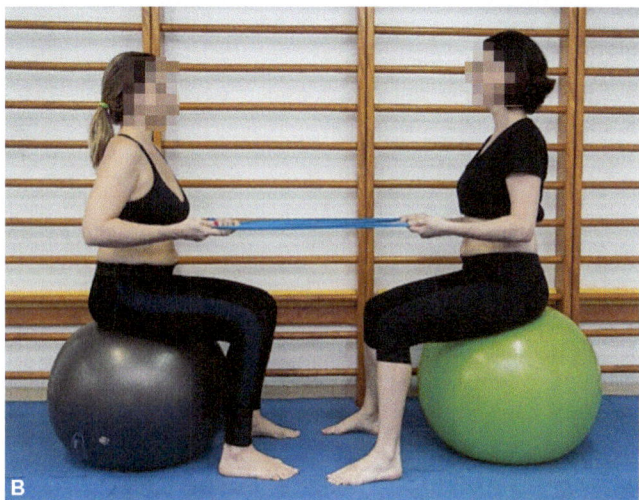

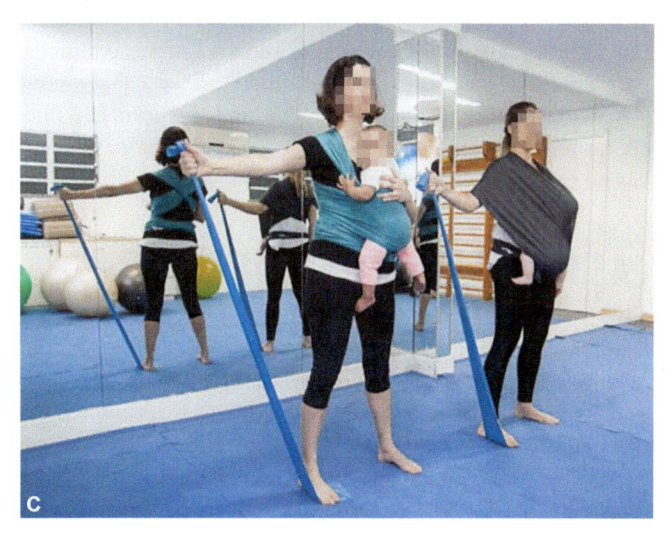

Figura 23.26 A. Exercício de lateralização na bola suíça. **B.** Fortalecimento de membros superiores com faixa elástica na posição sentada. **C.** Fortalecimento de membros superiores com faixa elástica de pé com bebê no *sling*.

alternadamente (ou não) e a pressão deve sempre ficar mantida em 40 mmHg. A paciente deve acompanhar os movimentos observando se a pressão se mantém igual.

A prática do *babywearing* ou *sling* ou *canguru* (termo corriqueiramente utilizado no Brasil para designar o posicionamento do bebê junto ao corpo com a utilização de faixa de tecido ou estrutura semipronta) possibilita uma série de vantagens, inclusive para a prática da atividade física. Em termos práticos, a mãe terá as mãos livres para o que precisar realizar, porém o contato pele a pele com o filho promoverá um ganho mútuo, conforme indicado pela literatura: melhora no desenvolvimento

neuropsicomotor do bebê; maior confiança entre ambos; estímulo ao apego; melhora da saúde (com redução de refluxo e das cólicas); estimula o aleitamento materno e o ganho ponderal; combate a depressão pós-parto; distribui o peso do bebê de maneira

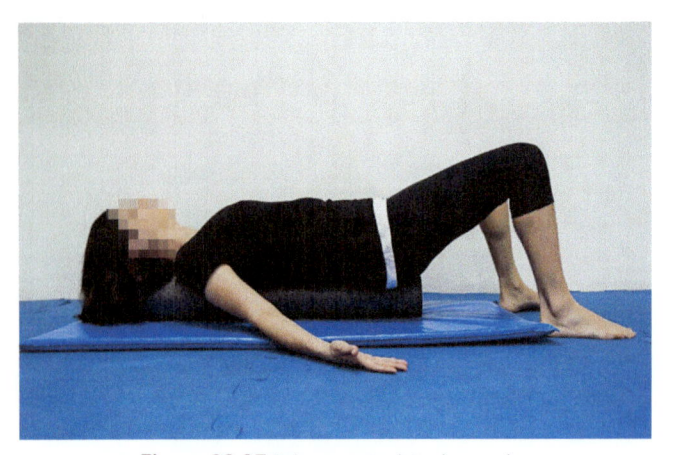

Figura 23.27 Relaxamento deitada no rolo.

equilibrada; favorece o afago e carinho; gera reconhecimento das necessidades que o bebê tem (pela proximidade com seu rosto, fisionomia e sons) (Figura 23.21).

Caso a puérpera sinta dores osteomusculares, é importante incluir as orientações ergonômicas, além do tratamento fisioterapêutico convencional (cinesioterapia, terapia manual e eletroterapia), para tratar os desconfortos apresentados. Nesta fase, observam-se na prática clínica as seguintes queixas principais: síndrome do túnel do carpo, tendinites, dores ao longo de toda a coluna (cervical, dorsal e lombar) e coccigodinia (o cóccix pode desviar-se em todos os sentidos no trabalho de parto, apresentando a sintomatologia de dor na posição sentada e diminuição na capacidade do AP).

Dicas

▶ Oriente sobre a altura correta do trocador de fraldas, banheira, carrinho do bebê (altura próxima à da cintura da mãe), berço e poltrona para amamentar para que essas atividades da rotina da criança não sobrecarreguem a coluna. Atenção também para a bolsa de passeio
▶ Ressalte a importância de, durante a amamentação, a mulher adotar uma postura confortável, adotando alguma das sugeridas no capítulo sobre amamentação

▶ Alongamentos nos membros superiores e pescoço após amamentar são excelentes para prevenir maiores desconfortos
▶ A presença de edema aumenta a incidência de síndrome do túnel do carpo. Nesse caso, a DLM pode ser associada à terapia, como também no caso de estiramento neural.

Tecnologias em saúde

O Ministério da Saúde do Brasil utiliza a expressão *tecnologias em saúde* a fim de designar um dos seguintes itens: medicamentos, equipamentos e procedimentos técnicos, sistemas organizacionais, educacionais, de informação e de suporte e os programas e protocolos assistenciais, por meio dos quais a atenção e os cuidados com a saúde são prestados à população.

Diante disso, é importante que, cada vez mais, o fisioterapeuta assuma o seu papel de formador de opinião, de agente capaz de modificar atitudes errôneas no puerpério, revendo e rompendo paradigmas, quando necessário for. Sugere-se que sejam desenvolvidas tecnologias em saúde capazes de exprimir todos os aspectos relevantes do atendimento fisioterapêutico ao puerpério (imediato, tardio e remoto). Tudo isso só trará benefícios à saúde da mulher no Brasil.

É fundamental proporcionar uma assistência obstétrica eficiente, capaz de abranger todo o ciclo gravídico-puerperal, incluindo também o cuidado integral e a humanização, considerando as necessidades individuais biológicas, psicossociais e culturais por meio de um enfoque interdisciplinar.

O ideal é realizar o acompanhamento fisioterapêutico durante 2 a 3 meses. O objetivo da fisioterapia no puerpério remoto será, portanto, favorecer a reeducação postural e muscular, proporcionando o retorno às condições pré-gravídicas e minimizando as alterações dermatofuncionais desencadeadas pela gravidez. Além de normalizarem as curvaturas da coluna e reestruturarem a imagem corporal, os exercícios cinesioterapêuticos terão como foco o fortalecimento da musculatura abdominal, paravertebral e do AP. O fisioterapeuta deve ter uma escuta adequada, a fim de perceber as demandas da mãe e identificar as prioridades ao traçar o plano de tratamento.

CASO CLÍNICO

P.B.M., 30 anos, arquiteta, $G_1P_2A_1$. Realizou acompanhamento fisioterapêutico na gravidez. Foi submetida à cirurgia cesariana após 12 h de trabalho de parto. Não apresentou intercorrências no puerpério imediato ou tardio. Retornou à fisioterapia após 48 dias do parto com as seguintes queixas: flacidez abdominal, gordura localizada, aderência na cicatriz e dor à relação sexual.

É fundamental realizar uma investigação detalhada para que se possam conhecer as principais alterações e disfunções puerperais, observando com o olhar dentro da Classificação Internacional de Funcionalidade, Incapacidade e Saúde (CIF), esta é uma ferramenta útil para conhecer as condições de funcionalidade das pessoas, associadas ou não a qualquer doença, assim como para identificar os fatores ambientais e pessoais que favorecem suas atividades e, consequentemente, sua qualidade de vida. Esse olhar propõe um modelo conceitual de

funcionalidade e incapacidade no qual há uma influência multidirecional entre seus elementos: funções e estruturas do corpo, atividade e participação e fatores contextuais, representados pelo ambiente e por fatores pessoais.

No exame físico, observaram-se:

▶ Alteração postural (base de sustentação alargada, cifose torácica, rotação interna de ombros, retroversão pélvica)
▶ Síndrome do túnel do carpo
▶ Cálculo do IMC indicando sobrepeso leve
▶ Edema leve
▶ Fibroedema geloide grau 2, principalmente nas regiões de coxas, glúteos e flancos
▶ Aumento da pigmentação abdominal e axilar
▶ Flacidez abdominal (pele e músculo) com presença de diástase de 2,5 cm

- Dor lombar (encurtamento do quadrado lombar); troca a fralda do bebê na cama
- Avaliação do AP
  - Tônus de base aumentado
  - *Biofeedback* apresentando 5 µV de tônus basal, 9 µV de contração de fibras rápidas e 7 µV de fibras lentas
  - Reflexo de tosse diminuído
  - Uso de musculatura acessória (abdominal) durante a contração do AP
  - AFAP grau 2 (para fibras rápidas e lentas)
  - Dispareunia
- Diminuição na produção de leite e uso de alimentação mista (complementando em duas mamadas)
- Dificuldade de relacionamento conjugal pela diminuição da libido, fadiga e dispareunia.

Sugestões de atendimento fisioterapêutico:

- Cinesioterapia global e abdominal isométrica, utilizando bola suíça, colchonete, faixas elásticas, escada de Ling etc.
- Liberação miofascial do quadro lombar
- Reeducação postural

- Exercício de estabilização lombopélvica
- *Stabilizer*
- Uso de US (1 MHz), calor superficial, liberação miofascial, massagem de bombeamento no punho
- Ginástica abdominal hipopressiva
- Orientações ergonômicas (orientar postura na troca de fralda)
- DLM para tratamento do edema
- Recursos eletroterápicos (endermologia, corrente russa, US)
- Massagem em "S" para liberar aderências
- Orientar a esfoliação leve da região hiperpigmentada em domicílio
- TMAP incluindo exercício domiciliares
- Liberação miofascial do AP
- *Biofeedback* (fortalecimento e coordenação)
- Aumentar a frequência das mamadas e a ingestão de líquido, e reduzir a oferta de leite artificial (fórmula)
- Reforçar os benefícios da prática do aleitamento materno, resgatando a participação da família no apoio
- Explicar sobre a necessidade de reservar momentos de intimidade do casal, desmitificando crenças e sugerindo o uso de lubrificante em gel na vagina no ato sexual.

BIBLIOGRAFIA

Abdo C. Descobrimento sexual do Brasil: para curiosos e estudiosos. São Paulo: Summus; 2004.

Abrams P, Cardozo L, Wagg A et al. Incontinence: 6th International Consultation on Incontinence. 6. ed. Paris: Health Publication; 2017.

Alves GF, Nogueira LSC, Varella TCN. Dermatologia e gestação. Anais Brasileiros de Dermatologia. 2005; 80(2):179-86.

Amorim AAR, Linne YM, Lourenço PMC. Diet or exercise, or both, for weight reduction in women after childbirth. Cochrane Database of Systematic Reviews. 2008;3.

Angelo RCO et al. Influence of body posture on the association between postpartum depression and pain. Trends Psychiatry Psychother. 2014; 36(1):32-9.

Ashrafinia F et al. Effect of Pilates exercise on postpartum maternal fatigue. Singapore Med Journal. 2015; 56(3):169-73.

Ashrafinia F et al. The effect of Pilates exercise on sleep quality in postpartum women. Journal of Bodywork and Movement Therapies. 2014; 18(2):190-9.

Astrand PO, Rodahl K. Textbook of work physiology. New York: McGraw-Hill; 1986.

Barbosa AMP. Efeito da via de parto na força muscular do assoalho pélvico em primíparas. Dissertação de mestrado. Faculdade de Medicina de Botucatu, Universidade Estadual Paulista. 2004.

Baytur YB, Deveci A, Uyar Yet al. Mode of delivery and pelvic floor muscle strength and sexual function after childbirth. International Federation of Gynecology and Obstetrics. 2004; 88:276-80.

Beer GMet al. The normal width of the line a alba in nulliparous women. Clin Anat. 2009; 22(6):706-11.

Bio E. Avaliação postural na gravidez e no pós-parto. In: Lopes MAB, Zugaib M. Atividade física na gravidez e no pós-parto. São Paulo: Roca; 2009. p. 99-118.

Bø K et al. Evidence-based physical therapy for the pelvic floor: bridging science and clinical practice. London: Elsevier; 2007.

Boissonnault JS, Blaschak MJ. Incidence of diastasis recti abdominis during the childbearing year. Physical Therapy. 1988; 68(7):1082-6.

Borges FS, Valentin EC. Tratamento da flacidez e diástase do retoabominal no puerpério de parto normal com o uso de eletroestimulação muscular com corrente de média frequência – estudo de caso. Revista Brasileira de Fisioterapia Dermato-funcional. 2002; 1(1).

Borg-Stein J, Dugan S, Gruber J. Musculoskeletal aspects of pregnancy. Physical Medicine and Rehabilitation. 2005; 84:180-92.

Borsatt VL. Empreendedorismo em fisioterapia: a visão e o planejamento de um negócio inovador. Dissertação de Mestrado. Rio de Janeiro: Faculdades Ibmec; 2006.

Brauman D. Diastasis recti: clinical anatomy. Plast Reconstr Surg. 2008; 122(5):1564-9.

Brasil. Ministério da Saúde. Manual Técnico: Pré-natal e Puerpério, Atenção Qualificada e Humanizada. Brasília: Ministério da Saúde; 2006.

Bursh SG. Interrater reliability of diastasis recti abdominis measurement. Physical Therapy.1987; 67(7):1077-9.

Canales JZ, Cordás TA, Fiquer JT et al. Posture and body image in individuals with major depressive disorder: a controlled study. Rev Bras Psiquiatr. 2010; 32:375-80.

Carvalho MR, Tamez RN. Amamentação: bases científicas. Rio de Janeiro: Guanabara Koogan; 2005. p. 177-89.

Caufriez M. Gymnastique abdominal hypopressive. Bruxelles; 1997.

Dolan LM et al. A study of quality of life in primigravidae with urinary incontinence. International Urogynecology Journal Pelvic Floor Dysfunction. London. 2004; 15(3):160-4.

Duarte S, Lopes MAB. Adaptações do organismo materno à gravidez. In: Lopes MAB, Zugaib M. Atividade física na gravidez e no pós-parto. São Paulo: Roca; 2010. p. 1-17.

Dumoulin Cet al. Physiotherapy for persistent postnatal stress urinary incontinence: a randomized controlled trial. Obstetrics and Gynecology.2004; 104(3):504-10.

Ellis JW. Cuidados pós-parto. In: Ellis JW. Manual de obstetrícia. 2. ed. Rio de Janeiro: Prentice-Hall do Brasil; 1986. p. 75-9.

Farahnik B, Park K, Kroumpouzos G et al. Striae gravidarum: Risk factors, prevention, and management. International Journal of Women's Dermatology. 2017; 3(2):77-85.

Farrell SA, Allen VM, Baskett TF. Parturition and urinary incontinence in primiparas.Obstetrics and Gynecology. 2001; 97:350.

Federação Brasileira das Associações de Ginecologia e Obstetrícia (Febrasgo). Manual de Aleitamento Materno. 2010.

Ferri Morales A, Amostegui Azkúe J. Prevencion de la disfunción del suelo pélvico de origen obstétrico. Fisiot. 2004; 26(5):249-65.

Fine P et al. Teaching and practicing of pelvic floor muscle exercises in primiparous women during pregnancy and the postpartum period. American Journal of Obstetrics & Gynecology. 2007; 107:1-5.

Fozzatti MCM, Palma P, Herrmann Vet al. Impacto da reeducação postural global no tratamento da incontinência urinária de esforço feminina. Revista Associação Médica Brasileira. 2008; 54(1):17-22.

Gaudet C. The association of acute and chronic postpartum pain with post partum depression in a nationally representative sample of Canadian women [dissertation]. Ottawa: University of Ottawa; 2011.

Giami A. Permanência das representações do gênero em sexologia: as inovações científicas e médicas. Revista de Saúde Coletiva. 2007; 17(2):301-29.

Gillstrap III LC, Cunningham FG, Vandorsten JP. Episiotomy. In: Gillstrap III LC, Cunningham FG, Vandorsten JP. Operative obstetrics. 2. ed. New York: McGraw-Hill; 2002. p.63-88.

Guirro E, Guirro R. Cicatriz hipertrófica e queloide. In: Fisioterapia dermato-funcional: fundamentos, recursos, patologias. 3. ed. Barueri: Manole; 2004. p. 413-24.

Guirro E, Guirro R. Estrias. In: Fisioterapia dermato-funcional: fundamentos, recursos, patologias. 3. ed. Barueri: Manole; 2004. p. 391-412.

Guirro E, Guirro R. Fibroedemageloide (celulite). In: Fisioterapia dermato-funcional: fundamentos, recursos, patologias. 3. ed. Barueri: Manole; 2004. p. 347-89.

Guirro E, Guirro R. Obesidade e flacidez. In: Fisioterapia dermato-funcional: fundamentos, recursos, patologias. 3. ed. Barueri: Manole; 2004. p. 303-45.

Guirro E, Guirro R. Pré e pós-cirurgia plástica. In: Fisioterapia dermato-funcional: fundamentos, recursos, patologias. 3. ed. Barueri: Manole; 2004. p. 437-63.

Guise JM et al. Incidence of fecal incontinence after childbirth. Obstet Gynecol. 2007; 109(2 Pt1):281-8.

Guizzo S et al. Caesarean section: could different transverse abdominal incision techniques influence postpartum pain and subsequent quality of life? A systematic review. Plos One. 2015; 10(2).

Hay-Smith J, Berghmans B, Burgio K et al. Adult conservative management. In: Abrams P, Cardozo L, Khoury S et al. Incontinence: 4th International Consultation on Incontinence. 4. ed. Paris: Health Publication; 2009. p. 1025-120.

Hay-Smith J, Mørkved S, Fairbrother KA et al. Pelvic floor muscle training for prevention and treatment of urinary and faecal incontinence in antenatal and postnatal women (review).The Cochrane Collaboration. John Wiley & Sons. 2009; 1:1-86.

Henscher U. Fisioterapia em ginecologia. São Paulo: Santos; 2007.

Herrmann V, Scarpa KP, Palma PCR et al. Stress urinary incontinence 3 years after pregnancy: correlation to mode of delivery and parity. International Urogynecology Journal and Pelvic Floor Dysfunction. London. 2009; 20(3):281-8.

Ithamar L, Machado VG, Seleme M et al. Método hipopressivo no puerpério. In: Lemos A. Fisioterapia obstétrica baseada em evidências. Rio de Janeiro: MedBook; 2014. p. 391-8.

Jünemann K, Thüroff J. Innervation. In: Schüessler B, Laycock J, Norton P. Pelvic floor re-education: principles and practice. London: Springer-Verlag; 1994. p.22-7.

Leduc A, Leduc O. Anatomia dos linfáticos. In: Drenagem linfática: teoria e prática. 3. ed. Barueri: Manole; 2007. p.16-26.

Magagnin C, Körbes JM, Hernandez JA et al. Da conjugalidade à parentalidade: gravidez, ajustamento e satisfação conjugal. Aletheia. 2003; 17(18):41-52.

Maldonato MT. Psicologia da gravidez. São Paulo: Saraiva; 1997.

Mauriz V. Pilates na gestação: redescobrindo seu corpo no pré e pós-parto. Rio de Janeiro: Philae; 2013.

McGovern P, Dowd B, Gjerdingen D et al. Postpartum health of employed mothers 5 weeks after childbirth. Ann Fam Med. 2006; 4:159-67.

Meditea. Equipo de hipertermia por radiofrecuencia. Manual do fabricante. Argentina; 2011.

Mesquita LA, Machado AV, Andrade AV. Fisioterapia para redução da diástase dos músculos retoabdominais no pós-parto. Revista Brasileira de Ginecologia e Obstetrícia. 1999; 21(5):267-72.

Milsom I, Altman D, Lapitan MC et al. Epidemiology of urinary (UI) and faecal (FI) incontinence and pelvic organ prolapse (POP). In:

Abrams P, Cardozo L, Khoury Set al. Incontinence: 4th International Consultation on Incontinence. 4. ed. Paris: Health Publication; 2009. p. 35-112.

Mørkved S. Evidence for pelvic floor physical therapy for urinary incontinence during pregnancy and after childbirth. In: Bø K et al. Evidence-based physical therapy for the pelvic floor: bridging science and clinical practice. London: Elsevier; 2007. p. 317-36.

Mørkved S, Salvensen KA, Bø S et al. Pelvic floor muscle strength and thickness in continent and incontinent nulliparous pregnant women. International Urogynecological. 2004; 15(6):384-9.

Mommers EHH, Ponten JEH, Al Omar AK et al. The general surgeon's perspective of rectus diastasis. A systematic review of treatment options. Surgical Endoscopy. 2017. doi: 10.1007/s00464-017-5607-9.

Montenegro CA, Rezende J. Obstetrícia fundamental. Rio de Janeiro: Guanabara Koogan; 2011.

Nash W, Potter MC. Tension and compression. In: Nash W, Potter MC. Strength of materials. 5. ed. New York: McGraw-Hill Companies; 2011; 1:1-28.

Odent M. A cientificação do amor. Florianópolis: Saint Germain; 2002.

Opala-Berdzik A et al. Comparison of static postural stability in exercising and non-exercising women during the perinatal period. Med Sci Monit. 2014; 20:1865-70.

Pires JLVR. Qualidade de vida de gestantes com incontinência urinária atendidas nas unidades básicas de saúde. Dissertação de mestrado. Universidade de Fortaleza; 2009. p. 94.

Präss AR. A lei de Hooke. Disponível em: www.fisica.net/mecanicaclassica/a_lei_de_hooke.pdf. Acesso em: 9 abr2011.

Rett MT. Exercício físico e controle de peso no pós-parto. In: Lemos A. Fisioterapia obstétrica baseada em evidências. Rio de Janeiro: MedBook; 2014. p. 381-9.

Rett MT, Braga MD, Bernardes NO et al. Prevalência de diástase dos músculos retoabdominais no puerpério imediato: comparação entre primíparas e multíparas. Revista Brasileira de Fisioterapia. 2009; 13(4):275-80.

Roberta Martins Fotografia. Atividade física no puerpério. 2017.

Rortveit G, Hannestad YS, Daltveit AK et al. Age- and type-dependent effects of parity on urinary incontinence: the Norwegian EPINCONT study. Obstetrics and gynecology. 2001; 98:1004.

Scarpa KP, Herrmann V, Palma PCR et al. Prevalence and correlates of stress urinary incontinence during pregnancy: a survey at Unicamp Medical School, São Paulo, Brazil. International Urogynecology Journal Pelvic Floor Dysfunction. 2006; 17(3):219-23.

Shim JM, Yeun YR, Kim HY et al. Effects of manual lymph drainage for abdome on the brain activity of subjects with psycological stress. The Journal of Physical Therapy Science. 2017; 29(3):491-4.

Spitznagle TM, Leong FC, Van Dillen LR. Prevalence of diastasis recti abdominis in aurogynecological patient population. International Urogynecology Journal and Pelvic Floor Dysfunction. 2007; 18(3):321-8.

Thakar R. Review of current status of female sexual dysfunction evaluation in urogynecology. The International Urogynecology Journal. 2009; S27-S31.

Urasaki MBM. Alterações fisiológicas da pele percebidas por gestantes assistidas em serviços públicos de saúde. Acta Paulista de Enfermagem. 2010; 23(4): 519-25.

Vicente PC, Lopes MAB. Aspectos fisiológicos do exercício aeróbico na gravidez e no pós-parto. In: Lopes MAB, Zugaib M. Atividade física na gravidez e no pós-parto. São Paulo: Roca; 2010. p. 57-84.

Walker LO, Sterling BS, Minseong K et al. Trajectory of weight changes in the first 6 weeks postpartum. Journal of Obstetrics, Gynecologics & Neonatal Nursing. 2006; 35(4):472-81.

Wenzel A, Haugen EN, Goyette M. Sexual adjustment in postpartum women with generalized anxiety disorder. Journal of Reproductive and Infant Psichology. 2005; 365-6.

Winter ML. Post-pregnancy body contouring using a combined radiofrequency, infrared light and tissue manipulation device. Journal of Cosmetic and Laser Therapy. 2009; 11(4):229-35.

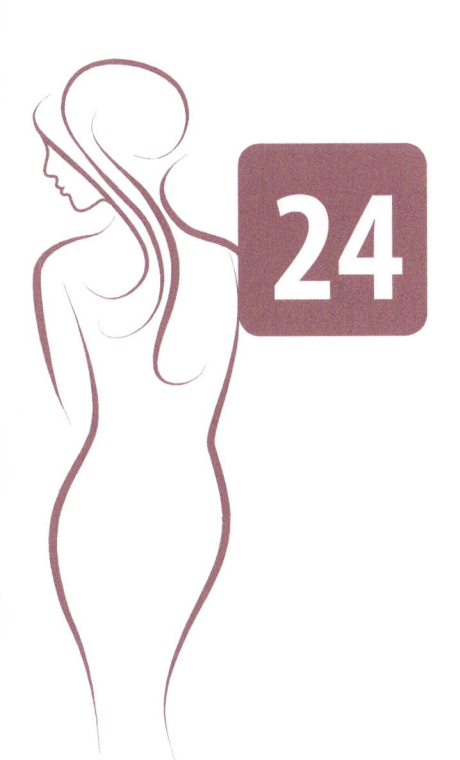

24 Aleitamento Materno

Elza Baracho

Juliana Lerche Vieira Rocha Pires

Neyliane Sales Chaves Onofre

"Pois assim diz o Senhor: Estenderei para ela a paz como um rio e a riqueza das nações, como uma corrente avassaladora; vocês serão amamentados nos braços dela e acalentados em seus joelhos. Assim como uma mãe consola seu filho, também eu os consolarei". (Isaías 66:12,13)

INTRODUÇÃO

A atuação do fisioterapeuta historicamente iniciou-se na perspectiva da reabilitação; porém, sabe-se que, na atualidade, ele pode agir também na atenção primária e secundária, com ações de promoção da saúde, prevenção de doenças e educação em saúde. Schmidt et al. (2003) afirmam que os profissionais da área da saúde, sejam médicos, enfermeiros, dentistas, fisioterapeutas ou outros, devem desenvolver ações no modelo de atenção integral proposto pelo Sistema Único de Saúde (SUS), participando ativamente de sua construção. Desse modo, as diretrizes curriculares e o Código de Ética Profissional do Fisioterapeuta fornecem subsídio para o profissional atuar na promoção da saúde e participar de programas de assistência à comunidade. O Projeto de Lei nº 4.261/2004 inclui os profissionais de fisioterapia no Programa de Saúde da Família (PSF), possibilitando a incorporação de um saber específico que pode ser compartilhado com os demais profissionais integrantes das equipes multiprofissionais. As ações de incentivo, promoção e apoio ao aleitamento materno devem ocorrer no conjunto das ações dos profissionais durante o pré-natal, o pré-parto, o nascimento e o puerpério, mas é necessário que toda a equipe abrace a tarefa de acolher a mãe e o bebê, esteja disponível para a escuta e os esclarecimentos de dúvidas e aflições, incentive a troca de experiências e avalie cada caso de maneira singular.

O Brasil é referência no mundo quando se trata de aleitamento materno, registrando uma taxa de 41%. Está à frente de países como EUA, Reino Unido e China, com o dobro das taxas de aleitamento exclusivo até os 6 meses e 12 meses de vida quando comparado a tais países. As recomendações da Organização Mundial da Saúde (OMS) não estão sendo seguidas à risca pelo mundo; segundo o Programa das Nações Unidas para a Infância (Unicef), 77 milhões de recém-nascidos (um a cada dois) não são amamentados em sua primeira hora de vida, sendo privados de nutrientes e anticorpos e do contato corporal com suas mães, essenciais para protegê-los de morbimortalidade infantil. A Unicef relata que 43% dos bebês no mundo com menos de 6 meses de idade são amamentados exclusivamente.

As expressivas taxas de aleitamento materno no Brasil se devem ao fato de a Política Nacional de Aleitamento Materno contar com diversas ações que apoiam, promovem e protegem a amamentação. Na atenção primária, o Ministério da Saúde capacitou profissionais das Unidades Básicas de Saúde (UBS) para promoverem a prática do aleitamento materno e da alimentação complementar saudável nas famílias. Na atenção secundária e terciária, existe a Iniciativa Hospital Amigo da Criança (IHAC), além dos bancos de leite humano (BLH), que compõem a Rede Brasileira de Bancos de Leite Humano, e o Método Canguru, voltados aos recém-nascidos de baixo peso. O Ministério da Saúde também desenvolve ações que são transversais e intersetoriais, como: a estratégia Mulher Trabalhadora que Amamenta, a qual, entre seus eixos, incentiva as empresas a implementarem salas de apoio à amamentação; a Norma Brasileira para Comercialização de Alimentos para Lactentes e Crianças de Primeira Infância, Bicos, Chupetas e Mamadeiras (NBCAL); além de mobilizações sociais como o Dia de Doação de Leite Humano e a Semana Mundial de Amamentação, cujo objetivo é apoiar e fortalecer a prática do aleitamento materno no Brasil.

A revisão de Almeida et al. (2015) com 18 estudos para avaliar a prática do profissional da saúde na promoção e no apoio à amamentação revelou que essa temática é um grande desafio para qualquer profissional, pois ele se depara com uma demanda para a qual não foi preparado e que exige a necessidade de capacitação e habilidade em seu trato. Para os autores, muitos profissionais têm considerado o ato de amamentar puramente biológico e instintivo, concluindo que muitos profissionais não têm domínio sobre o tema.

Desse modo, todos os profissionais de saúde devem promover, proteger e apoiar a amamentação com eficiência e buscar o conhecimento sobre o aleitamento materno. Para tanto, é preciso ter habilidade clínica, comunicar-se eficientemente com a nutriz e ser capacitado no manejo da amamentação. Sugere-se que existam incentivos também por parte dos gestores (municipais, estaduais e federais) em formar equipes multiprofissionais compromissadas com a saúde materno-infantil.

A gravidez, o parto, o puerpério e a amamentação são fases marcadas por momentos de encantos e desencantos, pois produzem alegria, ternura, expressão de amor, medo, receio, angústia, dor, conflitos e desprazer, ou seja, sentimentos ambivalentes. Diante disso, todo profissional de saúde que atende o binômio mãe/bebê deve conhecer as vantagens da amamentação para a criança e a nutriz, além de ter conhecimento sobre a prevenção e o manejo dos principais problemas decorrentes da lactação, como traumas mamilares, ingurgitamento mamário e mastite. Nesse sentido, é fundamental conhecer a anatomia, os princípios fisiológicos da lactação e a postura e pega corretas, a fim de realizar um atendimento pautado em evidências científicas atuais, associado à humanização do cuidado. É fundamental também o aperfeiçoamento contínuo do fisioterapeuta nos contextos individual e coletivo, para discutir as demandas da assistência do casal grávido no ciclo gravídico-puerperal, envolvendo vários temas, dentre eles o manejo clínico e ampliado na amamentação.

MANEJOS CLÍNICO E AMPLIADO DA AMAMENTAÇÃO

O manejo da amamentação é fundamental para promoção de práticas e atitudes que promovam o aleitamento materno. Em razão disso, é necessária a compreensão do significado dos *manejos clínico e ampliado da amamentação*. O primeiro é o conjunto de conhecimentos, atitudes e práticas no apoio e na assistência clínica ao binômio mãe e filho, com enfoque pautado na medicina com base em evidências. O segundo é o conjunto de saberes que vai além dos conhecimentos biomédicos e clínicos necessários para atenção às nutrizes e seus lactentes, que engloba a capacitação de uma equipe de técnicos, não apenas da saúde, para promoção, proteção e apoio à amamentação na sociedade, com abordagem interdisciplinar e enfoque da transversalidade.

O termo *aconselhamento* não significa dar conselhos, mas sim minimizar as barreiras e ajudar a nutriz a lidar com as dificuldades e os anseios que envolvem a amamentação no cotidiano, de modo que consiga planejar suas ações, adquirir autoconfiança e tomar decisões.

AÇÕES QUE PROMOVEM, PROTEGEM E APOIAM O ALEITAMENTO MATERNO

Embora o aleitamento materno seja tão importante para a saúde da criança e da mãe, sua prática enfrenta ainda muitos obstáculos. Podem-se considerar o desconhecimento sobre os manejos clínico e ampliado, a atividade profissional e até a pressão

para o consumo de produtos que competem com o leite materno. São necessárias, portanto, a criação de estratégias de saúde pública que protejam e promovam o aleitamento materno em todos os níveis de saúde.

Ações de promoção

❱ Semana Mundial de Aleitamento Materno (SMAM), entre 1º e 7 de agosto
❱ Programa Mulher Trabalhadora que Amamenta
❱ Estratégia Amamenta e Alimenta Brasil (Portaria nº 1.920/GM/MS/2013)
❱ Iniciativa Unidade Básica Amiga da Amamentação (IUBAAM)
❱ Redes *online* de apoio à maternidade e ao empoderamento feminino
❱ Encontro Nacional de Aleitamento Materno (ENAM) no Brasil.

Ações de proteção

❱ NBCAL (Lei nº 11.265/06)
❱ Proteção legal à maternidade e à amamentação no Brasil
  • Licença-maternidade e garantia de emprego pela Constituição Federal de 1988, artigo 7º, inciso XVIII: são direitos dos trabalhadores urbanos e rurais, além de outros que visem à melhoria de sua condição social: (...) licença à gestante, sem prejuízo do emprego e do salário, com a duração de cento e vinte dias. Durante o período da licença-gestante, a empregada recebe a sua remuneração em forma de salário-maternidade
  • A Consolidação das Leis do Trabalho (CLT), no artigo 396, garante à mulher o direito a dois períodos (de 30 min cada) na sua jornada de trabalho diária, a fim de que possa amamentar seu filho até 6 meses (ou mais) mediante critério da autoridade competente
  • Constituição Federal de 1988, Atos das Disposições Constitucionais Transitórias (ADCT), artigo 10, inciso II, alínea b: a empregada que casa ou fica grávida não pode ser demitida sem justa causa, pois está presente o instituto da estabilidade. Ela não poderá ser demitida no período a contar da confirmação da gravidez até 5 meses após o parto
  • Em 2010, entrou em vigor a Lei nº 11.770, de 9 de setembro de 2008, criando a empresa cidadã, com vistas a estimular as empresas do setor privado, mediante a concessão de incentivo fiscal e atendimento de alguns critérios, a concederem prorrogação à maternidade, ainda que de modo facultativo, por mais 60 dias. A mulher que desejar ampliar sua licença-maternidade tem até 30 dias após o nascimento da criança para informar à empresa
  • Lei Federal nº 6.202, de 17 de abril de 1975, que atribui à estudante em estado de gestação o regime de exercícios domiciliares instituído pelo Decreto-lei nº 1.044, de 1969
❱ Proteção legal à licença-paternidade
  • Constituição Federal de 1988: artigo 7º, Parágrafo XIX, ADCT, artigo 10, parágrafo 1º: o trabalhador tem direito a 5 dias de licença-paternidade, contados a partir do dia em que apresenta ao empregador a declaração de nascimento de seu filho. Durante o afastamento do pai, o empregador deverá pagar seu salário integral

- A Lei nº 13.257, de 8 de março de 2016, sanciona o direito a 20 dias de licença para os pais que trabalham em empresas que façam parte do Programa Empresa Cidadã
- Alojamento conjunto: a Portaria MS/GM nº 1.016/2003 obriga hospitais e maternidades vinculados ao SUS, próprios e conveniados, a implantarem alojamento conjunto (mãe e filho juntos no mesmo quarto, 24 h por dia).

Ações de apoio

- Rede cegonha (Portaria nº 1.459/2011)
- Método mãe-canguru (MMC)
- Projeto Bombeiro da Vida
- IUBAAM
- Grupos de Apoio Mãe a Mãe (HIV/AIDS)
- IHAC: em 1991, foi criada a IHAC, cujo objetivo é transformar a atenção oferecida na maternidade. A portaria nº 1.153, de 2014, redefine os critérios de habilitação da IHAC, como estratégia de promoção, proteção e apoio ao aleitamento materno e à saúde integral da criança e da mulher no âmbito do SUS. Segundo o Art. 4º, os hospitais amigos da criança devem adotar ações educativas articuladas com a atenção básica, de modo a informar a mulher sobre a assistência que lhe é devida, do pré-natal ao puerpério, visando ao estímulo das "boas práticas de atenção ao parto e ao nascimento", na forma da recomendação da OMS no atendimento ao parto normal. Já o Art. 7º refere, no código 14.16, que os IHAC, sejam públicos ou privados, devem cumprir os "dez passos para o sucesso do aleitamento materno", propostos pela OMS e pelo Unicef, assim definidos:
  - *Passo 1:* ter uma política de aleitamento materno que seja rotineiramente transmitida a toda a equipe de cuidados de saúde
  - *Passo 2:* capacitar toda a equipe de cuidados de saúde nas práticas necessárias para implementar esta política
  - *Passo 3:* informar todas as gestantes sobre os benefícios e o manejo do aleitamento materno
  - *Passo 4:* ajudar as mães a iniciarem o aleitamento materno na primeira meia hora após o nascimento, conforme nova interpretação, colocar os bebês em contato pele a pele com suas mães imediatamente após o parto por pelo menos 1 h e orientar as mães a identificarem se o bebê mostra sinais de que está querendo ser amamentado, oferecendo ajuda, se necessário
  - *Passo 5:* mostrar às mães como amamentar e como manter a lactação mesmo se vierem a ser separadas dos filhos
  - *Passo 6:* não oferecer a recém-nascidos bebida ou alimento que não seja o leite materno, a não ser que haja indicação médica e/ou de nutricionista
  - *Passo 7:* praticar o alojamento conjunto, permitir que mães e recém-nascidos permaneçam juntos 24 h por dia
  - *Passo 8:* incentivar o aleitamento materno sob livre demanda
  - *Passo 9:* não oferecer bicos artificiais ou chupetas a recém-nascidos e lactentes
  - *Passo 10:* promover a formação de grupos de apoio à amamentação e encaminhar as mães a esses grupos quando da alta da maternidade, conforme nova interpretação

- BLH: a missão dos BLH é promover a saúde da mulher e da criança mediante integração e construção de parcerias com órgãos federais, unidades da federação, municípios, iniciativa privada e sociedade, no âmbito da atuação dos BLH. Seus objetivos são: promover, proteger e apoiar o aleitamento materno; coletar e distribuir leite humano de qualidade certificada; contribuir para a redução da mortalidade infantil; e somar esforços ao Pacto Nacional pela redução da mortalidade materna e neonatal.

Estavam cadastrados, até março de 2017, 221 BLH e 183 postos de coleta de leite humano cadastrados na Rede Brasileira de Bancos de Leite Humano no Brasil (rede BLH-Br), como mostra o Quadro 24.1.

De acordo com a legislação que regulamenta o funcionamento dos bancos de leite no Brasil (RDC nº 171), a doadora, além de apresentar excesso de leite, deve ser saudável, não usar medicamentos que impeçam a doação e se dispor a ordenhar e a doar o excedente. É importante orientar as puérperas dos procedimentos de doação.

Ações educativas, tecnologias em saúde e mídia

A educação em saúde deve ser preconizada em todas as etapas do ciclo gravídico-puerperal, mas é no pré-natal que a mulher deve ser bem orientada, a fim de vivenciar o parto de modo positivo com o intuito de minimizar os riscos de complicações puerperais e obter o sucesso na amamentação. Os profissionais de saúde, portanto, devem assumir o papel de educadores que compartilham saberes, buscando desenvolver na mulher autoconfiança e motivá-la a experimentar esse período de maneira única.

Os cursos realizados no pré-natal devem ser ministrados em local onde os pais possam expor suas dúvidas, a fim de desmistificar os medos, onde seja possível fazê-los compreender suas angústias, transmitir-lhes conhecimento acerca da fisiologia e sinalizar dicas de como amamentar eficazmente. Esses cursos devem também objetivar a promoção do sentimento de segurança por parte da mulher, a fim de incentivar sua autoconfiança. Outro mérito dos cursos pré-natais é o fato de se tornarem mediadores da modificação de atitudes. Assim, por um lado, podem promover maior autoconfiança e questionamento das rotinas e recomendações profissionais; por outro, podem levar a maior adesão aos tratamentos prescritos.

Quadro 24.1 Número de bancos de leite humano (BLH) e postos de coleta nas regiões do Brasil.

Região	BLH	Posto de coleta	Total
Centro-Oeste	28	6	34
Nordeste	50	59	109
Norte	15	28	43
Sudeste	96	75	171
Sul	32	22	54
Brasil	221	190	411

Fonte: Rede Brasileira de Bancos de Leite Humano (www.redeblh.fiocruz.br).

A tecnologia educativa é uma ferramenta didática que possibilita um processo de ensino e aprendizagem; deve ser elaborada como proposta de promoção da saúde, com conteúdo acessível e fácil compreensão, dentro da realidade do leitor Desse modo, a confecção de *folders*, panfletos e informativos contribui para a prestação de serviços em saúde. Contudo, tais recursos devem ser formulados por profissionais qualificados, pois pesquisas apontam que a qualidade das informações e das recomendações varia muito, podendo ser excelentes, imprecisas e até perigosas. Portanto, é importante desenvolver estratégias a fim de auxiliar os consumidores (gestantes, puérperas, casais, mães e famílias) a avaliarem a qualidade das informações contidas nesses recursos.

Mundialmente, o uso da Internet tem sido crescente como recurso para obtenção de informações, bem como o contato entre pessoas que vivenciam situações de vida, saúde e/ou doença semelhantes. Essa prática é mais notória junto aos adolescentes e adultos jovens, o que sugere ser um veículo de informação capaz de exercer uma poderosa influência sobre as decisões relativas à saúde das gestantes e de suas famílias.

As ações educativas acerca da amamentação são primordiais, visto que as informações sobre aleitamento materno devem chegar às mulheres de maneira estruturada e planejada, com atenção à escrita e às ilustrações do material didático. Tal fato se justifica porque o grau de conhecimento sobre o tema pode aumentar tanto o número de mulheres que iniciam o aleitamento como a quantidade das que continuam a amamentar.

Existem vários tipos de educação pré-natal – apoio aos casais, programa educacional, cursos de educação em saúde, oficinas, cartilhas etc. –, e a combinação dessas intervenções é fundamental para aumentar a duração da amamentação.

O exercício da maternidade, em especial no que tange à amamentação, revelou-se como um fardo em consequência dos múltiplos papéis desempenhados pela mulher-mãe, somando-se com a fadiga e a falta de auxílio externo e a perda de liberdade, bem como a sobrecarga que a amamentação representa. Estas são causas comumente apresentadas para justificar o desmame precoce.

Uma revisão sistemática da Biblioteca Cochrane, realizada por McFadden et al. (2017), com 73 estudos, em 29 países, envolvendo 74.656 mulheres, avaliou a importância do apoio à amamentação e enfatizou que as visitas de profissionais de saúde treinados e o apoio de leigos na amamentação são estratégias que corroboram para sucesso do aleitamento materno exclusivo. A prática da amamentação depende de múltiplos fatores e abrange os individuais, os relativos ao bebê e às suas mães, os psicossociais e os culturais, além das influências da família, haja vista que é necessário envolvê-la para seu estabelecimento, como mostra Figura 24.1.

BENEFÍCIOS DO ALEITAMENTO MATERNO

O leite humano é o alimento que reúne muitos atributos nutricionais e apresenta inúmeras vantagens imunológicas e psicológicas importantes para a diminuição da morbidade e mortalidade infantil. Sua composição varia conforme a idade da criança e a alimentação da nutriz.

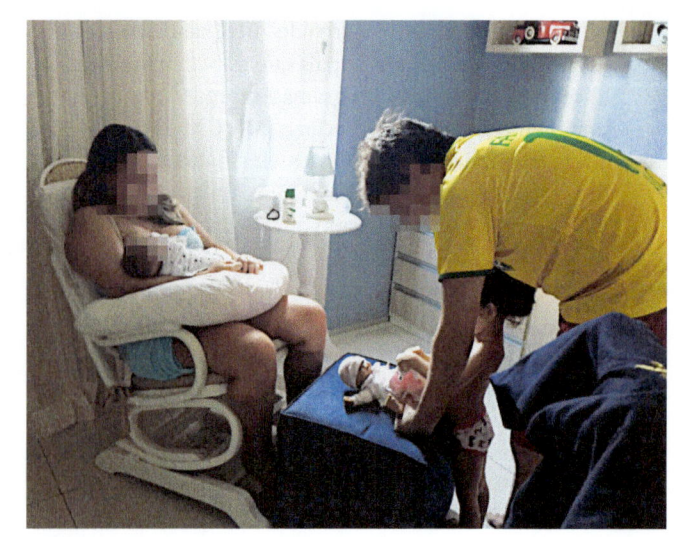

Figura 24.1 Família envolvida no processo do aleitamento materno.

O bebê nasce totalmente dependente de cuidados, e a mãe vem prover assistência, carinho e alimento. A amamentação promove a interação mãe-bebê e serve de base para a formação do psiquismo da criança, além de propor a prática do amor entre esses dois seres para fortalecer os laços afetivos. A mãe é a primeira fonte de satisfação para o bebê, e é a partir e por intermédio dela que ele descobre a si mesmo e o mundo externo. Portanto, essa relação é fundamental para o desenvolvimento e a construção das estruturas afetivas e da sua identidade.

Inicialmente, mãe e bebê são percebidos por ele como uma unidade, em que a mãe é alguém que faz parte dele e pode suprir suas necessidades. Com o passar do tempo, vão abrolhando as falhas dessa mãe, que não é perfeita, mas suficientemente boa, e o bebê vai se separando dela, experimentando um enriquecimento de seu ego. Portanto, o exercício do aleitamento transcende o biológico e oferece um espaço de escuta no qual a mãe pode falar sobre suas histórias de conteúdos psíquicos transgeracionais e culturais, além de privilegiar uma profunda intimidade entre mãe e filho por meio do toque e do aconchego. No entanto, antes de tudo, deve haver desejo, e quando este não está presente, há dificuldade de vínculo com o bebê.

Os profissionais de saúde mental reconhecem a riqueza que o encontro propiciado pela amamentação pode oferecer para o desenvolvimento psíquico da criança, assim como a facilitação para um vínculo de intimidade e satisfação mútua. Esse é um momento de grande experiência e riqueza para a família. Entretanto, a possibilidade de amamentar, assim como a condição emocional para que o pai acolha tal vivência e dê suporte à dupla, está relacionada às representações psíquicas construídas ao longo da história de cada um dos pais, com seus próprios objetos primordiais, cujos traços inconscientes podem contribuir para essa dinâmica ou atrapalhá-la. Assim, é fundamental envolver o pai, criando estratégias para abrangê-lo e facilitá-lo.

A OMS, o Unicef e o Ministério da Saúde recomendam que as crianças sejam amamentadas de maneira exclusiva durante os 6 primeiros meses de vida e, depois dessa idade, recebam alimentos complementares, mas continuem sendo amamentadas até os 2 anos ou mais. Há variações nutricionais e imunológicas no leite materno, que dependem do estágio da lactação, do horário, do período da mamada, da alimentação e idade maternas, da idade da criança, bem como das características individuais de cada nutriz.

Alguns benefícios da amamentação para a criança são:

▶ Melhora a função gastrintestinal
▶ Diminui a incidência de infecções na infância e da síndrome da morte súbita no lactente
▶ Reduz a incidência de obesidade, diabetes e certos tipos de câncer na infância
▶ Estimula o sistema imunológico
▶ Estimula as funções de mastigação, deglutição, respiração e articulação dos sons da fala, além do desenvolvimento motor-oral
▶ Protege contra doenças crônicas, tais como diabetes melito tipo I, doenças cardiovasculares, doença celíaca, obesidade e linfoma infantil
▶ Diminui a taxa de desnutrição e reduz os índices de mortalidade infantil
▶ Diminui a probabilidade de desencadeamento de processos alérgicos, com o retardo da introdução de proteínas heterólogas existentes no leite de vaca
▶ Melhora a resposta às vacinas
▶ Proporciona ao recém-nascido crescimento e desenvolvimento cognitivo, neuropsicomotor e social.

Para a mulher, alguns benefícios da amamentação são:

▶ Reduz o sangramento após o parto e, consequentemente, a incidência de anemia
▶ Pode reduzir o risco dos cânceres de mama, endométrio e ovário
▶ Favorece o espaçamento entre gestações (método de amenorreia lactacional [LAM]), quando amamentado exclusivamente
▶ Não está claro ainda se a lactação reduz o risco de osteoporose; portanto, mais estudos são necessários
▶ Diminui o risco de doença cardiovascular
▶ Promove retorno do útero mais rápido à forma e à posição pré-gravídica
▶ Oferece praticidade, pois não há necessidade de misturar, aquecer ou esterilizar utensílios; ele está sempre disponível na temperatura adequada.

A amamentação também oferece benefícios à família e à sociedade, como:

▶ É mais econômica e prática
▶ Diminui os gastos com internações por problemas como infecções
▶ Como as crianças estão mais saudáveis, diminui os índices de absenteísmo no trabalho
▶ Reduz a poluição ambiental (plásticos e borrachas de mamadeiras e bicos não seriam desprezados no lixo)
▶ Otimiza a equipe de saúde, com a promoção do alojamento conjunto.

Existem fatores socioculturais, físicos (condições de saúde da mãe e do bebê) e psicológicos envolvidos no processo do aleitamento materno. São pontos importantes a serem observados: a história pessoal da mulher, de seu desenvolvimento afetivo/sexual e de suas relações familiares (especialmente a identificação com sua própria mãe); e a vivência da gestação, do parto e do puerpério (incluindo a experiência de relações familiares, sobretudo, com o pai do bebê).

A formação dos laços afetivos mãe-bebê não ocorre automaticamente, é um processo contínuo que acontece paulatinamente. A função materna é complexa e desafiadora, com sentimentos ambíguos; desse modo, a relação mãe-bebê tem um papel de suma importância, pois a mãe, em sua ação, tanto responde às necessidades imediatas do recém-nascido como se oferece como primeiro objeto de representação simbólica por meio do qual ele se inicia na experiência de um mundo compartilhado, dando origem à estruturação das relações precoces entre o bebê e sua mãe. Portanto, amamentar não representa apenas um modo natural e cômodo de alimentar o filho, mas também a oportunidade de aprofundar a ligação entre mãe-filho.

No puerpério ocorrem experiências complexas, com mudanças biopsicossociais, determinando maior vulnerabilidade a alterações psicológicas e psiquiátricas, as quais podem interferir na vinculação mãe-filho. Tradicionalmente, os transtornos psiquiátricos puerperais têm sido classificados como *blues* puerperal, psicose puerperal e depressão pós-parto, mas atualmente manifestam-se outros transtornos, como o de pânico, ansiedade generalizada, transtorno obsessivo-compulsivo e de estresse pós-traumático.

O *blues* puerperal, ou *baby blues*, é um estado constituído por labilidade emocional, caracterizado por frequentes episódios de choro, irritabilidade, confusão e ansiedade. Os sintomas surgem dentro dos primeiros 10 dias após o parto, período em que ocorrem mudanças bruscas hormonais somadas com o cansaço. Geralmente, a sintomatologia não interfere na rotina da puérpera e não requer intervenção terapêutica além do apoio; porém, se os sintomas persistirem por mais de 2 semanas, a condição poderá evoluir para manifestações mais graves de transtornos de humor.

A depressão pós-parto é um transtorno psiquiátrico que pode ocorrer nos primeiros 2 a 3 meses do puerpério. Sabe-se que inúmeros fatores podem ser determinantes, como adversidades psicossociais (violência doméstica, abuso, baixo suporte do parceiro, conflitos conjugais etc.), depressão ou tristeza na gravidez, história familiar de doenças psiquiátricas, doença crônica, multiparidade, prematuridade, dentre outros. Na maioria dos casos, é recomendado tratamento medicamentoso.

A saúde materna tem impacto sobre a amamentação, o crescimento e a saúde da criança; por isso, é primordial identificar fatores de risco e propor o atendimento multiprofissional no puerpério para promover o cuidado à saúde integral; afinal, não basta conhecer a fisiologia da produção de leite, é preciso reconhecer que a amamentação é um ato psicossomático complexo.

Há evidências na literatura de que alguns componentes da família, como o pai e as avós das crianças, exercem papel importante no estabelecimento e na manutenção do aleitamento materno. Então, devem-se promover ações que envolvam toda a família, para prevenir as intercorrências e, consequentemente, o desmame precoce.

BASES DA ANATOMIA E FISIOLOGIA DA LACTAÇÃO

Há uma complexidade de vetores envolvidos no controle da lactação. O sistema nervoso exerce o controle central, e o processo depende de múltiplos fatores psíquicos, neurais e endócrinos, os quais estão relacionados com a maturação fisiológica das glândulas mamárias e a ejeção do leite e a manutenção da produção de leite.

A mama é composta por tecido glandular (15 a 20 segmentos, que são os lóbulos mamários), gordura e tecido conjuntivo fibroso. Situa-se acima dos músculos peitorais e da parede torácica. Nos alvéolos, localizam-se as células produtoras de leite, que é conduzido através dos ductos (canais) finos que se unem em um ducto principal (lactífero), dirigindo-se ao centro da mama e desembocando no mamilo. Entretanto, antes de chegar ao mamilo, debaixo da aréola (parte escura ao redor do mamilo), os canais formam ampolas, que acumulam parte do leite produzido nos intervalos das mamadas.

O mamilo pode ter de 15 a 20 orifícios, os quais se comunicam com os ductos principais. Através destes, o leite é excretado para o meio externo.

A aréola contém glândulas sebáceas e sudoríparas, chamadas glândulas de Montgomery, que têm a função de proteger a pele da aréola, por meio da camada superficial hidrolipídica. Os tipos de mamilo mais comuns são: protruso, plano e invertido. Contudo, além da forma, o profissional deve avaliar se o mamilo é protrátil, ou seja, se, no momento da sucção, uma porção do mamilo e da aréola é capaz de formar o bico longo, internamente, na boca do bebê. Isso possibilitará a pega correta e a boa extração do leite materno.

É importante que o profissional de saúde esclareça junto às mães a informação errônea de que o bebê suga apenas no mamilo e que, se ele não for protruso, a amamentação não terá sucesso. Na Figura 24.2 estão os tipos de mamilo.

Após o parto, a prolactina, em conjunto com outros hormônios, estimula a produção de leite. A secreção de glândula mamária na 1ª semana pós-parto de 0 a 5 dias é denominada colostro, seguindo-se o leite transitório do 6º ao 10º dia e o leite maduro do 11º dia em diante. O aleitamento materno é o resultado de três processos extremamente inter-relacionados que ocorrem ao longo das três fases descritas a seguir.

Mamogênese e/ou lactogênese I. Tem início na metade da gravidez, quando a prolactina produzida pela adeno-hipófise estimula o crescimento do epitélio secretor e a consequente produção do pré-colostro.

Elaboração do colostro. Quando se inicia a produção de leite (apojadura ou lactopoese). Ocorre após o nascimento, pois, sem a placenta, os níveis de progesterona diminuem. A apojadura acontece em torno de 48 a 72 h após o parto, quando a mama aumenta de tamanho e temperatura, e fica mais dolorida. Este período dura em média 2 a 4 dias.

Galactopoese. Após a descida do leite, quando ocorre, há manutenção da lactação e excreção do leite pelo controle autócrino. Os níveis plasmáticos de prolactina elevam-se em resposta à frequência, à duração e à intensidade da sucção do bebê.

A primeira hora após o parto é fundamental para a formação de vínculos, pois fisiologicamente são transportadas no plasma sanguíneo certas substâncias que regulam o comportamento maternal e o aumento dos níveis de ocitocina e prolactina.

A produção do leite é determinada pelo *reflexo da produção do leite*. Na hipófise, é secretado o hormônio prolactina, que cai na corrente sanguínea e chega aos alvéolos, onde é capaz de estimular a produção das células secretoras de leite, com incremento na produção. Por isso, quanto mais o bebê sugar, mais leite a mãe terá. Para continuar produzindo bastante, é importante, além da ação da prolactina, esvaziar a mama durante as mamadas, pois a pressão do leite acumulado causa diminuição na produção (Figura 24.3).

A prolactina é chamada de hormônio da "maternagem", e as endorfinas representam o sistema de "gratificação". São esses hormônios que suprimem as funções ovarianas, estendendo os períodos de amenorreia e anovulatório.

O reflexo da descida do leite é também estimulado pela sucção do bebê, que envia mensagem ao hipotálamo, o qual secreta o hormônio ocitocina. Este hormônio trafega pela corrente sanguínea até os alvéolos, promovendo a contração das células que os envolvem (mioepiteliais), e leva o leite para dentro dos ductos, a fim de que possa ser sugado pelo bebê. A ocitocina é produzida mais rapidamente que a prolactina e faz o leite fluir na mamada atual.

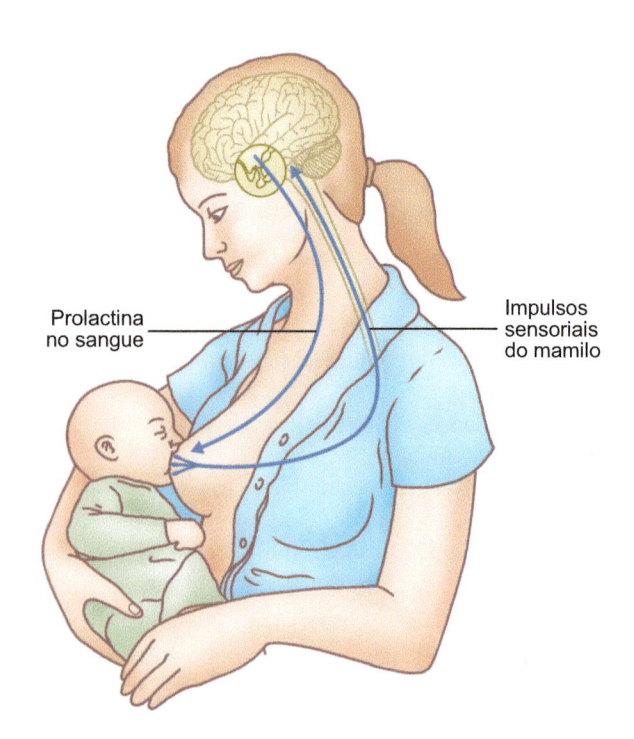

Prolactina no sangue

Impulsos sensoriais do mamilo

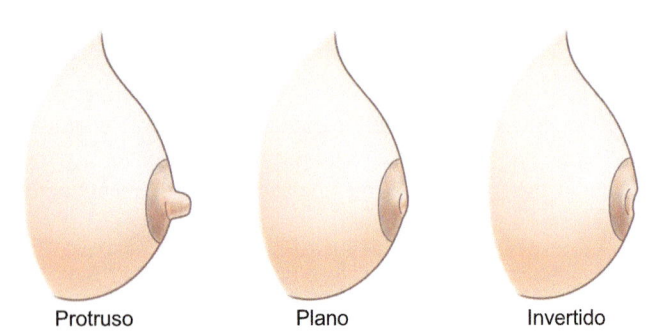

Protruso Plano Invertido

Figura 24.2 Tipos de mamilo: protruso, plano e invertido.

Figura 24.3 Reflexo da descida do leite.

A ocitocina é conhecida como o "hormônio do amor", pois, quando o bebê suga, o nível de ocitocina liberado é mais ou menos o mesmo que durante o orgasmo – um puro paralelo entre dois eventos da vida sexual.

A fim de estimular o reflexo da ocitocina, é válido orientar que:

- O ambiente esteja tranquilo, confortável, agradável e que, de preferência, seja privativo
- Haja redução ou eliminação de fontes de dor, desconforto e ansiedade
- Seja incentivado o relaxamento da nutriz
- Sejam estimulados sentimentos agradáveis
- Sejam evitadas interrupções e interferências externas
- A mãe expresse seus sentimentos e gestos – tocar, balançar, massagear delicadamente ou acariciar as mamas, principalmente na região mamiloareolar
- A nutriz realize autoalongamento e automassagem da musculatura das costas, ou que outras pessoas o façam
- Álcool, nicotina e alguns medicamentos também interferem na produção de leite.

É notória a importância do alojamento conjunto, pois ele constitui um sistema hospitalar em que o recém-nascido sadio permanece ao lado da mãe 24 h por dia em um mesmo ambiente. Ele propicia oportunidade de humanização, intercâmbio contínuo entre mãe-bebê e maior envolvimento dos pais, além de promover o estabelecimento precoce do vínculo afetivo e estimular o aleitamento materno. O recém-nascido deve mamar na primeira hora após o parto para estabelecer os vínculos mãe-bebê e estimular os reflexos.

Existe uma substância no leite materno que pode diminuir ou inibir a produção de leite: o fator inibidor. Ele faz as células deixarem de produzir leite e protege dos efeitos desagradáveis de uma produção exagerada. Se o leite materno é removido, o fator inibidor também é; então, se o bebê parar de mamar, a mama deixará de produzir leite. Desse modo, ele precisa ser extraído para que a produção continue.

Atraso na descida do leite

Nos casos de atraso na descida do leite, é fundamental desenvolver a confiança da mulher, aconselhar e orientar, usando medidas para estimular a mama (massagem e ordenha). Se for o caso, deve-se recomendar suplementação alimentar usando copo e usar as técnicas de relactação. Podem ser citadas algumas estratégias que transmitem confiança, como, por exemplo:

- Usar a comunicação não verbal, prestar atenção, saber ouvir, remover as barreiras físicas e tocar de maneira apropriada
- Fazer perguntas abertas para que a nutriz possa expressar seus sentimentos e questões subjetivas
- Mostrar empatia
- Evitar palavras que transmitam a sensação de "julgamento", sendo preferível que sejam dadas sugestões (e não ordens)
- Aceitar o que ela sente e pensa
- Reconhecer e elogiar o que ela faz adequadamente
- Dar poucas informações de cada vez, focalizando as mais relevantes
- Usar linguagem simples, explicando os procedimentos e condutas.

COMPOSIÇÃO DO LEITE MATERNO

O leite materno é constituído principalmente de água, carboidratos, lipídios, proteínas, íons, vitaminas, proteínas de controle autócrino de secreção do leite e, em especial, anticorpos. Durante a lactação, há um aumento acentuado do número de plasmócitos e linfócitos, células que sintetizam imunoglobulinas, as quais desempenham um papel importante na proteção imunitária do bebê.

A composição do leite é regida de acordo com a hora do dia, o número de dias após o parto e a duração da mamada. O leite de mães de recém-nascidos prematuros é diferente do de mães de bebês a termo.

O leite humano é classificado em:

- *Colostro:* menos de 7 dias após o parto. Geralmente varia da cor semelhante à água de coco ao amarelo-alaranjado. Contém mais proteínas e menos gorduras e lactose, maior teor de vitamina A, sódio e zinco do que o leite maduro. É mais laxante, prevenindo a icterícia
- *Transição:* de 7 a 14 dias após o parto. Sua coloração muda gradualmente para um branco-azulado/opaco até se tornar leite maduro
- *Maduro:* mais de 14 dias após o parto. Sua cor pode ser alterada por diversos fatores, entre eles a dieta materna e o uso de medicações.

A concentração de gordura no leite aumenta no decorrer de uma mamada. Assim, o do início da mamada, chamado de leite anterior, pelo seu alto teor de água, tem aspecto semelhante ao da *água de coco* e é rico em anticorpos. Já o leite intermediário da mamada tende a ter uma coloração branca opaca devido ao aumento da concentração de caseína. O leite do final da mamada, chamado de leite posterior, é mais amarelado devido à presença de betacaroteno, pigmento lipossolúvel presente na cenoura, na abóbora e em vegetais de cor laranja, provenientes da dieta da mãe.

Por isso, deve-se orientar que a mãe comece a mamada pela mama que ofereceu na última vez, para que o bebê tenha a oportunidade de esvaziar bem as duas mamas, fato importante para estimular a produção. Cada bebê tem seu próprio ritmo de mamar, o qual deve ser respeitado, necessitando mamar sem horário (por livre demanda) até que se sinta satisfeito e de preferência extraia da mama os leites anterior e posterior. O tempo de permanência de cada mamada não deve ser fixado, podendo variar dependendo da fome da criança, do intervalo transcorrido desde a última mamada e do volume de leite armazenado na mama, entre outros fatores.

A nutriz sente sede durante a mamada, principalmente nos primeiros dias, pois há uma grande perda de líquido através do leite. Portanto, ela deve ser orientada a aumentar a ingesta de líquido e buscar estabelecer uma rotina de descanso durante o dia, entre as mamadas. Muitas substâncias, assim como alimentos, podem alterar a produção e a composição do leite. Assim, deve-se evitar fumo, doses excessivas de café, álcool e certos medicamentos. Os condimentos em excesso também alteram o sabor/odor do leite; alguns exemplos são alho, cebola, nabo, couve, brócolis e outros alimentos que contenham substâncias sulfurosas voláteis, conhecidas como brássicas. Contudo, se esses alimentos já estavam presentes na dieta da mãe durante a gestação, poderá não haver influência na aceitação, pois eles atravessavam a placenta. Os alimentos formadores de gases (feijão, refrigerante, excesso de determinada fruta etc.) podem causar cólicas no bebê. Desse modo, a lactante deve observar se algum alimento provoca no bebê reação indesejável, para tirá-lo da sua dieta. Como exemplo, existem crianças que apresentam reação alérgica quando sua mãe ingere a proteína do leite de vaca.

POSTURA NA AMAMENTAÇÃO

As orientações ergonômicas nas atividades da vida diária (AVD) e nos cuidados do recém-nascido (segurar no colo, trocar fralda, dar banho etc.) são primordiais no período puerperal, pois interferem diretamente na prática do aleitamento materno. Isso porque a conscientização corporal/postural e as atividades de alongamento e físicas previnem e reduzem as dores musculoesqueléticas.

Para isso, são fundamentais um ambiente tranquilo e confortável, além de correta postura da nutriz. É consenso na literatura que a posição escolhida pela mãe deve possibilitar-lhe conforto e relaxamento, e sugere-se que ela amamente em cadeira com encosto e almofadas para apoiar o braço. A mãe também pode ser instruída a segurar a mama com a mão que está livre e manter o mamilo e a aréola posicionados à altura da boca do lactente. Além disso, as roupas da mãe e do bebê devem ser adequadas para não restringir os movimentos. A boa postura é aquela em que os dois estão confortavelmente posicionados e relaxados.

Existem várias maneiras de a nutriz se posicionar. Ela tem a possibilidade de escolher a que preferir, de modo a ficar o mais confortável e relaxada possível. Seguem algumas sugestões:

- Tradicional (Figura 24.4)
- Deitada lateralmente (Figura 24.5)
- Deitada barriga com barriga
- Mãe sentada e bebê na posição cavaleiro (Figura 24.6)
- Invertida (Figuras 24.7 e 24.8)
- No *sling*.

O posicionamento do recém-nascido tem um papel fundamental na prevenção de feridas nas papilas mamárias e também no estabelecimento da amamentação eficaz. Sem isso, a mãe não consegue retirar o leite na quantidade necessária, e o bebê chora com frequência e tem dificuldade para ganhar peso. Na primeira mama, o bebê suga com mais força; logo, sua posição deve ser orientada da maneira correta desde a primeira mamada. O corpo deve estar inteiramente de frente para a mãe e bem próximo (barriga do bebê voltada para o corpo da mãe), de modo que a cabeça e a coluna estejam alinhadas em linha reta, no mesmo eixo. Quando o bebê está adequadamente posicionado, a amamentação é indolor.

A prática do aleitamento para gêmeos tem aumentado ao longo dos anos. A maioria das mulheres tem leite suficiente para suprir a demanda solicitada, pois a sucção estimula a produção. Apoiar e orientar a família são atos fundamentais para prevenir o desmame precoce; portanto, todos os profissionais de saúde devem estar preparados para informar o manejo adequado e o posicionamento correto, como mostra a Figura 24.9.

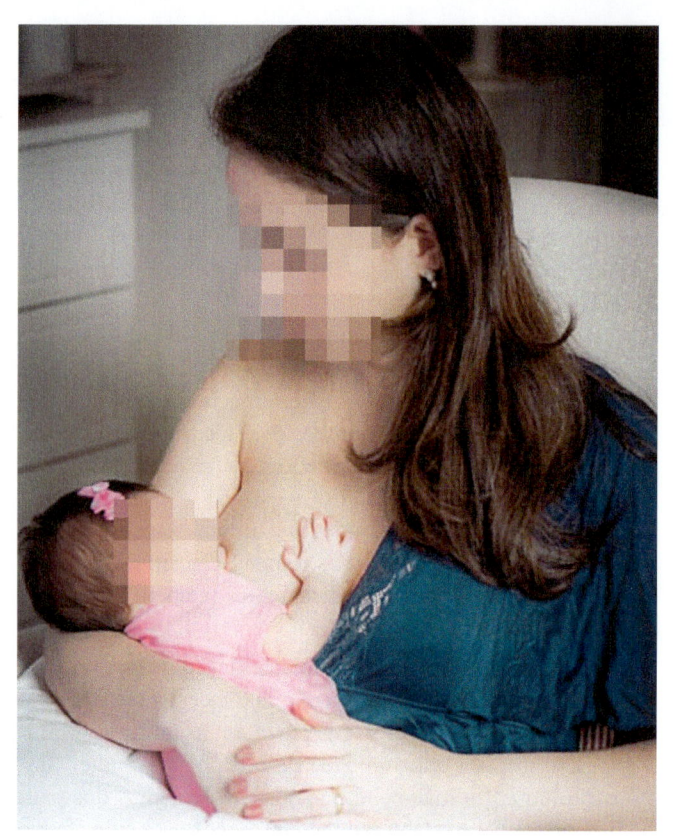

Figura 24.4 Posição tradicional. A mãe fica sentada, e o bebê é posicionado diagonalmente em relação ao corpo da mãe, com a cabeça ligeiramente mais elevada, ficando barriga com barriga. Observar se o rosto do bebê está de frente para a mama, com nariz na altura do mamilo, e se o corpo do bebê está próximo ao da mãe, com cabeça e tronco alinhados (pescoço não torcido).

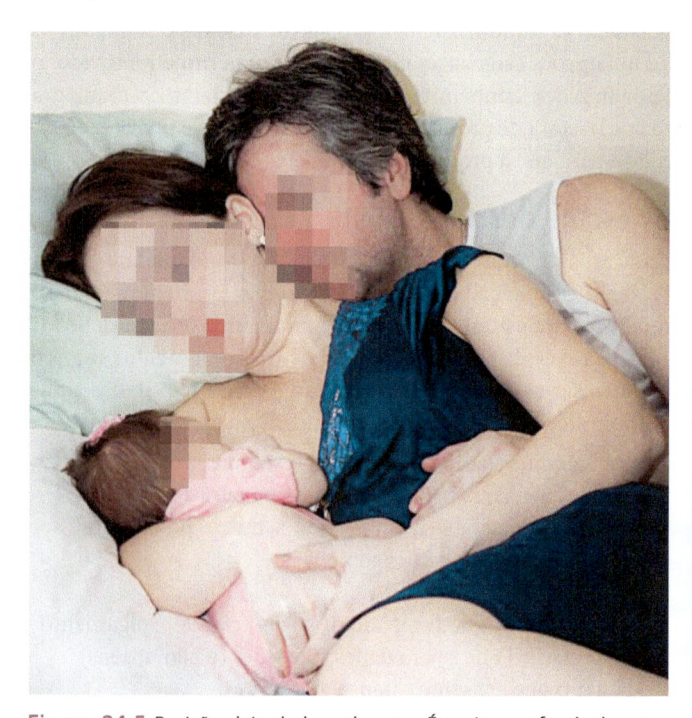

Figura 24.5 Posição deitada lateralmente. É muito confortável para a mãe e para o bebê, sendo útil durante as mamadas noturnas ou quando a mãe está muito cansada. A criança permanece em decúbito lateral, de frente para a mãe, que também se encontra em decúbito lateral. Essa posição deverá proporcionar o contato abdome/abdome, e a cabeça do bebê deverá estar um pouco elevada para evitar refluxo.

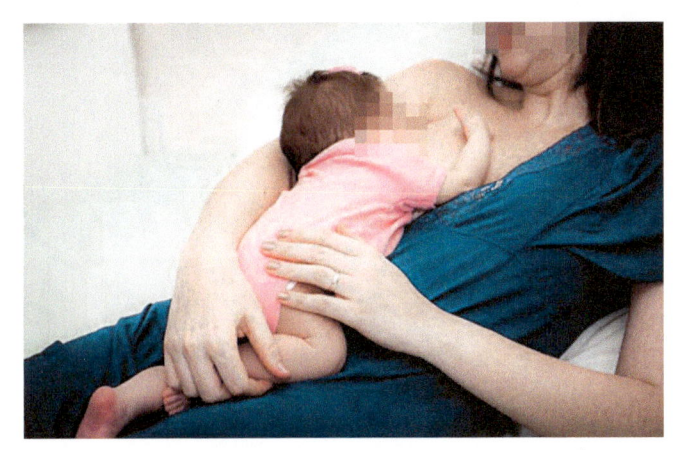

Figura 24.6 Sentada, com o bebê na posição "de cavalinho". É utilizada em bebês com refluxo gastresofágico ou com fissura labial, pois fica mais verticalizada. Essa posição é ideal para bebês com mais de 3 meses e que já sustentam bem a cabeça.

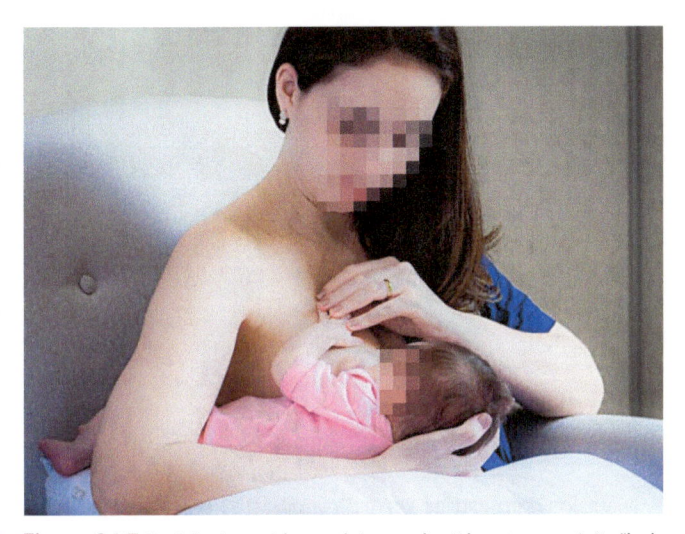

Figura 24.7 Posição invertida, também conhecida como posição "bola de futebol americano". Sugere-se para mulheres de mama grande. A mãe posiciona o bebê com as pernas para trás (logo abaixo de sua axila) e o corpo apoiado no seu antebraço, apoiado na almofada. A cabeça do bebê fica apoiada na mão da mãe.

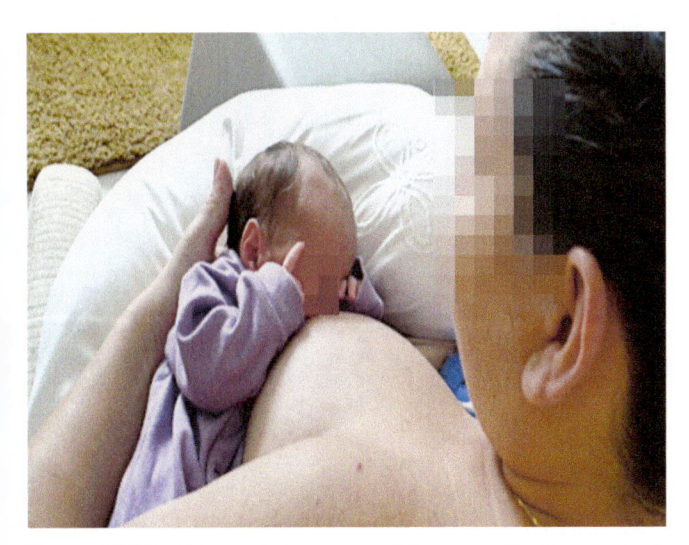

Figura 24.8 Posição que facilita a pega. É bastante utilizada nos primeiros dias de vida do bebê e para prematuros, pois viabiliza o manuseio da mama na hora de colocá-la na boca do bebê.

PEGA CORRETA NA AMAMENTAÇÃO

O bebê apresenta o reflexo de sucção, mas é necessário ajustar a pega. O bebê deve abrir bem a boca, abocanhar boa parte da aréola e formar o bico longo em sua boca, que é composto por papila, aréola e parte do tecido mamário adjacente. Desse modo, os lábios ficam virados para fora, e o mamilo fica levemente alongado e redondo, não devendo estar achatado (Figura 24.10). Assim, ele abocanha boa parte da aréola, formando vácuo, indispensável para que esse complexo mamiloareolar se mantenha no interior da boca da criança.

O bebê tem um papel fundamental na extração do leite, por isso seu preparo neurológico é fundamental. O recém-nascido normal apresenta reflexos que facilitam a prática da amamentação, a saber:

▶ Reflexo de rotação: ajuda o bebê a encontrar o mamilo; se algo tocar o seu rosto, a tendência será virar a cabeça e abrir a boca naquela direção
▶ Reflexo de sucção: induz o bebê a sugar qualquer coisa que lhe toque o fundo do palato. Desde a 32ª semana de gestação o feto apresenta esse reflexo, o qual é modulado pela formação reticular do tronco encefálico
▶ Reflexo de deglutição: possibilita que o bebê engula o leite sempre que a boca estiver cheia.

O bebê bem posicionado e com uma boa pega inclina levemente o pescoço para trás, empurra o queixo contra o peito e mantém as narinas livres. Quando posicionada na mama, a boca assemelha-se a uma "boca de peixe". É importante aproximar a boca do bebê bem de frente à mama, para que ele possa abocanhar boa parte da aréola. Seu queixo deve tocar a mama da mãe, como mostra a Figura 24.11.

Apesar de a sucção do bebê ser um ato reflexo, ele precisa aprender a retirar o leite do peito de modo eficiente. Quando o bebê pega a mama adequadamente, forma-se um lacre perfeito entre a boca e a mama, o que garante a formação do vácuo, indispensável para que o mamilo e a aréola se mantenham dentro da boca do bebê. A língua eleva suas bordas laterais e a ponta, formando uma concha que leva o leite até a faringe posterior e o esôfago, ativando o reflexo de deglutição. A retirada do leite é feita pela língua, graças a um movimento peristáltico rítmico da ponta da mesma para trás, que comprime suavemente o mamilo. Enquanto mama no peito, o bebê respira pelo nariz, estabelecendo o padrão normal de respiração nasal.

Alguns pontos avaliados na boa pega são:

▶ "Boca de peixe" (Figura 24.12)
▶ O queixo toca o peito da mãe
▶ Os lábios ficam virados para fora
▶ O bebê suga, dá uma pausa e suga novamente
▶ A mãe pode ouvir o bebê deglutindo o leite
▶ Observa-se mais aréola acima que abaixo da boca
▶ As bochechas permanecem arredondadas.

Para a mãe retirar o bebê da mama, deverá substituir o mamilo pelo dedo mínimo, com a finalidade de reduzir e interromper a pressão da sucção sem machucar o mamilo, prevenindo o aparecimento de fissuras e a dor, como mostra a Figura 24.13.

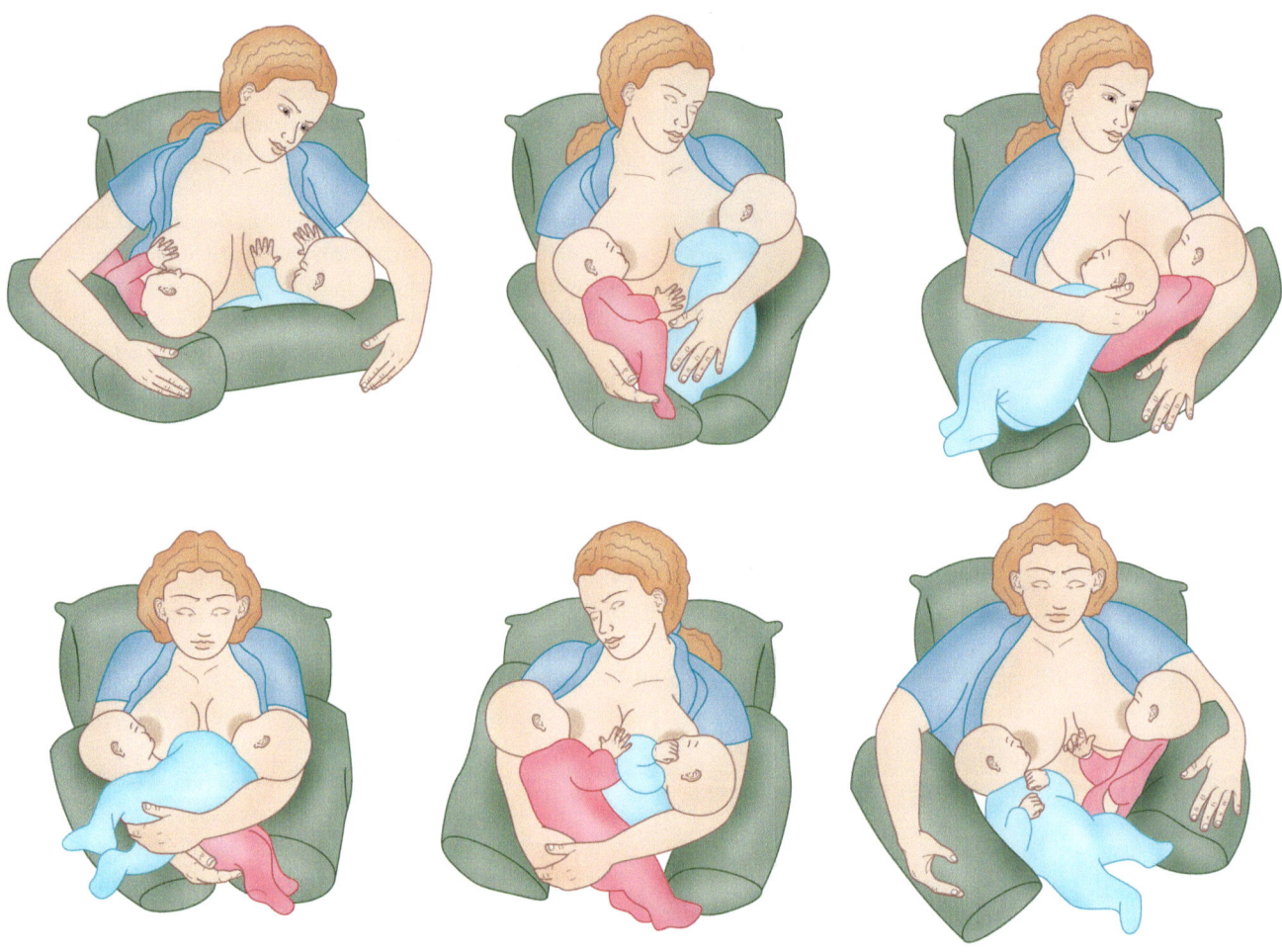

Figura 24.9 Posições para amamentar gêmeos.

Os seguintes sinais são indicativos de técnica inadequada de amamentação:

▶ Bochechas do bebê encovadas a cada sucção
▶ Ruídos da língua
▶ Mama aparentando estar esticada ou deformada durante a mamada

▶ Mamilos com estrias vermelhas ou áreas esbranquiçadas ou achatadas quando o bebê solta a mama
▶ Dor na amamentação.

Nos últimos anos, houve grandes avanços no sentido de reduzir as barreiras que levam ao desmame precoce; contudo, é importante trabalhar a confiança das nutrizes, pois muitas

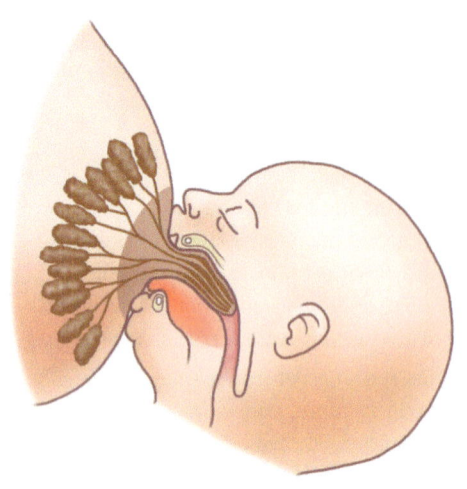

Figura 24.10 Pega correta e formação do bico longo, visão interna.

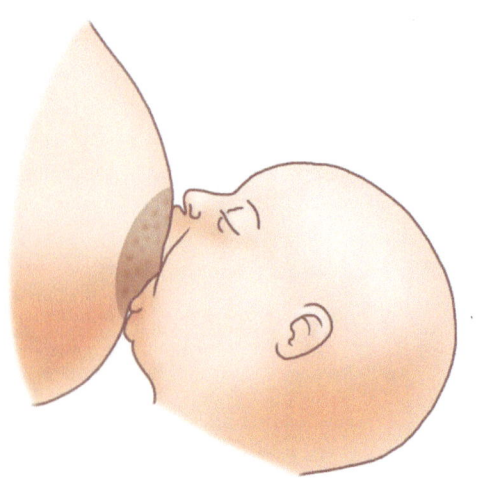

Figura 24.11 Pega correta (visão externa).

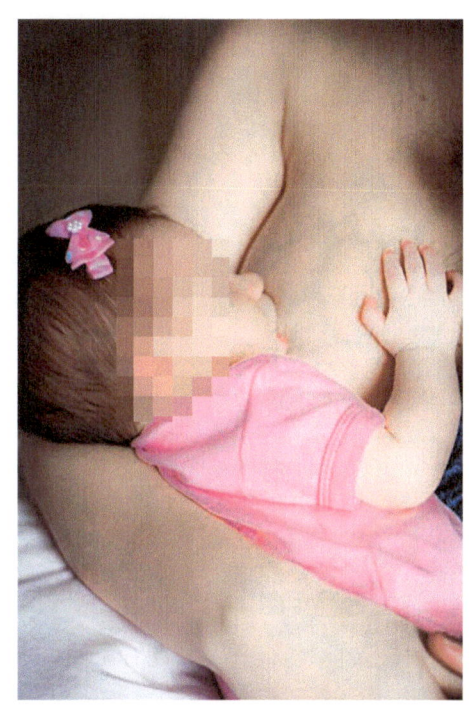

Figura 24.12 "Boca de peixe". Na pega correta, a boca está bem aberta, ou seja, com os lábios virados para fora ("boca de peixe") e as bochechas bem arredondadas. Então, ele suga, deglute e respira de maneira coordenada.

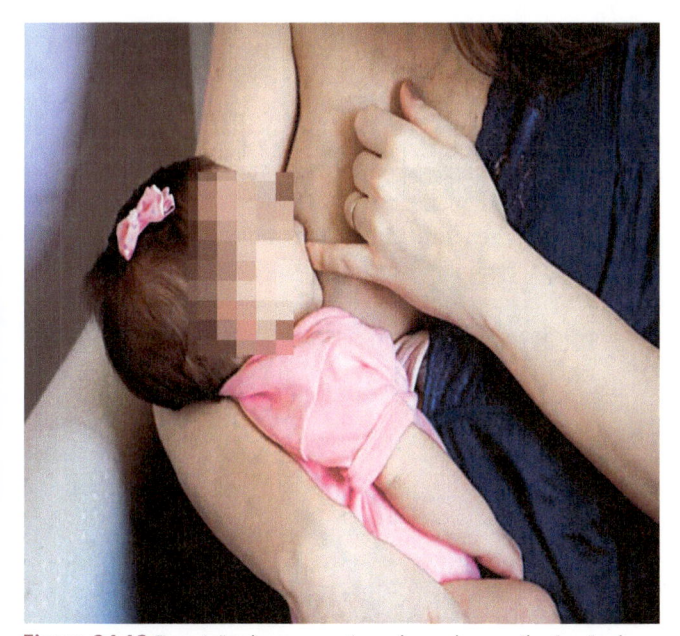

Figura 24.13 Descrição de como retirar a boca do mamilo. A mãe deverá introduzir o dedo mínimo no canto da boca do bebê, a fim de retirar o vácuo que se forma no momento da sucção e impedir a formação de fissuras mamilares.

acreditam que têm pouco leite ou que ele é fraco, iniciando a suplementação precoce, fato que, consequentemente, diminui o estímulo de sucção e repercute na produção de leite. Entretanto, a percepção de pouco leite pode ser real e se deve principalmente à prática inadequada da amamentação, como atraso no início, mau posicionamento e pega incorreta, mamadas infrequentes e com horários preestabelecidos, ausência de mamada

noturna, ou, ainda, interferência de suplementos e/ou introdução precoce de alimentos complementares.

As crises transitórias da lactação têm sido detectadas nos primeiros meses em decorrência do crescimento do bebê, que necessita de maior demanda de leite. Elas duram de 2 a 3 dias e podem ocorrer entre 10 e 14 dias de vida, entre 4 e 6 semanas e em torno do terceiro mês.

Eis algumas informações importantes:

▶ O uso de cremes e pomadas na gestação e no pós-parto aumenta o risco de fissura; portanto, deve ser evitado
▶ É preciso evitar a higiene dos mamilos com qualquer substância antes e depois das mamadas, pois remove a camada hidrolítica formada pela secreção das glândulas sudoríparas e sebáceas e dos tubérculos de Montgomery
▶ O uso de bicos artificiais (chupeta ou mamadeiras) acarreta dificuldades na amamentação natural, reduz o tempo de aleitamento materno e o contato mãe-filho, e favorece o aparecimento de diversas patologias que podem levar a morbidade e mortalidade infantil
▶ A Lei Federal nº 13.002/2014 instituiu a obrigatoriedade de aplicação do "Protocolo de Avaliação do Frênulo da Língua em Bebês" (teste da linguinha [TL]) em todas as crianças nascidas em hospitais e maternidades brasileiros. O objetivo é identificar se o frênulo lingual limita os movimentos da língua (que são importantes para sugar, mastigar e engolir), dificultando a amamentação, possibilitando a perda de peso e, principalmente, o desmame precoce
▶ Quando a mama está muito cheia, a aréola pode estar tensa e endurecida, dificultando a pega. Em tais casos, recomenda-se, antes da mamada, retirar manualmente um pouco de leite da aréola ingurgitada
▶ Muitas mamadas são insuficientes (devido a pega e/ou posicionamento inadequado) e podem resultar em maior demanda do bebê por mamadas mais frequentes e prolongadas, a fim de obter leite suficiente.

RETIRADA E ARMAZENAMENTO DO LEITE

A retirada do leite da mama é orientada nos casos em que a mãe e o bebê estejam separados e na fase do ingurgitamento mamário (para estimular a produção de leite). Pode ser por extração manual ou com uso de bomba elétrica ou manual.

A revisão sistemática da Biblioteca Cochrane, com 34 estudos para avaliar o método mais adequado para extração de leite, evidencia que a retirada do leite depende do tempo do nascimento, do propósito e das questões individuais da mãe e do lactente.

O manual do BLH não recomenda o uso de bombas tira-leite, pois podem causar desconforto, risco e/ou agravamento de traumas mamilares e dificuldade de limpeza e esterilização, além de poder promover a proliferação bacteriana, levando à contaminação do leite humano ordenhado cru. Segundo a Agência Nacional de Vigilância Sanitária (Anvisa) e o Ministério da Saúde, a extração manual é a técnica padrão-ouro para retirada do leite da mama.

Ordenha manual e armazenamento

Os profissionais que prestam cuidado à mãe e ao bebê devem conhecer a técnica correta da ordenha manual e garantir que todas as mães aprendam a ordenhar seu próprio leite. A orientação sobre a técnica adequada de ordenha manual pode ser útil para muitas mulheres. Desse modo, as principais indicações estão relacionadas à condição materna e/ou do bebê:

▶ Manter a lactação
▶ Aliviar o ingurgitamento mamário
▶ Aliviar a tensão na região mamiloareolar visando a uma pega adequada
▶ Alimentar bebês que não tenham condição de sugar diretamente no peito da mãe (prematuridade, doença e outras dificuldades)
▶ Fornecer leite para o próprio filho no caso de volta ao trabalho ou separação temporária por outras causas
▶ Prevenir/tratar a mastite e o bloqueio do ducto lactífero
▶ Coletar o leite para ser doado a um BLH. A maioria das mulheres, do terceiro ao quinto dia após o parto, costuma produzir leite em excesso; nessa fase, praticamente todas as nutrizes sadias podem se tornar doadoras de leite humano.

A nutriz deve estar confortável e relaxada na ordenha manual, em um ambiente tranquilo e acolhedor para estimular o reflexo da ocitocina. Orientações sobre a ordenha:

▶ Evitar conversas durante o ato
▶ Lavar as mãos ou fazer uso de luvas (se a ordenha não for feita pela própria nutriz)
▶ Estar confortável e com o corpo levemente para frente ao início da retirada do leite
▶ Desprezar os primeiros jatos de leite (0,5 a 1 mℓ)
▶ Alternar a mama quando o fluxo diminuir. Repetir isso algumas vezes, em um total de, aproximadamente, 15 a 20 min em cada mama, para ordenhar tanto o leite anterior como o posterior
▶ A retirada de leite deve ser feita, preferencialmente, pela própria nutriz, respeitando os cuidados de higiene e conservação
▶ Lavar bem as mãos. Apoiar a mama na região inferior com uma das mãos e massagear possíveis pontos endurecidos e/ou dolorosos com a outra. Deve-se massagear bem a região areolar com movimentos circulares, utilizando as pontas dos dedos na aréola em direção à axila, modificando sempre a posição dos

mesmos (Figura 24.14), alternando com a extração do leite da mama com a mão. Witt et al. (2016) realizaram um estudo que orientou a automassagem para minimizar a dor e o desconforto, o qual evidenciou que 65% das mulheres acharam o tratamento benéfico.

O estudo de Zhao *et al.* (2014), com 3.497 mulheres, demonstrou que a eficácia da técnica de terapia manual integra a massagem chinesa clássica, a anatomia dos ductos lactíferos da mama, a fisiologia de ejeção do leite e a massagem mecânica. O estudo delineou várias etapas: preparar o vidro de coleta, manipular os mamilos (estimular ejeção do leite), posteriormente empurrar e pressionar a aréola, massagear as mamas a partir do mamilo e, finalmente, ficar atenta à ocorrência de estagnação do leite residual, com a presença de zonas endurecidas, como se fossem nódulos, para massageá-las, usando a mão direita na mama esquerda e vice-versa.

Para extração do leite, a nutriz deve colocar o dedo polegar no limite superior da aréola e o indicador no limite inferior (em forma de "C"), pressionando para dentro na direção da caixa torácica. Posteriormente, deve pressionar ritmicamente os seios lactíferos, mudando, de tempo em tempo, a posição dos dedos (de superior e inferior para lateral direita e esquerda e para a posição oblíqua) a fim de retirar leite de outros segmentos da mama, como mostra a Figura 24.15.

Quanto ao frasco para coletar o leite humano, deve ser de vidro com tampa plástica (café solúvel ou maionese), sem o rótulo e o papelão que fica sob a tampa. Deve-se lavá-lo com água e sabão, enxaguando bem. Após colocar na panela o vidro e a tampa, cobrir com água, fervendo por 15 min e colocando-o para secar de boca para baixo em um pano limpo, usando-o somente quando estiver seco. Existem algumas recomendações para a garantia da qualidade do leite humano na hora da ordenha, como: estar em um ambiente limpo e distante de animais, usar touca ou prender os cabelos, não conversar ou usar máscara ou fralda para cobrir o nariz e a boca, e lavar bem as mãos e os antebraços.

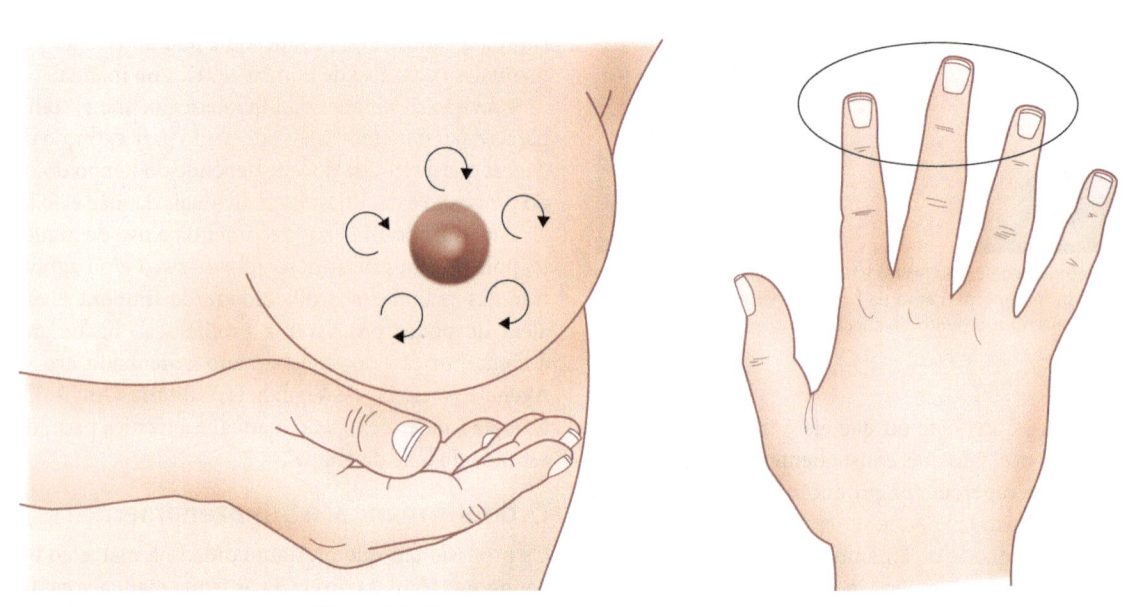

Figura 24.14 Massagem na mama, movimentos circulares.

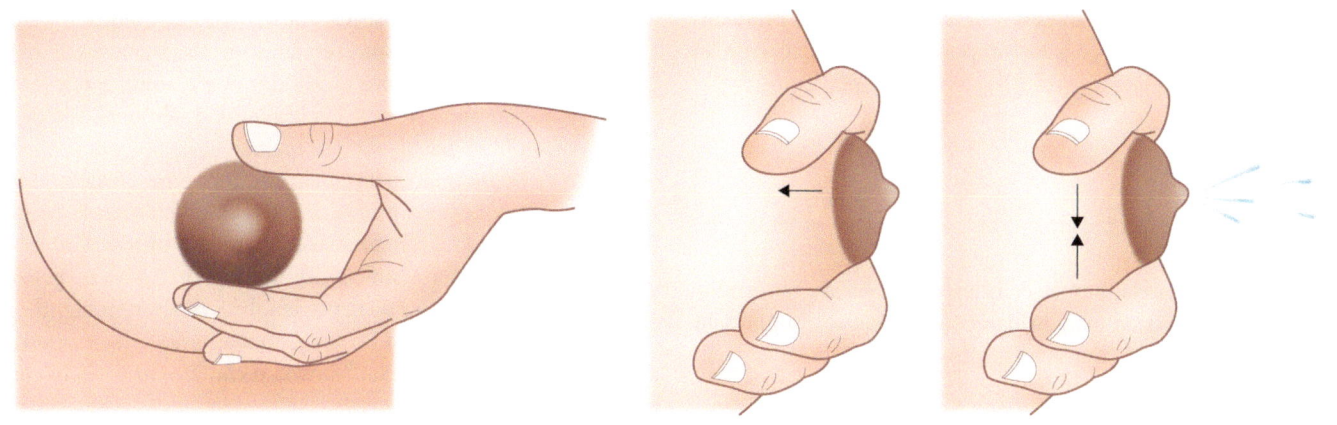

Figura 24.15 Descrição da ordenha manual. Observar o local onde os dedos devem ser posicionados.

O leite ordenhado cru congelado pode ser estocado por um período máximo de:

- 2 h em temperatura ambiente
- 12 h na refrigeração à temperatura máxima de 5°C
- 15 dias a uma temperatura máxima de –3°C.

Deve-se transportar o leite congelado em caixa isotérmica com gelo reciclável e manter o frasco bem vedado para evitar que o leite absorva odores e outros voláteis indesejáveis.

Degelo do leite humano é o processo controlado que visa transferir calor ao leite congelado em quantidade suficiente para a mudança da fase sólida para a líquida. O processo pode ser feito em banho-maria, respeitando as variáveis *volume* e *tempo*. Quanto ao degelo em banho-maria, deve-se verificar a limpeza e observar se o nível da água está acima do nível do leite, agitando os frascos a cada 5 min até o final do processo. Não se deve congelar novamente o leite humano, e é preciso oferecê-lo no copo ou na colher.

Se o leite for destinado para doação nos postos de coleta, deverá ser transportado do local para o BLH em recipientes isotérmicos exclusivos, constituídos por material liso, resistente, impermeável, de fácil limpeza e desinfecção, contendo gelo reciclável para garantir a qualidade do leite congelado. O leite pasteurizado congelado pode ser estocado por um período máximo de 6 meses, a uma temperatura máxima de –3°C. O processo de degelo deve respeitar as normas de segurança e cuidados e manipulação do leite, objetivando garantir a qualidade do produto.

ALIMENTAÇÃO NO COPINHO E TÉCNICA DE *FINGER FEEDING*

Nos casos em que o aleitamento precise ser interrompido temporária ou permanentemente, a OMS e o Unicef não recomendam uso de mamadeira, mas sim a oferta de leite em copo pequeno, evitando a confusão de bicos e o desmame precoce. O passo a passo para a alimentação em copinho é o seguinte:

- Lavar as mãos
- Colocar o leite no copinho limpo, somente até a metade
- Manter os membros superiores do lactente com movimentos restritos, para evitar que ele derrube o copinho
- Segurar o bebê em posição semissentada

- Colocar a base externa do copinho tocando a parte externa do lábio superior, descansando gentilmente o copinho no lábio inferior; a língua deve estar posicionada para tocar no leite
- Inclinar o copinho levemente para que o leite toque os lábios e a língua. Não se deve colocar o leite na boca, mas deixar que o bebê experimente-o com a língua, dando-lhe tempo de deglutir. É o bebê quem deve ter controle do tempo e da frequência.

Em casos específicos, quando há necessidade de estimular a sucção do bebê, pode ser utilizada também a técnica de *finger feeding* ou "alimentação de dedo". Tem como vantagem estimular a sucção durante a amamentação, mas leva tempo para nutrir a criança. O método de suplementação de nutrição, ou técnica de "relactação" e "translactação", pode ser adotado nos seguintes casos: para prematuros, em mães adotivas que desejam amamentar e em situações de hipotrofia das glândulas mamárias e diminuição da produção de leite. Esse método consiste em uma garrafinha com um sistema valvular conectado em dois tubos finos de material macio e flexível. Ele tem sua porção distal fixada com fita adesiva o mais próximo dos mamilos. Quando o bebê suga, o leite (oriundo da garrafinha) flui, estimulando o reflexo da descida.

ATIVIDADE FÍSICA E/OU EXERCÍCIO FÍSICO × ALEITAMENTO

É no puerpério tardio que muitas mulheres iniciam a prática da atividade física (qualquer movimento corporal produzido pelos músculos esqueléticos, que resulte em dispêndio energético) ou o exercício físico (movimento corporal planejado, estruturado e repetitivo para melhorar ou manter um ou mais componentes de aptidão física). Algumas características, como o estilo de vida, o hábito de fumar, o consumo de álcool, a história obstétrica e o exercício intenso, devem ser levadas em consideração.

O exercício aeróbico pode ser realizado desde que haja adequada ingesta de líquidos e nutrientes na alimentação da puérpera. O exercício leve a moderado não provoca diminuição do volume nem altera o sabor e a composição do leite. Porém, no exercício intenso/vigoroso na lactação, ocorre um pequeno aumento do nível de ácido láctico (até 90 min após o exercício, encontra-se aumentado), mas não há alteração no pH e na concentração de lipídio, amônia ou ureia. Aconselha-se que, ao retornar ao programa de treinamento no puerpério tardio, as mulheres amamentem antes do exercício e somente 1 h depois dele, para evitar alterações na composição e na aceitação do leite humano.

PRINCIPAIS PROBLEMAS RELACIONADOS À AMAMENTAÇÃO

Existem certas situações em que as mães não devem amamentar até que se avalie caso a caso, como mães com algumas doenças infecciosas (varicela, herpes com lesões mamárias, tuberculose não tratada) ou que tenham de efetuar medicação imprescindível. Contudo, são contraindicações definitivas mães com doenças graves, crônicas ou debilitantes, infectadas pelo vírus da imunodeficiência humana (HIV), quando tomam medicamentos que são nocivos para os bebês e, ainda, bebês com doenças metabólicas raras, como a fenilcetonúria e a galactosemia.

Ressalta-se que o desmame precoce pode ocorrer por diversas causas, dentre as quais se destacam as doenças infectocontagiosas, que podem acometer tanto a mãe quanto a criança. Diante disso, cabe aos profissionais de saúde orientar condutas adequadas. Nos casos de interrupção temporária da amamentação, orienta-se que a lactação seja mantida, com realização de ordenhas regulares da mama (pela própria mãe), mesmo que o leite seja desprezado. Portanto, nutrizes com doenças causadas por vírus podem excretá-lo no seu leite, mas a transmissão para o lactente não é frequente.

As questões relacionadas ao desmame destacam que o leite fraco é uma das construções sociais mais utilizadas como modelo explicativo para o abandono da amamentação. Esse tipo de alegação verbalizado pelas mulheres está impregnado de um pedido de ajuda latente frente às dificuldades vivenciadas no transcurso da amamentação, diante das quais elas não conseguem ou não sabem como se portar. As intercorrências de mama puerperal surgiram como o segundo fator interveniente no curso da lactação.

Mesmo aplicando corretamente a técnica da amamentação, alguns problemas podem acontecer na mama puerperal. Assim, é preciso informá-las sobre isso no pré-natal e conscientizar os profissionais de saúde a atuarem precocemente para evitar o agravamento das complicações. Os principais problemas descritos são: dor/trauma mamilar, fissuras, hipogalactia (produção insuficiente de leite), candidíase mamilar, ingurgitamento das mamas, bloqueio de ductos lactíferos, mastite, abscesso mamário e bebê que não suga.

Mamilos doloridos/trauma mamilar/fissura

A maioria dos traumas mamilares é causada por inadequada técnica de amamentação e causa dor e desconforto no aleitamento materno. Apresentam prevalência alta e se relacionam com erros de posicionamento e de pega inadequada. Assim, algumas orientações devem ser seguidas, como: ordenhar um pouco de leite antes de colocar o recém-nascido para mamar, corrigir a técnica (postura e pega correta), fazer uso tópico de pomadas cicatrizantes de acordo com a prescrição médica, usar conchas (entre as mamadas, para eliminar a fricção com a roupa), deixar as mamas em alguns momentos ao ar livre (sem abafá-las) e manter o sutiã seco.

A concha é um dispositivo plástico rígido, colocado sobre o mamilo, embaixo do sutiã, evitando pressão exagerada dela com a mama. Não se deve usá-la durante o sono, e sua recomendação sempre deve ser seguida individualmente. Ela deve também ser higienizada entre as mamadas.

Na revisão sistemática da Cochrane, foram pesquisadas diferentes intervenções para reduzir a dor mamilar, mas o estudo não esclareceu qual a melhor técnica para a nutriz. Portanto, não houve evidências suficientes de que curativos de gel ou conchas e lanolina, ou somente lanolina melhorem significativamente a dor. Embora o uso de conchas não seja tão efetivo na redução da dor mamilar, abrevia o contato do mamilo com a roupa.

Hipogalactia

É bastante comum a queixa de pouco leite, embora as mulheres sejam capazes de produzir leite suficiente. Essa queixa pode ocorrer pela insegurança na capacidade de amamentar, por desconhecer o comportamento normal do bebê ou por ansiedade da nutriz, além de a mãe ficar confusa ao escutar opiniões diferentes. Isso causa insegurança e pode afetar a produção de ocitocina, colaborando para o desmame precoce.

Quando existe realmente insuficiência de leite, o bebê chora muito e quer mamar com frequência; as mamadas ficam muito longas. Sinais indicativos de que a criança não está extraindo leite suficiente nas primeiras semanas de vida são: o bebê não ganha peso adequado, tem menos de seis micções dentro de 24 h, tem evacuações pouco frequentes, com pequena quantidade (fezes secas e duras) e sinais clínicos de desidratação. Deve-se ressaltar que o neonato a termo pode perder até 10% de seu peso ao nascimento, recuperando-o por volta dos 14 dias de vida.

As causas podem ser: má pega, restrição no horário de mamadas, uso de complementos, de chupetas e de mamadeiras, sucção ineficiente, problemas anatômicos da mama, doença materna, fadiga e estresse da nutriz, dieta restrita, mamoplastia redutora etc. Para diminuir a queixa de pouco leite, deve-se avaliar a técnica da amamentação (pega, postura), orientar a nutriz a aumentar a frequência das mamadas, evitar o uso de chupetas, mamadeiras e protetor de mamilo, ingerir mais líquido, repousar, ter uma dieta equilibrada e, se necessário, realizar a técnica da relactação.

Candidíase ou monilíase mamária

A monilíase consiste em uma contaminação do fungo *Candida albicans*. Pode afetar, além dos mamilos, os ductos lactíferos. Ocorre por contaminação da mãe (portadora de candidíase) ou do bebê (que adquiriu monilíase oral/sapinho). Outros fatores que podem predispor à infecção são mamilos lesionados mantidos úmidos e abafados com absorventes ou conchas e uso de antibióticos, contraceptivos e esteroides por via oral.

Os sinais e sintomas são: dor em fisgada, sensação de ardor, prurido na mamadas ou depois. A pele das aréolas e dos mamilos fica fina, brilhante e avermelhada, com descamação, e irritada com placas e pontos esbranquiçados, ou até mesmo com aspecto normal na fase inicial. É importante tratar ao mesmo tempo a mãe e o bebê para evitar o ciclo vicioso da monilíase entre eles. O tratamento consiste em usar creme antifúngico nos mamilos até o desaparecimento e conforme a prescrição médica, além de deixá-los expostos ao ar e ao sol para cicatrizar, ou seja, evitar abafá-los. Outra medida útil ao tratamento é reforçar a lavagem das mãos com água e sabão antes e após as mamadas e nas trocas de fraldas. Deve-se lembrar de que chupeta, bicos e mamadeiras são importantes fontes de contaminação. Caso não possam ser evitados, é necessário realizar esterilização com frequência. O médico deve também avaliar a necessidade de prescrever tratamento medicamentoso na cavidade oral e/ou genitália do bebê.

Ingurgitamento mamário

O ingurgitamento fisiológico ocorre no processo normal da lactogênese, em torno do terceiro dia após o parto. É um período relevante, pois pode levar ao desmame precoce ou infecção nas mamas. Alguns problemas são bastante frequentes e envolvem os componentes: congestão/aumento da vascularização da mama, retenção de leite nos alvéolos e edema e obstrução do sistema linfático, resultando em compressão dos ductos lactíferos, dificultando ou impedindo a saída do leite dos alvéolos. Nesses casos, necessita-se de massagem, ordenha e compressas frias.

No ingurgitamento patológico a mama fica excessivamente distendida, podendo ter áreas difusas avermelhadas, edemaciadas, brilhantes, acompanhadas de dor/desconforto e até febre e mal-estar. Os mamilos ficam achatados e, consequentemente, dificultam a pega do bebê. Então, redobram-se os cuidados de massagem e ordenha, acompanhados de compressas frias (15 a 20 min) e aumento das mamadas. Caso não se realize a propedêutica adequada, o ingurgitamento pode evoluir para mastite e até abscesso.

Bloqueio de ducto lactífero

O acúmulo e o espessamento do leite em um segmento mamário bloqueiam o ducto lactífero, ocasionando estase láctea. A puérpera apresenta dor, e a região da mama onde o ducto está bloqueado fica avermelhada e endurecida, como mostra a Figura 24.16. Orientam-se massagem suave na região, ordenha manual, compressas frias, analgésicos, verificação da compressão de roupas e ajuda para o bom posicionamento e a boa pega. Pode-se também colocar o bebê para mamar em posições diferentes para esvaziar vários segmentos diferentes da mama.

Mastite

Infecção localizada em uma das mamas, caracterizada por hipertermia, mal-estar, dor, calor local e área endurecida, vermelha e edemaciada. Qualquer fator que favoreça a estagnação do leite na mama predispõe ao aparecimento de mastite, como: mamadas com horários irregulares, redução súbita nos números de mamadas, espaçamento longo de mamadas à noite, uso de chupetas e mamadeiras, não esvaziamento das mamas, criança com sucção débil, freio de língua curto, produção excessiva de leite, desmame abrupto. O tratamento indicado é repouso da lactante, aumento da ingestão de líquido, uso de sutiã de alças largas (sustentar a mama), remoção eficaz do leite (massagem e ordenha), orientação da postura e pega correta,

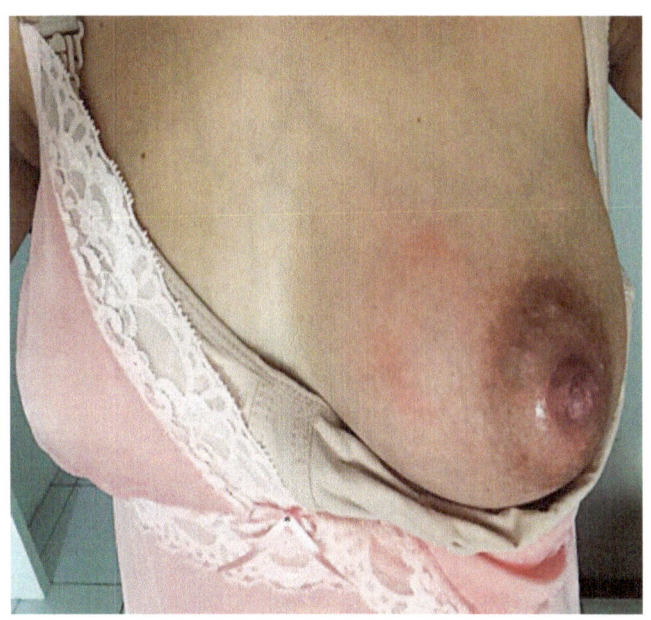

Figura 24.16 Mama esquerda com bloqueio de ductos lactíferos.

compressas frias e prescrição médica de analgésico, antibioticoterapia e anti-inflamatório. É necessário o acompanhamento bem de perto, pois pode ocasionar a formação de abscesso.

Abscesso

Trata-se de um processo infeccioso agudo que se instala no curso da mastite não tratada, podendo ser único ou múltiplo na mesma mama. Quando não há intervenção precoce, pode evoluir com necrose do tecido mamário, necessitando de cirurgia plástica reparadora. A puérpera apresenta intensa dor na mama com área quente, endurecida e avermelhada, com presença de pus, além de agravamento do estado geral materno apresentando febre, calafrio, prostração. No exame físico, observa-se abscesso único ou múltiplo com ponto de flutuação. É fundamental o tratamento médico para drenar o conteúdo do abscesso e a prescrição de antibióticos, analgésicos e anti-inflamatórios. Quando for inviável, deve-se suspender provisoriamente a amamentação do lado afetado até a retirada do dreno, mantendo-se a ordenha intermitente desta mama.

Bebê que não suga

Em caso de bebê que não suga, deve-se orientar a mãe a estimular a mama fazendo extração do leite (no mínimo 5 vezes/dia), para garantir a produção. É preciso observar as condições do bebê (se sonolento ou doente) e avaliar a sucção colocando o dedo mínimo enluvado em sua boca. É importante orientar a mãe a estimular a sucção e observar se o filho tem movimentos orais atípicos. No caso de disfunção oral, necessita-se de profissional especializado.

DESMAME

Diversas alegações são apresentadas pelas lactantes para não amamentarem, como: leite fraco, intercorrências de mama puerperal, falta de experiência materna, fardo ocasionado pela amamentação frente às atividades desempenhadas cotidianamente, inadequações entre suas necessidades e as da criança, interferências externas de familiares, amigos e demais interações, trabalho materno, ambiguidade entre o querer e o poder amamentar, solidão/isolamento da mulher-mãe e necessidade de obter apoio para a consecução da amamentação. Destaca-se a necessidade de apoio no núcleo familiar, objetivando o suporte à maternidade e ao ato de amamentar. É fato que os problemas na amamentação se desenvolvem em cascata, o que requer condutas precoces.

A base para o desmame é uma boa experiência de amamentação, e quando o próprio bebê o inicia. Esse gesto deve ser aceito como evidência de um ganho de autonomia, e a mãe percebe qual a melhor hora para que isso aconteça. Essa sintonia entre mãe-bebê dá indícios de que podem suportar a separação; assim, o desmame ocorre de maneira gradual e desejada por ambos. Esse momento é muito subjetivo, pois depende da relação estabelecida e de muitas situações que podem interferir no processo.

O aleitamento materno é um processo complexo que envolve não somente a o conhecimento da fisiologia, posturas, pega e intercorrências, mas também a mudança do papel da mulher e do homem; é um momento de grande ansiedade e insegurança na família, necessitando de apoio e esclarecimentos de informações por profissionais para tranquilizá-los, aumentar a confiança e prevenir o desmame precoce.

As contraindicações definitivas do aleitamento materno não são muito frequentes, mas existem:

▶ Mães com doenças graves, crônicas ou debilitantes, infectadas pelo vírus da imunodeficiência humana ou quando usam medicamentos nocivos para recém-nascido
▶ Bebês com doenças metabólicas raras como a fenilcetonúria e a galactosemia.

CASO CLÍNICO

V.G.C., 29 anos, bancária, casada, primigesta e sem intercorrências na gestação, parto cesáreo. Não realizou oficinas de orientações sobre cuidados com o recém-nascido e amamentação; adquiriu conhecimentos somente nas consultas rotineiras do pré-natal. Procurou atendimento fisioterapêutico no sétimo dia após o nascimento, com as seguintes queixas: dor, dificuldade para o bebê abocanhar o mamilo e excesso de leite, embora com a necessidade de complementar a alimentação com leite artificial devido à dor ocasionada pela fissura mamilar. As mamas estavam edemaciadas, avermelhadas e doloridas.

✔ Conduta

No manejo clínico da amamentação, é fundamental a disponibilidade de tempo e paciência para realizar o aconselhamento de maneira adequada, humanizada e segura. Deve-se evitar que os pais tenham um sentimento de culpa e frustração, e os acompanhantes e familiares devem acolher e auxiliar a puérpera. Portanto, no aconselhamento, a comunicação ativa é o ponto fundamental para o sucesso de um bom atendimento ao binômio mãe-filho. Este momento implica ajudar a mulher a tomar decisões de modo empático, sabendo ouvir e desenvolvendo a confiança. Esses são pontos-chave.

Outro fator a ser abordado e avaliado é apoio e participação da família nesta fase inicial. Muitas vezes eles provocam pressão e ansiedade na puérpera, o que repercute no reflexo da ocitocina. É fundamental, portanto, fornecer informações básicas sobre a pega, a postura, a massagem e a ordenha, assuntos que podem ajudá-la nos dias conseguintes.

Para o bebê abocanhar a mama corretamente, deve estar bem posicionado e com a mãe em posição favorável. Sua boca deve estar bem aberta para abocanhar corretamente o mamilo (formando o bico longo). Contudo, como se pode fazer a "boca de peixe" com a mama bem dura/rígida? É imprescindível o uso de compressa fria, massagem e ordenha nas mamas durante essa fase. Com aréola amolecida, o bebê consegue extrair o leite com mais facilidade e, consequentemente, evita machucar a papila da mama, o que facilita a retirada do leite necessário para nutrir-se. Portanto, a ordenha é útil para aliviar o desconforto do ingurgitamento mamário e ajuda a manter a produção de leite quando o bebê não está sugando adequadamente.

É fundamental esclarecer sobre o leite artificial dado ao lactente usando a mamadeira, prática que causa confusão de bicos e diminui a produção de leite.

Para o tratamento da fissura/traumas nos mamilos, é fundamental orientar sobre a técnica adequada. Deve-se recomendar às mães: evitar que as mamas fiquem molhadas no sutiã, submetê-las a "banho de sol", usar as conchas sob o sutiã (em alguns períodos) e não usar protetor descartável no mamilo. Além disso, deve-se sempre usar o dedo mínimo para retirar o bebê da mama.

Outro ponto importante é a necessidade de aumentar a frequência das mamadas, pois essa conduta pode evitar que criança chegue até a mama com muita fome; assim, ela não usa força excessiva para extrair o leite.

Um passo importante é identificar as principais barreiras na promoção do aleitamento materno e facilitar o apoio à amamentação e reconhecer os impactos causados pela falta de informações precisas ou consistentes.

BIBLIOGRAFIA

Almeida JM, Luz SAB, Ued FV. Apoio ao aleitamento materno pelos profissionais de saúde: revisão integrativa da literatura. Revista Paulista de Pediatria. 2015; 33(3):355-62. Disponível: http://www.scielo.br/pdf/rpp/v33n3/0103-0582-rpp-33-03-0355.pdf. Acesso em: 13 mar 2017.

Barros SMO. Enfermagem obstétrica e ginecológica: guia para a prática assistencial. 2. ed. São Paulo: Roca; 2009.

Bartick M, Reinhold A. The burden of suboptimal breastfeeding in the United States: a pediatric cost analysis. Pediatrics. 2010; 125(5):e1048-e1056.

Becker GE, Smith HA, Cooney F. Methods of milk expression for lactating women. Cochrane Database Syst Rev. 2015; CD006170.

Berenes P. Academy of Breastfeeding Medicine Protocol Committee. ABM clinical protocol # 20: engorgement. Breastfeed Med. 2009; 4(2):111-3.

Bergmann RL, Bergmann KE, Weizsäcker K et al. Breastfreeding is natural but not always easy: intervention for commom medical problemas of breastfreeding mothers – a review of the scientific evidenc. J Perinat Med. 2014; 42(1):9-18.

Brasil. Agência Nacional de Vigilância Sanitária (Anvisa). Banco de leite humano: funcionamento, prevenção e controle de riscos. Brasília: Anvisa; 2008. 160 p.

Brasil. Ministério da Saúde. Amamentação contribui para desenvolvimento infantil e sustentável. Disponível em: http://portalsaude.saude.gov.br/index.php/cidadao/principal/agencia-saude/24915-amamentacao-contribui-paradesenvolvimento-infantil-e-sustentavel. Acesso em: 13 mar 2017.

Brasil. Ministério da Saúde. Caderneta da Gestante. Brasília. 3 ed. Brasília, DF; 2016.

Brasil. Ministério da Saúde. Como ajudar as mães a amamentar. Brasília: Ministério da Saúde; 2001.

Brasil. Ministério da Saúde. Gabinete do Ministro. Portaria nº 1.153, de 22 de maio de 2014. Disponível em: http://bvsms.saude.gov.br/bvs/saudelegis/gm/2014/prt1153_22_05_2014.html.

Brasil. Ministério da Saúde. Manual da Anvisa. Brasília; 2007.

Brasil. Ministério da Saúde. Núcleos de Saúde Integral (versão 14). Brasília: MS; 2005.

Brasil. Ministério da Saúde. Projeto de inclusão social e desenvolvimento comunitário. Promoção da amamentação e alimentação complementar. Manual de Capacitação de Multiplicadores. Brasília; 2007.

Brasil. Ministério da Saúde. Secretaria de Atenção à Saúde. Departamento de Atenção Básica. Saúde da criança: nutrição infantil – aleitamento materno e alimentação complementar. Brasília: Editora do Ministério da Saúde; 2009. 112 p.

Brasil. Ministério da Saúde. Secretaria de Atenção à Saúde. Promovendo o aleitamento materno. 2. ed. Brasília; 2007.

Brasil. Ministério da Saúde. Secretaria de Política de Saúde. Organização Pan-Americana da Saúde. Guia alimentar para crianças menores de dois anos. Brasília (DF); 2002.

Brasil. Ministério da Saúde. Série A. Normas e Manuais Técnicos. Cad. de Atenção Básica nº 23. Disponível em: www.saude.gov.br. Acesso em: 24 mar 2017.

Carvalho MC, Gomes CF. Amamentação: bases científicas. 4. ed. Rio de Janeiro: Guanabara Koogan; 2016.

Carvalho MR, Tavares LAM. Amamentação: bases científicas. 3. ed. Rio de Janeiro: Guanabara Koogan; 2010.

Conselho Regional de Fisioterapia e Terapia Ocupacional da 5ª região (Crefito). Leis e atos normativos das profissões do fisioterapeuta e terapeuta ocupacional. Porto Alegre: Crefito 5; 1997.

Corintio MN. Manual de aleitamento materno. 3. ed. São Paulo: Federação Brasileira das Associações de Ginecologia e Obstetrícia (Febrasgo); 2015.

Dennis CL, Jackson K, Watson J. Interventions for treating painful nipples among breastfeeding women. Cochrane Datbase of Sys Rev. 2014; 12:CD:CD0077366.

Dolto F. A alimentação dos pequeninos e o desmame. In: As etapas decisivas da infância. São Paulo: Martins Fontes; 1999. p. 67-72.

Eglash A, Malloy A, Wood J. Breastmilk expression and breast pump technology. Clin Obstet Gynecol. 2015; 58(4):855-67.

Enkin M et al. Amamentação. Guia para atenção efetiva na gravidez e parto. 3. ed. Rio de Janeiro: Guanabara Koogan; 2005. p. 234-42.

Figueiredo B, Dias CC, Brandão S et al. Breastfeeding and postpartum depression: state of the art review. Journal Pediatr. 2013; 89:332-8.

Fraiberg SH. The magic years. New York: Fireside; 1996.

Fundação Oswaldo Cruz (Fiocruz). Rede Brasileira de Bancos de Leite Humano. Disponível em: www.redeblh.fiocruz.br. Acesso em: 18 mar 2017.

Giugliani ERJ. Alojamento conjunto e amamentação. In: Freitas et al. Rotinas em obstetrícia. 6. ed. Porto Alegre: Artmed; 2011. p. 419-33.

Giugliani ERJ. Slow weight gain/failure to thrive. In: Walker M (ed.). Lactation consultant core curriculum. Boston: Jones and Bartlett Publishers; 2001. p. 332-55.

Henshaw C. Mood disturbance in the early puerperium: review. Aech Womens Ment Health. 2003; 6(Suppl 2):S33-42.

Jahanfar S, Ng CJ, Teng CL. Antibiotics for mastitis in breastfeeding women. Cochrane Database of Syst Rev. 2013.

Klauss MH, Klauss PH. Seu surpreendente recém-nascido. Porto Alegre: Artmed; 2001.

McFadden A, Gavine A, Renfrew M et al. Support for breastfeeding mothers. Cochrane Database of Systematic Reviews: Reviews; 2017. Disponível em: http://www.cochrane.org/CD001141/PREG_support-breastfeeding-mothers.

Moura EC. Nutrição e bioquímica. In: Carvalho MC, Gomes CF. Amamentação: bases científicas. 4. ed. Rio de Janeiro: Guanabara Koogan; 2016. p. 49-72.

Odent M. A cientificação do amor. Florianópolis: Saint Germain; 2002.

Pires JLVR. Qualidade de vida de gestantes com incontinência urinária atendidas nas Unidades Básicas de Saúde. Dissertação de mestrado. Universidade de Fortaleza; 2009. Disponível em: http://portal.saude.gov.br/portal/saude/profissional/area.cfm?id_area=1026. Acesso em: 20 set 2009.

Poweres NG. How to assess slow growth in the breastfed infant. Pediatr Cin North Am. 2001; 48:345-63.

Queiroz TCN. Do desmame ao sujeito. São Paulo: Casa do Psicólogo; 2005.

Rai S, Pathak A, Sharma I. Postpartum psychiatric disorders: early diagnosis and management. Indian J Psychiatry. 2015; 57(Supl. 2):207-18.

Ramos CV, Almeida JAG. Alegações maternas para o desmame: estudo qualitativo. J Pediatr. 2003; 79(5):385-90. ISSN 0021-7557. http://dx.doi.org/10.1590/S0021-75572003000500004.

Rea MF. Os benefícios da amamentação para a saúde da mulher. Jornal de Pediatria. 2004; 80(Supl.).

Riordan JM, Nichols FH. A descriptive study of lactation mastitis in long-term breastfeeding woman. J Hum Lact. 1990; 6(2):53-8.

Rosário SE, Pitombo LB, Nogueira JPG. Amamentação: primeira experiência de comunicação. Divulgação em Saúde para Debate. 2016; 54:26-34.

Santiago LB (org.). Manual de aleitamento materno. Barueri: Manole; 2013.

Santos EKA. Legislação e NBCAL – Proteção legal à maternidade e à amamentação no Brasil. In: Federação Brasileira das Associações de Ginecologia e Obstetrícia (Febrasco). Aleitamento Materno, Manual de Orientação; 2015. p. 146-54.

Schmidt LAT et al. A incorporação dos conceitos de saúde e promoção da saúde na formação acadêmica. Anais do V Congresso Nacional da Rede Unida. Londrina, Paraná; 2003. p. 24-7.

Winnicott DW. A criança e o seu mundo. 6. ed. Rio de Janeiro: LTC; 1982.

Winnicott DW. O ambiente e os processos de maturação. Porto Alegre: Artmed; 1983.

Witt AM, Bolman M, Kredit S et al. Therapeutic breast massage in lactation for the management of engorgement, plugged ducts, and mastitis. J Hum Lact. 2016; 32(1):123-31.

Wright KS, Quinn TJ, Carey GB. Infant acceptance of breast milk after maternal exercise. Pediatrics. 2002; 109(4):585-9.

Zhao C, Tang R, Wang J et al. Six-step recanalization manual therapy: a novel method for treating plugged ductus in lactating women. J Hum Lact. 2014; 30(3):324-30.

BIBLIOGRAFIA COMPLEMENTAR

Abdulwadud OA, Snow ME. Interventions in the workplace to support breastfeeding for women in employment. Cochrane Database of Systematic Reviews. 2007. doi: 10.1002/14651858.CD006177.pub2.

Becker GE, Mccormick FM, Renfrew MJ. Methods of milk expression for lactating women. Cochrane Database of Systematic Reviews. 2008. doi: 10.1002/14651858.CD006170.pub2.

Brasil. Agência Nacional de Vigilância Sanitária. Banco de leite humano: funcionamento, prevenção e controle de riscos. Brasília: Anvisa; 2008. 161 p. Disponível em: http://www.anvisa.gov.br/divulga/noticias/2008/Manual_180108.pdf.

Brasil. Ministério da Saúde. Área Técnica de Saúde da Criança e Aleitamento Materno. Acesso: http://portalsaude.saude.gov.br/index.php?option=com_content&view=article&id=9951&Itemid=538

Brasil. Ministério da Saúde. Secretaria de Atenção à Saúde. Departamento de Ações Programáticas e Estratégicas. Atenção à saúde do recém-nascido: guia para os profissionais de saúde. Brasília: Ministério da Saúde; 2011. Disponível em://www.fiocruz.br/redeblh/media/arn_v1.pdf.

Brasil. Ministério da Saúde. Secretaria de Atenção à Saúde. Departamento de Atenção Básica. Dez passos para uma alimentação saudável: guia alimentar para crianças menores de 2 anos. Secretaria de Políticas de Saúde. Organização Pan-Americana da Saúde. Brasília: Ministério da Saúde; 2002. 152 p. Disponível em: http://dtr2001.saude.gov.br/editora/produtos/livros/popup/passos_alimentacao_saudavel_menores_2ªnos.html.

Brasil. Ministério da Saúde. Secretaria de Atenção à Saúde. Departamento de Atenção Básica. Saúde da criança: aleitamento materno e alimentação complementar. 2. ed. Cadernos de Atenção Básica nº 23. Brasília: Editora do Ministério da Saúde; 2015.

Brasil. Ministério da Saúde. Secretaria de Atenção à Saúde. Promovendo o aleitamento materno. 2. ed. Brasília; 2007.

Britton C, Mccormick FM, Renfrew MJ et al. Support for breastfeeding mothers. Cochrane Database of Systematic Reviews. 2007. doi: 10.1002/14651858.CD001141.pub3.

Federação Brasileira das Associações de Ginecologia e Obstetrícia (Febrasco). Aleitamento materno: manual de orientação. 2010.

Klauss MH, Klauss PH. Seu surpreendente recém-nascido. Porto Alegre: Artmed; 2001.

Giugliani ERJ. Alojamento conjunto e amamentação. In: Freitas et al. Rotinas em obstetrícia. 6. ed. Porto Alegre: Artmed; 2011. p. 419-33.

Halimah JS, Shayesteh J, Mubashir A et al. Pacifier use versus no pacifier use in breastfeeding term infants for increasing duration of breastfeeding. Cochrane Database of Systematic Reviews. 2011. doi: 10.1002/14651858.CD007202.pub2. YR: 2011.

Lopes MAB, Zugaib M. Atividade física na gravidez e no pós-parto. São Paulo: Roca; 2009.

Lumbiganon P, Martis R, Laopaiboon M et al. Antenatal breastfeeding education for increasing breastfeeding duration. Cochrane Database of Systematic Reviews: Protocols 2007. doi: 10.1002/14651858.CD006425.YR: 2007.

Mangesi L, Dowswell T. Treatments for breast engorgement during lactation. Cochrane Database of Systematic Reviews. 2010. doi: 10.1002/14651858.CD006946.pub2.

Montenegro CAB, Rezende Filho J. Rezende, obstetrícia fundamental. 12. ed. Rio de Janeiro: Guanabara Koogan; 2011.

Nestarez JE, Nestarez MIAL. A glândula mamária. In: Federação Brasileira das Associações de Ginecologia e Obstetrícia (Febrasco). Aleitamento materno: manual de orientação. 2010. p. 11-6.

Rego JD. Aleitamento materno: um guia para pais e familiares. 3. ed. São Paulo: Atheneu 2015..

Serva VB. Aleitamento materno: um guia para pais e familiares. Rev. Bras. Saude Mater. Infant. [online]. 2002; 2(3):327. ISSN 1806-9304. http://dx.doi.org/10.1590/S1519-38292002000300015.

Odent M. A cientificação do amor. Florianópolis: Saint Germain; 2002.

Shayesteh J, Chirk-Jenn NG, Lieng TC. Antibiotics for mastitis in breastfeeding women. Cochrane Database of Systematic Reviews. Disponível em: https://www.sbp.com.br/departamentos-cientificos/aleitamento-materno; http://www.onu.org.br. Acesso em: 18 abr 2017.

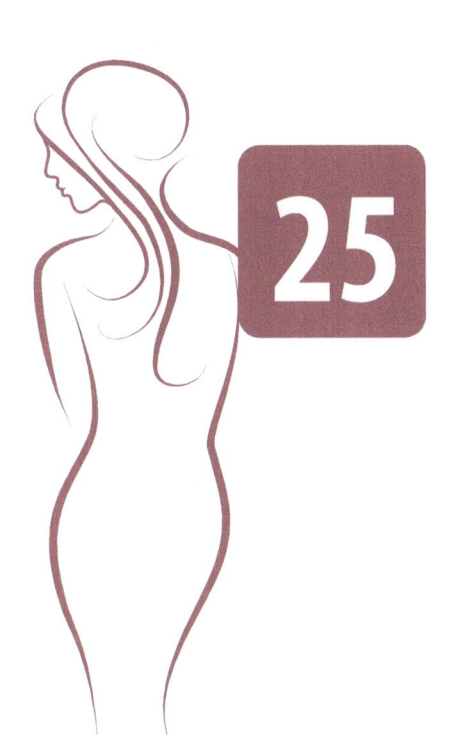

25 Atuação do Serviço Social na Maternidade

Liliane Braga Nascimento

INTRODUÇÃO

Do pré-natal ao puerpério, o serviço social procura utilizar uma ampla gama de recursos existentes na rede pública e privada para divulgação de informações e orientações relativas aos direitos das pacientes e suas famílias. Esses recursos são programas, projetos e leis vinculados a conceitos, que funcionam como importantes instrumentos para sua atuação.

Neste capítulo, é apresentado o serviço social na saúde e suas valiosas possibilidades de investigação, intervenção e prevenção no contexto da maternidade por meio de um processo de conhecimento e busca da desintegração do saber com a percepção de um trabalho em equipe multiprofissional. O assistente social, a partir dessa visão sistêmica, contextualiza a gestante, a puérpera e a sua rede social enquanto instituição que se auto-organiza e é composta de crenças e valores próprios, bem como de regras de relação que mantêm e modificam o seu grupo com as experiências vividas.

Os leitores estão convidados a conhecer o papel fundamental do assistente social nos serviços de saúde vinculados à maternidade e alguns aspectos que norteiam a estruturação de suas ações nesse setor.

BREVE HISTÓRICO

A implantação do serviço social no Brasil se deu na conjuntura da década de 1930, diante do aguçamento do capitalismo e da vinculação da economia ao mercado mundial.

No início desse contexto, eram recrutados e formados agentes sociais com uma ideologia bem determinada, voltada para a iniciativa particular de grupos, frações das classes dominantes e instituições (Estado e Igreja Católica), que sobrepunham seus interesses à sociedade, recriando formas mistificadas que obscureciam a dominação e a exploração.

Com a institucionalização e a legitimação da categoria, o assistente social surgiu com algumas características das chamadas profissões liberais, passando a ser um "agente concreto preparado para fazer uso de conhecimentos, métodos e técnicas, subordinado direta ou indiretamente ao Estado" (Iamamoto e de Carvalho, 1983). Sua relação passou a ser com grandes segmentos do proletariado (trabalhadores, operários empregados e funcionários que reúnem pessoas, famílias, grupos e categorias sociais) por meio da execução das políticas sociais. Atualmente, o serviço social é uma profissão que desenvolve ações dinâmicas e mútuas juntamente com outros profissionais e com o usuário dos serviços, com base nas políticas sociais. O serviço social é uma instância de mediação que procura, a partir do seu trabalho em equipe, orientar e auxiliar o indivíduo a resolver suas situações problemas por meio de mudanças de comportamentos e/ou da utilização de recursos materiais, legais e/ou jurídicos, levando-o a criar novas soluções. A atuação desse profissional compreende identificar o melhor momento de intervir, na perspectiva de garantia do direito de cidadania, com estratégias específicas (sensibilidade, criatividade, destreza e experiência acumulada), as quais garantirão o compromisso ético-político e a qualidade dos serviços prestados à sociedade.

SERVIÇO SOCIAL NA SAÚDE

"Toda pessoa tem direito a um nível de vida suficiente para assegurar a sua saúde, seu bem-estar e o de sua família, especialmente para a alimentação, o vestuário, a moradia, os cuidados médicos e os serviços sociais necessários." (Declaração Universal dos Direitos Humanos)

A saúde é um direito fundamental a qualquer cidadão. Enquanto direito e defendida pela Organização Mundial da Saúde (OMS) como fator de bem-estar físico, mental e social, não diz respeito somente a uma atitude pessoal e individual, mas, sobretudo, a uma atitude democrática com negociação entre diferentes atores sociais presentes na política de saúde. É uma atitude de democracia, para a qual um conjunto de forças luta por um nível melhor de qualidade de vida.

Nessa perspectiva de democracia insere-se a intervenção do profissional de serviço social na instituição de saúde. "O assistente social na saúde tem por objetivo identificar os aspectos sociais, econômicos e culturais relacionados com o processo saúde-doença, buscando formas de enfrentamento individual e coletivo para estas questões. Para este trabalho são mobilizados os recursos públicos e privados, institucionais e comunitários no campo da assistência e desenvolvimento social, tendo como perspectiva a avaliação/construção das políticas públicas que efetuem os direitos básicos de cidadania" (Souza, 2008).

Esse profissional assume o caráter de mediador das relações entre os interesses da dinâmica institucional e dos usuários (pessoas, famílias e comunidade). Ele segue as diretrizes fundamentais da profissão, expostas no seu Código de Ética de 1993, que legitima a atuação perante: defesa dos direitos humanos com recusa do autoritarismo; ampliação e consolidação da cidadania; defesa da democracia, enquanto socialização da participação política e da riqueza socialmente produzida; empenho na eliminação de todas as formas de preconceito; e, compromisso com a qualidade dos serviços prestados à população.

Assim, na política de saúde, o assistente social se vê inserido nas construções das relações entre os usuários e os diferentes profissionais, por meio do processo de conhecimento e busca de um atendimento personalizado. Cabe a cada profissional ter uma visão da totalidade do caso, no qual todas as partes são referidas a um todo. Faz-se necessária, portanto, "uma dinâmica compensadora, a fim de que o homem da especialidade venha a ser ao mesmo tempo um homem da globalidade" (Sá, 2010), desencadeando assim uma ação multidisciplinar: ação global e única da equipe (profissionais com posturas ideológicas e pessoais diferentes), superando a fragmentação do saber e da prática profissional, realizando encaminhamentos a outros profissionais sempre que necessário, efetivando-se, assim, a integralidade da atenção ao usuário.

SERVIÇO SOCIAL NA MATERNIDADE

O serviço social em sua atuação na maternidade leva muito em consideração a questão cultural que as famílias apresentam nos seus relatos desde o período do pré-natal até o puerpério.

A questão cultural é fator fundamental que atravessa e envolve toda a vida dos seres humanos. Pode-se observar que, na história da maternidade, as mulheres e os homens assumem inúmeros e diferenciados representações e valores. Até o século XVIII, para os casais mais pobres da sociedade, o filho chegava a ser uma ameaça à própria sobrevivência dos pais. Nesse caso, não lhes restava outra escolha senão livrarem-se daquela criança, que era abandonada em um orfanato, o que não lhe dava grandes possibilidades de sobrevivência. O amor materno era apenas um sentimento humano como outro qualquer e, como tal, incerto, frágil e imperfeito. Ele variava conforme as flutuações culturais e socioeconômicas de cada período.

A partir do século XIX, ocorreu o primeiro índice de uma mudança do comportamento materno: a vontade da mãe de amamentar, ela própria, o filho. Pouco a pouco, "se enraizava a ideia de que os cuidados e o carinho da mãe eram fatores insubstituíveis da sobrevivência e do conforto do bebê" (Badinter, 1995).

Já no século XXI, os pais sentem-se cada vez mais responsáveis pelos filhos, não ocultando suas ansiedades em relação à boa qualidade de vida, o que os leva a pedir conselhos e auxílio à equipe de profissionais da área de saúde. Entretanto, não se pode deixar de mencionar que existem, ainda neste século, pais com posturas semelhantes às daqueles que viveram antes do século XVIII.

Muitas vezes, os mitos, as crenças e as diferentes culturas fazem com que os pais desconheçam os caminhos que poderiam facilitar o relacionamento com o meio social em que vivem.

Questões culturais proporcionam aberturas para que o serviço social possa estudar os significados do ser mãe ou do ser pai, incluídas aí todas as suas responsabilidades (direitos e deveres), seus sentimentos e toda sua carga de valores. Nessa dinâmica, o assistente social na maternidade desempenha suas atividades atendendo, principalmente, a demandas assistenciais imediatas e, posteriormente, inclui os usuários e as suas famílias nos programas e/ou projetos específicos para a situação-problema que envolve o seu acompanhamento, como o programa de planejamento familiar, os grupos de pré-natal, os cursos de preparação para o casal grávido, os grupos de orientações às puérperas, a visita do irmão, a pré-alta e a alta responsável, entre outros. É uma tarefa gratificante, pois caracteriza-se pela intensidade das trocas entre os diversos profissionais (enfermeiros, fisioterapeutas, fonoaudiólogos, nutricionistas, médicos e psicólogos), preservando a integridade de seus métodos e conceitos. Esse trabalho em conjunto na maternidade amplia o espaço de atuação do assistente social, proporcionando-lhe maiores conhecimentos e capacidade de perceber as gestantes, as puérperas e os seus familiares como seres complexos biopsicossocial e economicamente.

Essa realidade vem repercutindo positivamente para o serviço social, que, em sua prática cotidiana, tem a oportunidade de democratizar com a equipe informações relativas à atual Política de Saúde no Brasil e ao acesso a serviços de saúde.

Atrelado ao resultado de tal dinâmica multidisciplinar na maternidade, o serviço social trabalha com instrumentos essenciais para a sua ação profissional. A princípio, para que ele se aproxime da gestante e/ou puérpera, mesmo quando estas o procuram espontaneamente, faz-se uso do instrumental do "acolhimento social", processo de trabalho que visa unir o conhecimento técnico a todas as implicações inerentes à condição que o ser mãe impõe: seus problemas, suas emoções e seus sentimentos. Esse é o momento em que um clima de confiança mútua é criado. Saliente-se que, na relação de acolhimento/entrevista, o profissional e a gestante, puérpera e/ou familiares devem sentir-se seguros para que tenham liberdade de se expressarem. Para tanto, apoiado em seu Código de Ética, o assistente social deve garantir a privacidade e o sigilo profissional.

Ao realizar um parecer técnico com o acolhimento social/entrevista, o assistente social chega ao instrumental do "diagnóstico social", que, formulado nos primeiros encontros com os demais profissionais e usuários do serviço (gestantes, puérperas e/ou familiares), objetiva apreender e trabalhar as diferenças sociais, econômicas, culturais e políticas que permeiam tal universo, viabilizando encaminhamentos consequentes ao espaço da rede de serviços prestados pelo sistema das políticas sociais.

Um dos recursos ao qual o diagnóstico social poderá encaminhar é o "atendimento em grupo", instrumental que alcança grandes resultados, pois, para que ele exista, as pessoas (gestantes, puérperas, familiares e amigos) precisam se apresentar com um mínimo de unidade no comportamento: usuários que estão passando por problemas pessoais semelhantes e precisam de uma experiência de socialização e também necessitam de ajuda para se relacionarem e se adaptarem à dinâmica institucional e, principalmente, à nova realidade social (mais um membro integrante da família). Nos atendimentos em grupo, o assistente social assume os vários papéis, como o de facilitador, mediador, articulador e orientador das ideias colocadas pelos usuários, o que o ajudará a atingir seus objetivos e desenvolver nos indivíduos uma consciência de cooperação.

Para documentar a realidade com que o assistente social se depara no desenrolar dos demais instrumentais, faz-se necessário, para encaminhamentos ou para finalizar sua atuação, a realização do "relatório social", por meio do qual se registram tecnicamente as situações apresentadas no cotidiano do público atendido (Quadro 25.1).

Assim, o assistente social, articulado com a equipe multiprofissional, as políticas sociais e seus instrumentais, tem a possibilidade de atender com uma postura crítica e transformadora, baseado na integração dos conhecimentos e nas demandas dos usuários.

DIREITOS SOCIAIS

Segundo a Organização Mundial da Saúde, os direitos da gestante são:

▶ Receber informação sobre a gravidez
▶ Conhecer os procedimentos rotineiros do parto
▶ Não se submeter a uma cesárea, a menos que haja riscos para a mãe ou o bebê
▶ Começar a amamentar seu bebê sadio após o parto e exigir ficar junto de seu bebê recém-nascido sadio no pós-parto.

Para que o serviço social atue de forma eficaz no que diz respeito aos direitos da gestante, puérpera e seus familiares, há o respaldo da legislação brasileira.

A primeira lei brasileira de "Proteção à Maternidade" é de autoria de José Bonifácio de Andrade e Silva, quando estabeleceu que: "a escrava durante a prenhez e, passando o terceiro mês de gravidez, não será obrigada aos serviços violentos e aturados, e no oitavo mês, só será ocupada em casa. Depois do parto terá 1 mês de convalescença e, passado este, não trabalhará longe da cria".

Do "patriarca da independência" até os dias atuais, muito se acrescentou com relação à proteção da gestação, da maternidade e do aleitamento materno. A ampliação do acesso aos direitos sociais ocorreu com a Constituição de 1988: a proteção social – até então praticamente restrita aos contribuintes do sistema previdenciário – foi estendida à população, afirmando a universalização dos serviços de saúde e de assistência social.

Quadro 25.1

Estudo de caso hipotético do relatório social.

Belo Horizonte, janeiro/2017.
Relatório Social*
Ofício nº: XXX
Horário do atendimento: XX

Histórico:
Gestante, 43 anos, gesta 8, 26 semanas de gestação, com o quadro de hipertensão. Encaminhada ao pré-natal de alto risco da rede especializada em janeiro de 2017.
Médico responsável: Dr. João

Primeiro atendimento (26 semanas de gestação):
Apresenta-se ao serviço social com um relatório médico que ressalta a necessidade de um medicamento para controle de sua pressão arterial, o qual não está disponível na rede básica de saúde.
O serviço social, junto à gestante e aos profissionais envolvidos no caso, levantou possibilidades de aquisição do medicamento: troca do medicamento por outro que se encontre na rede básica de saúde, compra pela própria gestante ou pela família em alguma farmácia que facilite o pagamento, contato com farmácias filantrópicas ou públicas. Diante da impossibilidade da troca do medicamento pela equipe médica e da dificuldade econômica da família, foi realizado contato com a Farmácia de Medicamentos Especiais do estado de Minas Gerais (FME-MG) e confirmado o fornecimento do medicamento mediante apresentação de um formulário de solicitação, juntamente com a receita e o relatório médico.
Gestante encaminhada a FME-MG com a documentação solicitada.

Segundo atendimento (28 semanas de gestação):
Retorno da gestante com a confirmação de recebimento dos medicamentos por intermédio da FME-MG. Pressão arterial sob controle, mas apresentando-se muito angustiada, com medo da ocorrência de um parto prematuro.
Encaminhada para acompanhamento com o Serviço de Psicologia. Contato com a assistente social do Centro de Saúde de referência e encaminhamento da gestante para o grupo de gestantes e dos hipertensos do local.

Terceiro atendimento (32 semanas de gestação):
Gestante em trabalho de parto prematuro, transferida para a maternidade, necessitando de contato com sua família para comunicar o fato.
Família contatada por intermédio do Agente Comunitário de Saúde (Programa de Saúde da Família) e presente na hora do parto. Parto normal realizado. Puérpera com alta hospitalar programada dentro de 24 h, quando será encaminhada para Unidade de Cuidado Intermediário Neonatal Convencional (UCINCO) com o seu filho recém-nascido (1.600 gramas), o qual necessita de cuidados para ganho de peso.

Quarto atendimento:
Alta hospitalar do recém-nascido.
Contato com a família e com a Unidade Básica de Saúde (UBS) para acompanhamento da puérpera e do recém-nascido prematuro – Programa Alta Responsável.
Caso encerrado: fevereiro de 2017.
Assistente social
CRESS: xxxxxx

*Experiência vivenciada pelo serviço social na Maternidade Hilda Brandão do Hospital da Santa Casa de Belo Horizonte.

Do pré-natal ao puerpério, da dona de casa à mulher trabalhadora, todas essas situações encontram-se hoje protegidas pela legislação brasileira: é assegurado à mulher pré-atendimento e perinatal, por meio do SUS. A gestante é encaminhada aos diferentes níveis de atendimento, segundo critérios médicos específicos, obedecendo-se aos princípios de regionalização e hierarquização, tendo direito ao *cartão da gestante*, que deve conter todas as anotações sobre seu estado de saúde, sobre o desenvolvimento de sua gestação e os resultados dos exames que fez (Art. 8º do Estatuto da Criança e do Adolescente [ECA]).

O direito da mulher a um acompanhante sem restrições durante o pré-natal, o pré-parto, o parto e o pós-parto é uma nova lei vigente no sistema de saúde (Lei nº 11.108, de 7 de abril de 2005, que altera a Lei nº 8.080 do SUS) e a Lei de humanização do atendimento à mulher). Durante o pré-natal e a internação para o parto da gestante, ela deverá ser informada sobre esse direito, cabendo às instituições de saúde estimular a equipe multiprofissional a possibilitar a presença de um acompanhante à escolha da gestante ou parturiente. Esse direito confere à gestante e à parturiente, por ocasião do parto, diversos benefícios, como diminuir as taxas de cesárea, diminuir a duração do trabalho de parto, diminuir os pedidos de anestesia, além de ajudar a evitar a depressão pós-parto e influenciar positivamente a formação dos laços afetivos familiares.

Quanto à licença-maternidade no Brasil, é um benefício garantido na Constituição Federal para todas as mulheres que sejam contribuintes da Previdência Social (INSS). Através desse benefício, as mulheres podem se ausentar do trabalho, sem perdas salariais, por no mínimo 120 dias. A ampliação da licença maternidade para 180 dias (Lei 11.770/08) apresenta concessão do benefício como facultativa para as empresas privadas em adesão ao programa Empresa Cidadã. Essa mesma lei garante para toda funcionária pública o direito de prorrogação da licença maternidade por mais 60 dias.

Em ambas as situações, a licença-maternidade poderá iniciar-se 28 dias antes da data do parto, ou concedida integralmente pós-parto, mediante determinação por atestado médico. Não é obrigatório que a licença seja tirada antes do parto, podendo a mãe fazê-lo após o nascimento do bebê, o que para a amamentação é mais conveniente (Art. 7º, inciso XVIII da CF/88 e Art. 392 da CLT).

Quando retorna ao trabalho, a mãe que tem a concessão da licença-maternidade com período de 120 dias terá direito, durante a jornada de trabalho, a dois descansos diários especiais de meia hora cada um, até os primeiros 6 meses de vida do bebê (Art. 396 da CLT). Se houver uma creche na empresa, a mãe aproveitará essas duas metades da hora para amamentar o seu bebê. Caso contrário, dependendo do seu interesse e da empresa, ela passa a sair uma hora mais cedo ou a chegar uma hora mais tarde, ou, mesmo, prolongar em uma hora o horário de almoço para dar continuidade ao processo de aleitamento materno.

Das disposições constitucionais, ainda considera-se que é vedada a dispensa arbitrária ou sem justa causa da empregada gestante, desde a confirmação da gravidez até 5 meses após o parto (Art. 10º, parágrafo 2º, alínea B da CF/88).

Dos direitos dos pais, a licença-paternidade é concedida como direito ao pai para que ele possa dar assistência à mãe após o parto e ajudá-la nos primeiros cuidados com o bebê. Todo trabalhador tem direito a 5 dias consecutivos de licença, contando a partir do dia de nascimento da criança. A Lei nº 13.257/2016, que estabelece um marco legal para a primeira infância, amplia a licença-paternidade para 20 dias, para os trabalhadores de empresas inscritas no programa Empresa Cidadã. Durante o afastamento do pai, a empresa deve pagar seu salário integral (Art. 7º da CF/88). No caso dos profissionais autônomos, essa lei não se enquadra, pois quem paga os 5 dias de afastamento é a empresa, não o estado.

As crianças também possuem os seus direitos, que estão presentes no Estatuto da Criança e do Adolescente (Lei nº 8.069/90). A elas são garantidas as proteções integrais à saúde, mediante a efetivação de políticas sociais públicas que permitam o nascimento e o desenvolvimento sadio e harmonioso em condições dignas de existência (Art. 7º do ECA). Os hospitais, públicos e particulares, e demais instituições que delegam a atenção à saúde da mulher gestante, são obrigados a manter registros individuais (prontuários) pelo prazo de 18 anos (Art. 2º do ECA) e também são obrigados a proporcionar alojamento conjunto para possibilitar a permanência da mãe junto ao neonato (Art. 10º do ECA).

O serviço social, ainda baseado nas leis brasileiras, orienta os pais quanto à gratuidade da certidão de nascimento da criança, que é o primeiro e mais importante documento pessoal. Sem ele, a criança não existe como cidadão e, mais tarde, não conseguirá retirar todos os outros documentos necessários. Além disso, os pais são orientados quanto ao salário-família, ao benefício pago, na proporção do respectivo número de filhos, ao trabalhador de baixa renda (Lei 4.226/63).

Assim, com a legislação atual, o assistente social é chamado a ser o vigilante e o divulgador dos direitos sociais, estabelecendo a garantia das relações sociais com a gestante e sua rede social.

CONSIDERAÇÕES FINAIS

Ao percorrer o trabalho do serviço social na maternidade, surge a ideia de um suporte social em que o assistente social e toda a equipe de saúde tenham mais conhecimentos, mais habilidades e maior confiança em si mesmos para prevenir, proteger e promover a saúde e o viver melhor do público que atendem.

Passa-se a atender a gestante e a puérpera por meio do conhecimento das demandas, do estabelecimento e do fortalecimento do vínculo e da confiança com relação a toda a sua rede social. É um trabalho articulado com o outro, como uma verdadeira equipe de saúde, a qual possui instrumentais que possibilitam uma variabilidade de ações, dependendo do momento histórico (cultura, sentimentos, situação socioeconômica, política, entre outros) pelo qual os usuários (pais, recém-nascidos, família e amigos) estão atravessando.

Por fim, é preciso dizer que somente terá sucesso o trabalho do assistente social a partir do momento em que os direitos humanos e princípios de humanização forem, em sua magnitude e importância, assegurados e respeitados por todos os profissionais da saúde, garantido o bem-estar de todos envolvidos no processo.

BIBLIOGRAFIA

Badinter E. Um amor conquistado: o mito do amor materno. Tradução: Waltensir Dutra. Rio de Janeiro: Nova Fronteira, 1995, p. 370.

Brasil. Lei 11.770, de 10 de dezembro de 2008. Prorrogação da licença-maternidade mediante concessão de incentivo fiscal. Diário Oficial da União. Poder Executivo, Brasília, DF.

Brasil. Lei 4.226, de 3 de outubro de 1963. Institui o Salário Família do Trabalhador. Diário Oficial da União. Poder Executivo, Brasília, DF.

Brasil. Lei 13.257, de 08 de março de 2016. Dispõe sobre as políticas públicas para a primeira infância. Diário Oficial da União. Poder Executivo, Brasília, DF.

Brasil. Consolidação das Leis do Trabalho. Brasília: Departamento de Imprensa Nacional, 1979.

Brasil. Constituição da República Federativa do Brasil (1988). Rio de Janeiro: FAE, 1988.

Brasil. Estatuto da Criança e do Adolescente. Belo Horizonte: ISIB-CESAP, 1999, Lei nº 8.069, 1990.

Brasil. Ministério da Saúde. Lei nº 11.108/05: Direito à presença de acompanhante durante o trabalho de parto, parto e pós-parto imediato, no âmbito do Sistema Único de Saúde – SUS. Brasília, 7 de Abril de 2005.

Conselho Federal de Serviço Social (CFSS). Código de Ética Profissional do Assistente Social. Lei 8.662, 1993.

Esteves de Vasconcellos MJ. Pensamento sistêmico como "novo paradigma da ciência". Belo Horizonte: Papirus, 2002, p. 185.

Iamamoto MV, de Carvalho R. Relações sociais e serviço social no Brasil: esboço de uma interpretação histórico-metodológica. In: Aspectos da história do serviço social no Brasil. São Paulo: Cortez, 1983, p. 374.

Sá JLM (org.). Serviço social e interdisciplinaridade: dos fundamentos filosóficos à prática interdisciplinar no ensino, pesquisa e extensão. 2. ed. São Paulo: Cortez, 2010, 96 p.

Souza AH. Os direitos humanos. São Paulo: Editora do Brasil, 1989, p. 74.

Souza RO. Breves considerações sobre a atuação do serviço social na saúde na década de 90. Rio de Janeiro: FSS/UERJ, 2008, p. 7.

Velloso AS, Coelho CS. Programa Alta Responsável. Belo Horizonte: SMSA/SUS, 2012.

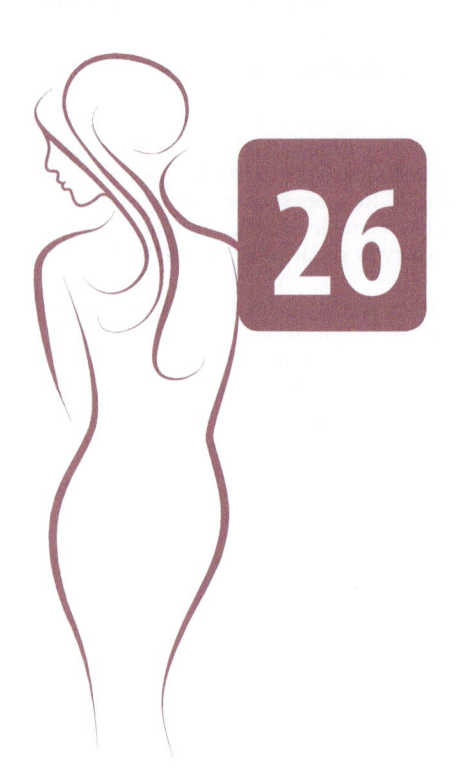

26 Assistência Fisioterapêutica Relacionada à Saúde da Mulher na Atenção Primária à Saúde

Camila Teixeira Vaz

Mônica Faria Felicíssimo

Sabrina Mattos Baracho

Elza Baracho

SISTEMA ÚNICO DE SAÚDE DO BRASIL

O Sistema Único de Saúde (SUS) é um dos maiores sistemas públicos de saúde do mundo. Abrange desde o simples atendimento ambulatorial até o transplante de órgãos, garantindo acesso integral, universal e gratuito para toda a população do país. Amparado por um conceito ampliado de saúde, o SUS foi criado, em 1988, pela Constituição Federal Brasileira, para ser o sistema de saúde dos mais de 180 milhões de brasileiros.

A rede de serviços do SUS é organizada de maneira hierarquizada e regionalizada, ou seja, em níveis de complexidade tecnológica crescente, dispostos em uma área geográfica delimitada e com a definição da população a ser atendida. Recentemente, houve a criação das Redes de Atenção à Saúde (RAS) no SUS, que são organizações poliárquicas de conjuntos de serviços de saúde, vinculados entre si por uma missão única, por objetivos comuns e por uma ação cooperativa e interdependente, que permitem ofertar uma atenção contínua e integral a determinada população. Tudo isso implica a capacidade de os serviços oferecerem todas as modalidades de assistência, bem como o acesso a todo tipo de tecnologia disponível, possibilitando um ótimo grau de resolubilidade (solução de seus problemas).

O acesso da população à rede deve se dar, principalmente, por meio da Atenção Primária à Saúde (APS), em que os serviços devem estar qualificados, cognitiva e tecnologicamente, para atender e resolver mais de 85% dos problemas de sua população; os demais deverão ser referenciados para os serviços de maior complexidade tecnológica. Assim, a APS é considerada uma estratégia de organização do sistema de atenção à saúde, devendo os demais níveis de atenção, secundário e terciário, ser planejados a partir das necessidades, demandas e representações emanadas desse primeiro nível. Dessa maneira, a organização dos serviços viabiliza um conhecimento maior dos problemas de saúde da população da área delimitada, favorecendo ações de vigilância epidemiológica e sanitária, controle de vetores, educação em saúde, além das ações de atenção ambulatorial e hospitalar em todos os níveis de complexidade.

Princípios da atenção primária à saúde

A APS orienta-se pelos princípios da universalidade, da acessibilidade, do vínculo, da integralidade da atenção, da responsabilização, da humanização, da equidade e da participação social. Considera o sujeito em sua singularidade, integralidade e inserção sociocultural e busca a promoção de sua saúde, a prevenção e o tratamento de doenças e a redução de danos ou de sofrimentos que possam comprometer suas possibilidades de viver de modo saudável, esforçando-se para produzir a atenção integral.

Visando à operacionalização da APS, foram definidas áreas estratégicas mínimas relacionadas a problemas de saúde de abrangência nacional, a serem focadas em todos os municípios brasileiros, dentre as quais pode ser citada a área de Saúde da Mulher. Considerando-se que as mulheres representam metade da população brasileira (51%) e são as principais usuárias do SUS, em 2004, o Ministério da Saúde lançou a Política Nacional de Atenção Integral à Saúde da Mulher (PNAISM) – Princípios e Diretrizes, que reflete sobre o compromisso com a implementação de ações de saúde que, dentre outros aspectos, reduzam a morbimortalidade de mulheres por causas preveníveis e evitáveis. Segundo esse documento, o SUS deve estar orientado e capacitado para a atenção integral à mulher, em uma perspectiva que contemple a promoção da saúde, as necessidades de saúde da população feminina, o controle de patologias mais prevalentes nesse grupo e a garantia do direito à saúde. A PNAISM consolidou os avanços do Programa de Assistência Integral à Saúde da Mulher (PAISM), de 1984, ampliando o leque de ações, até então focadas na assistência ao ciclo gravídico-puerperal, para incluir outros aspectos relevantes da saúde da população feminina, tais como a assistência às doenças ginecológicas prevalentes; a prevenção, a detecção e o tratamento do câncer de colo uterino e de mama; a assistência ao climatério; a assistência à mulher vítima de violência doméstica e sexual; os direitos sexuais e reprodutivos; a promoção da atenção à saúde de segmentos específicos da população feminina, entre outros.

Dentro desse contexto, o fisioterapeuta deve desenvolver sua atuação prática na APS em consonância com o modelo assistencial implementado pelo SUS, visando à atenção integral aos indivíduos e à comunidade. Como poderá ser visto mais adiante neste capítulo, especificamente na Saúde da Mulher, o profissional pode desenvolver diversas ações de promoção, prevenção, preservação e recuperação da saúde da população feminina.

Desafios da fisioterapia na atenção primária à saúde

Vários desafios precisam ser enfrentados pela profissão para o desenvolvimento dessas ações, dentre eles o fato de que a inserção do fisioterapeuta na APS é relativamente recente. Foi na última década do século XX, especialmente a partir de 1995, que começaram a surgir, mais efetivamente, algumas experiências da fisioterapia na APS no Brasil, seguramente motivadas pela mudança na Política Pública de Saúde. O profissional de fisioterapia se inseriu nas unidades básicas de saúde (UBS) nessa década especialmente por meio de estágios acadêmicos e como profissionais de apoio às equipes do Programa de Saúde da Família. Esta é entendida como uma estratégia de reorientação do modelo assistencial, operacionalizada mediante a implantação de equipes multiprofissionais em UBS. Tais equipes são responsáveis pelo acompanhamento de um número definido de famílias, localizadas em uma área geográfica delimitada, e atuam com ações de promoção da saúde, prevenção, recuperação, reabilitação de doenças e agravos mais frequentes, e na manutenção da saúde dessa comunidade. As equipes são compostas, no mínimo, por médico de família, enfermeiro, auxiliar de enfermagem e agentes comunitários de saúde.

Para ampliar a abrangência e o escopo das ações da APS, bem como sua resolubilidade, no ano de 2008, o Ministério da Saúde do Brasil criou os Núcleos de Apoio à Saúde da Família (NASF), constituídos por equipes compostas por profissionais de diferentes áreas de conhecimento, como: médico acupunturista,

assistente social, professor de educação física, farmacêutico, fisioterapeuta, fonoaudiólogo, médico ginecologista, médico homeopata, nutricionista, médico pediatra, psicólogo, médico psiquiatra e terapeuta ocupacional. Eles trabalham em parceria com os profissionais das equipes de Saúde da Família, atuando diretamente no apoio matricial às equipes e na unidade na qual o NASF está cadastrado. Os NASF não são porta de entrada do sistema e atuam de maneira integrada à rede de serviços de saúde, a partir das demandas identificadas no trabalho conjunto com as equipes de Saúde da Família.

Com a criação dos NASF, o fisioterapeuta passou a ter a possibilidade de ser responsável pela saúde da população adscrita e acompanhá-la mais de perto. A lógica da responsabilização estimula o desenvolvimento de novas relações entre profissionais e usuários, com o estabelecimento de vínculos, e a possibilidade de um acompanhamento continuado, o que potencializa o desenvolvimento de ações promocionais e preventivas, tanto no âmbito individual quanto no coletivo.

As transformações no sistema de saúde brasileiro, juntamente com mudanças no perfil epidemiológico da população, impõem novos desafios à Fisioterapia. Desde a sua origem, ela tem um caráter essencialmente curativo e reabilitador, com atenção destinada, quase que exclusivamente, à cura de doentes e à reabilitação de incapacitados. Com a Estratégia Saúde da Família e os NASF, há a necessidade de se romper o isolamento e o individualismo da prática fisioterapêutica reabilitadora, emergindo uma nova lógica de atuação em equipe multiprofissional e interdisciplinar, com foco não apenas em intervenções curativas, mas também em estratégias de promoção e proteção à saúde em todas as fases do ciclo da vida.

ASSISTÊNCIA A MULHERES COM DISFUNÇÕES DO ASSOALHO PÉLVICO

Dentro da perspectiva da Política Nacional de Atenção à Saúde da Mulher, faz-se necessária a abordagem a mulheres com disfunções do assoalho pélvico (DAP), como incontinência urinária (IU). Esta é a mais prevalente das DAP (acomete 30 a 60% das mulheres) e é definida pela International Continence Society (ICS) como qualquer perda involuntária de urina. Além de ser altamente prevalente, é uma condição de saúde crônica capaz de comprometer as funções físicas, sociais e mentais das mulheres, além de acarretar altos custos econômicos, caracterizando-se como um problema de saúde pública.

A abordagem da IU deve ser iniciada nas UBS, já que a APS é a porta de entrada preferencial das usuárias no SUS. Considerando-se que esses pontos de atenção devem ser os primeiros a ser procurados no caso de alguma necessidade de tratamento, informações ou cuidados básicos de saúde, os profissionais que atuam na APS devem estar aptos a detectar a IU e direcionar as mulheres acerca do tratamento. Infelizmente, muitas mulheres sintomáticas não procuram assistência por constrangimento, estigma social ou ideia errônea de que a IU é uma consequência natural do envelhecimento e que, portanto, não seria passível de tratamento efetivo. Daí a necessidade de os profissionais terem habilidade para abordar o problema.

Existe, atualmente, uma variedade de opções terapêuticas disponíveis, incluindo medicamentos, cirurgias e intervenções conservadoras. Estas são recomendadas pela ICS como as principais opções, já que envolvem menor custo financeiro, oferecem baixo risco de efeitos colaterais e não prejudicam tratamentos subsequentes, se necessário. Dentre tais intervenções, o treinamento dos músculos do assoalho pélvico (TMAP) é o tratamento conservador de primeira linha, ou seja, é a primeira intervenção a ser recomendada para mulheres com IU de esforço, IU de urgência e IU mista. Assim, o fisioterapeuta pode oferecer, na APS, uma opção terapêutica comprovadamente eficaz, de baixo custo e segura às usuárias de qualquer faixa etária que apresentem sintomas de IU, diminuindo os encaminhamentos para o serviço de maior complexidade, na atenção secundária, e, consequentemente, desafogando o sistema e aumentando a sua resolubilidade. A realização do tratamento da IU nas UBS pode, ainda, facilitar a adesão das usuárias devido a maior facilidade de deslocamento.

Para a realização do TMAP, é fundamental que as usuárias sejam previamente avaliadas pelo fisioterapeuta, já que cerca de 30% das mulheres não conseguem realizar uma contração adequada dos músculos do assoalho pélvico (MAP). Sabe-se que a localização invisível desses músculos dentro da pelve e as barreiras relacionadas a fatores culturais dificultam a percepção da sua contração; por isso, recomenda-se que a avaliação pelo fisioterapeuta seja realizada individualmente antes que o TMAP seja prescrito. Nessa avaliação, a mulher deve ser primeiramente conscientizada acerca da anatomia, da localização e das funções dos MAP. Em seguida, deve ser orientada a realizar a correta contração da musculatura. O fisioterapeuta precisa observar se ocorre movimento do centro tendíneo do períneo em direção cranial, evitando-se o recrutamento dos músculos glúteos, abdominais e adutores do quadril, bem como a movimentação da pelve e o bloqueio respiratório. Caso a mulher não consiga realizar uma correta contração muscular, mesmo após sessões individuais de instrução, o fisioterapeuta deverá avaliar a possibilidade de referenciá-la para o serviço secundário, no qual outros recursos poderão ser empregados para o tratamento, como, por exemplo, a eletroestimulação endovaginal.

Vale destacar que o TMAP não é o único recurso de tratamento conservador de que o fisioterapeuta dispõe na APS. O treinamento vesical e as mudanças comportamentais, como controle ponderal e tratamento da constipação intestinal, são recursos valiosos que também devem ser utilizados. Desse modo, mesmo que a mulher não apresente capacidade de contração muscular e, portanto, não consiga fazer o treinamento muscular, muitas vezes ela pode ter redução dos sintomas com as mudanças de hábitos. Nesse sentido, é necessário que o fisioterapeuta trabalhe junto com outros profissionais que compõem a APS, como o nutricionista, o professor de educação física e o psicólogo, reforçando a importância do trabalho em equipe nesse nível de atenção à saúde.

As mulheres que apresentam capacidade de contração muscular podem beneficiar-se também do trabalho em grupos, em que fazem o TMAP na companhia de outras mulheres que apresentam a mesma disfunção e ainda recebem orientações referentes ao treinamento vesical e realizam exercícios específicos de fortalecimento e alongamento de outros grupos musculares da pelve (Figura 26.1). Esse tipo de assistência possibilita

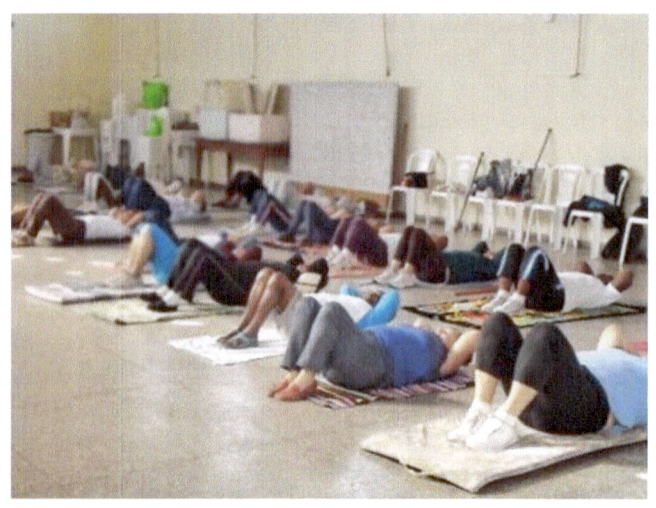

Figura 26.1 Exercícios em grupo para o tratamento de mulheres com incontinência urinária em uma unidade básica de saúde.

a troca de experiências, aumentando a adesão ao tratamento, além de possibilitar o convívio social.

Na impossibilidade de participação nos grupos, a mulher poderá realizar sessões individuais na própria UBS, de acordo com a disponibilidade do serviço, ou fazer o tratamento em domicílio, com visitas periódicas à UBS para que o fisioterapeuta avalie a evolução do tratamento e faça as intervenções necessárias. É importante que o fisioterapeuta estabeleça um plano terapêutico com o protocolo de intervenção, o número aproximado de sessões e reavaliações, o tempo médio de tratamento e os critérios de alta e de referência para o serviço secundário.

Além da abordagem terapêutica, o fisioterapeuta deverá também instituir uma assistência preventiva. Existem três níveis de prevenção: primária, secundária e terciária. A prevenção primária visa modificar os fatores de risco para que uma disfunção não ocorra; a secundária objetiva detectar precocemente uma disfunção assintomática; na prevenção terciária, a disfunção já está instalada, e o tratamento visa diminuir a sua progressão.

A prevenção de IU, segundo a ICS, deve incluir educação sobre os hábitos comportamentais que aumentam a chance de ter a doença, sobre o funcionamento normal dos tratos urogenital e intestinal, sobre as mudanças esperadas com o envelhecimento e sobre como encontrar o tratamento apropriado. Assistência preventiva pode ser realizada, por exemplo, em salas de espera. Por ser um local onde as usuárias aguardam o atendimento, a sala de espera é um espaço público, com rotatividade de pessoas que apresentam interesses e demandas diferentes e que normalmente não se conhecem. Entretanto, quando o profissional de saúde instala uma atividade interativa nesse espaço, favorece a troca de experiências, do saber popular e das distintas maneiras de cuidados com o corpo, de modo que o linguajar popular interage com os saberes científicos.

A partir da discussão dos diversos assuntos referentes à prevenção da IU, é possível favorecer o processo educativo e o autocuidado, além de alertar as usuárias acerca da existência de tratamento dessa condição. Nessa perspectiva, o profissional precisa ter habilidades de comunicação, acolhimento e desenvolvimento de intervenções e práticas participativas, além de sensibilidade em lidar com o público, principalmente considerando-se o caráter de transitoriedade da sala de espera. Abordagem preventiva pode ser instituída também nos grupos já existentes nas UBS, como os grupos de diabéticos e hipertensos, que, em geral, são predominantemente constituídos de pessoas cuja idade já predispõe ao surgimento de IU.

ASSISTÊNCIA A MULHERES NO PRÉ-NATAL

De acordo com a Organização Mundial da Saúde (OMS), a atenção à saúde da mulher nos períodos pré-natal e puerperal deve ser multidisciplinar e multiprofissional, com a participação de médicos, enfermeiros, técnicos de enfermagem, agentes comunitários de saúde, educadores e cientistas sociais. O fisioterapeuta deve fazer parte dessa equipe, a fim de promover um acompanhamento longitudinal durante todo o ciclo gravídico e puerperal.

O Ministério da Saúde do Brasil recomenda que ações educativas sejam desenvolvidas durante a gestação e no pós-parto, para informar as mulheres e suas famílias acerca de diversos temas, dentre os quais: importância do pré-natal; higiene e atividade física; modificações corporais e emocionais; medos e fantasias referentes à gestação e ao parto; atividade sexual; sintomas comuns na gravidez e como evitar e reconhecer desconfortos; preparação para o parto; aleitamento materno; planejamento familiar; violência doméstica e sexual; benefícios legais a que a mãe tem direito; impacto e agravos das condições de trabalho sobre a gestação, o parto e o puerpério; importância da participação do pai durante a gestação e o pós-parto; cuidados com o recém-nascido (RN); gravidez na adolescência; e dificuldades sociais e familiares. As gestantes constituem o foco principal do processo de aprendizagem; porém, não se pode deixar de atuar também entre companheiros e familiares.

Além disso, para reduzir a mortalidade materna, considerada persistente, injusta e passível de mudanças, em 2011 o Ministério da Saúde instituiu no âmbito do SUS a Rede Cegonha. Ela consiste em uma rede de cuidados orientada e organizada pela APS, que visa assegurar às mulheres o direito ao planejamento reprodutivo e a atenção humanizada à gravidez, ao parto e ao puerpério, bem como garantir às crianças o direito ao nascimento seguro e ao crescimento e desenvolvimento saudáveis. O objetivo principal dessa estratégia é organizar a rede de atenção materna e infantil e reduzir a mortalidade materna.

Nessa perspectiva, o fisioterapeuta participa, junto aos demais profissionais de saúde, das ações educativas desenvolvidas durante a gravidez e o pós-parto. Os grupos de gestantes constituem uma das estratégias que favorecem a ação integrada da equipe multiprofissional em processos de educação em saúde durante esse período.

Em nossa prática, observamos que, para a sua operacionalização, passos importantes devem ser tomados. O planejamento é o primeiro deles e envolve a determinação do espaço onde as atividades serão desenvolvidas, dos profissionais que participarão, do horário e da duração, do número de participantes e das formas de divulgação e de abordagem do conteúdo. Os profissionais de saúde, atuando como facilitadores, devem evitar o estilo palestra, que é pouco produtivo e pode ofuscar dúvidas e questões importantes subjacentes; em vez disso, a utilização de dinâmicas e práticas é preferível (Figura 26.2).

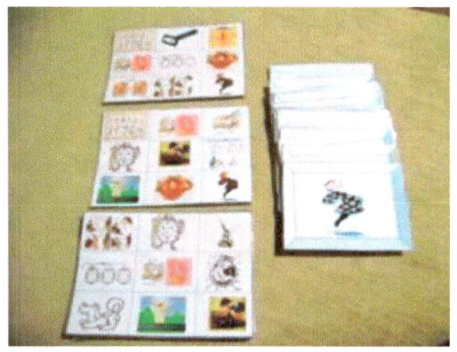

Figura 26.2 Bingo utilizado no grupo de gestantes da Unidade Básica de Saúde Gentil Gomes/Secretaria Municipal de Saúde de Belo Horizonte para educação acerca do parto. As cartelas foram construídas contendo gravuras informativas aleatórias sobre diversos assuntos pertinentes ao parto, como métodos não farmacológicos de alívio da dor, acompanhantes, profissionais de apoio, sinais e sintomas de trabalho de parto, respiração, alimentação, posições de parto e cuidados após o parto. Foram construídas fichas correspondendo a cada uma das gravuras. As fichas foram colocadas em uma ordem que facilitasse a abordagem e a compreensão do assunto; não houve sorteio como nos bingos tradicionais. À medida que as fichas iam sendo mostradas, a gestante marcava em sua cartela caso localizasse a gravura, e o assunto correspondente era discutido de maneira interativa, considerando-se os saberes das gestantes.

Durante essas práticas, os profissionais devem usar linguagem acessível, fornecer orientações considerando a realidade das mulheres e permitir a expressão das participantes, tornando o espaço não apenas de transmissão de informações, mas principalmente de troca de experiências e esclarecimento de dúvidas e anseios. Recursos didáticos como gravuras, vídeos e modelos anatômicos também facilitam a aprendizagem.

O fisioterapeuta poderá ainda formar grupos de gestantes para a realização de exercícios físicos, como respiratórios, de preparação para o parto, de fortalecimento e alongamento de grupos musculares específicos, de percepção corporal e de TMAP.

Nesse sentido, a assistência fisioterapêutica auxilia na prevenção e no tratamento de disfunções musculoesqueléticas, como a lombalgia; dores nos membros inferiores; edema; dispneia e DAP, como a IU, que é altamente prevalente na gestação. De acordo com a ICS, primigestas continentes deveriam realizar um programa de TMAP antes do parto, para prevenir IU após o parto. Uma vez instalada a doença, o TMAP deveria ser oferecido como tratamento de primeira linha a mulheres com IU na gravidez e após o parto. Considerando-se que a UBS é localizada próximo ao domicílio da usuária e que o TMAP não precisa ser realizado em serviços especializados, na maioria das vezes, fica claro que é na APS que o fisioterapeuta encontra as condições propícias para prevenção e tratamento da IU no período gravídico-puerperal. Nesse sentido, todas as mulheres que engravidam deveriam ser avaliadas pelo fisioterapeuta nas UBS e orientadas acerca da realização do TMAP.

Todas essas ações, desenvolvidas juntamente com outros profissionais que atuam na APS, facilitam o esclarecimento das gestantes quanto aos sintomas e queixas mais comuns da gestação, evita sobreposições de informações e possibilita uma gravidez mais tranquila e livre de complicações.

ASSISTÊNCIA A MULHERES NO PUERPÉRIO

A atenção à mulher no pós-parto imediato, tardio ou remoto, bem como ao RN, é fundamental para a saúde materna e neonatal. As altas taxas de mortalidade materna e neonatal atuais evidenciam a necessidade de alertar os diversos sujeitos envolvidos na produção de saúde – profissionais, usuários(as) e gestores – acerca da necessidade de observar de perto as puérperas e seus RN, já que muitas causas de mortalidade nessas populações são evitáveis, como infecções, asfixia, hipoxemia e prematuridade.

Assim, recomenda-se que ambos retornem às UBS na primeira semana após a alta da maternidade, quando os profissionais devem avaliar o seu estado de saúde, orientar e apoiar a família para a amamentação, explicar os cuidados básicos com o RN, avaliar a interação da mãe com o RN, identificar situações de risco ou intercorrências e conduzi-las, e orientar o planejamento familiar.

O fisioterapeuta poderá aproveitar o retorno da mulher à UBS para realizar um atendimento ou, preferencialmente, realizá-lo no domicílio, onde terá a oportunidade de adequar as orientações à realidade do ambiente e das condições da mulher. Os objetivos desse atendimento são orientar sobre os cuidados com a mama, a pega correta e o posicionamento para amamentação, além de (re)iniciar os exercícios para os MAP a fim de prevenir e/ou tratar a IU, prevenir a ocorrência de edemas e dores em membros inferiores e prevenir e tratar disfunções musculoesqueléticas. A oportunidade de realizar adaptações no ambiente para favorecer a adequada postura durante as atividades domésticas e relacionadas aos cuidados do RN constitui uma vantagem da visita domiciliar no puerpério, como será visto no relato do caso clínico no final deste capítulo. A partir do momento que a puérpera tem condições de ir à UBS, essa assistência pode ser dada em grupo ou individualmente, focando na reabilitação dos MAP e dos músculos estabilizadores da coluna e da pelve, de modo a preparar a mulher para o retorno às atividades habituais.

ASSISTÊNCIA A MULHERES NO PÓS-OPERATÓRIO DO CÂNCER DE MAMA

O câncer (CA) de mama é uma condição altamente incapacitante e considerada um problema de saúde pública, com estimativa de ocorrência de mais de 20 milhões de casos novos em 2025. É o tipo de CA mais comum entre as mulheres no mundo e no Brasil, depois do de pele não melanoma, respondendo por cerca de 28% dos casos novos a cada ano. A estimativa de novos casos desse tipo de CA no país é de 57.960 para o ano de 2016, válida também para o ano de 2017. Segundo os dados do Sistema de Informação de Mortalidade do SUS, no ano de 2014, o número absoluto de óbitos por esse tipo de neoplasia foi de 14.622 entre as mulheres.

Apesar de todos os avanços tecnológicos para o controle dessa neoplasia, nota-se que ainda é elevada a taxa de mortalidade no país, sendo atribuída ao diagnóstico tardio da doença em função da ineficácia das estratégias para o controle e o rastreamento do CA de mama.

Na tentativa de modificar esse quadro de mortalidade pela doença, políticas públicas para o seu controle vêm sendo instituídas no Brasil desde a década de 1980, com o lançamento do PAISM, em 1984, e da PNAISM, em 2004, para além dos cuidados do ciclo gravídico-puerperal. Em 2005, o Ministério da Saúde instituiu a Política Nacional de Atenção à Oncologia, com diretrizes estratégicas para controle do CA de mama, aumento de cobertura da população-alvo, garantia da qualidade, fortalecimento do sistema de informação, desenvolvimento de capacitações, estratégia de mobilização social e desenvolvimento de pesquisas.

Seguindo essa tendência, o plano de ações estratégicas para o enfrentamento das doenças crônicas não transmissíveis, em 2012, ampliou o acesso à mamografia de rastreamento para mulheres entre 50 e 69 anos, com implementação e estruturação dos serviços para a qualidade do exame, o diagnóstico precoce, entre outros.

Finalmente, com o intuito de reduzir a mortalidade e a incapacidade por CA de mama, instituiu-se, no ano de 2013, a Política Nacional para Prevenção e Controle do Câncer na Rede de Atenção à Saúde das Pessoas com Doenças Crônicas no âmbito do SUS e, recentemente, no ano de 2015, foram publicadas as diretrizes para detecção precoce do CA de mama no Brasil.

Devido à variação dos fatores de risco e às características genéticas que estão envolvidas na etiologia do CA de mama, as evidências sobre a eficácia da prevenção primária são escassas; portanto, ainda não é totalmente possível realizá-la, embora alguns fatores ambientais ou comportamentais estejam associados a um risco aumentado de desenvolver o CA de mama. Apesar de os estudos epidemiológicos não fornecerem evidências conclusivas que justifiquem a recomendação de estratégias específicas de prevenção primária, redução ou eliminação dos fatores de risco, preconiza-se que sejam estimulados hábitos saudáveis, como: alimentação balanceada, abandono do tabagismo e do alcoolismo e atividade física regular, visando à promoção da saúde e à prevenção das doenças crônicas não transmissíveis em geral.

Para a prevenção secundária, ações de detecção e diagnóstico precoces devem ser disponibilizadas, pois em 60% dos casos isso é feito tardiamente, reduzindo a perspectiva e a qualidade de vida posterior ao diagnóstico da doença. Embora o Ministério da Saúde, em parceria com o Instituto Nacional de Câncer (INCA), indique a mamografia como o exame de escolha para o rastreamento precoce do CA de mama com impacto na redução da mortalidade, não se pode descartar o valor do autoexame de mama; afinal, os primeiros sinais da doença foram detectados por meio do autoexame em 66,2% dos casos de CA de mama divulgados pelo INCA no ano de 2016. Ademais, a desigualdade no acesso da população ao exame de mamografia no SUS, principalmente entre aquelas mulheres com baixas escolaridade e renda, reforça a importância da prática desse exame para o adequado autoconhecimento do corpo. Portanto, essas ações contribuem para a prevenção, o tratamento em fases iniciais e o aumento da sobrevida das mulheres. Assim, faz-se necessário informar as mulheres sobre fatores de risco de desenvolvimento de CA de mama e medidas preventivas de detecção precoce, estimulando-as a consultarem regularmente os serviços de saúde. Além disso, ações educativas e de informação para essas mulheres devem ser fornecidas na consulta individual e nas atividades educativas em grupo desenvolvidas pelo fisioterapeuta (Figura 26.3).

A prevenção terciária envolve o tratamento adequado do CA de mama a fim de minimizar danos e facilitar o processo de reabilitação. Avanços tecnológicos têm sido direcionados para o diagnóstico precoce e o tratamento no sentido de melhorar o prognóstico e a sobrevida das mulheres. A atuação precoce do fisioterapeuta no pós-operatório do CA de mama reduz as alterações funcionais, sociais e psicológicas, sendo contraditórios os desfechos da funcionalidade para uma intervenção tardia, o que ressalta, de certa maneira, os benefícios da intervenção precoce.

A atividade educativa feita em grupo ou individualmente com mulheres que já apresentam o CA de mama em fase inicial da doença, pós-tratamento cirúrgico, radioterápico e/ou fisioterapêutico possibilita a troca de saberes e informações vivenciadas por cada mulher durante o seu tratamento, e, a partir do relato individual, o conhecimento se constrói.

Nesse cenário, estratégias educativas bem direcionadas são importantes para o fortalecimento da autonomia e do autocuidado, para a valorização da participação das usuárias e para possibilitar o diálogo aberto com a equipe de saúde envolvida nesse processo educativo, fortalecendo a qualidade do atendimento. A assistência fisioterapêutica vem contribuindo em todos os níveis de prevenção, por meio de atendimento individual ou coletivo, para esse grupo nas UBS. O fisioterapeuta pode orientar sobre exercícios mais adequados para prevenção de incapacidades, posicionamento e cuidados com os membros para evitar o linfedema e outras complicações (Figura 26.4).

Diante desse cenário, fica clara a necessidade de continuidade em investimentos no desenvolvimento de ações abrangentes para o controle do CA de mama nos diferentes níveis de atuação, como na promoção da saúde, na detecção precoce, na assistência aos pacientes, na vigilância, na formação de recursos humanos, na comunicação e mobilização social, na pesquisa e na gestão do SUS.

CONSIDERAÇÕES FINAIS

Diante das mudanças nas Políticas Públicas de Saúde do Brasil, abrem-se possibilidades para a atuação do fisioterapeuta na APS e, consequentemente, para o desenvolvimento de ações preventivas e de promoção à saúde da população feminina junto à equipe multiprofissional.

A formação do fisioterapeuta ainda é pouco voltada para a assistência em nível primário da saúde, especialmente na Saúde da Mulher, em que se atua quase que exclusivamente em

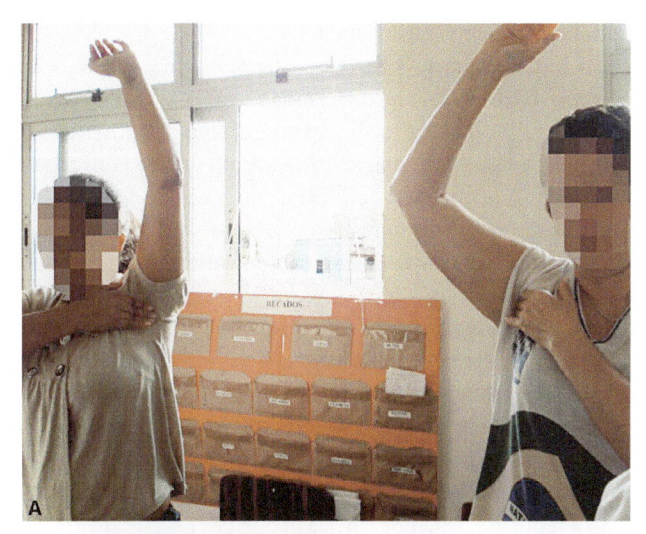

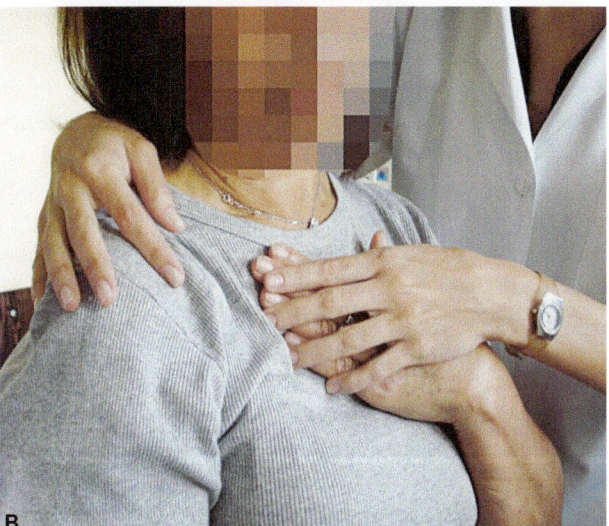

Figura 26.4 A e **B.** Atividade desenvolvida por acadêmicos do curso de Fisioterapia de uma instituição de ensino superior em uma unidade básica de saúde, com um grupo de mulheres no pós-operatório do CA de mama em tratamento fisioterapêutico. Foram recomendados automassagem, estímulo dos gânglios linfáticos e cinesioterapia ativa. Posteriormente, foi entregue uma cartilha sobre os cuidados com o membro ipsilateral à cirurgia.

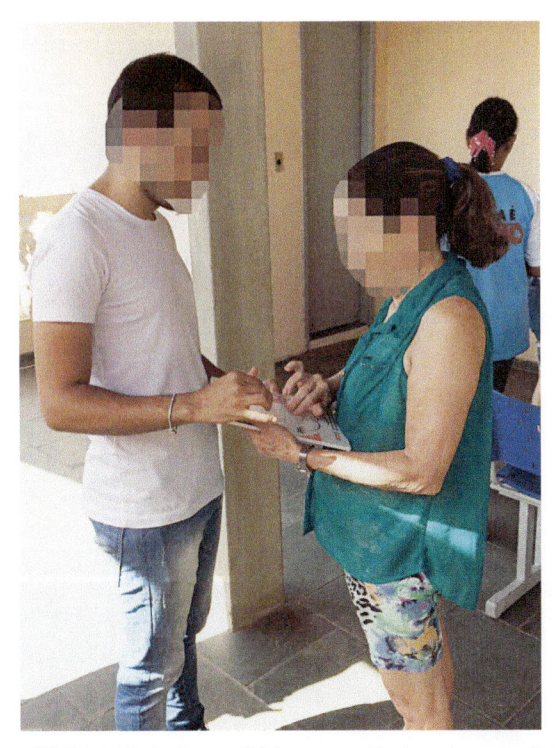

Figura 26.3 Atividade desenvolvida por acadêmicos do curso de Fisioterapia de uma instituição de ensino superior em uma unidade básica de saúde durante a campanha "Outubro Rosa", sobre a importância do autoexame da mama.

clínicas de reabilitação, hospitais e consultórios. Isso é um desafio a ser superado. Para tal, é necessário romper com a lógica exclusiva do atendimento individual, da hipervalorização da doença e do sentido restrito que associa a profissão à reabilitação, assim como romper com a forte tendência de desenvolver práticas isoladas, distantes de interlocuções com outros atores da saúde e da própria comunidade.

É importante assinalar que as ações da assistência fisioterapêutica, especificamente na Saúde da Mulher, propostas neste capítulo não requerem formação de especialista na área. Infelizmente, os cursos de graduação em Fisioterapia no Brasil estão voltados para a formação generalista, conforme diretrizes curriculares nacionais do curso, artigo nº 3 da resolução nº 4, ano de 2002; por isso, muitos profissionais, quando se formam, não se sentem seguros e aptos a abordarem disfunções prevalentes na população feminina, como, por exemplo, a IU. Sabemos que a promoção da continência, a prevenção da IU e o tratamento dos casos leves podem e devem ser abordados pelo fisioterapeuta generalista, o que demonstra a necessidade de mudanças de paradigmas no ensino da Fisioterapia, de modo a capacitar os profissionais, desde a graduação, para a ação preventiva e educativa relacionada à saúde da mulher.

CASO CLÍNICO

O caso clínico a seguir relata a experiência de uma visita domiciliar realizada por acadêmicos dos cursos de Fisioterapia e de Fonoaudiologia, acompanhados pelo agente comunitário de saúde, a uma puérpera de uma UBS.

L.N.M.B., 35 anos, $G_2P_2A_0$, teve parto vaginal no dia 19 de fevereiro de 2017 em uma maternidade pública. Ela é solteira, e seus dois filhos são de pais diferentes. As duas gestações não foram planejadas. Na última, realizou apenas quatro consultas de pré-natal. Trabalha como faxineira; tem o ensino fundamental incompleto. Atualmente, reside com os pais e seus dois filhos, com uma renda familiar de dois salários mínimos mensais, incluindo bolsa família.

A visita ocorreu no dia 24 de fevereiro de 2017, 5 dias após o parto. A puérpera recebeu a equipe no portão da casa com o RN no colo, bastante colaborativa e ansiosa para obter as orientações pertinentes ao seu cuidado e do RN. O domicílio tem água canalizada, luz elétrica e quatro cômodos pequenos, sendo uma sala, um quarto, uma cozinha e um banheiro. A ventilação é reduzida, feita por janelas pequenas; porém, o ambiente é limpo e bem cuidado.

L.N.M.B. relata ter ficado em trabalho de parto aproximadamente 8 h e ter sido submetida a episiotomia e uso de fórceps. O RN nasceu com 3.600 g. Não apresentou intercorrências após o parto, tendo recebido alta no dia seguinte. A puérpera está conseguindo amamentar, mas relata que o mamilo começou a ficar ferido. Ao exame físico, as mamas encontravam-se sem suporte, cheias, mas não hiperemiadas, e com início de uma fissura mamilar do lado esquerdo. Ademais, o posicionamento para amamentar, deitada no leito em decúbito lateral (Figura 26.5), estava incorreto.

Como essa posição favorece o desenvolvimento de otite no RN, a puérpera foi orientada a se posicionar sentada para amamentar. O ideal, quando se amamenta sentada, é apoiar os pés no chão, de modo que os joelhos e quadris fiquem em 90 graus de flexão. A coluna vertebral deve estar confortavelmente apoiada no encosto da cadeira, e o braço deve estar apoiado sobre uma almofada, para que a mãe não tenha que sustentar o peso da criança ao amamentar, mas apenas apoiar a cabeça do bebê. Pode-se utilizar uma almofada em formato de ferradura, que apoia a coluna lombar, o braço da mãe e a cabeça do bebê. No entanto, na casa de L.N.M.B. não havia uma almofada com essas características. Sendo assim, foi improvisado um rolinho com uma colcha de algodão, envolvendo o corpo da mãe para facilitar o apoio dos seus membros superiores (Figura 26.6).

Com a puérpera bem posicionada, a equipe orientou a pega correta do RN e esclareceu todas as dúvidas em relação à amamentação, em linguagem acessível. O acadêmico do curso de Fonoaudiologia esclareceu, ainda, sobre a importância da amamentação para o desenvolvimento da motricidade oral do bebê. Ademais, L.N.M.B. foi orientada a usar um sutiã que desse maior sustentação para as mamas. Como ela havia realizado apenas quatro consultas de pré-natal, não estava bem orientada em relação a cuidados com as mamas, higiene, prevenção e tratamento de complicações relacionadas à amamentação.

Durante a avaliação, L.N.M.B. queixou-se de dores intensas na coluna lombar, com início antes da gestação e exacerbação

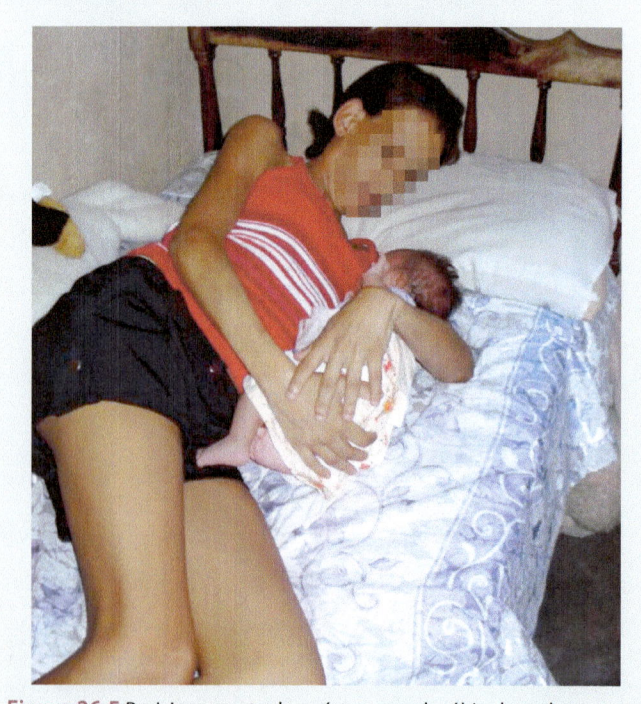

Figura 26.5 Posicionamento da puérpera em decúbito lateral para amamentar.

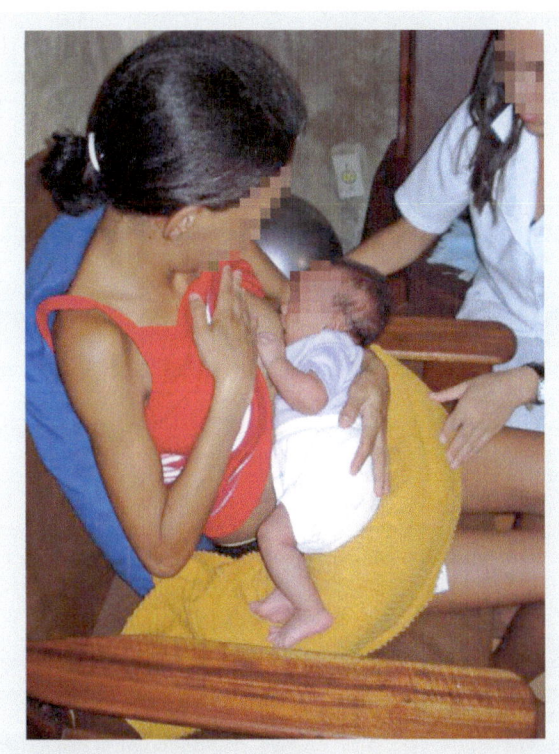

Figura 26.6 Posicionamento da puérpera sentada para amamentar.

no período gestacional. Relatou que a dor não melhorou após o parto e que, ao final do dia, tem sensação de queimação na coluna. As posturas nos cuidados com o RN e nas atividades realizadas em domicílio foram avaliadas pelo acadêmico do curso de Fisioterapia. Foi observado que a puérpera realizava a maior parte dessas atividades de maneira inadequada, com tendência à flexão excessiva da coluna torácica ao dar banho no RN, trocá-lo, varrer a casa e cozinhar. Sendo assim, foram feitas as devidas adaptações de acordo com os recursos disponíveis no ambiente. Foi demonstrada, por exemplo, a maneira correta de dar banho no RN; como não havia suporte próprio para

banheira, esta foi colocada em cima da mesa para favorecer a mecânica muscular.

Associada à queixa de dores intensas na coluna, foi observada, no exame físico, diástase de 4 cm do músculo reto abdominal. Assim, foram feitos exercícios de ativação abdominal, com tentativa de recrutamento específico do transverso do abdome em associação aos MAP. Essa ativação foi ensinada e treinada durante as atividades de vida diária já mencionadas, visando à estabilização da coluna.

À inspeção, L.N.M.B. realizou a contração dos MAP de maneira correta, mas apresentou deficiência de resistência muscular. Negou IU e/ou anal nas gestações ou após o parto. Apesar da ausência de DAP, foi prescrito treinamento muscular específico com objetivo preventivo, principalmente porque o uso de fórceps, o peso elevado do RN e a realização de episiotomia no parto são fatores de risco para a ocorrência dessas disfunções.

Ao final do atendimento, foi entregue uma cartilha explicativa com todas as orientações realizadas. A puérpera foi orientada a ir à UBS no sétimo dia após o parto para consulta com a sua equipe de saúde da família, conforme recomendações do Ministério da Saúde. O acadêmico do curso de Fonoaudiologia realizou esclarecimentos sobre os testes do pezinho e da orelhinha, instrumentos utilizados para detectar alterações na criança, favorecendo intervenções precoces. O acadêmico do curso de Fisioterapia agendou retorno ao domicílio de L.N.M.B. com o agente comunitário de saúde na semana seguinte à visita para acompanhar a evolução da puérpera em relação às dores musculoesqueléticas e ao TMAP.

Como pode ser percebido pelo relato do caso clínico, a proximidade do domicílio ao serviço de saúde pode ser considerada um grande facilitador para as intervenções fisioterapêuticas, especialmente no puerpério, quando a mulher não consegue se deslocar devido à sobrecarga natural com os cuidados com o bebê. Além disso, a possibilidade de realização de atendimentos em conjunto com outros profissionais complementa e integraliza o cuidado materno-infantil, evitando a sobreposição de informações e contribuindo para o aprimoramento da qualidade da assistência.

BIBLIOGRAFIA

Brasil. Instituto Brasileiro de Geografia e Estatística. Pesquisa Nacional por amostra de domicílios. Um panorama da saúde no Brasil: acesso e utilização dos serviços, condições de saúde e fatores de risco e proteção à saúde 2008. Rio de Janeiro: IBGE; 2010. Disponível em: http://bvsms.saude.gov.br/bvs/publicacoes/pnad_panorama_saude_brasil.pdf. Acesso em: 22 de abr de 2017.

Brasil. Ministério da Saúde. Assistência Integral à Saúde da Mulher: bases de ação programática I. Ministério da Saúde. Brasília: Centro de Documentação do Ministério da Saúde; 1984. Disponível em: http://bvsms.saude.gov.br/bvs/publicacoes/assistencia_integral_saude_mulher.pdf. Acesso em: 14 de abr de 2017.

Brasil. Ministério da Saúde. DATASUS. Informações de Saúde. Mortalidade por câncer de mama. 2014.

Brasil. Ministério da Saúde. Instituto Nacional de Câncer. Tipos de Câncer/Mama. Disponível em: http://www2.inca.gov.br/wps/wcm/connect/tiposdecancer/site/home/mama. Acesso em: 13 de abr de 2017.

Brasil. Ministério da Saúde. Política Nacional de Atenção Integral à Saúde da Mulher: Princípios e Diretrizes. Secretaria de Atenção à Saúde. Departamento de Ações Programáticas Estratégicas. Brasília: Ministério da Saúde; 2004. Disponível em: http://bvsms.saude.gov.br/bvs/publicacoes/politica_nac_atencao_mulher.pdf. Acesso em: 15 de abr de 2017.

Brasil. Ministério da Saúde. Política Nacional de Atenção Oncológica. Portaria nº 741, de 19 de dezembro de 2005. Disponível em: http://bvsms.saude.gov.br/bvs/saudelegis/sas/2005/prt0741_19_12_2005.html. Acesso em: 15 de abr de 2017.

Brasil. Ministério da Saúde. Política Nacional de Atenção Integral à saúde da Mulher: Princípios e Diretrizes. Brasília, DF; 2007.

Brasil. Ministério da Saúde. Portaria GM/MS nº 154, de 24 de janeiro de 2008. Cria os Núcleos de Apoio à Saúde da Família (NASF). Disponível em: http://www.saude.gov.br/dab. Acesso em: 13 abr 2017.

Brasil. Ministério da Saúde. Pré-natal e Puerpério: atenção qualificada e humanizada – manual técnico. Caderno nº 5. Brasília, DF; 2005. 162 p. Disponível em:http://bvsms.saude.gov.br/bvs/publicacoes/caderno5_saude_mulher.pdf. Acesso em: 15 mar 2011.

Brasil. Ministério da Saúde. Secretaria de Atenção à Saúde. Departamento de Ações Programáticas Estratégicas. Manual de Atenção à Mulher no Climatério/Menopausa/Ministério da Saúde. Secretaria de Atenção à Saúde. Departamento de Ações Programáticas Estratégicas. Brasília: Editora do Ministério da Saúde; 2008.

Brasil. Ministério da Saúde. Secretaria de Atenção à Saúde. Departamento de Ações Programáticas Estratégicas. Política Nacional de Atenção Integral à Saúde da Mulher: Princípios e Diretrizes. Brasília: Ministério da Saúde; 2004.

Brasil. Ministério da Saúde. Secretaria de Atenção à Saúde. Departamento de Atenção Básica. Política Nacional de Atenção Básica. Brasília: Ministério da Saúde; 2006; 2012.

Brasil. Ministério da Saúde. Secretaria de Atenção a Saúde. Política Nacional para a Prevenção e Controle do Câncer na Rede de Atenção à Saúde das Pessoas com Doenças Crônicas no âmbito do Sistema Único de Saúde (SUS). Portaria nº 874, de 16 de maio de 2013.

Brasil. Ministério da Saúde. Secretaria Nacional de Assistência à Saúde. ABC do SUS: doutrinas e princípios. Brasília: Ministério da Saúde; 1990.

Brasil. Ministério da Saúde. Secretaria de Vigilância em Saúde. Departamento de Análise de Situação de Saúde. Plano de ações estratégicas para o enfrentamento das doenças crônicas não transmissíveis (DCNT) no Brasil 2011-2022/Ministério da Saúde. Secretaria de Vigilância em Saúde. Departamento de Análise de Situação de Saúde. Brasília: Ministério da Saúde; 2011. Disponível em: http://bvsms.saude.gov.br/bvs/publicacoes/plano_acoes_enfrent_dcnt_2011.pdf. Acesso em: 14 de abr de 2017.

Bump R, Hurt WG, Fantl JA et al. Assessment of Kegel exercise performance after brief verbal instruction. American Journal of Obstetrics and Gynecology. 1991; 165:322-9.

Costa AM. Política de Saúde Integral da Mulher e Direitos Sexuais e Reprodutivos. In: Giovanella L, Escorel S, Lobato LVC et al. Políticas e Sistemas de Saúde no Brasil. 2. ed. Rio de Janeiro: Cebes; 2012. p. 979-1010.

Dumoulin C, Hay-Smith J, Mac Habbée-Séguin G. Pelvic floor muscle training versus no treatment, or inactive control treatments, for urinary incontinence in women. Cochrane Database Syst Rev. 2014; 14(5):CD005654.

Dumoulin C, Hay-Smith J, Mac Habbée-Séguin G et al. Pelvic floor muscle training versus no treatment, or inactive control treatments, for urinary incontinence in women: a short version. Cochrane systematic review with meta-analysis. Neurourol Urodyn. 2015; 34(4):300-8.

Freitas M. A atenção básica como campo de atuação da fisioterapia no Brasil: as diretrizes curriculares ressignificando a prática profissional. (Tese). Curso de Pós-graduação em Saúde Coletiva. Instituto de Medicina Social da Universidade do Estado do Rio de Janeiro. Rio de Janeiro; 2006. 138 p.

Hay-Smith J, Dean S, Burgio K et al. Pelvic-floor-muscle-training adherence "modifiers": a review of primary qualitative studies – 2011 ICS State of the Science Seminar Research Paper III of IV. Neurourol Urodyn. 2015; 34(7):622-31.

Haylen BT, Ridder D, Freeman RM et al. An International Urogynecological Association (IUGA)/International Continence Society (ICS) joint report on the terminology for female pelvic floor dysfunction. NeurourolUrodyn. 2010; 29(1):4-20.

Imamura M, Williams K, Wells M et al. Lifestyle interventions for the treatment of urinary incontinence in adults. Cochrane DatabaseSyst Rev. 2015; (12):CD003505.

Instituto Brasileiro de Geografia e Estatística (IBGE). Informação demográfica e socioeconômica. Rio de Janeiro: IBGE; 2009.

Instituto Nacional de Câncer José Alencar Gomes da Silva. Diretrizes para a detecção precoce do câncer de mama no Brasil/ Instituto Nacional de Câncer José Alencar Gomes da Silva. Rio de Janeiro: INCA; 2015. 168 p. Disponível em: http://www2.inca.gov.br/wps/wcm/connect/4 da965804a4414659304 d3504e7bf539/Diretrizes+Detec%C3%A7%C3%A3o+Precoce+Ca+Mama+2015.pdf?MOD=AJPERES&CACHEID=4 da965804a4414659304 d350 4e7bf539. Acesso em: 15 de abr 2017.

Júnior JPB. Fisioterapia e saúde coletiva: desafios e novas responsabilidades profissionais. Ciência & Saúde Coletiva. 2010; 15(Supl.1): 1627-36.

Mendes EV. O cuidado das condições crônicas na atenção primária à saúde: o imperativo da consolidação da estratégia da saúde da família. Brasília: Organização Pan-Americana da Saúde; 2012. 512 p.

Milsom I, Altman D, Cartwright R et al. Epidemiology of urinary incontinence (UI) and other lower urinary tract symptoms (LUTS), pelvic organ prolapse (POP) and anal (AI) incontinence. In: Abrams P, Cardozo L, Khoury S et al. (ed.). Incontinence: 5th International Consultation on Incontinence. 5. ed. Paris: Health Publication; 2013. p. 15-107.

Moore K, Dumoulin C, Bradley C et al. Adult Conservative Management. In: Abrams P, Cardozo L, Khoury S et al. (ed.). Incontinence: 5th International Consultation on Incontinence. 5. ed. Paris: Health Publication; 2013. p. 1101-227.

Moore K, Wagner TH, Subak LL et al. Economics of urinary &faecal incontinence, and prolapse. In: Abrams P, Cardozo L, Khoury S et al. (ed.). Incontinence: 5th International Consultation on Incontinence. 5. ed. Paris: Health Publication; 2013. p. 1829-61.

Newman DK, Buckley B, Gordon D et al. Continence promotion, education and primary prevention. In: Abrams P, Cardozo L, Khoury S et al. (ed.). Incontinence: 5th International Consultation on Incontinence. 5. ed. Paris: Health Publication; 2013. p. 1787-827.

Paul EG, Lee BL, Badovinac-Crnjevic Tet al. Planejamento do controle de câncer na América Latina e no Caribe. 2013; 14. Disponível em: http://www.thelancet.com/pb/assets/raw/Lancet/stories/commissions/planning-cancer-control-latin-america-and-caribbean/tlo-commission-series-portuguese.pdf. Acesso em: 14 de abr de 2017.

Rebelatto JR, Botomé SP. Fisioterapia no Brasil: fundamentos para uma ação preventiva e perspectivas profissionais. 2. ed. São Paulo: Manole; 1999.

Rede Interagencial de Informações para Saúde. Demografia e Saúde: contribuição para análise de situação e tendências/rede interagencial de informações para saúde. Brasília: Organização Pan-Americana da saúde; 2009. 144 p.

Rose G. Strategy for prevention: lessons from cardiovascular disease. Bristish Medical Journal. 1981; 282:1847-50.

Secretaria Municipal de Saúde de Belo Horizonte. Assistência ao pré-natal. Protocolos de Atenção à Saúde da Mulher. SMS; 2008. 46 p. Disponível em: http:www.pbh.gov.br.

Sousa E, Carvalho FN, Bergmann A et al. Funcionalidade de membro superior em mulheres submetidas ao tratamento do câncer de mama. Revista Brasileira de Cancerologia. 2013; 59(3):409-41.

Teixeira ER, Veloso RC. O grupo em sala de espera: território de práticas e representações em saúde. Texto Contexto Enfer. 2006; 15(2):320-5.

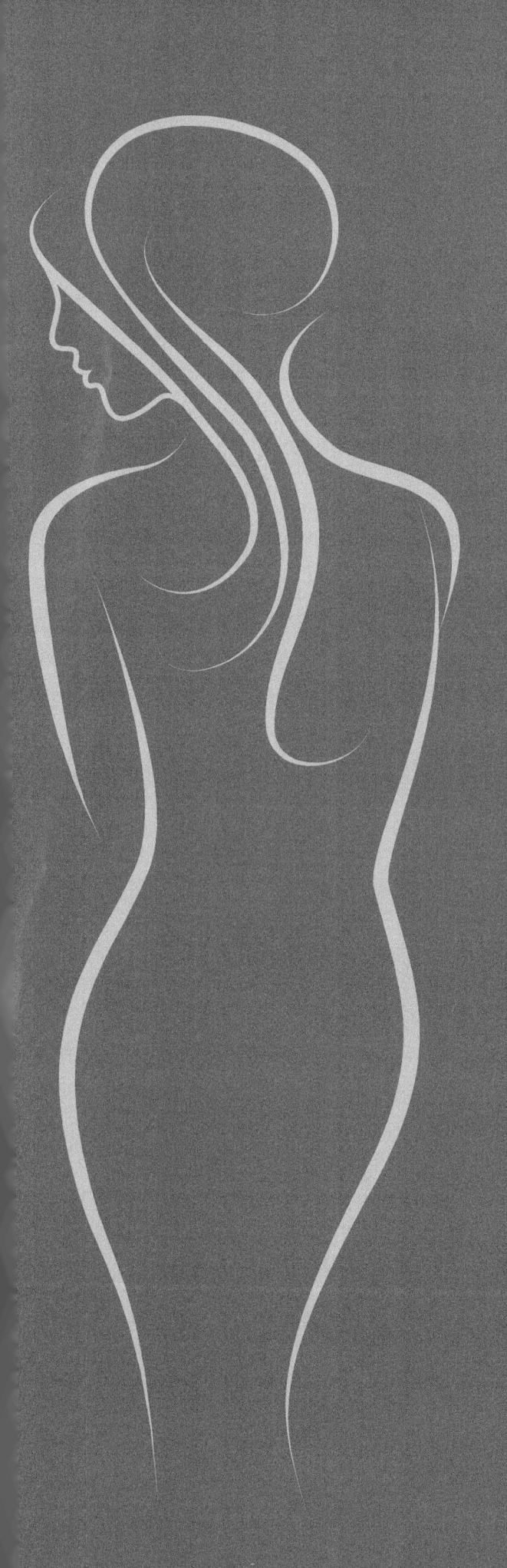

PARTE 3

Climatério

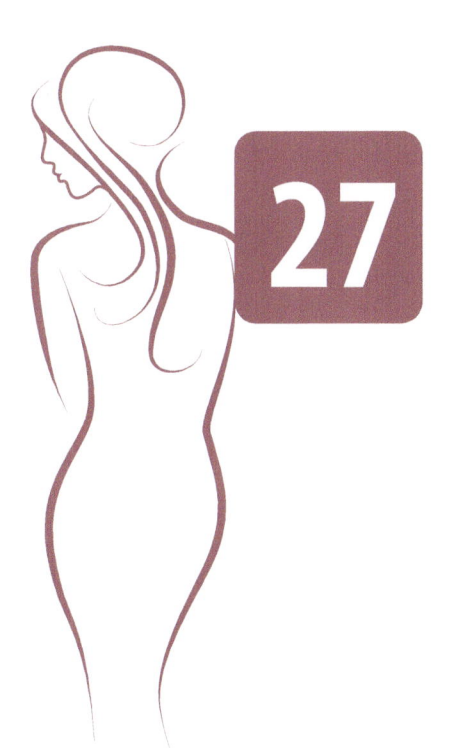

27 Fisioterapia no Climatério

Elisa Barbosa Monteiro de Castro

Maria Beatriz Alvarenga

Elza Baracho

INTRODUÇÃO

O termo "climatério" se origina do grego, *klimaktêr*, que significa "ano crítico" ou "época de crise ou mudança". É um período de transição, do estágio reprodutivo para o não reprodutivo, passando pela menopausa. Esta, por sua vez, é o fim do período menstrual, um evento fisiológico e natural que, na maioria das brasileiras, ocorre por volta dos 50 anos de idade. Nessa etapa, as mulheres apresentam uma complexa e variável sintomatologia, a síndrome climatérica. Ela é amplamente influenciada por fatores biológicos, sociais e psicológicos, que afetam, em graus variáveis, sua qualidade de vida, razão pela qual requer ações preventivas e terapêuticas variadas.

A dimensão da necessidade de se abordar essa questão com seriedade fica clara se considerarmos que o Brasil tem, hoje, aproximadamente 200 milhões de habitantes, dos quais mais da metade são mulheres. Com a expectativa de vida do brasileiro se elevando nas últimas décadas e com o aumento do segmento da população de 45 anos de idade ou mais, a demanda de serviços de assistência à mulher no climatério fica maior.

Neste capítulo, pretendemos abordar conceitos relacionados à menopausa e descrever o papel da fisioterapia na prevenção, promoção, proteção e reabilitação em saúde de mulheres nessa fase de vida.

TERMINOLOGIA

A vida da mulher pode ser dividida, didaticamente, em três amplas fases: reprodutiva, transição da menopausa e pós-menopausa. Cada uma dessas fases é subdividida em etapas, como mostra a Figura 27.1.

O fim do período menstrual, a menopausa, é um evento fisiológico que reflete a perda definitiva da função ovariana. É definido retrospectivamente, após 12 meses de amenorreia sem causa óbvia de patologia, e ocorre, em média, aos 52 anos, mas pode ser também de 40 a 58 anos.

A transição da menopausa é o período da vida da mulher caracterizado pela aproximação da senescência reprodutiva. É marcada por alterações nos ciclos menstruais e mudanças endócrinas, que causam sintomas e afetam sua saúde e sua qualidade de vida. Já a perimenopausa é o termo usado para designar a fase que antecede o final do período menstrual até 1 ano após a menopausa, marcada por variações hormonais e outros sintomas.

Nesse contexto, registra-se que as mudanças endócrinas resultam em sintomas e condições de saúde que podem ser passageiros, como no caso dos sintomas vasomotores e transtornos do sono, ou perdurar ao longo do tempo, como os casos relacionados aos sistemas urogenital e musculoesquelético.

FISIOLOGIA DA MENOPAUSA E SINTOMATOLOGIA

Os sintomas e as condições de saúde decorrentes da menopausa têm sua origem na diminuição dos estrogênios, hormônios tipicamente femininos. Hormônios são substâncias reguladórias secretadas por diversas glândulas e células do corpo, que estimulam outras células específicas ou tecidos. Os múltiplos sistemas hormonais desempenham papel-chave na regulação de quase todas as funções corporais, incluindo metabolismo, crescimento, desenvolvimento, balanço hidreletrolítico, reprodução e comportamento. Sendo assim, os estrogênios têm um papel metabólico geral que não está apenas envolvido nos processos reprodutivos. Eles desempenham funções nos diversos sistemas do corpo, como no reprodutivo, no vascular, no urogenital, no musculoesquelético e no neurológico, além de ter papel importante no metabolismo de lipídios e carboidratos. Desse modo, o hipoestrogenismo, característico da menopausa, influencia todo o corpo, causando uma sintomatologia complexa e variável que afeta a qualidade de vida de muitas mulheres.

Durante a transição da menopausa, as gonadotrofinas – hormônio foliculoestimulante (FSH) e hormônio luteinizante (LH)

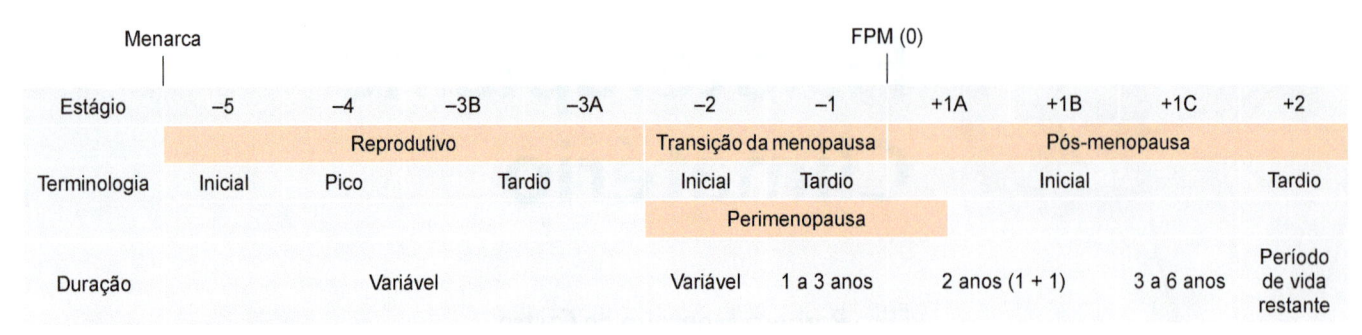

Figura 27.1 Terminologia e estadiamento para o envelhecimento reprodutivo. FPM, fim do período menstrual. (Adaptada de Harlow et al., 2012.)

– e o estradiol, principal estrogênio natural feminino, apresentam alto grau de variabilidade nos seus níveis circulantes. Em 1 a 2 anos após o final do período menstrual, os níveis de FSH e LH encontram-se elevados, e os de estradiol estão baixos ou indetectáveis. Após a menopausa, um tipo de estrogênio mais fraco, a estrona, continua a ser secretado no corpo feminino, e os níveis séricos de testosterona diminuem moderadamente.

Observa-se que os sintomas relacionados à menopausa são muito variáveis, tanto na intensidade quanto na ocorrência, e são amplamente influenciados por fatores biopsicossociais. Com isso, muitos sintomas relatados por mulheres não são diretamente associados ao hipoestrogenismo, mas sim a outros fatores, incluindo o envelhecimento, o que pode levar a diagnósticos equivocados e enganos no reconhecimento do que realmente está ligado à transição da menopausa.

São descritos na literatura inúmeros sintomas, entre eles: fogachos, sudorese noturna, secura vaginal, dispareunia, disfunção sexual, incontinência urinária (IU), transtornos do sono, depressão, labilidade do humor, irritabilidade, ansiedade, perda de memória, fadiga muscular, dores articulares, dores de cabeça e osteopenia/osteoporose. O consenso entre os especialistas é de que fogachos, suores noturnos e sintomas vaginais estão diretamente relacionados ao hipoestrogenismo, e os outros sinais podem também estar ligados a outros fatores, como o próprio envelhecimento.

Os sintomas vasomotores são os mais comuns e aparecem em cerca de 65% das mulheres na fase de transição da menopausa (tardia). O fogacho, principal sintoma vasomotor, é uma repentina sensação de calor, geralmente mais intensa no rosto, pescoço e tórax, com duração média de 4 min. Frequentemente está associado à sudorese e pode ser seguido de uma sensação de frio. Essa onda de calor está relacionada à termorregulação anormal no hipotálamo anterior. Apesar de estar consistentemente associada à menopausa, sua relação com o hipoestrogenismo ainda não é clara. Sabe-se que o tabagismo aumenta a probabilidade e a ocorrência do fogacho, mas outros fatores, como atividade física, índice de massa corpórea (IMC) e nível socioeconômico, têm sido inconsistentemente associados a ele. Na maioria das mulheres é um sintoma transitório. Porém, não se sabe por que, em cerca de 10 a 15% das mulheres, os fogachos permanecem mesmo após anos do fim do período menstrual.

Sintomas vaginais, incluindo ressecamento da mucosa, coceira e desconforto na relação sexual são relatados por cerca de 30 a 50% das mulheres, tanto na fase inicial da pós-menopausa quanto na etapa mais tardia. Mulheres na pós-menopausa com esse tipo de sintoma geralmente têm diminuição do fluxo sanguíneo vaginal e de suas secreções, além de hialinização do colágeno, fragmentação da elastina e proliferação de tecido conectivo vaginal, o que se reflete na lubrificação e na elasticidade do tecido dessa região. Além disso, o pH vaginal torna-se menos ácido, facilitando a proliferação de microrganismos e a infecção uroginecológica. Tudo isso pode estar relacionado a disfunções sexuais, comuns na transição da menopausa.

Já os sintomas urológicos, incluindo urgência e IU, não estão claramente relacionados à perimenopausa e persistem ou pioram com o envelhecimento. Sabe-se, porém, que o hipoestrogenismo é um dos fatores de predisposição da mulher à IU, pois diminui a coaptação da mucosa uretral, contribuindo para a patogênese da IU em mulheres na transição da menopausa e da pós-menopausa, como será descrito mais adiante.

Não se sabe ao certo por que mulheres na transição da menopausa se queixam também de transtornos do sono, depressão, ansiedade, labilidade do humor e perda de memória, além de fadiga muscular, dores articulares, dores de cabeça e ganho de peso. Muitos desses sintomas são relacionados não só à autopercepção da mulher em relação à menopausa e seus efeitos na qualidade de vida, mas também ao próprio envelhecimento.

Para finalizar, a diminuição gradativa do estrógeno causa um desequilíbrio entre a formação e a reabsorção óssea, com predomínio da última. Consequentemente, ocorre a diminuição da densidade mineral óssea, sinal conhecido como osteopenia. Se esse processo de deterioração continua, instala-se a osteoporose, doença definida pela Organização Mundial da Saúde (OMS) como a perda da massa óssea e a deterioração da microarquitetura do tecido ósseo. São efeitos dessa doença a fragilidade óssea e o aumento no risco de fraturas, dos quais pode advir o aumento da morbidade e da mortalidade. Saliente-se que a prevenção, nesse caso, é essencial, atentando-se aos fatores de risco clínicos, como a idade avançada, a menopausa precoce, o sedentarismo e as quedas frequentes.

Ante o exposto, constata-se que o climatério e a insuficiência estrogênica podem ter repercussões negativas, as quais podem ser tratadas ou prevenidas pela terapia de reposição hormonal (TRH), respeitando-se suas contraindicações. Porém, visando à melhora na qualidade de vida, a assistência à mulher no climatério não deve se restringir à TRH, mas incluir medidas preventivas e de promoção da saúde, em que o papel da fisioterapia é fundamental e será discutido adiante.

QUALIDADE DE VIDA NO CLIMATÉRIO

A OMS define saúde como um estado de bem-estar físico, mental e social, e não meramente a ausência de doença. O termo *qualidade de vida* (QV) é complementar ao significado de saúde e pode ser descrito como a percepção do indivíduo sobre sua posição na vida, no contexto da cultura e do sistema de valores no qual ele vive, e em relação a seus objetivos, expectativas, padrões e preocupações.

No climatério, as alterações físicas ocorrem ao mesmo tempo que as mulheres vivenciam mudanças em seus papéis, responsabilidades e relacionamentos. Para muitas delas, essas alterações podem ser fonte de estresse, afetando sua identidade, autoestima e seus relacionamentos familiares. Para outras, contudo, esses fatores podem ser insignificantes ou até mesmo representar a oportunidade de melhora na QV. Isso mostra a subjetividade com que essa fase é vivenciada pelas mulheres. Muitas vezes, é difícil distinguir o que é consequência da deficiência estrogênica daquilo que é próprio do envelhecimento ou é a autopercepção da mulher.

Assim, com o intuito de transformar informações subjetivas em dados objetivos e mensuráveis, surgiram os questionários de QV, que podem ser genéricos ou específicos. Essas ferramentas fornecem conteúdos que podem ser quantificados e comparados entre indivíduos e, até mesmo, entre populações diferentes.

No Brasil, para avaliar domínios relacionados ao climatério, existem poucas opções de instrumentos traduzidos, adaptados culturalmente e validados. Pode-se citar a escala Cervantes de QV relacionada com a Saúde da Mulher durante a perimenopausa e na pós-menopausa, traduzida por Lima (2009), e também o questionário de QV da mulher, o WHQ, de Hunter, demonstrado no caso clínico.

ABORDAGEM FISIOTERAPÊUTICA

A abordagem fisioterapêutica no climatério leva em consideração as manifestações clínicas decorrentes das mudanças endócrinas desse período, conforme descrito anteriormente, e tem como objetivo minimizar as alterações funcionais que podem ocorrer em diferentes sistemas orgânicos. As principais disfunções que podem ser modificadas pela intervenção fisioterapêutica nessa fase são as do assoalho pélvico, incluindo as disfunções sexuais, a perda de massa óssea e outras, que serão descritas a seguir.

Disfunções do assoalho pélvico

Considerando que o estrogênio é responsável pelo aumento do trofismo e da vascularização da região periuretral e dos músculos do assoalho pélvico (MAP), o treinamento desses músculos (TMAP) configura uma estratégia que o fisioterapeuta pode utilizar tanto para a promoção da saúde e a prevenção de sintomas quanto para a reabilitação de mulheres na fase do climatério.

Sabe-se que a IU é uma condição comum na pós-menopausa. Moehrer et al. (2004), em uma revisão sistemática, observaram que cerca de 70% das mulheres na pós-menopausa com IU relacionam o surgimento da doença ao último período menstrual.

Embora não seja considerada uma condição que leve a risco à vida imediato, a IU afeta diretamente o bem-estar físico, emocional, psicológico e social feminino. Por causa dela, a mulher pode deixar de praticar atividades físicas, o que compromete sua saúde global, e até evitar sair de casa, o que restringe o seu convívio social e pode causar isolamento e depressão.

Segundo revisões da literatura, o TMAP é efetivo na melhora da IU por esforço e também da IU de urgência. É recomendado como tratamento de primeira escolha para mulheres com essa condição. Estudos verificaram maior volume e força dos MAP em mulheres continentes quando comparadas com incontinentes. Assim, o seu treinamento, que envolve contração voluntária e relaxamento dos MAP, busca melhorar a função desses músculos. Os exercícios devem ser ensinados às mulheres por profissionais de reabilitação especializados. Entretanto, posteriormente, devem ser realizados por elas com regularidade, com ou sem supervisão, para a manutenção dos benefícios alcançados.

Especificamente em mulheres com IU de urgência, o TMAP se baseia na observação de que uma contração do músculo detrusor pode ser inibida por contração muscular do assoalho pélvico. O treinamento vesical, baseado em um diário miccional, e intervenções em hábitos e no estilo de vida também são benéficos para essa condição.

Vale destacar que Ishiko et al. (2001) verificaram a efetividade do uso de estriol associado ao TMAP no tratamento da IU de esforço em mulheres pós-menopausadas. Eles observaram que essa combinação foi efetiva e passaram a considerá-la uma opção terapêutica de primeira linha no tratamento da IU para essas mulheres.

Além da IU, disfunções do assoalho pélvico podem levar a outros problemas de saúde, como incontinência anal, disfunção de esvaziamento, constipação intestinal, prolapsos de órgãos pélvicos e disfunção sexual, que será exposta com mais detalhes a seguir. As consequências dessas condições para as mulheres são diversas e geralmente permanecem por longos períodos, podendo afetar todos os níveis da sua funcionalidade (estrutura anatômica e função do corpo, atividades e participação social), além de sua qualidade de vida.

Nesse contexto, ressalta-se que a intervenção para o tratamento da mulher na fase do climatério deve ser selecionada individualmente, levando-se em conta a avaliação do assoalho pélvico e dos diversos fatores que contribuem para suas disfunções.

Cabe destacar que, de acordo com a Classificação Internacional de Funcionalidade, Incapacidade e Saúde da OMS, além do diagnóstico da condição de saúde, o levantamento de informações tem o intuito de compreender o indivíduo em sua totalidade e especificidade. Esse modelo revela que a relação entre os itens que compõem a funcionalidade humana não é um parâmetro, ou seja, graus similares de deficiências estruturais e funcionais podem impactar de maneira diferente a qualidade de vida dos indivíduos.

Disfunções sexuais

Estudos mostram que a maioria das mulheres na fase do climatério relata manter vida sexual ativa, mas com frequência reduzida. Descrevem ainda que o desejo sexual hipoativo, a disfunção de excitação e a dificuldade de alcançar o orgasmo são disfunções sexuais prevalentes nessa fase. Sabe-se que muitos fatores – físicos, sociais e psicológicos – influenciam a sexualidade humana, tão complexa. Aqui serão abordados apenas os aspectos físicos, mais especificamente aqueles relacionados ao assoalho pélvico.

A redução do suporte pélvico comum nesse período pode levar a desconforto durante a relação sexual, assim como a atrofia vulvovaginal, com afinamento do epitélio e perda de elasticidade, além de aumento do pH vaginal e redução da lubrificação, que podem causar alterações na sensação genital e ressecamento vaginal. Diante desse quadro, a fisioterapia atua nas disfunções sexuais femininas por meio de recursos como a cinesioterapia e as orientações sobre anatomia, função dos MAP e fisiologia sexual.

Em especial, o TMAP melhora o recrutamento muscular e o suporte dos órgãos pélvicos, além de contribuir para a excitação e a lubrificação. Técnicas de relaxamento ajudam na percepção corporal, da mesma forma que a abordagem comportamental. Podem ser utilizados ainda recursos como cones vaginais, eletroterapia, modalidades de calor, massagem perineal e *biofeedback*, com objetivos de aprendizado, reforço, percepção muscular ou facilitação do relaxamento e vascularização.

A intervenção fisioterapêutica proporciona melhora comprovada do fluxo sanguíneo pélvico, da mobilidade pélvica, da percepção da região perineal e da sensibilidade clitoriana, potencializando não só a excitação, mas também a lubrificação vaginal e o orgasmo. Promove ainda melhora da autoconfiança, da autoimagem e da receptividade em relação à atividade sexual e à satisfação com o desempenho. É importante lembrar que a vivência da sexualidade no climatério sofre diversas influências, entre elas, dos padrões culturalmente construídos em torno da identidade feminina.

Osteoporose e perda de massa óssea

Entre os fatores modificáveis envolvidos no desenvolvimento da osteoporose, o sedentarismo é um dos mais importantes. A maioria dos estudos indica que o exercício físico é benéfico na medida em que aumenta a força e a densidade do osso. A Canadian Physiotherapy Association e a Society of Obstetricians and Gynaecologists of Canada, por exemplo, recomendam exercícios prescritos por um fisioterapeuta, para o favorecimento da deposição de massa óssea e redução do risco de quedas e fraturas em mulheres. As entidades se baseiam nos níveis de evidência científica do relatório da Canadian Task Force on the Periodic Health Exam a respeito da abordagem fisioterapêutica na saúde da mulher.

Já um grupo de especialistas de várias sociedades científicas espanholas relacionadas ao exercício físico e à menopausa (Sociedade Espanhola de Menopausa, Sociedade Espanhola de Cardiologia e Federação Espanhola de Medicina Esportiva) afirma, com base nas melhores evidências disponíveis, que o exercício físico tem uma influência positiva na saúde óssea, principalmente quando são utilizados métodos combinados (exercícios de resistência e impacto), embora os exercícios sem impacto também melhorem o equilíbrio, reduzindo o risco de quedas.

Outras pesquisas apontam uma associação entre osteoporose e IU; entretanto, o mecanismo causador da maior prevalência de IU em mulheres com osteoporose não é totalmente compreendido. Uma das principais hipóteses é o aumento da pressão intra-abdominal causada por alterações na curvatura da coluna vertebral e/ou fratura de compressão espinal, que empurraria para baixo e, eventualmente, enfraqueceria os MAP. A presença concomitante de IU pode limitar a capacidade de a mulher se manter fisicamente ativa, ficando evidente a importância da abordagem fisioterapêutica nessas situações.

OUTRAS CONDIÇÕES

O exercício físico é um dos recursos utilizados pelo fisioterapeuta, e seus benefícios dependem da adesão ao protocolo, que inclui tipo, intensidade, duração e frequência do exercício. É a principal estratégia para prevenir e tratar a sarcopenia e seus efeitos, pelo aumento da massa e da função muscular e pela melhoria da flexibilidade, do equilíbrio e da função física. Sabe-se que essas condições não estão diretamente relacionadas ao hipoestrogenismo, mas estão associadas ao envelhecimento que as mulheres nessa fase experimentam.

Também está cientificamente comprovado que a prática de exercício físico diminui o risco de demência e melhora a função cognitiva das mulheres de meia-idade. Reduz ainda a dor osteoarticular em mulheres na pós-menopausa com fibromialgia ou câncer de mama.

Na mesma linha, o exercício físico se mostra essencial quanto à incidência de doença cardiovascular, que, apesar de não ter relação direta com o hipoestrogenismo, aumenta consideravelmente após a menopausa. Um dos motivos para o crescente risco cardiovascular parece ser determinado pela síndrome metabólica, na qual todos os componentes – obesidade visceral, dislipidemia, hipertensão arterial e distúrbio do metabolismo glicídico – se associam a maior incidência de coronariopatias. Na mulher pós-menopausa, a abordagem terapêutica deve incluir a promoção de hábitos saudáveis de vida, com perda ou controle de peso e um programa regular de atividade física.

Para se alcançarem esses objetivos, Hong-Lian et al. (2016) avaliaram o efeito da caminhada sobre o peso corporal, o IMC e a porcentagem de gordura em mulheres na perimenopausa e pós-menopausa. Concluíram que essa prática melhorou a composição corporal nesse grupo e enfatizaram o importante papel dessa atividade para a promoção da saúde.

Há que se ressaltar ainda que, muitas vezes, as mulheres aproveitam a menopausa para modificar seus hábitos, adotando atitudes preventivas como novo estilo de vida. Assim, passam a prezar por alimentação saudável, atividade física regular e convívio familiar e social ativo, ações que melhoram significativamente sua qualidade de vida.

CONSIDERAÇÕES FINAIS

A atenção à mulher no climatério está prevista nas diretrizes da Política Nacional de Atenção Integral à Saúde da Mulher. Tal direcionamento exige a inclusão, na agenda profissional, de atividades que contemplem a promoção da qualidade de vida desse grupo, ampliando o escopo do cuidado para além dos aspectos biológicos. As demandas de cuidado da mulher no climatério têm solicitado uma abordagem profissional multidisciplinar, em que a fisioterapia tem um papel fundamental.

CASO CLÍNICO

E. A., de 49 anos, procurou o serviço de fisioterapia para o tratamento conservador de dores musculoesqueléticas e desconforto durante a relação sexual. Relatou que esses e outros sintomas, que serão descritos adiante, haviam se iniciado 7 anos antes – ocasião em que os ciclos menstruais começaram a ficar irregulares – e se intensificaram nos anos que antecederam a menopausa, que ocorreu aos 48 anos de idade.

Além de dores na região lombopélvica, ela descrevia episódios recorrentes de fascite plantar, fadiga muscular intensa, cansaço físico, dor na relação sexual, secura vaginal, diminuição do interesse sexual, alterações no sono e sonolência durante o dia, ansiedade e irritabilidade, além de fogachos e suores noturnos e diurnos. Mencionou também grande insatisfação com sua condição à época.

Submetida à avaliação fisioterápica, demonstrou um quadro de fraqueza muscular global, em que as piores funções se mostravam em toda a musculatura estabilizadora lombar e também nos rotadores laterais dos quadris. Os MAP apresentavam tônus elevado, bilateralmente, com dor à palpação, além de deficiência de força e resistência. Foi aplicado ao caso o questionário de QV, WHQ, conforme mostra a Figura 27.2.

Questionário da saúde da mulher

		Sim, sempre	Sim, algumas vezes	Não, não muito	Não, nunca
1	Você acorda no meio da noite e então dorme mal o resto dela?	x			
2	Você tem muito medo ou sensação de pânico sem nenhuma razão aparente?				x
3	Você se sente triste e infeliz?				x
4	Você se sente ansiosa quando sai de casa sozinha?				x
5	Você perdeu o interesse pelas coisas?		x		
6	Você tem palpitações ou sensação de aperto no estômago ou no peito?			x	
7	Você ainda gosta das coisas que costumava gostar?	x			
8	Você sente que a vida não vale a pena?			x	
9	Você se sente muito tensa ou muito nervosa?		x		
10	Você tem bom apetite?	x			
11	Você está impaciente e não consegue ficar calma?		x		
12	Você está mais irritada do que o normal?		x		
13	Você está preocupada com o envelhecimerrro?		x		
14	Você tem dores de cabeça?		x		
15	Você se sente mais cansada que o normal?		x		
16	Você tem tonturas?			x	
17	Você tem a sensação de que seus seios estão doloridos ou desconfortáveis?			x	
18	Você sofre de dor nas costas ou nas membros (braços/pernas)?	x			
19	Você tem fogachos (ondas de calor)?	x			
20	Você está mais chata/implicante que o normal?		x		
21	Você se sente cheia de vida (com energia) e empolgada?			x	
22	Você tem cólicas ou desconfortos abdominais?		x		
23	Você se sente nauseada ou com mal-estar constante?			x	
24	Você perdeu interesse pelas atividades sexuais?		x		
25	Voce tem sensação de bem-estar?			x	
26	Você tem hemorragias (útero)?				x
27	Você tem suores noturnos?	x			
28	Você tem sensação de empachamento (estômago)?		x		
29	Você tern sonolência?		x		
30	Você frequentemente sente formigamento nas mãos e pés?			x	
31	Você se sente satisfeita com sua vida sexual? (omita se não for sexualmente ativa)		x		
32	Você se sente fisicamente atraente?			x	
33	Você tem dificuldade para se concentrar?		x		
34	Você acha que suas relações sexuais tornaram-se desconfortáveis em razão de secura?	x			
35	Você precisa urinar/beber água mais que antigamente?				x
36	Você acha que sua memória está ruim?			x	
37	Daquilo que foi perguntado acima, há algum(s) sintoma(s) que você tenha mais dificuldade?	Sim (x) Não ( ) Se sim, quais? Secura vaginal, perda de sono e suores			

Figura 27.2 Questionário de saúde da mulher. Respondido pela paciente E. A., 49 anos. (Adaptada de Dias et al., 2002.)

✔ Discussão

Tratava-se de uma mulher na fase inicial da pós-menopausa, com sintomas clássicos do período climatérico e associações de sinais e sintomas próprios do envelhecimento. Os sintomas que levaram a paciente a procurar o serviço de fisioterapia foram dores musculoesqueléticas e na relação sexual, as quais tornaram-se o foco de todo o trabalho realizado.

Para o quadro de fraqueza muscular global optou-se por realizar Pilates clínico como estratégia de exercício físico, 2 vezes/semana, com o objetivo de melhorar a ativação muscular, aumentar a força e a resistência de todo o corpo, especialmente dos músculos estabilizadores lombares e dos rotadores de quadril. Além disso, a paciente foi orientada a realizar caminhadas em dias alternados, para aliviar a sensação de fadiga e cansaço físico e os sintomas como ansiedade e irritabilidade. Ademais, a caminhada é eficiente para a prevenção de perda de massa óssea e de doenças cardiovasculares.

Em relação ao quadro de dor na relação sexual, acreditou-se que estivesse relacionada não apenas à secura vaginal, mas também às deficiências dos MAP e dos músculos extrapélvicos, encontradas na paciente. Portanto, foram realizados o TMAP e a massagem perineal, e aplicado calor local. Aliado a isso, buscou-se o fortalecimento dos rotadores laterais do quadril e de toda a musculatura estabilizadora lombar. Para lidar com a secura vaginal, a paciente procurou o médico ginecologista, que recomendou o uso de hormônio local. Ela também recebeu orientações sobre algumas mudanças de hábitos na relação sexual, e o companheiro recebeu diversas informações sobre o climatério.

Verificou-se que a paciente alcançou significativa melhora do quadro apresentado inicialmente. Ela continuou com as sessões de Pilates clínico e a caminhada. Foi orientada, ainda, a realizar exercícios de musculação, 2 vezes/semana, para aumentar a massa muscular.

BIBLIOGRAFIA

Batista RLA, Souza FO, Dias LAR et al. Revisão sistemática das influências do hipoestrogenismo e do treinamento sobre a incontinência urinária. Femina. 2010; 38(3).

Berek JS et al. Tratado de ginecologia. 13. ed. Rio de Janeiro: Guanabara Koogan; 2005.

Britnell SJ et al. Postural health in women: the role of physiotherapy. Journal of Obstetrics and Gynaecology Canada. 2005; 27(5): 493-500.

Canalis E et al. Mechanisms of anabolic therapies for osteoporosis. N Engl J Med. 2007; 357:905-16.

Casper FR Clinical manifestations and diagnosis of menopause. Up to Date. 2011; 19(1).

de Guevara NML et al. Benefits of physical exercise in postmenopausal women. Maturitas. 2016; 93:83-8.

de Lima Santos J, Leão APF, Gardenghi G. Disfunções sexuais no climatério. Reprodução & Climatério. 2016; 31(2):86-92.

Dias RS et al. Adaptação para o português do questionário de autoavaliação de percepção de saúde física e mental da mulher de meia-idade – Questionário da saúde da mulher. Rev Psiq Clin. 2002; 29(4):181-9.

Dumoulin C, Hay-Smith EJC, Mac Habe'e-Se'guin G. Pelvic floor muscle training *versus* no treatment, or inactive control treatments, for urinary incontinence in women. Cochrane Database Syst Rev. 2014; 5:CD005654.

Grady D. Management of menopause symptoms. N Engl J Med. 2006; 355:2338-47.

Harlow SD et al. Executive summary of the stages of reproductive aging workshop +10: addressing the unfinished agenda of staging reproductive aging. Menopause: The Journal of the North American Menopause Society. 2012; 19(4).

Hong-Lian G, Hai-Xia G, FengMei S et al. Effects of walking on body composition in perimenopausal and postmenopausal women: a systematic review and meta-analysis. Menopause. 2016; 23(8).

Ishiko O, Hirai K, Sumi T et al. Hormone replacement therapy plus pelvic floor muscle exercise for postmenopausal stress incontinence. A randomized, controlled trial. J Reprod Med. 2001; 46(3):213-20.

Lima JEM. Tradução, adaptação cultural e validação da versão em português brasileiro da escala Cervantes de qualidade de vida relacionada com a saúde da mulher durante a perimenopausa e na pós-menopausa. 2009.

Matthews KA, Bromberger JT. Does the menopausal transition affect health-related quality of life? The American Journal of Medicine. 2005; 118(12B):255-365.

McClurg D et al. Conservative interventions for urinary incontinence in women: an Overview of Cochrane systematic reviews. The Cochrane Library. 2016.

Meena S, Mercier J, Wilson P et al. Physical therapy for urinary incontinence in postmenopausal women with osteoporosis or low bone density: a randomized controlled trial. Menopause. 2016; 23(3).

Meirelles R. Menopause and metabolic syndrome. Arquivos Brasileiros de Endocrinologia & Metabologia. 2014; 58(2):91-6.

Mendonça CR, Amaral WN. Tratamento fisioterapêutico das disfunções sexuais femininas: revisão de literatura. Femina. 2011; 39(3).

Mercier J et al. Pelvic floor muscles training to reduce symptoms and signs of vulvovaginal atrophy: a case study. Menopause. 2016; 23(7):816-20.

Moehrer B, Hextall A, Jackson S. Oestrogens for urinary incontinence in women (Cochrane Review). The Cochrane Library, Issue 1. Chichester: John Wiley & Sons; 2004.

Orley J, Saxena S, Herman H. Quality of life and mental illness. Br J Psychiatry. 1998; 172:291-3.

Pedro AO et al. Procura de serviço médico por mulheres climatéricas brasileiras. Rev Saúde Pública. 2002; 36:484-90.

Piassarolli PV, Hardy E, Andrade FN et al. Treinamento dos músculos do assoalho pélvico nas disfunções sexuais femininas. Rev Bras Ginecol Obstet. 2010; 32(5):234-40.

Pinheiro MM et al. Clinical risk factors for osteoporotic fractures in Brazilian women and men: the Brazilian osteoporosis study (BRAZOS). Osteoporos Int. 2009; 20:399-408.

Santos TR et al. Intensidade da sintomatologia climatérica em mulheres pós-menopausa. Rev Rene. 2016; 17(2):225-32.

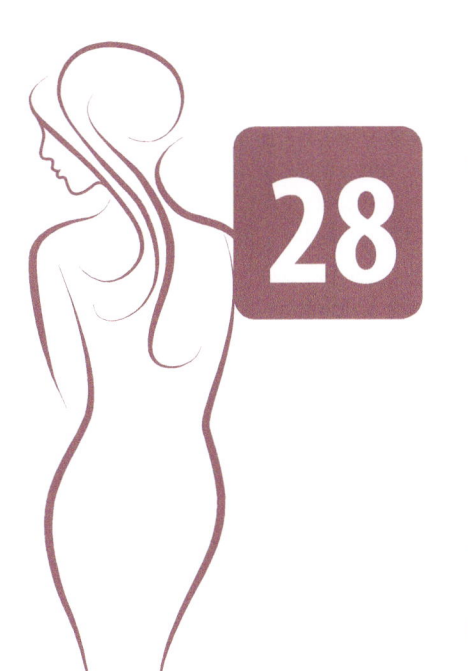

28 Climatério e Incontinência Urinária | Abordagem Psicológica

Liliane Lott Pires

"Amadurecer foi retirar os rostos e as peles e começar a ver no espelho o verdadeiro eu – onde se lê uma severa contabilidade dos gastos, saldos nem sempre tranquilizadores. Quanto de amargura, quanto de bom-humor sobrou, quanta capacidade de se renovar?" (Lya Luft)

CLIMATÉRIO

"Climatério? Isso existe mesmo? Não sei o que é. Minha menstruação parou de vir, só isso!" "O climatério foi como um tsunami na minha vida e ainda está tudo revirado!"

Esses comentários parecem ser os extremos da vivência do climatério; entre eles, há uma gama imensa de situações e possibilidades experimentadas pelas mulheres.

Que processo é esse que abrange reações tão díspares e anuncia mudanças tão intensas na vida de algumas mulheres enquanto, para outras, parece não ter o menor significado? O que determina essas diferenças? Genética, cultura, estrutura psíquica, fatores pessoais, profissionais, afetivos?

"Espelho, espelho meu..." A conhecida frase do conto de fadas da infância, com suas princesas, bruxas e madrastas, tem sido usada como metáfora da mulher no climatério. O espelho, em dado momento, responde o que não se quer ouvir, reflete o que se reluta em enxergar. O aparecimento de alguns sinais de envelhecimento e o término da atividade ovariana, determinando a perda da capacidade de reprodução, podem provocar, na mulher, uma série de questionamentos e dúvidas, caracterizando um quadro referido por muitos, às vezes de maneira jocosa e caricatural, como a "idade crítica". Contudo, será esse um período necessariamente crítico? Ou ainda, que sentidos e possibilidades esse período, essa "passagem" pode apresentar?

Pretendemos, ao longo do texto, ilustrar essas questões com depoimentos gentilmente cedidos por algumas mulheres que aceitaram relatar suas experiências e vivências do climatério.

O termo climatério tem origem no grego *klimakterikós* e no latim *climatericus*: "aquilo que evolui por degraus ou patamares até um ponto crítico." Na língua portuguesa esses vocábulos assumiram distintos significados, associando-se tanto a "clima" (tempo) como a períodos críticos da vida, especificamente a menopausa.

O climatério é a etapa de transição entre o período reprodutivo e o não reprodutivo, que ocorre aproximadamente entre 40 e 55 anos. Tem como marco principal a menopausa, do grego *men*, mês (também significando período menstrual), mais *pausis*, parada, ou seja, a última menstruação espontânea.

Segundo o Manual de Atenção à Mulher no Climatério/Menopausa, "o climatério é definido pela Organização Mundial da Saúde como uma fase biológica da vida e não um processo patológico, que compreende a transição entre o período reprodutivo e o não reprodutivo da vida da mulher". Caracteriza-se por mudanças físicas e psicológicas. Do ponto de vista biológico, é uma etapa previsível e inevitável do ciclo feminino, na qual se observam sintomas como: ondas de calor (fogachos), suores frios, ressecamento da pele e da mucosa (especialmente a genital), e dificuldade de concentração e memória. Psicologicamente, manifestam-se: tristeza, instabilidade emocional, insônia, irritabilidade, diminuição da autoestima, labilidade afetiva, isolamento, possível diminuição da libido, dentre tantos outros.

Com o aumento da expectativa de vida da população, novas questões acerca do climatério na mulher se apresentam. Sabe-se, hoje, que uma grande parte da população feminina viverá um terço ou mais de sua vida após o climatério. Isso convoca a sociedade a um posicionamento diferenciado em relação a essa mulher (à sua aceitação e valorização), como também e, principalmente, à própria mulher, que precisa redimensionar sua vida e seu papel diante de si mesma, da família e da sociedade.

Furtado (2001) assinala que a trajetória subjetiva das mulheres é marcada pelos ciclos biológicos, e essa marcação produz mudanças psíquicas intensas tanto na puberdade, com a menarca e as menstruações, quanto na menopausa, a partir da finalização das funções reprodutoras e da juventude, pedindo, por consequência, uma significação própria.

A maneira como cada mulher atravessou as etapas de sua vida sexual influenciará o modo como vai encarar a menopausa. Muitas meninas sofrem quando chega a menarca (primeira menstruação), já para outras este é um acontecimento comemorado por toda a família. A gravidez, a maternidade e a amamentação são vividas por algumas mulheres com facilidade e prazer; outras, porém, apresentam dificuldade e sofrimento, necessitando de mais tempo e ajuda para se adaptarem às mudanças do novo papel. O mesmo pode ser observado em relação ao climatério: se as fases anteriores foram vividas de maneira satisfatória, se a mulher se sente bem-sucedida na construção do seu feminino, poderá haver maior probabilidade de ter um climatério mais tranquilo. Ao contrário, se as fases foram conflitivas, o climatério não será uma exceção.

Segue o relato de uma mulher de 50 anos sobre sua vivência do climatério:

> "No que diz respeito à sexualidade, tudo em mim sempre foi muito forte, tanto na dimensão física quanto na emocional. Desde que menstruei, tive cólica e, várias vezes, acompanhada de diarreia e vômito. Era preciso estar medicada direto nos três primeiros dias. Um fluxo sempre muito intenso que durava cerca de 7 dias. Só a tensão pré-menstrual (TPM), felizmente, não era muito forte, aparecendo como uma leve depressão somente quando eu já não estava bem emocionalmente. Em compensação, minha vivência da sexualidade também foi sempre intensa. Muita libido, muito tesão, muito prazer. Orgasmos múltiplos. Uma bênção! Bem, com a menopausa não foi diferente. O climatério chegou com força total. Ondas de calores fortes em pequenos intervalos, irritabilidade e muita tristeza. Algo que nunca tinha experimentado. Foi necessário buscar ajuda medicamentosa e comecei pelos fitoterápicos. Tomei vários. Depois, veio a tentativa com isoflavona, que fez efeito por alguns meses, mas os calores retornaram. Roupa ensopada, lençóis ensopados, camisolas ensopadas. Depois da onda de calor, a onda de frio. Tentei acupuntura e nada. A menstruação vinha espaçadamente, mas na forma de hemorragia. Foi um tempo de exercício de paciência, busca da meditação, da aceitação. Queria muito não precisar tomar hormônios, mas, depois de 3 anos, veio uma crise. Já não suportava mais.
>
> Busquei ajuda de um ginecologista adepto da reposição hormonal, que falou algo que me convenceu a fazê-la: 'a menopausa, na mulher muito sintomática, pode ser considerada como uma doença a ser tratada, porque gera sofrimento, e a qualidade de vida dela decai muito.' Então me rendi à reposição. Comecei tomando tibolona, que me ajudou por 1 ano mais ou menos, mas novamente os calores voltaram e a depressão e a ansiedade continuavam fortes. Então resolvi que não queria continuar vivendo assim e decidi partir para a reposição hormonal tradicional. Já estou no quarto mês e tenho me sentido novamente 'uma pessoa normal'. Estou atenta ao acompanhamento médico e aos exames e bastante confiante. A cada comprimido que tomo, visualizo vida, alegria e saúde e que ele só me fará bem. A libido, que não chegou a diminuir muito, continua forte. A vida é para ser celebrada sempre."

Cada mulher atravessará essa etapa a seu modo, de acordo com suas circunstâncias de vida, com a cultura e a sociedade em que vive. Muitas mulheres passam pelo climatério sem queixas ou poliqueixosas, outras medicalizadas ou não, com sintomas que variam em diversidade e intensidade.

A seguir, o relato de outra mulher, de 58 anos:

> "Minha primeira menstruação foi com 11 anos de idade e nunca tive problemas. Não tinha cólicas nem TPM, era muito tranquilo. Mais próximo de chegar à menopausa é que as menstruações começaram a incomodar, pois os fluxos se tornaram intensos devido a miomas, até parar de menstruar por 11 meses. Menstruei mais uma única vez, e elas pararam definitivamente aos 52 anos. Não tenho sintomas típicos. Sempre fui muito 'calorenta' e ainda sinto muito calor, mas a ginecologista disse que esse calor não é o fogacho. Após a menopausa os miomas foram involuindo.
>
> Sou solteira e nunca tive filhos, entrar na menopausa foi uma despreocupação em relação à contracepção. Nunca tive medo de envelhecer nem preocupações com o envelhecimento.
>
> Já estou com 58 anos, e a menopausa para mim não foi um divisor de águas, em nada alterou a minha vida."

A maneira como a mulher vivenciará o climatério será reflexo também de seu jeito de ser e viver. As pessoas mais rígidas e controladoras tendem a ser mais resistentes a mudanças e situações novas e, provavelmente, sentirão mais dificuldades em aceitar o envelhecimento e se adaptar às mudanças inevitáveis que virão. Assim, a mulher que, ao longo de sua vida, tem participação e interesses restritos estará mais sujeita a solidão e sofrimento ao envelhecer. Ao contrário, aquela mulher mais dinâmica, com interesses diversificados (familiar, profissional, social, cultural), poderá obter gratificações e realização em vários campos, substituindo e compensando as perdas e frustrações decorrentes do processo do envelhecimento. Porém, isso vale para qualquer indivíduo, e não apenas para as mulheres no período do climatério.

A seguir, o relato de outra mulher, de 58 anos, após a experiência do climatério:

> "Pelo climatério passei mais tranquila no sentido fisiológico, mas ele chegou em uma fase econômica e financeira muito delicada. Nunca tomei hormônio, resolvi com homeopatia todos os sintomas, os fogachos. Irritabilidade e depressão controlei com fitoterapia e Tai Chi, que tem uma influência enorme no fisiológico e no emocional. Quanto menos interfiro, melhor. Meu corpo reage bem. Tudo foi mais ou menos leve.
>
> Agora, é claro, a libido vai lá em baixo, o ressecamento vaginal...
>
> Busco ajuda psicológica e espiritual. Tenho todo um suporte, constelação familiar. Assim que percebo que não estou bem, busco ajuda.
>
> A fase financeira é muito difícil, a preocupação com a sobrevivência da família. Meu trabalho é braçal, às vezes falta força física, gera ansiedade. Não fico em casa sem uma Passiflora e um Ansiodoron. Teve a morte do meu pai, a doença da minha mãe. Faz parte da vida. Às vezes falta energia. Não computo isso, em primeira instância, como sendo do climatério, ele não é um vilão. O equilíbrio é a salvação para a mulher, mas como vou equilibrar? Pratico o Tai Chi como fonte de energia, buscando o contato com a natureza.
>
> Como mulher, eu me anulei muito. O 'feminino materno' e o 'feminino esposa' tomaram uma proporção maior porque fiz essa escolha de criar os filhos, de dedicação. O congelamento do aspecto profissional. A individualidade profissional está muito atrelada à individualidade como mulher. Tem momentos que

vejo o corpo mudando, as rugas chegando no pescoço, as filhas crescendo lindas e maravilhosas. Eu, mulher, minha mãe mulher...

Acho que a mulher fica em segundo plano.

Eu me resgatei como pessoa, ser humano, em 2012, quando fiz um retiro. Senti que voltei para o meu eixo, para minha natureza. Tudo o que eu era quando solteira, que me fazia bem, tenho que resgatar. Passo por momentos de desesperança e exaustão. A logoterapia também me faz muito bem. Comecei a fazer uma negociação com meu corpo, a estabilidade do que faz bem e do que consigo manter."

A chegada da menopausa coincide com um momento conturbado por fatores psicossociais que podem alterar os papéis familiares e sociais, como perdas de toda ordem: as do corpo, as ilusões, financeiras, afetivas – casamentos frustrados, saída dos filhos de casa, aposentadoria, divórcio, desemprego, doença e morte de pessoas queridas etc. A menopausa pode ser utilizada, então, como um álibi frente às dificuldades e insatisfações sufocadas e escondidas.

Nessa época, as marcas da idade e as mudanças do corpo já se fazem presentes no aparecimento de rugas, na perda da elasticidade da pele e da flexibilidade corporal, no embranquecimento dos cabelos etc. Em nossa cultura, o envelhecimento facilmente pode ser interpretado como um prenúncio da falência da vitalidade, ou seja, quase uma sentença de morte. Os sinais do tempo vividos no corpo são sentidos como desqualificantes e vergonhosos.

Como assinala Cabeda (2009), "o corpo em processo de envelhecimento perde valor dada a sua inevitável e irreversível decrepitude; a imagem corporal que acompanhava satisfatoriamente o sujeito e lhe garantia amor-próprio sofre abalo. A sensação é de perda do controle do corpo, que parece mergulhar, de maneira totalmente independente da vontade de 'seu proprietário', em um processo de autodestruição. Essa percepção do corpo como alheio aos desejos dos sujeitos, com um funcionamento próprio, surpreende, assusta e produz relatos de uma sofrida e amarga dicotomia entre corpo e autoimagem".

Assim, muitas mulheres insatisfeitas e perdidas em relação a si mesmas e à própria vida passam a dedicar-se de maneira compensatória e maníaca ao próprio corpo, recorrendo, por exemplo, a frequentes cirurgias plásticas ou programas extenuantes de emagrecimento e ginástica. Outras se apegam à vida dos filhos, escudando-se na maternidade, mortificando a própria vida tanto quanto sua feminilidade.

A sexualidade é uma dimensão importante a ser abordada. Sabe-se que ela é constituída de aspectos biológicos, psíquicos e socioculturais, sendo, portanto, uma área bastante complexa da existência, independente de uma fase específica da vida. O exercício pleno e prazeroso da sexualidade é um aspecto importante para a saúde e a qualidade de vida dos indivíduos; porém, ainda hoje, há preconceitos referentes a ela, sobretudo no climatério e na velhice. O desconhecimento da sexualidade feminina pelos homens e pelas próprias mulheres faz com que alguns mitos e tabus ainda estejam presentes no imaginário de ambos, dificultando a vida sexual. Ainda encontramos relatos, tanto da própria mulher quanto dos que a rodeiam, que relacionam a função reprodutora com a função sexual e a feminilidade. Nas fantasias imaginárias, é como se a mulher perdesse a

sensualidade ou se tornasse assexuada com o término da capacidade reprodutiva.

A seguir, o relato de uma mulher de 60 anos:

"Entrei na menopausa com 42 anos, muito cedo. A princípio foi muito bom parar de menstruar. Muitas cólicas, muita TPM, fluxo intenso e ciclo pequeno, de 21 dias. Às vezes, menstruava 2 vezes no mês, e as menstruações não eram tranquilas. Sob esse aspecto, foi muito bom parar de menstruar. Por outro lado, vieram, também, as consequências: acordar durante a noite e sentir os calores. Depois da onda de calor, esfriava tudo, ficava destemperada, era muito ruim.

O ginecologista me receitou hormônios, e a relação custo/benefício foi boa. Sou fumante; então, a tibolona foi a mais indicada. Minha mãe tomou hormônio durante muitos anos. Tomei comprimidos durante muito tempo e, há 2 anos, faço uso do gel, mas esqueço muito, então o incômodo de acordar à noite continua. Não é insônia. Acordo, faço xixi, como e durmo novamente. Se uso o gel com mais regularidade, isso melhora.

Na época da menopausa tinha a fantasia de que nunca mais menstruar era como se perdesse a feminilidade. Racionalmente sei que não é assim. Nunca tive filhos, nunca quis e não teria, então não passava pela perda da capacidade de ter filhos, mas da feminilidade mesmo. Outra fantasia era o medo de entrar em um envelhecimento, principalmente porque eu era nova, 42 anos. Relaciono-me afetiva e sexualmente com mulheres, então o ressecamento vaginal não interfere muito, mas, depois da menopausa, a libido caiu vertiginosamente.

Estou emocionalmente mais estável depois da menopausa, estabilizou o humor. A TPM era muito ruim. Consegui ficar mais objetiva, meu lado masculino está mais estabilizado. Foi um ganho de uma maneira geral."

Furtado (2001), ao avaliar os resultados da pesquisa de campo para sua dissertação de mestrado, observou "que não houve diferença significativa nos depoimentos das mulheres que foram mães ou não em relação às experiências de possuir um corpo feminino e de vivenciar a menopausa... Hoje a maternidade não mais se apresenta como o equivalente, por excelência, da feminilidade".

Estudos sobre o comportamento sexual humano e relatos de mulheres nessa fase desmentem esses mitos, revelando a possibilidade de continuidade da vida sexual. O que parece alterar é a resposta sexual, isto é, o orgasmo demora mais a chegar, demandando um tempo maior nas carícias preliminares.

"Não sinto que eu perdi o desejo, aquela urgência de antigamente se transforma, assim como a quantidade. A gente precisa de mais estímulo; em compensação, a qualidade da relação é extraordinária e intensa. Percebo que essa é também a opinião do meu marido." (Relato de uma mulher de 52 anos)

Algumas mulheres podem apresentar diminuição de interesse e desejo sexuais, enquanto outras, maior liberação do desejo e o exercício de uma sexualidade menos conflitada. No entanto, sabe-se que a diminuição do desejo sexual pode ocorrer em qualquer época da vida e depende mais de questões afetivas e interpessoais do que endócrinas ou do envelhecimento. Muitas dificuldades da sexualidade atribuídas ao climatério já existiam anteriormente, talvez durante toda a vida da mulher, mas só agora elas são verbalizadas e até justificadas como consequências do climatério. Novamente o climatério é usado como álibi.

Uma queixa comum das mulheres no climatério é a fragilidade da mucosa genital e a diminuição da lubrificação, provocando irritação e dores (dispareunia) durante a penetração. A maioria dos autores parece concordar que esses sintomas são consequências do decréscimo da produção de estrogênio e salientam que a frequência sexual, o uso de medicações locais e exercícios específicos podem melhorar a elasticidade vaginal e a lubrificação. O orgasmo provoca maior irrigação sanguínea da pelve e contribui para melhorar a hipotrofia vaginal. Vale ressaltar que um relacionamento afetivo e harmonioso, o interesse, a disponibilidade e o carinho do(a) parceiro(a) também são fatores essenciais para a manutenção da atividade sexual prazerosa e saudável no climatério, assim como em qualquer época da vida.

Diante do entrelaçamento de tantas questões biológicas, psíquicas e sociais, é possível dizer que a mulher apresenta queixas características de quadro depressivo. É exatamente nessa circunstância que é necessário muito critério e cuidado para não associar o climatério com doença, levando à prescrição indiscriminada de medicação psicoativa e até mesmo hormonal.

Segundo o Manual de Atenção à Mulher no Climatério/Menopausa, do Ministério da Saúde, "é durante esta fase que as mulheres são mais medicalizadas com psicotrópicos. Alguns estudos mostram que há um nítido predomínio no uso de benzodiazepínicos entre as mulheres, quando comparado aos homens, e este uso tende a ser mais acentuado nas mulheres acima de 35 anos (de 3,7% entre 18 e 21 anos para 5,3% naquelas acima de 35 anos). Isso pode indicar tanto uma maior demanda de medicamentos para amenizar conflitos decorrentes de fatores relacionais, sociais e psicológicos como uma posição do profissional médico de medicalizar a mulher em sofrimento antes de proporcionar a ela uma escuta mais qualificada".

A seguir, o relato de outra mulher, de 57 anos:

"Passei de forma atípica essa fase. Meu marido se encontrava muito doente, vindo a falecer depois. Fiquei voltada para ele. E uma filha adolescente para criar. Tive medo de começar tudo de novo e sozinha – não estava comigo. Não me recordo de calor, angústia de envelhecer, de ser menos como mulher. Nesse momento, o mundo externo estava muito agressivo ao meu redor... eu estava vivendo uma dor tão grande que não percebi esse processo. Depois que voltei a BH, fui a uma ginecologista que me receitou estrogênio, o mais natural possível, e estou usando até hoje. O que senti 2 anos depois foi uma espécie de síndrome do pânico, que não acredito ter sido da menopausa, ou talvez, tudo junto. Meu cabelo caiu muito. Meu corpo viveu o climatério, mas eu não tive a mínima consciência disso.

Eu vivi essa parte da menstruação muito tranquila, sem cólicas, miomas, nada. Quando fiquei grávida foi tranquilo, o parto foi muito tranquilo. Não tive angústia por estar envelhecendo, eu não estava voltada para mim e nem para a angústia por estar envelhecendo. A minha sexualidade ficou parada. Eu não me vejo menos mulher, agora tem uma coisa: eu não tenho esse interesse sexual, nem por homem nem por mulher. Penso mais em um companheiro e não nessa questão sexual. O meu fogo erótico está apagado. A minha angústia é ter que fazer as coisas e não fazer. Tenho medo da sobrevivência, medo da velhice em relação à questão financeira. Não tenho medo de ficar sozinha."

Para entender a reação de cada mulher ao seu climatério, é preciso conhecer alguns detalhes: quem foi ela, sua profissão, sua sexualidade, suas fantasias e neuroses, seus sonhos e desejos. Ainda que um grande número de sintomas seja frequente em muitas mulheres no climatério, é importante individualizar cada uma e tentar entender o significado daquele sintoma para ela, ou seja, deixá-la subjetivar a sua própria experiência. É bom lembrar que, muitas vezes, um sintoma é uma forma de o corpo (pessoa) falar na ausência de palavra, como se fosse uma mensagem a ser decifrada. Então, se reduzimos o sintoma a apenas uma manifestação física, tratável com medicamento, tiramos a oportunidade de ouvir esse corpo, essa mulher e seus enigmas. Por isso, é importante que o profissional de saúde tenha uma escuta atenta, que acolha essa mulher sem minimizar ou banalizar suas queixas, valorizando e qualificando sua fala. Explicar a depressão, a irritação, o desânimo, a insônia e outros sintomas como episódios comuns da menopausa, resultantes da diminuição hormonal no organismo, é simples e reducionista, levando a uma solução inevitável: se algo falta, é preciso restituí-lo. Em vez de tentar calar os sintomas, talvez seja a hora de dar voz a eles.

A menopausa pode levar a mulher a um recolhimento, a uma pausa para reavaliação da própria vida, de si mesma, de seus valores e também para tomada de decisões. Contudo, é um recolhimento extremamente barulhento, às vezes confuso e inquietante, mas parece ser importante que a mulher se escute, que entre em contato com as questões que estão gritando dentro dela: Quem sou? O que fiz? O que poderia ter sido ou feito, mas não fui ou fiz? E principalmente: O que quero fazer? Como quero ser e viver daqui para frente? É a chamada crise da meia-idade, tempo da reavaliação dos caminhos, da redefinição do presente e do futuro.

Todo período de crise desencadeia angústia e insegurança, mas pressupõe também a possibilidade de transformação e amadurecimento da personalidade. A crise provoca o desequilíbrio e, por isso, incita a buscar ou mesmo inventar alternativas, outras maneiras de lidar com a realidade.

Não é o climatério em si um problema, mas sim sua negação, a dificuldade de aceitar que se está envelhecendo. Naturalmente, envelhecer implica perdas, e perder não é agradável. Se a visão for só das perdas, se não se sedimentarem conquistas e ganhos que as compensem, este processo será extremamente doloroso.

Precisamos ampliar a visão sobre esse momento, mudar o paradigma. Se a referência ficar restrita ao que se foi outrora, ou seja, à imagem do vigor e da agilidade física e mental da juventude e da aparência, a perspectiva de novos arranjos frente a esta etapa será frustrante. A fixação nesses referenciais poderá impedir a mulher de se apropriar dos recursos de que dispõe.

Conforme o parecer de uma paciente, "a menopausa é parte da vida da mulher. Não há como medicalizar a dor de existir e não há como reduzir o tempo da menopausa com cosméticos da sociedade de consumo. É um tempo de desconstrução, sim, mas também de criatividade, de reconhecimento de força e apropriação da coragem".

Meirelles (2014) assinala que "o final do climatério, com o reequilíbrio do corpo em um novo patamar de funcionamento, coincide com o alívio que acompanha sua percepção de integridade corporal". Sendo assim, é isto que se observa: o turbilhão passa, os sintomas diminuem, parece haver um apaziguamento interno, uma integração física e emocional.

Podemos observar pela experiência clínica e pelos relatos de colegas profissionais a importância de um acompanhamento multidisciplinar e/ou psicoterapêutico que ofereça à mulher oportunidades para trocas de experiências, para entendimento e elaboração de suas angústias. Um "espaço" onde possa verbalizar, repensar sua trajetória feminina, criando novos sentidos para a experiência de ser/tornar-se mulher.

Para finalizar, segue um pequeno trecho da peça *Viver sem tempos mortos*, com Fernanda Montenegro, de 2009, inspirada na correspondência de Simone de Beauvoir e Jean Paul Sartre:

"A impressão que eu tenho é de não ter envelhecido, embora eu esteja instalada na velhice. O tempo é irrealizável. Provisoriamente, o tempo parou para mim. Provisoriamente. Mas eu não ignoro as ameaças que o futuro encerra, como também não ignoro que é o meu passado que define a minha abertura para o futuro. O meu passado é a referência que me projeta e que eu devo ultrapassar. Portanto, ao meu passado eu devo o meu saber e minha ignorância, as minhas necessidades, as minhas relações, a minha cultura e o meu corpo. Que espaço meu passado deixa para minha liberdade hoje? Não sou escrava dele. O que eu sempre quis foi comunicar da maneira mais direta o sabor da minha vida. Unicamente, o sabor da minha vida. Acho que eu consegui fazê-lo. Vivi em um mundo de homens, guardando em mim o melhor da minha feminilidade. Não desejei nem desejo nada mais do que viver sem tempos mortos."

INCONTINÊNCIA URINÁRIA

O déficit de estrogênio ocorrido no climatério pode provocar uma diminuição do fechamento uretral, predispondo a mulher à perda involuntária de urina, o que é mais um fator angustiante nesse momento de sua vida.

A incontinência urinária pode ocorrer tanto no homem quanto na mulher em qualquer faixa etária e é resultante de diversos fatores, tendo consequências avassaladoras na qualidade de vida das pessoas. O impacto psicológico da incontinência urinária é expressivo em ambos os sexos, mas, no caso masculino, existem outras implicações que não serão abordadas neste capítulo.

A incontinência urinária repercute na autoimagem e no autoconceito do indivíduo; afinal, a imagem corporal está diretamente ligada à formação do autoconceito. Segundo Nasio (2009), não somos nosso corpo em carne e osso, somos o que sentimos e vemos dele. O *eu*, isto é, a sensação de sermos nós mesmos, é a fusão íntima de nossas duas imagens do corpo: a imagem mental de nossas sensações físicas e a imagem visível do nosso corpo no espelho. Assim, tudo o que o ameaça afeta necessariamente nossa identidade. Indisposições físicas, doenças graves ou não e alterações na imagem corporal produzem uma sensação de estranhamento, abalando a segurança e a autoconfiança de uma pessoa. Em função disso, ela pode ficar mais emotiva, triste, hostil, irritada, ressentida, chorar com facilidade, ou então fugir dos outros, sentir-se rejeitada e regredir do ponto de vista psicológico. Quando há uma dor

ou uma doença em uma parte, é o indivíduo que sofre, é a sua totalidade existencial sofrendo, e não apenas aquela parte ou aquele órgão.

A pessoa que sofre de incontinência urinária tem de lidar constantemente com o receio e o constrangimento da eliminação involuntária de urina, o desconforto de roupas úmidas, o uso constante de fraldas e/ou absorventes protetores, e o cheiro desagradável de urina. Consequentemente, isso pode levar a diminuição da autoestima, insegurança no convívio com outras pessoas e restrição da participação em atividades físicas e até mesmo profissionais.

O que sai do nosso corpo sem o nosso controle é altamente desestabilizador. Portanto, o distúrbio da incontinência urinária, além do impacto físico, repercute na vida emocional, sexual e social do indivíduo. Há uma preocupação com a escolha das atividades a serem desenvolvidas em função do esforço que pode levar à eliminação de urina. É frequente o aumento da ansiedade e de atitudes obsessivas, como ir constantemente ao banheiro conferir se as roupas estão molhadas ou verificar a localização dos banheiros ao frequentar lugares públicos. Enfim, a rotina vai sendo alterada, e a qualidade de vida diminui consideravelmente. Uma paciente de 56 anos expressa toda a sua dificuldade com a seguinte frase: "a preocupação com a perda de urina é uma espécie de castração."

A vida sexual também fica comprometida em função da falta de autoconfiança, da sensação de estar desalojada do próprio corpo para desfrutar de uma troca tão íntima. O enfraquecimento da musculatura do períneo e o receio da eliminação de urina durante o ato sexual deixam a mulher tensa e pouco confortável, dificultando a entrega para a plena vivência do prazer. Até recentemente, a maioria das mulheres apresentavam esse distúrbio silenciosamente, isto é, não se queixavam e pareciam aceitá-lo resignadamente como se fosse um processo natural do envelhecimento e uma consequência irremediável da gravidez e do parto. Uma paciente de 51 anos, casada e com três filhos, dizia: "a perda de urina era uma limitação e trazia muito constrangimento, mas eu achava que estava ficando velha e tinha que conviver com isso." Outra paciente, de 48 anos, casada e sem filhos, em tratamento para reeducação do assoalho pélvico diante de incontinência urinária, fez observações sobre o desconhecimento que a mulher tem de seu próprio corpo e de como trata sua sexualidade: "Demorei 1 ano para vir aqui procurar o tratamento. Parece que, se for para uma questão ginecológica ou para incrementar o sexo, pode buscar tratamento, mas se é para melhorar o funcionamento do organismo e a qualidade de vida, é bobagem, a gente deixa para depois. Com a incontinência urinária comecei a engordar e percebi que era para camuflar o feminino, usava a gordura como barreira."

A incontinência urinária parece remeter o indivíduo a outros significados vividos nessa fase de envelhecimento: de perdas físicas e emocionais, de esvaziamento (objetivo de vida e solidão) e de falta de controle (do próprio corpo, financeiro, da própria vida). A palavra *incontinente*, no dicionário, apresenta o significado de falta de continência; imoderado, sensual; pessoa imoderada em sensualidade. É uma condição que já traz em seu nome uma conotação de inadequação, de falta de controle voluntário, que parece sugerir uma falha da pessoa como um todo e não uma disfunção específica.

Face ao impacto que a incontinência urinária provoca na vida dos indivíduos, pode-se avaliar a repercussão infligida às mulheres, especialmente quando acometidas no período do climatério, época, por si só, já desestabilizante, conforme descrito anteriormente. Reforçamos a importância do acompanhamento por uma equipe multidisciplinar que contribua para complementar a visão integral da pessoa, para a melhoria de sua qualidade de vida, sua maior inserção na vida econômica e social e maior integração pessoal.

BIBLIOGRAFIA

Abreu MC. Velhice: uma nova paisagem. São Paulo: Ágora; 2017.

Almeida AB. Reavaliando o climatério – enfoque atual e multidisciplinar. São Paulo: Atheneu; 2003.

Cabeda STL. Uma estranha no espelho: feminilidade, imagem corporal e envelhecimento na contemporalidade. Revista Sitientibus, Feira de Santana. 2009; 41:195-209.

Falcão DVS, Dias CMSB (org.). Maturidade e velhice: pesquisa e intervenções psicológicas. São Paulo: Casa do Psicólogo; 2006.

Fernandes MH. Corpo. São Paulo: Casa do Psicólogo; 2003.

Furtado AM. Um corpo que pede sentido: um estudo psicanalítico sobre mulheres na menopausa. Revista Latino-Americana de Psicopatologia Fundamental. 2001; 4(3). Disponível em: http://dx.doi.org/10.1590/1415-47142001003003.

Goldenberg M. Corpo, envelhecimento e felicidade. Rio de Janeiro: Civilização Brasileira; 2011.

Leite MT, Taschetto A, Hildebrandt LM et al. O homem também fala: o climatério feminino na ótica masculina. Revista Eletrônica de Enfermagem. 2013.

Luft L. O rio do meio. São Paulo: Record; 2003.

Marzano-Parisoli MM. Pensar o corpo. Petrópolis: Vozes; 2004.

Meirelles CC. Climatério e aspectos emocionais: uma visão psicanalítica. In: Mieli MPA (org.). Climatério e menopausa: uma visão multidisciplinar. Curitiba: CRV; 2014.

Ministério da Saúde. Manual de Atenção à Mulher no Climatério/Menopausa. Secretaria de Atenção à Saúde. Brasília: Ed. MS; 2008. Disponível em: http://www.saude.gov.br/editora. Acesso em: 1º mai 2017.

Nasio JD. Meu corpo e suas imagens. Rio de Janeiro: Zahar; 2009. 12 p.

Pocinho R et al. Envelhecer hoje: conceitos e práticas. Curitiba: Appris; 2013.

Schilder P. A imagem do corpo: as energias construtivas da psique. São Paulo: Martins Fontes; 1999.

Valença CN, Filho JMN, Germano RM. Mulher no climatério: reflexões sobre desejo sexual, beleza e feminilidade. Saúde e Sociedade. 2010; 19(2).

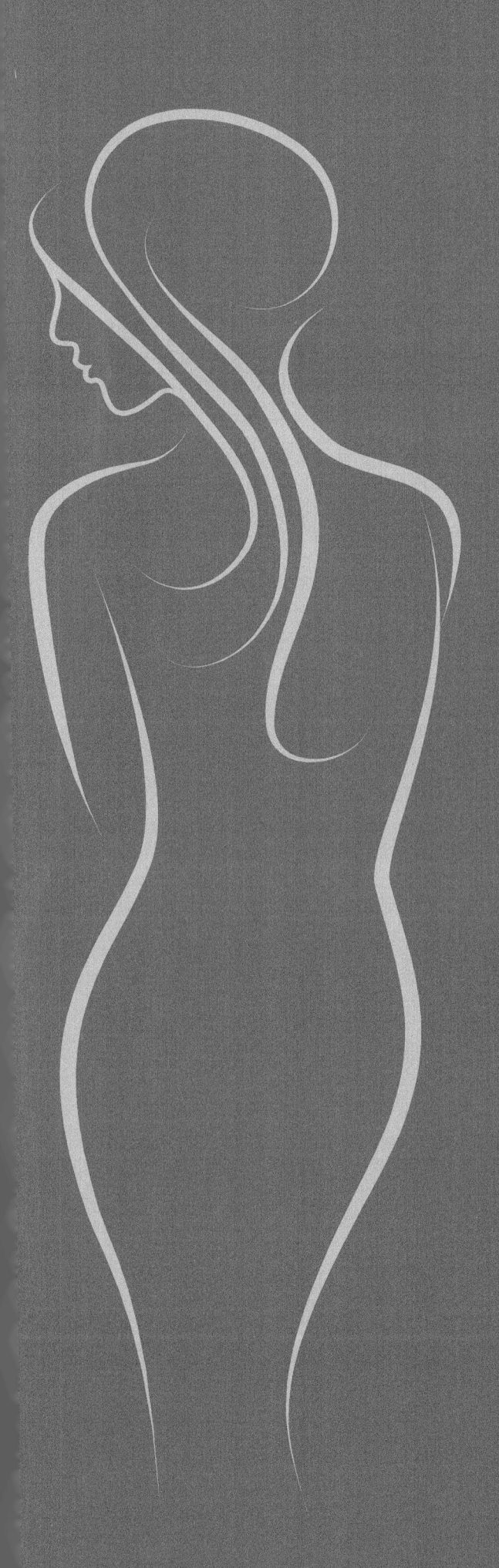

PARTE 4

Disfunções do Assoalho Pélvico

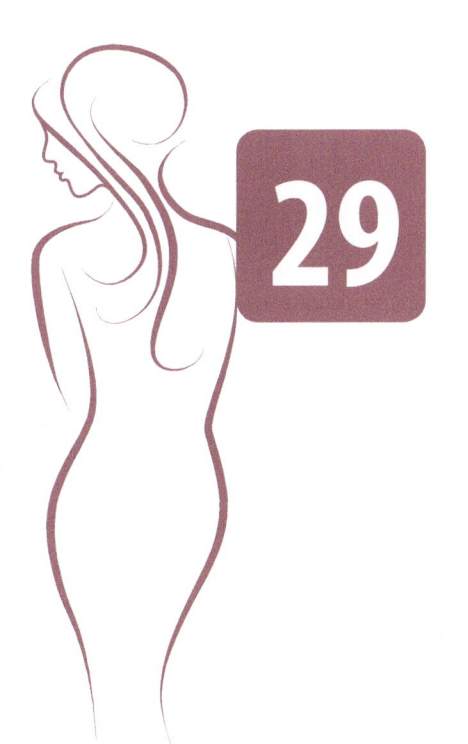

29 Avaliação e Diagnóstico Fisioterapêuticos de Mulheres com Disfunções do Assoalho Pélvico

Elyonara Mello de Figueiredo

Fernanda Saltiel Barbosa Velloso

Gabriella Ferreira Vieira

Rayane Oliveira da Vitória

Maria Cristina Cruz

INTRODUÇÃO

A World Confederation for Physical Therapy estabelece que a avaliação fisioterapêutica é o processo pelo qual o fisioterapeuta desenvolve o raciocínio clínico a partir de dados investigados no exame do paciente/cliente. Examinar significa levantar dados da história, dos sistemas fisiológicos envolvidos e de testes e medidas específicas que se relacionam com a queixa/demanda do paciente/cliente, por meio de entrevista e de exame físico, respectivamente. O diagnóstico fisioterapêutico é resultante da avaliação fisioterapêutica, em que o fisioterapeuta identifica a presença de potenciais deficiências, limitações e restrições, além de fatores de contexto (pessoais e ambientais) que influenciam as incapacidades identificadas. Cabe ressaltar que, de acordo com o Decreto 9.640/84 e a Lei 8.856/94, o fisioterapeuta é responsável por construir o diagnóstico fisioterapêutico (cinético funcional) derivado da avaliação fisioterapêutica, além de prescrever e aplicar condutas terapêuticas, até a alta do paciente. Portanto, a abordagem a mulheres com disfunções do assoalho pélvico inicia-se necessariamente com a avaliação e o diagnóstico fisioterapêuticos dessas mulheres.

Estruturalmente, o assoalho pélvico é composto por músculos, fáscias e ligamentos que fecham a pelve inferiormente. Essas estruturas têm função de suporte para bexiga, vagina, útero e reto, além de contribuírem para o fechamento uretral, vaginal e anal (Messelink et al., 2005). DeLancey, em 1996, chamou a atenção para o fato de as deficiências estruturais e funcionais no assoalho pélvico estarem associadas a deficiências nas funções urinárias, sexuais e de defecação (DeLancey, 1996). Nesse sentido, Bump e Norton, em 1998, propuseram a seguinte classificação das disfunções do assoalho pélvico (DAP):

- Incontinência urinária (incontinência de esforço, urge-incontinência ou incontinência urinária mista)
- Incontinência fecal
- Prolapso dos órgãos pélvicos (POP)
- Anormalidades sensoriais e de esvaziamento do trato urinário baixo
- Disfunções defecatórias
- Disfunções sexuais
- Dores pélvicas crônicas.

Tradicionalmente, as DAP têm sido abordadas de maneira compartimentalizada, por uroginecologistas, coloproctologistas, e ginecologistas. Wall e DeLancey (1991) argumentam que, em vez de focar nos compartimentos da pelve, o correto seria abordar a pelve como um todo, considerando fáscias, ligamentos e músculos como um sistema combinado de suporte para todos os órgãos pélvicos.

Fundamentadas no modelo de funcionalidade e incapacidade da Organização Mundial da Saúde (OMS), acreditamos que, além de se abordarem as estruturas e funções da pelve como uma unidade, devemos abordar as mulheres com DAP, e não somente as DAP. Levando em conta a complexa interação de doença e incapacidades, deve-se considerar a mulher inserida em seu contexto biopsicossocial. Para isso, além das deficiências dos sistemas fisiológicos (p. ex., deficiências da função urinária) relacionadas à condição de saúde/doença (p. ex., incontinência urinária), é necessário considerar os demais domínios de funcionalidade da mulher, como, por exemplo, sua capacidade de realizar atividades como brincar com os filhos, pegar netos no colo e lavar louça, e sua participação social ao ir à missa ou viajar. Além desses fatores, os de contexto (pessoais e ambientais) associados às incapacidades devem ser considerados durante a avaliação de mulheres com DAP, tais como resiliência, nível de estresse no trabalho, local de moradia, etc. A partir daí, investigar as relações entre esses domínios, ou seja, entre funções/deficiências musculares do assoalho pélvico, urinárias, sexuais e de defecação, e como elas influenciam as atividades e a participação da paciente/cliente e como os fatores de contexto atuam mediando-as é fundamental durante a avaliação e o diagnóstico para se traçar a conduta fisioterapêutica efetiva (OMS/OPAS, 2003; Steiner et al., 2002).

AVALIAÇÃO FISIOTERAPÊUTICA DE MULHERES COM DISFUNÇÕES DO ASSOALHO PÉLVICO

A avaliação fisioterapêutica é composta por *entrevista, exame físico* e *exames complementares* (World Confederation for Physical Therapy). Na entrevista, dados relacionados à queixa/demanda devem ser levantados. Para isso, o fisioterapeuta deverá colher informações relacionadas ao histórico de saúde e de funcionalidade da paciente/cliente, sobre os sistemas fisiológicos envolvidos e sobre testes e medidas específicas. Também é necessário que o fisioterapeuta conheça os fatores de contexto dessa mulher, identificando barreiras e facilitadores da funcionalidade e que também operam como tal para a instituição do processo terapêutico. Conhecer essas informações torna possível ao fisioterapeuta traçar sua conduta com vistas à implementação efetiva do tratamento. Apresentamos a seguir os itens que acreditamos serem fundamentais em cada etapa da avaliação fisioterapêutica de mulheres com DAP.

Entrevista

A documentação da história de mulheres com DAP deverá incluir:

▶ Início da incontinência (ou outra DAP) e relação de sua ocorrência e gravidade com fatores desencadeadores, tais como gestação, parto, atividade física, menopausa etc.
▶ Deficiências da função urinária, como perda urinária, urgência, esvaziamento incompleto, hesitação miccional, esforço para urinar
▶ Deficiências de defecação, como esforço para evacuar e frequência evacuatória diminuída
▶ Deficiências da função sexual, como dor à penetração vaginal ou sensação de vagina larga
▶ Histórico de outras condições de saúde associadas, como infecção urinária de repetição, constipação intestinal; condições musculoesqueléticas, como lombalgias, hérnia de disco; e condições relacionadas ao sistema respiratório que provoquem aumento da pressão intra-abdominal, tais como tosse e espirro crônicos
▶ Limitações nas atividades e restrições na participação social impostas pela condição de saúde (DAP) apresentada:

mobilidade, autocuidado, tarefas domésticas, interações pessoais e relacionamentos, educação, trabalho e emprego, vida econômica, vida cívica, social e comunitária
▶ Facilitadores e barreiras decorrentes de fatores pessoais, como os psicológicos e as estratégias de enfrentamento; prática de atividade física (frequência, intensidade, tipo de atividade), sendo importante observar/documentar situações de aumento de pressão intra-abdominal
▶ Facilitadores e barreiras para o cumprimento da rotina diária de atividades pessoais, familiares, laborais etc. relacionadas, por exemplo, à disponibilidade de produtos e tecnologia, à acessibilidade no ambiente natural e transformado das cidades, ao apoio e aos relacionamentos recebidos, e ao acesso a serviços de saúde.

Para a documentação objetiva das limitações e restrições, assim como de facilitadores e barreiras, é necessário o uso de instrumentos válidos e confiáveis. No entanto, ainda não existem ferramentas específicas para mulheres com DAP investigando tais desfechos funcionais. Em nossa prática clínica, temos utilizado a Escala Funcional Específica para o Paciente (EFEP), traduzida e validada para a população brasileira (Quadro 29.1) (Costa et al., 2008). Esse instrumento é uma medida de desfecho autorrelatada pelo paciente e segue as diretrizes mais atuais das práticas em assistência à saúde. Visa documentar a mudança funcional em indivíduos com disfunções musculoesqueléticas (disfunções de joelho, radiculopatia e outras disfunções cervicais, dor lombar aguda e crônica e dor lombar de origem mecânica), mas pode ser utilizada para pessoas com diferentes níveis de funcionalidade. Apresenta validade, boa confiabilidade e responsividade em várias populações (Kowalchuk-Horn et al., 2011). Nessa escala, o paciente é solicitado a identificar três atividades importantes em seu contexto de vida que é incapaz de realizar ou apresenta dificuldades em fazê-lo devido ao problema que apresenta. Em seguida, faz-se a graduação da intensidade da limitação/restrição em uma escala numérica variando de 0 a 10, em que o valor zero (0) representa ausência de limitações/restrições e dez (10) indica incapacidade máxima decorrente da disfunção.

Antes de realizar o exame físico, a paciente deverá ser informada sobre as estruturas e funções dos músculos e órgãos pélvicos e suas relações com os seus sintomas; posteriormente, deve-se informá-la sobre os procedimentos a serem realizados e sobre como contrair os músculos do assoalho pélvico, utilizando-se figuras da estrutura dele (Figura 29.1).

Exame físico

Envolve o exame de estruturas, funções sensoriais e dor neuromusculoesqueléticas do assoalho pélvico e de áreas adjacentes, assim como das funções urinárias, sexuais e de defecação que se relacionam com as queixas/demandas apresentadas pela paciente/cliente. Para tal, devem-se utilizar testes e medidas padronizadas (*outcome measures*) que sejam válidos e confiáveis para documentar os desfechos da intervenção fisioterapêutica (*outcomes*). Segundo Fawcett (2007), medidas de desfecho são instrumentos padronizados, como testes, escalas etc., que medem com acurácia um atributo em particular de interesse do terapeuta e do paciente (desfecho) e que, espera-se, seja

Quadro 29.1	Escala funcional específica para o paciente (EFEP).										
	Hoje, há alguma atividade que você é incapaz de fazer ou tem dificuldade de realizar por causa do seu problema?										
	0	1	2	3	4	5	6	7	8	9	10
	Incapaz de realizar a atividade								Capaz de realizar a atividade como você realizava antes da disfunção		
	Atividade								Nota		
	1.										
	2.										
	3.										
	Total										

Fonte: Costa et al., 2008.

influenciado pela intervenção. Desse modo, as medidas de desfecho a serem utilizadas pelo fisioterapeuta devem *documentar a eficácia de suas intervenções e guiar as decisões clínicas, o planejamento do tratamento e a alta fisioterapêutica*. Essas medidas precisam ser clinicamente apropriadas, funcionalmente relevantes, válidas (capazes de medir o que se propõem a medir), confiáveis (com medidas consistentes ou reprodutíveis por um [*intra*] ou vários [*inter*] examinadores) e responsivas (capazes de detectar mudanças) (Fawcett, 2007). Ao mesmo tempo, devem ser medidas adequadas para serem implementadas na prática clínica, minimizando o impacto de sua tomada (tempo e energia dispendidos) tanto para o terapeuta quanto para o paciente, quando do seu registro.

Em fisioterapia para mulheres com DAP, os desfechos relevantes ainda estão sendo definidos, embora alguns já sejam consensuais, como a força dos músculos do assoalho pélvico, mensurada, por exemplo, por meio da escala de Oxford modificada ou de manômetros vaginais. Existem ainda variações na terminologia utilizada para nomear desfechos funcionais (p. ex., tônus *vs.* rigidez), assim como variações na definição conceitual e operacional desses desfechos. Assim, é fundamental que se estabeleça consenso sobre os desfechos funcionais relevantes para mulheres com DAP, sobre a terminologia

e sobre a definição conceitual e operacional desses desfechos. A International Continence Society (ICS) vem desenvolvendo, desde 2005 (Messelink et al., 2005), e mais recentemente em 2016 (Bø et al., 2016), um trabalho importante, publicando artigos sobre a terminologia para as DAP. No entanto, essa terminologia é focada em sinais e sintomas, e não representa a perspectiva funcional preconizada pela OMS. A Classificação Internacional de Funcionalidade, Incapacidade e Saúde (CIF) foi criada pela OMS para, dentre outras finalidades, estabelecer uma linguagem comum que possa ser utilizada em todo o mundo, favorecendo a comunicação entre profissionais de saúde de diferentes culturas (OMS/OPAS, 2003). Cientes da importância e necessidade de comunicação profissional para o avanço da Fisioterapia, os desfechos aqui apresentados estão de acordo com a terminologia proposta pela CIF.

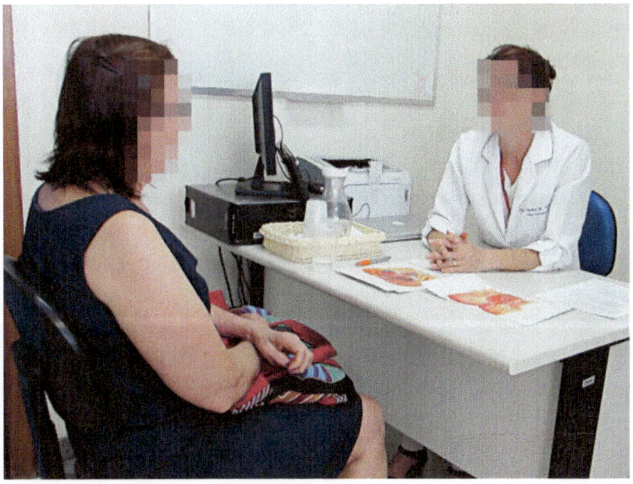

O exame físico fisioterápico da mulher com DAP deve incluir, pelo menos, a análise das seguintes estruturas e funções neuromusculoequeléticas relacionadas à postura e ao movimento:

- Exame postural com foco no alinhamento pélvico
- Palpação dos músculos lombopélvicos para detectar pontos dolorosos e deficiência de tônus muscular
- Exame da estabilidade lombopélvica
- Inspeção e palpação do assoalho pélvico para exame de suas funções musculares.

Exame postural com foco no alinhamento pélvico

Estudos recentes vêm apontando a influência do alinhamento pélvico sobre a capacidade de contração dos músculos do assoalho pélvico. Em mulheres com DAP, a pelve se movimenta mais anterior ou posteriormente em relação à postura neutra, se comparadas àquelas sem DAP, quando realizam a manobra de Valsalva (Strauss et al., 2012), sugerindo instabilidade pélvica. Além disso, tanto no repouso quanto durante atividade (tosse, Valsalva e carregamento de peso esperado e inesperado), há menor atividade eletromiográfica dos músculos do assoalho pélvico quando a pelve está em ante ou retroversão, se comparada à postura habitual (Capson et al., 2011). Esses achados sugerem que, quando a pelve está fora da postura neutra, os músculos do assoalho pélvico têm menor capacidade de realizar a contração efetiva para fechar uretra, ânus e vagina, prevenindo o escape de urina e conteúdo intestinal, e sustentando

Figura 29.1 Terapeuta informando paciente/cliente sobre as estruturas e funções dos músculos do assoalho pélvico e sua relação com os órgãos pélvicos.

os órgãos pélvicos. Portanto, ao iniciar o exame físico a partir da avaliação postural, o fisioterapeuta deve examinar o alinhamento pélvico.

Esse alinhamento deve ser observado nos planos sagital, frontal e transverso. No plano sagital (vista lateral), em uma pelve alinhada, as espinhas ilíacas anterossuperiores devem estar em linha vertical com a sínfise púbica. Se estiverem posteriores a ela, há retroversão pélvica; e, se anteriores, há anteversão pélvica. Outra maneira de proceder a essa identificação é observando-se as espinhas ilíacas posterossuperiores, que devem estar em linha horizontal com (ou um pouco mais altas que) as espinhas ilíacas anterossuperiores (Magee, 2005). Se estiverem bem mais altas (mais que 2 cm), há anteversão pélvica; e, se abaixo, há retroversão. No plano frontal, observa-se o nivelamento pélvico. Em vista anterior, as espinhas ilíacas anterossuperiores devem estar niveladas entre si. Em vista posterior, as posterossuperiores encontram-se niveladas entre si em uma pelve alinhada. Se uma delas for mais alta do que a outra, isso pode indicar, inclusive, diferença de membros inferiores, o que deve ser investigado. No plano transverso, observa-se a presença de rotação da pelve.

Palpação dos músculos lombopélvicos para detectar pontos dolorosos e deficiência de tônus muscular

A palpação deve ser realizada com a paciente em ortostatismo, para identificar pontos dolorosos. O tônus (definido como a tensão presente nos MAP quando palpados no estado máximo de relaxamento que o indivíduo consegue atingir) (Latash e Zatsiorsky, 2016) deve ser avaliado com a paciente em decúbito ventral. Deve-se palpar, ao menos, os músculos paravertebrais, os glúteos e os rotadores laterais do quadril.

Exame da estabilidade lombopélvica

Naturalmente, os músculos da região lombopélvica contribuem para a manutenção do alinhamento pélvico. Desse modo, avaliar a capacidade deles para estabilizar a pelve se faz necessário. Devem ser examinados, ao menos, os sistemas musculares superficial e profundo da região lombopélvica. De modo geral, o sistema superficial é responsável pelo controle e a orientação do movimento da coluna e compreende os músculos glúteo máximo, latíssimo do dorso, oblíquos externo e interno, adutores e quadrado lombar. O sistema profundo é responsável pela estabilização intersegmentar, que compreende os músculos multífido, transverso do abdome e do assoalho pélvico. Para maiores detalhes sobre o assunto, consultar Diane Lee (Lee et al., 2011). Os seguintes testes podem ser realizados para examinar a capacidade do sistema lombopélvico de estabilizar a pelve:

▶ Músculos latíssimo do dorso, glúteo máximo, fáscia toracolombar e multífidos: realiza-se o teste do "super-homem em 4 apoios". Este consiste em posicionar a paciente na posição quadrúpede e solicitar os seguintes movimentos: elevação e sustentação de um membro superior estendido; elevação e sustentação de um membro inferior estendido; elevação e sustentação de um membro superior e do membro inferior contralateral estendidos. Observa-se a capacidade de o indivíduo manter a postura neutra da pelve/tronco (Magee, 2005)

▶ Músculos oblíquo interno, oblíquo externo, transverso do abdome, rotadores laterais e adutores do quadril: realiza-se o teste da "ponte com uma perna esticada". A paciente posiciona-se na postura de ponte e, em seguida, retira um dos pés do apoio, estendendo o joelho, ao mesmo tempo que evita a movimentação da pelve. A observação é feita no plano transverso e visa identificar a capacidade do tronco e da pelve para suportar a demanda do torque rotacional gerado pela extensão do joelho. Estudos eletromiográficos mostram, durante esse teste, maior atividade dos extensores de coluna e quadril, além da do oblíquo externo contralateral e oblíquo interno ipsilateral ao membro inferior elevado. Portanto, a identificação de queda pélvica no plano transverso pode sugerir baixo torque de oblíquos abdominais (Andrade et al., 2012). Se o quadril do membro inferior de apoio rodar medialmente, indica deficiência de força dos rotadores laterais ipsilaterais ao membro de apoio

▶ Músculos glúteo médio, glúteo mínimo e adutores contralaterais: são avaliados por meio do teste de "Trendelenburg". A paciente, em postura ortostática com apoio bipodal, retira um pé da base de apoio, e o terapeuta observa se há queda pélvica. Em caso positivo, o teste indica deficiência da estabilização lombopélvica dada pelos músculos contralaterais à queda pélvica (Magee, 2005).

Inspeção e palpação do assoalho pélvico

É importante ressaltar que a área do assoalho pélvico é uma região íntima; por isso, deve-se observar o grau de constrangimento durante o exame, conversar com a paciente e minimizá-lo ao máximo, pois isso pode influenciar a resposta ao exame físico e também a adesão ao tratamento. Portanto, é fundamental certificar-se de que a paciente compreendeu a razão pela qual o fisioterapeuta faz a palpação do assoalho pélvico por meio do canal vaginal, explicada ao final da entrevista e antes do exame físico.

Para a inspeção e palpação (bi)digital do assoalho pélvico, pede-se à paciente que se desnude e se deite na maca, com quadris e joelhos flexionados, abduzidos e rodados lateralmente. Cobre-se a área pélvica com uma toalha/lençol. Nesta etapa do exame físico, os desfechos investigados são relativos às funções sensoriais e musculares do assoalho pélvico, conforme descrito a seguir:

▶ Realiza-se a inspeção do assoalho pélvico, solicitando que a paciente contraia os músculos do assoalho pélvico, e documenta-se a contração como: *correta* (quando se observa o deslocamento cranial do centro tendíneo do períneo), *ausente* (quando nenhum movimento do centro tendíneo do períneo é observado), *incorreta* (quando se observa o deslocamento caudal do centro tendíneo do períneo). Pode-se, ainda, observar a resposta do assoalho pélvico ao aumento brusco de pressão intra-abdominal, solicitando-se que a paciente realize uma tosse: há *contração* dos músculos do assoalho pélvico ou ocorre *deslocamento caudal* do períneo

▶ Para a palpação dos músculos do assoalho pélvico via canal vaginal, utilizam-se os dedos indicador e médio do examinador com as polpas digitais voltadas para baixo (antebraço pronado), com luva de procedimentos e lubrificante à base de água. O fisioterapeuta deve decidir se utiliza os dois dedos para palpar cada lado (como um gancho), ou um dedo em cada lado (como uma tesoura). Recomendamos testar as duas técnicas e utilizar aquela que oferece a melhor condição para identificar as estruturas e funções do assoalho pélvico em questão, desde que não alongue os músculos do assoalho pélvico para que não interfira na sua capacidade de contração, quando, então, a palpação unidigital seria mais apropriada (Messelink et al., 2005). Observe que o corpo do terapeuta não deve interferir nos movimentos de contração muscular solicitados à paciente durante o exame do assoalho pélvico. Para isso, deve-se evitar o contato com qualquer área do corpo para além da região perineal/vaginal (Figura 29.2). Deve-se, então, percorrer todo o assoalho pélvico, examinando suas estruturas e funções sensoriais (existência de cicatrizes e pontos dolorosos, percepção da paciente quanto à identificação das paredes vaginais [propriocepção]), seguido do exame das funções musculares, conforme detalhado nos Quadros 29.2 e 29.3. Para o exame dessas funções do assoalho pélvico, sugerimos o Exame das Funções Sensoriais e Musculares do Assoalho Pélvico (EFSMAP) (Quadro 29.2). Ele foi desenvolvido por nós a partir de uma extensa revisão da literatura sobre funções sensoriais e musculares do assoalho pélvico, sendo selecionadas por um painel de especialistas as funções mais relevantes para os desfechos funcionais das mulheres com DAP. Os índices de confiabilidades intra e interexaminadores para o exame de cada função foram testados (Saltiel et al., 2016) e considerados como bons e ótimos. É importante salientar que, para que os adequados índices de confiabilidade sejam obtidos pelos fisioterapeutas que utilizarão o EFSMAP, é necessário que as definições conceituais e operacionais sejam claramente compreendidas e que seja feito um treinamento dos examinadores para certificar-se de que estejam utilizando os comandos verbais adequados. Para isso, apresentamos, no Quadro 29.3, as definições conceituais e operacionais e as medidas do EFSMAP, assim como a sugestão de comandos verbais a serem utilizados. As definições apresentadas são também decorrentes de uma revisão sistemática da literatura

científica por nós realizada, considerando a literatura de referência para funções sensoriais e de músculos esqueléticos e as recomendações da ICS. As definições foram levantadas da literatura e selecionadas por uma série de especialistas da área da Saúde da Mulher (Latash e Zatsiorsky, 2016; Unger et al., 2014; Cipriani e Falkel, 2007; Messelink et al., 2005; OMS/OPAS, 2003; Laycock e Jerwood, 2001; Katz e Melzack, 1999; Turvey, 1990; Graber et al., 1981).

Exames complementares

Definem-se como exames complementares aqueles destinados a complementar os dados da entrevista e do exame físico para a confirmação das hipóteses diagnósticas. Para avaliação das funções sensoriais, das estruturas e funções musculares, urinárias, sexuais e de defecação em mulheres com DAP, o teste/instrumento a seguir pode ser utilizado.

Dor localizada

Na CIF, a dor localizada (b2802) é definida como a sensação desagradável sentida em uma ou várias partes específicas do corpo, que indica lesão potencial ou real em alguma estrutura. No caso de mulheres com DAP, é válido quantificar a intensidade da dor e/ou qualificá-la por meio de escalas numéricas, visuais ou verbais (Katz e Melzack, 1999). Em nosso serviço, temos utilizado a escala de classificação numérica (ECN), em que a paciente é instruída a graduar a intensidade de sua dor de 0 (ausência de dor) a 10 (a dor mais intensa possível). Observa-se boa confiabilidade interexaminador, mas fraca confiabilidade intraexaminador, dessa escala para avaliação do assoalho pélvico, devido ao padrão variável do desfecho da dor.

Estruturas e funções musculares do assoalho pélvico

Os instrumentos descritos a seguir podem ser utilizados para investigar as funções musculares (b730 a b749) e dos movimentos (b750-b789) das estruturas do assoalho pélvico (s620), podendo fornecer informações complementares ao exame físico do assoalho pélvico realizado por meio de inspeção e palpação. Apenas a escala de Oxford modificada (EOM) é aplicada durante a palpação vaginal para registro da função muscular sem a necessidade de equipamentos; os demais instrumentos referem-se a equipamentos. Acreditamos que devem ser usados com parcimônia, visto que envolvem custos adicionais ao diagnóstico fisioterapêutico e nem sempre adicionam informações capazes de direcionar para conduta terapêutica diversa da inicialmente proposta a partir do exame físico por meio de inspeção e palpação. É também necessário que o examinador seja experiente/treinado no manejo desses instrumentos para garantir confiabilidade das medidas. É importante ainda ressaltar que o fisioterapeuta deve ter clareza do desfecho que deseja avaliar ao utilizar testes ou instrumentos, ou seja, o foco é no desfecho e não no instrumento em si.

Escala de Oxford modificada

Laycock e Jerwood (2001) desenvolveram um sistema de graduação de força muscular do assoalho pélvico via palpação

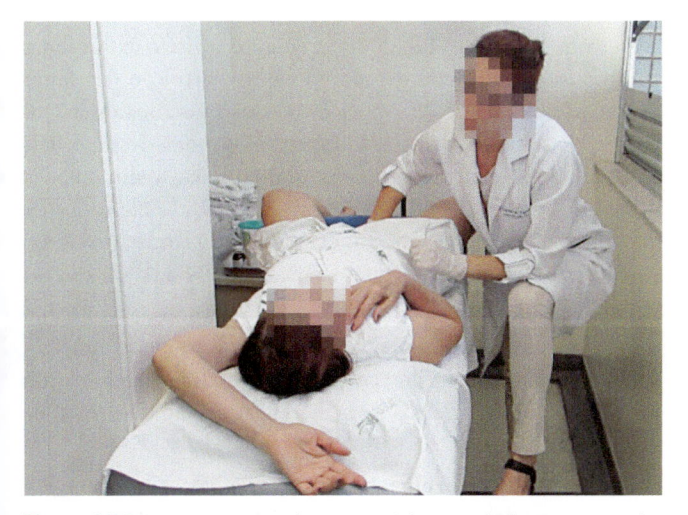

Figura 29.2 Posicionamento da paciente/cliente e do fisioterapeuta durante o exame das funções musculares do assoalho pélvico.

Quadro 29.2 Exame das Funções Sensoriais e Musculares do Assoalho Pélvico (EFSMAP).

Nome da paciente/cliente:_____

Data: _____ Examinador:_____

Posicionamento da paciente/cliente: _____

Palpação: ( ) unidigital ( ) bidigital

Inspeção

CIF b7608 Controle (capacidade de *contração*)	( ) ausente ( ) presente

Palpação

CIF b260 Função proprioceptiva	Parede anterior: ( ) ausente ( ) presente Parede lateral D: ( ) ausente ( ) presente Parede lateral E: ( ) ausente ( ) presente Parede posterior: ( ) ausente ( ) presente
CIF b28018 Dor localizada	( ) não ( ) sim D:_____ E:_____ (ECN 0 a 10)
CIF b755 Reflexo de movimento involuntário (tosse)	( ) ausente ( ) presente

CIF b7350 Tônus	D ( ) baixo E ( ) baixo
	   ( ) normal ( ) normal
	   ( ) alto ( ) alto

CIF b7608 Controle (capacidade de *contração*)	(0) ausente (1) presente
CIF b7608 Controle (capacidade de *relaxamento*)	( ) ausente ( ) parcial/lento ( ) completo ( ) NA
CIF b7300 Força	EOM: _____
CIF b7602 Coordenação dos movimentos voluntários	( ) adequada ( ) inadequada ( ) músculos: _____ ( ) NA
CIF b7408 Resistência (sustentação) CIF b7408 Resistência (repetições)	_____ seg _____ contrações ( ) NA

ECN: Escala de classificação numérica; EOM: Escala de Oxford modificada; NA: não se aplica.

vaginal denominado Escala de Oxford Modificada (EOM) (Quadro 29.4). Essa escala é a mais utilizada pelos fisioterapeutas para registro da força muscular na prática clínica e, quando comparada à manometria, as categorias da EOM discriminam adequadamente. Sua validade convergente parece ser adequada, porque diferencia entre as intensidades de 0 a 5 da contração muscular quando comparada à manometria vaginal (Quadro 29.5) (Figueiredo et al., 2010). Bø et al. (2015) criticam essa escala por fornecer apenas um valor para dois elementos da contração (oclusão e elevação). No entanto, compreendemos que esses movimentos são o produto das funções musculares, que são os desfechos clinicamente relevantes para o fisioterapeuta diagnosticar e tratar. Além disso, os dois elementos da contração – oclusão e elevação – são apontados somente no item 5 da escala. Consideramos ainda que, em termos de função muscular, essa escala avalia a força muscular do assoalho pélvico e não a capacidade de contração. Portanto, entendemos que a EOM fornece informações válidas e confiáveis para documentar a força dos músculos do assoalho pélvico, desde que seja feito o treinamento sistemático

dos avaliadores (Bø et al., 2015) antes de sua aplicação (ver Quadro 29.4) (Laycock e Jerwood, 2001).

Eletromiografia

A eletromiografia (EMG) de superfície é o registro extracelular da atividade bioelétrica gerada pela despolarização das fibras musculares (Bø et al., 2016). A EMG dos músculos do assoalho pélvico pode ser realizada usando eletrodos de superfície ou agulha. As técnicas são bastante diferentes, assim como o desconforto para o paciente e os resultados. Os eletrodos de superfície não são seletivos por causa de sua grande área de superfície. Há, basicamente, duas técnicas de EMG:

▶ Intramuscular: inserção de um fio ou eletrodo de agulha no músculo para registrar potenciais de ação da unidade motora
▶ De superfície: eletrodos colocados na pele do abdome, do períneo, de outros grupos musculares ou dentro da uretra, da vagina ou do reto.

Os eletrodos de agulhas são mais seletivos e também podem ser usados para avaliar condições neurológicas que possivelmente envolvem os músculos pélvicos. As sondas

Definições conceituais e operacionais e medidas do Exame das Funções Sensoriais e Musculares do Assoalho Pélvico (EFSMAP).

Função	Definição conceitual	Definição operacional	Escala	Comando verbal
b260 Função proprioceptiva	Função sensorial que permite sentir a posição relativa das partes do corpo (CIF–OMS/OPAS, 2003)	**Palpação (bi)digital vaginal:** examinador pressiona as paredes vaginais posterior (sobre o reto), laterais (posições 5 h e 7 h de um relógio) e anterior (sobre a uretra), e solicita que a mulher informe o sentido da pressão	**Ausente:** não identifica os sentidos da pressão – anotar qual(is) parede(s) vaginal(is) **Presente:** identifica os sentidos da pressão	*Eu vou pressionar assim (realiza pressão em uma parede vaginal) e você vai me dizer se estou pressionando para cima (apontar o sentido), para baixo (idem), para a direita (idem) ou para a esquerda (idem)*
b28018 Dor localizada	Sensação desagradável sentida em uma ou várias partes específicas do corpo, que indica lesão potencial ou real de alguma estrutura (CIF-OMS/OPAS, 2003)	**Palpação (bi)digital vaginal:** examinador exerce pressão digital sobre as paredes vaginais laterais (posições 5 h e 7 h de um relógio) e solicita que o paciente informe a presença de dor (Messelink et al., 2005). Em caso afirmativo, solicita-se que a paciente gradue a intensidade da dor (Katz e Melzack, 1999)	**Ausente:** sem relato de dor **Presente:** relata dor – anotar em qual(is) parede(s) vaginal(is) **Escala de classificação numérica** (0 a 10)	*Eu vou pressionar as paredes da sua vagina e você vai me informar se sente alguma dor ou desconforto* *Qual a intensidade da dor/desconforto?*
b7350 Tônus muscular	Tensão presente nos MAP quando palpados no estado máximo de relaxamento que o indivíduo consegue atingir (Latash e Zatsiorsky, 2016)	**Palpação digital vaginal:** examinador pressiona os ventres musculares do puborretal alternadamente à direita e à esquerda (posições 5 h e 7 h de um relógio) Manobra repetida 3 vezes após três contrações voluntárias (se possível) dos MAP (Unger et al., 2014)	**Baixo:** músculo oferece mínima resistência à pressão na linha do tônus (muito deformável ou músculo não palpável devido a atrofia muscular por hipoestrogenia) **Normal:** músculo oferece alguma resistência à pressão na linha do tônus (deformável) **Aumentado:** músculo rígido (pouco ou não deformável)	**Respire fundo, solte o ar, contraia o períneo e pare de contrair (repetir essa sequência 3 vezes). Agora solte a contração e mantenha-se tranquila enquanto eu examino*
b7608 Controle de movimentos voluntários simples (capacidade de *contração*)	Capacidade de contrair os músculos do assoalho pélvico ao comando (Graber et al., 1981)	**Inspeção e palpação (bi)digital vaginal:** o examinador observa ou sente a resposta muscular à contração (Laycock e Jerwood, 2001).	*Inspeção* **Presente:** quando se observa o deslocamento cranial do centro tendíneo do períneo **Ausente:** nenhum movimento do centro tendíneo do períneo é observado	*Respire fundo, solte o ar e contraia os músculos do períneo como se fosse segurar o xixi, evitando prender a respiração ou usar abdome, bumbum e/ou coxas, e depois pare de contrair*
b7608 Controle de movimentos voluntários simples (capacidade de *relaxamento*)	Capacidade de relaxar os músculos do assoalho pélvico sob comando após uma contração (Graber et al., 1981)	**Palpação (bi)digital vaginal:** o examinador observa ou sente a redução na tensão muscular à solicitação do relaxamento (Messelink et al., 2005)	**Ausente:** nenhum relaxamento é sentido; a contração persiste, mesmo após o comando "pare de contrair" **Parcial/lento:** os MAP não retornam ao seu estado de repouso ou o fazem lentamente **Presente:** os MAP retornam rápida e completamente ao seu estado de repouso **Atenção:** sempre que a função "Controle" na *contração* for classificada como ausente, o relaxamento não poderá ser avaliado e deve ser registrado como NA (não se aplica)	*Respire fundo, solte o ar e contraia os músculos do períneo como se fosse segurar o xixi, e depois pare de contrair*
b7602 Coordenação de movimento voluntário	Ativação dos músculos corretos em tempo e intensidade corretas para desenvolver uma ação específica (Turvey, 1990)	**Palpação (bi)digital vaginal + inspeção:** o examinador sente o aumento da tensão muscular e inspeciona o padrão respiratório e o uso de outros músculos durante a contração dos MAP: abdome, adutores de quadril e glúteos	**Adequada:** Contração dos MAP sem o uso de músculos sinergistas **Inadequada:** Contração dos MAP concomitante à contração visível de músculos sinergistas mais frequentemente observados: abdome, adutores, glúteos, respiratórios e Valsava **Atenção:** sempre que a função "Controle" na *contração* for classificada como ausente, a coordenação não poderá ser avaliada e deve ser registrada como NA (não se aplica)	*Respire fundo, solte o ar e contraia os músculos do períneo como se fosse segurar o xixi, evitando prender a respiração ou usar abdome, bumbum e/ou coxas, e depois pare de contrair*

(continua)

	Função	Definição conceitual	Definição operacional	Escala	Comando verbal
Quadro 29.3 Definições conceituais e operacionais e medidas do Exame das Funções Sensoriais e Musculares do Assoalho Pélvico (EFSMAP). (*Continuação*)					
	b755 Reflexo de movimento involuntário na tosse	Contração muscular em resposta a uma perturbação (Latash e Zatziorsky, 2016)	**Inspeção e palpação (bi)digital vaginal:** examinador sente a resposta à solicitação de uma tosse intensa (Messelink et al., 2005)	*Inspeção* Contração dos MAP; ou deslocamento caudal dos MAP *Palpação* **Ausente:** não se sente contração muscular em resposta a tosse **Tensão:** um aumento na tensão muscular é percebido, mas não evidente como uma contração muscular **Presente:** sente-se contração muscular evidente à direita e/ou esquerda da parede vaginal	*Dê uma tosse forte*
	b7300 Força muscular	Força máxima que um músculo ou grupo de músculos podem gerar a uma específica velocidade de contração (Cipriani e Falkel, 2007)	**Palpação (bi)digital vaginal:** examinador identifica a intensidade da tensão muscular gerada pela contração, assim como o deslocamento do dedo no canal vaginal (Laycock e Jerwood, 2001)	Escala de Oxford Modificada (EOM)	*Contraia os músculos do assoalho pélvico com o máximo de força que conseguir sem usar bumbum, barriga e coxas ou prender a respiração*
	b7408 Resistência muscular	Capacidade de sustentar uma contração ou realizar um número de contrações até que ocorra fadiga ou degradação do movimento (Cipriani e Falkel, 2007)	**Palpação (bi)digital vaginal:** examinador sente o tempo de sustentação da contração máxima ou próxima da máxima. Uma queda consistente e marcada da intensidade da contração e/ou o início explícito do uso de músculos sinergistas são os pontos de corte para o registro da sustentação da contração muscular (Laycock e Jerwood, 2001) **Palpação (bi)digital vaginal:** examinador sente o número de repetições da contração sustentada que a mulher é capaz de realizar. Os intervalos entre as contrações correspondem ao tempo de um ciclo respiratório (aproximadamente 4 a 5 s). O ponto de corte do número de repetições é qualquer sinal de fadiga muscular, como redução explícita da intensidade da contração, contração irregular ou relaxamento lento após a contração. Depois de identificar esses sinais, o examinador repete mais uma vez a contração, sem intervalo de repouso, para confirmar os sinais de fadiga (Laycock e Jerwood, 2001)	Segundos Número de contrações repetidas **Atenção:** sempre que a função "Controle" – capacidade de *contração* (b7608) – for ausente ou a função "Força" (b7300) for graduada como zero ou um na EOM, esta função não poderá ser avaliada e deve ser registrada como NA (não se aplica)	*Contraia os músculos do assoalho pélvico com força e mantenha essa contração pelo máximo de tempo que conseguir sem usar bumbum, barriga e coxas ou prender a respiração. Segure a contração, segure, segure* Idem ao comando anterior, acrescido de: *Pare de contrair, respire fundo, solte o ar, contraia de novo e segure, segure, segure*

*"Respire fundo": comando que objetiva direcionar o foco da mulher para o seu corpo, de modo a favorecer a percepção corporal.

Quadro 29.4	Escala de Oxford modificada.
0	Ausência de contração palpável
1	Esboço de contração
2	Percebe-se aumento de tensão sem elevação perceptível
3	Aumento da tensão muscular caracterizado por elevação do ventre muscular e da parede posterior da vagina. Observa-se visualmente movimento para dentro do períneo e do ânus
4	Aumento da tensão muscular e boa contração estão presentes e são capazes de elevar a parede posterior da vagina contra a resistência (pressão digital aplicada na parede posterior da vagina)
5	Forte resistência pode ser aplicada à elevação da parede posterior vaginal; o dedo do examinador é comprimido e sugado para dentro da vagina (como um bebê sugando dedo)

Fonte: Laycock e Jerwood, 2001.

eletromiográficas intravaginais ou intra-anais proporcionam a mesma informação (funcional) que os eletrodos de superfície. Durante uma contração voluntária dos músculos do assoalho pélvico, a intensidade do sinal eletromiográfico deve aumentar; e, quando a paciente é solicitada a sustentar a contração, pode-se observar sustentação ou até maior intensidade do sinal. Apesar de haver uma relação direta entre a intensidade do sinal eletromiográfico e a força muscular gerada, a EMG não é uma medida direta da força muscular, mas sim da atividade elétrica do músculo.

A EMG de superfície pode também ser utilizada como recurso terapêutico para fornecer *feedback* à paciente durante o treinamento muscular.

Manometria

Manômetros são instrumentos que medem pressão. A manometria vaginal possibilita o registro do valor da pressão vaginal com os músculos do assoalho pélvico em repouso e também da pressão gerada pelos músculos durante sua contração máxima (força muscular) e sustentada (resistência muscular) (Bø et al., 2016). O manômetro é conectado a um sensor de pressão inserido no canal vaginal, anal ou na uretra e registra os valores em mmHg, hPa ou cmH_2O. O equipamento Peritron® (Cardio Design, Austrália) é um manômetro

Quadro 29.5	Correspondência entre a escala de Oxford modificada (EOM) e a manometria vaginal (Peritron®) em uma coorte de mulheres primíparas 6 meses após o parto.	
	Escala de Oxford modificada escores (número de mulheres)	Pressão vaginal durante a contração voluntária máxima, média (95%IC) em cmH_2O
	0 (n = 10)	NA
	1 (n = 37)	12,24 (9,85 a 14,64)
	2 (n = 44)	20,79 (18,76 a 22,83)
	3 (n = 43)	33,02 (30,68 a 35,37)
	4 (n = 25)	43,16 (36,09 a 50,23)
	5 (n = 25)	56,28 (51,46 a 61,10)

Fonte: Figueiredo et al., 2012. IC: intervalo de confiança; NA: não avaliado.

para medida das funções musculares do assoalho pélvico que apresenta boa confiabilidade (Bø et al., 2015). É composto por uma sonda vaginal ou anal acoplada a um manômetro que registra a pressão de fechamento vaginal ou anal em cmH_2O, quantificando, indiretamente, a força dos músculos do assoalho pélvico.

Assim como a EMG de superfície, a manometria vaginal pode ser utilizada como recurso terapêutico para fornecer *feedback* à paciente durante o treinamento muscular.

Dinamometria

Dinamômetro é o instrumento que mede a força muscular de maneira direta, em newtons. A medida de força dos músculos do assoalho pélvico durante a contração é realizada utilizando-se um espéculo conectado a células de carga (dinamômetro), que é inserido no canal vaginal. O procedimento para mensuração da força muscular com dinamometria deve respeitar a abertura vaginal máxima possível sem induzir desconforto, de modo a não influenciar a validade da medida. Apesar de serem instrumentos com bons índices de confiabilidade e serem utilizados em pesquisas, não estão disponíveis comercialmente (Bø et al., 2015).

Ultrassonografia para exame dos músculos do assoalho pélvico e descenso de órgãos pélvicos

Trata-se de métodos de diagnóstico por imagem que têm sido bastante utilizados em pesquisas, mas muito menos na prática clínica. As técnicas de ultrassom (US) translabial, transperineal e transabdominal foram desenvolvidas como ferramentas com o propósito de avaliar as estruturas que compõem o assoalho pélvico e, por meio do deslocamento e do volume delas, documentar indiretamente as funções musculares. O US 3D e 4D tem possibilitado o exame de imagem em tempo real no momento do efeito de manobras como tosse, Valsalva e contração muscular do assoalho pélvico em qualquer plano. Algumas das estruturas investigadas que representam a função muscular do assoalho pélvico são a posição e o deslocamento do colo vesical em relação à sínfise púbica e dos órgãos pélvicos, a espessura dos músculos levantadores do ânus e abdominais, e as dimensões do hiato genital em situações de contração e relaxamento dos músculos do assoalho pélvico, Valsalva e tosse. Essas técnicas de US demonstraram boa correlação a manometria vaginal e palpação. O US anal é utilizado para detectar deficiências estruturais no esfíncter anal decorrentes, por exemplo, do parto vaginal (Bø et al., 2015).

Além disso, é possível utilizar o US como recurso terapêutico (*biofeedback*) para informar, educar a paciente acerca da contração correta e reabilitar suas funções musculares, aumentando sua percepção corporal. No entanto, a disponibilidade de outros recursos de menor custo e mais simples de serem utilizados parece limitar seu uso para fins terapêuticos.

Ressonância magnética

A ressonância magnética (RM), um exame relativamente recente para o assoalho pélvico, tornou-se a principal modalidade de diagnóstico das estruturas dele. O detalhamento das informações oferecidas possibilita o desenvolvimento de modelos para diferentes investigações, tais como informações sobre os efeitos das lesões relacionadas ao parto (Bø et al., 2016). Acredita-se que muito poderá se avançar a partir das informações obtidas por essa técnica.

A RM dinâmica pode ser usada para observar o movimento pélvico durante a manobra de Valsalva, o processo defecatório e a contração dos músculos do assoalho pélvico. Pode ainda ser utilizada para a detecção de POP (Messelink et al., 2005).

Pelvic Organ Prolapse Quantification

O Pelvic Organ Prolapse Quantification (POP-Q) é um sistema de mensuração que investiga estruturas do assoalho pélvico (s620) e auxilia clinicamente no diagnóstico e na quantificação dos POP em mulheres. Há dois sistemas de mensuração, o POP-Q e o POP-Q simplificado, ambos validados (Bump et al., 1996; Swift et al., 2006; Parekh et al., 2011). Para a mensuração dos prolapsos por via vaginal, é preciso usar uma régua estreita como um abaixador de língua, com marcações em centímetros (0 a 12 cm são suficientes), lubrificante líquido e luvas de procedimento. No sistema POP-Q são mensurados, em centímetros, nove pontos, sendo dois na parede anterior da vagina (pontos Aa e Ba), três na parede superior (comprimento total vaginal [TVL], C e D) e dois na parede posterior (ApeBp), tendo como referência o hímen. Os valores podem ser positivos (quando acima do hímen) ou negativos (abaixo do hímen), com o plano do hímen sendo definido como o ponto 0 (zero). Os outros dois pontos são medidos externamente: o hiato genital (GH), que é medido da metade do meato uretral externo até a margem posterior do hímen; e o corpo perineal (PB), mensurado da margem posterior do hímen à metade da abertura anal. Todos os pontos são medidos durante esforço (tosse, Valsalva), com exceção do TVL na posição de litotomia. Posteriormente, é feito o estadiamento do POP em estágios: 0 (sem prolapso); I (a porção mais distal do prolapso está mais de 1 cm acima do nível do hímen); II (a porção mais distal do prolapso está entre 1 cm acima e 1 cm abaixo do hímen); III (a porção mais distal do prolapso está mais de 1 cm abaixo do hímen, mas menos do que 2 cm do TVL); IV(eversão completa ou eversão pelo menos 2 cm ou mais do que o TVL) (Haylen et al., 2016).

O POP-Q simplificado é na escala ordinal de estadiamento descrita antes, porém, são mensurados apenas quatro pontos. O ponto Ba é na parede vaginal anterior (estimado em torno de 3 cm das carúnculas himenais em mulheres sem nenhum descenso de órgãos pélvicos); o ponto Bp, na parede posterior (3 cm das carúnculas himenais); o ponto C é na cérvice uterina; e o ponto D, no fórnix posterior da vagina (em mulheres não histerectomizadas; nas histerectomizadas corresponde ao ponto C). Nesse sistema, não há estágio 0 (zero), pois ele é combinado com o estágio I. Para mais detalhes de mensuração do POP-Q e do POP-Q simplificado, consultar referência específica (Haylen et al., 2016; Parekh et al., 2011; Swift et al., 2006; Bump et al., 1996).

Funções urinárias

Na CIF, as *funções urinárias* (b620) são definidas como as funções de eliminação da urina da bexiga urinária; ainda relevantes ao fisioterapeuta são as *sensações associadas às funções urinárias* (b630). Cabe ao fisioterapeuta, portanto, examinar:

- Continência (b6202)
- Urgência (b630)
- Frequência (b6201)
- Sensação de esvaziamento incompleto (b630).

Essas funções podem ser mensuradas por meio dos seguintes testes válidos e confiáveis: *International Consultation on Incontinence Questionnaire – Short Form* (ICIQ-SF) (continência e urgência), teste do absorvente 24 h (deficiência de continência: quantidade de perda urinária), e diário miccional (frequência).

Teste do absorvente

O teste do absorvente (*pad test*) é um instrumento que viabiliza a detecção e a quantificação da perda de urina, independentemente da causa da incontinência urinária. Baseia-se no peso dos absorventes usados durante um período preestabelecido em condições também preestabelecidas. Portanto, ele é indicado para medida da gravidade da incontinência urinária, ou seja, da quantidade de urina perdida. O teste pode ser realizado com durações distintas (menos de 1 h, 1 h, 24 h e 48 h). Os mais utilizados são os de 1 h e 24 h, sendo este último o que apresenta melhores índices de confiabilidade. No teste de 24 h, a paciente/cliente é instruída a fazer uso de absorventes previamente pesados pelo terapeuta e é orientada a manter sua rotina diária, podendo trocar os absorventes sempre que considerar necessário. Cada protetor, depois de utilizado, deve ser guardado em saco plástico bem vedado e, posteriormente, pesado em balança de precisão. Figueiredo et al., em 2012, realizaram um estudo para documentar a umidade vaginal em mulheres brasileiras continentes e identificar se as variáveis atividade física, menopausa e reposição hormonal influenciaram sua quantidade. Os resultados indicaram que a mediana da umidade vaginal das mulheres continentes brasileiras é de 4,4 g. Portanto, se o peso total dos absorventes utilizados durante o teste de 24 h for maior do que 4,4 g em mulheres com incontinência urinária, indicará objetivamente a quantidade de escape de urina, devendo, portanto, ser utilizado como valor de referência para análise do grau e da gravidade da incontinência urinária (Figueiredo et al., 2012). Trata-se de um teste recomendado pela ICS, pois mensura objetivamente a quantidade de urina e, consequentemente, a gravidade da incontinência urinária. Além disso, é um teste bastante sensível para detectar o efeito do tratamento.

Diário miccional

A ICS sugere que os dados relativos às funções urinárias sejam documentados por meio do preenchimento de um diário miccional (DM), também descrito como diário vesical ou gráfico frequência/volume, realizado em um período de 24 ou 48 h. É um instrumento de fácil reprodutibilidade (Bø et al., 2016), em que a paciente deve anotar, por um período de 24 ou 48 h, a hora e o volume da urina, as situações de urgência e/ou perdas urinárias, além de horário, volume e tipo de líquido ingerido. O DM fornece ao examinador os seguintes dados:

- Volume total urinado
- Volume médio urinado
- Volume mínimo urinado
- Volume total de líquido ingerido
- Frequência miccional em 24 h
- Frequência miccional noturna
- Número de perdas urinárias.

Não há um DM padrão para a coleta de informações relativas às funções urinárias. Os dados a serem solicitados à paciente/cliente dependem da relevância das informações para a paciente em questão e da exequibilidade de aplicação do instrumento. A depender do serviço em que o DM é utilizado, o analfabetismo pode ser comum e funcionar como barreira para a aplicação de um instrumento com informações mais elaboradas. Portanto, cada fisioterapeuta deve adequar o DM à sua realidade.

International Consultation on Incontinence Questionnaire – short form (ICIQ-SF)

Compreender a dimensão da interferência da doença na funcionalidade da mulher ajuda o fisioterapeuta a direcionar o tratamento para o que é mais significativo no seu contexto de vida. Assim, os questionários de qualidade de vida específicos para as DAP são úteis para se obterem essas informações. Na prática clínica, deve-se considerar a utilização de instrumentos que sejam, ao mesmo tempo, válidos e confiáveis para documentar o impacto da doença na qualidade de vida da paciente, e de simples aplicação. Para mulheres com incontinência urinária, o ICIQ-SF é autoadministrável e tem a finalidade de avaliar o impacto da incontinência urinária na qualidade de vida e qualificar a perda urinária. É composto de quatro questões sobre frequência, gravidade e impacto da incontinência urinária, e mais oito itens de autodiagnóstico sobre causas/situações de perda urinária experimentadas pelas pacientes. A pontuação varia de 0 (zero) a 21 pontos, sendo a pontuação maior relativa a pior qualidade de vida. O questionário foi traduzido e validado para o português brasileiro e apresenta bons índices de confiabilidade teste-reteste e validade de constructo e concorrente, satisfatórios quando comparados ao *King's Health Questionnaire* (Tamanini et al., 2004).

Estudo urodinâmico

Trata-se de exame diagnóstico realizado pelo médico para o estudo das funções do trato urinário baixo e compreende a investigação de urofluxometria, resíduo pós-miccional, cistometria, estudo de fluxo-pressão, avaliação da função uretral (medida de pressão uretral) e pressão de perda abdominal/Valsalva/tosse/detrusora (LPP, *leak point pressure*) (Rosier et al., 2016). O estudo de fluxo-pressão informa sobre a possibilidade de obstrução infravesical e hiper ou hipoatividade detrusora, informações que podem ser complementadas com a interpretação do resíduo pós-miccional elevado em relação ao volume urinado (porcentagem urinada – *Void*%). Os valores obtidos durante a mensuração da LPP podem informar sobre quais estruturas da

bexiga e da uretra possivelmente se encontram deficientes (hipermobilidade do colo vesical ou deficiência esfincteriana intrínseca) e contribuem para a incontinência urinária. O estudo urodinâmico é, portanto, um exame que torna possível diagnosticar o tipo de incontinência urinária (Rosier et al., 2016), realizado por médicos, uma vez que diagnostica condição de saúde.

Funções sexuais

Na CIF, as *funções sexuais* (b640) são definidas como funções mentais e físicas relacionadas com o ato sexual, incluindo as fases de excitação, de platô, orgásmica e de resolução. Essas funções podem ser mensuradas por meio do *female sexual function index* (FSFI), um questionário desenvolvido para ser autoaplicado e que se propõe a mensurar a resposta sexual feminina nos seguintes domínios (fases ou componentes da resposta sexual): desejo e excitação sexual, lubrificação vaginal, orgasmo, satisfação sexual e dor. Sua pontuação varia de 2 a 36 pontos, com fatores de ponderação para cada um dos domínios que compõem o questionário. A pontuação maior representa melhor qualidade de vida com relação à função sexual. Foi traduzido e adaptado transculturalmente para o português brasileiro e é válido para avaliação da resposta sexual em mulheres brasileiras (Thiel et al., 2008).

Funções de defecação

Na CIF, as *funções de defecação* (b525) são definidas como funções de eliminação de resíduos e alimentos não digeridos, tais como: fezes e funções relacionadas, incluindo as de eliminação, consistência fecal e frequência de defecação; continência fecal, flatulência; deficiências como obstipação, diarreia, fezes líquidas e incompetência ou incontinência do esfíncter anal. A gravidade da incontinência anal pode ser mensurada por meio da escala de Wexner, traduzida e validada para a população brasileira em 2016 (Fonseca et al., 2016). Deficiências relacionadas a eliminação de fezes, consistência e frequência podem ser mensuradas pelos critérios de ROMA III (Longstreth et al., 2006) para constipação intestinal funcional. Além disso, o *fecal incontinence quality of life* (FIQL), traduzido e adaptado transculturalmente para a população brasileira em 2004 por Yusuf et al. é um instrumento para mensurar o impacto da incontinência anal na participação social e a qualidade de vida da paciente/cliente. Tem 29 perguntas, divididas em quatro domínios: estilo de vida, comportamento, depressão e constrangimento. Nessa escala, quanto maior a pontuação, melhor a qualidade de vida em relação à incontinência anal. Apresenta validade de constructo e discriminativa, além de bons índices de confiabilidade intra e interexaminador (Yusuf et al., 2004).

A seguir, apresentamos a ficha de avaliação utilizada no Serviço de Fisioterapia para Disfunções do Assoalho Pélvico do Hospital das Clínicas da UFMG (Quadro 29.6). Cabe destacar que ela foi desenvolvida para atender as demandas daquele serviço, envolvido em atividades assistenciais, mas também de ensino e pesquisa. Cada fisioterapeuta deve organizar as informações conforme a realidade do serviço em que está inserido.

Quadro 29.6

Ficha de avaliação fisioterapêutica para mulheres com disfunções do assoalho pélvico.

Avaliação Fisioterapêutica | Mulheres com disfunções do assoalho pélvico

Data da avaliação: ____/____/____ Avaliador:_____ Motivo da alta: _____

Nome:_____ DN:____/____/____ Idade:_____

Cartão SUS:_____Número HC:_____Tel.:_____

Estado matrimonial: (1) solteira (2) casada (3) união estável (4) separada (5) viúva

Escolaridade: (1) analfabeta ou sabe escrever o nome (2) alfabetizada:_____ anos estudados   Ocupação: _____

Clínica médica:_____ **Médico responsável:**_____

Diagnóstico clínico: _____

Entrevista

Queixa principal:

Início dos sintomas:

HP

Cirurgias pelvicoabdominais prévias? (0) não (1) sim
Qual(is): _____

_____

(Mulher)

História obstétrica: G_____PC_____PN_____A_____   Maior RN:_____g
Episiotomia: (0) não (1) sim (2) não sabe
Fórceps: (0) não (1) sim (2) não sabe
Lacerações: (0) não (1) sim (2) não sabe
Aumento de peso durante a gestação: (1) não sabe (2) sabe
Quanto?_____ kg
DAP durante gestação? (0) não (1) sim
Qual? (1) IUE (2) IUU (3) IUM (4) IA (5) POP (6) DPC (7) Constipação intestinal
DAP pós-parto? (0) não (1) sim
Qual? (1) IUE (2) IUU (3) IUM (4) IA (5) POP (6) DPC (7) Constipação intestinal
Menopausa: (0) não (1) sim
Idade de início? _____ Reposição hormonal: (0) não (1) sim

HF

Funções urinárias

Sintomas de obstrução urinária: (0) não (1) sim: (2) esvaziamento incompleto (3) esforço para urinar (4) jato urinário fraco (5) gotejamento pós-miccional (6) hesitação miccional
Noctúria: (0) não (1) sim
Nº de vezes:_____ Enurese noturna: (0) não (1) sim

Perda urinária ao esforço? (0) não (1) sim
Situações de perda: (1) tosse (2) espirro (3) riso (4) correr (5) pular (6) atividade sexual (7) carregar peso (8) mudar de decúbito (9) subir/descer escadas (10) emoção (11) água/frio (12) outras:_____

Urgência: (0) não (1) sim
Urge-incontinência: (0) não (1) sim

Perda acontece em: (0) gotas (1) jato (2) completa
Uso de protetor? (0) não (1) sim
Tipo:_____ Quantidade:_____ dia

Funções de defecação

Frequência evacuatória: _____/semana; _____/dia
Esforço para evacuar? (0) não (1) sim

Sintomas de obstrução evacuatória? (0) não (1) sim
Sensação de esvaziamento incompleto? (0) não (1) sim

Perda involuntária de fezes? (0) não (1) sim
Percepção da perda? (0) não (1) sim
Soiling? (0) não (1) sim

Perda involuntária de flatos? (0) não (1) sim
Percepção da perda? (0) não (1) sim

(continua)

Quadro 29.6

Ficha de avaliação fisioterapêutica para mulheres com disfunções do assoalho pélvico. (*Continuação*)

Situações de perda fecal: (1) tosse (2) espirro (3) riso (4) correr (5) pular (6) atividade sexual (7) carregar peso (8) mudar de decúbito (9) subir/descer escadas (10) emoção (11) outras:_____

Uso de protetores? (0) não (1) sim
Tipo:_____ Quantidade: _____dia

Percepção (desejo de defecação e distinção fezes/gases)? (0) não (1) sim

Alimentação:_____

Funções sexuais

(Mulher): apresenta atividade sexual? (0) não (1) sim.
Dor durante relação sexual? (0) não (1) sim
EVA: _____.
Gases vaginais? (0) não (1) sim

Obs.:

Estrutura do assoalho pélvico: sensação de bola na vagina? (0) não (1) sim.
Sensação de peso na vagina? (0) não (1) sim

Outras condições de saúde (infecção urinária, lombalgias, hérnia de disco, tosse crônica, alergias respiratórias, HAS, diabetes etc.):

Limitações e restrições (atividades e participação):

Escala funcional específica para o paciente

Hoje, há alguma atividade que você é incapaz de fazer ou tem dificuldade de realizar por causa do seu problema?

0	1	2	3	4	5	6	7	8	9	10

Incapaz de realizar a atividade   **Capaz de realizar a atividade como você realizava antes da disfunção**

Atividade   **Nota**

1

2

3

Total:

Medicações de uso regular:

Hábitos de vida
Ingestão líquida diária: _____
Tabagismo (0) não (1) sim
Nº Cigarros/dia:_____
Ingestão de bebida alcoólica: (0) não (1) social (2) diário
Ingestão de cafeína: (0) não (1) sim
Quantidade:_____
Ingestão de bebidas/alimentos cítricos: (0) não (1) sim
Quantidade:_____
Bebidas com gás: (0) não (1) sim
Quantidade:_____

Atividade física regular: (0) não (1) sim
Qual:_____ Freq/semana:_____ Há quanto tempo:_____

Facilitadores e barreiras decorrentes de fatores pessoais e ambientais:

Exame físico
Peso:_____ Altura: _____ IMC: _____

Alinhamento pélvico:

Plano frontal

EIAS: EIPS: Cristas ilíacas: Subtalar neutro:

Ombros:

Plano sagital

Neutra (1) retroversão (2) anteversão (3) antepulsão

Curvatura lombar: (0) fisiológica (1) hiperlordose (2) retificada

Curvatura torácica: (0) fisiológica (1) hipercifose (2) retificada

(*continua*)

Quadro 29.6

Ficha de avaliação fisioterapêutica para mulheres com disfunções do assoalho pélvico. (*Continuação*)	
Curvatura cervical: (0) fisiológica (1) hiperlordose (2) retificada	
Plano transverso	
Rotações pélvicas:	
ausente (1) p/ direita (2) p/ esquerda	
Medidas:	
Comprimento de membros (EIAS-maléolo medial): D: _____ cm E: _____ cm	
Rigidez de RE (30° < rigidez aumentada; 40° > rigidez diminuída, 30° a 40° rigidez fisiológica): D: _____ E: _____	
Palpação	
Cicatriz região pélvica/abdominal: (0) não (1) sim Obs.: _____	
Tônus: Piriforme: (0) normotônico (1) hipotônico (2) hipertônico, lado(s) _____ Paravertebrais: (0) normotônico (1) hipotônico (2) hipertônico, lado(s) _____ **Dor:** Piriforme: (0) não (1) sim, lado(s) _____ Paravertebrais: (0) não (1) sim, lado(s)_____	
Diástase abdominal: supraumbilical:_____ dedos; infraumbilical:_____ dedos	
Funções musculares:	
Estabilização lombopélvica	
*Super-homem em quatro apoios: (0) mantém postura neutra de pelve/tronco (1) não mantém postura neutra de pelve/tronco: Descrever:	
*Ponte com extensão unilateral de joelho: (0) sem queda pélvica (1) queda pélvica p/ direita (2) queda pélvica p/ esquerda Rotação medial do quadril do membro inferior de apoio? (3) não (4) sim	
*Sinal de Trendelenburg: (0) estabilizou (1) queda pélvica direita no apoio unipodal esquerdo (2) queda pélvica esquerda no apoio unipodal direito	
Exame das Funções Sensoriais e Musculares do Assoalho Pélvico (EFSMAP)	
EFSMAP	
Posicionamento	(1) supino apoio MMII no rolo (2) supino (3) litotomia (4) lateral direito (5) lateral esquerdo (6) de pé (7) supino flex. MMII sem rolo
Palpação	(1) unidigital (2) bigital
Inspeção Capacidade de contração (CIF b7608)	(0) ausente (1) presente
Palpação Função proprioceptiva (CIF b260)	Parede anterior: (0) ausente (1) presente Parede lateral D: (0) ausente (1) presente Parede lateral E: (0) ausente (1) presente Parede posterior: (0) ausente (1) presente
Dor localizada (CIF b28018)	(0) não (1) sim D:_____ E:_____ (Escala de Classificação Numérica de 0 a 10)
Reflexo de movimento involuntário na tosse (CIF b755)	(0) ausente (1) presente (2) tensão
Tônus (CIF b7350)	D (1) baixo (2) normal (3) alto Dietz:_____
Controle (capacidade de contração) (CIF b7608)	(0) ausente (1) presente (2)
Controle (capacidade de relaxamento) (CIF b7608)	(0) ausente (1) completo (2) parcial/lento (3) NA
Coordenação (CIF b7602)	(1) adequada (2) inadequada: músculos:_____ (3) NA

(continua)

Quadro 29.6 Ficha de avaliação fisioterapêutica para mulheres com disfunções do assoalho pélvico. (*Continuação*)

Força (CIF b7300)	EOM:_____
Resistência (sustentação) (CIF b7408)	_____ s (1) NA
Resistência (repetições) (CIF b7408)	_____ contrações (1) NA

Exames complementares

Manometria vaginal (Peritron®)

Repouso

Força (b7300) CVM (cmH$_2$O)

Resistência (contração mantida a 60% da CVM [duração]

POP-Q:_____

Aa (+3 – 3) cm		Ba (+3 – 3) cm
GH cm	Pb cm	C cm
AP (+3 – 3) cm	Bp (+3 – 3) cm	TVL cm
Diário miccional:		D cm

Pad Test-24h: ICIQ-SF:

Diário intestinal:

FIQL: ROMA III:

FSFI:

Outros:

Diagnóstico fisioterapêutico

Deficiências:

Limitações:

Restrições:

Fatores contextuais (ambientais e pessoais):

Objetivos do tratamento:

Condutas:

Assinatura do avaliador:

CONSIDERAÇÕES FINAIS

A avaliação e o diagnóstico fisioterapêuticos são passos fundamentais para que o efetivo tratamento seja realizado. É importante ressaltar que o fisioterapeuta avalia a paciente/cliente considerando os fatores biopsicossociais que envolvem sua funcionalidade/incapacidade, e não a doença/condição de saúde. Assim, o diagnóstico a ser realizado é da funcionalidade/incapacidade específica de cada paciente/cliente, o que possibilitará o desenvolvimento do raciocínio clínico e o consequente tratamento fisioterapêutico específico para cada paciente/cliente, de modo a promover sua funcionalidade sob aspectos relativos ao movimento humano em todas as suas dimensões. Portanto, a efetiva abordagem fisioterapêutica vai muito além do tratamento da doença por meio de recursos físicos. Acreditamos que a abordagem focada na funcionalidade humana contribui em muito para o efetivo tratamento de mulheres com DAP e para a inserção do fisioterapeuta na equipe interdisciplinar.

Para demonstrar o processo de avaliação fisioterapêutica de mulheres com DAP, apresentamos dois casos clínicos vivenciados em nossa prática clínica. Trata-se de duas mulheres com a mesma condição de saúde (incontinência urinária mista), mas com diferentes impactos na funcionalidade, provavelmente em razão dos fatores pessoais que as distinguem.

CASOS CLÍNICOS

✔ Caso 1

H.C.R., 45 anos de idade, casada, empresária, procurou o serviço de Fisioterapia para Saúde da Mulher com encaminhamento do urologista, que diagnosticou incontinência urinária mista. Na entrevista, H.C.R. relatou ter perda urinária quando faz atividade física, principalmente quando corre em velocidade superior a 10 km/h, pula corda e faz agachamentos com peso percebido como muito intenso. Também relata perda urinária em pequena quantidade quando está chegando em casa (entrando no elevador ou colocando a chave na porta para entrar), principalmente quando está com a bexiga cheia. Procura usar roupas escuras para se exercitar, às vezes usa absorvente, vai com frequência ao banheiro para manter a bexiga vazia. Evita tomar muita água.

Histórico obstétrico: uma gestação com parto via cesárea, há 4 anos. O peso do recém-nascido foi de 3,5 kg, e o peso corporal aumentou 14 kg durante a gestação, sem episódios de incontinência urinária/anal nem infecção do trato urinário inferior. Há história de dois episódios de infecção urinária no último ano; nega queixas relativas às funções dos sistemas musculoesquelético, gastrintestinal, sexual, respiratório e cardiovascular. Não faz uso de medicamento regularmente. Relata sentir-se preocupada com o futuro e incomodada em ter tomado antibiótico 2 vezes por causa da infecção urinária.

Os principais achados ao exame físico foram:

▸ Índice de massa corporal (IMC): 20,5 kg/m²
▸ Pelve retrovertida; protrusão abdominal; diástase supraumbilical de 4 cm
▸ Teste de estabilidade pélvica positivo para ponte com uma perna esticada
▸ Inspeção dos músculos do assoalho pélvico: contração visível deles, com deslocamento caudal durante a tosse
▸ Palpação bidigital dos músculos do assoalho pélvico: tônus baixo bilateralmente; ausência de dor, mas relata sentir-se constrangida com o exame; contração presente, sinergia com abdominais e músculos respiratórios; relaxamento parcial/lento; contração dos músculos do assoalho pélvico na tosse ausente; força grau 2; resistência de 3 s.

Os exames complementares apontaram:
▸ Estudo urodinâmico: LPP = 72 cm H_2O
▸ Teste do absorvente 24 h: 30 g

▸ Diário miccional: frequência urinária em 24 h: 9 vezes; frequência urinária noturna: 1 vez; capacidade vesical média (CVM): 210 mℓ; ingestão líquida: 1.700 mℓ; sem substâncias vesicais irritantes; dois episódios de perda e urgência urinária
▸ ICIQ-SF: 8 pontos.

A partir dos dados da avaliação fisioterapêutica apresentados, deve-se concluir sobre o diagnóstico fisioterapêutico, identificando as deficiências, limitações e restrições, assim como os facilitadores e as barreiras relativos aos fatores contextuais (pessoais e ambientais). Um codificador da CIF pode ser indicado para cada incapacidade identificada, demonstrando claramente todas as incapacidades diagnosticadas. Na Figura 29.3, está ilustrado o diagnóstico fisioterapêutico da paciente/cliente em questão distribuído no diagrama da CIF, para facilitar sua visualização dentro dos domínios de funcionalidade. Na Figura 29.4 demonstramos *como* as informações descritas no quadro da CIF podem ser utilizadas para o desenvolvimento do raciocínio clínico, elaborado por meio de mapa conceitual, e consequente prescrição do tratamento fisioterápico. As cores representam os domínios de funcionalidade.

✔ Caso 2

M.C.S., 44 anos de idade, casada, faxineira, procurou serviço de Fisioterapia para Saúde da Mulher com encaminhamento do urologista, que diagnosticou incontinência urinária mista.

Na entrevista, M.C.S. relatou ter perda urinária quando brinca com os filhos de correr na rua, empurrar na bicicleta e pegar no colo. Relata, também, perda urinária ao lavar louça e roupa, e durante a relação sexual. Usa roupas escuras para trabalhar, vai com muita frequência ao banheiro. Evita tomar muita água.

Histórico obstétrico: quatro gestações; todos os partos por via vaginal, sendo o último filho há 5 anos; 3,7 kg foi o peso do recém-nascido; aumento de 12 kg do peso corporal durante as gestações; episódios de incontinência urinária durante a última gestação; sem infecção do trato urinário inferior; evacuação 3 a 4 vezes/semana. Sente dor lombar. Nega demandas relativas às funções dos sistemas respiratório e cardiovascular. Não faz uso de medicamento regularmente. Relata sentir-se triste por não poder brincar com os filhos na rua ao chegar em casa do trabalho e ter que evitar pegá-los no colo. Fica constrangida em relação ao marido devido à perda urinária durante relação sexual; às vezes a evita por causa disso.

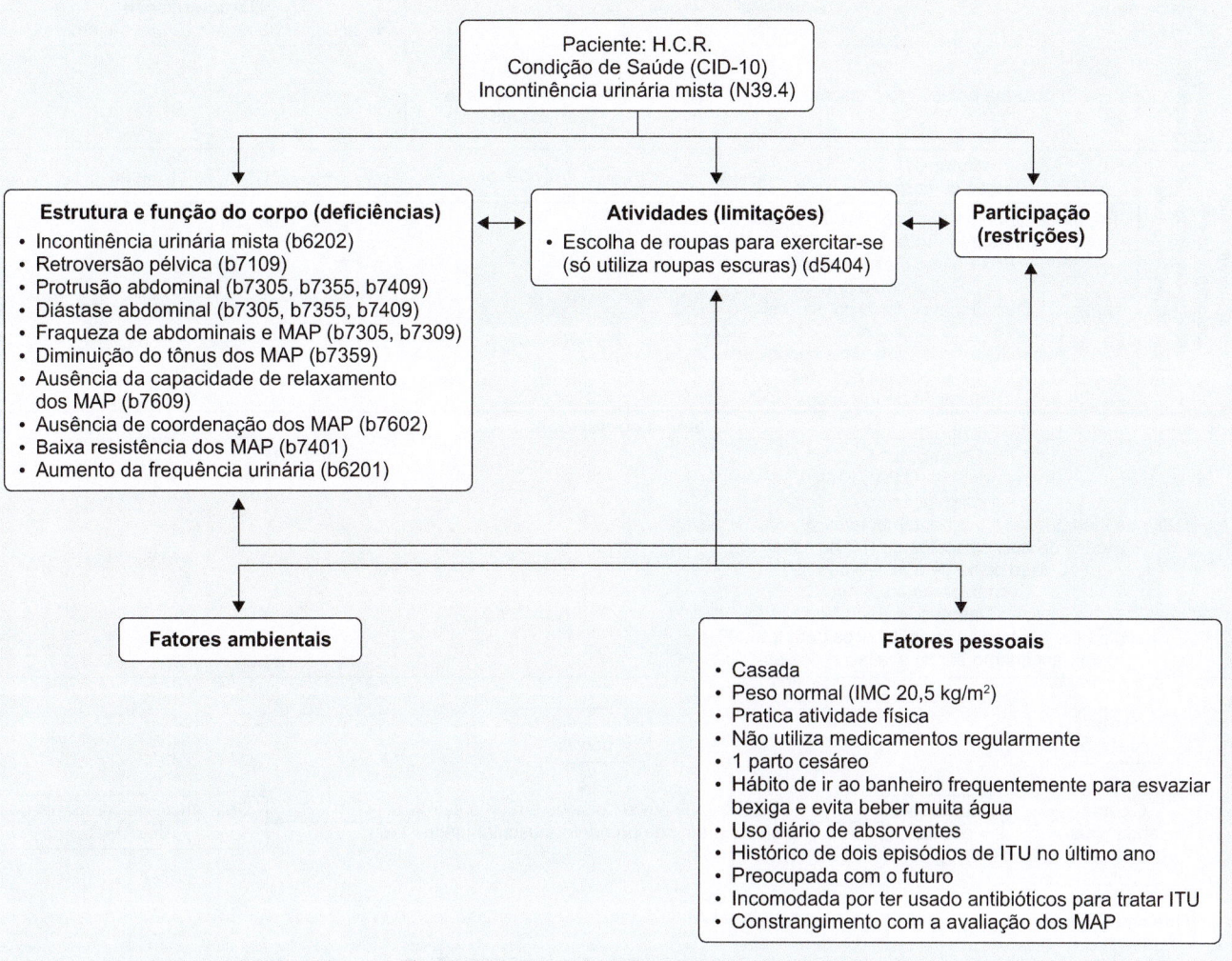

Figura 29.3 Diagnóstico fisioterapêutico de H.C.R.

Os principais achados ao exame físico foram:

▶ IMC: 22,7 kg/m²

▶ Pelve anterovertida; tônus alto de músculos paravertebrais em nível lombar

▶ Teste de estabilidade pélvica positivo para ponte com uma perna esticada: fraqueza muscular de rotadores laterais de quadril e glúteo máximo bilateralmente

▶ Inspeção dos músculos do assoalho pélvico: contração visível deles, sem deslocamento caudal durante a tosse

▶ Palpação bidigital dos músculos do assoalho pélvico: tônus alto à esquerda, com ponto de dor (ECN = 4); contração presente, sem sinergias; relaxamento parcial/lento; força grau 3; resistência de 6 s.

Os exames complementares apontaram:

▶ Teste do absorvente 24 h: 90 g

▶ DM: frequência urinária em 24 h: 13 vezes; frequência urinária noturna: 1 vez; CVM: 138 mℓ; ingestão líquida: 1.800 mℓ; toma cerca de nove cafezinhos em 24 h; três episódios de perda e urgência urinária

▶ ICIQ-SF: 14 pontos

▶ ROMA III: esforço evacuatório, frequência evacuatória de 2 vezes e sensação de esvaziamento incompleto

▶ FSFI: 15 pontos.

Nas Figuras 29.5 e 29.6, é possível verificar todas as informações referentes à paciente do caso clínico 2.

Os casos clínicos 1 e 2 demonstram a complexa rede de interação dos domínios de funcionalidade, e como eles podem ser mediados ou moderados por fatores pessoais e ambientais, determinando, para uma mesma condição de saúde, diagnósticos fisioterapêuticos distintos e, consequentemente, abordagens fisioterapêuticas diferentes. O fisioterapeuta deve ter em mente, portanto, que o tratamento efetivo de mulheres com DAP demanda muito mais do que a simples seleção de recursos terapêuticos com eficácia comprovada por estudos de alto nível de evidência. Avaliar, diagnosticar e desenvolver o raciocínio clínico centrado na funcionalidade de cada paciente/cliente é determinante para a efetiva abordagem fisioterapêutica a mulheres com DAP.

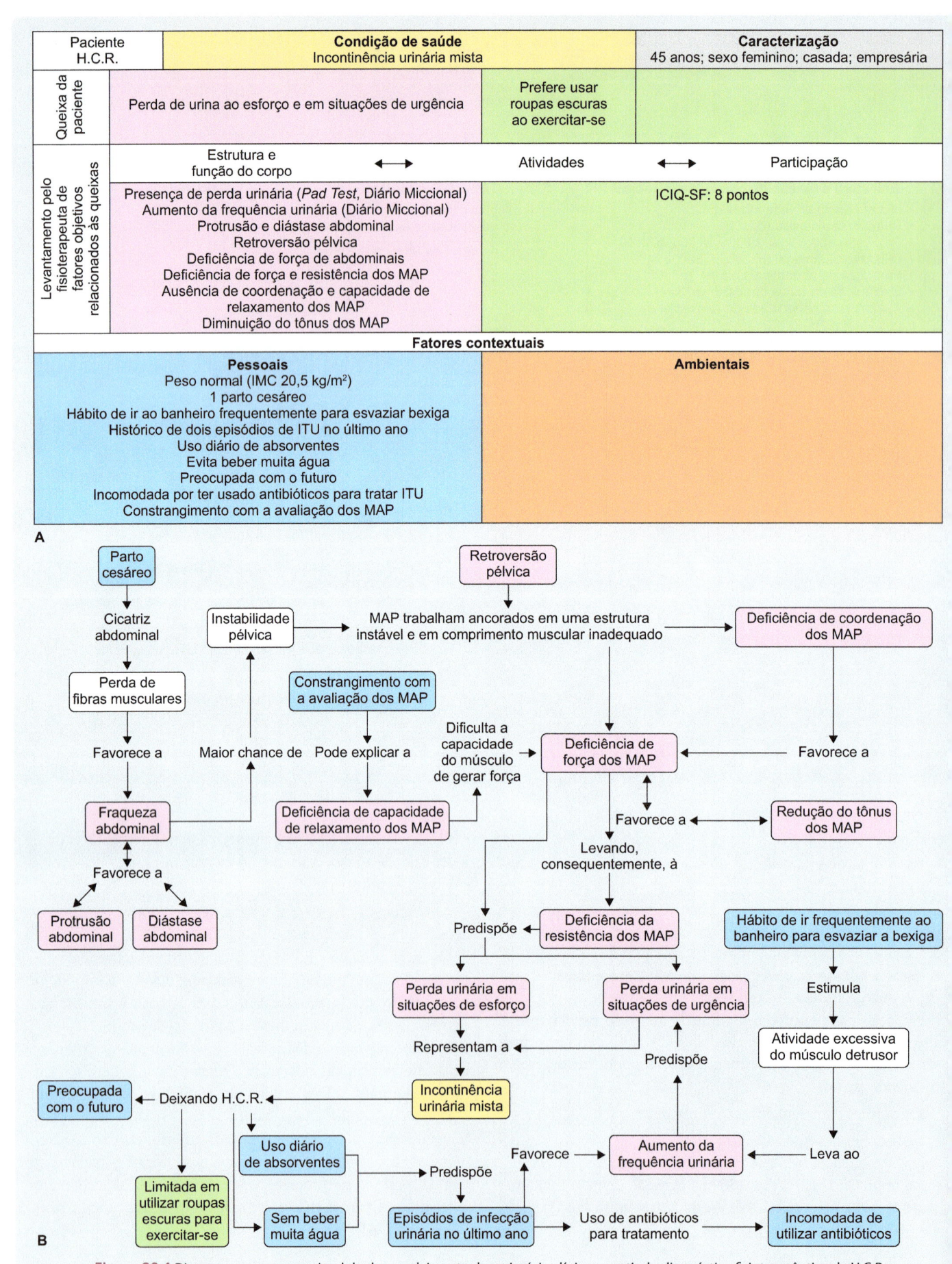

Figura 29.4 Diagrama e mapa conceitual do desenvolvimento do raciocínio clínico a partir do diagnóstico fisioterapêutico de H.C.R.

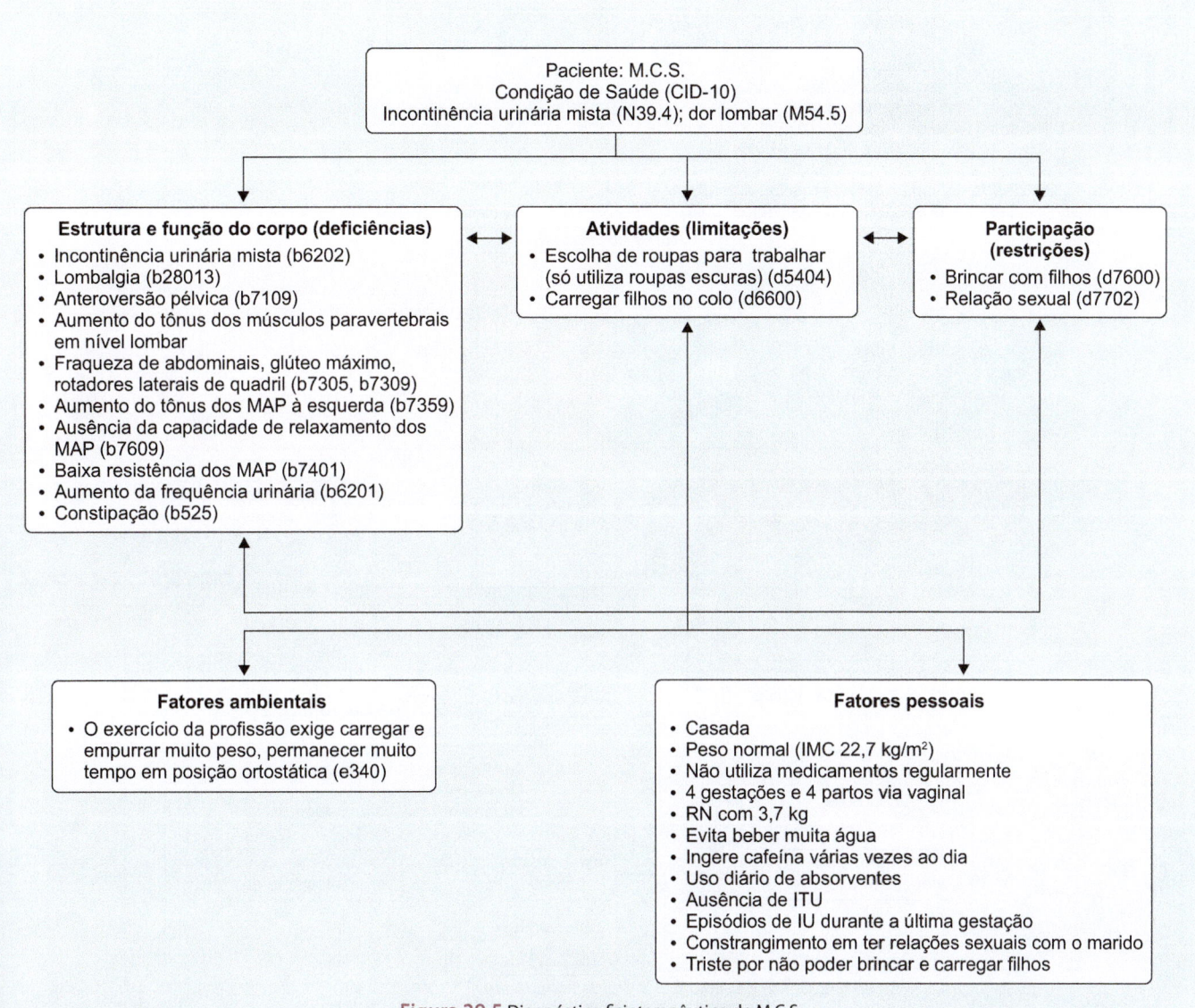

Figura 29.5 Diagnóstico fisioterapêutico de M.C.S.

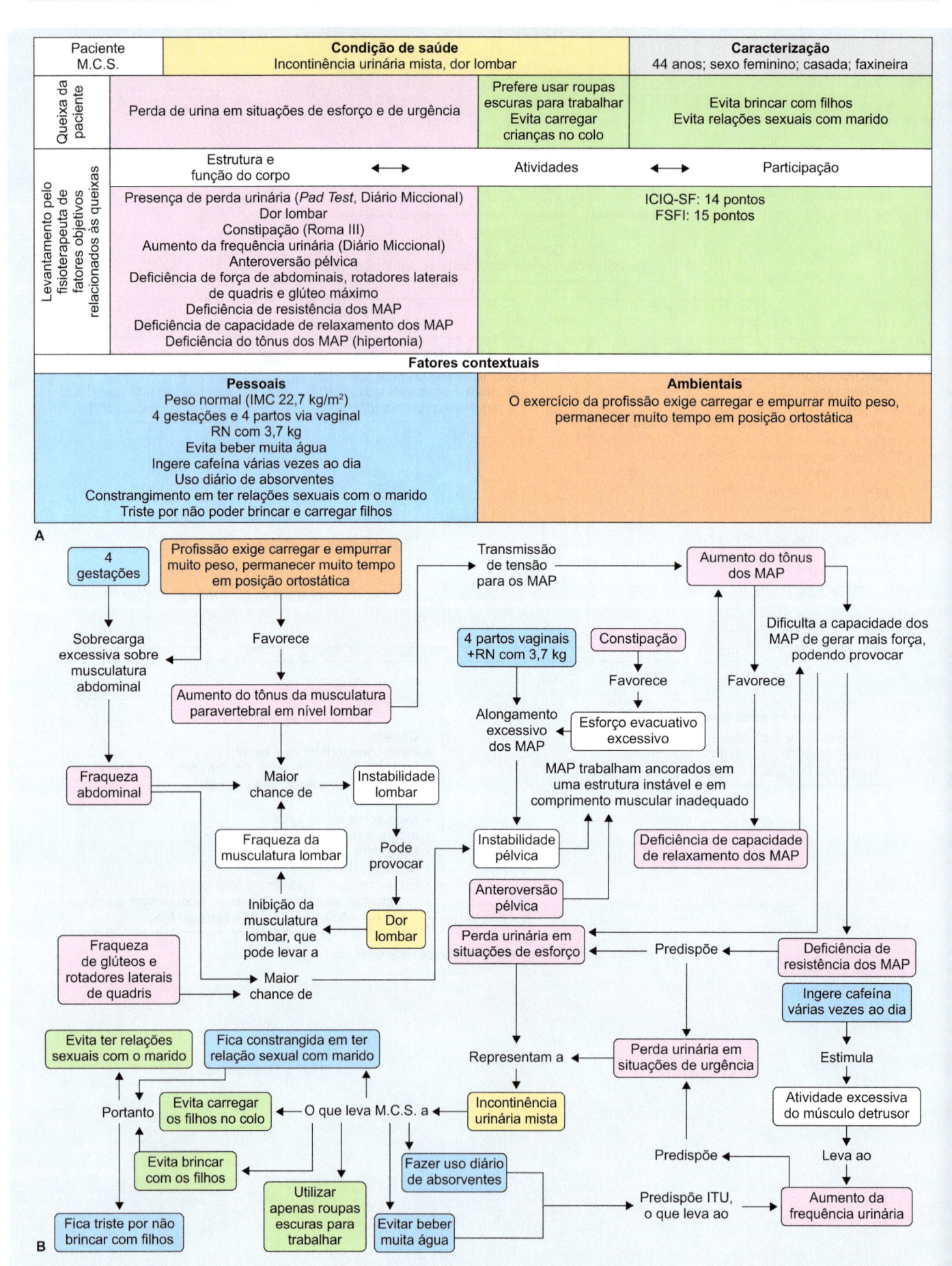

BIBLIOGRAFIA

Andrade JA, Figueiredo LC, Santos TRT et al. Reliability of transverse plane pelvic alignment measurement during the bridge test with unilateral knee extension. Revista Brasileira de Fisioterapia. 2012; 16(4):268-74.

Bø K, Berghmans B, Morkved S et al. Evidence-based physical therapy for the pelvic floor – bridging science and clinical practice. 2. ed. Edinburgh: Elsevier Churchill Livingstone; 2015.

Bø K, Frawley HC, Haylen BT et al. An International Urogynecological Association (IUGA)/International Continence Society (ICS) joint report on the terminology for female anorectal dysfunction. Neurourology and Urodynamics. 2016; 9999:1-24.

Bump RC, Mattiasson A, Bø K et al.The standardization of terminology of female pelvic organ prolapse and pelvic floor dysfunction. American Journal of Obstetrics and Gynecology. 1996; 175(1):10-7.

Bump RC, Norton PA. Epidemiology and natural history of pelvic floor dysfunction. Obstetrics and Gynecology Clinics of North America. 1998; 25(4):723-46.

Capson AC, Nashed J, Mclean L.The role of lumbopelvic posture in pelvic floor muscle activation in continent women. Journal of Electromyography and Kinesiology. 2011; 21(1):166-77.

Cipriani DJ, Falkel JE. Physiological principles of resistance training and functional integration for the injured and disabled. In: Magee DJ, Zachazewski JE, Quillen WS (eds.). Scientific Foundations and Principles of Practice in Musculoskeletal Rehabilitation. Saunders-Elsevier; 2007. p. 701.

Costa LOP, Maher CG, Latimer J et al. Clinimetric testing of three self report outcome measures for low back pain patients in Brazil. Spine. 2008; 33(22):2459-63.

DeLancey JOL. Stress urinary incontinence: where are we now, where should we go? American Journal of Obstetrics and Gynecology. 1996; 175:311-9.

Fawcett AL. Principles of assessment and outcome measurement for occupational therapists and physiotherapists. London: John Wiley & Sons; 2007.

Figueiredo EM, Baracho SM, Triginerlli S et al. Digital muscle testing and vaginal squeeze pressure measurements: can these be interchangeable when accessing pelvic floor muscle function of continent and incontinent primiparous women? International Urogynecology Journal. 2010; 21(Suppl 1):S1-S428.

Figueiredo EM, Gontijo R,VAZ CT et al. The results of a 24-h pad test in Brazilian women. International Urogynecology Journal. 2012; 23(6):785-9.

Fonseca AM, Meinberg MF, Lucas DV et al. Cultural adaptation and validation of the Wexner scale in patients with anal incontinence in a Brazilian population. International Urogynecology Journal. 2016; 27(6):959-63.

Graber B, Kline-Graber G, Golden CJ. A circumvaginal muscle nomogram: a new diagnostic tool for evaluation of sexual dysfunction. Journal of Psychiatry. 1981; 42:157-61.

Haylen B et al. An International Urogynecological Association (IUGA)/International Continence Society (ICS). Joint report on the terminology for female pelvic organ prolapse (POP). Neurourology and Urodynamics. 2016; 35:137-68.

Katz J, Melzack R. Measurement of pain. Surgical Clinics of North America. 1999; 79(2):231-52.

Kowalchuk-Horn K, Jennings S, Richardson Get al. The Patient-Specific Functional Scale: psychometrics, clinimetrics, and application as a clinical outcome measure. Journal of Orthopaedic and Sports Physical Therapy. 2011; 42(1):30-40.

Latash ML, Zatsiorsky VM. Biomechanics and motor control: defining central concepts. San Diego: Elsevier; 2016.

Laycock J, Jerwood D. Pelvic floor muscle assessment: The PERFECT Scheme. Physiotherapy. 2001; 87(12):631-42.

Lee D, Lee LJ, Vleeming A et al. The pelvic girlde – an integration of clinical expertise and research. 4. ed. China: Elsevier Churchill Livingstone; 2011.

Longstreth GF, Thompson GW, Chey WD et al. Functional bowel disorders. Gastroenterology. 2006; 130:1480-91.

Magee D. Avaliação musculoesquelética. 4. ed. Barueri: Manole; 2005.

Messelink B, Benson T, Berghmans B et al. Standardization of terminology of pelvic floor muscle function and dysfunction: report from the pelvic floor clinical assessment group of the International Continence Society. Neurourology and Urodynamics. 2005; 24(4):374-80.

Organização Mundial da Saúde (OMS)/OPAS. Classificação Internacional de Funcionalidade, Incapacidade e Saúde (CIF). São Paulo: EdUSP; 2003.

Parekh M, Swift S, Lemos N et al. Multicenter interexaminer agreement trial for the validation of simplified POP-Q system. International Urogynecology Journal. 2011; 645-50.

Rosier PFWM, Schaefer W, Lose G et al. International Continence Society Good Urodynamic Practices and Terms 2016: urodynamics, uroflowmetry, cystometry, and pressure-flow study. Neurourology and Urodynamics. 2016; 1-18.

Saltiel F, Miranda APG, Figueiredo EM. Confiabilidade de medidas de funções musculares do assoalho pélvico. 4º Congresso Internacional de Fisioterapia Pélvica. Anais. Belo Horizonte; 2016.p. 1.

Steiner W, Ryser L, Huber E. Use of the ICF model as a clinical problem-solving tool in physical therapy and rehabilitation medicine. Physical Therapy. 2002; 82:1098-107.

Strauss C, Lienemann A, Spelsberg F et al. Biomechanics of the female pelvic floor: A prospective trail of the alteration of force-displacement-vectors in parous and nulliparous women. Archives of Gynecology and Obstetrics. 2012; 285(3):741-7.

Swift S, Morris S, Mckinnie V et al. Validation of a simplified technique for using the POP-Q pelvic organ prolapse classification system. International urogynecology Journal and Pelvic Floor Dysfunction. 2006; 17(6):615-20.

Tamanini JTN, Dambros M, D'Ancona CAL et al. Validação para o português do international consultation on incontinence questionnaire – short form (ICIQ-SF). Revista de Saúde Pública. 2004; 38(3): 438-44.

Thiel RC et al. Tradução para Português, adaptação cultural e validação do Female Sexual Function Index. Revista Brasileira de Ginecologia e Obstetrícia. 2008; 30(10): 504-10.

Turvey MT. Coordination. Am Psychol. 1990; 45(8):938-53.

Unger CA, Mckinney JL, Weinstein MM et al. Pelvic floor muscle evaluation findings in patients with urinary incontinence. Journal of Women's Health Physical Therapy. 2014; 38(2).

Wall L, DeLancey JOL. The politics of prolapse: a revisionist approach to disorders of the pelvic floor in women. Perspectives of Biological Medicine. 1991; 34(4):486-96.

World Confederation for Physical Therapy. Disponível em: http://www.wcpt.org. Acessoem: 20 jun 2017.

Yusuf SAI, Jorge JMN, Habr-Gama A et al. Evaluation of quality of life in anal incontinence: validation of the questionnaire FIQL (Fecal Incontinence Quality of Life). Arquivos de Gastrenterologia. 2004; 41(3):202-8.

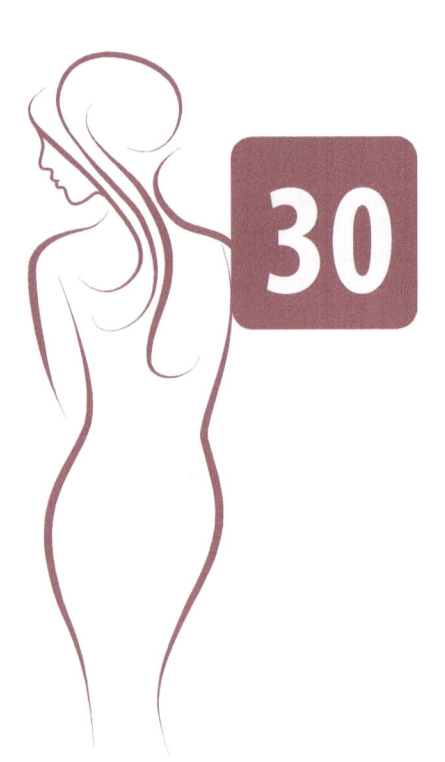

Biofeedback Perineal

30

Maura Seleme

Ericka Kirsthine Valentin

Adriane Bertotto

Bary Berghmans

Silvana Uchoa

INTRODUÇÃO

O *biofeedback* perineal é um dos procedimentos mais utilizados na reabilitação da musculatura pélvica, pois fornece, em tempo real, informações acerca do comportamento muscular tanto no repouso quanto na realização de contração ou função. Esse recurso tem êxito considerável em virtude da informatização e tornou-se ferramenta importante para o fisioterapeuta especializado na área.

Em revisão sistemática realizada em 2010 por Castro et al., foram levantados 261 artigos que relacionam a prática do *biofeedback* na incontinência urinária. Contudo, apenas em 6 artigos que abordavam a incontinência urinária de esforço (IUE), foi demonstrado resultado superior aos dos outros grupos em pelo menos um dos desfechos avaliados.

Associado com as outras técnicas de reabilitação dos músculos do assoalho pélvico (MAP), esse procedimento, que consiste em retrocontrole biológico, possibilita a conscientização objetiva de uma função fisiológica inconsciente. A proposta resultante da utilização do dispositivo durante o treinamento do assoalho pélvico e na cinesioterapia global é a de readaptação ou readequação neural. Os efeitos devem promover neuroplasticidade neural, resultando em automatismo e melhora da função, que é o foco do tratamento do paciente.

Tal conscientização muscular é obtida por meio da utilização de um sinal visual e/ou auditivo.

Em estudo recente realizado em 2017 por Bertotto et al., foi demonstrado que a inclusão do *biofeedback* no grupo de mulheres menopausadas com IUE e que realizaram exercícios dos MAP apresentou resultado significativo nos seguintes domínios: pré-contração, melhora da contração voluntária máxima e resistência dos MAP.

Há duas maneiras de se utilizar o *biofeedback*:

▶ Por meio do exame eletromiográfico: outrora, essa prática apresentava alguns inconvenientes, como dificuldade de interpretação da curva, variações em razão da posição da sonda e instabilidade da curva ocasionada pelos campos magnéticos do ambiente. Grande parte desses problemas foi e vem sendo corrigida nos novos equipamentos

▶ Por pressão: exige potencial de ação suficiente para desencadear um movimento.

Nos 2 casos, a curva de contração perineal deverá ser linear, quantificável e facilmente compreensível para o paciente, devendo também ser reprodutível – na Figura 30.1, pode-se observar a demonstração de como as informações do *biofeedback* são levadas ao paciente e ao terapeuta, utilizando as sondas de pressão e as sondas de eletromiografia (EMG).

DIFERENTES TIPOS DE *BIOFEEDBACK* PERINEAL

Biofeedback manométrico

Apresenta as seguintes vantagens:

▶ Ser executado de maneira fácil, não exigindo competências técnicas específicas
▶ Ter sensibilidade mesmo em períneos fracos, mas exigindo que o potencial de ação seja suficiente para desencadear um movimento, ou seja, uma variação de pressão que possa ser registrada
▶ Fornecer representação gráfica estável tanto nas contrações fásicas como nas tônicas
▶ Possibilitar que se trabalhe com os feixes musculares em níveis variáveis de alongamento, em razão do volume insuflado no balonete. Vale salientar que o registro não é modificado pela variação de impedância da mucosa nem por sua impregnação hormonal (o que pode influenciar o desempenho muscular).

Entretanto, esse tipo de *biofeedback* apresenta alguns problemas que fogem ao controle do profissional. Ao inflar a sonda para que o balonete preencha o espaço endocavitário, por exemplo, o fisioterapeuta produz uma pressão ligeiramente superior à atmosférica. Essa pressão interna aplica uma ação

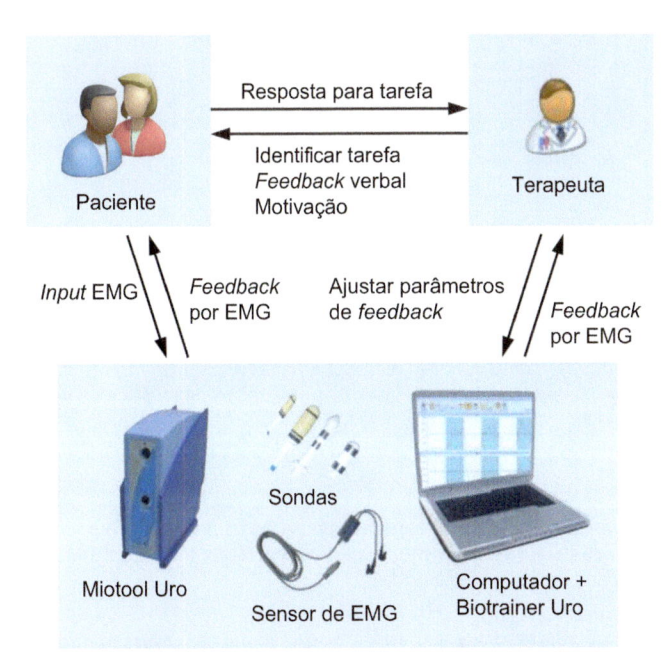

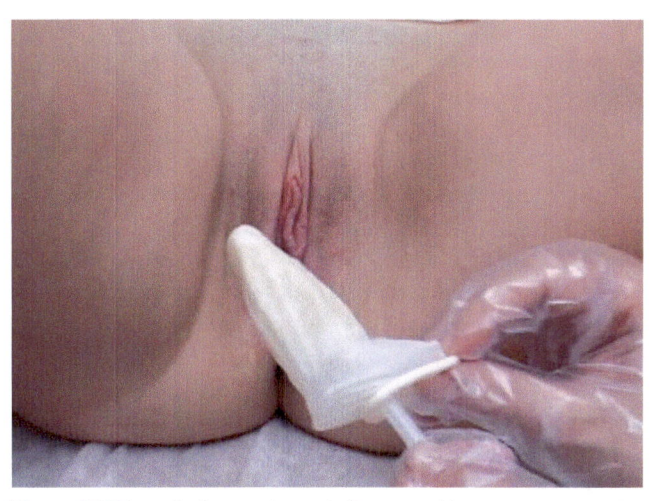

Figura 30.2 Introduzir a sonda sem inflar, protegida por um preservativo não lubrificado para que não se altere a qualidade do látex. Adicionar um pouco de gel na ponta da sonda e tentar inseri-la sem causar dor. (Cedida por ABAFI.)

Figura 30.1 Esquema que demonstra como as informações do *biofeedback* são levadas ao paciente e ao terapeuta por meio das sondas de pressão e das sondas de EMG. (Cedida por Miotec Equipamentos Biomédicos Ltda.)

no interior do balonete e a elasticidade deste, combinada com o tônus estático dos tecidos situados a seu redor, faz com que haja reação oposta que tende a equilibrar as forças. O equilíbrio estático é, assim, estabelecido.

Quando o fisioterapeuta julga que o contato é satisfatório, é registrada a primeira elevação de pressão e estabelecido o "zero" de referência para o paciente em questão.

A pressão registrada terá como referência o ponto "zero" do paciente, porém a obtenção dos dados relativos às contrações perineais será perturbada pelas variações físicas e fisiológicas:

- Variações de temperatura
- Variações das pressões no balonete
- Variações da superfície do balonete
- Enrijecimento do látex
- Variações não controladas da pressão abdominal.

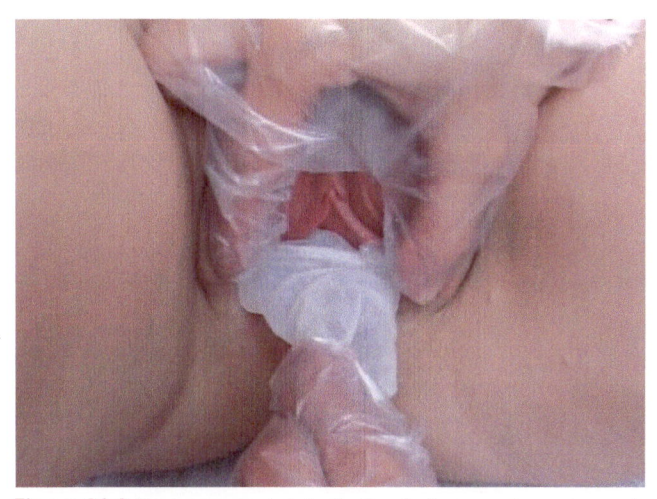

Figura 30.3 No momento da introdução, ajustar a sonda em torno de 3,5 cm no interior da vagina, nos MAP. Insuflar a sonda de modo lento e, ao término, observar a quantidade de ar colocada para reproduzir os mesmos resultados. (Cedida por ABAFI.)

Apesar desses parâmetros físicos, o *biofeedback* manométrico é uma ferramenta de avaliação e tratamento que fornece valores confiáveis e que podem ser reproduzidos ao longo do tempo e de um paciente para outro. Uma das situações fisiológicas importantes na análise do *biofeedback* manométrico é que não podemos fazer alusão ao repouso do paciente pela constante perda de ar das sondas manométricas durante o período de aplicação do dispositivo.

Nas Figuras 30.2, 30.3 e 30.4, vemos a sonda de *biofeedback* por manometria e as explicações de como ela deve ser colocada.

Biofeedback por EMG

Características desse *biofeedback*:

- Utiliza sondas de baixo custo e que tornam possíveis alternância entre sessões de *biofeedback* e realização de eletroterapia
- Pode-se salientar que o registro de EMG não é influenciado por variações de pressão ou de temperatura

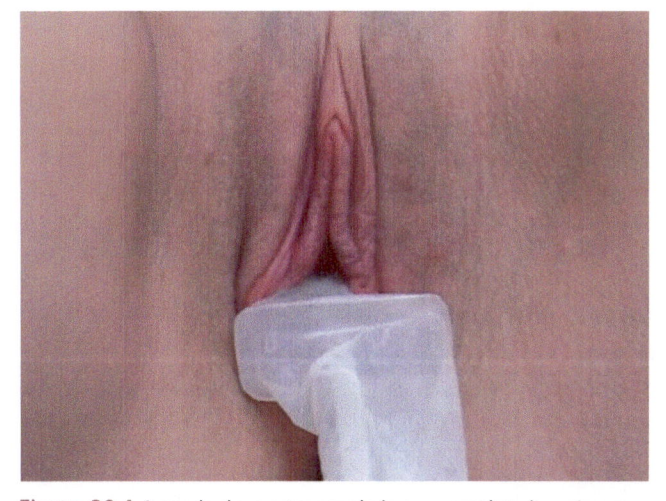

Figura 30.4 A sonda deve estar acoplada por completo à vagina, sem dor. Deve-se esperar de 1 a 2 min antes de começar a avaliação (o calor interno da vagina modifica o ar que está no interior da sonda, alterando os resultados obtidos). (Cedida por ABAFI.)

▶ Se o equipamento for de qualidade, são registradas apenas as frequências fisiológicas (entre 10 e 1.000 Hz), pois as outras são eliminadas por filtragens analógica e digital

▶ É possível registrar o potencial de ação muscular de alguns microvolts, mesmo que eles não desencadeiem movimentos

▶ É importante ressaltar que o *biofeedback* não é uma medida de força, e sim uma ferramenta em que informações adicionais serão fornecidas ao terapeuta e/ou paciente no esforço de melhorar os resultados da reeducação neuromuscular proposta

▶ O fisioterapeuta treinado para efetuar tal procedimento terá, com base no perfil não integrado das curvas de EMG, informações preciosas sobre as condições da inervação e a utilização temporal e espacial das unidades motoras. Para simplificar:

- Se a curva apresentar aumento em termos de frequência e amplitude, a utilização das unidades motoras será espacial e a inervação poderá ser considerada normal
- Se a curva aumentar bastante em termos de amplitude, mas a frequência for baixa, haverá atividade fisiológica temporal em situação de esforço, e poucas unidades motoras ainda permanecerão inervadas
- Se a frequência aumentar de maneira anormal e houver pouca ou nenhuma amplitude, as fibras musculares podem estar mais ou menos alteradas, mas os axônios não terão sido afetados
- Além da curva de ativação, deve-se chamar atenção, também, para o tempo de ativação mioelétrica durante o comando da contração e do relaxamento, observando as rampas de subida e descida, detectando se os movimentos estão temporais ou com atraso. Se tais ativações estiverem alteradas, poderão ocorrer problemas funcionais importantes para o paciente no que diz respeito ao fechamento vesicoesfincteriano.

As duas maneiras de se utilizar o *biofeedback* (por meio de EMG e por pressão) foram elucidadas anteriormente.

INDICAÇÃO E TRATAMENTO DE REABILITAÇÃO

Torna-se importante realizar uma avaliação detalhada, feita no *biofeedback*. Nessa avaliação, devem constar valores de repouso inicial, contração voluntária máxima, platô de sustentação em pelo menos 10 s e recuperação ao final (repouso).

Tendo em mãos esses parâmetros, pode-se, então, propor metas de trabalho e treinamento funcional com base na fisiologia muscular relacionada com o tempo de contração e repouso, número de repetições e tempo de ativação (platô de sustentação).

Nas Figuras 30.5 e 30.6, são analisados os principais parâmetros a serem avaliados antes de estipularmos nosso plano de tratamento. Deve-se avaliar o repouso inicial e, logo em seguida, a contração voluntária máxima, o platô de sustentação em 10 s e, finalmente, o relaxamento ou a recuperação após a avaliação.

Apesar de a principal utilização do *biofeedback* ser o trabalho muscular sob controle, este pode ter outras indicações mais específicas, citadas a seguir.

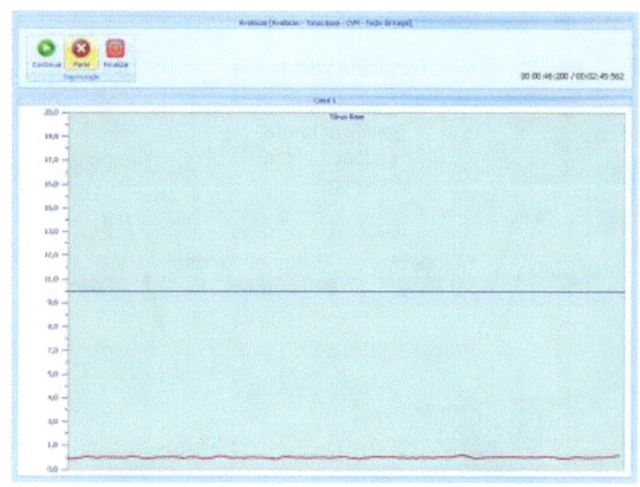

Figura 30.5 Tela de avaliação de repouso inicial que também pode ser utilizada para o relaxamento final ou recuperação. (Cedida por Miotec Equipamentos Biomédicos Ltda.)

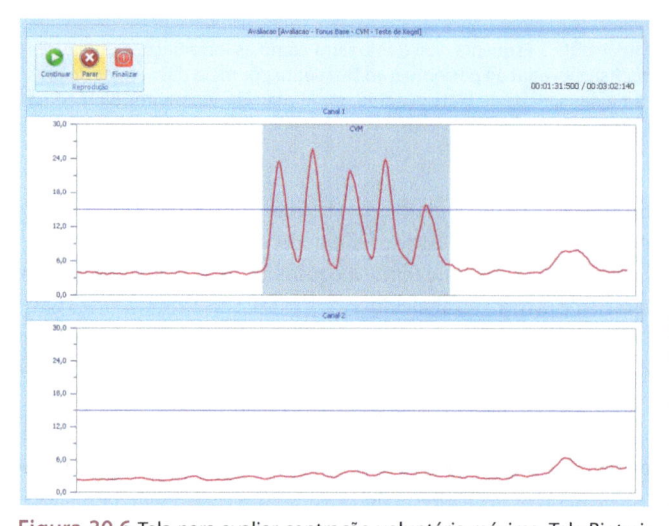

Figura 30.6 Tela para avaliar contração voluntária máxima. Tela Biotrainer – Miotec. (Cedida por Miotec Equipamentos Biomédicos Ltda.)

Biofeedback que visa ao trabalho muscular

Conscientização

Nesse contexto, a vantagem consiste, sobretudo, na obtenção de um trabalho relativo à qualidade da contração. O primeiro objetivo é aprender a relaxar de modo correto entre cada contração. Efetivamente, um músculo só pode ser contraído de maneira adequada se estiver, em princípio, bem relaxado. É possível também verificar a não participação dos músculos acessórios, principalmente a contração fásica da musculatura, exigindo que haja sempre um segundo canal de registro (Figura 30.7).

Musculatura

É preferível explorar o aspecto visual e a possibilidade de definir objetivos precisos a serem atingidos a ter de refazer exercícios similares àqueles da reabilitação manual.

Trabalho de manutenção da contração

O *biofeedback* possibilita que o paciente corrija a regularidade da manutenção de sua contração, assim como a visualização de

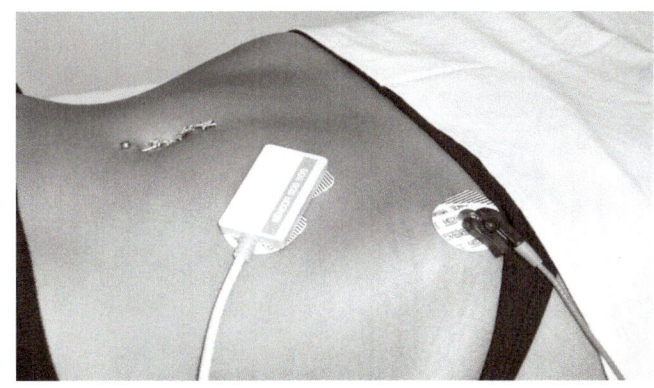

Figura 30.7 Colocação tanto do fio terra sobre a crista ilíaca (superfície óssea) quanto dos eletrodos de superfície e sensor abdominal no oblíquo interno direito. (Cedida por Miotec Equipamentos Biomédicos Ltda.)

uma eventual exaustão ou até fadigabilidade no momento da realização dos exercícios, a fim de que o terapeuta faça uma adequação em termos de dose e intensidade da atividade muscular solicitada ao paciente.

Trabalho dos diferentes tipos de fibras

Parece mais difícil ensinar o paciente a contrair sob controle manual com 50% ou 100% de sua contração máxima. Nesse caso, o *biofeedback* perineal é fundamental para a realização de exercícios, favorecendo o trabalho das fibras lentas ou rápidas. É possível calcular com facilidade a contração máxima, adaptar a escala de sensibilidade e criar curvas de estímulo adaptadas ao trabalho desses diferentes tipos de fibras.

Primeiro parâmetro. Manutenção das contrações. Esse exercício possibilita o trabalho com os músculos do tipo I, tônicas, resistentes e de pouca fadigabilidade, possibilitando a medição da resistência. Contração de 8 a 10 s com um tempo de repouso de mesma duração.

A leitura da curva possibilita a avaliação de 3 elementos: uma contração cujo ponto máximo da curva apresenta aspecto relativamente horizontal, correspondendo a uma imagem perineal normal (normalidade tônica); uma contração cujo ponto máximo da curva apresenta queda, correspondendo à fadigabilidade perineal; uma contração cujo ponto máximo se desloca para cima, o que corresponde à presença de uma contração acessória (músculos abdominais, glúteos, músculos adutores) – Figuras 30.8 e 30.9.

Segundo parâmetro. Contrações isoladas. Esse exercício tem como objetivo o trabalho com os músculos do tipo II, potentes, com contrações breves, pouco resistentes e que fatigam rápido.

Para se quantificar o valor dessas contrações isoladas, utilizamos contrações musculares rápidas e breves de 2 a 3 s, com tempo de repouso no mínimo igual ou duas vezes maior que o tempo de trabalho. A leitura da curva torna possível a avaliação da regularidade da contração, da fadiga muscular e da presença ou não de contrações acessórias (Figura 30.10).

Aprendizado da contração em situação de esforço

Treinamento em situação de esforço

Aprendizado da manutenção da contração perineal em situação de esforço (tossir, espirrar, carregar um bebê, saltar etc.).

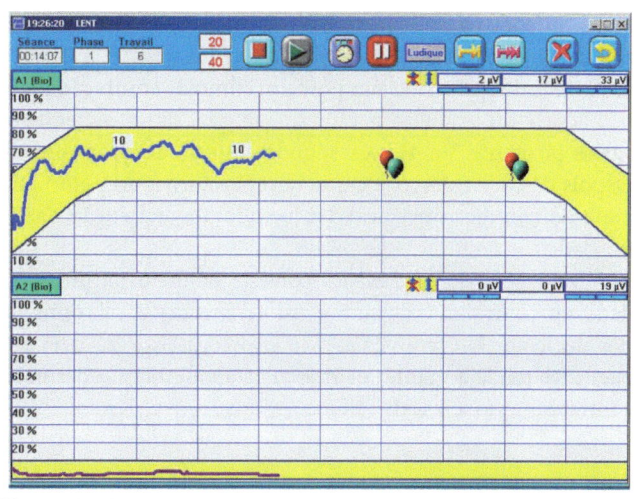

Figura 30.8 Demonstração de como trabalhar as contrações lentas no *biofeedback* por EMG, em que, na parte superior da tela, aparece a contração perineal e, na parte inferior, a contração abdominal. (Cedida por Vivaltis; aparelho de *biofeedback*, manometria e eletroterapia – Phenix.)

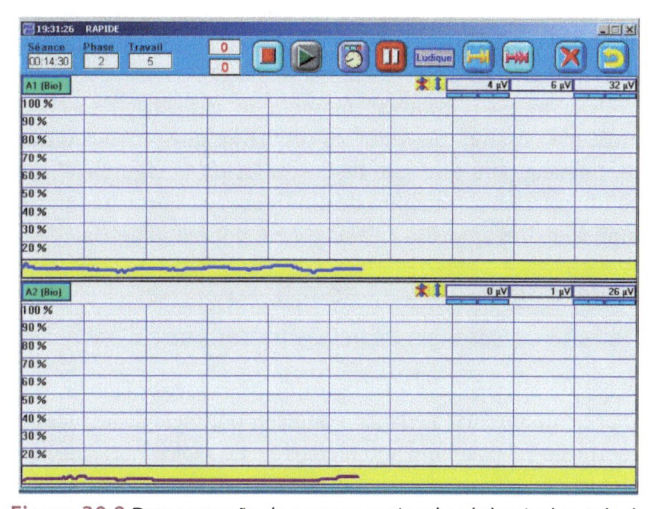

Figura 30.9 Demonstração do repouso perineal e abdominal na tela de *biofeedback* por EMG captado por eletrodos de superfície por via abdominal e eletrodo vaginal por via perineal. (Cedida por Vivaltis; aparelho de *biofeedback*, manometria e eletroterapia – Phenix.)

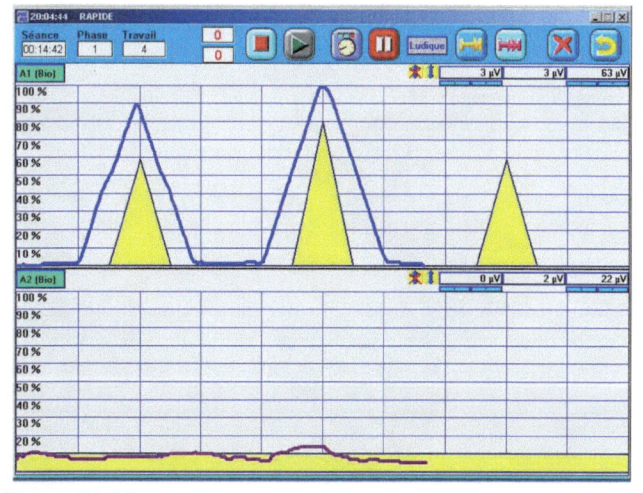

Figura 30.10 Demonstração de como trabalhar as contrações rápidas no *biofeedback* por EMG, em que, na parte superior da tela, aparece a contração perineal e, na parte inferior, a contração abdominal, que deve ser mínima. (Cedida por Vivaltis; aparelho de *biofeedback*, manometria e eletroterapia – Phenix.)

Como para os dois primeiros parâmetros, a contração perineal em situação de esforço deverá ser positiva. A leitura da curva terá de apresentar um ponto máximo de contração idêntico àquele do primeiro parâmetro, ao qual são acrescentados vários picos (de 3 a 4) correspondentes às contrações breves. Depois de cada esforço, a curva deverá retornar ao ponto máximo da contração perineal, traduzindo a manutenção da tonicidade.

A vantagem do *biofeedback* consiste também na possibilidade de controlar (paciente e fisioterapeuta) o relaxamento dos músculos abdominais após o esforço, pois a maioria dos pacientes tende a manter os músculos abdominais e perineais contraídos após a fase de esforço.

Treinamento em situação de esforço com o paciente de pé

Muitos avanços foram obtidos nestes últimos anos, tanto em relação aos eletrodos como ao equipamento. Em virtude dos dispositivos de conexão menores, incluindo também a ausência de conexões, os exercícios de contração perineal em situação de esforço, com o paciente de pé e sob controle visual, foram bastante facilitados.

Desse modo, o fisioterapeuta pode recriar situações as mais próximas possíveis dos esforços cotidianos que provocam a incontinência ou a sensação de desconforto. As Figuras 30.11 a 30.14 mostram a sequência de um treino ao esforço na posição supina em um aparelho de *biofeedback* por manometria.

Biofeedback que visa ao reflexo

Na falta de sinergia vesicoesfincteriana

Relaxamento esfincteriano estriado

O paciente aprende a relaxar o esfíncter por meio de técnicas de contração-relaxamento sob o controle do *biofeedback* positivo ou negativo.

Esvaziamento vesical controlado

Sem recorrer a procedimentos de urodinâmica, o *biofeedback* perineal possibilita o controle do relaxamento do esfíncter e a não utilização dos músculos abdominais no momento da micção.

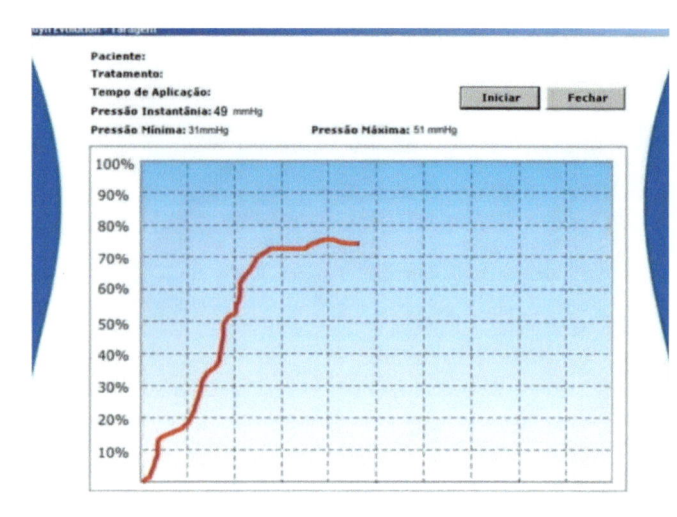

Figura 30.12 Iniciação da contração antes de fazer o esforço. (Cedida por Neurodyn Evolution – Ibramed – Brasil.)

Na reabilitação após uma intervenção de enterocistoplastia

O paciente aprende a esvaziar a bexiga ao controlar o relaxamento de seu sistema perineoesfincteriano e a utilização dos músculos abdominais, visando garantir pressão suficiente para a nova bexiga e evitar o risco de grande quantidade de resíduo.

Na constipação intestinal ocasionada pela falta de sinergia retoesfincteriana estriada

Eliminação de hiperatividades

As técnicas de contração-relaxamento possibilitam que o paciente aprenda a relaxar os diferentes níveis esfincterianos estriados.

Aprendizado da evacuação

O paciente controla o seu esforço de evacuação por meio da visualização do relaxamento do sistema esfincteriano estriado, evitando, assim, as contrações abdominais violentas.

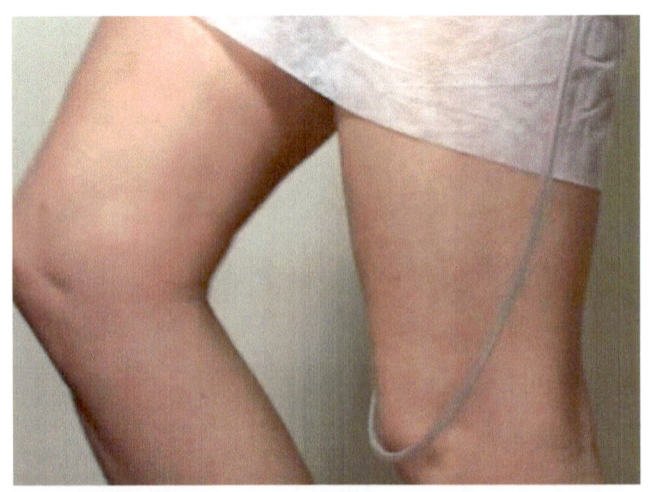

Figura 30.11 Subir e descer as escadas em contração perineal pode ser de difícil execução sem visualização. No entanto, o *biofeedback* pode facilitar o aprendizado. (Cedida por ABAFI.)

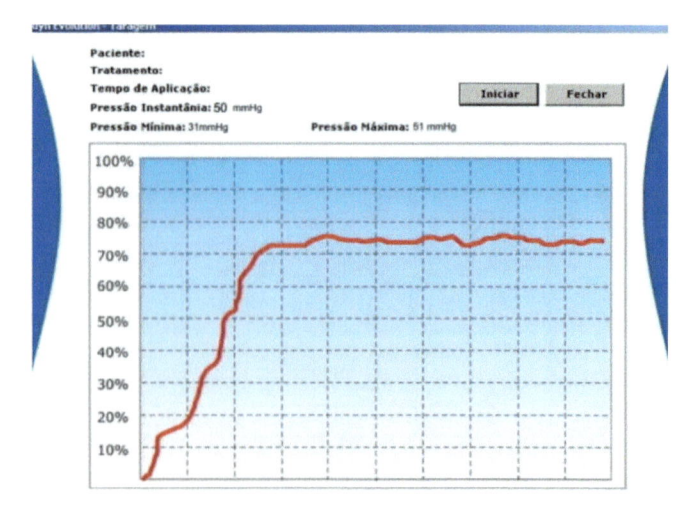

Figura 30.13 Manutenção da contração durante todo o esforço. (Cedida por NeurodynEvolution – Ibramed – Brasil.)

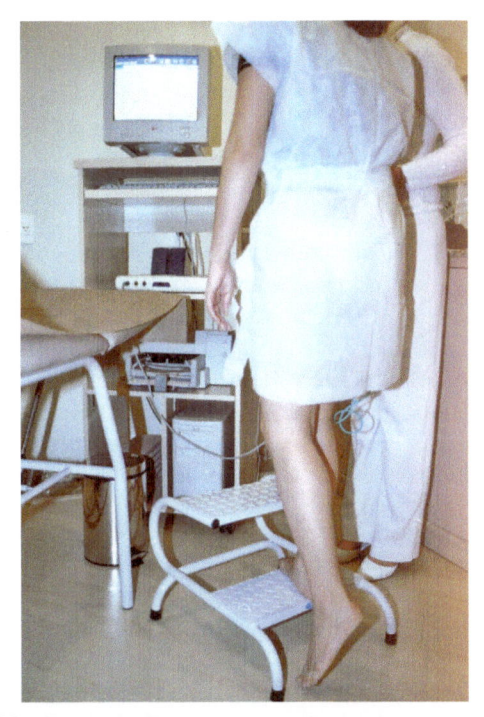

Figura 30.14 No *biofeedback* por EMG, o objetivo é o mesmo. Ideal para o trabalho de pé. Por apresentar menos interferência na leitura da curva (no *biofeedback* por manometria), tem-se forte ação da pressão abdominal, que pode ser modificada quando há presença de um prolapso que cause pressão na sonda, alterando os dados obtidos. O *biofeedback* por EMG não responde à pressão, e sim à despolarização de unidades motoras. (Cedida por ABAFI.)

Metas alcançadas ao término do tratamento

Devem-se buscar, durante o tratamento com *biofeedback*, os valores de repouso inicial, as amplitudes máximas alcançadas, a amplitude tônica e o repouso final. Por meio desses parâmetros, pode-se ter um comparativo entre início, meio e fim da terapêutica proposta, visualizando, conjuntamente com a clínica e outros processos avaliativos, a eficácia do tratamento.

Propõe-se que os tratamentos com *biofeedback* sejam individuais, de 2 a 3 vezes/semana em um período de 2 a 5 meses.

Atualidades

Gameterapia e realidade virtual

Na década de 1950 surgiram os primeiros *videogames*, mas somente depois dos anos 2000, com o lançamento de consoles diversos, o uso na área da saúde se mostrou alternativa viável. Com o lançamento em 2006 do console da Nintendo®, o Wii®, o uso se intensificou na reabilitação fisioterapêutica. Atualmente essa modalidade recebe nomes como *gameterapia*, *wiirreabilitação*, reabilitação virtual, além de outros, amplamente empregados em diversas áreas da fisioterapia.

O uso da *gameterapia* na reabilitação torna o tratamento mais lúdico, levando o paciente a realizar, de modo descontraído, movimentos corporais. Ele realiza atividades que se assemelham às praticadas no dia a dia e que muitas vezes são as responsáveis por suas queixas. Durante a sessão de tratamento, com o uso supervisionado, podemos fazer as correções e modificações posturais e musculares necessárias ao restabelecimento adequado das funções. O *game*, nesse momento, pode inclusive ser utilizado como ferramenta de avaliação postural. Além disso, promove a aderência e estimula o aprendizado e a realização dos exercícios.

A literatura trata também dos efeitos de treino multimodal e da execução de dupla tarefa. As reações e adaptações físicas e cognitivas induzidas pelos *videogames* provocam modificações no nível cerebral, de reorganização e, quando utilizados com a supervisão de um fisioterapeuta, possibilitam aproveitamento maior dos benefícios.

Outros efeitos da *gameterapia* são:

- Favorece a motivação e o aprendizado
- Eleva a autoestima
- Estimula a tomada de decisões e estratégias na solução de problemas
- Motiva a interação do indivíduo com o ambiente
- Aumenta a motivação e o prazer com o aumento dos níveis de competição e desempenho
- Simula atividades dinâmicas similares àquelas necessárias ao dia a dia
- Melhora o quadro álgico
- Melhora o grau de "estresse".

Gameterapia pélvica é como nomeamos a utilização dos *videogames* na reabilitação das disfunções do assoalho pélvico. Com esse foco, utilizamos diversas opções de jogos para realização dos movimentos pélvicos de maneira mais lúdica, tanto visando a movimentos globais como a movimentos específicos, dependendo dos objetivos terapêuticos ou da necessidade avaliada nas diversas fases do tratamento. Na assistência às gestantes, conseguimos reproduzir os movimentos que realizamos na bola e as transferências de carga sobre a pelve, tanto na posição sentada como na de pé.

Essa modalidade teve início quando os jogos comerciais disponíveis no mercado passaram a incorporar interfaces capazes de perceber o corpo em movimento, como o Wii®, com a BalanceBoard®, e o Xbox 360®, com o Kinect®. O uso desses *games* que acompanham o corpo em movimento pode ser feito com ou sem o monitoramento simultâneo de *biofeedback*. Apesar de não ser a única estratégia, o uso do recurso do *biofeedback* associado ao jogo possibilita observar se o recrutamento de um músculo ou do grupo muscular desejado foi obtido, bem como identificar a ação de outros músculos usados de modo sinergista, compensatório ou parasita.

A disponibilidade a baixo custo de jogos de realidade virtual (VR) comerciais que utilizam os óculos 3D, como o pioneiro Cardboard® do Google®, viabilizou a ampliação do repertório de escolhas para o tratamento. Os óculos 3D levam o paciente a uma experiência sensorial de imersão no ambiente do jogo, potencializando seu envolvimento. Esses jogos também podem ser utilizados em associação com o *biofeedback*. No futuro, deveremos ter ainda mais opções.

A *gameterapia* pélvica não promove somente o exercício funcional. Ela também é utilizada com o objetivo de promover controle e coordenação dos MAP, ativação global e/ou localizada da musculatura pélvica, reprodução de um programa de treino do assoalho pélvico (p. ex., treino de pré-contração) e correção postural. Por esse motivo, a escolha e a adequação dos jogos aos objetivos programados deve sempre ser realizada por um fisioterapeuta com treinamento específico na utilização desses recursos.

Nos últimos anos, o crescimento do uso de *games* na reabilitação pélvica levou ao desenvolvimento de estudos científicos e publicações específicas. Esses estudos têm apontado resultados promissores e são esperadas publicações dos resultados das pesquisas ora em andamento.

Apesar da existência dos *exergames*, que se diferenciam dos *games* comerciais por terem sido projetados especificamente para serem utilizados na reabilitação, o uso dos *games* comerciais se tornou mais popular, o que parece ser ocasionado pelos custos serem menores. Os *games* comerciais são projetados com objetivo de entretenimento, eventualmente como motivadores de capacitação física, e têm seu uso adaptado para a reabilitação.

Mais recentemente surgiram os *biogames*, *games* projetados especificamente para reabilitação muscular por meio do *biofeedback* para captura da ativação muscular. Esse *biofeedback* é utilizado no controle do *game*, promovendo integração maior entre os processos de treinamento/capacitação/recuperação e o jogo.

O Brasil se destaca como um dos pioneiros nessa área, com tecnologia desenvolvida localmente pela gaúcha Miotec®. Essa empresa inicialmente desenvolveu jogos integrados ao equipamento de EMG, como o Biotrain® e o Biorock®, nos quais o *biofeedback* é capturado pelo uso de sonda intracavitária ou por eletrodos de superfície, em que o paciente tem de, respectivamente, controlar um trem que enfrenta obstáculos em seu trilho ou tocar música acompanhando os acordes de uma guitarra. É importante destacar que nesse jogo o paciente segue um protocolo previamente determinado pelo fisioterapeuta.

Depois desse movimento inicial, a mesma empresa avançou para a elaboração de equipamento de *biofeedback* de uso específico, o Biomovi® (Figura 30.15), para utilização com alguns *games* da empresa, em que a evolução e a pontuação no jogo se dá pela contração do músculo-alvo. Esse equipamento fica preso ao paciente, captura o *biofeedback* por meio de sonda intracavitária ou de eletrodos de superfície e transmite as medidas "sem fios". Com base nesse novo *hardware*, foram desenvolvidos os jogos BlockBreaker® (Figura 30.16), BioFarm VR® (Figura 30.17) e Bio Space VR®. O primeiro associa o *biofeedback* com captura dos movimentos do paciente pelo Kinect®, projetando o resultado na tela do computador, em que o paciente se vê socando e chutando blocos, com força que varia à medida que o grupo muscular em foco (assoalho pélvico) é recrutado nos limites determinados pelo fisioterapeuta. Além do aumento da potência dos golpes, o paciente recebe também, na tela, o *feedback* visual da ativação muscular na forma de um halo colorido que brilha em torno de seu corpo. Os outros 2 foram projetados para utilização associada aos óculos de VR tipo CardBoard®. Neles,

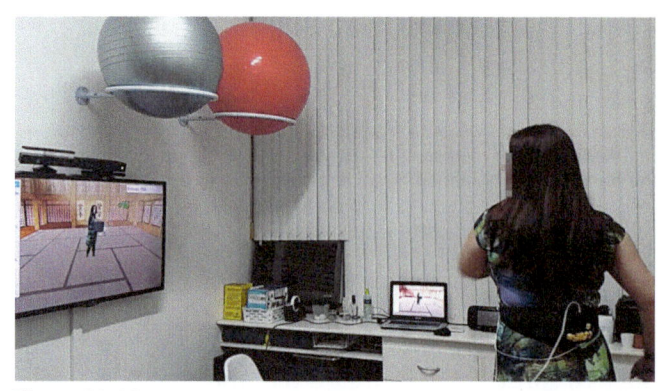

Figura 30.16 Jogo BlockerBraker® Miotec®. O objetivo é ganhar superpoderes e quebrar os blocos de concreto. O sensor estará ligado diretamente aos MAP na paciente, de modo que, quando ela contrair a musculatura, ganhará os superpoderes e conseguirá seguir quebrando os blocos. Esse jogo possibilita trabalhar várias habilidades neuromusculares e gera metas e objetivos para o treinamento muscular desejado. (Cedida por Ericka Valentin e Miotec.)

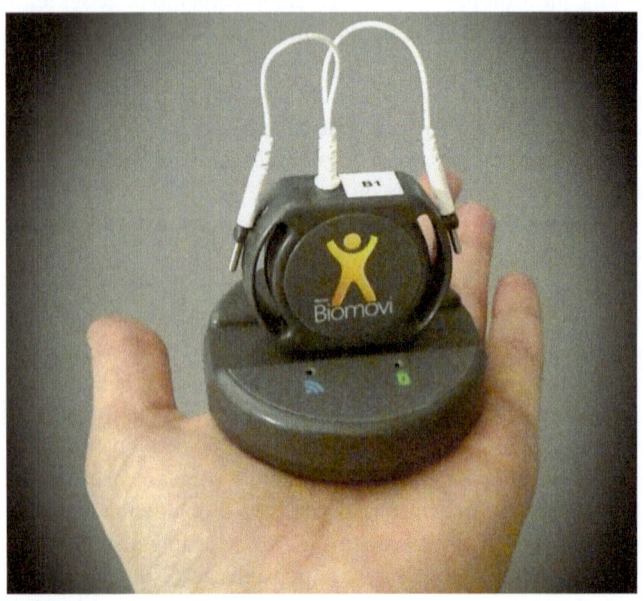

Figura 30.15 Equipamento de *gameterapia* Biomovi® – Miotec®. (Cedida por Miotec.)

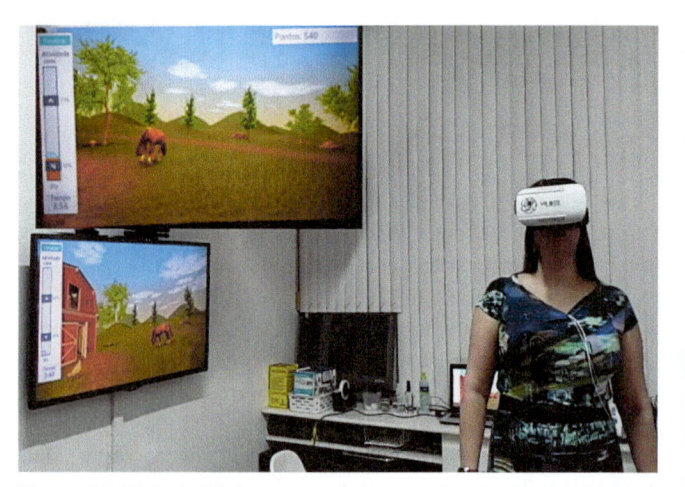

Figura 30.17 Realidade virtual com utilização do VR BioFarm® – Miotec®. O paciente coloca o VR e passa a estar em um ambiente virtual de uma fazenda. O jogo também é controlado na tela do computador pelo terapeuta, que gera as metas para o paciente, como sentar e deitar o cachorro, fazer o cavalo correr, entre outras atividades. Pode-se trabalhar atividades neuromusculares diversas, como fásicas, tônicas, habilidades mistas e repouso. (Cedida por Ericka Valentin e Miotec.)

o *biofeedback* capturado, respectivamente, ativa movimentos em uma fazenda ou dispara contra asteroides que devem ser destruídos.

O paciente participa da ação por meio do CardBoard® e o fisioterapeuta acompanha tudo pela tela do computador.

Enfim, apesar de eficaz no atendimento aos pacientes de disfunção pélvica, a *gameterapia* é uma ferramenta complexa, com um leque de alternativas, e sua utilização só deve ser feita por profissional capacitado na área e treinado na utilização do recurso.

Ultrassonografia do assoalho pélvico

Nos dias de hoje, o uso da ultrassonografia (US) para visualizar MAP está cada vez tornando-se mais popular entre os fisioterapeutas especialistas nas patologias pélvicas por causa das promissoras propriedades clínicas para avaliação e tratamento, e também por sua viabilidade econômica.

Os objetivos da ultrassonografia pélvica são:

▸ Avaliação da parte pélvica, além de função e disfunção da bexiga (conscientização)
▸ Informação e educação do paciente (aumentar a conscientização e o conhecimento – o que é normal, o que é anormal)
▸ Ensino e treinamento da correta e adequada função muscular (*biofeedback*)
▸ Medição regular de desempenho e controle de aderência, melhorando os sintomas pélvicos e a qualidade de vida (*follow-up*).

Apenas com estimação correta de uma disfunção é que podemos moldar uma estratégia e obter ferramentas para reabilitação individual e específica. A ultrassonografia pélvica pode ser usada para estimar a posição dos órgãos pélvicos, como a bexiga ou o reto, medir o volume de conteúdo da bexiga e avaliar a ação dos MAP durante a contração e o relaxamento.

Além disso, essa é uma ferramenta diagnóstica que fornece *biofeedback* durante o treinamento dos MAP em pacientes com disfunções como incontinência urinária ou fecal.

A ultrassonografia pode ser por via vaginal ou suprapúbica (abdominal) por meio de sonda de ultrassonografia matriz-curvada, 3,5 e 5 MHz, ou por via vaginal ou retal, utilizando-se uma sonda linear, de 5 e 7,5 MHz.

Ultrassonografia perineal ou translabial fornece imagens da bexiga, junção retal e uretra. Além de não ser invasiva e de não causar dor alguma, é fácil entender, aprender, executar e ensinar essa técnica. Ela pode ser aplicada com o paciente de pé ou deitado (Figura 30.18).

Outras vantagens são que esse método de *biofeedback* é aceitável e de fácil compreensão pela maioria dos pacientes; também pode ser aplicado durante um longo período de tempo, em razão da ausência de radiação para fornecer a imagem da (dis)função do AP.

Em caso de ser executado profissionalmente, isso apenas registra a função dos MAP sem nenhuma interferência.

A ultrassonografia suprapúbica pode fornecer imagens estáticas e dinâmicas da bexiga completa e, também, de maneira indireta, da contração e do relaxamento do assoalho pélvico (AP) por meio da visualização do movimento de elevação ou abaixamento da base da bexiga.

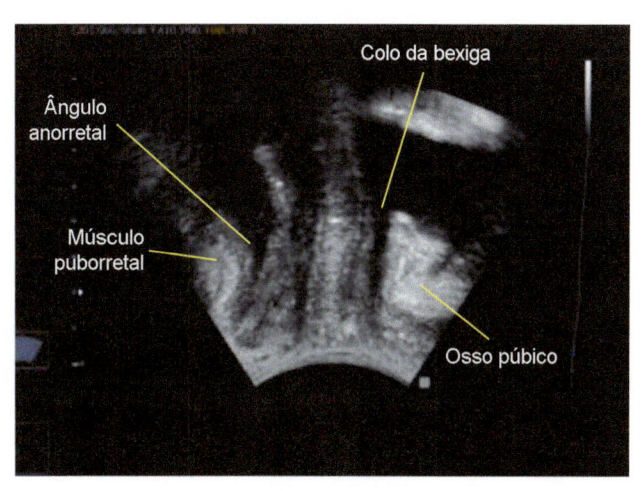

Figura 30.18 Ultrassonografia perineal. (Cedida por Barble Jungiger.)

É limitada na investigação e visualização do AP, em especial da uretra e do colo da bexiga.

A avaliação ainda não está padronizada, embora as medições do deslocamento da bexiga durante a contração do AP tenham sido relatadas por serem reprodutíveis. A ultrassonografia abdominal foi considerada mais adequada por não ser invasiva, observando a ação sinérgica ou primária dos músculos transversos e oblíquos do abdome.

Ultrassonografia como ferramenta de avaliação

A ultrassonografia fornece dados objetivos sobre a elevação dos MAP. Ela mostra as imagens de elevação dos MAP em tempo real e a base da bexiga dentro da pélvis. As propriedades metodológicas têm sido estudadas, mas alguns aspectos metodológicos – como sensibilidade, especificidade e valor preditivo – precisam de mais pesquisas, e até agora têm base sobretudo em práticas clínicas dos especialistas em ultrassonografia.

Além de mostrar a elevação dos MAP, a ultrassonografia fornece dados das diferentes anatomias e posições de um músculo do AP para outro, suas localizações, os volumes das diferentes camadas dos MAP, seus ligamentos e o tamanho do músculo. Avaliação da função dos MAP também inclui posição, elevação ou descida do colo da bexiga, relaxamento do músculo puborretal, assim como pré-contração do AP, contração voluntária, na força maior e submáxima ao esforço, aumento da contração durante a respiração e tosse, estabilização da uretra, elevação da posição do colo vesical durante a tosse ou manobras abdominais.

Embora a ultrassonografia possa medir o tamanho dos MAP de modo seguro e válido, os resultados dessa tecnologia talvez ainda sejam confundidos pelas fáscias pelo formato dos músculos, pelos tecidos adiposos e por distúrbios locais.

Existe necessidade urgente de se investigar o que é normal e o que é anormal relacionado com o tamanho dos MAP, com o volume e com a elevação dos músculos para cima em direção ao púbis.

Outro ponto de discussão é se a elevação dos MAP é causada por aumento da força dos músculos ou por alteração das fáscias. O uso de ultrassonografia como ferramenta de avaliação ainda não está definido, pois, a fim de que ela seja validada como ferramenta para avaliação dos MAP, mais pesquisas são necessárias.

Uma avaliação adequada da função dos MAP inclui elevação, contração e compressão (na uretra). A ultrassonografia não mede a força dos MAP, mas ajuda a avaliar o movimento muscular de maneira mais objetiva.

Como tal, a ultrassonografia talvez melhore a mais subjetiva observação visual e digital, fornecendo um *biofeedback* válido e confiável. Parece razoável concluir que a ultrassonografia não contribui para a avaliação da força dos MAP, mas talvez seja o melhor instrumento para a avaliação da elevação e descida dos MAP (contração e relaxamento).

Ultrassonografia como ferramenta de biofeedback e ensino

O *biofeedback* via ultrassonografia perineal pode melhorar o entendimento da função do AP normal durante a tosse, a elevação, o espirro etc. O *Knack* – essa pré-contração gerada como estratégia antes de tossir ou espirrar para evitar a perda urinária – pode ser treinado. O *Knack* estabiliza o colo vesical durante a tosse.

A ultrassonografia, durante a manobra de Valsalva, fornece informações ao paciente sobre as atividades que envolvem o aumento das pressões intra-abdominais – como espirro, defecação, levantamento e abaixamento – e serve para educação e estratégias aplicadas. Conjuntamente com a ultrassonografia perineal, a US abdominal é um instrumento valioso para se avaliar a sinergia do AP e dos músculos abdominais profundos. Pode ser usada para reeducação do AP, em especial das tarefas funcionais que resultam em perda urinária em situações específicas.

O *feedback* visual via ultrassonografia endoanal tem sido estudado em pacientes com incontinência fecal. Todavia, o *biofeedback* com a ultrassonografia endoanal e a manometria anal não provaram ainda ser de benefício adicional se comparados com o *feedback* digital.

Recomendações clínicas

A ultrassonografia, além de ser um método e uma tecnologia não invasivos, também pode ser uma ferramenta adequada para que fisioterapeutas técnicos avaliem a correta contração e o relaxamento dos MAP, suas posições anatômicas e os volumes. Fornece, ainda, o volume da bexiga e a posição do colo vesical em descanso e durante atividades, além de ser valiosa em ocasiões em que técnicas invasivas não são indicadas.

CONSIDERAÇÕES FINAIS

O *biofeedback* é, sem dúvida, uma técnica muito importante no tratamento das patologias do AP, mas, além de termos um aprendizado correto do *biofeedback*, devemos, em primeiro lugar, fazer um interrogatório e um exame clínico completo para sabermos o tipo de trabalho que queremos desenvolver por meio dessa técnica.

O *biofeedback* deve ser sempre bem instalado, e certos conhecimentos tornam-se importantes – como a verificação das instalações elétricas (aterramento de qualidade). O aparelho não deverá ser utilizado próximo a equipamentos de ultrassonografia ou de material que produza corrente elétrica. É importante também se lembrar de pedir ao paciente que, durante o procedimento, mantenha seu telefone celular desligado.

Para fisioterapeutas que praticam, com regularidade, a reabilitação pélvica, aconselha-se a utilização de um aparelho polivalente. O tipo de registro será definido de acordo com o trabalho a ser efetuado e a patologia a ser tratada. Conhecimentos sobre a fisiologia e a anatomia perineal – bem como sobre as patologias pélvicas – são necessários para o bom uso do *biofeedback* como técnica de tratamento.

Entretanto, apesar da evolução dessa técnica e de suas indicações, sua utilização isoladamente não basta para garantir a qualidade dos resultados. Várias publicações comprovam que as melhores respostas são obtidas por meio da utilização de um conjunto de técnicas de reabilitação.

Atualmente é possível dizer que o *biofeedback* é uma excelente técnica, e não um tratamento exclusivo, que necessita de material adequado e adaptado, de conhecimentos e de mais estudos que demonstrem sua eficácia. Em especial, é preciso, também, ter consciência de que ele não substitui o fisioterapeuta.

CASO CLÍNICO

Paciente com 32 anos procura o serviço de fisioterapia com o diagnóstico clínico e por urodinâmica de incontinência urinária ao esforço tipo II, sem hipermobilidade do colo uretral.

Paciente relata ter perda urinária quando espirra ou tosse, ou ainda ao realizar algum esforço intra-abdominal. Teve parto normal e apresenta constipação intestinal desde a gestação e no pós-parto há 3 meses. Deu à luz um bebê com 3,750 kg. Realizou parto com anestesia e relata que foi preciso que "empurrassem" sua barriga durante as contrações, para facilitar a expulsão do bebê. Após o parto, apresentou queixas de perda urinária aos esforços e foi encaminhada pelo ginecologista ao serviço de reeducação uroginecológica 1 mês após o nascimento do bebê.

As perguntas principais do interrogatório foram as seguintes: se a paciente se queixava de incontinência urinária antes do parto; quais foram as circunstâncias do parto; se ela sofreu aumento de peso durante a gestação; qual foi o peso do bebê; qual foi o tipo de parto (via baixa/natural, cesariana); quais manobras instrumentais (fórceps, ventosas, expressão abdominal) foram empregadas; qual foi o tipo de incontinência após o parto (se ela ocorre apenas quando a paciente realiza algum esforço e após que tipo de esforço isso se dá) e se ela retomou alguma atividade física (esporte).

Na primeira sessão, após uma explicação com as pranchas de anatomia, o exame clínico colocou em evidência moderada contração do AP para fibras rápidas, e a paciente conseguiu sustentar a contração por apenas 4 s. Conseguiu ter uma boa percepção perineal quando orientada, além de dissociar a contração dos músculos acessórios. Observou-se um repouso perineal normal.

Nas sessões seguintes, após um despertar perineal no qual foram utilizadas a reeducação manual e a eletroestimulação, deu-se continuidade ao tratamento com o *biofeedback*, o qual utiliza uma via perineal e uma via abdominal, além de possibilitar à paciente objetivar e visualizar a dissociação dos grupos musculares.

Realizou-se avaliação com *biofeedback*, verificando-se repouso inicial, contração voluntária máxima e contração sustentada em 10 s. As Figuras 30.19 a 30.21 evidenciam as principais etapas da avaliação com o *biofeedback* por EMG.

Com base nessa avaliação, encontramos:

▶ Média de repouso inicial de 2,09 μv, representando um repouso aceitável

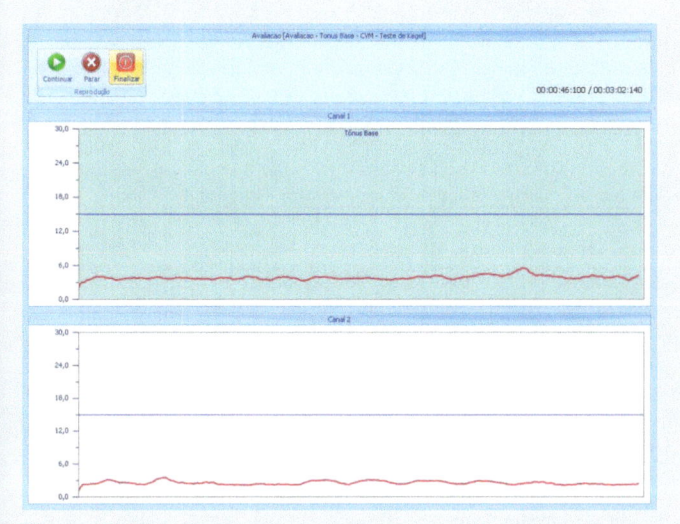

Figura 30.19 Avaliação do repouso inicial. Canal 1: períneo. Canal 2: abdominal (oblíquo externo). Observam-se as linhas em repouso. Tela Biotrainer – Miotec. (Cedida por Miotec Equipamentos Biomédicos Ltda.)

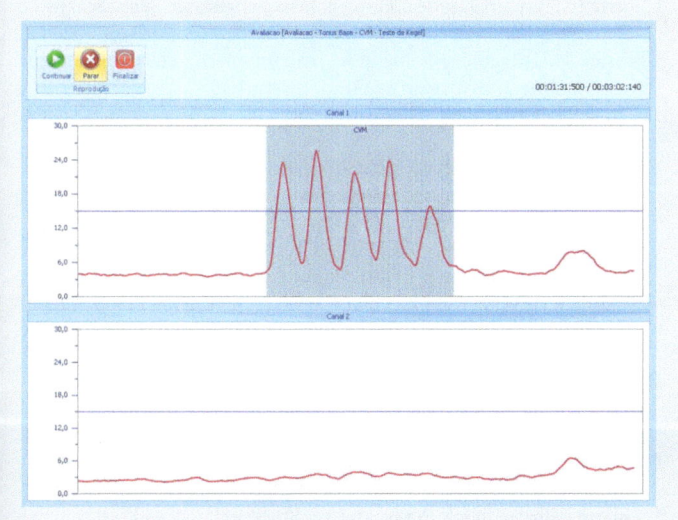

Figura 30.20 Tela 2: avaliação da contração voluntária máxima (CVM) e contrações rápidas (*quickflicks*). Tela Biotrainer – Miotec. (Cedida por MiotecEquipamentos Biomédicos Ltda.)

▶ Média do pico máximo de contração, que foi de 12,59 μv; observou-se que a paciente tem bom início de contração, porém pequeno atraso no relaxamento e aumento do tônus na recuperação. Observou-se também que utiliza um pouco a musculatura abdominal

▶ Na contração sustentada em 10 s, em que a paciente teve boa rampa de subida (ativação da contração), porém não conseguiu manter o platô de sustentação. Ao final, apresentou um atraso na rampa de descida (relaxamento). Observou-se pequena contração da musculatura abdominal para tentar manter a contração.

Nessa paciente, torna-se importante, pela incontinência de esforço, trabalhar o automatismo, melhorando as rampas de subida e descida, possibilitando que ela realize o fechamento do colo uretral durante uma situação de esforço. Pode-se utilizar um protocolo de fibras rápidas, em que o tempo de repouso deve ser o dobro ou o triplo da contração. A linha de meta ou *threshold* deve ficar ou na média dos picos de contração ou a 80% da CVM. Importante também, em detrimento de seu prolapso de uretra, realizar um treino de resistência por meio de contrações sustentadas, em que o tempo de repouso pode ser o mesmo do tempo de relaxamento. Nesse caso, a linha de meta pode começar a 60% da CVM e chegar a 75% da CVM.

Torna-se importante treinar essa paciente nas diversas posturas e em relação ao esforço em suas atividades diárias, com treino livre ou funcional.

A técnica do *biofeedback* para essa paciente torna-se importante como ferramenta para seu treino neuromuscular, para que o treinamento dos músculos do AP seja mais bem monitorado, a fim de que ela manipule os eventos fisiológicos traduzidos na tela durante os exercícios e em suas atividades cotidianas. Nas Figuras 30.22 e 30.23, observamos o tratamento proposto por meio do *biofeedback* por EMG.

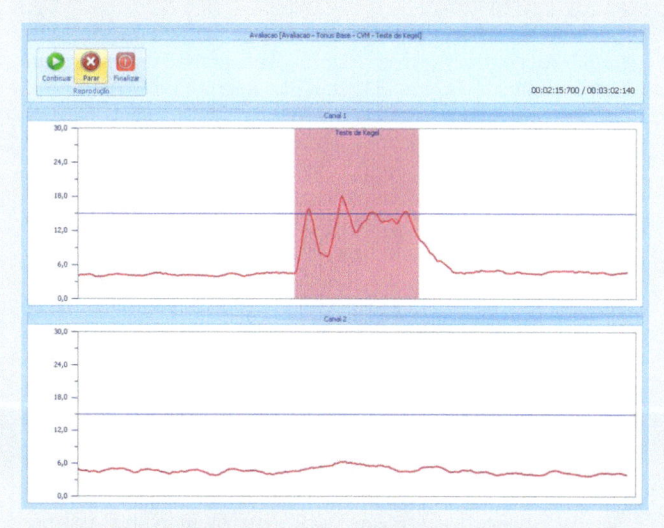

Figura 30.21 Avaliação da contração sustentada em 10 s. Tela Biotrainer – Miotec. (Cedida por Miotec Equipamentos Biomédicos Ltda.)

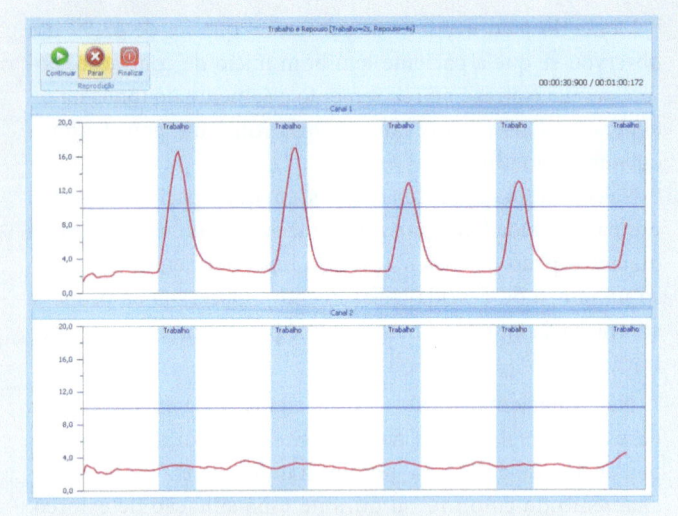

Figura 30.22 Canal: treino de CVM. Verificar rampas de subida (contração) e rampas de descida (relaxamento), bem como o pico máximo e se atingiu ou passou da meta (*biofeedback* positivo). Protocolo de fibras rápidas: 2 s de contração com o dobro de relaxamento. Canal 2: monitoramento da utilização da musculatura acessória abdominal mantendo abaixo da linha de meta (*biofeedback* negativo). Tela Biotrainer – Miotec. (Cedida por Miotec Equipamentos Biomédicos Ltda.)

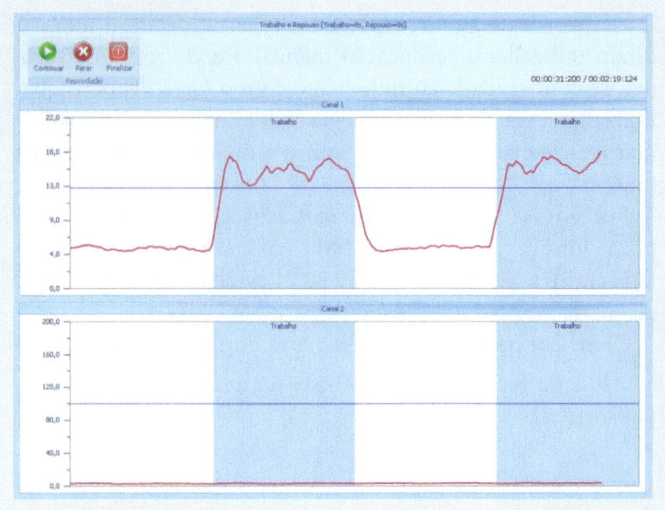

Figura 30.23 Canal 1: treino de sustentação. Verificar rampas de subida (contração) e rampa de descida (relaxamento), presença de picos e vales no platô de sustentação e tempo de sustentação. Protocolo de 8 s de contração e 8 s de relaxamento. Linha de *threshold* em 60% da CVM. Canal 2: monitoramento da utilização da musculatura acessória abdominal mantendo abaixo da linha de meta (*biofeedback* negativo). Tela Biotrainer – Miotec. (Cedida por Miotec Equipamentos Biomédicos Ltda.)

BIBLIOGRAFIA

Agostinho D, Bertotto A. Biofeedback aplicado ao tratamento das incontinências urinárias. In: Urofisioterapia. São Paulo: Personal Link. 2009:255-67.

ANAES. Recommandations pour la Pratique Clinique: Bilans et techniques de rééducation périnéo-sphinctérienne pour le traitement de l'incontinence urinaire chez la femme à l'exclusion des affections neurologiques. Février 2000; 37.

Artibani W, Anderse J, Gajewski J et al. Imaging and other investigations. In: Abrams P, Cardozo L, Khoury S, Wein A, eds. Incontinence. Plymouth, United Kingdom: Plymbridge Distributors; 2002; 425-78.

Barcala L et al. Análise do equilíbrio em pacientes hemiparéticos após o treino com o programa Wii Fit. Fisioterapia em Movimento. 2011; 24(2):337-43.

Beco J, Sulu M, Schaaps JP, Lambotte R. Une nouvelle approchedes troubles de continence chez la femme: l'echographieurodynamique par voievaginale. J Gynecol Obstet Biol Reprod. 1987; 16:987-98.

Bertotto A, Schvartzman R, Uchôa S, Wender COM. Effect of eletromyography biofeedback as an add-on to pelvic floor exercises on neuromuscular outcomes and quality of life in postmenopausal women with stress urinary incontinence: A randomized controlled trial. Neurourology and Urodynamics. 2017; 9999:1-6

Bø K, Lilleås F, Talseth T, Hedlund H. Dynamic MRI of pelvic floor muscles in an upright sitting position. Neurourol Urodyn. 2001; 20:167-74.

Bø K, Sherburn M. Evaluation of female pelvic-floor muscle function and strength. Phys Ther. 2005; 85:269-82.

Bø K, Sherburn M, Allen T. Transabdominal ultrasound measurement of pelvic floor muscle activity when activated direct or via a transversus abdominis muscle contraction. Neurourol Urodyn. 2003; 22:582-8.

Bonnechère B et al. Interchange ability of the Wii Balance Board for Bipedal Balance Assessment. JMIR Rehabilitation and Assistive Technologies. 2015; 2(2):e8.

Bonnechère B et al. The use of commercial videogames in rehabilitation: a systematic review. International Journal of Rehabilitation Research. Internationale Zeitschrift fur Rehabilitations for

schung. Revue Internationale de Recherches de Readaptation. 2016a; 277-90.

Bonnechère B et al. Validation of the Balance Board for Clinical Evaluation of Balance During Serious Gaming Rehabilitation Exercises. Telemedicine and e-Health. 2016b; 22(9):709-17.

Botelho S et al. Virtual reality: a proposal for pelvic floor muscle training. International Urogynecology Journal. 2015; 26(11):1709-12.

Castro AP, Pereira VS et al. Eficácia do biofeedback para o tratamento da incontinência urinária de esforço: uma revisão sistemática. Scientia Medica. 2010; 20(3).

Caufriez M. Contribution a l'étude des mecanismes physiopathologiques en cause dans l'incontinence urinaire a l'effort chez la femme. Tese de doutorado da Université Libre de Bruxelles. Disponível na Biblioteca Libre de Bruxelles, 1991.

Caufriez M. Gymnastique abdominale hypopressive. Bruxelles: M.C. Ed. 1997.

Caufriez M. Thérapies Manuelle set Instrumentales em Uroginecologie. Volume 2. Bruxelles: Maïté Editions. 1989.

Dabbadie L. La Bonne Utilisation du Biofeedback. Congrès E.I.R.P.P. Roubaix, Juin 1998.

Devillers P. Le biofeedback périnéal: place et indication dans la rééducation, avantages, inconvénients et évolution. Congrès A.F.U. Paris, novembre 2004.

Dumoulin C, Experience M. Virtual reality rehabilitation for older women with urinary incontinence : The Montreal Experience Urinary incontinence in elderly women: Prevalence and impact Context Montreal study 1: The lower limb strength hand balance dysfunction project Aim & Metho. 2009.

Élliott V et al. The effect of virtual reality rehabilitation on the gait parameters of older women with mixed urinary incontinence: A feasibility study. Neurourology and Urodynamics. 2012; 31(6):883-4.

Glazer HI, Laine CD. Pelvic floor muscle biofeedback in the treatment of urinary incontinence: a literature review. Appl Psychophysiol Biofeedback. 2006; 31:187-201.

Guerineau M. Intérêtdu biofeedback "pression haute précision" enré education périnéale. KS. Juin, 2003; 434.

Guerineau M, Bouchot O, Buzelin JM. Résultats du biofeedback dans laré éducation périnéo-sphinctérienne: à propos de 293 cas. Sifud Clermond-Ferrand. Avril, 1987.

Haskell W, Lee I, Pate R et al. Physical activity and public health: recommendation for adults from the American College of Sports Medicine and the American Heart Association. Circulation. 2007; 116:1081-93.

Huang H, WolfLS, Jiping H.Recent developments in biofeedback for neuromotor rehabilitation.J Neuroengineering Rehabil. 2006; 3:11.

Lee D et al. A development of virtual reality game utilizing Kinect, Oculus Riftand smartphone. International Journal of Applied Engineering Research. 2016; 11(2):829-33.

Loss J, Zaro M et al. Sugestão de método para correlacionar força muscular e eletromiografia. Movimento IV, 1998/1; 8.

Martinho NM et al. The effectsof training by virtual reality orgymballon pelvic floo rmuscle strength in postmenopausal women: A randomized controlled trial. Brazilian Journal of Physical Therapy. 2016; 20(3):248-57.

Miller JM, Perucchini D, Carchidi LT et al. Pelvic floor muscle contraction during a cough and decreased vesical neck mobility. Obstet Gynecol. 2001; 97:255-60.

Morkved S, Bo K, Schei B, Salvesen KA. Pelvic floor muscle training during pregnancy to prevent urinary incontinence: a single-blind randomized controlled trial? Obstet Gynecol. 2003; 101(2):313-9.

Murphy C. Investigation of transabdominal diagnostic ultrasound in the conservative management of pelvic floor dysfunction [master's degree thesis]. Melbourne, Victoria, Australia: School of Physiotherapy, University of Melbourne; 2002.

Perkin H, Bond E, Thompson J et al. Real time ultrasound: an objective measure of skeletal muscle. Physical Therapy Reviews. 2003; 8:99-108.

Peschers U, Gingelmaier A, Jundt K et al. Evaluation of pelvic floor muscle strength using four different techniques. Int Urogynecol J Pelvic Floor Dysfunct. 2001; 12:27-30.

Pompeu JE et al. Effectof Nintendo Wii (TM)-based motor and cognitive training on activities of daily living in patients with Parkinson's disease: A randomized clinicaltrial. Physiotherapy. 2012; 98(3):196-204.

Pompeu JE et al. Os efeitos da realidade virtual na reabilitação do acidente vascular encefálico: Uma revisão sistemática. Motricidade. 2014a; 10(4):111-22.

Pompeu JE et al. Safety, feasibility and effectiveness of balance and gait training using Nintendo Wii Fit Plus® on unstable surface in patients with Parkinsons disease: a pilot study. Journal of Alzheimer's Disease & Parkinsonism. 2014b; 4(1):1-4.

Quartly E, Hallam T, Kilbreath S, Refsnauge K. Strength and endurance of the pelvic floor muscles in continent women: an observational study. Physiotherapy. 2010; 96:311-6.

Reilly ET, Freeman RM, Waterfield MR et al. Prevention of postpartum stress incontinence in primigravidae with increased bladder neck mobility: a randomized controlled trial of antenatal pelvic floor exercises. Br J Obstet Gynaecol. 2002; 109(1):68-76.

Sapsford R. Rehabilitation of pelvic floor muscles utilizing trunk stabilization. Man Ther. 2004; 9:3-12.

Sapsford R, Hodges PW. Contraction of the pelvic floor muscles during abdominal maneuvers. Arch Phys Med Rehabil. 2001; 82:1081-8.

Schaer G, Koechli O, Schuessler B, Haller U. Perineal ultrasound for evaluating the bladderneck in urinary stress incontinence. Obstet Gynecol. 1995; 85:220-4.

Sobral Ret al. Efeito da Reabilitação virtual em diferentes tipos de tratamento virtual. Revista Brasileira de Ciências da Saúde. 2011; 29:56-63.

Solomon MJ, Pager CK, Rex J et al. Randomized, controlled trial of biofeedback with anal manometry, transanal ultrasound, or pelvic floor retraining with digital guidance alone in the treatment of mild to moderate fecal incontinence. Dis Colon Rectum. 2003; 46:703-10.

Steenstrup B et al. Évaluation de l'activité électromyographique des muscles duplan cher pelvien pendant des exercices posturaux à l'aide du jeu vidéo virtuel Wii Fit Plus®. Analyses et perspectives en rééducation. Progrés en Urologie. 2014; 24:1099-105.

Steenstrup B, Behague L, Quehen M, Rééducation postural avecle jeu virtuel Wii® en pelvi périnéologie: pourquoi pas? Kinesitherapie. 2015; 15(160):45-50.

Thompsen J, O'Sullivan P. Levator plate movement during voluntary pelvic floor muscle contraction in subjects with incontinence and prolapse: a cross-sectional study and review. Int Urogynecol J Pelvic Floor Dysfunct. 2001; 12(suppl 3):40.

Viau A. et al. Reaching in reality and virtual reality: a comparison of movement kinematics in healthy subjects and in adults with hemiparesis. Journal of Neuroengineering and Rehabilitation. 2004; 1:11.

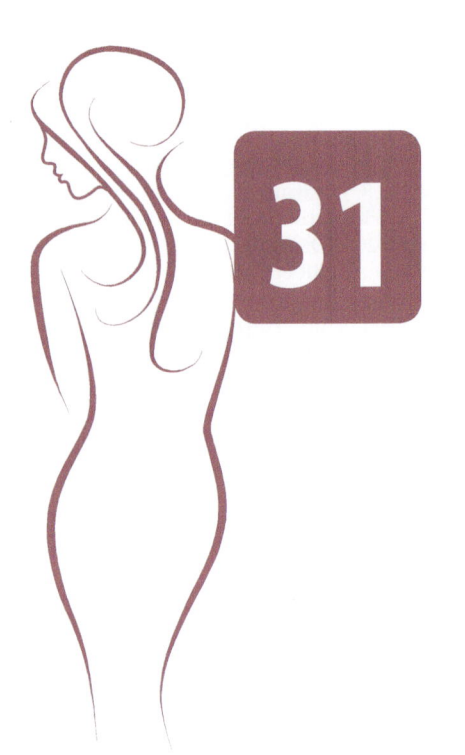

31 Tônus dos Músculos do Assoalho Pélvico em Mulheres com Disfunções do Assoalho Pélvico

Elyonara Mello de Figueiredo

Ana Paula Gonçalves Miranda Gazzola

Gabriella Ferreira Vieira

Elza Baracho

INTRODUÇÃO E CONCEITO DE TÔNUS

A tensão aumentada nos músculos do assoalho pélvico (MAP) é um achado frequente e relevante na prática clínica, e encontrar o termo mais adequado para identificá-la e, consequentemente, avançar na sua compreensão tem se revelado um desafio. *Hipertonia* muscular nos parece o termo mais adequado, mas a definição conceitual e operacional (mensuração) de tônus continua sendo controversa na literatura, que ainda apresenta outros termos para se referir à tensão muscular, como rigidez e atividade elétrica do músculo em repouso. A expressão *rigidez (stiffness)* passiva é usada para operacionalizar a tensão muscular, com a vantagem de ser computada a partir de parâmetros objetivos, ou seja, a partir da relação entre a força aplicada e a mudança no comprimento do tecido que a recebe (relação *força/deformação*). Ainda que válidos para pesquisas científicas, na prática clínica esses parâmetros são difíceis de serem obtidos para os MAP. Além disso, medidas de rigidez devem ser realizadas na ausência de sinal elétrico do músculo, isto é, com registro eletromiográfico igual a zero, o que não parece ser o caso para os MAP, os quais, mesmo em relaxamento completo (repouso), apresentam algum grau de atividade elétrica. A atividade neuromuscular dos MAP, em repouso e em diferentes graus de contração muscular (máxima e submáxima), capturada via eletromiografia, também tem sido utilizada para operacionalizar o termo tônus. Essa operacionalização parece ter sido corroborada pela International Continence Society (ICS) que, em 2005,

recomendou o uso do termo *hiperatividade* para descrever o aumento de tensão nos MAP. A atividade neuromuscular, embora diretamente relacionada à tensão presente no músculo, expressa somente a tensão gerada por seus elementos contráteis. No entanto, a tensão de músculos esqueléticos em repouso decorre não somente de suas propriedades contráteis/ativas (fibras neuromusculares), mas também de suas propriedades viscoelásticas/passivas (tecido conjuntivo). Portanto, utilizar a atividade elétrica dos MAP para operacionalizar tônus é negligenciar a tensão gerada pelo tecido conjuntivo, tão abundante nesse grupo muscular, o que não nos parece adequado. *Tônus muscular* é o termo que se refere à tensão dos músculos esqueléticos em repouso que decorre tanto de elementos contráteis quanto viscoelásticos, e que pode ser operacionalizado clinicamente por meio da palpação digital. Segundo Levin (2009), o tônus depende da função que o músculo desempenha, ou seja, não consiste somente na tensão intrínseca do músculo em repouso, mas em um *continuum* de tensão decorrente das demandas funcionais impostas sobre ele; isto equivale a dizer que "o termo tônus reflete o estado de preparação do músculo para a ação" (Latash e Zatsiorsky, 2016, p. 96).

O termo tônus, assim como força e resistência musculares, está descrito na Classificação Internacional de Funcionalidade, Incapacidade e Saúde (CIF, 2003) da Organização Mundial da Saúde (OMS) como uma função muscular. Em 2016, o documento sobre terminologia na abordagem conservadora e não farmacológica de mulheres com disfunções do assoalho pélvico

(DAP), da ICS em conjunto com a nternational Urogynecology Association (IUGA) incluiu o tônus na lista de funções dos MAP, demonstrando a importância dessa função muscular. Concomitantemente, a literatura vem demonstrando crescente interesse da comunidade científica por esse relevante tema (Ackerman et al., 2016; Davidson et al., 2017). Latash e Zatsiorsky, 2016, p. 96) concluem: "considerando o amplo (*widespread*) uso do termo tônus muscular na prática clínica, a sua utilidade no dia a dia da prática clínica parece estar fora de questão." Dessa maneira, utilizaremos o termo *tônus muscular* para nos referir à tensão presente nos MAP no estado máximo de relaxamento que o indivíduo consegue atingir, avaliado (operacionalizado) por meio de palpação digital.

Como mencionado anteriormente, o termo tônus muscular aparece frequentemente associado a outros termos e definições conceituais diferentes da tensão muscular em repouso, tais como sinal eletromiográfico, rigidez e hiperatividade. Cabe, portanto, esclarecer a relação de cada um desses termos com o tônus muscular.

O sinal eletromiográfico expressa a atividade elétrica neuromuscular, ou seja, aquela que decorre da atividade elétrica do componente ativo do músculo. Considerando que as estruturas de tecido conjuntivo também geram tensão muscular, a eletromiografia não é adequada para operacionalizar tônus muscular. Mesmo em repouso, os MAP parecem apresentar algum grau de atividade elétrica, provavelmente em resposta à contínua variação de pressão intra-abdominal imposta sobre esses músculos. Voorham et al. (2008) documentaram a atividade elétrica dos MAP na ausência de contração muscular ativa, em mulheres e homens com queixas de disfunções miccionais, defecatórias e sexuais. Os registros eletromiográficos médios foram de 3,9 μV (0,5 a 16,0 μV) para mulheres e 5,0 μV (0,0 a 12,0 μV) para homens, indicando ausência de silêncio eletromiográfico dos MAP, mesmo quando eles não apresentavam quaisquer contrações ativas. O sinal eletromiográfico está diretamente relacionado à intensidade da contração muscular e, consequentemente, à geração de tensão muscular. Dessa maneira a ausência de zero de atividade elétrica nos MAP, mesmo em repouso, parece decorrer, como ressaltado por Levin (2009), de resposta neuromuscular adaptativa às demandas funcionais impostas aos mesmos ao sustentar os órgãos pélvicos sob contínua variação de pressão intra-abdominal decorrente da respiração e de atividades funcionais.

Rigidez (*stiffness*) é um termo utilizado na mecânica de materiais não vivos, que expressa a resistência que materiais oferecem à forças de deformação. Do ponto de vista biomecânico, esse termo expressa a rigidez dos tecidos biológicos (músculos, ligamentos, tendões, fáscias), os quais apresentam configuração complexa, com características não lineares de deformação. A rigidez muscular é mensurada pela força compressiva (*stress*) dividida pela deformação (*strain*) do músculo em questão, na ausência de sinal elétrico. É importante destacar que, em tecidos biológicos, essa relação é não linear e depende das características estruturais desses tecidos (p. ex., sarcômero, fibra muscular, tecido conjuntivo). Para Latash e Zatsiorsky (2016), o uso do termo rigidez para substituir o termo tônus é restritivo, porque tendo em vista que para medir rigidez o músculo deve estar com sinal eletromiográfico próximo de zero, a rigidez passiva expressa somente as propriedades biomecânicas de tecidos moles sem considerar as propriedades neurofisiológicas, ou seja, a tensão neuromuscular gerada conforme a demanda funcional.

Hiperatividade muscular é um termo proposto pela ICS em 2005, para conceituar a deficiência de relaxamento dos músculos do assoalho pélvico. Está relacionada ao aumento da atividade contrátil do músculo (atividade neuromuscular representada por sinal eletromiográfico) e pode estar ou não associada ao aumento do tônus muscular. Ainda são necessários estudos científicos para investigar essa relação.

FATORES QUE INFLUENCIAM O TÔNUS DOS MÚSCULOS DO ASSOALHO PÉLVICO

O tônus muscular pode sofrer influência de diversos fatores funcionais, tais como fatores estruturais, da atividade, e de fatores pessoais e ambientais. Além de fatores funcionais que promovem mudanças mais rapidamente, fatores estruturais também podem influenciar o tônus dos MAP e devem ser considerados pelo fisioterapeuta durante a avaliação e tratamento da paciente. Os fatores encontrados na literatura que parecem influenciar o tônus dos MAP em mulheres serão apresentados e discutidos a seguir.

Idade

Morgan et al. (2009), ao investigarem os MAP de 211 mulheres por meio de ressonância magnética, encontraram relação direta entre o avanço da idade e a redução da área de secção transversa dos MAP. Alperin et al. (2016), ao avaliarem as alterações na arquitetura dos MAP em cadáveres de mulheres, demonstraram que o avanço da idade leva à diminuição da área de secção transversa dos MAP e ao aumento do conteúdo de colágeno intramuscular, reduzindo o comprimento proporcional das fibras musculares e ampliando proporcionalmente o de tecido conjuntivo. A combinação de tais fatores pode favorecer o aumento do tônus muscular ao longo da vida da mulher. Desta forma, ao avaliar o tônus dos MAP em mulheres idosas, o fisioterapeuta deve ter em mente essas mudanças estruturais, e esperar músculos com tônus mais alto em mulheres mais idosas, em decorrência da mudança estrutural de tecido conjuntivo e muscular.

Paridade

Durante a gravidez parece ocorrer aumento do comprimento das fibras musculares e do número de sarcômeros em série nos MAP. Essa mudança sugere uma resposta adaptativa ao aumento das demandas mecânicas sofridas pelas estruturas do assoalho pélvico, tais quais o peso do feto durante a gestação potencializadas por sobrepeso da gestante ou por situações frequentes de aumento de pressão intra-abdominal como tosse crônica, exercícios físicos de alta sobrecarga ou de alto impacto. É importante considerar que o aumento de sarcômeros em série eleva proporcionalmente o componente ativo do tônus (fibra muscular) e que, segundo estudos, posições mais eretas e de maior sobrecarga, como a tosse, ocasionam maior ativação elétrica dos MAP. Tais fatores, se contínuos, podem aumentar a demanda por tensão muscular, levando ao aumento do tônus dos MAP. Por outro lado, a relaxina promove aumento da taxa de absorção de água na matriz extracelular do colágeno, favorecendo a redução da tensão nos elementos elásticos dos MAP. A literatura sobre a atividade neuromuscular dos MAP na gravidez é escassa e controversa. Mais uma vez, cabe ao fisioterapeuta estar atento aos fatores que podem influenciar o tônus dos MAP durante a avaliação e diagnóstico de cada mulher.

Menopausa

A menopausa é caracterizada por redução dos níveis de estrogênio e progesterona circulantes, devido à perda da função ovariana. As funções dos músculos estriados esqueléticos, que são dotados de receptores de estrogênio, são, portanto, alteradas após a menopausa, tendo em vista que o estradiol influencia o metabolismo envolvido nas reservas de glicogênio muscular. Dentre essas alterações, está a perda da elasticidade dos músculos esqueléticos. Um estudo realizado em ratas mostrou que a suplementação de estrogênio gerou menor perda de massa muscular e, dessa maneira, melhor função muscular.

Traumas diretos nos músculos do assoalho pélvico

São representados pelas lacerações perineais espontâneas ou episiotomia, as quais podem ocorrer na ocasião do parto vaginal; por correções para o prolapso dos órgãos pélvicos e devido à perineoplastia. Após uma cirurgia ou uma ruptura espontânea de tecido, acontece o processo inflamatório e consequente processo cicatricial, durante o qual ocorre substituição do tecido muscular lesado por tecido conjuntivo. Esse processo é dividido em fases (fases do processo inflamatório): na fase proliferativa, ocorre a formação de tecido de granulação e a reconstituição da matriz extracelular (a formação do tecido de granulação envolve o acúmulo de macrófagos, a proliferação de fibroblastos, a deposição de matriz extracelular e a angiogênese); em seguida, inicia-se a fase de remodelação, na qual ocorre o remodelamento do tecido cicatricial de acordo com as áreas funcionais de estresse. Durante esta última, é possível que haja a formação de aderências (infiltrações fibrosas causadas pelo depósito acelerado e desorganizado de fibra de colágeno), que geram, consequentemente, limitação do deslizamento tissular, diminuição da elasticidade e consequente potencial aumento do tônus muscular.

Inatividade muscular ou manutenção do músculo na posição encurtada

Passar longos períodos na posição sentada, por exemplo, pode levar à remodelação do tecido conjuntivo (p. ex., crescimento do número de pontes cruzadas nos MAP) e ao aumento da tensão muscular.

Alterações de alinhamento e estabilidade pélvicos

Alterações no alinhamento pélvico também podem relacionar-se à maior ocorrência de hipertonia. Possivelmente essa associação ocorre porque os MAP integram o sistema muscular que estabiliza a articulação sacroilíaca. Assume, dessa maneira, um importante papel em situações de diminuição da estabilidade sacroilíaca, já que pode, por meio de um mecanismo de compensação, elevar a própria tensão para aumentar a estabilidade pélvica. Além disso, um estudo realizado por Strauss et al. (2012) demonstrou que a anteversão pélvica aumenta significativamente a retroflexão do vetor de força dos órgãos pélvicos, que deixa de incidir sobre o osso púbico e passa a atuar diretamente sobre os MAP, sobrecarregando-os continuamente e, por conseguinte, mais uma vez potencialmente alterando o tônus muscular.

Transmissão de tensão entre os músculos do assoalho pélvico e outros grupos musculares lombopélvicos

A tensão dos músculos estabilizadores lombopélvicos, incluindo os MAP, pode ser transmitida por meio das fáscias contínuas que os envolvem. Estudos recentes apontam uma conexão morfológica e/ou funcional dos MAP com o obturador interno, o glúteo máximo e o transverso abdominal. Por exemplo, em mulheres com incontinência urinária (IU), foram observadas menores tensões no músculo transverso do abdome quando realizada a contração dos MAP. Notou-se, também, que a contração dos MAP ocorre em sinergia com o glúteo máximo, o que sugere uma transmissão de tensão entre essas musculaturas. Baracho et al. (2014), ao investigarem a relação entre hipertonia dos MAP e hipertonia e dor em outras partes do corpo em 330 mulheres com DAP, encontraram relação significativa entre a hipertonia dos MAP e a presença de dores lombares, sugerindo relação funcional entre os MAP e os músculos lombares.

Alterações na inervação dos músculos do assoalho pélvico

Lesões neurológicas que interrompam a chegada de atividade elétrica no músculo levam à redução da atividade neuromuscular, com consequente redução do número de pontes cruzadas e potencialmente diminuição do tônus muscular.

Condições genéticas

Dentre fatores que potencialmente influenciam o tecido conjuntivo, estão fatores genéticos que determinam formação de tecidos conjuntivos mais frouxos, como observado em indivíduos com frouxidão ligamentar.

Fatores psicológicos e emocionais

Além dos fatores biológicos citados, diversos estudos já associaram a tensão dos músculos esqueléticos a altas demandas psicológicas, ao estresse e ao medo. Miranda et al. (2015), ao investigarem situações estressantes relacionadas ao ambiente de trabalho, observaram que mulheres com DAP e com percepção subjetiva de menor apoio no ambiente do trabalho estão mais propensas a apresentarem hipertonia dos MAP.

Todos os fatores citados potencialmente influenciam o tônus dos MAP. Cabe ao fisioterapeuta identificar quais fatores estão presentes durante a avaliação de mulheres com DAP, e levá-los em consideração no raciocínio clínico e tomada de decisão clínica.

AVALIAÇÃO DO TÔNUS DOS MÚSCULOS DO ASSOALHO PÉLVICO

A avaliação do tônus dos MAP é realizada por palpação vaginal. Informações sobre como será esse exame e sua importância para o caso da paciente em questão devem sempre ser oferecidas antes da palpação, uma vez que o medo e ansiedade podem influenciar o tônus muscular. A mulher deve então ser orientada a posicionar-se em decúbito dorsal, com joelhos e quadris semifletidos e rodados externamente, apoiados sobre uma almofada ou rolo, de modo a favorecer o completo relaxamento dos músculos lombopélvicos, quadris e assoalho pélvico (Figura 31.1). É orientada a contrair e relaxar completamente os MAP por três vezes (para minimizar a tixotropia) e a permanecer completamente relaxada durante a palpação. É então realizada a palpação dos MAP, via canal vaginal, utilizando o 2º e 3º dedos do examinador com as polpas digitais voltadas para baixo (próximo aos pontos 5 e 7 de um relógio), com luva de procedimento e lubrificante à base de água. O fisioterapeuta deve escolher entre usar um ou dois dedos para palpar cada lado (posição 5 e 7 h) ou palpar simultaneamente os dois lados, um com cada dedo. Recomendamos testar cada técnica e utilizar aquela que oferecer a melhor qualidade de palpação. Por último, efetua-se pressão sobre os músculos identificando a resistência (tensão) que oferecem à pressão (ver Figura 31.1). Recomendamos evitar contato do examinador com a perna da paciente, o que poderia criar um torque rotacional no quadril e provocar variação no tônus dos MAP.

Para a classificação do tônus dos MAP, sugerimos adaptar a escala proposta por Dietz e Shek (2008), de modo que a escala ordinal de 0 a 5 pontos seja transformada em 3 categorias: os níveis 0, 1 e 2 da escala de Dietz classificam o músculo como hipotônico; 3 como normotônico; 4 e 5 como hipertônico (Quadro 31.1). A confiabilidade interexaminadores da escala adaptada foi testada por nossa equipe, demonstrando índices moderados de reprodutibilidade ($\kappa\omega = 0,64$; índice de confiança [IC] 95% = 0,35 a 0,94). Acreditamos que esses índices moderados de reprodutibilidade estejam relacionados à natureza variável do tônus muscular. Cabe, portanto, ao fisioterapeuta, durante a avaliação, levar em consideração os possíveis fatores que influenciam o tônus muscular dos MAP, conforme já detalhado anteriormente.

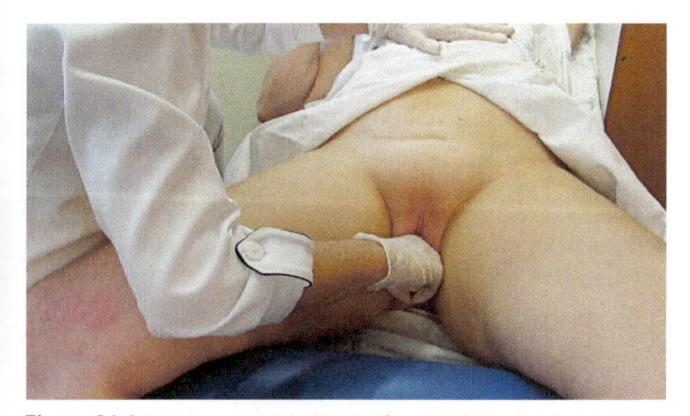

Figura 31.1 Posição para avaliação das funções dos músculos do assoalho pélvico.

Quadro 31.1	Escala de classificação do tônus dos MAP (Dietz e Shek, 2008), traduzida e adaptada.	
0	Músculo não palpável	Hipotônico
1	Músculo muito flácido, resistência mínima à palpação	
2	Músculo flácido, mas oferece alguma resistência à palpação	
3	Resistência moderada à palpação	Normotônico
4	Músculo pode ser distendido, mas com elevada resistência à palpação/a paciente pode sentir dor	Hipertônico
5	Ausência de distensão, sensação de madeira, possivelmente com dor e relato de vaginismo	

DEFICIÊNCIAS DO TÔNUS EM MULHERES COM DISFUNÇÕES DO ASSOALHO PÉLVICO

Mulheres com DAP podem apresentar tanto hiper quanto hipotonia dos MAP. A hipertonia acomete cerca de 50% das mulheres atendidas nos serviços de Fisioterapia na Saúde da Mulher (Baracho et al., 2014). Relaciona-se a deficiências miccionais, defecatórias e sexuais, bem como a diferentes condições de saúde, dentre as quais estão as deficiências de esvaziamento urinário e intestinal, dispareunia, dor pélvica crônica, dor lombopélvica e maior ocorrência de infecção urinária de repetição. Investigamos a relação entre tônus dos músculos do assoalho pélvico e deficiências nos sistemas miccional, sexual e digestório de 330 mulheres encaminhadas para tratamento fisioterápico com diagnóstico de disfunções do assoalho pélvico. Constatou-se ligação entre hipertonia e dispareunia ($p < 0,001$), dores lombopélvicas ($p = 0,003$) e constipação intestinal ($p < 0,001$). Um estudo realizado por Unger et al. (2014), que examinou 297 mulheres atendidas em serviço de fisioterapia pélvica, sendo 217 com queixas urinárias (25% incontinência urinária de esforço [UE]; 16% incontinência urinária de urgência [UU]; 59% incontinência urinária mista [UM]) e 80 sem quaisquer queixas, mostrou que 83% das mulheres sem queixas urinárias apresentaram tônus dos músculos do assoalho pélvico normal, enquanto 78% das mulheres com queixas urinárias exibiam tônus aumentado.Thibault-Gagnon e Morin (2015) destacaram que a hipertonia dos MAP está também associada à vestibulodinia provocada, uma condição de saúde em que mulheres relatam dor semelhante a fincadas ou queimação no óstio da vagina durante compressão ou tentativa de penetração vaginal. Outro estudo que investigou, via ressonância magnética, os MAP de mulheres com e sem cistite intersticial observou que as pacientes com cistite intersticial apresentavam distância significativamente menor entre o púbis e o canal anal ($p < 0,02$), refletindo um comprimento reduzido anteroposterior dos MAP. O mesmo trabalho notou, também, a redução do comprimento do músculo puborretal bilateralmente ($p < 0,002$). A partir desses dados, os autores propuseram que, em mulheres com cistite intersticial, há maior chance de aumento do tônus dos MAP, o que pode contribuir para o aumento do resíduo pós-miccional e, consequentemente, para recidiva de tal condição de saúde. Næss e Bø (2015) analisaram a função dos MAP de mulheres com e sem queixa de vestibulodinia, via manometria e eletromiografia (EMG). O estudo mostrou que a pressão vaginal de repouso em mulheres com queixa de vestibulodinia é significativamente maior (p = 0,02) do que mulheres sem essa condição de saúde, sugerindo a presença de hipertonia dos MAP. Dados levantados de 185 mulheres, com idade média de 38 anos, atendidas no Serviço de Fisioterapia para DAP do Hospital das Clínicas da UFMG, mostrou que 39,0% delas apresentavam aumento do tônus do MAP, deficiência muscular essa associada à presença de dispareunia e dor lombopélvica. Por outro lado, a hipotonia dos MAP parece ser muito menos frequente. Dados do mesmo Serviço de Fisioterapia para DAP indicaram que 10% das pacientes apresentavam hipotonia dos MAP. Dentre os estudos encontrados na literatura que mostram associação da hipotonia com disfunções do assoalho pélvico está o de Dietz e Shek (2008), que avaliaram 98 mulheres com disfunções do assoalho pélvico e encontraram maior associação entre hipotonia e prolapso de órgãos pélvicos anterior e posterior (p = 0,019 e 0,046, respectivamente). Além do prolapso, também foi observada, nesse mesmo estudo, relação entre a hipotonia muscular e o aumento do hiato vaginal (p = 0,01). Voorham et al. (2008), por sua vez, encontraram associação entre a hipotonia e diminuição das sensações vaginais, anorgasmia e incontinência urinária. A relação entre hipotonia dos MAP e incontinência urinária de esforço também foi observada em um estudo desenvolvido por nosso grupo, que investigou funções dos MAP em mulheres com e sem incontinência urinária. Além disso, Cheng (2011) analisou mulheres com e sem prolapsos de órgãos pélvicos (POP) e obstrução fecal e identificou que essas mulheres apresentavam hipotonia dos MAP quando comparadas às do grupo-controle (p = 0,037).

ABORDAGEM FISIOTERAPÊUTICA A MULHERES COM HIPERTONIA DOS MÚSCULOS DO ASSOALHO PÉLVICO

A efetiva intervenção fisioterapêutica só é possível a partir da adequada avaliação e do consequente diagnóstico fisioterapêutico da paciente/cliente. Deve-se identificar as deficiências nas estruturas e funções do corpo, as limitações nas atividades diárias, as restrições na participação social e os fatores pessoais e ambientais que podem interferir, positiva ou negativamente, na funcionalidade da paciente/cliente. É importante ressaltar que o foco da abordagem fisioterapêutica deve ser na consequência funcional da instalação da doença, que devemos reduzir ou cessar, e não necessariamente no tratamento da *doença*, foco primário da abordagem médica.

CASO CLÍNICO

A seguir apresentamos um caso clínico de mulher com diagnóstico de incontinência urinária e de infecção de trato urinário de repetição, no qual demonstramos os achados da avaliação, o diagnóstico funcional, a elaboração do raciocínio clínico, assim como as metas e as condutas fisioterapêuticas.

✔ História

M.C.S., 51 anos de idade, casada, professora universitária, procurou serviço de Fisioterapia na Saúde da Mulher com queixas de infecção do trato urinário de repetição (ITUR) e de perda urinária em situações de esforço intenso.

Na entrevista, M.C.S. relatou ter pelo menos um episódio de infecção do trato urinário por mês há mais de 5 anos e que percebe a perda urinária em gotas quando faz esforços excessivos (tosse e espirro forte, carregar muito peso). A paciente apresenta dificuldades em utilizar banheiros públicos e, por isso, tem o hábito de postergar a micção por várias horas; e quando é impossível evitar o uso desses banheiros, realiza a micção sempre na posição agachada. Além disso, relata que os banheiros públicos da universidade ficam distantes das salas onde ministra aulas, reforçando o hábito de postergar a micção. Já havia realizado abdominoplastia há 3 anos e cirurgia para retirada de um mioma há 2 anos. Histórico obstétrico: 2 gestações e 2 partos via cesárea, 3 kg foi o peso do maior recém-nascido, aumento de cerca de 11 kg de peso corporal durante as gestações, sem episódios de incontinência urinária/anal (IU e IA) e ITUR. Atualmente é fisicamente ativa (musculação 4 vezes/semana), nega deficiências dos sistemas digestório, genital-reprodutor, respiratório, cardiovascular e de infecção urinária, está na menopausa sob uso de reposição hormonal local e não faz uso de medicamento regularmente. Utiliza um absorvente íntimo por dia para se proteger da perda de urina. Realiza tratamento fisioterapêutico há 6 meses devido aos sintomas de lombalgia, os quais apresenta há cerca de 10 anos e que já apresentaram melhoras significativas até o momento. A paciente relata que está muito incomodada por ter que tomar antibiótico frequentemente. Sempre que apresenta infecção urinária evita sair com seus amigos pois não pode ingerir bebida alcóolica, o que a deixa incomodada. Tem evitado carregar muito peso na academia, com receio de molhar-se em local público.

✔ Exame físico

Principais achados:

▶ IMC: 23,5 kg/m^2
▶ Aumento da lordose lombar e da anteversão pélvica; pelve rodada para a direita; hipertonia dos músculos rotadores laterais do quadril direito; deficiência de força muscular do glúteo máximo e da musculatura abdominal
▶ Inspeção dos MAP: sensibilidade preservada; contração visível dos MAP; ausência de lacerações, cicatrizes, hemorroidas, hipotrofia e perda urinária ao esforço; coloração fisiológica
▶ Palpação bidigital dos MAP: ausência de dor; hipertonia (grau 4 na escala de Dietz) mais evidente do lado esquerdo; capacidades de contração e relaxamento presentes; realiza contração dos MAP em sinergia com os músculos glúteo máximo e abdominais; força grau 2 (escala de Oxford modificada); resistência de 5 s.

✔ Exames complementares

▶ Realizou urografia, sem alterações
▶ *Pad-test* 24h: 10 g
▶ Diário miccional: frequência urinária: 6×; frequência urinária noturna: 1×; capacidade vesical média (CVM): 250 mℓ;

ingestão líquida: 1.600 mℓ; episódios de perda e urgência urinária: 0

- ICIQ-SF: 17 pontos
- IQoL: 89,3%.

A partir dos dados da avaliação fisioterapêutica, deve-se refletir sobre o diagnóstico fisioterapêutico, ou seja, identificar as deficiências, limitações, restrições e os facilitadores e barreiras relativos aos fatores contextuais (pessoais e ambientais). Dessa maneira, um codificador da CIF pode ser selecionado para cada incapacidade identificada de forma a facilitar o registro das incapacidades, favorecer documentação de dados no serviço e comunicação interprofissional. A seguir demonstramos o diagnóstico fisioterapêutico da paciente/cliente em questão no quadro da CIF, para facilitar a sua visualização dentro dos domínios de funcionalidade (Figura 31.2).

✔ Raciocínio clínico

As informações descritas no quadro da CIF devem ser utilizadas para o desenvolvimento do raciocínio clínico e, consequentemente, para a prescrição do tratamento fisioterápico. A seguir apresentamos como essas informações podem ser utilizadas e relacionadas (representadas por meio de mapa conceitual). As cores representam os domínios de funcionalidade da CIF (Figura 31.3).

✔ Metas fisioterapêuticas para M.C.S.

- Cessar a perda urinária ao esforço e a infecção urinária de repetição
- Cessar a dor lombar
- Melhorar o alinhamento da coluna lombar e da pelve
- Reduzir a hipertonia dos músculos rotatores laterais de quadris
- Ganho de força de glúteo máximo, abdominais e MAP
- Ganho de resistência e coordenação dos MAP
- Reduzir tônus dos MAP
- Aumentar a frequência urinária para 7 a 8 vezes/dia
- Promover a realização das atividades e participação sem limitações e restrições.

✔ Condutas a curto prazo

- Educação sobre estruturas e funções do sistema urinário e MAP
- Orientações sobre hábito urinário adequado:
  - Evitar postergar micção por tempo prolongado
  - Importância de intervalos de tempo adequados entre cada micção (2 a 3 h)
  - Importância da postura sentada e relaxada durante o ato miccional
- Redução do tônus dos MAP por meio de liberação miofascial e fortalecimento dos músculos estabilizadores lombopélvicos (médio prazo)

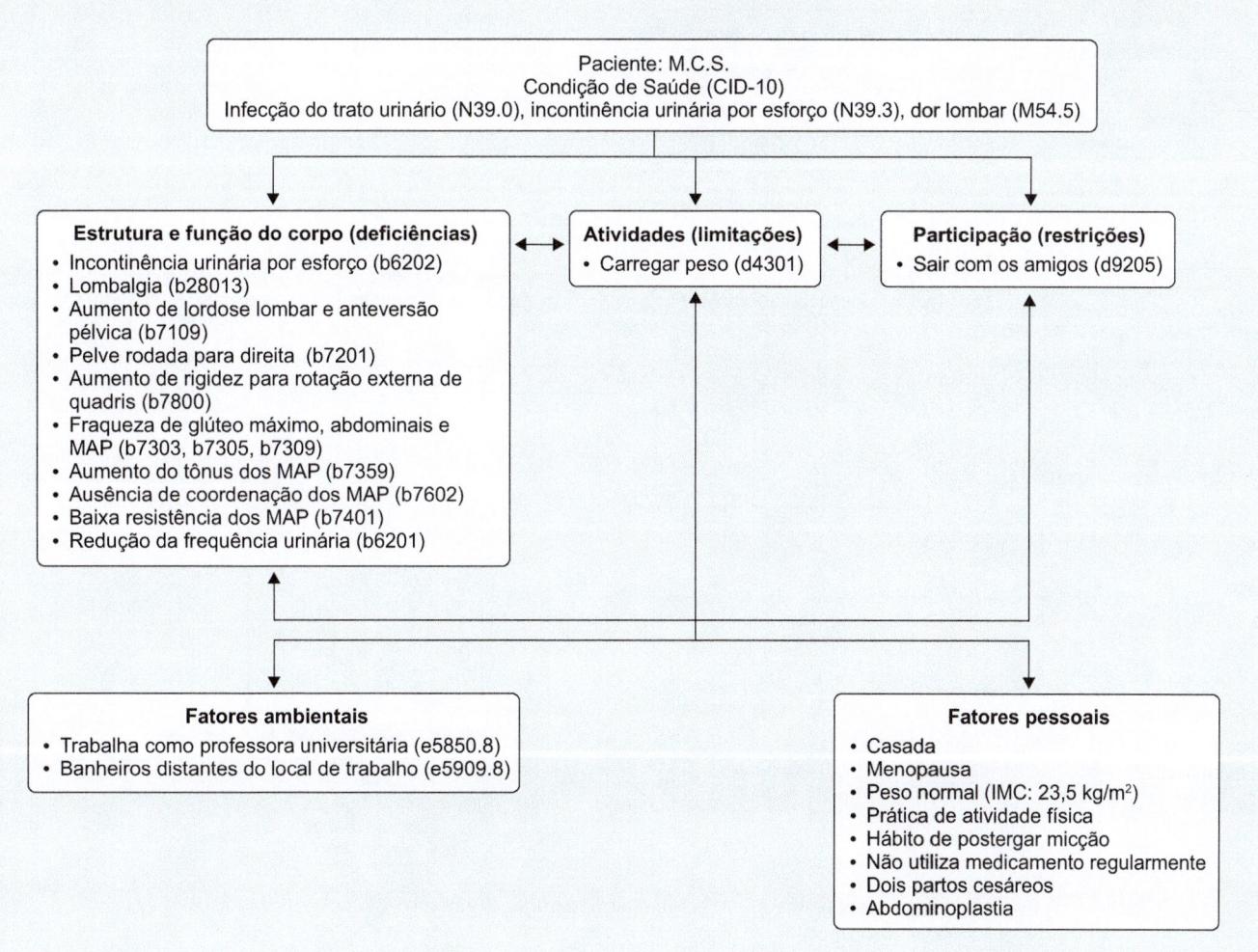

Figura 31.2 Diagnóstico fisioterapêutico da paciente M.C.S.

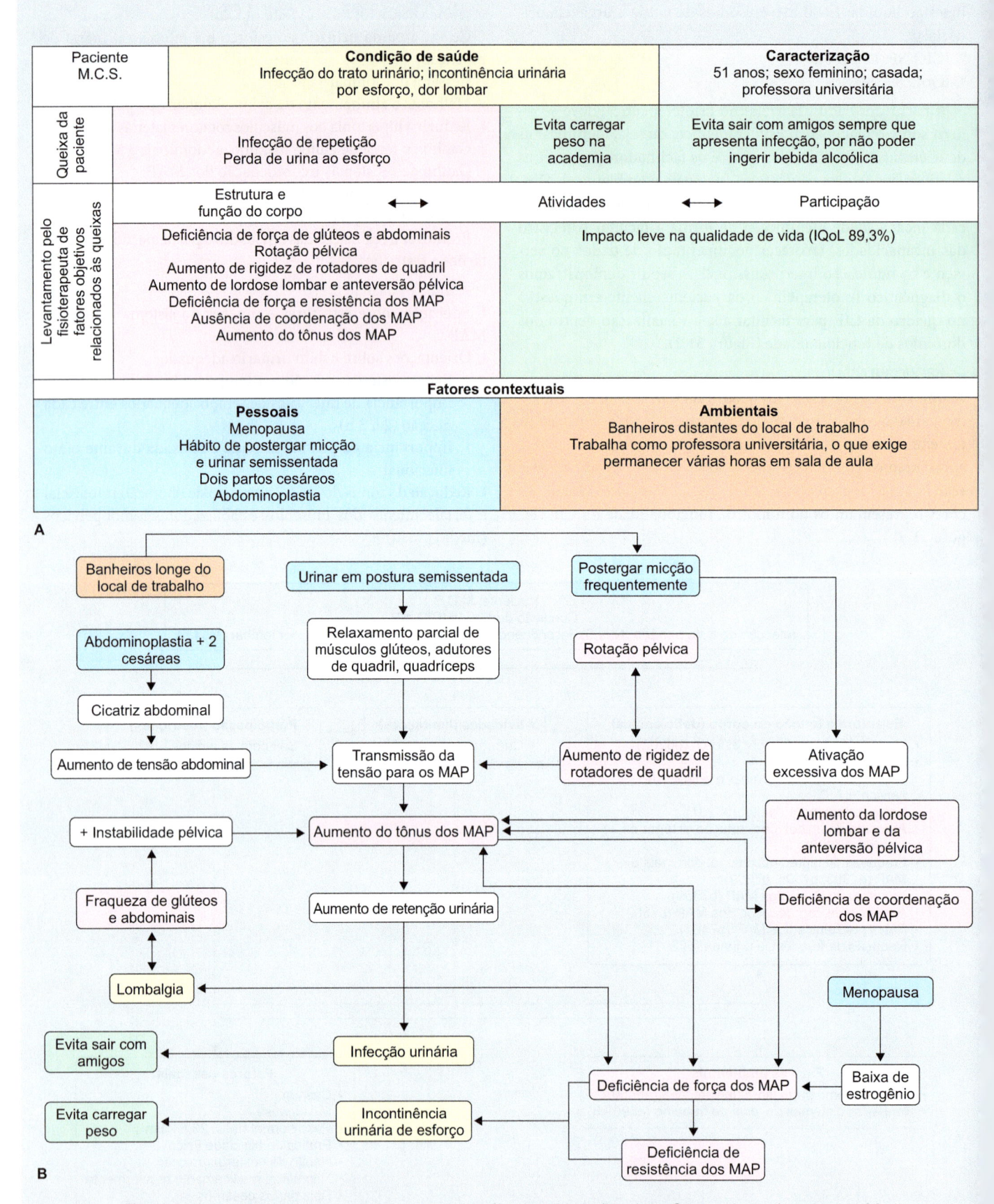

Figura 31.3 Diagrama e mapa conceitual para o raciocínio clínico a partir do diagnóstico fisioterapêutico da paciente M.C.S.

◗ Exercícios para treino da coordenação motora dos MAP, objetivando quebrar as sinergias entre os MAP e os abdominais (para promover micção efetiva) e entre os MAP e os glúteos (para favorecer efetividade do treinamento de força e resistência dos MAP).

✔ Condutas a médio prazo

◗ Ganho de força do glúteo máximo, abdominais e MAP, por meio de diagnóstico e consequente cinesioterapia dose-específica
◗ Redução da hipertonia durante a rotação externa de quadris por meio de liberação miofascial e fortalecimento dos músculos rotatores laterais dos quadris

◗ Orientações sobre posturas pélvica e lombar adequadas durante a realização das atividades diárias. Se necessário, incluir atividades para promover consciência corporal.

✔ Condutas a longo prazo

◗ Ganho de resistência dos MAP, por meio de diagnóstico e consequente cinesioterapia individualizada
◗ Treino funcional para os MAP em situações da rotina de M.C.S. que desencadeiem aumento expressivo da pressão intra-abdominal (esforço).

BIBLIOGRAFIA

Ackerman AL, Lee UJ, Jellison FC et al. MRI suggests increased tonicity of the levatorani in women with interstitial cystitis/bladder pain syndrome. Int Urogynecol J. 2016; 27(1):77-83.

Alperin M, Cook M, Tuttle LJ et al. Impact of vaginal parity and aging on the architectural design of pelvic floor muscles. Am J Obstet Gynecol. 2016; 215(3):312.e1-9.

Amsel R, Khalife S, Boyer S et al. Can fear, pain and muscle tension discriminate vaginismus from dyspareunia/provoked vestibulodynia? Implications for the new DSM-5 diagnosis of genito-pelvic pain/penetration disorder. Arch Sex Behav. 2015; 44(6):1537-50. doi: 10.1007/s10508-014-0430-z. Epub 2014 Nov 15.

Baracho E, Figueiredo EM, Velloso FSB et al. Is increased pelvic floor muscle tone related with musculoskeletal pelvic floor dysfunctions in women? International Continence Society (ICS). 2014. p. 422-3.

Booth CM, Cortina-Borja MJ, Theologis TN. Collagen accumulation in muscles of children with cerebral palsy and correlation with severity of spasticity. Dev Med Child Neurol [Internet]. 2001; 43(5):314-20. Disponível em: http://www.ncbi.nlm.nih.gov/pubmed/11368484.

Borges FS. Dermato-Funcional: Modalidades terapêuticas nas disfunções estéticas. São Paulo: Phorte, 2010.

Bortolami A, Vanti C, Banchelli F. Relationship between female pelvic floor dysfunction and sexual sysfunction: an observational study. J Sex Med. 2015; 12(5):1233-41. doi: 10.1111/jsm.12882. Epub 2015 Apr 8.

Butrick CW. Pelvic floor hypertonic disorders: identification and management. Obstet Gynecol Clin North Am. 2009; 36(3):707-22.

Capson AC, Nashed J, Mclean L. The role of lumbopelvic posture in pelvic floor muscle activation in continent women. J Electromyogr Kinesiol. 2011; 21(1):166-77. doi: 10.1016/j.jelekin.2010.07.017. Epub 2010 Sep 15.

Cheng D. Relationship between anorectal pressure and pelvic floor muscle tension in patients with pelvic floor organ prolapse accompanied by outlet. Gynecol Obstet Invest. 2011; 72(3):174-8. doi: 10.1159/000326678. Epub 2011 Sep 27.

Davidson MJ, Bryant AL, Bower WF et al. Myotonometry reliably measures muscle stiffness in the thenar and perineal muscles. Spring. 2017; 69(2).

De Aquino CF, Gonçalves GGP, Da Fonseca ST et al. Análise da relação entre flexibilidade e rigidez passiva dos isquiotibiais. Rev Bras Med do Esporte. 2006; 12(4):195-200.

Dietz HP, Shek KL. The quantification of levator muscle resting tone by digital assessment. IntUrogynecol J. 2008; 19(11):1489-93.

Gontijo R. Funções dos músculos do assoalho pélvico em mulheres continentes e em mulheres incontinentes. Dissertação de Mestrado (Pós-graduação em Ciências da Reabilitação) – Universidade Federal de Minas Gerais. 2012.

Hebert R. The passive mechanical properties of muscle and their adaptations to altered patterns of use. Aust J Physiother [Internet].

1988; 34(3):141-9. Disponível em: http://linkinghub.elsevier.com/retrieve/pii/S0004951414606061.

Kimoko T, Ming H, KeY et al. An approach to assessment of female urinary incontinence risk using the thickness of the transverse abdominal muscle. 2012; (Table 1):6-9.

Latash ML, Zatsiorsky VM. Biomechanics and motor control. Academic Press; 2016. p. 3-409.

Levin M. Comment on: Masi AT, Hannon JC. Human resting muscle tone (HRMT): narrative introduction and modern concepts. J Bodyw Mov Ther. 2009.

Madill SJ, Harvey MA, McLean L. Women with stress urinary incontinence demonstrate motor control differences during coughing. J Electromyogr Kinesiol. 2010; 20(5):804-12.

Messelink B, Benson T, Berghmans B et al. Standardization of terminology of pelvic floor muscle function and dysfunction: report from the pelvic floor clinical assessment group of the International Continence Society. Neur and Urody. 2005; 24(4):374-80.

Miranda APG, Zenha T, Figueiredo EM. Mulheres com hipertonia dos músculos do assoalho pélvico tem trabalho mais estressante do que aquelas com tônus normal ou baixo? Trabalho de Conclusão de Curso (Graduação em Fisioterapia) – Universidade Federal de Minas Gerais. 2015.

Morgan DM, Umek W, Guire K et al. Urethral sphincter morphology and function with and without stress incontinence. American Urological Association. 2009; 182(1):203-9. Disponível em: http://dx.doi.org/10.1016/j.juro.2009.02.129.

Næss I, Bø K. Pelvic floor muscle function in women with provoked vestibuledynia and asymptomatic controls. Int Urogynecol J. 2015; 26(10):1467-73. doi: 10.1007/s00192-015-2660-6. Epub 2015 Mar 4.

Organização Mundial da Saúde (OMS). Classificação Internacional de Funcionalidade (CIF), Incapacidade e Saúde (Centro Colaborador da Organização Mundial da Saúde para a Família de Classificações Internacionais, org.; coordenação da tradução Cassia Maria Buchalla). São Paulo: Editora da Universidade de São Paulo – EDUSP; 2003.

Pool-Goudzwaard A, Van Dijke GH, Van Gurp M et al. Contribution of pelvic floor muscles to stiffness of the pelvic ring. Clin Biomech. 2004; 19(6):564-71.

Saltiel F, Miranda APG, Figueiredo EM. Propriedades psicométricas de medidas de funções musculares e relacionadas ao movimento do assoalho pélvico. In: Congresso Internacional de Fisioterapia Pélvica. Belo Horizonte; 2016.

Sampaio RF, Mancini MC, Bittencourt N et al. Classificação Internacional de Funcionalidade, Incapacidade e Saúde (CIF) na prática clínica do fisioterapeuta. Rev Bras Fisioter. 2005; 9(2):129-36.

Severi MTM, Chingui LJ, Delfino GB et al. O efeito do estrógeno nas reservas glicogênicas de musculoesqueléticos desnervados de ratas. Rev Bras Fisioter [online]. 2007; 11(1):13-8 [cited 2017-10-30].

Soljanik I, Janssen U, May F et al. Functional interactions between the fossa ischioanalis, levatorani and gluteus maximus muscles of the female pelvic floor: a prospective study in nulliparous women. Arch Gynecol Obstet. 2012; 286(4):931-8.

Steiner WA, Ryser L, Huber E et al. Use of the ICF model as a clinical problem-solving tool in physical therapy and rehabilitation medicine. PhysTher. 2002; 82(11): 1098-107.

Strauss C, Lienemann A, Spelsberg F et al. Biomechanics of the female pelvic floor: a prospective trail of the alteration of force-displacement-vectors in parous and nulliparous women. Arch Gynecol Obstet. 2012; 285(3):741-7.

Suckling JA, Kennedy R, Lethaby A et al. Local oestrogen for vaginal atrophy in postmenopausal women. Cochrane Database Syst Rev. Libr. 2006; (4):CD001500.

Sultan AH, Kamm MA, Hudson CN et al. Anal-sphincter disruption during vaginal delivery. N Engl J Med. 1993; 329(26):1905-11.

Thibault-Gagnon S, Morin M. Active and passive components of pelvic floor muscle tone in women with provoked vestibulodynia: a perspective based on a review of the literature. J Sex Med [Internet]. 2015; 12(11):2178-89. Disponível em: http://linkinghub.elsevier.com/retrieve/pii/S1743609515344520.

Tinelli A, Tinelli R, Perrone A et al. TFG. Urinary incontinence in postmenopausal period: clinical and pharmacological treatments. Minerva Ginecol. 2005; 57(6):593-610.

Toomingas A, Theorell T, Michelsen H et al. Associations between self-rated psychosocial work conditions and musculoskeletal symptoms and signs. Scand J Work Environ Health. 1997; 23(2):130-9.

Unger CA, Mckinney JL, Weinstein MM et al. Pelvic floor muscle evaluation findings in patients with urinary incontinence. Journal of Women's Health Physical Therapy. 2014; 38(2).

Voorham PJ, Van Der Z, Guus AB et al. Elzevier RCMP. Diagnostic investigation of the pelvic floor: a helpful tool in the approach in patients with complaints of micturition, defecation and/or sexual dysfunction. J Sex Med. 2008; 5(4):864-71. Epub 2008 Jan 21.

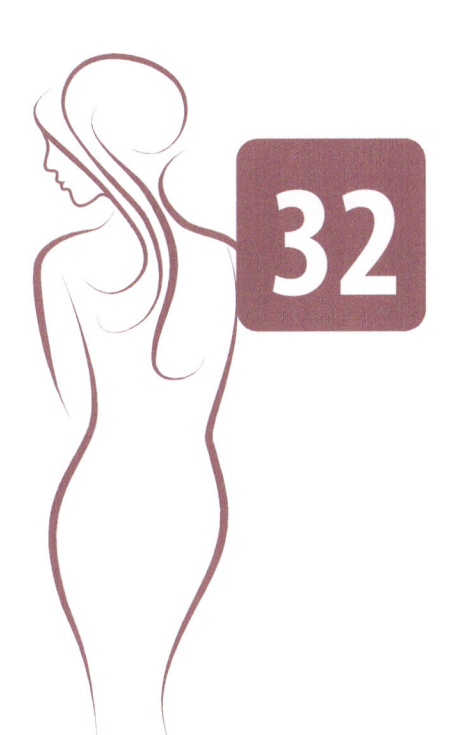

32 Fisiopatologia e Abordagem Conservadora dos Prolapsos Genitais

Rachel Silviano Brandão Corrêa Lima

Cláudia Lourdes Soares Laranjeira

Marianne Alice dos Santos

INTRODUÇÃO

O estudo das disfunções do assoalho pélvico (AP), principalmente da incontinência urinária, resultou em significativos avanços nas pesquisas em anatomia e neurofisiologia do sistema urogenital, que, em décadas recentes, repercutiram diretamente na abordagem dos prolapsos genitais, causando expressivas transformações.

As disfunções do AP compreendem uma variedade de condições debilitantes, as quais afetam predominantemente mulheres acima dos 55 anos. A prevalência de prolapsos em mulheres entre 20 e 59 anos é estimada em torno de 30 a 32%.

Nos próximos 30 anos, estima-se um crescimento na demanda por serviços voltados para cuidados em distúrbios do AP cerca de duas vezes maior que o crescimento da população feminina. Diante dessa perspectiva, será cada vez mais importante que os uroginecologistas e fisioterapeutas estejam preparados para oferecer um tratamento adequado à mulher portadora dessa disfunção.

A abordagem dos prolapsos deve ser multidisciplinar, envolvendo ginecologistas, urologistas, proctologistas, fisioterapeutas e enfermeiros, dentre outros. Todos os profissionais devem ter uma visão integral do AP, pois a fragmentação com foco em um só compartimento ou uma disfunção pode causar resultados desastrosos.

Neste capítulo, abordaremos os avanços na avaliação dos prolapsos genitais, que se devem principalmente à mudança de concepção da sua fisiopatologia, resultado dessa visão integral e os tratamentos conservadores que podem ser empregados.

ANATOMIA DO ASSOALHO PÉLVICO | SUPORTE DAS VÍSCERAS PÉLVICAS

O AP (Figura 32.1) é formado por várias estruturas que vão desde o peritônio parietal posterior até a pele da vulva. No sentido proximal para o distal, temos: peritônio, fáscia visceral e endopélvica, músculo elevador do ânus, membrana perineal (Figura 32.2) e musculatura da genitália externa. O suporte dessas estruturas é dado pela sua fixação aos ossos pélvicos.

Fáscia endopélvica. Sua camada visceral fixa os órgãos pélvicos às paredes da pelve e também suspende as vísceras. Essa fáscia se estende lateralmente ao útero e à vagina (paramétrio

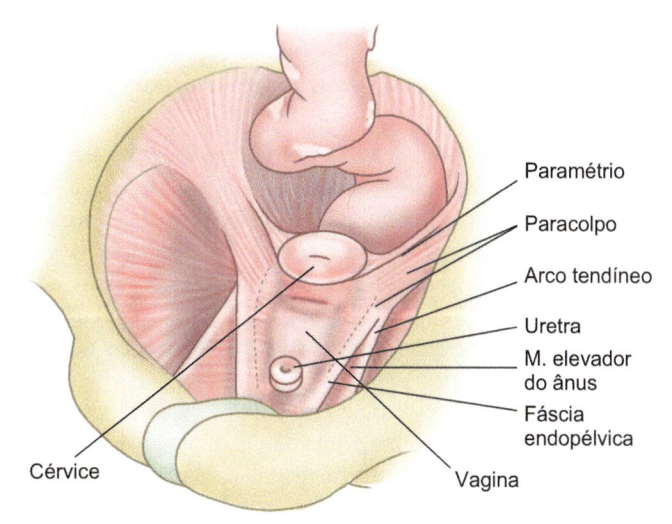

Figura 32.1 Anatomia do assoalho pélvico.

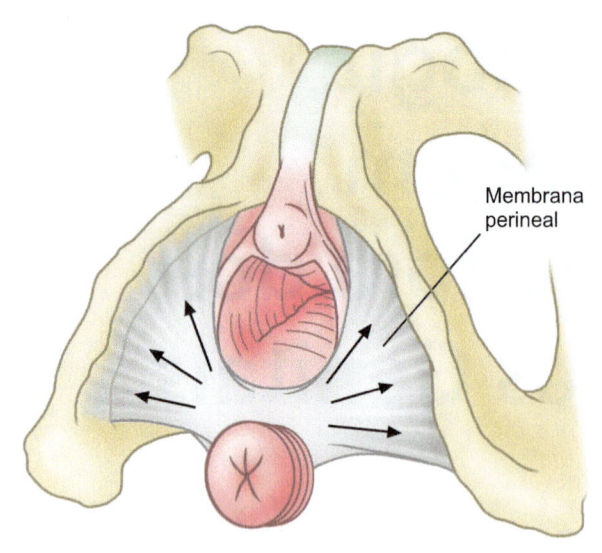

Membrana perineal

Figura 32.2 Membrana perineal.

e paracolpo) e, distalmente, funde-se ao músculo elevador do ânus (também chamado de aponeurose anterior do elevador do ânus). Embora a principal função do paramétrio (ligamento cardinal) seja o suporte uterino, já foi demonstrada sua importância para sustentação da vagina, da bexiga e do reto, mesmo na ausência de útero.

Os dois terços proximais da vagina são sustentados e suspensos pelo paracolpo, inserido na parede lateral da pelve. O paracolpo possui duas porções: uma superior, a qual suspende e apoia a parede lateral, e uma média, de grande importância funcional, que traciona transversalmente a vagina entre a bexiga e o reto.

O suporte vesical é dado pela fáscia pubocervical, fundida à parede anterior da vagina, e sua fixação ocorre por meio da fáscia endopélvica à parede lateral. Desse mesmo modo, o suporte posterior da fáscia retovaginal dá sustentação posterior à vagina.

A porção distal ou inferior da fáscia endopélvica é independente do paracolpo e é fixada diretamente às estruturas vizinhas. Anteriormente, essa porção da fáscia se funde à uretra, posteriormente ao corpo perineal e, lateralmente, ao músculo elevador do ânus. Lesões, na porção superior da fáscia endopélvica, gerarão prolapso uterino ou de cúpula vaginal e, na média, originarão os prolapsos de paredes anterior e posterior da vagina.

Diafragma pélvico (Figura 32.1). Consiste no músculo elevador do ânus, o qual, associado ao tecido conjuntivo (fáscias), contém as estruturas da pelve. O músculo elevador do ânus é formado pelos músculos puborretal, pubococcígeo e iliococcígeo. A porção compreendida pelo puborretal e pubococcígeo é espessa e tem a forma de "U", cujos braços se inserem no osso púbico e se estendem lateralmente na linha média, passando atrás do reto, onde formam uma alça.

Lateralmente está o músculo iliococcígeo, que se inicia no arco tendíneo em plano horizontal, onde os órgãos pélvicos se apoiam. Trata-se de uma estrutura formada por grande quantidade de tecido conjuntivo, o que lhe confere ampla elasticidade e maleabilidade.

A vagina é fixada à porção medial dos músculos pubococcígeo e puborretal, e as fibras que se localizam entre a vagina e a sínfise púbica denominam-se músculo pubovaginal, responsável pela elevação da uretra durante a contração da musculatura pélvica.

O hiato genital é o espaço por onde a uretra e a vagina passam, e é sustentado anteriormente pelo osso púbico, na lateral pelo elevador do ânus e, posteriormente, pelo corpo perineal e esfíncter anal externo. O tônus de repouso do elevador do ânus mantém o hiato urogenital fechado, ou seja, torna a vagina e a uretra comprimidas contra a sínfise púbica. A interação da musculatura com a estrutura ligamentar é essencial no suporte pélvico.

Membrana perineal (diafragma urogenital – Figura 32.2). Há evidências histológicas de que exista uma estrutura formada por uma membrana conjuntiva única e musculatura sobrepostas – esta recebeu a denominação de membrana perineal. Localiza-se no nível do anel himenal e fixa a uretra, a vagina e o corpo perineal nos ramos isquiopúbicos. Logo acima da membrana perineal, encontram-se o músculo compressor da uretra e o do esfíncter uretrovaginal.

Anatomia funcional da uretra. A uretra é essencial para a continência urinária. Sua porção proximal é separada da vagina, e a porção distal se funde à parede vaginal.

A musculatura da uretra é composta por um componente interno adjacente à parede uretral e um externo composto por musculatura esquelética do diafragma pélvico.

Posição e mobilidade da uretra. Quando se reconheceu a importância da posição da uretra na continência urinária, algumas observações anatômicas revelaram a existência de um tecido conjuntivo ao redor da uretra, que a fixa ao osso púbico (ligamentos pubouretrais) e aos elevadores do ânus. Tais ligamentos têm continuidade na membrana perineal.

Outros estudos de Richardson et al., em 1983, e DeLancey, em 1994, confirmaram esses achados, descrevendo elementos estruturais de grande importância na continência urinária. A relação do tecido que suporta a uretra com o músculo elevador do ânus é, talvez, o fator mais importante na sustentação uretral.

A posição da uretra proximal no repouso é aproximadamente 3 cm acima da borda inferior da sínfise púbica e, portanto, acima da inserção dos ligamentos pubouretrais. A manutenção dessa posição é justificada pelo tônus constante do músculo elevador do ânus. Além disso, os dois terços superiores da uretra têm mobilidade controlada voluntariamente.

No início da micção, o relaxamento do músculo elevador do ânus provoca descida da uretra e obliteração do ângulo uretrovesical posterior. Quando o músculo elevador do ânus reassume seu tônus normal no final da micção, o colo vesical volta à sua posição de repouso. Dessa forma, parte do controle da posição e da mobilidade do colo vesical vem da atividade do músculo elevador do ânus e de suas conexões com o tecido periuretral até a parede pélvica.

Com base nessas observações, o suporte uretral parece envolver elementos voluntários e involuntários. A parede anterior da vagina e a uretra estão intimamente relacionadas. O suporte uretral depende não só dos tecidos periuretrais, mas também da relação deles com a musculatura e a fáscia, que se inserem na parede pélvica.

As estruturas que suportam a uretra têm duas inserções laterais, uma fascial e uma muscular. A inserção fascial liga os tecidos periuretrais e a parede anterior da vagina ao arco tendíneo da fáscia pélvica, chamada de fáscia paravaginal por Richardson et al. em 1983.

A porção muscular liga os tecidos periuretrais à borda medial do músculo elevador do ânus. Na região do colo vesical, existe o músculo pubovesical, que representa uma extensão do detrusor. Esse músculo e os tecidos conjuntivo e fibroso são chamados de ligamentos pubovesicais, os quais não suportam a uretra e são separados dos ligamentos pubouretrais por um plexo vascular. Eles são responsáveis pela abertura do colo vesical no início da micção.

No exame anatômico, foi verificado que, durante o aumento na pressão abdominal, a uretra é comprimida contra as estruturas que a suportam (fenômeno da rede – *hammock*). Nesse modelo, observou-se que a estabilidade da uretra determina a continência urinária. Em uma mulher normal, a uretra é comprimida entre a pressão abdominal e a fáscia endopélvica, evitando-se um fluxo urinário através da uretra.

Esfíncter estriado urogenital. A porção externa da uretra é formada pelo músculo estriado do esfíncter urogenital, presente em até 80% do comprimento uretral. Essas fibras também se estendem pelo ramo púbico inferior, acima do músculo perineal, como músculo compressor da uretra, formado por fibras lentas que mantêm o tônus muscular e também permitem aumento voluntário de pressão uretral.

Tal musculatura comprime a uretra na sua porção distal, diminuindo seu lúmen. Estudos de Rud et al., em 1980, sugerem que essa musculatura seria responsável por um terço da pressão uretral.

Músculo liso uretral. É uma continuação do trígono vesical e do detrusor, separados embriológica, topográfica e morfologicamente. Fibras circulares colabam o lúmen, e as longitudinais encurtam e afunilam a uretra durante a micção.

Outros componentes responsáveis pela fisiologia do AP. Plexo vascular e tecido conjuntivo periuretrais também agem na manutenção do tônus uretral no repouso.

As estruturas ligamentares do AP em conjunto com os grupos musculares darão sustentação e suporte aos órgãos pélvicos. Os músculos têm a função de coordenar, contrair e relaxar a região perineal. As fáscias são responsáveis pelo suporte mediante sua ligação com músculos e ossos.

Durante o esforço, as vísceras pélvicas são empurradas para baixo. A sustentação, como dito anteriormente, é feita pela musculatura e pelos ligamentos flexíveis e íntegros. Qualquer defeito no compartimento anterior ou posterior resulta em descida patológica dos órgãos pélvicos, assim como disfunções do assoalho.

Em geral, os prolapsos devem-se ao relaxamento generalizado da fáscia endopélvica, envolvendo tanto as fibras musculares quanto o tecido fibroso. Uma visão mais contemporânea dos prolapsos revela que, nesses casos, pode haver um defeito de ligação da fáscia à parede da pelve. Provavelmente, isso se deve a defeitos unilaterais, bilaterais ou da linha média.

O AP não age como uma plataforma estática, mas, sim, como um suporte dinâmico, o qual responde ao esforço exercido sobre ele. DeLancey descreveu três principais mecanismos que contribuem para um suporte pélvico normal:

▶ Suporte derivado da fáscia endopélvica que ancora útero e vagina à parede pélvica
▶ Suporte muscular, derivado da placa elevadora que tende a comprimir o lúmen dos hiatos do AP
▶ Mecanismo valvar exercido pela compressão feita pelas fáscias e pelos ligamentos, provocando horizontalização da vagina contra a placa elevadora do AP.

Harris et al. (1983) mostraram a importância da posição e função da musculatura pélvica, da inervação e dos danos diretos na predisposição a prolapsos genitais.

FUNDAMENTOS ANATÔMICOS SEGUNDO A TEORIA INTEGRAL

Com os estudos anatômicos de DeLancey e a publicação da teoria integral, o AP ganha a dimensão de estrutura única, em que a anatomia está intimamente relacionada à função. O fechamento e a abertura da uretra, dentre outras funções e disfunções dos órgãos pélvicos, são resultantes de forças opostas entre as estruturas musculares, ligamentares e fasciais. Assim sendo, alterações na tensão dos músculos, ligamentos e das fáscias do AP seriam uma importante causa de incontinência urinária, dificuldade miccional, constipação intestinal, incontinência fecal e prolapsos de órgãos pélvicos.

Os elementos musculofasciais e ligamentos do períneo feminino atuam de maneira conjunta no mecanismo da micção, evacuação e continência.

Elementos musculares

A musculatura do assoalho pélvico pode ser classificada em três componentes básicos:

▶ *Camada superior*: com contração em direção horizontal e participação no mecanismo de continência. É composta pelo músculo pubococcígeo (contração em direção anterior) e pelo platô do músculo elevador do ânus (contração em direção posterior)
▶ *Camada intermediária*: com contração no sentido caudal, responsável pelas angulações do reto, vagina e corpo vesical. O principal componente dessa camada é o músculo longitudinal do ânus
▶ *Camada inferior*: com contração horizontal e função apenas de sustentação dos componentes mais externos do sistema genital feminino, representado pelo diafragma urogenital.

Ligamentos

Os ligamentos têm um importante papel na fixação das vísceras e na estabilização da pelve, podendo ser classificados como:

▶ *Ligamentos pubouretrais*: têm sua origem na borda inferior do púbis, apresentando porção pré-púbica e retropúbica. Inserem-se bilateralmente no arco tendíneo da fáscia pélvica, no nível do terço uretral médio
▶ *Ligamento uretropélvico*: principal estrutura de suporte suburetral. Origina-se bilateralmente nos ligamentos pubouretrais,

em seu ponto de inserção na fáscia pubocervical, e se fundem na região central. Atuam em conjunto com os ligamentos pubouretrais

▸ *Ligamento uterossacro:* origina-se bilateralmente na face anterior do sacro e insere-se na fáscia pubocervical no ápice vaginal, integrando o anel pericervical.

A estrutura única do AP, proposta por Petros e Ulmsten (1990) na teoria integral, funciona da seguinte maneira: em repouso, há um equilíbrio entre a tensão aplicada para frente pelo músculo pubococcígeo e, para baixo, na parte posterior, pela placa elevadora do ânus e pelo músculo longitudinal do ânus.

Durante a micção, há predomínio da força realizada em direção posterior pela placa elevadora do ânus e pelo músculo longitudinal do ânus, determinando abertura e afunilamento do colo vesical e redução dos ligamentos sobre o terço uretral médio.

A classificação anatômica dos defeitos, de acordo com as zonas de disfunção, tem sido útil no estabelecimento de uma correlação entre sintomas e locais da lesão, como foi sugerido pelo algoritmo de Petros (Figura 32.3).

As disfunções da zona anterior determinam perda urinária aos esforços, aumento da frequência miccional e incontinência

fecal; os defeitos posteriores causam alterações de esvaziamento vesical, noctúria e dor pélvica. Alguns sintomas podem ser decorrentes de lesões dos três compartimentos.

FATORES DE RISCO PARA OS PROLAPSOS GENITAIS

Na literatura, não há dados específicos e suficientes sobre prevalência, incidência e história natural dos prolapsos genitais na população em geral. Aceita-se o fato de que o relaxamento pélvico é comum em mulheres e tende a aumentar com a idade, apesar de esta não se correlacionar à intensidade do prolapso e sua sintomatologia.

Os tipos mais comuns de prolapso resultam de perda do suporte dado pelo tecido conjuntivo, pelos ligamentos e pela fáscia. A disfunção do AP deve-se a uma combinação de diferentes fatores que podem ser divididos em extrínsecos e intrínsecos.

Esses fatores etiológicos que podem predispor a esse relaxamento do AP são definidos a seguir.

Fatores intrínsecos
Hereditários

Sugere-se que o principal fator para defeitos de tecido conjuntivo seja genético. Alguns autores demonstraram que pacientes com parentes de primeiro grau acometidos de incontinência urinária têm risco três vezes maior de apresentarem o mesmo distúrbio, independentemente da idade, paridade e peso dos recém-nascidos.

Etnia

Vários estudos demonstraram diferenças entre as populações em relação aos prolapsos de órgãos pélvicos. Zacharin (1983) mostrou que as estruturas pélvicas de cadáveres de mulheres chinesas são mais densas e espessas se comparadas às mulheres brancas.

Estudos demonstram diferenças entre brancos e negros em relação ao risco de desenvolvimento de prolapsos genitais e sua gravidade, sendo que os brancos apresentam risco elevado e maior gravidade dos prolapsos de órgãos pélvicos.

Tecido conjuntivo

Em um estudo da fáscia paravaginal, foi demonstrada diminuição do número de fibroblastos e alterações na orientação das fibras colágenas em mulheres com prolapsos genitais. Algumas pesquisas realizaram biopsia da fáscia pubocervical em mulheres com e sem prolapsos do colo vesical, com incontinência urinária de esforço.

As mulheres que sofriam de hipermobilidade do colo vesical apresentavam alteração de colágeno no tecido. Keane et al. (2005) demonstraram uma alteração na proporção do colágeno tipos I e III contido na fáscia endopélvica de mulheres nulíparas, que desenvolveram incontinência urinária.

Alterações no metabolismo e na composição do colágeno predispõem ao prolapso de órgãos pélvicos. Há estudos que vinculam síndromes genéticas a estados clínicos e laboratoriais de anormalidades do colágeno I e III.

Visco e Yuan (2003) relataram a expressão alterada de um gene no músculo pubococcígeo relacionado à actina, à miosina e às proteínas extracelulares em mulheres com prolapsos.

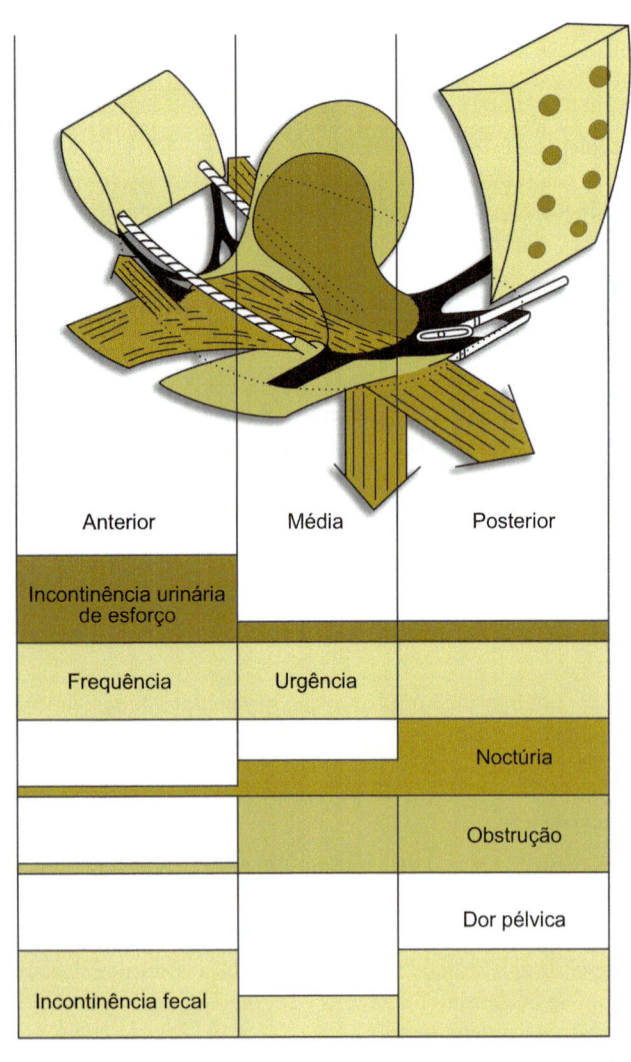

Figura 32.3 Algoritmo de Petros. Localização das três zonas de disfunções: anterior, média e posterior e correlação com os sintomas.

Portadoras das síndromes de Ehlers-Danlos e Marfan e de hipermobilidade articular apresentam risco elevado para prolapsos. Achados em mulheres com prolapso incluem:

 Diminuição da resistência do tecido conjuntivo com o aumento da idade e paridade
 Redução do colágeno em tecidos não responsáveis por sustentação
 Aumento da degradação do colágeno
 Metabolismo alterado do colágeno
 Diminuição do conteúdo de colágeno
 Redução da solubilidade e aumento da atividade colagenolítica
 Redução do colágeno tipo III
 Redução da celularidade em relação à idade
 Aumento da proporção do colágeno tipo III/tipo I.

Uustal et al. (2004) relataram, em seus estudos, *odds ratio* de 1,9 para sintomas relacionados aos prolapsos, como ajuda manual para esvaziamento retal ou peso vaginal em mulheres portadoras de hérnia inguinal.

O estado nutricional afeta o metabolismo do colágeno. Recentes pesquisas descrevem maior incidência de disfunções do AP em mulheres anoréxicas.

Alterações neurológicas

Doenças neurológicas, como espinha bífida oculta, podem ser assintomáticas e ter como sinal ao exame físico os prolapsos genitais, em consequência de diminuição da força dos tecidos por lesão nervosa.

Alterações esqueléticas

Há evidências em vários estudos caso-controle que variações na estrutura do eixo formado pela coluna esquelética e a pelve podem estar associadas a maior incidência de prolapsos. Dentre essas alterações, podemos citar aumento de cifose torácica, redução da lordose lombar, orientação vertical da bacia e aumento do diâmetro transverso da bacia.

Handa et al. (2003) compararam 59 mulheres com disfunções do AP com controles, usando técnicas de pelvimetria padronizadas e ressonância magnética. Constatou-se que distúrbios do AP foram significativamente maiores naquelas mulheres dotadas de bacia óssea com maior diâmetro transverso e *conjugata* obstétrica mais curta.

Fatores extrínsecos

Gravidez e parto

Muitos estudos que correlacionam o ciclo gravídico-puerperal e prolapsos genitais citam o parto vaginal como importante fator de risco para prolapsos. Entretanto, achados recentes evidenciam que aumento da progesterona e relaxamento da musculatura lisa, alteração de tecido conjuntivo e aumento da pressão abdominal pelo útero gravídico sobre o AP podem desencadear defeitos anatômicos e alterar a função do AP.

O'Boyle et al. (2003) examinaram, prospectivamente, 129 gestantes nulíparas, usando o estadiamento para prolapsos no 1º, 2º e 3º trimestres da gravidez. Esses autores encontraram alterações fisiológicas significativas, produzidas pela gravidez,

envolvendo o segmento vaginal. A descida da mucosa vaginal foi crescente de acordo com a evolução da gestação.

Paridade tem sido associada aos prolapsos dos órgãos pélvicos por vários autores, e muitas dessas pesquisas afirmam que o parto vaginal está fortemente envolvido com o desenvolvimento de prolapsos.

Carley et al. (1999) verificaram um aumento estatístico dos prolapsos após, pelo menos, um parto vaginal com *odds ratio* de 4,7, enquanto nas nulíparas a *odds ratio* foi de 0,13. Na maioria dos trabalhos, esse risco eleva-se com o número de partos vaginais.

Sze et al. (2003) avaliaram 94 mulheres no último trimestre e 6 semanas pós-parto e não verificaram diferença significativa quanto à ocorrência de prolapsos entre mulheres que tiveram parto vaginal ou cesáreo, que foi indicado na fase ativa do trabalho de parto.

O parto vaginal pode causar danos no AP, especialmente em pacientes com outros fatores de risco, tais como: ganho de peso superior a 13 kg durante a gestação, período expulsivo prolongado e esforço exagerado na expulsão fetal.

Uustal et al. (2004) avaliaram duas mil mulheres aos 40 e 60 anos quanto a sintomas relacionados às disfunções do AP, por meio de questionários postados, e verificaram que os sintomas de peso vaginal, bola na vagina e ajuda manual para defecar são significativamente mais frequentes em mulheres que têm parto vaginal comparadas às nulíparas ou àquelas submetidas somente à cesárea.

Em um grande estudo epidemiológico, Mant et al. (1997) verificaram que a paridade é um forte fator de risco para o desenvolvimento de prolapsos, com um risco relativo de 10,8. Analisaram 17.032 mulheres e verificaram que a descida do feto produz estiramento dos ligamentos cardinais e uterossacros, podendo predispor ao relaxamento pélvico.

O peso do recém-nascido e a circunferência craniana podem ser fatores contribuintes para a intensidade do prolapso. O estiramento da fáscia puborretal pode ser evitado pela episiotomia, no entanto, as lesões do esfíncter interno do ânus e as lacerações de 3º e 4º graus tornam-se significativamente mais comuns em pacientes submetidas à episiotomia.

O esforço abdominal contra a resistência perineal tende a causar ou aumentar o prolapso genital. O parto vaginal traumático pode lesionar o nervo pudendo, levando ao relaxamento do AP, à incontinência urinária e fecal. O parto vaginal aumenta a latência do nervo pudendo, principalmente quando o peso do recém-nascido é superior a 4 kg e o período expulsivo é prolongado.

Recentemente, muitas pesquisas têm sido direcionadas ao estudo do efeito do parto vaginal na gênese do prolapso. Tais estudos têm demonstrado o efeito de algumas manobras, posição no parto e medidas antiálgicas para que o trauma do parto no assoalho pélvico seja minimizado.

Efeitos hormonais

Muitas mulheres se queixam de piora da incontinência e relaxamento pélvico no período pré-menstrual, que reflete o efeito relaxante da progesterona sobre a musculatura lisa. O hipoestrogenismo reduz a coaptação da mucosa uretral por diminuição da vascularização e torna o epitélio atrófico. A pós-menopausa e a senilidade, consequentemente, contribuem para o desenvolvimento de prolapsos genitais.

Condições que aumentam a pressão abdominal

A tosse crônica e a obesidade são fatores etiológicos importantes para o desenvolvimento de prolapsos genitais e incontinência urinária de esforço.

Bump et al. (1992) mostraram uma associação entre o aumento de índice de massa corporal e a incontinência urinária, independentemente de idade e paridade.

Tabagismo

Um estudo de Olsen et al. (1997) verificou que 50% das mulheres com prolapso eram fumantes e 20% eram atingidas por doença pulmonar obstrutiva crônica. Apesar disso, os autores não encontraram associação significativa entre tabagismo e incontinência urinária.

Constipação intestinal crônica

A defecação normal é acompanhada de relaxamento do músculo puborretal e abertura do ângulo anorretal, para que a ampola retal se esvazie. Em algumas mulheres, isso não acontece, e, desse modo, o esvaziamento retal ocorre por contração abdominal.

Os esforços defecatórios crônicos contribuem para neuropatia progressiva e consequente disfunção do AP. Em um estudo, foi verificado que 61% das mulheres com prolapso uterovaginal relataram esforço abdominal à defecação, comparadas a 4% das mulheres sem sintomas.

Exercícios e trabalho físico

Atividades que necessitam de levantamento de peso e, como resultado, acarretam elevações repetidas de pressão intra-abdominal têm sido relacionadas ao desenvolvimento de prolapsos de órgãos pélvicos.

Em um estudo realizado na Dinamarca, enfermeiras submetidas a esforço abdominal frequente apresentavam risco 1,6 vez maior de sofrerem cirurgias para correção de prolapso e/ou incontinência urinária do que a população geral.

Atividade física

Atualmente a atividade física e seu efeito sobre o assoalho pélvico têm sido bastante estudados, não só em atletas profissionais, mas em atletas amadores. Atividades físicas como corrida, *crossfit* e ginástica olímpica têm alta prevalência de incontinência urinária e prolapso. Além disso, atletas de competição podem desenvolver uma tríade associada à desnutrição que pode causar osteoporose. Aproximadamente 30% das atletas jovens, saudáveis e nulíparas têm problemas de incontinência urinária. O aumento crônico da pressão abdominal observado durante a prática de esportes pode aumentar o risco de prolapsos, por produzir relaxamento da musculatura pélvica.

Trauma cirúrgico

Cirurgias para corrigir distúrbios do AP podem desencadear o desenvolvimento de prolapso pélvico em outro compartimento que o não operado, além de o compartimento onde foi realizada a cirurgia voltar a apresentar problemas.

Sabe-se que a ocorrência de prolapsos é cinco vezes mais frequente em mulheres histerectomizadas, provavelmente, em razão da lesão iatrogênica de estruturas de suporte pélvico, predispondo-as aos prolapsos genitais. Além disso, de 10 a 20% de mulheres submetidas à colpossuspensão à Burch desenvolvem enterocele, devido à mudança do eixo vaginal após a cirurgia.

Em um estudo realizado por Mant et al. (1997), a incidência de reparo cirúrgico de prolapsos genitais foi maior em mulheres submetidas anteriormente à histerectomia, e não indicadas por prolapsos (29 por 10.000 histerectomias), e mais alta ainda nas histerectomizadas por prolapsos (158 por 10.000). Se comparadas às histerectomias abdominais totais, as subtotais não apresentaram maior risco para prolapsos de cúpula.

QUADRO CLÍNICO

O quadro clínico envolve todos os compartimentos, não havendo uma associação direta dos sintomas urinários, locais, sexuais e intestinais com o grau do prolapso, tornando, assim, a avaliação complexa e individual.

Sintomas urinários

As disfunções do trato urinário inferior, mais comumente envolvidas, são incontinência urinária de esforço, frequência, urgência, urge-incontinência, hesitação, tempo de micção prolongado, esvaziamento incompleto e mudança de posição para iniciar a micção.

Bexiga hiperativa

A síndrome da bexiga hiperativa associa-se à incontinência urinária em mulheres com prolapsos, devido ao relaxamento das estruturas do AP. Estima-se que 70 a 80% dessas pacientes tenham sintomas de bexiga hiperativa. Após correção cirúrgica, alguns autores observaram melhora da hiperatividade em até 80% das pacientes. Isso pode ser sugerido pelo fato de a atividade da inervação aferente do AP e uretra estar envolvida na inibição detrusora durante o enchimento; logo, uma redução da atividade aferente por lesão do AP tende a causar contrações detrusoras involuntárias.

Além dessa hipótese, Petros (1993) também relatou que o estiramento da musculatura, das fáscias e dos ligamentos estimula os receptores nervosos presentes na base da bexiga e, consequentemente, provoque contrações involuntárias do detrusor.

A atrofia ou o enfraquecimento dos ligamentos uterossacros, bem como o defeito da fáscia retovaginal, alterarão a tensão da membrana vaginal. Tal alteração ocasiona estiramento com ativação dos receptores da base da bexiga e ativação do reflexo da micção.

Outra anormalidade comum em mulheres com distopias pélvicas, descrita por Petros (1993), é o desequilíbrio das forças musculares anteriores e posteriores. Nesses casos, a contração da placa elevadora ou do músculo longitudinal do ânus (Figura 32.4) causa um estiramento inadequado da vagina para trás e para baixo, ativando o reflexo da micção.

Incontinência urinária de esforço

Mulheres com defeitos de suporte da parede vaginal apresentam, com frequência, lesão do suporte uretral (*hammock*) e hipermobilidade do colo vesical com incontinência aos esforços.

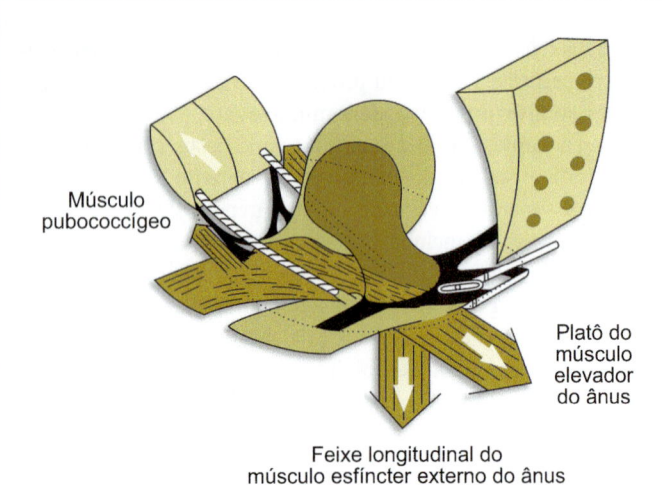

Figura 32.4 Desenho esquemático que mostra equilíbrio entre a tensão aplicada em direção anterior pelo músculo pubococcígeo e em direção posterior pelo platô do elevador do ânus e pelo músculo longitudinal do ânus.

Schick et al. (2004) avaliaram 255 mulheres com incontinência urinária aos esforços à urodinâmica e encontraram correlação estatística entre hipermobilidade uretral e grau de deficiência do esfíncter uretral avaliado por pressão vesical de perda. Entretanto, com graus maiores de prolapsos, estágios III ou IV, poucas mulheres apresentam sintomas de IUE (incontinência urinária de esforço). Esses prolapsos graves podem obstruir a uretra.

Vários estudos descrevem uma incontinência urinária oculta revelada somente após redução do prolapso em testes pré-operatórios em 36 a 80% das mulheres. Algumas pesquisas evidenciam que 11 a 22% das mulheres operadas de grandes prolapsos desenvolverão incontinência urinária de esforço pós-operatória, sendo que aquelas com incontinência urinária oculta têm maior predisposição.

Procedimentos anti-incontinência, associados à correção dos prolapsos em mulheres portadoras de incontinência oculta, reduzem as taxas de incontinência pós-operatória para 0 a 15%. Tais dados sugerem que a investigação pré-operatória pode ser benéfica. Ainda não podemos afirmar qual é a melhor maneira de investigar essas mulheres, mas alguns autores sugerem o teste de esforço como adequado.

Disfunções miccionais

Os prolapsos genitais podem afetar a função miccional, embora um estudo revele que a maioria das mulheres com prolapsos graves ainda urinam normalmente. Observando 228 mulheres com distúrbios do trato urinário, Dietz et al. (2002) demonstraram que a enterocele foi a distopia com pior efeito sobre a função miccional.

Fitzgerald et al. (2000) observaram que o exame pré-operatório com redução de prolapsos com pessários foi o melhor recurso para predizer a normalização do resíduo pós-miccional, após tratamento cirúrgico.

Sintomas locais

São claramente atribuídos a alterações locais, como pressão ou sensação de peso vaginal, dor vaginal e perineal ou visualização de protrusão de tecido vaginal além do hímen. Podem ainda ser notadas lesões ulceradas no tecido prolapsado. Estes sintomas são considerados os específicos do prolapso e ocorrem somente quando a protrusão do tecido ultrapassa o hímen.

Sintomas sexuais

Queixas sexuais estão relacionadas à protrusão do tecido vaginal e do próprio útero, podendo dificultar a penetração, diminuir a sensação vaginal e causar lassidão vaginal e dor ou desconforto ao coito.

Sintomas intestinais

Alterações da função intestinal, como prisão de ventre, dificuldade ou desconforto para evacuar, evacuação incompleta, auxílio de manobras manuais para esvaziar o intestino, incontinência de flatos ou fecal e urgência fecal ocorrem, principalmente, nos prolapsos de parede posterior da vagina e nas enteroceles.

A incontinência anal é uma frequente queixa entre as mulheres com incontinência e prolapsos, variando de 15 a 29%. Existem algumas evidências de que o reparo do compartimento posterior diminua a pressão anal de repouso e esforço. A melhora da função intestinal, após a correção cirúrgica do prolapso posterior, ainda é considerada um enigma, não se tendo definido métodos diagnósticos ou técnicas cirúrgicas que poderiam predizer o resultado cirúrgico.

DIAGNÓSTICO DOS PROLAPSOS

O exame físico é a avaliação mais importante para o diagnóstico dos prolapsos genitais.

Devem ser realizados *screening* neurológico (S2-S4), exame pélvico padrão, com espéculo vaginal, toque bimanual e determinação da simetria e força muscular dos elevadores do ânus.

A extensão máxima da estrutura prolapsada deve ser reproduzida durante o exame físico, seja mediante a constatação pela paciente, por meio de um espelho, ou por manobras provocativas, que aumentem a pressão abdominal nas posições de decúbito dorsal, assentada e ortostatismo.

O estudo urodinâmico em mulheres com prolapsos dos órgãos pélvicos tem sido sugerido por alguns autores para avaliar a presença de incontinência urinária e os padrões obstrutivos presentes ou mascarados pelo próprio prolapso, apesar de ainda não se ter uma padronização deste exame.

Exames de imagem contrastados podem ter valor principalmente para as pacientes com grandes prolapsos de parede posterior (estágio III ou IV), para avaliação da função do reto e da extensão completa do prolapso. Nesses casos, a abordagem cirúrgica pode ser melhor em pacientes nas quais a enterocele não é detectada ao exame físico.

Várias pesquisas demonstram disparidades entre exame físico e defecografia em pacientes com prolapsos, particularmente naquelas com eversão vaginal. Dois estudos, envolvendo mulheres com prolapsos e distúrbios evacuatórios, descreveram à defecografia alterações que modificaram o diagnóstico em 46 dos 62 casos e notaram enterocele que não foi observada no exame físico em 50% das mulheres. No entanto, a defecografia

é exame constrangedor e de difícil realização. Atualmente, com a ressonância nuclear magnética alguns serviços têm utilizado este exame para pesquisas mas ainda não tem um papel estabelecido na propedêutica do prolapso.

CLASSIFICAÇÃO DOS PROLAPSOS

Existe uma dificuldade real de haver um sistema de classificação de prolapsos (Figura 32.5) objetivo e reproduzível. Por muitos anos, a gravidade dos prolapsos de órgãos pélvicos foi descrita por um sistema simples, amplamente usado por médicos e profissionais de saúde, o qual descrevia os prolapsos através dos órgãos que, possivelmente, estariam envolvidos pela sua localização.

Classificava-se o grau de cistocele, prolapso de cúpula vaginal ou útero, retoceles ou enteroceles em relação ao introito vaginal. A intensidade do prolapso variava de 1º a 3º grau, sendo o 1º quando a estrutura herniada não atingia o introito; o 2º quando atingia o introito, e o 3º nos casos em que o introito vaginal era ultrapassado.

Em 1999, a International Continence Society (ICS) propôs uma nova classificação com o objetivo de padronizar de forma mais comparável e fiel os prolapsos genitais (POP-Q). Nessa nova divisão, os termos cistocele, enterocele, retocele e junção uretrovesical foram abolidos por estarem relacionados aos órgãos que estariam do outro lado da parede vaginal e, talvez, não estivessem necessariamente prolapsados.

Propõe-se que esses termos devem ser usados somente se testes específicos comprovarem o envolvimento desses órgãos. Em contrapartida, passam a ser utilizados os termos prolapso de parede anterior, posterior ou apical da vagina.

Se, durante o exame físico, a presença de alças de intestino delgado for observada no espaço retovaginal, faz-se uma descrição do peristaltismo ou da palpação de alças intestinais.

O sistema proposto pela ICS contém uma série de medidas e pontos específicos de suporte dos órgãos pélvicos da mulher. O prolapso de cada segmento é avaliado de acordo com sua posição em relação ao hímen, que é um ponto anatômico fixo de fácil identificação.

A partir desse ponto, as posições são descritas por seis pontos definidos e as medidas expressas em centímetros. Os valores positivos referem-se a posições abaixo ou distais ao hímen, e os valores negativos, acima ou proximais ao hímen; se a localização for ao nível do hímen, denomina-se zero.

Os seis pontos são localizados, originalmente, com referência ao plano himenal, sendo dois na parede anterior da vagina, dois na parede superior da vagina e dois na parede posterior da vagina.

Outras medidas incluem o hiato genital, o qual é a medida do ponto médio do meato uretral até o ponto posterior da fúrcula vaginal, e o corpo perineal, que é a medida da margem posterior do hiato genital até a metade da abertura anal.

O comprimento total da vagina é a maior medida, estendendo-se até o ponto mais alto, no fundo de saco posterior. Cada medida é colocada em um diagrama 3 × 3 (Quadro 32.1), e a paciente é classificada em estágios de grau I, II, III ou IV. Os estágios de prolapsos dos órgãos pélvicos são representados no Quadro 32.2.

Alguns autores, avaliando pacientes portadoras de prolapso genital, verificaram que essa classificação idealizada por Bump et al., em 1996, e, posteriormente, padronizada pela ICS tem boa aplicabilidade e reprodutibilidade entre os examinadores. Infelizmente estudos têm demonstrado seu uso somente em pesquisas; na prática clínica a minoria utiliza. Por este motivo Swift et al. propuseram a classificação de prolapso simplificada (POP-S) que dispensa a medição exata de cada compartimento; em 2006 IUGA/ICS incorporaram esta classificação.

Desta forma, o estadiamento seria como descrito a seguir:

▶ *Estágio 1:* a maior protrusão dos pontos nas paredes anterior, posterior e apical/útero fica a mais de 1 cm acima do hímen
▶ *Estágio 2:* a maior protrusão está entre 1 cm acima do hímen até 1 cm abaixo do hímen (ultrapassa o hímen em 1 cm)

Quadro 32.1

Forma numérica/diagrama 3 × 3.		
Ponto Aa	Ponto Ba	Ponto C
gh	pb	Tvl
Ponto AP	Ponto Bp	Ponto D

Fonte: Bump et al., 1996.

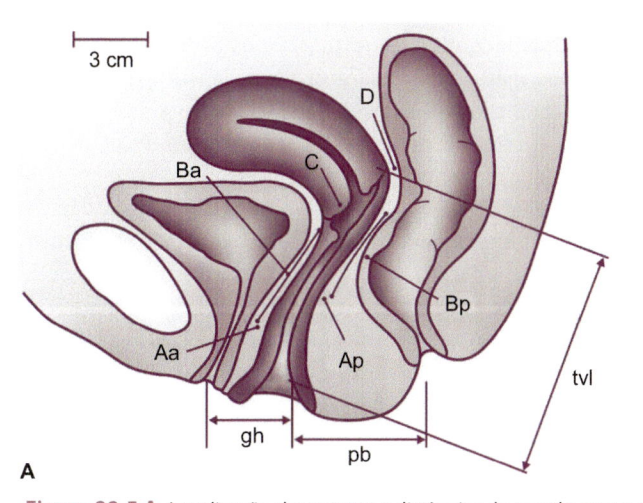

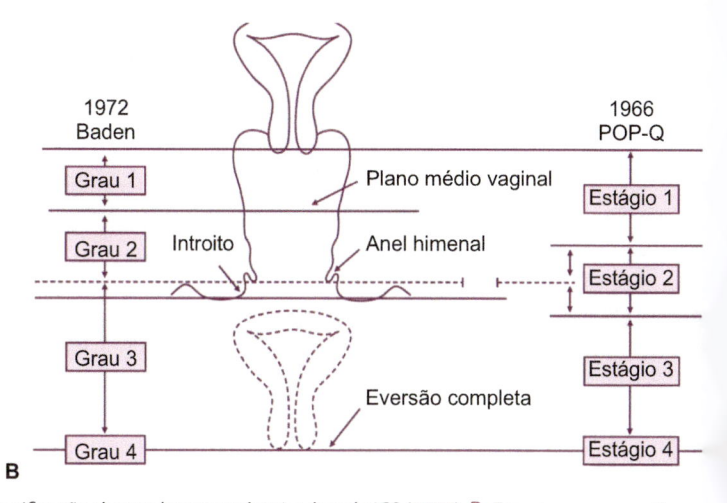

A **B**

Figura 32.5 A. Localização dos pontos e distâncias de acordo com a classificação dos prolapsos padronizada pela ICS (1996). **B.** Esquema comparativo entre as classificações de prolapsos pélvicos.

Quadro 32.2 Pontos da avaliação de prolapsos genitais/padronização.		
Ponto		**Valor**
Parede anterior da vagina		
Aa	3 cm acima do hímen	–3 a +3
Ba	Ponto 3 cm acima do hímen (Aa) até o ápice da vagina, descreve posição mais distal da parede anterior	–3 a +tvl
Parede posterior da vagina		
Ap	3 cm acima do hímen	–3 a +3
Bp	Ponto 3 cm acima do hímen (Aa) até o ápice da vagina, descreve posição mais distal da parede posterior	–3 a +tvl
Parede superior da vagina		
C	Lábio anterior do útero	–8 a +8
D	Se útero presente, ponto mais superior do fundo de saco posterior	–10
Outros pontos		
gh	Hiato genital/da linha média do meato uretral até borda posterior da fúrcula vaginal (somente valores +)	< 2 cm
pb	Corpo perineal/da margem posterior de gh até meio da abertura anal (somente valores +)	> 3 cm
tvl	Comprimento total da vagina/maior profundidade da vagina, quando C e D são reduzidos para posição normal	

Fonte: ICS, 1996.

▶ *Estágio 3:* a maior protrusão é maior que 1 cm, ou seja, ultrapassa o hímen em 2 cm ou mais mas não representa um prolapso total. Isso implica que pelo menos uma porção da mucosa vaginal não está evertida

▶ *Estágio 4:* eversão total da vagina ou prolapso uterino total. Significa que toda a vagina e/ou útero estão prolapsados em toda sua extensão.

ACOMPANHAMENTO CONSERVADOR DOS PROLAPSOS GENITAIS

Conforme citado, as disfunções do AP causam incontinência fecal e urinária, e os prolapsos de órgãos pélvicos, dor e disfunções sexuais. É importante conhecermos a efetividade da fisioterapia do AP a fim de prevenir e tratar os prolapsos genitais.

Uma das primeiras descrições da fisioterapia para restaurar a força do AP foi referida por Arnold Kegel em um artigo de 1948. Estimulado por intensas investigações e experiências com força muscular, durante a Segunda Guerra Mundial, ele desenvolveu uma sequência de exercícios para recuperar a musculatura pélvica no período de pós-parto imediato. A partir de então, ele especulou os benefícios desses exercícios para prevenção de prolapsos e obtenção de melhores resultados cirúrgicos.

Desse modo, ainda não existem estudos bem desenhados, os quais apoiem o uso de exercícios da musculatura do assoalho pélvico na prevenção das distopias. Alguns autores têm sugerido a prática de exercícios de treinamento da musculatura como coadjuvante ao tratamento cirúrgico tanto de prolapsos quanto da incontinência urinária. Os exercícios aumentam a força muscular, usando a contração durante o aumento da pressão abdominal diariamente.

Estudos de revisão da literatura não demonstram evidências suficientes para a utilização da fisioterapia no tratamento e na prevenção dos prolapsos de órgãos pélvicos. Pesquisas-piloto evidenciaram melhora no estadiamento dos prolapsos e sintomas das pacientes submetidas a treinamento da musculatura pélvica quando comparadas às não tratadas.

No entanto, há uma grande necessidade de que *trials* controlados e randomizados, com alta qualidade metodológica, sejam realizados, usando métodos de fisioterapia válidos e reprodutíveis para qualquer grau de prolapso, com protocolos de treinamento apropriados. Em 2011 foi realizada uma grande revisão sistemática (Cochrane) no intuito de avaliar o treinamento dos músculos do assoalho pélvico na prevenção e tratamento do prolapso genital. A conclusão dos autores foi de que há alguma evidência de que os treinamentos dos músculos do assoalho pélvico (MAP) têm um efeito positivo nos sintomas e na gravidade do prolapso.

O maior e mais importante trabalho sugeriu que o treinamento supervisionado dos MAP durante 6 meses tem benefícios em termos anatômicos e funcionais. Estudos experimentais com grande número de pacientes são necessários para demonstrar o papel do treinamento dos MAP combinado com a cirurgia no resultado anatômico e funcional. Além disso, é necessário esclarecer se mudanças de hábito e treinamento dos MAP têm papel de prevenção da evolução do prolapso genital.

Em 2014 Glazener et al. publicaram um estudo experimental com seguimento de 12 anos de treinamento dos MAP pós-parto e melhora de incontinência urinária, fecal e prolapso. Nesse estudo, no primeiro ano após a intervenção houve melhora significativa nos sintomas, no entanto, após 1 ano, houve uma queda na realização dos exercícios pelas pacientes e no seguimento médio de 12 anos não houve diferença entre os dois grupos. Há que se destacar que a intervenção foi orientada pelas enfermeiras no pós-parto.

Apesar da pouca evidência do treinamento dos MAP na prevenção de disfunção do assoalho pélvico acreditamos que uma intervenção fisioterapêutica no pós-parto baseada no autogerenciamento da paciente possa ser muito útil na prevenção das várias disfunções do assoalho pélvico.

PAPEL ATUAL DOS PESSÁRIOS

O uso do pessário (Figura 32.6) tem contribuído para diminuir os sintomas e melhorar a qualidade de vida da paciente. Não existe nenhum consenso ou protoloco que informe a respeito de quando utilizar o pessário ou em quais casos são observados melhores resultados em comparação com o tratamento cirúrgico. Nenhum estudo randomizado controlado compara o tratamento conservador usando o pessário com o tratamento cirúrgico.

Pessários são frequentemente usados quando a paciente tem forte preferência por tratamento não cirúrgico do prolapso ou quando seu risco cirúrgico é elevado, significando alta morbimortalidade. Pode ser usado também em gestantes, em que o prolapso é temporário; ou como diagnóstico em casos de sintomas vagos de urge-incontinência; e até em pacientes no

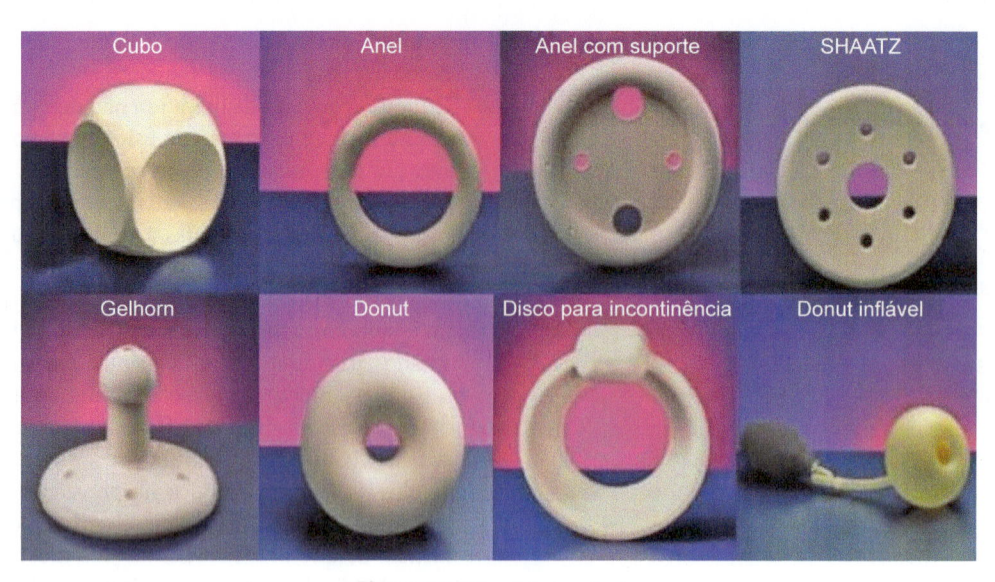

Figura 32.6 Pessários vaginais.

pré-operatório para auxiliar o médico a identificar as possíveis melhorias nos sintomas com o tratamento. Um caso especial que é defendido por Nygaard (1990) é o uso do pessário em mulheres jovens atletas, mesmo em nulíparas, que apresentam incontinência urinária durante atividade física.

Um estudo holandês mostrou que 48% das mulheres preferem o tratamento cirúrgico, enquanto 36% preferem o tratamento com pessário e 16% não têm preferência.

O uso de pessários confere melhora de sintomas locais na grande maioria das mulheres e, em 50% dos casos, verifica-se melhora da incontinência urinária associada a prolapsos em até 1 ano de uso. No entanto, 21% das pacientes apresentam incontinência oculta após colocação de pessário. Diversas pesquisas mostram que vários fatores causam a descontinuidade do uso de pessários pelas pacientes. Clemons et al. (2000) verificaram que 72% das mulheres satisfeitas com seus pessários, após 2 meses de uso, continuam a usá-los após 1 ano, e 64%, após 2 anos. Mulheres acometidas de grandes prolapsos de parede posterior descontinuam, com mais frequência, o uso de pessários, pois elas relatam pouca melhora dos sintomas. Uma das principais complicações devido ao uso do pessário é a irritação local nas pacientes com hipoestrogenismo, podendo causar até ulcerações e sangramento.

Um estudo retrospectivo de coorte realizado no Nepal e publicado em 2016 analisou 134 mulheres da zona rural com sintomas de prolapso pélvico. Destas, 72% mantiveram o uso do pessário por pelo menos 1 ano. Dentre as causas de descontinuação do tratamento estavam a perda do pessário e erosão vaginal, presente nas mulheres pós-menopausa.

Um estudo retrospectivo, avaliando 78 pacientes após 1 ano em uso de pessário, demonstrou melhora significativa na frequência de micções, incontinência de estresse, micção e esvaziamento vesical. Idosas e pós-menopausadas optaram pela utilização de pessários, e as sexualmente ativas preferiram tratamento cirúrgico. Pacientes diabéticas ou portadoras de incontinência de estresse oculta, ou que não possuem apoio familiar, estão mais predispostas a interromper o uso do pessário.

Fernando et al. (2006), em estudo prospectivo com 554 mulheres, observaram, tanto nas usuárias de pessário quanto nas submetidas a tratamento cirúrgico, melhora significativa em relação ao estágio do prolapso, função miccional, intestinal e sexual.

Ao optar pelo tratamento com o pessário junto com a paciente, é importante definir o tamanho ideal para cada mulher, de acordo com o exame físico desta. Atualmente se dispõe do colpômetro – um instrumento que permite medir as paredes vaginais para o uso do tamanho adequado. É necessário orientar e informar as pacientes e resolver dúvidas em relação ao uso dos pessários.

As evidências disponíveis (a maioria proveniente de estudos retrospectivos e prospectivos) demonstram que pessários vaginais são uma opção viável como tratamento a curto prazo para prolapso vaginal. São necessárias pesquisas controladas para uma avaliação da eficácia, a longo prazo, dos pessários.

Resumindo, há evidências insuficientes para que o médico saiba que mulher aceitará ou terá melhor resultado com o uso de pessários, indicados nos seguintes casos: terapia primária para sintomas, se for desejo da paciente; durante avaliação diagnóstica e pré-operatória; tratamento temporário; incontinência urinária; pacientes obstétricas e contraindicação à cirurgia de grandes prolapsos.

CONSIDERAÇÕES FINAIS

A fisiopatologia dos prolapsos de órgãos pélvicos é complexa e multifatorial, mas seu entendimento é facilitado pela compreensão do suporte pélvico normal. Qualquer insulto a esse sistema ameaça o equilíbrio, gerando descompensação de forças musculares, ligamentares e fasciais. As disfunções do AP devem ser avaliadas detalhadamente, levando-se em consideração sua intensidade e o incômodo que acarretam.

A abordagem conservadora do prolapso ainda não apresenta fundamentos científicos bem estabelecidos. Na verdade, em nosso meio, há uma falta de capacidade das mulheres em trabalhar o AP. Acreditamos que elas sempre se beneficiarão da abordagem fisioterápica, no entanto, só o futuro nos dirá se conseguiremos ou não retardar o processo de agravamento dos prolapsos nessas pacientes.

BIBLIOGRAFIA

Abdool Z, Sultan AH et al. Prospective evaluation of outcome of vaginal pessaries versus surgery in women with sintomatic pelvic organ prolapse. Int Urogynecol J Pelvic Floor Dysfunct. 2011; 22(3):273-8.

Adams E et al. Mechanical devices for pelvic organ prolapse in women. Cochrane Database Syst Rev. 2004; 2 CD004010.

Al-Rawi ZS, Al-Rawi ZT. Joint hipermobility in women with genital prolapse. Lancet. 1982; 1:1439-41.

Baden WF, Walker T. Surgical repair of vaginal defects. Philadelphia: JB Lippincott, 1992.

Bo K. Can pelvic floor muscle training prevent and treat pelvic organ prolapse. Acta Obstet Gynecol Scand. 2006; 85(3):263-8.

Bo K, Hagen RH et al. Pelvic floor muscle exercise for the treatment of female stress urinary incontinence. Neurourol Urodyn. 1990; 9:489.

Braekken IH, Bo K et al. Can pelvic floor muscle training reverse pelvic organ prolapse an assessor blinded, randomized, controlled trial. Am J Obstet Gynecol. 2010; 203 (2), 170.e1-7.

Bump RC, Bo K et al. The standartization of terminology of female pelvic organ prolapse and pelvic dysfunction. Am J Obstet Gynecol. 1996; 175:10.

Bump RC, Fantl JA, Hurt WG. The mechanism of urinary continence in women with severe uterovaginal prolapse: results of barrier studies. Obstet Gynecol. 1988; 72:291.

Bump RC, Sugerman JH, Fantl A, McClish DM. Obesity and lower urinary tract function in women: Effect of surgically induced weight loss. Am J Obstet Gynecol. 1992; 167(2):392-7; discussion 397-9.

Carley ME et al. Obstetric history in women with surgically corrected adult urinary incontinence and pelvic organ prolapse. J Am Assoc Laparosc. 1999; 6:85-9.

Cervigni M. Hormonal influences in the lower urinary tract. In: S Raz ed. Female urology. 2. ed. Philadelphia: WB Saunders; 1996; 539.

Cheung RY, Lee JH, Chung TK, Chan SS. Vaginal pessary in women with symptomatic pelvic organ prolapse: a randomized controlled trial. Obstet Gynecol. 2016; 128(1):73-80.

Clemons JL, Cundiff GW, Weidner AC et al. A survey of pessary use by members of the american urogynecologic society. Obstet Gynecol. 2000; 95(6 pt): 931-5.

Coolen ALWM, Troost S, Mol BWJ, Roovers JPWR, Bongers MY. Primary treatment of pelvic organ prolapse: pessary use versus prolapse surgery. International Urogynecol J. June 2017. [Epub ahead of print]

Cortes E, Singh K, Reid WMN. Anorexia nervosa and pelvic floor dysfunction. Int Urogynecol J Pelvic Floor Dysfunct. 2003; 14:254-5.

DeLancey JOL. Anatomy and biomechanics of genital prolapse. Clin Obstet Gynecol. 1993; 36:897-909.

DeLancey JOL. Functional anatomy of the pelvic floor and urinary continence mechanism. In: B Schüssler, J Laycock, P Norton and S Stanton (ed). Re-pelvic floor education. London: Springer-Verlag. 1994; p. 9-21.

DeLancey JOL. Structural aspects of the extrinsic continence mechanism. Obstet Gynecol. 1988; 68:91.

Dietz HP, Haylen BT, Vancaillie TG. Female pelvic organ prolapse and voiding function. Int Urogynecol J Pelvic Floor Dysfunction. 2002; 13(5): 284-8.

Dresnik Z, Vishne TH, Kristt D et al. Rectal prolapse: a possibly under recognized complication of anorexia nervosa amenable to surgical correction. Int J Psych Med. 2001; 31:347-52.

Fernando RJ, Thakan R, Sultan AH. Are vaginal pessaries as effective as surgery in symptomatic pelvic organ prolapse? Int Urogynecol J. 2006; 17(suppl. 2):562.

Fitzgerald MP et al. Postoperative resolution of urinary retention in patients with advanced pelvic organ prolapse. Am J Obstet Gynecol. 2000; 183(6):1361-3; discussion 1363-4.

Geo MS, Lima RSBC. Neurofisiologia da micção. In: Haddad JM, Amaro JL. Reabilitação do Assoalho Pélvico. São Paulo: Segmento Farma, 2005.

Gimbel H et al. Randomized controlled trial of total compared with subtotal with one year follow up results. BJOG. 2003; 110(12):1088-98.

Glazener CM, MacArthur C, Hagen S, Elders A, Lancashiere R, Herbison GP, Wilson PD; ProLong Study Group. Twelve year follow-up of conservative management of postnatal urinary and faecal inconitnence and prolapse outcomes. British J Obstet Gynecol. 2014; 121(1):112-220.

Gold DM, Ende D. A review of the integral theory of pelvic organ prolapse and proposed concept of repair: part 1 – strutural components and damage. Pelviperineology. 2016; 35:74-76.

Haessler AL et al. Reevaluating occult incontinence. Current Opinion Obstet Gynecol. 2005; 17:534-40.

Hagen S, Stark D, Maher C, Adam SE. Conservative management of pelvic organ prolapse in women. Cochrane Database Syst Rev. 2011; 7(12): cd003882.

Hagen S, Thakar R. Conservative management of pelvic organ prolapse. Obstetrics, Gynaecology and Reproductive Medicine. 2015; 25:4.

Hall AF, Theofrastous JP, Cundiff GC et al. Interobserver and intraobserver reliability of the Proposed International Continence Society, Society of Gynecol. Surgeons and American Urogynecology Society Pelvic Organ Prolapse Classification System. Am J Obstet Gynecol. 1996; 175:1467-71.

Handa VL et al. Architectural differences in the bony pelvis of women with and without pelvic floor disorders. Obstet Gynecol. 2003; 102(6):1283-90.

Haylen BT, Maher CF, Barber MD, Camargo S, Dandolu V, Digesu A et al. An International Urogynecological Association (IUGA)/ International Continence Society (ICS) joint report on the terminology for female pelvic organ prolapse (POP). Wiley Periodicals Inc., and The International Urogynecological Association, 2016

Holley RL et al. Recurrent pelvic support defects after sacospinous ligament fixation for vaginal prolapse. J Am Coll Surg. 1995; 180(4):444-8.

Jörgensen S, Hein HO, Gyntelberg F. Heavy lifting at work and risk of genital prolapse and herniated lumbar disc in assistant nurses. Occup Med. 1994; 47:44.

Keane Moalli PA et al. Remodeling of vaginal connective tissue in patients with prolapse. Obst Gynecol. 2005; 106:953-63.

Ko PS, Lo TS, Tseng LH e cols, Use of pessary in treatment of pelvic organ prolapse-quality of life, compliance, and failure at 1-year follow-up. J Minim Invasive Gynecol. 2011; 18(1):68-74.

Lubber KM, Boero S, Choe JY. The demographics of pelvic floor disorders: current observations and future projections. Am J Obstet Gynecol. 2001; 184:1496-501; discussion 1501-3.

Mant JR et al. Epidemiology of genital prolapse: observations from Osford Family Planning Association Study. Br J Obstet Gynecol. 1997; 104(5):579-85.

Mostwin J. Pathophysiology of urinary incontinence, fecal incontinence and pelvic organ prolapse. In: Abrams P, Cardozo L, Khoury S, Wein A. (eds.). Incontinence, 3rd International Consultation on Incontinence; 2005; p. 423-84.

Nygaard I. Exercise and incontinence. Obstet Gynecol. 1990; 75:848.

O'Boyle AL et al. The natural history of pelvic organ support in pregnancy. Int Urogynecol J Pelvic Floor Dysfunct. 2003; 14(1):254-5.

Oliver R, Thakar S, Sultan AH. The history and usage of the vaginal pressary a review. Eur J Obstet Gynecol Reprod Biol. 2011.

Olsen AL et al. Epidemiology of surgically managed pelvic organ prolapse and urinary incontinence. Obstet Gynecol. 1997; 89(4):501.

Petros P, Riccetto CLZ. Aplicações clínicas da teoria integral da continência. In: Palma P, Rodrigues Netto Jr N. Uroginecologia ilustrada. São Paulo: Roca; 2005, 11-9.

Petros PE, Ulmsten U. An integral theory of female urinary incontinence. Acta Scand Obstet and Gynecol. 1990; 153:1-79.

Petros PPE, Ulmsten U. An Integral Theory and its method for the diagnosis and management of female urinary incontinence. Scand J Urol Nephrol. 1993; Suppl 153: 1-99.

Richardson AC, Lyon JB, Williams NL. A new look at pelvic relaxation. Am J Obstet Gynecol. 1976; 126:568-73.

Richardson DA, Bent AE, Ostergard DR. The effect of uterovaginal prolapse on urethrovesical pressure dynamics. Am J Obstet Gynecol. 1983; 146(8):901-5.

Robert M, Govan AJ, Lohani U, Uprety A. Feasibility of using pessaries for treatment of pelvic organ prolapse in rural Nepal. Int J Gynecol Obstet. 2017; 136: 325-330.

Rud T et al. Factors maintaining the intraurethral pressure in women. Invest Urol. 1980; 17:343.

Samuelsson EC, Arner Victor FT, Tibblin G et al. Signs of genital prolapse in a Swedish population of 20 to 59 years of age and possible related factors. Am J Obstet Gynecol. 1999; 180:299-305.

Schick E et al. Observations on the function of the female urethra III: An overview with special reference to the relation between urethral hipermobility and urethral incompetence. Neurourol Urodyn. 2004; 23(1):22-6.

Serati M, Salvatore S, Siesto G, Cattoni E, Braga A, Sorice P et al. Urinary symptoms and urodynamic findings in women with pelvic organ prolapse: is there a correlation? Results of an artificial neural network analysis. European Urology. 2011; 60:253-60.

Servicio de Salud Metropolitano Sur Oriente. Pontifícia Universidad Catolica de Chile. Conservative management of symptomatic pelvic organ prolapse using vaginal pessaries: generation of a standardized management protocol. November 2014.

Stoddard FJ, Myers RE. Connective tissue disorders in obstetrics and gynecology. Am J Obstet Gynecol. 1968; 102:240-3.

Stüpp L, Resende AP, Oliveira E, Castro RA, Girao MJ, Sartori MG. Pelvic floor muscle training for treatment of pelvic organ prolapse an assessor-blinded randomized controlled trial. Int Urogynecol J. 2011; 22(10):1233-9.

Swift S, Morris S, McKinnie V, Freeman R, Petri E, Scotti RJ et al. Validation of a simplified technique for using the POPQ pelvic organ prolapse classification system. Int Urogynecol J. 2006; 17: 615-20.

Swift SE, Pound T, Dias JK. Case control study of etiologic factors in the development of severe pelvic organ prolapse. Int Urogynecol J. 2001; 12:187-92.

Swift SE, Tate SB, Nichols J. Correlation of symptomology with degree of pelvic organ support in a general population of women: what is pelvic organ prolapse? Am J Obstet Gynecol. 2003; 189:372-9.

Swift SE, Woodman P, O'Boyle A, Kahn M, Valley M, Bland D et al. Pelvic Organ Support Study (POSST): the distribution, clinical definition and epidemiology of pelvic organ support defects. American Journal of Obstetrics and Gynecology. 2005; 192:795-806.

Sze EH et al. Pregnancy, labor, delivery and pelvic organ prolapse. Obstet Gynecol. 2003; 100(5):981-6.

Towers GD. The pathophysiology of pelvic organ prolapse. Pelvic Medicine and Surgery. 2004; 10(3):109-21.

Trowbridge ER, Fenner DE. Conservative management of pelvic organ prolapse. Clin Obstet Gynecol. 2005; 48(3):668-81.

Uustal FE et al. Factors associated with pelvic floor dysfunction with emphasis on urinary incontinence and genital prolapse. Acta Scand Obstet and Gynecol. 2004; 383-9.

Vierhout ME. The use of pessaries in vaginal prolapse. European Journal of Obstetrics and Gynecology and Reproductive Biology. 2004; 117:4-9.

Visco AG, Yuan L. Differential gene expression in pubococcygeus muscle from patients with pelvic organ prolapse. Am J Obstet Gynecol. 2003; 189: 102-12.

Walters MD. Description and classification of lower urinary tract dysfunction and pelvic organ prolapse. In: Karram MM. Urogynecology and Reconstructive Pelvic Surgery. 2. ed., Mosby. 1999, Chap. 4, p. 35-42.

Zacharin RF. Abdominoperineal urethral suspension in the management of recurrent stress incontinence of urine. Obstetrics and Gynaecology. 1983; 62:544-655.

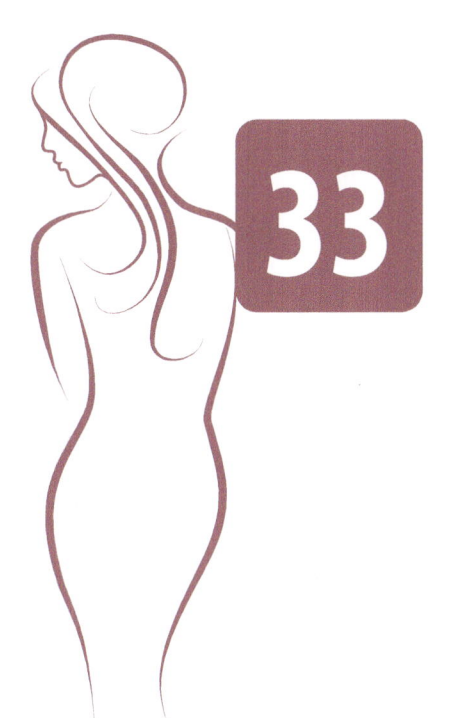

33 Treinamento da Musculatura do Assoalho Pélvico no Tratamento e na Prevenção dos Prolapsos Genitais

Lilian Valim Resende

Silvia Elizate Monteiro

INTRODUÇÃO

O envelhecimento populacional, observado em quase todo o mundo, traz importantes consequências para os serviços de saúde. Como as mulheres vivem mais que os homens, são a maioria entre os idosos e, com isso, espera-se um aumento da demanda por tratamentos específicos para esse segmento da população. As disfunções do assoalho pélvico (AP), incluindo o prolapso genital e a incontinência urinária, são extremamente frequentes em mulheres idosas, uma vez que a idade é um dos fatores de risco mais relevantes para tais disfunções. Raramente resultam em morbidade grave ou mortalidade, entretanto, estão relacionadas a limitação das atividades de vida diária e restrição na participação social, com piora da qualidade de vida.

Estima-se que 50% das mulheres desenvolvam prolapsos devido à perda dos mecanismos de suporte do AP em decorrência do parto e cerca de 30% das que se submetem à cirurgia apresentem recidiva. A prevalência elevada dessa disfunção indica a necessidade de estratégias preventivas e os episódios comuns de reoperações sugerem a necessidade de melhorias no tratamento.

O tratamento do prolapso genital depende da gravidade e dos sintomas associados, assim como do estado geral de saúde da mulher e de suas preferências. Há na literatura um interesse crescente na avaliação das terapias conservadoras que geralmente aplicam-se às mulheres com prolapsos de grau leve e incluem as intervenções no estilo de vida, terapias físicas, baseadas no treinamento dos músculos do assoalho pélvico (TMAP) e os pessários. Esses tratamentos parecem ajudar, especialmente, mulheres que não são candidatas à cirurgia, a fim de melhorar a função muscular e/ou minimizar os sintomas.

Na atualidade, o TMAP continua a ser o tratamento de primeira linha para a incontinência urinária feminina com alto nível de evidência e grau de recomendação. Considerando que muitas mulheres com essa disfunção podem apresentar um prolapso genital associado, os exercícios de fortalecimento do AP têm sido recomendados. Em teoria, acredita-se que o treinamento regular desses músculos possa ter benefícios similares aos do tratamento da incontinência urinária, melhorando o suporte pélvico e reduzindo os sintomas em alguns casos de prolapsos.

Neste capítulo, serão abordadas as hipóteses que dão suporte ao TMAP e os seus efeitos no tratamento e na prevenção dos prolapsos genitais.

RAZÕES PARA TREINAMENTO DOS MÚSCULOS DO ASSOALHO PÉLVICO EM MULHERES COM PROLAPSOS GENITAIS

Os músculos do assoalho pélvico (MAP) são o único grupo muscular do corpo capaz de dar suporte estrutural às vísceras pélvicas e, ao mesmo tempo, permitir a abertura para uretra, vagina e ânus. A interação de fáscias, ligamentos, músculos e tecido neural faz com que o AP desempenhe atividades de ajuste às variações de postura e pressão abdominal, minimizando a carga para o tecido conectivo.

De acordo com Corton (2005), a disfunção dos MAP e/ou dos ligamentos pode causar perda do suporte e, eventualmente, o prolapso genital. Esses músculos contraem-se tonicamente em repouso e agem no sentido de fechar o hiato genital e proporcionar uma plataforma estável para as vísceras pélvicas. A redução do tônus normal do elevador do ânus, por denervação ou trauma muscular direto, resulta na abertura do hiato urogenital e diminuição da orientação horizontal. Tais disposições anatômicas costumam ser encontradas em mulheres com prolapsos.

A relação entre a gravidade do prolapso genital e a função dos MAP tem sido foco de interesse de alguns estudos. DeLancey et al. (2003) mostraram que mulheres com prolapso genital geram 43% menos força e têm maior atrofia dos MAP quando comparadas àquelas sem prolapso. Além disso, mulheres com estágio II de prolapso têm maior habilidade em contrair o AP, apresentando maior deslocamento vertical da musculatura, quando comparado com prolapsos graves.

Pelo fato de o prolapso ocorrer através do hiato do músculo elevador do ânus, é possível que a perda da habilidade em contrair adequadamente essa musculatura e fechar o hiato genital seja um fator contribuinte para o prolapso. Em estudo de caso-controle, DeLancey et al. (2007) indicaram que o tamanho do hiato genital de mulheres com prolapsos é cerca de 50% maior, e que elas tinham, com maior frequência, defeitos nos elevadores do ânus, gerando menor força de fechamento vaginal durante uma contração máxima. Vakili et al. (2005) encontraram uma redução de 35,8% da força de contração do músculo elevador do ânus naquelas com prolapsos recorrentes. Os autores registraram que 44,2% tinham hiato genital maior ou igual a 5 cm.

De acordo com Bø (2006), as mesmas hipóteses que amparam o TMAP na prevenção e no tratamento da incontinência urinária de esforço podem ser utilizadas e ter algum efeito no tratamento e na prevenção dos prolapsos genitais.

A primeira hipótese é de que mulheres instruídas a contrair conscientemente os MAP com movimento rápido e intenso, antes e durante um aumento da pressão abdominal, e que continuam a executar tais contrações como uma modificação de comportamento, podem impedir a descida do AP. Essa pré-contração voluntária, denominada *The Knack*, é capaz de executar um movimento do músculo elevador do ânus em direção cranial e para frente, ocasionando um aperto em torno da uretra, da vagina e do reto. Na segunda hipótese, mulheres que realizam o treinamento regular de força, ao longo do tempo, melhoram a "rigidez" e o apoio estrutural do assoalho pélvico. Isso permite o estreitamento do hiato genital e a manutenção dos órgãos pélvicos em seu lugar durante o aumento de pressão abdominal.

É importante lembrar que nem todas as mulheres com prolapsos genitais apresentam fraqueza ou lesão muscular. Brækken et al. (2010) indicaram que cerca de 20% das mulheres com prolapsos têm boa função dos MAP, o que reforça que outros fatores estão envolvidos na sua etiologia.

TREINAMENTO DOS MÚSCULOS DO ASSOALHO PÉLVICO NO CONTROLE DOS PROLAPSOS GENITAIS

A International Continence Society (ICS) considera que o TMAP pode melhorar os sintomas e a gravidade do prolapso, recomendando que este inclua, além da avaliação da MAP, educação, realização de exercícios supervisonados e instrução contra o aumento da pressão intra-abdominal, por exemplo, quando tossir e espirrar (*The Knack*).

Em uma revisão clínica, Thakar e Stanton (2002) indicam que os exercícios do assoalho pélvico podem limitar a progressão e aliviar os sintomas do prolapso leve, não sendo úteis quando o prolapso ultrapassa o introito vaginal.

Uma pesquisa realizada no Reino Unido (2004) mostrou que 92% dos fisioterapeutas avaliam ou tratam mulheres com prolapsos genitais, apesar da falta de evidências e de diretrizes clínicas que subsidiem as intervenções físicas no tratamento conservador dessa disfunção.

Os objetivos do TMAP em mulheres com prolapsos de órgãos pélvicos são melhorar a força e a resistência da musculatura do assoalho pélvico, prevenir a progressão do prolapso, reduzir a frequência e gravidade dos sintomas e evitar ou retardar a necessidade de cirurgia.

Hagen et al. (2009), em estudo-piloto, analisaram os efeitos do treinamento na melhora dos sintomas em 47 mulheres com prolapsos estágios I ou II, medidos pelo sistema POP-Q. Vinte e três mulheres foram randomizadas para o grupo de intervenção de 16 semanas, que teve como protocolo domiciliar a realização de 6 séries de 10 contrações dos MAP, com tempo de sustentação/repouso de 10/4 s, seguido de 10 contrações rápidas. Além disso, foram orientadas quanto à perda de peso, a evitar a constipação intestinal e a ter precaução no levantamento de peso, na tosse e nos exercícios de alto impacto. Os resultados indicaram, por meio de um questionário de qualidade de vida, no grupo de intervenção, melhora do estágio do prolapso e dos sintomas em 45% das mulheres. As conclusões do estudo são limitadas devido ao tamanho da amostra e do curto tempo de seguimento.

Alguns estudos randomizados controlados avaliaram os efeitos do TMAP na reversão ou prevenção da progressão do prolapso genital.

Piya-Anant et al. (2003) estudaram a aplicação de um programa de exercícios do AP em 654 mulheres idosas tailandesas, com predomínio de prolapsos de parede vaginal anterior, classificados em moderado (40%) ou grave (30%). As 330 mulheres randomizadas para o grupo de TMAP receberam orientações quanto a alimentação e ingestão de líquidos e foram instruídas a realizar 30 repetições diárias de exercícios do AP durante 2 anos, sendo acompanhadas a cada 6 meses. Após 24 meses, a taxa de piora do prolapso genital grave foi de 72,2% no grupo-controle e 27,8% no grupo de intervenção, indicando que o programa de treinamento foi eficaz em evitar o agravamento do prolapso genital. Entretanto, esse estudo apresentou limitações metodológicas importantes.

Brækken et al. (2010) pesquisaram a eficácia do TMAP em reverter o prolapso de órgão pélvico e aliviar os sintomas. Participaram do estudo 109 mulheres com prolapsos estágios I, II ou III, sendo o estágio II predominante. Cinquenta e nove participantes foram randomizadas para o grupo de TMAP, e, o restante (n = 50), para o grupo-controle. Ambos os grupos receberam instruções sobre mudanças no estilo de vida e realização do *Knack,* durante o aumento de pressão abdominal. O protocolo de intervenção teve duração de 6 meses, com o TMAP baseado em 3 séries de 8 a 12 contrações máximas, realizadas 3 vezes na semana. Todas as mulheres do grupo de TMAP receberam instruções por escrito e um DVD com o programa de exercícios. Os resultados sugeriram que o TMAP não só ajudou a prevenir a evolução do prolapso, mas também amenizou os sintomas. A gravidade do prolapso melhorou em 19% naquelas que realizaram os exercícios e 74% das mulheres sentiam menos peso ou abaulamento vaginal, em comparação com 31% do grupo-controle. Os autores esclarecem, ainda, que a inclusão de mulheres assintomáticas e com prolapsos estágio I teve por objetivo avaliar o efeito do TMAP como estratégia de prevenção secundária.

Em outra publicação, os mesmos autores analisaram, por meio de ultrassonografia tridimensional, as alterações morfológicas e funcionais ocorridas após os 6 meses de TMAP nas mulheres com diferentes estágios de prolapsos genitais. Aquelas que praticaram regularmente os exercícios, conforme protocolo já descrito, melhoraram a força muscular do AP, tendo obtido média de contração de 13,1 cmH$_2$O em comparação com 1,1 cmH$_2$O do grupo-controle. Os pesquisadores observaram, ainda, uma correlação positiva entre o aumento da força dos MAP com o aumento da espessura do músculo pubovisceral e a diminuição da área hiatal durante manobra de Valsalva, sugerindo aumento da rigidez muscular do AP em decorrência do treinamento dessa musculatura.

Stüpp et al. (2011) realizaram um estudo randomizado com mulheres com prolapso (anterior ou posterior) estágio II. O grupo de TMAP recebeu 6 consultas, sendo prescrito um programa de 12 semanas de 3 séries de exercícios diários, 8 a 12 contrações, mantidas por 6 a 10 s, seguido por 3 a 5 contrações rápidas, além de instruções sobre o estilo de vida. O grupo-controle recebeu orientações sobre a execução de TMAP sem protocolo e conselhos de estilo de vida. O estudo mostrou que o grupo de intervenção teve melhorias anatômicas significativamente maiores no prolapso do que o grupo-controle, com diminuição dos sintomas e progresso na força e resistência musculares.

Uma revisão sistemática da Cochrane, atualizada em 2011, que incluiu 6 ensaios, aponta um efeito positivo do TMAP nos sintomas e gravidade do prolapso. Além disso, discute os resultados de um estudo, com 6 meses de TMAP supervisionado e benefícios em termos de melhora anatômica e dos sintomas, imediatamente após a intervenção. Os autores recomendam ensaios clínicos sobre a eficácia e a relação custo-eficácia do TMAP nos prolapsos genitais, a médio e longo prazos. Destacam, ainda, a necessidade de se investigar o TMAP suplementar à cirurgia bem como em relação à prevenção do prolapso.

Em 2014, estudo multicêntrico sobre o TMAP para prolapso desenvolvido por Hagen et al. (2014) teve como medida de desfecho primária a abordagem centrada no paciente, identificando a redução dos sintomas como o resultado mais importante para as mulheres, pois são os mesmos que normalmente as leva a procurar tratamento. Além disso, sugerem que há pouca correlação entre a gravidade dos sintomas e o estágio de prolapso. O que na prática clínica auxilia o profissional a direcionar as medidas de avaliação de resultados do TMAP nos sintomas e não comumente avaliar o estágio de prolapso usando o sistema de quantificação de prolapso (*Pelvic Organ Prolapse Quantification system – POP-Q*).

Li et al. (2016) em revisão sistemática e metanálise incluindo 13 estudos, mostraram que o TMAP pode ser uma forma eficaz de melhorar os sintomas e o estágio do prolapso, considerando que a intervenção aumentou a força e a resistência da musculatura do AP.

Uma recomendação da ICS (2013) é que estudos futuros sobre o TMAP para prolapsos genitais tenham como objetivo obter um consenso sobre o programa de intervenção, além de considerarem comparações de treinamento individualizado com o de grupo.

TREINAMENTO DOS MÚSCULOS DO ASSOALHO PÉLVICO COMO ADJUVANTE AO TRATAMENTO CIRÚRGICO DOS PROLAPSOS GENITAIS

Ainda que o papel da fisioterapia no pré e pós-operatório de cirurgias de correção de incontinência urinária e/ou prolapso não esteja bem definido, alguns pesquisadores justificam a sua realização nesses períodos, com o objetivo de melhorar a compreensão da função muscular por meio do TMAP e garantir a manutenção de bons hábitos urinários com o aconselhamento de mudanças no estilo de vida.

A diminuição da força de contração do músculo elevador do ânus e um hiato genital alargado estão relacionados ao aumento nas falências cirúrgicas no período pós-operatório imediato. Cerca de 58% das mulheres podem desenvolver novamente um prolapso e um terço dessas mulheres submete-se a pelo menos mais uma cirurgia. Isso destaca a necessidade de medidas preventivas que possam reduzir a necessidade de novas cirurgias.

Jarvis et al. (2005), em ensaio clínico randomizado com 60 mulheres, investigaram, durante 3 meses, os efeitos do tratamento fisioterápico no pré e pós-operatório de cirurgia de correção de incontinência urinária e/ou prolapso genital. As 30 mulheres do grupo de tratamento receberam, antes da cirurgia, um programa individualizado de treinamento do AP baseado na avaliação e foram instruídas a realizar 4 séries de exercícios diários. Foi dada atenção especial à instrução do *Knack*. Além disso, foram instruídas a manterem hábitos intestinais e de micção saudáveis e evitar esforços no pós-operatório. Ao final, o grupo de tratamento, em comparação ao grupo-controle, apresentou melhora significativa da qualidade de vida, dos sintomas urinários com redução da frequência urinária diurna e da média de contração máxima (2,7 cmH$_2$O), sugerindo melhora da força dos MAP.

Para a ICS (2013) não há evidências disponíveis sobre o papel do TMAP como um adjunto à cirurgia e, assim, as recomendações permanecem inalteradas, isto é, que o TMAP pré-operatório pode ajudar a melhorar a qualidade de vida e os sintomas urinários em mulheres submetidas à cirurgia para prolapso. Além disso, adverte sobre a necessidade de ensaios maiores com medidas de resultados primárias específicas de prolapso.

Contudo, em 2016, revisão sistemática publicada por Zhang et al., incluindo 5 ensaios clínicos randomizados, não encontrou melhora nos sintomas, qualidade de vida ou grau de prolapso em mulheres que realizaram o TMAP como adjuvante à cirurgia de prolapso.

CONSIDERAÇÕES FINAIS

O papel do TMAP como opção de tratamento conservador em prevenção e gestão do prolapso tem sido destacado na literatura científica nos últimos anos. As evidências apontam que o TMAP melhora os sintomas e a gravidade do prolapso.

Estudos que investiguem o uso do TMAP em mulheres após falha na intervenção cirúrgica e como adjunto à cirurgia são desejáveis.

Na prática clínica, compreender as interações dos elementos estruturais e funcionais do AP, bem como incluir os sintomas relacionados ao prolapso como uma importante medida de resultado, poderá auxiliar o fisioterapeuta no melhor entendimento da fisiopatologia dos prolapsos genitais, assim como nos processos envolvidos de reabilitação e estratégias de prevenção.

BIBLIOGRAFIA

Abrams P, Cardozo L, Khoury S, Wein A (eds.). Incontinence. International Consultation on Incontinence, Paris February, 2012. 5th Edition 2013.

Barber MD. Symptoms and outcome measures of pelvic organ prolapse. Clin Obstet Gynecol. 2005; 48:648-61.

Beck RP, McCormick S, Nordstrom L. A 25-year experience with 519 anterior colporrhaphy procedures. Obstet Gynecol. 1991; 78(6):1011-8.

Bø K. Can pelvic floor muscle training prevent and treat pelvic organ prolapse? Acta Obstetricia et Gynecologica. 2006; 85:263-68.

Bø K. Pelvic floor muscle training in treatment of female stress urinary incontinence, pelvic organ prolapse and sexual dysfunction. World J Urol. 2012; 30(4):437-43.

Borello-France DF, Nanda VL, Brown MB et al. Pelvic-floor muscle function in women with pelvic organ prolapse. Physical Therapy. 2007; 87(4):399-407.

Brækken I, Memona MM, Ellström E, Bø K. Morphological changes after pelvic floor muscle training measured by 3-dimensional ultrasonography. A randomized controlled trial. Obstetrics & Gynecology. 2010; 115:(2)317-24.

Brækken IH, Majida M, Engh ME, Bø K. Can pelvic floor muscle training reverse pelvic organ prolapsed and reduce prolapse symptoms? An assessor-blinded, randomized, controlled trial. Am J Obstet Gynecol. 2010; 203(170):1-7.

Corton MM. Anatomy of the pelvis: how the pelvis is built for support. Clinical Obstetrics and Gynecology. 2005; 48(3):611-26.

DeLancey JO. The hidden epidemic of pelvic floor dysfunction: achievable goals for improved prevention and treatment. Am J Obstet Gynecol. 2005; 192:1488-95.

DeLancey J, Kearney R, Umek W, Ashton-Miller J. Levator ani muscle structure and function in women with prolapsed compared to women with normal support. Nerourol Urodyn. 2003; 22:542-3.

Delancey JO, Morgan DM, Fenner DE, Kearney DE, Guire K, Miller JM, Hussain H, Umek W, Hsu Y, Ashton-Miller JA. Comparison of levator ani muscle defects and function in women with and without pelvic organ prolapse. Obstetrics & Gynecology. 2007; 109(2):295-302.

Dumoulin C, Alewijnse D, Bo K, Hagen S et al. Pelvic-floor-muscle training adherence: tools, measurements and strategies-2011 ICS State-of-the-Science Seminar Research Paper II of IV. Neurourol Urodyn. 2015; 34(7):615-21.

Ghezzi F, Uccella S, Cromi A, Bogani G, Candeloro I, Serati M, Bolis P. Surgical treatment for pelvic floor disorders in women 75 years or older: a single-center experience. Menopause: The Journal of The North American Menopause Society. 2011; 18(3):314-8.

Hagen S et al. A randomized controlled trial of pelvic floor muscle training for stages I and II pelvic organ prolapse. Int Urogynecol J. 2009; 20:45-51.

Hagen S, Stark D. Conservative prevention and management of pelvic organ prolapse in women. Cochrane Database Syst Rev. 2011; (12).

Hagen S, Stark D, Cattermole D. A United Kingdom-wide survey of physiotherapy practice in the treatment of pelvic organ prolapse. Physiotherapy. 2004; 90(1):19-26.

Hagen S, Stark D, Glazener C, Dickson S, Barry S, Elders A, Frawley H, Galea MP, Logan J, McDonald A, McPherson G, Moore KH, Norrie J, Walker A, Wilson D. Individualised pelvic floor muscle training in women with pelvic organ prolapse (POPPY): a multicentre randomised controlled trial. Lancet. 2014; 383:796-806.

Hay-Smith EJC, Dumoulin C. Pelvic floor muscle training versus no treatment, or inactive control treatments, for urinary incontinence in women. Cochrane Database of Systematic Reviews. 2006.

Jarvis SK, Hallam TK, Lujic S et al. Perioperative physiotherapy improves outcomes for women undergoing incontinence and or prolapse surgery: results of a randomized controlled trial. Australian and New Zealand Journal of Obstetrics and Gynecology. 2005; 45:300-3.

Li C, Gong Y, Wang B. The efficacy of pelvic floor muscle training for pelvic organ prolapse: a systematic review and meta-analysis. Int Urogynecol J. 2016; 27(7):981-92.

Piya-Anant M, Therasakvichya S, Leelaphatanadit C, Techatrisak K. Integrated health research program for the Thai elderly: prevalence of genital prolapse and effectiveness of pelvic floor exercise to prevent worsening of genital prolapse in elderly women. J Med Assos Thail. 2003; 86:509-15.

Stüpp L, Resende AP, Oliveira E et al. Pelvic floor muscle training for treatment of pelvic organ prolapse: an assessor-blinded randomized controlled trial. Int Urogynecol J. 2011; 22(10):1233-9.

Thakar R, Stanton S. Management of genital prolapse. BMJ. 2002; 324(7348):1258-62.

United Nations. Population ageing and development. 2009. Disponível em: www.unpopulation.org. Acessado em abril, 2011.

Vakili B, Zheng YT, Loesch H et al. Levator contraction strength and genital hiatus as risk factors for recurrent pelvic organ prolapse. Am J Obstet Gynecol. 2005; 192:1592-8.

Zhang FW, Wei F, Wang HL, Pan YQ et al. Does pelvic floor muscle training augment the effect of surgery in women with pelvic organ prolapse? A systematic review of randomized controlled trials. Neurourol Urodyn. 2016; 35(6):666-74.

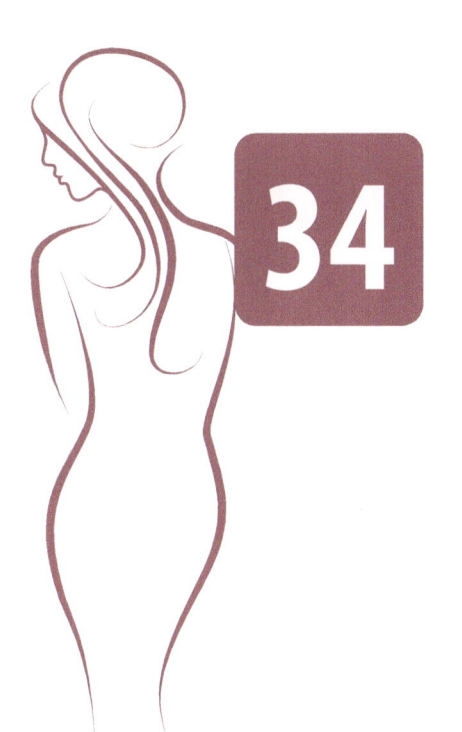

34 Incontinência Urinária

Marilene Vale de Castro Monteiro

Agnaldo Lopes da Silva Filho

INTRODUÇÃO

A incontinência urinária (IU) afeta 27% da população mundial de ambos os sexos e é duas vezes mais frequente nas mulheres do que nos homens, atingindo 30 a 70% das mulheres na pós-menopausa. Define-se IU como qualquer perda involuntária de urina, exceto para crianças, com importante impacto na qualidade de vida. Dentre os tipos de IU, a incontinência urinária de esforço (IUE) é a mais prevalente (86%).

Há uma complexa coordenação das estruturas do assoalho pélvico (sistemas urinário, genital e intestinal), a qual, quando interrompida, causa disfunções com importante repercussão clínica. Como os três referidos sistemas estão intrinsecamente relacionados na função do trato urinário e na sustentação anatômica, o conhecimento básico de anatomia é essencial para avaliação propedêutica e terapêutica da IU. Nesse sentido, a abordagem da doença requer equipe multiprofissional, com objetivo de melhorar os resultados do tratamento, seja clínico ou cirúrgico.

A International Continence Society (ICS) padronizou a nomenclatura em uroginecologia a fim de uniformizar protocolos de diagnóstico e tratamento, facilitando as comparações de resultados e possibilitando uma comunicação efetiva entre investigadores (Quadro 34.1).

FATORES DE RISCO

Podemos dividir os fatores de risco em não obstétricos e obstétricos. Os não obstétricos são: idade, raça (maior prevalência na raça não hispânica), herança genética correlacionada ao colágeno, tabagismo (principalmente na IU por urgência), obesidade, baixo nível socioeconômico, atividades laborativas com grande esforço físico e cirurgias ginecológicas prévias. Os fatores obstétricos são: parto vaginal, principalmente se for operatório (uso de fórceps), episiotomia rotineira, peso de recém-nascido (maior que 3.000 g), maior duração do segundo estágio do trabalho de parto e apresentação fetal não cefálica.

FISIOLOGIA DO TRATO URINÁRIO INFERIOR E DA MICÇÃO

Quando a função de armazenamento e/ou esvaziamento de urina sofre qualquer distúrbio, uma grande variedade de sintomas urinários ocorre, e a IU é o principal sintoma do armazenamento anormal.

A bexiga é um órgão autônomo constituído de músculo liso, com função de armazenar urina sem esforço, sem dor e sem perda involuntária, além de eliminá-la completa e voluntariamente sem esforço e também sem dor. Ela funciona como um sistema de baixa pressão que acomoda um crescente volume de urina sem haver elevação de pressão vesical. Concomitantemente, há aumento da resistência à saída de urina. A função de armazenamento é mediada principalmente pelo sistema nervoso simpático.

O sistema nervoso simpático origina-se da medula espinal, entre T10 e L2. Seus gânglios próximos à medula utilizam a acetilcolina como neurotransmissor pré-ganglionar e a norepinefrina como neurotransmissor pós-ganglionar. Esta última estimula os receptores alfa na uretra, com consequente aumento do tônus e fechamento uretral. A estimulação dos receptores beta, localizados no corpo da bexiga, diminui o tônus muscular vesical.

A sensação de repleção vesical após enchimento de determinado volume de urina é enviada ao encéfalo por receptores de tensão-estiramento. A paciente, então, desencadeia o reflexo da micção no momento e no local que lhe for adequado.

A uretra é um conduto constituído de músculo estriado, músculo liso da parede uretral e plexo vascular venoso submucoso. O mecanismo de fechamento uretral e a manutenção da resistência uretral elevada durante a fase de armazenamento dependem de dois fatores: o intrínseco e o extrínseco. A integridade das estruturas anatômicas da uretra, a coaptação epitelial das pregas de revestimento uretral, a elasticidade e o tônus uretral constituem

Quadro 34.1	Padronização da nomenclatura preconizada pela International Urogynecological Association (IUGA) e pela International Continence Society (ICS).	
Sintomas de armazenamento: ocorrem durante armazenamento vesical, incluindo frequência diurna e noctúria	
Frequência diurna aumentada	Quando a paciente revela urinar várias vezes ao dia
Noctúria	Quando a paciente acorda, durante a noite, uma ou mais vezes para urinar
Urgência	Desejo repentino de urinar, dificilmente adiável
Incontinência urinária	Qualquer perda involuntária de urina, exceto para crianças
Incontinência de esforço	É a perda urinária involuntária que ocorre após exercício físico, tosse ou espirro
Incontinência postural	Perda involuntária de urina associada a mudança de posição
Incontinência insensível	Perda urinária que a paciente não consegue definir como ocorre
Incontinência coital	Perda involuntária durante coito, penetração ou orgasmo
Urge-incontinência	É a perda involuntária de urina acompanhada ou precedida imediatamente de urgência urinária
Incontinência mista	É a perda involuntária de urina associada a urgência e também a exercício, tosse, espirro ou esforço
Enurese	Qualquer perda involuntária de urina. Se for utilizada para denotar incontinência durante o sono, deve ser agregado o adjetivo *noturna*
Incontinência urinária contínua	É a incontinência ininterrupta
Sensação vesical	Deve ser definida durante a anamnese e classificada em: anormal (a mulher está ciente do enchimento vesical, e o desejo miccional aumenta progressivamente); aumentada (a paciente tem desejo precoce e persistente de urinar); reduzida (a paciente tem consciência do enchimento vesical, mas não tem desejo definitivo de urinar); ou ausente (a paciente não tem sensação de enchimento vesical nem desejo miccional)
Sintomas de esvaziamento são específicos durante a fase miccional	
Jato fraco	Redução da força do jato, em comparação a situações anteriores
Hesitação	Dificuldade de iniciar a micção, resultando em um atraso no tempo entre a micção e a vontade de urinar
Esforço para urinar	Esforço para iniciar, manter e aperfeiçoar a micção. Micção dependente de posição
Disúria	Retenção urinária: relato de inabilidade de micção apesar de esforço persistente
Sintomas pós-miccionais: ocorrem imediatamente após a micção	
Sensação de esvaziamento	Sensação de que resta urina na bexiga após a micção
Gotejamento pós-miccional	Perda involuntária de urina imediatamente após a micção, em geral após deixar o banheiro (homens) e após levantar-se do vaso sanitário (mulheres)
Propedêutica	
Diário urinário	Avalia horário das micções, volume urinado, episódios de incontinência, uso de absorventes, volume de líquido ingerido, grau da urgência e da incontinência
Pad-test	Utilizado para quantificar a perda urinária durante os episódios de incontinência. Pode ser realizado com testes provocativos ou em 24 h
Urodinâmica	É o estudo de fatores fisiológicos e patológicos envolvidos no armazenamento, transporte e esvaziamento do trato urinário inferior (fluxometria/cistometria/estudo miccional/eletromiografia/perfil pressórico uretral)

fatores intrínsecos, mediados pelos receptores alfa-adrenérgicos do sistema nervoso simpático. As estruturas de sustentação da uretra são denominadas fatores extrínsecos e são constituídas pelos músculos levantadores do ânus, da fáscia endopélvica e das suas fixações às paredes laterais da pelve e à uretra.

A fase de esvaziamento vesical é mediada, principalmente, pelo sistema nervoso parassimpático, responsável pelo controle motor do detrusor, promovendo contração vesical efetiva. Origina-se da medula espinal sacral, entre S2 e S4, junto com a inervação somática do assoalho pélvico, a uretra e o esfíncter externo do ânus. Os neurônios parassimpáticos, tanto pré-ganglionares longos quanto pós-ganglionares curtos, localizam-se na musculatura detrusora e utilizam a acetilcolina como neurotransmissor. O esvaziamento completo e frequente é um mecanismo de defesa da bexiga contra infecção urinária.

As funções de armazenamento e esvaziamento vesical dependem da interação do sistema nervoso simpático e do parassimpático, bem como dos neurotransmissores não adrenérgicos, não colinérgicos e neuropeptídios, com ação de facilitação ou inibição na medula espinal e nas áreas superiores do sistema nervoso central (SNC). O principal centro facilitador da micção é o centro pontino, localizado na substância cinzenta pontinomesencefálica, o qual serve como via final de todos os neurônios motores vesicais. O cerebelo coordena o relaxamento do assoalho pélvico e também a frequência, a força e a amplitude das contrações do detrusor; além disso, faz interconexões com os centros de reflexos encefálicos. O córtex cerebral exerce efeito inibitório sobre a micção, que é deflagrada pelo sistema nervoso periférico e controlada pelo SNC.

TEORIA INTEGRAL DA CONTINÊNCIA

Com o conhecimento de diversos autores ao longo dos anos de que a fisiopatologia da IU envolve vários mecanismos, Petros e Ulmsten (1990) propuseram a teoria integral da continência, com o objetivo de explicar IUE, urgência, polaciúria, noctúria e alterações do esvaziamento vesical e intestinal.

De acordo com a teoria, esses sintomas se originam de alterações ou frouxidão teciduais dos elementos de suporte uretral e dos ligamentos e músculos do assoalho pélvico, pois as alterações de tensão dos músculos e ligamentos sobre as fáscias justapostas à parede vaginal determinam o fechamento ou a abertura do colo vesical e da uretra. A tensão sobre a vagina ativa prematuramente o reflexo miccional, desencadeando contrações involuntárias do detrusor.

O diafragma pélvico e os ligamentos pubouretrais, uretropélvicos e uterossacros são as principais estruturas envolvidas na teoria integral, que conta com quatro componentes: função, disfunção, diagnóstico e cirurgia minimamente invasiva. Nesse sentido, há maior conscientização de que, no tratamento cirúrgico da IU, todas as disfunções devem ser exploradas e corrigidas.

CLASSIFICAÇÃO DA INCONTINÊNCIA URINÁRIA

A IU pode ser classificada em:

▸ *De esforço*: é a perda urinária involuntária, que ocorre após exercício físico, tosse ou espirro
▸ *De urgência ou urge-incontinência*: perda urinária acompanhada por forte desejo de urinar
▸ *Mista*: quando há, simultaneamente, IUE e por urgência
▸ *Inconsciente*: perda urinária sem urgência ou reconhecimento consciente do extravasamento.

DIAGNÓSTICO DIFERENCIAL DA INCONTINÊNCIA URINÁRIA

O diagnóstico diferencial pode ser dividido em extrauretral e transuretral:

▸ *Incontinência extrauretral:*
  • Ureter ectópico, extrofia vesical
  • Fístulas (uretral, vesical, ureteral e mistas)
▸ *Incontinência transuretral:*
  • IUE verdadeira
  • Hiperatividade do detrusor
  • Incontinência mista
  • Retenção urinária com distensão vesical e hiperfluxo
  • Divertículo uretral
  • Anomalias uretrais congênitas (p. ex., epispadia)
  • Instabilidade uretral (relaxamento uretral não inibido)
  • Incontinência funcional e transitória.

PROPEDÊUTICA

A propedêutica clínica deve compreender anamnese, exame uroginecológico, exame de urina de rotina com urocultura, medida do volume residual pós-miccional, teste do absorvente e diário miccional. O estudo urodinâmico será indicado àquelas pacientes que necessitarem de análise mais ampla do perfil biofísico vesical antes do tratamento.

Anamnese

Durante a anamnese, sugere-se que a queixa clínica seja anotada com as palavras utilizadas pela paciente. Os sintomas devem ser caracterizados de acordo com os seguintes fatores: a frequência com que ocorrem, a quantidade de urina perdida, o que provoca essa perda e o tipo de tratamento feito previamente.

Quanto à história clínica, é importante investigar doenças que interfiram diretamente nos sintomas urinários, como diabetes melito, insuficiência vascular, doença pulmonar crônica e condições neurológicas que acometem a neurofisiologia da micção. Como vários medicamentos afetam o trato urinário baixo, é importante perguntar sobre o uso de:

▸ Benzodiazepínicos (podem causar confusão e incontinência secundária)
▸ Álcool (aumenta a diurese e também causa confusão)
▸ Fármacos anticolinérgicos (comprometem a contratilidade do detrusor)
▸ Agentes alfa-adrenérgicos (aumentam a resistência uretral)
▸ Alfabloqueadores (diminuem o fechamento uretral)
▸ Bloqueadores dos canais de cálcio (podem reduzir a contratilidade do detrusor)
▸ Diuréticos (causam polaciúria e urgência)
▸ Inibidores da enzima de conversão de angiotensina (podem causar tosse crônica e subsequente aumento da pressão abdominal).

Exame físico

O exame físico abdominal tem por objetivo excluir tumores, hérnias e outros fatores de aumento da pressão abdominal.

Realiza-se exame neurológico sucinto para avaliar força muscular, reflexos e sensibilidade dos membros inferiores e do períneo. Avalia-se a integridade nervosa do assoalho pélvico por meio do arco reflexo (componente motor do nervo pudendo) e por três reflexos:

▸ Cutâneo-anal: estimulação ou toque na pele do períneo causa contração do esfíncter externo anal
▸ Bulbocavernoso: estimulação do clitóris causa contração do músculo bulbocavernoso, constatada pela contração do esfíncter anal
▸ Sensibilidade em sela: sensibilidade tátil da pele do períneo.

O exame uroginecológico é realizado com a paciente em posição ginecológica e obedece à seguinte ordem:

▸ Exame das condições da pele vulvar, procurando sinais de contato constante com a urina (escoriações, edema e eritema)
▸ Avaliação do trofismo genital
▸ Avaliação do meato uretral: presença de carúncula, ectopia de mucosa, secreções e mobilidade. A mobilidade da uretra e do colo vesical pode ser verificada com o teste do cotonete: insere-se um cotonete estéril e lubrificado na uretra até o colo vesical e observa-se seu movimento durante o repouso e a manobra de Valsalva da paciente. A inclinação superior a 30 graus sugere hipermobilidade uretral
▸ Avaliação do prolapso genital (cistoceles, retoceles, enteroceles e prolapsos uterinos/cúpula): a classificação mais utilizada na prática clínica é aquela em que se define o suporte vaginal durante manobra de esforço. Nos últimos anos, com a necessidade de trocas de informações padronizadas, a ICS aprovou a utilização do método POP-q (*pelvic organ prolapse quantification*), que usa o hímen como ponto de referência e mede em

centímetros as posições das estruturas vaginais e sua descida durante manobras de esforço. Essa padronização vem sendo utilizada rotineiramente em publicações internacionais e apresenta satisfatória reprodutibilidade

» Avaliação funcional do assoalho pélvico: verifica-se a capacidade contrátil do assoalho pélvico por meio da inspeção e palpação do músculo levantador do ânus. A classificação mais utilizada é a de Oxford, citada no Capítulo 33, *Treinamento da Musculatura do Assoalho Pélvico no Tratamento e na Prevenção dos Prolapsos Genitais*

» Toque vaginal: o toque bimanual objetiva afastar alterações pélvicas e vaginais que possam comprometer bexiga e uretra, como massas pélvicas ou vaginais, divertículos de uretra, compressão extrínseca e cistos parauretrais

» Teste da perda urinária: o ideal é que seja realizado com a bexiga da paciente repleta, com pelo menos 200 mℓ de urina ou soro fisiológico instilado previamente. Solicita-se que ela execute manobras de esforço e observa-se a perda urinária considerando o momento e o volume da perda. A ausência de perda não descarta a IU, devendo ser confirmada por outra prova objetiva

» Medida do volume residual pós-miccional: avalia a eficácia do esvaziamento vesical. O volume residual elevado causa incontinência por hiperdistensão vesical e transbordamento de urina, além da infecção urinária de repetição. Esse volume pode ser medido por cateterização vesical após micção espontânea ou, de modo menos invasivo, pela ultrassonografia pélvica após micção. Considera-se fisiológico o volume residual de até 100 mℓ na mulher adulta.

Exame de urina de rotina e urocultura

O exame de urina é indispensável na avaliação primária da IU e visa excluir a hipótese de infecção, anormalidades metabólicas e doenças renais. O exame de urina de rotina detecta glicosúria (diabetes melito), alterações na densidade da urina (diabetes insípido), hematúria (pode ser causada por litíase, infecção ou tumor) e leucocitúria (não é patognomônica de infecção urinária, mas, quando associada a nitrito positivo, é diagnóstica).

A urocultura é importante no diagnóstico de infecção do trato urinário quando revela pelo menos 100 mil unidades formadoras de colônias/mℓ em amostra de jato médio de urina.

Diário miccional ou gráfico de frequência/volume vesical

Constitui um instrumento não invasivo e deve ser solicitado em todos os pacientes com sintomas do trato urinário inferior. Possibilita uma avaliação "objetiva" dos resultados de tratamentos clínicos e cirúrgicos, por meio da comparação dos dados coletados antes e depois da intervenção. O diário miccional pode ser usado no diagnóstico clínico da hiperatividade vesical. A paciente registra durante 1 ou 3 dias o horário de cada micção, a quantidade de urina eliminada, os episódios de incontinência ou qualquer outro sintoma urinário e, quando possível, o volume da ingestão de líquidos. Este último não é essencial porque pode ser presumido pela quantidade de urina eliminada. Por meio desses registros, obtêm-se o débito urinário de 24 h, o número de micções diárias, a capacidade vesical funcional (maior volume eliminado) e o volume médio eliminado. Os valores de normalidade adotados são: débito urinário de 24 h de 1.500 a 2.500 mℓ, volume médio eliminado de 250 mℓ, capacidade funcional de 400 a 600 mℓ e até 7 a 8 micções por dia.

Teste do absorvente

O teste do absorvente é padronizado pela ICS na avaliação e comparação dos resultados do tratamento da IU por meio da avaliação objetiva das perdas urinárias. A paciente utiliza absorventes durante 2, 24 ou 48 h, sem alterar sua atividade diária; depois, esses absorventes são pesados. O teste é positivo quando a pesagem de todos os absorventes utilizados é maior ou igual a 1,3 g em 24 h, segundo a ICS. Contudo, adotamos o valor igual ou maior que 4 g após estudo na população brasileira.

Questionário de qualidade de vida em incontinência urinária

O uso de questionários é preconizado como importante instrumento para avaliar o sintoma na perspectiva do paciente e medir o impacto da doença sobre a vida dele. Seu principal uso em uroginecologia é na avaliação dos tratamentos instituídos, com a comparação das respostas pré e pós-intervenção. Os questionários devem ser validados e adaptados para a língua portuguesa, e existem vários tipos para avaliação da IU e outros sintomas de disfunção do assoalho pélvico. Nossa grande limitação com os questionários é a capacidade cognitiva das pacientes, tanto quando são respondidos por elas mesmas (autorrelato) ou com auxílio de outra pessoa (entrevista assistida).

Estudos urodinâmicos

Podem incluir qualquer exame que forneça dados sobre a fisiologia do trato urinário, como a medida do volume residual, o teste simples de enchimento vesical e até os exames em múltiplos canais. Os estudos urodinâmicos somente são úteis quando correlacionados à anamnese e ao exame físico. O Colégio Americano de Ginecologia e Obstetrícia (ACOG, do inglês, American College of Obstetricians and Gynecologists) preconiza que o estudo urodinâmico seja realizado nas pacientes com IU complicada: outros sintomas de IU além da perda de urina ao esforço, infeção urinária de repetição, passado de cirurgia pélvica, doenças neurológicas, diabetes melito, sintomas de prolapso, de divertículo de uretra ou fístula urogenital e volume residual superior a 150 mℓ.

Como 40 a 50% das pacientes com prolapso de órgãos pélvicos apresentam IU, o estudo urodinâmico ajuda a confirmar o diagnóstico de incontinência oculta. Nesse tipo, a perda de urina somente aparece após a correção do prolapso genital ou sua redução durante o exame clínico ou urodinâmico, quando se constata perda de urina durante manobras de esforço. O estudo urodinâmico será discutido no Capítulo 35, *Estudo Urodinâmico*.

TRATAMENTO DA INCONTINÊNCIA URINÁRIA

O tratamento da incontinência urinária pode ser dividido em clínico ou cirúrgico.

Dentre os tratamentos conservadores da IUE, podemos citar: fisioterapia do assoalho pélvico, dispositivos de suporte intravaginal (pessários), terapia comportamental, produtos absortivos e terapias alternativas.

O uso de pessários para IUE é uma alternativa terapêutica conservadora e não medicamentosa nas pacientes com contraindicação cirúrgica, naquelas que não desejam tratamento cirúrgico ou que estão aguardando melhora clínica para a cirurgia. Os pessários para IUE são recomendados a todas as pacientes com vida sexual ativa ou inativa. O pessário indicado para IUE é o anel com pequena saliência, para efeito compressor relativo da uretra contra o púbis durante o esforço, além da função de reduzir prolapsos associados. As pacientes devem ser responsáveis pela colocação, retirada e limpeza do pessário (Figura 34.1).

O uso de estrogênios por via vaginal aumenta o tônus uretral, melhorando a resposta alfa-adrenérgica, além de melhorar a resposta ao fortalecimento da musculatura do assoalho pélvico. Porém, é indicado na pós-menopausa como tratamento adjuvante. As formulações contêm estriol, estrogênio conjugado ou promestriene. Inicia-se com aplicação diária de 1 g do creme ao deitar. Depois de se obter melhora do hipotrofismo, pode-se individualizar a dose de manutenção (1 a 3 vezes/semana). Estudos recentes sugerem que esse tratamento é adjuvante na incontinência de esforço. A terapia estrogênica vaginal pode melhorar os sintomas urinários irritativos por reduzir a atrofia, mas não por efeito direto na uretra, aumentando a pressão de fechamento uretral. Essa terapia apresenta melhores resultados quando combinada a outros tratamentos, como exercícios do assoalho pélvico e medicamentos. O tratamento cirúrgico da IU será abordado no Capítulo 39, *Tratamento Cirúrgico da Incontinência Urinária de Esforço*.

Tratamento medicamentoso da incontinência urinária de esforço

Como a IUE resulta basicamente da perda dos mecanismos esfincterianos e a uretra tem grande quantidade de receptores alfa-adrenérgicos, a ativação desses receptores resulta na contração uretral e no aumento da resistência esfincteriana.

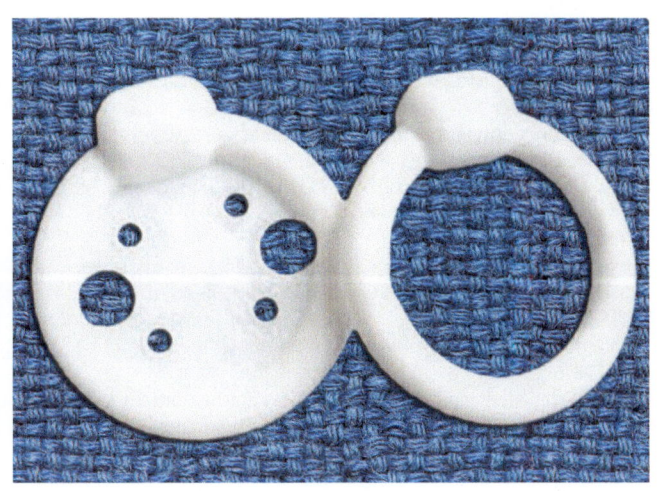

Figura 34.1 Pessário para incontinência urinária de esforço.

Nesse caso, o fármaco utilizado é a duloxetina (inibidor da recaptação de serotonina e norepinefrina), usada no tratamento de depressão, que mostrou diminuição dos episódios de perda urinária na dose de 20 a 40 mg/dia. É um tratamento alternativo, cujo uso contínuo é limitado por efeitos colaterais como náuseas, cefaleia, sintomas psiquiátricos e sonolência. Portanto, seu uso é limitado e individualizado.

Outros fármacos, como antidepressivos tricíclicos (imipramina), que têm efeito alfa-adrenérgico secundário, agonistas beta-adrenérgicos (propranolol) e agonistas alfa-adrenérgicos (norafenilefrina), têm vários efeitos colaterais, principalmente cardiovasculares, e baixa eficácia na melhora a IUE. Portanto, seu uso não é recomendado.

Tratamento medicamentoso da incontinência por urgência e mista

Existem quatro categorias de medicações utilizadas na urge-incontinência: os anticolinérgicos, os antiespasmódicos, os antidepressivos tricíclicos e os agonistas adrenérgicos.

Os fármacos antiespasmódicos (flavoxato, diciclomina) relaxam a musculatura detrusora, aumentando a capacidade vesical e diminuindo episódios de urge-incontinência. Porém, seus efeitos colaterais são similares aos dos agentes anticolinérgicos, sendo estes últimos mais seletivos e eficazes. Portanto, seu uso na prática clínica é raro, exceto a oxibutinina, que é anticolinérgico e antiespasmódico.

Os antidepressivos tricíclicos aumentam os níveis de serotonina e norepinefrina (efeito agonista alfa-adrenérgico) e têm algum efeito anticolinérgico. As contraindicações ao uso são semelhantes às dos anticolinérgicos, e os efeitos colaterais também, embora causem maior impacto sobre as atividades mentais e físicas. A imipramina utilizada na dose de 10 a 50 mg/dia, além da ação alfa-adrenérgica sobre o colo vesical, tem efeito antiespasmódico e anestésico sobre o detrusor. A amitriptilina pode ser indicada nas pacientes com sintomas de aumento da frequência urinária associado à disfunção dos músculos do assoalho pélvico, porque seu efeito de aumentar os níveis circulantes de serotonina interrompe os ciclos de espasmos da musculatura pélvica e perineal. Não há indicação nos casos de urge-incontinência. A dose inicial é de 10 mg/dia, podendo ser aumentada gradativamente até a dose máxima de 100 mg/dia.

Os anticolinérgicos são as principais alternativas no tratamento medicamentoso da IU por urgência e mista. Há diferentes propriedades farmacológicas, ação em um ou mais receptores muscarínicos, modo de ação, meia-vida e tipo de liberação, além da formulação. No Brasil, há apenas a formulação oral. O principal objetivo desse tratamento é a redução dos episódios de perda de urina, frequência urinária e noctúria, além da urgência.

Todos os anticolinérgicos são contraindicados na presença de glaucoma de ângulo fechado, retenção urinária, obstrução intestinal, colite ulcerativa, miastenia *gravis* e cardiopatia grave. Esses fármacos geralmente causam tonturas e podem comprometer a habilidade das pacientes ao dirigir e operar máquinas. Não devem ser ingeridos com álcool, sedativos e fármacos hipnóticos. Os efeitos colaterais são os principais motivos de abandono ao tratamento, principalmente em função de secura na boca, constipação intestinal, palpitações cardíacas e sonolência. Os anticolinérgicos diferenciam-se pela atividade antagonista a determinado tipo de receptor muscarínico, ou seja, quanto mais específica for sua ação, melhor será a eficácia na inibição das contrações involuntárias e menores serão os efeitos colaterais. O músculo detrusor tem receptores muscarínicos M2 e M3, mas estes últimos são os principais mediadores da contração vesical.

Atualmente, os seguintes fármacos anticolinérgicos são comercializados no Brasil:

▶ *Oxibutinina:* tem grande afinidade pelos receptores M1 e M3, e pouca pelos receptores M2. Sua ação é antimuscarínica, causa relaxamento da musculatura lisa e efeito anestésico local; portanto, é considerado um fármaco de ação mista. É encontrado em comprimidos de 5 mg (dose de 5 a 20 mg/dia) e também comprimidos de liberação prolongada de 10 mg (1 comprimido/dia). Inicia-se com a dose de 2,5 mg, de 12/12 h, para evitar intolerância. A dose inicial deve ser individualizada, principalmente em idosos

▶ *Tolterodina:* tem maior seletividade funcional com o detrusor e a glândula salivar. Por ter menor penetração no SNC, apresenta baixa incidência de efeitos colaterais cognitivos. Na apresentação de comprimidos de 2 mg, pode ser prescrita de 12/12 h, e na forma de comprimidos de liberação prolongada com 4 mg, 1 vez/dia

▶ *Darifenacina:* é um antagonista seletivo dos receptores M3 e apresenta menos efeito colateral sobre a glândula salivar e o intestino. É encontrada em comprimidos de 7,5 mg, 12/12 h, e de ação prolongada (15 mg/dia)

▶ *Solifenacina:* é o antagonista competitivo dos receptores muscarínicos, com seletividade maior para M3 e M4. É bem absorvida no trato gastrintestinal sob a forma de comprimidos de 5 a 10 mg, com dose diária de até 30 mg. Apresenta menor efeito colateral em comparação com a oxibutinina e melhor efeito que a tolterodina na redução dos sintomas de urge-incontinência e polaciúria.

Outra opção de tratamento farmacológico é a *mirabegrona*, um agonista beta-3 com ação no músculo liso do detrusor, que leva ao seu relaxamento. Pode ser utilizada na dose de 25, 50 e até 100 mg/dia, com redução dos episódios de urgência, frequência e noctúria, além de menos efeitos colaterais. O principal deles é hipertensão; pode também ocorrer alteração cognitiva.

A injeção de toxina botulínica do tipo A por via cistoscópica no detrusor tem sido uma das abordagens mais promissoras da hiperatividade do detrusor refratária a tratamento clínico. É indicada em casos em que não há resposta ou adaptação às terapias orais em razão de falta de eficácia, intolerabilidade ou não adesão ao tratamento. Geralmente, são injetadas 100 unidades da toxina botulínica A divididas em 20 pontos no músculo detrusor. Aproximadamente 73% das pacientes relatam continência e melhora importante da qualidade de vida. O tempo médio de duração do efeito terapêutico é de 7 a 9 meses.

A neuromodulação sacral é a alternativa minimamente invasiva no tratamento da IU mista ou por urgência refratária a outros tratamentos. Implantam-se eletrodos no segmento S3 que emitem correntes de baixa frequência, aumentando a atividade simpática do nervo hipogástrico e diminuindo a atividade parassimpática dos neurônios motores da bexiga. Consequentemente, há inibição da contração do músculo detrusor. Quando a estimulação é interrompida, o reflexo da micção é estimulado. A resposta a esse tratamento é satisfatória (até 90%), e essa modalidade é uma alternativa à cirurgia radical, que tem grande morbidade.

BIBLIOGRAFIA

Abrams P, Cardozo L, Fall M et al. The standardization of terminology of lower urinary tract function; report from the Standardization Subcommittee of the International Continence Society. Urology. 2003; 61:37-49.

Abrams P, Cardozo L, Khoury Set al. Incontinence 2013. Urology. 2003; 61:37-49.

Al-Badr A, Ross S, Soroka D et al. What is the available evidence for hormone replacement therapy in women with stress urinary incontinence? J Obstet Gynaecol Can. 2003; 25(7):567.

Andersson KE et al. Pharmacologic treatment of urinary incontinence. In: Abrams A, Cardozo L, Khoury S et al. Incontinence. 2nd International Consultation on Incontinence. 2. ed. Plymouth: Health Publ. 2002; 10:808-54.

Arthanasiou S, Hill S, Glesson C et al. Validation of the ICS proposed pelvic organ prolapse descriptive system. Neurol Urodyn. 1995; 14:414-5.

Cardozo L. Prolapse. In: Cardozo L. Urogynecology. London: Churchill Livingstone. 1997; 21:321-58.

Cardozo L, Kelleher C. Lower urinary tract dysfunction and the menopause. In: Cardozo L. Urogynecology. London: Churchill Livingstone. 1997; 29:443-60.

Feldner Jr PC, Oliveira LRP, Sartori MGF et al. Reprodutibilidade interobservador da classificação da distopia genital proposta pela Sociedade Internacional de Continência. RBGO. 2003; 25:353-58.

Hay-Smith EJ, Dumoulin C. Pelvic floor muscle training versus no treatment, or inactive control treatments for urinary incontinence in women. Cochrane Database Syst Rev. 2006; (1):CD005654.

Hay-Smith EJ, Mørkved S, Fairbrother KA et al. Pelvic floor muscle training for prevention and treatment of urinary and fecal incontinence in antenatal and postnatal women. Cochrane Database Syst Rev. 2008; (4):CD007471.

Haylen BT, Ridder D, Freeman RM et al. An International Urogynecological Association (IUGA)/International Continence Society (ICS) Joint Report on the Terminology for Female Pelvic Floor Dysfunction. Neurol Urodyn. 2010; 29:4-20.

Karantanis E, O'Sullivan R, Moore KH. The 24 hour pad test in continent women and men: normal values and cyclic alterations. BJOG. 2003; 110:576-71.

Kelleher CJ. Quality of life. In: Cardozo L. Urogynecology. Churchill Livingstone, London. 1997; 46:673-88.

Luft J, Vriheas-Nichols AA. Identifying the risk factors for developing incontinence: can we modify individual risk? Geriatr Nurs. 1998; 19(2):66-70.

Menefee SA, Wall LL. Incontinência, prolapso, distúrbios do assoalho pélvico. In: Berek JS, Novak A. Tratado de ginecologia. Rio de Janeiro: Guanabara Koogan; 2005. p. 600-61.

Ortiz CO, Nuñez FC, Gutnisky R et al. Valoración dinámica de ladisfunción perineal enlamujer. Propuesta de clasificación. Obst y Ginec Lat Americ. 1994; 52:92-8.

Patrick DL, Martin ML, Bushnell DM. The IQoL: a quality of life instrument specific for persons with IU. Health Research Associates. 1999.

Petros PE, Ulmsten U. An integral theory of female urinary incontinence. Acta Scand Obstet Gynecol. 1990; 153(69):1-79.

Rackley RR, Abdelmalak JB. Management of female urinary incontinence. Essential Urology: a Guide to Clinical Practice. 2004; 8:153-67.

Soroka D et al. Perineal pad test in evaluating outcome of treatments for female incontinence. Int Urogynecol Journal. 2002; 13(3):165-75.

Tapp A. Behavioral therapy. In: Cardozo L. Urogynecology. London: Churchill Livingstone. 1997; 38:595-602.

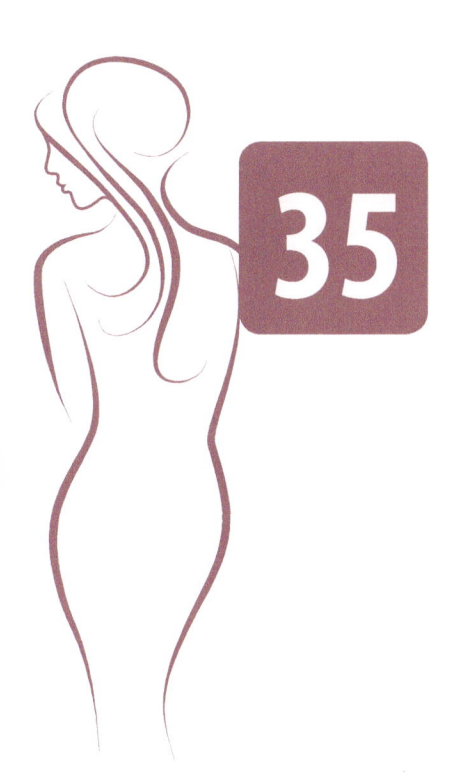

35 Estudo Urodinâmico

Múcio Barata Diniz

Liv Braga de Paula

INTRODUÇÃO

A incontinência urinária na mulher é uma condição frequente, com prevalência variando entre 10 e 40%, dependendo da faixa etária e da população estudada. Esse índice aumenta com o envelhecimento, e estima-se que 17,1% das mulheres tenham incontinência considerada moderada ou grave (Wu et al., 2014). Apesar de não ser uma condição que possa ameaçar a vida das pacientes, muitas vezes causa vergonha, depressão e isolamento social, além de poder comprometer seriamente a qualidade de vida das mulheres (Fultz et al., 2003).

A abordagem mais atual da incontinência urinária, segundo a International Continence Society (ICS), divide-se em inicial e especializada (Abrams et al., 2010). Na abordagem inicial, utilizando-se anamnese, exame físico geral e especializado, diário urinário, exames complementares simples (como urina de rotina e cultura de urina) e avaliação do resíduo urinário, fazemos um diagnóstico clínico. Então, pode ser oferecido um tratamento conservador, como a fisioterapia do assoalho pélvico (Figura 35.1).

O estudo urodinâmico é indicado nos casos em que não houve melhora com o tratamento conservador, quando se cogita procedimento cirúrgico, e nos casos de incontinência complicada (falha de cirurgia prévia, sintomas de incontinência mista, pacientes com grandes prolapsos genitais, história de radioterapia ou cirurgia pélvica radical, pacientes com dificuldade miccional e com doenças neurológicas) (Abrams et al., 2010). Hoje, há evidência na literatura de que, nos casos de incontinência urinária de esforço (IUE) pura que não melhoraram com tratamento conservador, a urodinâmica não é obrigatória (Garely e Noor, 2014). O problema é que esses casos não são muito frequentes.

Com o estudo urodinâmico tentamos reproduzir em laboratório o funcionamento do trato urinário baixo (bexiga e uretra) e também os sintomas relatados pela paciente. Ele é feito medindo-se parâmetros fisiológicos relevantes, como a pressão intravesical e o fluxo urinário, durante as fases de enchimento e de esvaziamento vesical, para se fazer um diagnóstico e planejar o tratamento (Schafer et al., 2002).

O exame é dividido em três etapas: fluxometria, cistometria e estudo miccional.

A urodinâmica é um exame invasivo e um pouco constrangedor; nos últimos anos, com a abordagem preconizada pela ICS, houve uma diminuição importante das suas indicações.

FLUXOMETRIA

Habitualmente, iniciamos o estudo urodinâmico pela análise do fluxo urinário, que fornece informações sobre o esvaziamento vesical. A paciente é instruída a comparecer com a bexiga confortavelmente cheia e orientada a urinar na cadeira de fluxo. O fluxo urinário é medido e registrado em mililitros por segundo (mℓ/s). A maioria dos fluxômetros usa um transdutor tipo balança, que analisa o diagrama de peso × tempo (Figura 35.2).

Os seguintes dados são observados: fluxo máximo, fluxo médio, volume urinado, tempo de fluxo e tempo de hesitação.

- *Fluxo máximo (Qmáx):* medida máxima do fluxo urinário
- *Fluxo médio (Qave):* volume urinado dividido pelo tempo de micção
- *Volume urinado (VU):* volume total expelido pela uretra
- *Tempo para o fluxo máximo:* tempo entre o início do fluxo e a obtenção do fluxo máximo.

Valores acima de 150 mℓ são necessários para melhor interpretação e acurácia dos dados fluxométricos. Na mulher, o dado mais importante é o fluxo máximo, considerado normal acima de 15 mℓ/s. Importante também é a forma da curva de fluxo, que deve ser em formato de sino. Um valor abaixo pode significar obstrução infravesical, ou hipofunção do detrusor. A diminuição de função do detrusor, apesar de não ser comum, é de extrema importância quando se pensa em tratamento cirúrgico, porque essas pacientes podem perder a capacidade de esvaziamento vesical e sofrer retenção urinária pós-cirurgia.

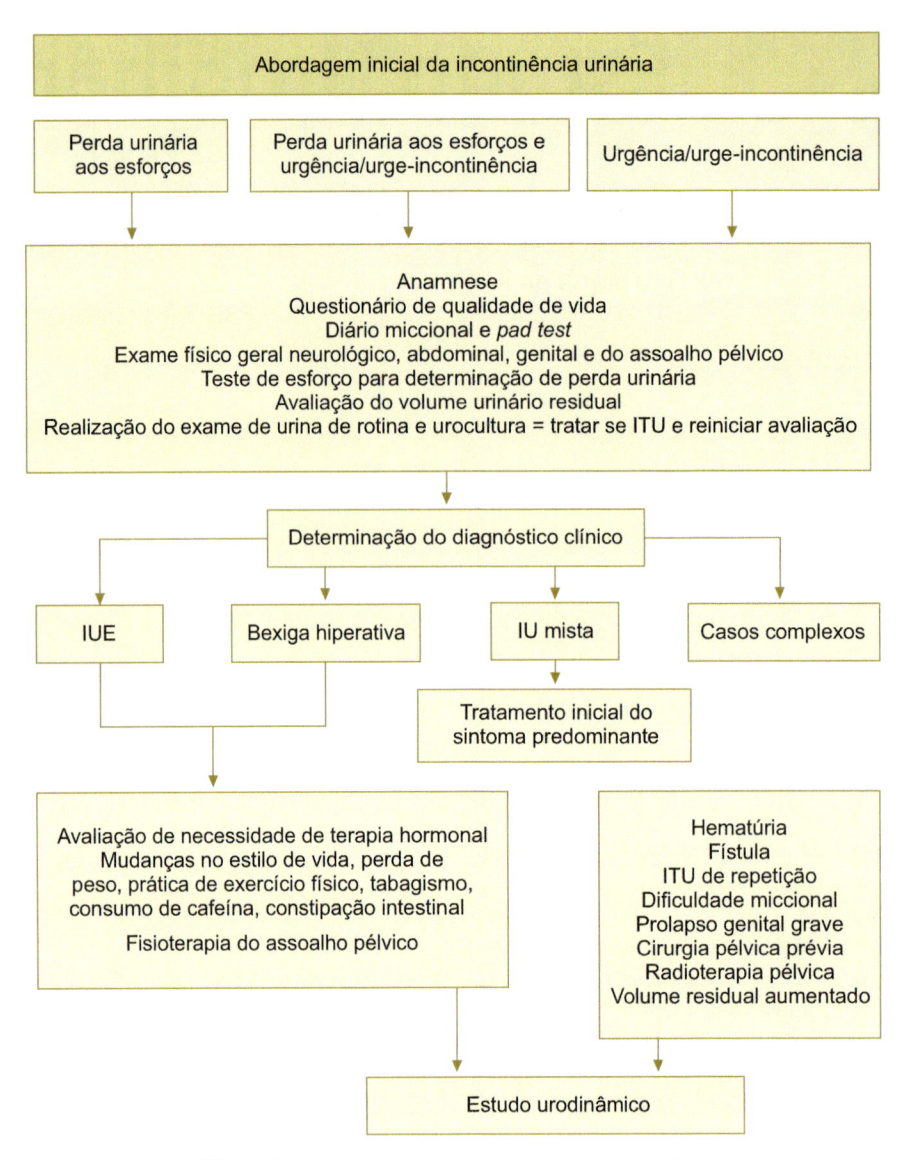

Figura 35.1 Abordagem inicial da incontinência urinária.

A fluxometria é um exame de *screening* que, quando alterado, leva-nos a suspeitar de alteração no esvaziamento vesical. Uma vez que essa etapa do exame pode apresentar variações secundárias a alterações no estado emocional da paciente, é recomendado que se repita em casos de dúvidas na interpretação.

Após a realização da fluxometria, avalia-se o volume residual por meio do cateterismo vesical. Um resíduo maior que 100 mℓ é considerado alterado pela maioria dos autores, mas deve ser repetido para confirmação diagnóstica.

CISTOMETRIA

A cistometria é o exame mais importante para a mulher e é quando estudamos o enchimento/armazenamento vesical, que é onde aparecem a IUE e a hiperatividade do detrusor. Nesse exame, a pressão vesical (PV) é registrada por transdutores de pressão, que registram variações entre –20 e 250 mmHg. Simultaneamente, registra-se a pressão intra-abdominal (PIA) com o transdutor retal ou vaginal. A pressão do detrusor (PD) é calculada automaticamente (PV – PIA = PD), e o resultado gráfico é a mensuração das três pressões em função do tempo, como mostrado na Figura 35.3.

Existem muitas variações na técnica da cistometria. O urodinamicista deve seguir as recomendações da ICS, tanto para a confecção do exame como para relatar os resultados.

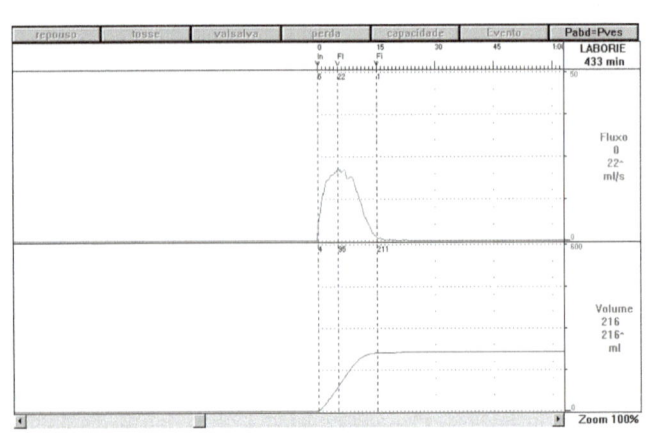

Figura 35.2 Urofluxometria.

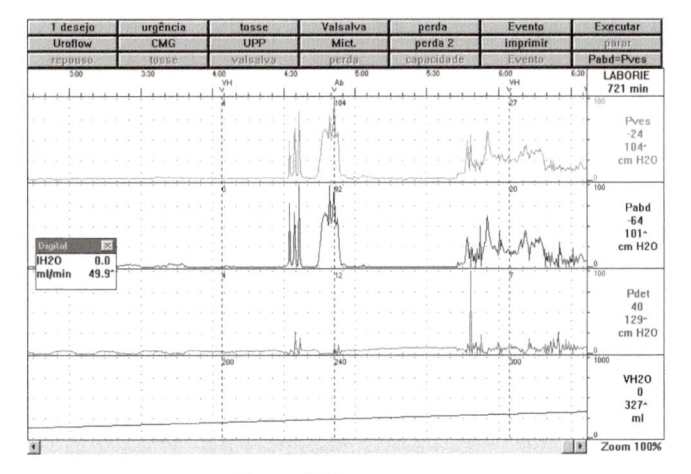

Figura 35.3 Cistometria.

Com a paciente em posição ginecológica, realiza-se exame físico e avaliação dos prolapsos. Após assepsia, é colocado um cateter de duplo lúmen, 6F, transuretral (podem-se usar dois cateteres no lugar do duplo lúmen), e medido o volume residual. Em seguida, é introduzido um cateter para medida da pressão intra-abdominal na ampola retal. Esse cateter é dotado de balão, o qual é preenchido com soro fisiológico, 10 mℓ.

O enchimento é realizado na posição sentada ou em pé, depois de zerado o sistema na velocidade de 50 a 80 mℓ/min. Manobras provocativas são realizadas, como Valsalva, tosse, barulho de água e mudança de decúbito. O enchimento é interrompido quando a paciente relata não poder mais retardar a micção (capacidade cistométrica máxima).

Os seguintes parâmetros devem ser observados durante o enchimento vesical:

▶ *Sensibilidade vesical:* normal, diminuída ou aumentada
▶ *Primeiro desejo miccional:* normal entre 150 e 250 mℓ
▶ *Capacidade máxima:* varia entre 300 e 600 mℓ
▶ *Função do detrusor:* normal ou hiperativo (presença de contrações não inibidas)
▶ *Perdas diante de manobras de esforço:* ausentes ou presentes (anotar a pressão de perda aos esforços [PPE])
▶ *Complacência vesical:* normal até 40 mℓ/cmH$_2$O.

O músculo detrusor deve manter-se relaxado durante toda a infusão. Esse relaxamento tem como objetivo permitir que os ureteres, os quais realizam pressão máxima de 30 mmHg, transportem a urina produzida nos rins e não ocorra sobrecarga sobre o fechamento uretral, favorecendo a continência.

A hiperatividade do detrusor é diagnosticada quando há aumentos da PD durante o enchimento vesical (contrações não inibidas), associados à urgência miccional. A hiperatividade pode ser dividida em fásica ou terminal. Esta última é observada ao fim da infusão, na capacidade vesical máxima, e ocorre, principalmente, em pacientes idosas e desencadeia o esvaziamento vesical completo.

A capacidade vesical é definida ao fim da infusão, quando a paciente tem autorização para micção, com desejo miccional normal. É determinada pelo somatório da capacidade total de infusão com o volume residual. Consideram-se valores normais entre 400 e 600 mℓ de enchimento.

Durante a cistometria, aplicamos o teste de pressão de perda ao esforço, preconizado por McGuire, que é realizado com 200 mℓ de líquido infundido. Na posição em pé, pedimos à paciente que faça uma manobra de Valsalva com intensidade crescente e registramos a menor PIA em que ocorre perda urinária – pressão de perda ao esforço (Valsalva).

É importante lembrar que a IUE é definida como perda urinária, na ausência de contração do detrusor, desencadeada pelo esforço (Valsalva ou tosse). Desse modo, diagnosticamos a IUE e, ao mesmo tempo, avaliamos o tipo e estimamos a gravidade da incontinência por estresse. A PIA de perda é a menor PV associada a tosse ou Valsalva na qual houve perda de urina. Valores de perda inferiores a 60 cmH$_2$O são associados a lesões do esfíncter intrínseco e são casos de pior prognóstico. Valores acima de 90 cmH$_2$O são associados a incontinência por hipermobilidade do colo vesical. Valores intermediários podem ser indicativos de associação de lesões e devem ser relacionados à história clínica e ao passado cirúrgico da paciente.

Em resumo, a cistometria é a parte mais importante do estudo urodinâmico na mulher e tem como principal função fazer o diagnóstico diferencial entre hiperatividade do detrusor e IUE.

ESTUDO MICCIONAL

No último teste do estudo urodinâmico, avaliamos, de maneira mais detalhada, o esvaziamento vesical. Com a bexiga na capacidade cistométrica máxima e com os cateteres para a medida das pressões inseridos, a paciente é orientada a urinar no fluxômetro. Nessa fase do estudo, são observados:

▶ *Pressão pré-miccional:* medida imediatamente antes da contração isovolumétrica do detrusor
▶ *Pressão de abertura:* aferida no início do fluxo miccional
▶ *Pressão miccional máxima:* valor máximo da PD durante o esvaziamento
▶ *Pressão no Qmáx:* aferida no Qmáx
▶ *Qmáx:* fluxo na micção máxima.

Além da observação dos parâmetros citados, buscamos avaliar, no estudo miccional, a existência de obstruções ou de dificuldade miccional.

Em um esvaziamento vesical normal, identifica-se a pressão de contração do detrusor, menor que 50 cmH$_2$O, a qual é mantida até o esvaziamento vesical completo. O Qmáx urinário mantém-se superior a 15 mℓ/s, simultaneamente com a PD.

Apesar de não houver consenso, a maioria dos autores considera obstrução infravesical quando o Qmáx é menor que 12 mℓ/s e a PD é maior que 50 cmH$_2$O. A hipocontratilidade do detrusor é suspeitada em casos de Qmáx > 12 mℓ/s e PD < 10 cmH$_2$O (Figura 35.4).

Definições e terminologia da Sociedade Internacional de Continência

A ICS padroniza toda a nomenclatura relacionada ao estudo da fisiologia e da fisiopatologia da micção. A seguir estão as definições mais importantes para a mulher (Haylen et al., 2010).

Incontinência urinária. Queixa de qualquer perda involuntária de urina.

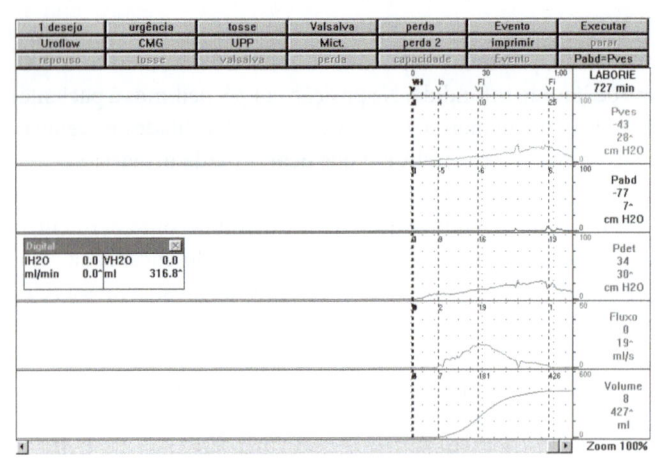

Figura 35.4 Estudo miccional.

IUE. Perda de urina associada aos esforços.

Síndrome da bexiga hiperativa. Diagnóstico clínico, caracterizado por urgência associada ou não ao aumento da frequência e à incontinência por urgência.

Urgência miccional. Denominação dada ao desejo súbito e imperioso de urinar, difícil de postergar.

Incontinência urinária mista. Paciente relata perda aos esforços e também incontinência por urgência.

IUE urodinâmica. Diagnóstico urodinâmico caracterizado pela perda de urina associada a esforço (tosse, Valsalva) durante o enchimento vesical e na ausência de uma contração do detrusor.

Hiperatividade do detrusor. Diagnóstico urodinâmico caracterizado pela presença de uma contração não inibida do detrusor durante o enchimento vesical.

BIBLIOGRAFIA

Abrams P et al. Fourth International Consultation on Incontinence Recommendations of the International Scientific Committee: Evaluation and treatment of urinary incontinence, pelvic organ prolapse, and fecal incontinence. Neurourol Urodyn. 2010; 29(1):213-40. ISSN 1520-6777. Disponível em: https://www.ncbi.nlm.nih.gov/pubmed/20025020.

Fultz NH et al. Burden of stress urinary incontinence for community-dwelling women. Am J Obstet Gynecol. 2003; 189(5):1275-82. ISSN 0002-9378 (Print)

Garely AD, Noor N. Diagnosis and surgical treatment of stress urinary incontinence. Obstet Gynecol. 2014; 124(5):1011-27. ISSN 0029-7844.

Haylen BT et al. An International Urogynecological Association (IUGA)/International Continence Society (ICS) joint report on the terminology for female pelvic floor dysfunction. Int Urogynecol J. 2010; 21(1):5-26. ISSN 0937-3462.

Schafer W et al. Good urodynamic practices: uroflowmetry, filling cystometry, and pressure-flow studies. Neurourol Urodyn. 2002; 21(3):261-74. ISSN 0733-2467 (Print).

Wu JM et al. Prevalence and trends of symptomatic pelvic floor disorders in U.S. women. Obstet Gynecol. 2014; 123(1):141-8. ISSN 1873-233X. Disponível em: https://www.ncbi.nlm.nih.gov/pubmed/24463674.

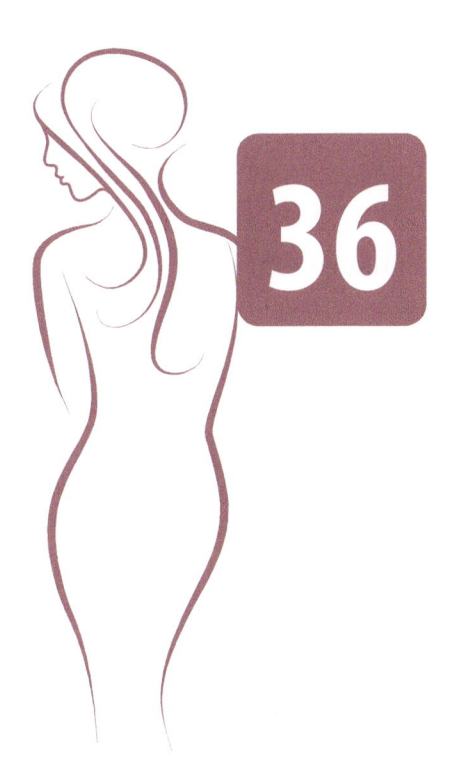

36 Síndrome da Bexiga Dolorosa

Márcia Salvador Géo

Bruno Mello Rodrigues dos Santos

Rachel Silviano Brandão Corrêa Lima

Cláudia Lourdes Soares Laranjeira

Alexandre Carvalho de Menezes

Thiago Szvarça Arêas

Lívia Salvador Géo

INTRODUÇÃO

A síndrome da bexiga dolorosa (SBD), anteriormente também chamada de cistite crônica intersticial, caracteriza-se por uma grande variedade de sintomas vesicais irritativos (frequência, urgência, algúria, dor ao enchimento vesical), dor suprapúbica, dor pélvica e dispareunia. É uma condição tratável, mas essencialmente incurável. Exames de análise da urina e urocultura apresentam-se, em geral, negativos. Acredita-se que seja subdiagnosticada devido ao desconhecimento de sua etiologia e patogênese, além de persistir uma imprecisão. Evidências indicam que a SBD é multifatorial. A cistite intersticial foi descrita pela primeira vez em 1887, por Skene. Entretanto, a úlcera vesical, que é um achado do subtipo clássico da doença, foi reconhecida somente trinta anos mais tarde, por Hunner. Em 1930, Bumpus estabeleceu o termo cistite crônica intersticial por considerá-lo mais apropriado devido ao envolvimento de toda a bexiga, não somente de uma úlcera localizada, como descrito previamente. A partir de 2011, os termos cistite crônica intersticial e síndrome da bexiga dolorosa passaram a ser considerados sinônimos. O termo bexiga dolorosa foi introduzido para destacar o principal sintoma e por se tratar de síndrome clínica complexa de etiologia obscura.

A prevalência de SBD varia muito entre as populações, de 18 a 500 por 100.000 habitantes, sendo mais frequente em mulheres (5:1) – representa 30% das causas de dor pélvica em mulheres – e na raça branca (91%). Seu surgimento na infância é muito raro. Estima-se que, no mundo, a prevalência de SBD entre as mulheres seja de 300 por 100.000, a maioria das quais apresentam um comprometimento importante da sua qualidade de vida: 44% não trabalham e, destas, 10% sentem-se incapacitadas e, em 72% dos casos, a SBD interfere nas atividades sociais, além de impactar diretamente na atividade sexual. Nos EUA, calcula-se que cerca de 2,7 a 6,5% das mulheres que exibem sintomas vesicais são diagnosticadas com SBD, a qual afeta entre 3,3 e 7,9 milhões de mulheres acima de 18 anos. Essa importante variação deve-se, sobretudo, à discordância entre os critérios diagnósticos. A idade média de surgimento dos sintomas é de 40 a 50 anos, e os casos graves somam 10% do total. O início dos sintomas é subagudo, mas a piora é rápida. Os pacientes com SBD experimentam 3 a 4 vezes mais pensamentos suicidas do que a população geral. Cerca de 68% dos casos cursam com depressão associada, sendo, portanto, de grande relevância o diagnóstico correto e o conhecimento amplo das diversas faces dessa doença. Além desses impactos profissionais e sociais causados pela SBD, estima-se que o custo da doença seja de 4 a 7 mil dólares por ano por paciente, chegando a subtrair 750 milhões de dólares por ano da economia norte-americana.

ETIOPATOGENIA

Inúmeros estudos têm sido realizados em relação à fisiopatologia, e muitas teorias têm sido propostas. No início do século XX, alguns autores descreveram casos clínicos em que havia associação de dor vesical, aumento da frequência miccional e úlceras vesicais, definindo essa síndrome como cistite intersticial. Outros chegaram a demonstrar petéquias e hemorragias causadas pela hidrodistensão vesical.

Os grandes desafios para o estabelecimento de um fator etiológico da SBD têm sido a heterogeneidade e a variabilidade das alterações observadas à microscopia, a inconsistência das observações imuno-histoquímicas e a limitação dos achados morfológicos. Portanto, a etiologia da doença permanece incerta, mas muitos autores acreditam que seja multifatorial devido, principalmente, à variedade do quadro clínico.

Teoria infecciosa

Hunner, em 1915, sugeriu que uma bactéria disseminada por via hematogênica fosse responsável pelas úlceras e, consequentemente, pela sintomatologia compatível com SBD. Muitas mulheres em tratamento para suposta infecção urinária de repetição (com base em sintomas clínicos, sem urinálise) recebem antibioticoterapia sem, no entanto, apresentarem melhora clínica satisfatória. Apesar disso, o papel de um agente infeccioso na patogênese da SBD permanece controverso, havendo atualmente poucos dados que corroboram sua suposta etiologia infecciosa. Vários grupos de pesquisadores ainda seguem investigando essa relação de causa e efeito.

Teoria inflamatória

Existem teorias segundo as quais altas contagens de bactérias na urina, antígenos bacterianos ou seus produtos (endotoxinas ou fímbrias) possam ativar uma resposta autoimune ou causar estímulo nervoso. Essas alterações seriam responsáveis por uma resposta inflamatória neurogênica. O exame histológico das lesões vesicais revela úlceras mucosas e infiltrado inflamatório intenso.

Teoria mastocitária

Muitos dos sintomas e sinais encontrados em indivíduos portadores de SBD são decorrentes de mediadores produzidos por células mastocitárias. Sabe-se que essas células são secretoras de potentes fatores inflamatórios neurogênicos, que agem tanto na resposta inflamatória alérgica quanto em doenças inflamatórias crônicas. Os mastócitos contêm ainda glicosaminoglicanos, histamina, leucotrienos e estimuladores fibroblásticos e angiogênicos, agentes altamente inflamatórios e com afinidade por receptores IgE. Tais agentes podem causar úlceras e fibrose vesical em consequência da resposta inflamatória.

O achado de mastócitos em cortes histológicos de bexigas é descrito em dois terços dos casos de SBD. No entanto, essa alteração não apresenta correlação com a gravidade da doença, além de não constituir um achado patognomônico e de poder estar presente em qualquer reação inflamatória, independentemente da etiologia.

Teoria da permeabilidade mucosa

O déficit de glicosaminoglicanos encontrados na superfície do urotélio vesical causa um defeito na barreira epitelial, expondo a submucosa e as fibras musculares intramurais ao contato direto com a urina. Consequentemente, surgiriam lesões com sintomas vesicais irritativos. Essa teoria etiológica para a SBD pode ser comprovada, por meio de biopsia e microscopia eletrônica, em 60 a 70% dos casos, pois sabe-se que as proteínas da superfície da mucosa vesical têm um efeito impermeabilizante. Apesar disso, o aumento da permeabilidade mucosa também é achado inespecífico e acompanha outros processos inflamatórios na bexiga, podendo representar tanto causa quanto consequência da SBD.

Teoria da inflamação neurogênica

A hipótese de uma inflamação neurogênica abriu muitos caminhos para o estudo da SBD. Ela seria o processo responsável pela sintomatologia causada pela doença. De qualquer modo, o sistema nervoso contribui para a natureza crônica da síndrome dolorosa, independentemente da etiologia. No entanto, a teoria da inflamação neurogênica não exclui o papel das células mastocitárias ou do aumento da permeabilidade mucosa.

Teoria do agente irritativo

Ainda se tem pesquisado a teoria segundo a qual a urina dos pacientes com SBD contém alguma substância patológica que atinge o interstício vesical e causa resposta inflamatória por mecanismo irritativo, alérgico ou imune. A possibilidade de recidiva da SBD, mesmo nos pacientes submetidos à derivação ou à substituição vesical, corrobora tal teoria.

Teoria autoimune

Algumas das características clínicas e histopatológicas presentes na SBD mostram-se similares a outros fenômenos autoimunes, como lúpus eritematoso sistêmico e artrite reumatoide. Assim, estabeleceu-se a correlação entre doenças autoimunes e SBD; no entanto, os estudos sugerem que a resposta imune seja secundária à lesão vesical, não sendo a causa primária da SBD.

Teoria hormonal

A maior prevalência da doença em mulheres e a piora da sintomatologia no período menstrual sugerem uma influência hormonal no seu curso.

Outras teorias

Alguns autores propuseram a obstrução vascular e/ou linfática como agente causal. Tal teoria ainda é questionada e pouco aceita, bem como as teorias da hipoxia vesical e da distrofia reflexa simpática.

Síntese das teorias

Os estudos atuais sugerem que a SBD é uma síndrome com componentes neurais, imunes e endócrinos na qual os mastócitos assumem função patogênica importante, mas não primária, em muitos pacientes. Não há indícios de que o estresse psicológico inicie a SBD, apesar de certamente ser capaz de piorar sua sintomatologia.

Pacientes submetidas a abuso sexual ou trauma físico na infância estão mais predispostas a desenvolver SBD na vida adulta, quando comparadas a um grupo-controle.

Observa-se também uma relação entre algumas doenças crônicas e SBD, entre elas candidíase de repetição e endometriose pélvica, alergia, síndrome do intestino irritável, síndrome da fadiga crônica e fibromialgia. Quanto maior o número dessas associações, maior a prevalência de transtornos do sono, ansiedade e depressão maior sobrepostos, tornando crescente o impacto na vida dessas pacientes.

DIAGNÓSTICO

A dificuldade de se definir o diagnóstico da SBD reside no fato de não haver critérios diagnósticos ou alterações histopatológicas específicas, além da variação imprevisível dos sintomas, dos achados objetivos e da resposta ao tratamento.

O diagnóstico é basicamente clínico. Os critérios de inclusão citados no Quadro 36.1 não foram criados especialmente para definir o diagnóstico, mas, sim, para padronizar a inclusão de pacientes em estudos científicos, não devendo ser seguidos na prática clínica, sob pena de subdiagnosticar até 60% das pacientes com SBD.

A SBD é considerada uma das síndromes dolorosas da região urogenital e retal, que incluem vulvodinia, orquialgia, dor peniana, perineal e retal. Todas essas condições são bem-descritas, porém pouco conhecidas e maldefinidas.

Para o estabelecimento de um diagnóstico correto, inicialmente é realizada uma anamnese dirigida para os sintomas gerais do trato urinário inferior, sua intensidade e duração. Os principais sintomas são urgência miccional (presente em 90% das pacientes), frequência diurna aumentada (40%), noctúria (21%) e dor suprapúbica à repleção vesical (80%), na ausência de outras causas. Sintomas secundários incluem ardor durante e após a micção, sensação de esvaziamento incompleto, hesitação, incapacidade de interromper o fluxo urinário, micção em dois tempos, dor pélvica, perda urinária insensível e urge-incontinência. Todas as pacientes devem realizar diário miccional por 24 h, visando ao registro objetivo dos sintomas, e, nos casos de incontinência, submeter-se ao teste do absorvente para quantificar a perda urinária.

É importante investigar outras causas de incontinência urinária, tendo em vista que outras doenças podem se associar à SBD, e, nessas situações, a resposta ao tratamento tende a ser pior do que nos casos não associados.

Um questionário de qualidade de vida, para avaliar o impacto da doença no cotidiano da paciente, é importante durante a abordagem. Alguns questionários podem ser empregados para controle de tratamento e acompanhamento da doença, não se prestando, no entanto, para fins de diagnóstico.

A cistoscopia se faz necessária na abordagem inicial do quadro, não para diagnóstico da SBD, mas para exclusão de outras patologias, como tumores e tuberculose vesical. A biopsia endoscópica vesical só é indicada se houver alteração à cistoscopia. Não há indícios que sugiram ser a SBD uma condição pré-maligna.

O exame histopatológico pode ser consistente com o diagnóstico de SBD, mas não há um achado patognomônico da doença, sendo a função primária da biopsia a de excluir outras doenças, como carcinoma, cistite eosinofílica e tuberculose. Nos pacientes com SBD não ulcerada, não raro, a biopsia é normal, além de não ter valor prognóstico.

Os achados variam, podendo-se classificar a SBD em forma ulcerada e não ulcerada. A cistite intersticial clássica revela únicas ou múltiplas úlceras, que são áreas de mucosa avermelhada com pequenos vasos convergindo para uma cicatriz central, onde se encontra depósito de fibrina ou coágulos. Com o aumento da distensão vesical, esses vasos podem romper-se, surgindo petéquias e/ou sangramento em toda a mucosa vesical. Úlceras vesicais, no entanto, ocorrem em somente 5 a 20% dos pacientes. Na cistite intersticial não ulcerada, no início da cistoscopia, a mucosa é normal, principalmente durante o primeiro enchimento, com desenvolvimento de pequenas e múltiplas glomerulações e petéquias sangrantes durante e após a hidrodistensão, em um segundo enchimento. A cistoscopia deve ser realizada sob anestesia, para que a paciente tolere a distensão vesical, que, além de auxiliar no diagnóstico, serve também como tratamento.

O papel do estudo urodinâmico na investigação da SBD é verificar a complacência e a sensibilidade vesicais, além de reproduzir os sintomas durante a fase de enchimento vesical e, principalmente, excluir a hiperatividade vesical, que é um importante diagnóstico diferencial. A medida do volume vesical ao primeiro desejo miccional e à capacidade máxima é inversamente proporcional à intensidade dos sintomas.

A pesquisa por marcadores urinários da doença, como o fator antiproliferativo, os glicosaminoglicanos sulfatados e não sulfatados e o ácido hialurônico, foi citada há alguns anos como um campo promissor a ser pesquisado, mas ainda sem aplicação na prática clínica.

TRATAMENTO

Para um tratamento adequado, é necessária uma ótima relação médico-paciente, estimulando o envolvimento da paciente e, em alguns casos, também da família. O tratamento inicial deve se dar por terapias conservadoras, levando em consideração

---

Quadro 36.1

Critérios diagnósticos da cistite crônica intersticial.

Categoria A: pelo menos um dos seguintes achados à cistoscopia associado a sintomas:
- Petéquias difusas (pelo menos 10 por quadrante) em pelo menos 3 quadrantes da bexiga
- Uma úlcera de Hunner clássica

Categoria B: pelo menos um dos seguintes sintomas:
- Dor vesical
- Urgência miccional

Critérios de exclusão:
- Idade inferior a 18 anos
- Frequência miccional inferior a 8 vezes/dia
- Noctúria inferior a 2 vezes
- Capacidade vesical máxima maior que 350 mℓ
- Ausência de urgência intensa aos 150 mℓ com taxa de enchimento de 30 a 100 mℓ/min, durante a cistometria
- Contrações involuntárias do detrusor durante o enchimento
- Duração dos sintomas inferior a 9 meses*
- Alívio dos sintomas com uso de agentes antimicrobianos ou antissépticos, anticolinérgicos ou antiespasmódicos*
- Câncer vesical
- Câncer ginecológico nos últimos 3 anos*
- Vaginite*
- Infecção urinária nos últimos 3 anos*
- Herpes genital nos últimos 3 meses
- Uso de ciclofosfamida
- Radioterapia
- Bexiga neurogênica
- Prostatite nos últimos 6 meses
- Cálculo urinário nos últimos 3 meses*
- Cirurgia vesical anterior (ampliação)
- Endometriose pélvica
- História de estenose uretral ou divertículo uretral

*Critérios de exclusão relativos. *Fonte:* National Institutes of Health – National Institute of Diabetes and Digestive and Kidney Diseases, NIH-NIDDK.

as preferências da paciente e a gravidade dos sintomas. Os indivíduos precisam ser orientados quanto à cronicidade e à incurabilidade da doença, bem como serem esclarecidos sobre a necessidade de um tratamento prolongado com associação de medicamentos, visto que a etiologia da doença é desconhecida, e o sucesso terapêutico, muitas vezes transitório, chega, no máximo, a 80%. A paciente deve ser conscientizada de que períodos de remissão e exacerbação dos sintomas são comuns, havendo várias opções de tratamento que, na maioria das vezes, podem mantê-la confortável, ainda que sintomática. Deve ser realizado o tratamento agressivo da dor, usando-se analgésicos comuns, anti-inflamatórios ou opioides.

Orientações para dieta

Existem trabalhos, embora poucos, que mostram melhora dos sintomas de 40 a 60% somente com a adoção de cuidados alimentares diversos. A maioria dos estudos não confirma a eficácia de restrições alimentares, sendo recomendado que a paciente evite apenas os alimentos que correlacione à piora dos seus sintomas, ainda que haja controvérsia na literatura recente sobre orientações dietéticas.

Reeducação vesical

A terapia comportamental com diário miccional e micção de horário pode ser uma boa opção. Geralmente associada a outros tratamentos, serve não só como retreinamento vesical, mas também como um guia concreto de melhora, com repercussão positiva no componente emocional.

Fisioterapia

Tratamento promissor, capaz de contribuir para o tratamento da dor pélvica. Os resultados são melhores nas pacientes que apresentam dor leve como sintoma inicial. Em 2015, um painel da American Urological Association (AUA) considerou a fisioterapia manual para alívio das contraturas dos músculos do assoalho pélvico como tratamento de segunda linha. Técnicas manuais adequadas de fisioterapia devem ser indicadas, tais como manobras que melhoram a dor pélvica e abdominal, eliminam os pontos de gatilho nos músculos, diminuem o tônus muscular e das contraturas, além de dissolver as cicatrizes dolorosas. O treinamento dos músculos do assoalho pélvico clássico deve ser evitado nessas pacientes (grau de recomendação A). A presença de contratura muscular com ou sem pontos de gatilho é muito frequente em pacientes com SBD; não se sabe se tais contraturas são primárias ou secundárias, mas alguns estudos realizados por fisioterapeutas experientes demonstraram melhora significativa dos sintomas dolorosos e urinários após a realização de manobras manuais com o objetivo de diminuição das contraturas musculares.

Medicação oral

É usada como tratamento de primeira linha pela sua simplicidade e baixas taxas de complicação. A hidroxizina, por exemplo, um antagonista histamínico inibidor da degranulação de mastócitos, com efeitos anticolinérgico e ansiolítico, apresenta bom resultado clínico no tratamento da SBD. Apesar disso, em um ensaio clínico randomizado envolvendo 121 pacientes, verificou-se que não houve diferença estatística entre o grupo tratado pela hidroxizina e o grupo placebo.

Os antidepressivos tricíclicos, amitriptilina ou imipramina, também produzem efeitos beta-adrenérgicos, além de atuarem como bloqueadores nos receptores histamínicos e colinérgicos e funcionarem como sedativos, tendo um efeito satisfatório sobre a SBD, com 40 a 64% de melhora dos sintomas. Além da redução das dores, os medicamentos tricíclicos atuam sobre os transtornos do sono e, consequentemente, melhoram a noctúria.

O pentosanapolissulfato sódico (PPS) oral, um análogo da heparina, disponível em formulação oral ou intravesical, parece ser eficaz a longo prazo para a redução dos sintomas da SBD em alguns pacientes. Seu mecanismo de ação proposto consiste em corrigir o defeito na camada de glicosaminoglicano, que funciona como barreira vesical. Entretanto, levando em conta a etiologia desconhecida da doença, se a resposta não for satisfatória nos primeiros meses, o tratamento deve ser interrompido. Além disso, pacientes que apresentam a forma não ulcerada respondem pior ao PPS. Um estudo randomizado encontrou 38% de melhora dos sintomas, principalmente da dor, comparado a 18% de melhora nas pacientes que usaram placebo após um tratamento de 3 meses. Posteriormente, houve melhora total dos sintomas em 42 a 62% dos casos, após 3 anos de tratamento. O tratamento deve ser realizado por pelo menos 6 meses para que alcance resultados satisfatórios. O PPS é a única substância aprovada pela agência norte-americana Food and Drug Administration (FDA) para tratamento específico da SBD.

Associações de fármacos como gabapentina, amitriptilina e analgésicos não esteroides são comumente utilizadas no intuito de reduzir os efeitos colaterais, possibilitando o uso de baixas doses de cada uma delas.

Os antimuscarínicos, que são usados como tratamento para a hiperatividade vesical, têm sido utilizados em pacientes com SBD, pois essas doenças exibem sintomas em comum. Todavia, o tratamento pode ser limitado, por serem doenças com etiologias distintas.

Várias outras substâncias estão sendo estudadas, com resultados iniciais promissores, como a ciclosporina e o micofenolatode mofetila.

Procedimentos intravesicais

Devido ao desafio que é definir a etiologia da SBD e aos efeitos e à durabilidade imprevisíveis dos tratamentos convencionais, diversos métodos têm sido utilizados em busca de melhora do quadro clínico, entre elas as instilações vesicais. A terapia intravesical segue sendo o pilar do tratamento da SBD, com relatos de seu uso desde 1855. Agentes vesicais são frequentemente classificados como citoprotetores e citodestrutores. As substâncias mais comuns instiladas na bexiga para alívio dos sintomas da SBD estão relacionadas no Quadro 36.2.

O dimetilsulfóxido (DMSO) permanece como o marco na terapia da SBD. Apesar de questionado nos trabalhos mais recentes, historicamente se observa boa resposta. Tem ação citodestrutora, anti-inflamatória, anestésica local, além de ser um relaxante muscular e estabilizador mastocitário. É usado como solução saturada a 50%, associado ou não a heparina, em seis aplicações semanais. Em 10 a 15% dos casos, há exacerbação inicial dos sintomas. São descritas 50 a 80% de respostas satisfatórias na forma clássica (úlcera) e 50 a 90% na forma não ulcerada. Há recidiva em 35 a 40% dos casos, entre os quais 50 a 60% respondem a um novo ciclo de tratamento. Estudos a

Quadro 36.2 Resumo dos agentes intravesicais.	
Agente intravesical	**Situação junto à FDA americana**
Dimetilsulfóxido	Aprovado
Heparina	Ensaio clínico em andamento
Ácido hialurônico	Ensaio clínico em andamento
Sulfato de condroitina	Ensaio clínico em andamento
Pentosana polissulfato	Relatos de caso
Capsaicina/resiniferatoxina	Abandonados
Bacilo Calmette-Guérin (BCG)	Abandonado
Oxibutinina	Ensaio clínico em andamento
Lidocaína	Ensaio clínico em andamento
Toxina botulínica	Ensaio clínico em andamento
Neuromodulação	Ensaio clínico em andamento
Lipossomos	Ensaio clínico em andamento

longo prazo demonstraram que, durante seu uso, pode haver fibrose vesical com baixa capacidade vesical.

A lidocaína demonstra um efeito local excelente mas fugaz, podendo ser necessárias 3 ou 4 instilações por dia. Quando associada à dexametasona, pode deixar 62% dos pacientes assintomáticos por 5 meses. Geralmente, a lidocaína é utilizada em associações de fámacos intravesicais, e não isoladamente.

Os glicosaminoglicanos intravesicais compreendem o ácido hialurônico, a condroitina e a heparina. A heparina (10.000 a 40.000 UI em 10 mℓ de água) pode mimetizar o efeito dos mucopolissacarídios vesicais, além de ter efeito anti-inflamatório, não havendo virtualmente absorção sistêmica após instilação vesical. A resposta adequada pode demorar de 4 a 12 meses. Caso não ocorra nenhuma resposta até a segunda semana de tratamento, a heparina deve ser descontinuada. O ácido hialurônico, utilizado na dose de 40 mg 1 vez/semana durante 4 semanas e mantido 1 vez/mês durante 1 ano, tem ação anti-inflamatória e cicatrizante; além de ser um glicosaminoglicano, aumenta a eficácia da resposta com tempo de uso, variando de 30 a 70% de resposta satisfatória. Uma recente metanálise, com revisão sistemática de estudos controlados, mostra que o ácido hialurônico apresenta efeito terapêutico significativo quando utilizado de forma isolada ou em associação com o sulfato de condroitina, melhorando os sintomas de dor, a qualidade de vida da paciente, além de outros desfechos. Quando comparado à heparina, o ácido hialurônico se sobrepõe por causar melhora mais significativa e duradoura da dor, da capacidade vesical e do número de micções ao dia.

Os lipossomos são comumente utilizados para reduzir a toxicidade de antifúngicos e quimioterápicos, mas mesmo empregados isoladamente, sem associação a nenhuma medicação, podem aliviar os sintomas da SBD, conforme estudo comparativo com pentosanapolissulfato oral. Ainda são necessários mais estudos para definir o real papel dos lipossomos no tratamento da SBD.

O bacilo Calmette-Guérin (BCG), 12,5 mg semanalmente por 4 a 6 semanas, foi introduzido como tratamento alternativo e sintomático da SBD. Sua ação está na modulação da resposta imune, mas os resultados são inferiores aos obtidos com DMSO, com uma taxa de melhora em torno de 60% dos casos.

Novos estudos com substâncias intravesicais estão em andamento. A oxibutinina (anticolinérgico) mostrou eficácia nos estudos iniciais. A capsaicina e a resiniferatoxina, já bem estudadas para hiperatividade detrusora, foram abandonadas pelos sintomas agudos que causam incialmente.

O tratamento local das úlceras ou lesões do epitélio vesical objetiva a interrupção da transmissão nervosa. A ressecção transuretral e o uso do *laser* Nd:Yag nas úlceras são propostos para controle dos sintomas, mas geralmente é necessário repetir o procedimento.

A hidrodistensão vesical, realizada sob anestesia, apresenta bons resultados em 50 a 70% dos casos. É parte da avaliação diagnóstica e geralmente o primeiro tratamento utilizado. Há várias padronizações de hidrodistensão, sendo que uma delas preconiza manter a pressão vesical a 80 cmH$_2$O por 8 a 12 min. Sua eficácia provavelmente se deve ao dano às terminações nervosas mucosas aferentes.

Estimulação elétrica

A neuromodulação sacral deve ser considerada antes de qualquer outro procedimento cirúrgico. Estudos retrospectivos indicam que essa técnica de estimulação elétrica é um tratamento efetivo para controle dos sintomas em longo prazo.

A estimulação elétrica transcutânea, segundo alguns estudos, levou à remissão dos sintomas por 1 ano em cerca de 30% dos casos.

A estimulação sacral direta, um tipo de neuromodulação por meio de eletrodo transcutâneo temporário em S3, já se mostrou eficaz para tratamento da urge-incontinência e ainda está em estudo para tratamento da SBD.

Toxina botulínica

Metanálise com revisão sistemática de estudos controlados a respeito da aplicação de injeções intravesicais de toxina botulínica (BTX-A) em pacientes com SBD concluiu que seu uso pode estar relacionado à melhora dos sintomas. Foram relatadas, quando comparadas ao grupo-controle, diminuição da frequência urinária diurna, melhora da capacidade cistométrica máxima e uma significativa redução na escala analógica visual de dor. Não houve mudanças importantes em relação a noctúria, disúria e redução de infecção do trato urinário. Os estudos apontaram, como complicação, um ligeiro aumento do resíduo vesical pós-micção, o qual deve, portanto, ser cuidadosamente monitorado. Recomenda-se, ainda, cautela quanto aos resultados apresentados, devido à limitação de alguns estudos.

Tratamento cirúrgico

O tratamento cirúrgico constitui o último recurso, empregado apenas quando todos os outros tipos de tratamentos conservadores falharem. Dez por cento das portadoras de SBD necessitam de cirurgia. Essa modalidade de tratamento reserva-se aos casos graves resistentes a todos os tratamentos menos invasivos e só deve ser oferecida a pacientes bem-informadas e que relatem um grande impacto negativo da SBD em suas vidas. A cistectomia supratrigonal e a enterocistoplastia com biopsia prévia de trígono são opções cirúrgicas; são alternativas a cistectomia total e a neobexiga ou derivação urinária. Os resultados geralmente são bons, mas, tendo em vista a alta morbidade, há controvérsias.

CONSIDERAÇÕES FINAIS

A SBD deve ser tratada como uma doença crônica, com episódios de agudização alternados com melhoras, causando, ao longo da vida dos portadores, grande impacto emocional e, às vezes, incapacitação física. Não contamos ainda com critérios diagnósticos e agentes causais bem-definidos, o que implica tratamentos diversos e com baixo índice de sucesso. O achado frequente de contraturas musculares com pontos de gatilho e a demonstração da melhora significativa após uma abordagem fisioterapêutica especializada introduziram uma segunda linha de tratamento, pouco invasiva e com reduzidos efeitos colaterais, que deve ser sempre utilizada nas pacientes com esse quadro.

A boa relação médico-paciente, com a participação ativa da paciente na busca da melhora, é um fator muito relevante para o resultado do tratamento. A SBD é uma doença que causa muitos impactos na vida das pacientes, podendo incapacitá-las de exercer suas profissões e prejudicando diretamente a vida sexual e social das mulheres. Hoje já existem associações e grupos de ajuda formados por leigos, muitas vezes portadores da SBD, que compartilham informações e o tão importante apoio emocional.

BIBLIOGRAFIA

Beckett MK, Elliott MN, Clemens JQ et al. Consequences of interstitial cystitis/bladder pain symptoms on women's work participation and income: results from a national household sample. J Urol. 2014; 191(1):83-8.

Birder LA. Urinary bladder, cystitis and nerve/urothelial interactions. Auton Neurosci. 2014; 182:89-94.

Bo K. Function aspects of the striaed muscles within and around the female urethra. Scand J Urol Nephrol. 1995; 29(Suppl.1) 75:27-35.

Cervigne M, Natale F. Gynecological disorders in bladder pain syndrome/interstitial cystitis patients. International Journal of Urology. 2014; 21:85-8.

Fall M. Conservative management of chronic interstitial cystitis: transcutaneous electrical nerve stimulation and transurethral resection. J Urol. 1985; 133:774-8.

Fall M, Lindstrom S. Transcutaneous electrical nerve stimulation in classic and non ulcer interstitial cystitis. Urol Clin North Am. 1994; 21:131-9.

Fitzgerald MP, Brensinger C, Brubaker L et al. What is the pain of interstitial cystitis like? Int Urogynecol J Pelvic Floor Dysfunct. 2006; 17:69-72.

Geirsson G, Wang YH, Lindstrom S et al. Traditional acupuncture and electrical stimulation of the posterior tibial nerve. A trial in chronic interstitial cystitis. Scand J Urol Nephrol. 1993; 27:67-70.

Gonzalez EJ, Arms L, Vizzard MA. The role(s) of cytokines/chemokines in urinary bladder inflammation and dysfunction. Biomed Research International. 2014; 2014:1-17.

Greenberg P, Tracy JK, Meyer WA et al. Short interval between symptom onset and medical care as an indication of rapid onset of interstitial cystitis/painful bladder syndrome. BJU Int. 2007; 100:599-602; discussion 602.

Hall SA, Link CL, Pulliam SJ et al. The relationship of common medical conditions and medication use with symptoms of painful bladder syndrome: results from the Boston area community health survey. J Urol. 2008; 180:593-8.

Hanni PM, Erickson D, Moldwin R et al. Diagnosis and treatment of interstitial cystitis/bladder pain syndrome: AUA guideline amendment. J Urol. 2015; 193:1-9.

Hanno P, Dmochwiski R. Status of international consensus on interstitial cystitis/bladder pain syndrome/painful bladder syndrome: 2008 snapshot. Neurourol Urodyn. 2009; 28(4):274-86.

Hay-Smith EJC, Dumoulin C. Pelvic floor muscle training versus no treatment, or inactive control treatments, for urinary incontinence in women. The Cochrane Collaboration. The Cochrane Library 2014, Issue 1.

Homma Y, Ueda T. Clinical guidelines for interstitial cystitis and hypersensitive bladder syndrome. International Journal of Urology. 2009; 16:597-615.

Hsieh CH, Chang WC, Huang MC et al. Treatment of interstitial cystitis in women. Taiwanese Journal of Obstetrics & Gynecology. 2012; 51:526-32.

Kelada E, Jones A. Interstitial cystitis. Arch Gynecol Obstet. 2007; 275:223-9.

Kennedy CM, Bradley CS, Galask RP et al. Risk factors for painful bladder syndrome in women seeking gynecologic care. Int Urogynecol J Pelvic Floor Dysfunct. 2006; 17:73-8.

Konkle KS, Berry SH, Elliott MN et al. Comparison of an interstitial cystitis/bladder pain syndrome clinical cohort with symptomatic community women from the RAND Interstitial Cystitis Epidemiology Study. J Urol. 2012; 187:508-12.

Lukban JC, Whitmore K, Kellogg-Spadt S et al. The effect of manual physical therapy in patients diagnosed with interstitial cystitis, high-tone pelvic floor dysfunction, and sacroiliac dysfunction. Urology. 2001; 57 (6 Suppl 1):121-2.

Lutgendorf SK, Kreder KJ, Rothrock NE et al. Stress and symptomatology in patients with interstitial cystitis: a laboratory stress model. J Urol. 2000; 164:1265-9.

Novi JM, Jeronis S, Srinivas Set al. Risk of irritable bowel syndrome and depression in women with interstitial cystitis: a case-control study. J Urol. 2005; 174:937-40.

O'Reilly BA, Dwyer PL, Hawthorne G et al. Transdermal posterior tibial nerve laser therapy is not effective in women with interstitial cystitis. J Urol. 2004; 172:1880-3.

Oyama IA, Rejba A, Lukban JCet al. Modified thiele massage as therapeutic intervention for female patients with interstitial cystitis and high-tone pelvic floor dysfunction. Urology. 2004; 64(5):862-5.

Pyo JS, Cho WJ. Systematic review and meta-analysis of intravesical hyaluronic acid and hyaluronic acid/chondroitin sulfate instillation for interstitial cystitis/painful bladder syndrome. S. Karger AG. 2016; 39:1618-25.

Rovner ES, Gomes CM,Trigo-Rocha FE et al. Evaluation and treatment of the overactive bladder. Rev Hosp Clin. 2002; 57(1):39-48.

Scafuri AG, Riccetto C, Palma PCR et al. Síndrome da bexiga dolorosa/cistite intersticial. In: Palma PCR. Urofisioterapia: aplicações clínicas das técnicas fisioterapêuticas nas disfunções miccionais e do assoalho pélvico. Campinas, SP: Personal Link Comunicações. 2009; p. 429-39.

Sirinian E, Azevedo K, Payne CK. Correlation between 2 interstitial cystitis symptom instruments. J Urol. 2005; 173(3):835-40.

Souza ELBL. Fisioterapia aplicada à obstetrícia. 3. ed. Rio de Janeiro: Medsi; 2002. p. 331-41;348-9.

The International Interstitial Cystitis Patient Network Foundation (IICPN). Cistite intersticial: síndrome de dor vesical. 2005. Disponível em: http//www.iicpm-foundation.org.

Wang J, Wang Q, Wu Q et al. Intravesical botulinum toxin a injections for bladder pain syndrome/interstitial cystitis: a systematic review and meta-analysis of controlled studies. Med Sci Monit. 2016; 22:3257-67.

Warren JW, Langenberg P, Greenberg P et al. Sites of pain from interstitial cystitis/painful bladder syndrome. J Urol. 2008; 180:1373-7.

Welsh A. Urinary incontinence – the management of urinary incontinence in women.National Collaborating Centre for Women's and Children's Health.The National Institute for Health and Clinical Excellence. RCOG Press. Royal College of Obstetricians and Gynaecologists. London; 2006.

Wilson D, Hay-Smith J, Berghmans B. Adult conservative management. In: Abrams P, Cardozo L, Khoury S et al. (Eds.). Incontinence. 3rd International Consultation on Incontinence. Paris: Health Publications Ltd; 2005; 1:255-312;855-964.

Wilson PD, Bø KH-SJ, Nygaard I et al. Conservative treatment in women. In: Abrams P, Cardozo L, Khoury S (Eds.). International Incontinence. Plymouth: Plymbridge Ltd/Health Publication Ltd; 2003; 571-624.

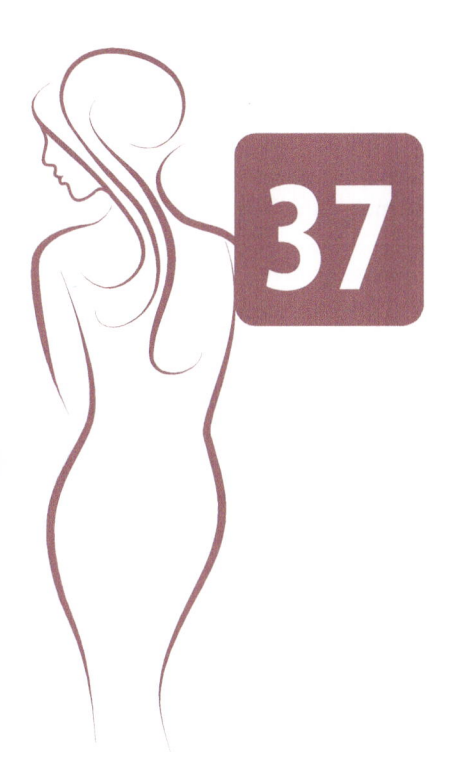

37 Bexiga Hiperativa

Márcia Salvador Géo

Rachel Silviano Brandão Corrêa Lima

Cláudia Lourdes Soares Laranjeira

Juliana Marques Figueiredo Kaukaul

Marianne Alice dos Santos

INTRODUÇÃO

A hiperatividade vesical foi descrita após os trabalhos de Hodgkingson, em 1960, e Enhorning, em 1961, que realizaram medidas simultâneas das pressões vesical e uretral em pacientes com incontinência urinária. Hodgkingson (1963) publicou trabalho pioneiro realizado em mulheres incontinentes e continentes, detectando a ocorrência de contrações não inibidas do detrusor durante o enchimento vesical em 9% das 735 pacientes incontinentes. A essa alteração, os autores deram o nome de *dissinergia do detrusor*. Verificaram, na época, que 33 a 50% de todas as falhas ocorridas em cirurgias para tratamento da incontinência urinária poderiam ser explicadas pela presença dessas contrações involuntárias do detrusor. O estudo, desenvolvido há quase 40 anos, demonstrou nitidamente a importância do diagnóstico correto da paciente com incontinência urinária para se atingir êxito no seu tratamento.

A patologia descrita por Hodgkingson (então chamada, também, de síndrome dos três D ou de Hodgkingson) ganhou várias denominações ao longo dos anos: bexiga instável, incontinência por urgência motora, bexiga espástica, bexiga hiper-reflexa, dissinergia do detrusor, bexiga hipertônica, bexiga autônoma, bexiga sistólica e bexiga não inibida. Os termos aceitos e padronizados, a partir de 2002, pela International Continence Society (ICS) são hiperatividade vesical, hiperatividade detrusora e bexiga hiperativa, que serão também os que adotaremos, visto que toda a comunidade científica nacional e internacional segue as padronizações da referida sociedade.

O objetivo deste capítulo é discutir as peculiaridades da hiperatividade vesical, levando em consideração definição, incidência, fisiopatologia, etiologia, diagnóstico clínico, aspectos teóricos e práticos de seu diagnóstico urodinâmico e diversos tipos de tratamento.

DEFINIÇÕES

Em 1988, a ICS denominou essa disfunção miccional com o termo genérico instabilidade vesical. Em 2002, após redefinir sinais, sintomas e patologias relacionadas à incontinência urinária, renomeou a patologia como hiperatividade vesical (HV), hiperatividade detrusora (HD) ou bexiga hiperativa. Em 2010, em conjunto com a International Urogynecological Association (IUGA), a ICS publicou uma nova padronização. A seguir apresentamos os sintomas mais relacionados.

SINTOMAS

- *Urgência* é o desejo repentino, dificilmente inadiável, de urinar
- *Incontinência urinária* é qualquer perda involuntária de urina
- *Urge-incontinência* é a perda involuntária de urina acompanhada ou precedida imediatamente de urgência urinária. Pode ocorrer de diferentes formas: pequenas perdas entre as micções ou esvaziamento completo da bexiga
- *Incontinência postural* é perda de urina associada à mudança de posição (p. ex., ao levantar-se)
- *Incontinência mista* é a perda urinária associada com o esforço e com a urgência
- *Frequência urinária diurna normal* é de 3 a 7 micções. Acima desse valor, considera-se aumento da frequência urinária (frequência urinária diurna normal é um parâmetro para verificar o que é sintoma)
- *Noctúria* é a necessidade de acordar durante o sono para urinar. A micção deve ser precedida e sucedida pelo sono
- *Síndrome da bexiga hiperativa* é a urgência urinária geralmente acompanhada de frequência e noctúria, com ou sem urge-incontinência, na ausência de infecção do trato urinário e patologia óbvia.

SINAIS URODINÂMICOS

A função vesical é considerada normal quando, durante o enchimento vesical, ocorre com pequena ou nenhuma alteração na pressão detrusora. Toda atividade realizada pelo detrusor, durante o estudo urodinâmico, sem que seja dada ordem à paciente de urinar, é chamada de atividade involuntária do detrusor.

A hiperatividade detrusora é definida como a presença de contrações involuntárias do detrusor, espontâneas ou provocadas, durante o estudo urodinâmico. Essas contrações involuntárias podem ser desencadeadas por estímulos, como enchimento rápido, alteração postural, tosse, barulho de água corrente ou lavagem das mãos com água fria.

Não existe limite de amplitude para a contração do detrusor. O investigador deve estar atento e relatar caso as contrações sejam acompanhadas por sintomas como incontinência e/ou urgência.

A HV pode ser classificada de acordo com a sua etiologia: neurogênica, antes definida como hiper-reflexia detrusora, ou idiopática, anteriormente denominada como instabilidade vesical.

Caracteriza-se bexiga neurogênica quando as contrações não inibidas do detrusor ocorrem em pacientes com uma evidência objetiva de alteração neurológica. Por outro lado, quando essas mesmas contrações acontecem em pacientes sem evidência objetiva de alteração neurológica, denomina-se hiperatividade detrusora idiopática.

Em alguns casos, a precocidade e a amplitude das contrações não inibidas do detrusor, bem como seu início abrupto, fazem-nos suspeitar da presença de patologia neurológica ainda não diagnosticada, podendo ser a disfunção vesical um de seus primeiros sinais. Nesses casos, devemos encaminhar as pacientes à avaliação neurológica com um profissional afeito às repercussões neurológicas e ortopédicas sobre o trato urinário inferior.

Durante o enchimento vesical, o aumento gradual da pressão do detrusor, sem que haja uma queda após a interrupção do enchimento, é definido como baixa complacência. Alguns autores consideram a baixa complacência um tipo de HV, pois o tratamento e a conduta em geral são os mesmos.

Os termos urgência motora ou urgência sensorial, recomendados pela ICS em 1990, caíram em desuso após a nova padronização de 2002. Mais recentemente, os termos hiperatividade do detrusor definida e hiperatividade do detrusor presumida começaram a ser utilizados, mas foram, também, abolidos pela padronização de 2002.

INCIDÊNCIA

A bexiga hiperativa (BH) ou síndrome da bexiga hiperativa é uma patologia clínica que acomete todas as faixas etárias, com grande repercussão psicossocial e econômica. Ademais, é a segunda maior causa de incontinência urinária na mulher. Sua incidência, no entanto, varia conforme o grupo analisado e a definição de incontinência utilizada nos diversos estudos. Sabe-se ainda que, assim como outras causas de incontinência, não é relatada com facilidade e clareza pela paciente, por preconceito e pudor. Por fim, sua presença não faz parte da investigação de rotina das anamneses médicas.

Nos EUA, segundo estudos da National Overactive Bladder, 1 em cada 6 adultos será afetado por essa patologia, com prevalência similar entre homens e mulheres (16 e 17%, respectivamente). A presença de incontinência por bexiga hiperativa ocorre mais em mulheres que em homens (55% e 16%, respectivamente). De acordo com a literatura, entre as mulheres incontinentes que procuram assistência médica, a prevalência de bexiga hiperativa varia de 9 a 55%; em mulheres idosas, constitui a primeira causa de incontinência, com incidência de 43 a 76%, estando, em geral, associada a distúrbios neurológicos.

No Reino Unido, a incidência de bexiga hiperativa é de 10%, mas apenas 30% dessas pacientes procuram assistência médica. Nos EUA, a BH acomete cerca de 17 milhões de americanos, 40% dos quais apresentam incontinência urinária e 60%, BH sem perda urinária.

BEXIGA HIPERATIVA E QUALIDADE DE VIDA

Com o objetivo de medir o impacto das disfunções do trato urinário inferior na vida das pacientes, surgiram os questionários de qualidade de vida (QoL, do inglês *Quality of Life*) específicos para essas patologias. Já existem vários deles descritos e validados na literatura. Daremos preferência aos validados para língua portuguesa em amostras populacionais brasileiras.

Quadros de depressão são significativamente mais comuns em pacientes com BH do que naquelas com incontinência aos esforços – 44% e 17,5%, respectivamente, segundo estudo realizado por Vrijens et al. (2015). Sabe-se também que pacientes com BH apresentam maior restrição em suas atividades e pior qualidade de vida, quando comparadas a pacientes acometidas apenas por incontinência por esforço. Nesse ponto, os sintomas de urgência e urge-incontinência são importantes, pois a falta do controle miccional pela paciente, além de acarretar maior perda urinária do que a causada por esforço, gera maior insegurança pela urgência da perda. Além disso, a urge-incontinência afeta a qualidade de vida em diversos outros aspectos, como alteração no sono e isolamentos familiar e social.

No serviço de urodinâmica e disfunções miccionais do hospital Mater Dei (Uromater), aplicou-se um questionário de qualidade de vida em 72 mulheres com incontinência urinária, encaminhadas para estudo urodinâmico. Verificamos que a qualidade de vida, de acordo com o escore obtido no questionário, foi pior nas pacientes com queixas irritativas do que naquelas com queixas de perda urinária aos esforços, sendo a diferença estatisticamente significativa. Os valores obtidos no questionário de qualidade de vida foram menores entre as pacientes com avaliação urodinâmica alterada. No entanto, as diferenças não foram estatisticamente significativas entre as pacientes com diagnóstico urodinâmico de HV, incontinência urinária de esforço ou incontinência mista, o que reforça a maior importância da sintomatologia em relação ao diagnóstico urodinâmico na qualidade de vida da paciente.

ETIOLOGIA

Apesar de a investigação etiológica das pacientes com BH ser, na maioria das vezes, inconclusiva, sua realização é importante e deve buscar as patologias responsáveis pelos sintomas e/ou os achados urodinâmicos.

A regulação neurofisiológica da bexiga é extremamente complexa e ainda pouco compreendida. Um trato neurológico intacto e normal, com origem no córtex do lobo frontal, passando pelo tronco cerebral e medula (onde se encontra o centro sacral da micção) e dirigindo-se aos nervos periféricos que inervam a bexiga, é essencial para o funcionamento normal do trato urinário inferior. Defeitos ou alterações em qualquer ponto desse complexo conjunto nervoso podem causar disfunções, alterando o funcionamento vesical.

Os Quadros 37.1 a 37.3 mostram as causas da síndrome clínica e achados urodinâmicos da HV.

QUADRO CLÍNICO

Em geral, os indivíduos com BH sofrem de frequência urinária diurna aumentada, noctúria, urgência miccional e urge-incontinência. Podem apresentar ainda incontinência aos esforços associada. Ocasionalmente, esses pacientes, devido ao baixo volume urinado por micção, efeito da frequência urinária aumentada, experimentam, ainda, diminuição do jato urinário, disúria e hesitação pré-miccional.

Os pacientes com micção pela contração não inibida do detrusor ou com contração detrusora adicional pós-miccional podem também relatar sensação de esvaziamento vesical incompleto, polaciúria e até mesmo micção em dois tempos. Sintomas adicionais, como dor suprapúbica na repleção vesical, hematúria e dor uretral, são mais incomuns, estando geralmente associados a patologias específicas.

Cantor e Bates (1980) estudaram 214 mulheres incontinentes e estabeleceram três sintomas-chave indicativos de HV: noctúria, enurese noturna e urge-incontinência. Esses autores verificaram que, quando um desses sintomas estava presente, 64% das pacientes apresentaram HV à cistometria; na vigência de dois sintomas, 76% dos casos se relacionavam a HV, e, se três sintomas, a incidência da doença foi de 81%.

Os sintomas decorrentes da HV devem ser bem caracterizados pelo médico assistente. Sua intensidade, sua frequência e seu impacto na vida da paciente também precisam ser analisados para adequadas propedêutica e terapêutica.

Frequência urinária

A sensação de incômodo causada pelo aumento do número de micções é individual, mas uma frequência maior que 10/12 vezes/dia costuma ser socialmente desagradável. O uso do diário urinário, como exposto a seguir, é de fundamental importância para a avaliação exata da frequência urinária do paciente. Além disso, permite avaliar de maneira adequada a real causa da frequência, seja por diminuição funcional (BH, elevado resíduo pós-miccional, ansiedade ou hipersensibilidade vesical, processos inflamatórios, medo de retenção ou incontinência) ou por uma causa anatômica que diminua a capacidade vesical (tuberculose, cistite intersticial, pós-radioterapia), ou, ainda, pelo excesso de excreção urinária.

Noctúria

Como já exposto, entende-se por noctúria a necessidade de acordar durante a noite para urinar; não é o caso do paciente que

---

Quadro 37.2 — Agentes etiológicos da HV (diagnóstico urodinâmico).

Hiperatividade vesical
- Idiopática
- Obstrução
- Infecção
- Litíase vesical
- Tumor vesical

Hiperatividade vesical neurogênica
- *Lesões neurológicas supraespinais:* AVC, doença de Parkinson, hidrocefalia, tumor cerebral, esclerose múltipla
- *Lesões neurológicas suprassacrais:* trauma, esclerose múltipla, espinha bífida, mielite transversa

Baixa complacência
- *Neurogênica:* mielodisplasia, cirurgia pélvica
- *Não neurogênica:* radioterapia, cistite intersticial, tuberculose, uso de sonda vesical

---

Quadro 37.3 — Causas de HV de acordo com a fisiopatologia.

Alterações do reflexo miccional
- Aumento da atividade periférica aferente, que causa aumento da atividade eferente
- Diminuição da inibição de centros suprassacrais, que causa aumento da atividade eferente
- Diminuição da inibição periférica (assoalho pélvico e esfíncter uretral), que aumenta a atividade eferente

Alterações de neurotransmissão
- Mudança no tipo de neurotransmissor envolvido
- Mudança na qualidade do neurotransmissor
- Aumento da responsividade do músculo detrusor, por aumento da densidade ou afinidade dos receptores

Alterações miogênicas
- Sincronização anormal da atividade espontânea, levando a um aumento global da atividade muscular
- Alterações bioquímicas intrínsecas do detrusor
- Instabilidade de membrana (hipersensibilidade de denervação)

Alterações de comportamento/psicológicas

Quadro 37.1 — Causas mais comuns de urgência e frequência miccional.

Psicossociais	Urológicas	Ginecológicas	Sexuais	Clínicas
• Excesso de ingestão hídrica	• Infecção do trato urinário	• Gravidez	• Relação sexual	• Medicação diurética
• Hábito miccional	• Cistite crônica intersticial	• Cistocele	• DST	• Alteração da função renal
• Ansiedade	• Retenção urinária crônica	• Massas pélvicas		• Insuficiência cardíaca
	• Cistite folicular crônica	• Cirurgia pélvica anterior		• Hipopotassemia
	• Incontinência de esforço	• Cistite actínica		• Diabetes
	• Tumores vesicais	• Carúncula uretral		• Hipotireoidismo
	• Carcinoma *in situ* vesical	• Atrofia urogenital		
	• Tuberculose	• Herpes		
	• Síndrome uretral	• Vulvovaginites		
	• Uretrite			
	• Divertículo uretral			

urina à noite por sofrer de insônia. É um sintoma dependente da idade: em mulheres acima de 65 anos e homens acima de 75, uma única micção noturna é considerada normal. As causas de noctúria geralmente são as mesmas que motivam o aumento da frequência diurna, porém devemos acrescentar-lhes o aumento da produção noturna de urina, que geralmente ocorre em pacientes mais idosos e com distúrbios circulatórios. Novamente, o diário urinário é de fundamental importância na identificação e avaliação etiológica da noctúria.

Urgência

Na anamnese, é essencial caracterizar a intensidade da urgência por meio da avaliação do grau de necessidade que o paciente apresenta de interromper suas atividades favoritas e do tempo em que consegue adiar a micção a partir da urgência. Esse último dado pode ser, inclusive, utilizado no planejamento de tratamentos comportamentais para a BH.

AVALIAÇÃO CLÍNICA

A paciente com HV deve ser avaliada da maneira mais completa possível, seja por meio de métodos subjetivos ou objetivos. A avaliação não pode restringir-se à identificação da presença ou não de HV, mas deve definir fundamentalmente, sempre que possível e com precisão, a etiologia dos sintomas ou da patologia. O diagnóstico diferencial (com infecção urinária, tumor vesical, tuberculose urinária, cistite intersticial e outros) é de fundamental importância. Além disso, a utilização de métodos objetivos adicionais permite o esclarecimento fisiopatológico dos sintomas, uma vez que diversos autores já demonstraram a total falta de correlação entre sintomas e diagnóstico fisiopatológico.

Na avaliação da paciente, os seguintes procedimentos devem ser feitos, por meio de métodos subjetivos, semiobjetivos e objetivos.

Anamnese

É recomendável detalhar ao máximo todos os sintomas urinários relacionados à BH (antes citados). Os sintomas intestinais também devem ser investigados, pois, muitas vezes, disfunções desses dois sistemas se correlacionam de maneira integrada. Os sintomas são interdependentes, centros de um processo fisiopatológico comum.

Histórias ginecológica, cirúrgica e obstétrica pregressas e atuais bem caracterizadas são de suma importância. Doenças ortopédicas, neurológicas, diabetes melito, pesquisa de mielites, doenças vasculares do sistema nervoso central, esclerose múltipla e doença de Parkinson devem ser sempre questionados a todas as pacientes incontinentes.

Outro dado relevante é o estado mental da paciente. No caso de demência, o grau intelectual, assim como as repercussões nas atividades motoras da paciente, deve ser considerado (atenção à mobilidade e à destreza manual).

O uso de medicamentos precisa ser minuciosamente pesquisado, pois sabemos que vários fármacos interferem no mecanismo de continência, assim como na atividade detrusora (diazepínicos, anticolinérgicos, antidepressivos tricíclicos, adrenérgicos, diuréticos etc.).

Exame físico

Inicia-se com um exame físico geral, partindo para o exame neurológico superficial e o ginecológico de rotina. No exame neurológico superficial, testamos a força e o tônus muscular dos membros inferiores, assim como os reflexos anal e bulbocavernoso (contração do esfíncter anal e músculos do períneo ao estímulo clitoridiano e perianal). Além disso, o tônus do esfíncter anal e a sensibilidade nos dermátomos correspondentes a S2, S3 e S4 também devem ser avaliados.

No exame ginecológico, damos especial atenção aos prolapsos genitais, à capacidade e à mobilidade vaginais e à palpação vesical para pesquisa de resíduo pós-miccional. Realizamos também manobras de Valsalva, no intuito de demonstrar a presença de prolapsos e/ou incontinência urinária.

Em estudo realizado na Uromater, a prevalência de cistocele entre as pacientes com diagnóstico urodinâmico de HV foi tão alta quanto entre as portadoras de incontinência urinária de esforço genuína (65 e 70%, respectivamente). Existe uma forte associação entre a presença de prolapso genital, principalmente de parede anterior e apical, e a bexiga hiperativa (70 a 80%). Vários estudos têm investigado a real origem de tal associação. Nas pacientes com prolapsos grandes, que ultrapassam em mais de 2 cm o hímen, a BH poderia ser explicada pela obstrução infravesical, mas os estudos têm mostrado que, mesmo em prolapsos menores, a ocorrência de bexiga hiperativa é muito alta.

Em 1993, Petros e Ulmsten descreveram a teoria integral que explica muitas disfunções miccionais. De acordo com ela, a alteração da fáscia e do complexo cardinal-uterossacro causaria uma ativação dos receptores aferentes vesicais, deflagrando o reflexo da micção com contração do detrusor e esvaziamento vesical – seria uma explicação plausível para essa associação tão frequente. No entanto, outros estudos ainda são necessários para que se demonstre tal relação.

PROPEDÊUTICA

Avaliação laboratorial

Os testes laboratoriais de rotina incluem urina e urocultura. Infecções urinárias precisam ser tratadas antes da realização de procedimentos invasivos. A presença de piúria, hematúria ou infecção urinária de repetição deve ser investigada minuciosamente por estudos radiológicos, cistoscopia e citologia urinária. É fundamental o esclarecimento de qualquer alteração laboratorial antes da continuidade das investigações mais específicas para incontinência urinária, uma vez que essas alterações podem ser as responsáveis pela sintomatologia da paciente.

Diário urinário

A realização do diário miccional é fundamental na avaliação e no acompanhamento do tratamento da paciente incontinente. É um instrumento de fácil reprodutibilidade, capaz de confirmar e esclarecer os sintomas, proporcionando um direcionamento mais adequado na extensão da propedêutica e chegando a ser, em alguns casos, diagnóstico. A paciente deve anotar, em um período de 24 h, a hora e o volume de cada micção, além dos sintomas apresentados, bem como registrar o número e o tipo de episódios de incontinência. Por meio da medida da ingestão hídrica, do volume das micções e das perdas, conseguimos obter uma avaliação subjetiva dos sintomas relatados pela paciente.

Em resumo, o diário fornece ao examinador as seguintes informações:

▸ Volume urinado
▸ Frequência miccional
▸ O maior intervalo entre as micções e o intervalo médio
▸ O maior volume urinado, que é definido como a capacidade vesical funcional
▸ O número e o tipo dos episódios de incontinência, além da medida subjetiva da quantidade da perda da paciente.

Os diários podem ser efetuados durante 24 h ou 3 dias, dependendo de cada paciente. A padronização conjunta da IUGA e da ICS consideram o diário de 24 h, boas confiabilidade e reprodutibilidade, o que torna mais fácil a realização desse método.

Teste do protetor

Diversas maneiras de se realizar o teste do protetor já foram descritas, dentre elas a proposta clássica da ICS, que preconiza a realização do teste por 1 h. Muitos outros testes carecem de melhor confiabilidade e, por isso, não assumiram papel importante na prática clínica. O teste do protetor informa a quantificação objetiva da perda urinária, o que permite a confirmação das queixas da paciente, além de ser um parâmetro para o controle do tratamento. Deve ser avaliado sempre em conjunto com a sintomatologia da paciente. Trata-se de um teste muito utilizado em estudos científicos.

Avaliação urodinâmica

Depois da nova padronização de 2002, consideramos a BH como uma síndrome clínica, não sendo necessário, portanto, o estudo urodinâmico para o diagnóstico nem para o tratamento.

A avaliação urodinâmica no paciente com BH pretende:

▸ Demonstrar objetivamente a presença de contrações detrusoras involuntárias
▸ Avaliar a sensibilidade e a complacência vesicais
▸ Determinar fatores de risco para lesão do trato urinário superior
▸ Avaliar a função detrusora no período de esvaziamento vesical
▸ Afastar ou confirmar a presença de incontinência esfincteriana associada e/ou de processos obstrutivos.

Dessa maneira, deve ser realizada somente em pacientes que: não responderam ao tratamento inicial; idosas com alguma evidência de alteração neurológica (AVC, esclerose múltipla, doença de Parkinson, neuropatia diabética, mielopatia); que apresentam volume residual pós-miccional aumentado, medido por ultrassom ou por cateterismo pós-miccional (> 50 a 100 mℓ).

Para o tratamento de pacientes sem evidência de doença neurológica e sem evidência de disfunção miccional, não há necessidade de estudo urodinâmico.

Urofluxometria

O simples estudo de urofluxometria é extremamente sugestivo de BH, principalmente quando relacionado à história da paciente. Uma rápida inflexão ascendente na curva de fluxo e um pico de fluxo atingido ligeiramente são sugestivos de HV, além da observação da própria paciente, que chega ao momento do exame com urgência miccional acentuada.

Além disso, a fluxometria permite realizar um *screening*, que poderia identificar pacientes com sinais de obstrução ou dissinergia, auxiliando na busca da etiologia para a HV.

Cistometria

As informações obtidas pela cistometria permitem uma avaliação funcional da atividade detrusora e da capacidade, sensibilidade e complacência vesicais.

A avaliação da pressão detrusora, extraída dos traçados cistométricos, reflete as alterações ocorridas na musculatura detrusora e sua relação com as propriedades viscoelásticas da parede vesical. A análise minuciosa desses traçados pode também demonstrar o comportamento uretral e o controle neurológico no momento das contrações detrusoras, associadas ou não a perdas urinárias.

A interpretação dos traçados cistométricos deve ser cuidadosa e realizada por quem executou o exame. Deve-se lembrar, a todo o momento, que a cistometria consiste em um exame dinâmico. O uso de manobras provocativas durante o exame (tosse, manobra de Valsalva, ortostatismo, água corrente) é de grande importância na detecção de contrações involuntárias. Essas manobras devem, portanto, ser descritas ao longo do traçado. Outro elemento fundamental na avaliação da cistometria é a descrição das queixas da paciente durante o enchimento, bem como saber se estão correlacionadas com as contrações detrusoras. Qualquer outro acontecimento, mesmo que insensível, também deve ser citado.

O diagnóstico definitivo da HV só é possível por meio da urodinâmica. Apesar de a cistometria ser capaz de apontar a presença de contrações não inibidas do detrusor durante o enchimento, não devemos descartar a necessidade da realização do estudo da micção. Algumas vezes, suspeitamos de um distúrbio neurológico em razão dos achados urodinâmicos (contrações do detrusor associadas ao esvaziamento vesical incompleto, incontinência por transbordamento, contrações não inibidas intensas em picos e precoces durante a fase de esvaziamento).

Em 2002, aboliu-se o valor de 15 cmH$_2$O para a definição de HV. A partir de então, passaram a ter peso os sintomas relatados pela paciente na vigência da contração detrusora. Vários estudos mostraram a importância clínica dos sintomas de urgência associados à contração detrusora fásica de qualquer intensidade.

É importante estabelecer a diferença entre contração detrusora e aumento contínuo da pressão detrusora durante o enchimento, que representa a complacência vesical ao aumento de volume. A baixa complacência vesical pode estar relacionada à alta velocidade de enchimento (maior que 75 mℓ/h), o que não é anormal e não deve ser valorizado.

Em algumas situações, encontramos baixa complacência (aumento da pressão sustentada durante o enchimento) em pacientes com sintomas de incontinência por urgência, sem que haja uma contração detrusora involuntária clássica. Essa alteração é considerada, por alguns autores, um tipo de HV e deve ser tratada como tal.

O fato de a cistometria não demonstrar a presença de contrações detrusoras ao enchimento não significa, necessariamente, que a paciente não apresente HV. Significa apenas que não foram verificadas contrações do detrusor no momento do exame, por isso a importância de serem realizados os testes provocativos durante o enchimento. Pacientes com uma história muito sugestiva de HV que, entretanto, não apresentaram contrações do detrusor durante a cistometria devem receber o diagnóstico de HV presumida, com instituição do tratamento. Em algumas pacientes, a presença de contração detrusora adicional após o término da micção é um sinal indireto de HV.

Perfil uretral

É um exame muito pouco útil no diagnóstico da HV. Pode ser importante no diagnóstico de instabilidade uretral ou de relaxamento não inibido da uretra.

As contrações não inibidas do detrusor são precedidas por uma queda na pressão uretral, achado cujo significado é controverso. Apesar de o relaxamento ter sido demonstrado em vários estudos, ainda não se sabe se representa um sinal premonitório da contração involuntária ou se guarda um significado clínico isolado. Ainda é desconhecida a importância clínica e prática do perfil uretral.

Eletromiografia

Assume pouca importância prática na caracterização da HV. Por meio dela, demonstra-se a tentativa de contração da musculatura estriada durante a contração não inibida do detrusor, para impedir a perda urinária. Pode ser importante no diagnóstico da dissinergia vesicoesfincteriana, que, sem dúvida, é um fator de risco para lesão do trato urinário superior.

PROPEDÊUTICA COMPLEMENTAR

Cistoscopia

A cistoscopia sempre deve ser realizada nos seguintes casos:

▶ Início recente de sintomas de urgência e frequência (menos de 1 ano)
▶ Pacientes maiores de 65 anos com sintomas irritativos (urgência, frequência e incontinência por urgência)
▶ Urgência importante na cistometria, sem contrações não inibidas do detrusor associadas (urgência sensorial), acarretando uma capacidade vesical diminuída
▶ Dor importante ao enchimento vesical
▶ Baixa complacência vesical à urodinâmica
▶ História de infecção urinária de repetição.

Assim, deve-se sempre proceder à cistoscopia em caso de suspeita de alguma alteração anatômica da parede da bexiga (cistite crônica intersticial, neoplasia de bexiga e divertículos uretral ou vesical) ou da presença de corpo estranho intravesical ou uretral.

Avaliação radiológica

A avaliação radiológica do trato urinário por meio de ultrassonografia, urografia excretora ou tomografia é sempre necessária em pacientes com HV de origem neurogênica e, ainda, nas pacientes com hematúria, sinais sugestivos de litíase, passado de infecção urinária de repetição, incontinência contínua, resíduo pós-miccional elevado e pacientes com diagnóstico firmado de tumor vesical.

TRATAMENTO

Em centros primários, as pacientes com sintomas de BH (urgência, frequência, noctúria e/ou urge-incontinência) podem ser tratadas empiricamente antes que o diagnóstico urodinâmico seja firmado, após a exclusão de ITU e de patologias pélvicas. Para muitas pacientes, simples alterações de hábitos de vida e comportamentos serão suficientes, como redução da ingestão de cafeína e álcool, limitação do volume hídrico ingerido para até 1,5 ℓ/dia e ajuste de algumas medicações que podem afetar a função vesical, como diuréticos e antipsicóticos.

As modalidades de tratamento da BH são múltiplas, nunca agindo especificamente apenas sobre a causa da disfunção. Como na maioria das vezes cursa com origem idiopática, existem várias opções com índices de sucesso muito variados. Basicamente, há quatro modalidades de tratamento: a comportamental, que inclui a estimulação elétrica e a cinesioterapia; a medicamentosa; a intravesical e a neuromodulação sacral.

O tratamento conservador será abordado no Capítulo 45, *Dor Pélvica Crônica Feminina*; neste, abordaremos os tratamentos medicamentoso, intravesical e a neuromodulação sacral.

Bexiga hiperativa e prolapso

Como já exposto anteriormente, a associação entre sintomas de bexiga hiperativa e prolapso são altamente prevalentes. Mais interessante ainda é a melhora de 70 a 80% dos sintomas após o tratamento cirúrgico do prolapso, independente da técnica empregada. Essa coincidência, presente na literatura, suscita o questionamento da existência de um fator causal entre os dois achados. Dentro da teoria integral, foram descritos exames nos quais a simulação do suporte ligamentar (ligamentos uterossacros) levou à melhora da urgência/urge-incontinência em pacientes com prolapsos estágio II (protusão até o nível himenal). Na mesma teoria, há a descrição cirúrgica do encurtamento dos ligamentos uterossacros ou complexo cardinal-uterossacro bilateral como uma maneira de tratamento da urge-incontinência, noctúria e dor pélvica, com melhora de 80% das pacientes. Novos estudos são necessários para se estabelecerem critérios de seleção das pacientes que poderiam ser curadas pela correção do enfraquecimento de tais ligamentos.

Medicamentos

Embora o tratamento comportamental seja simples e barato, sua aceitabilidade é baixa. Sendo assim, o tratamento medicamentoso é o mais popular e o mais usado no mundo. Um grande número de medicamentos tem ação relaxante comprovada sobre a bexiga. Pelo pouco conhecimento em relação à etiologia da BH, podemos imaginar que a resposta aos fármacos varie muito, assim como a ocorrência de efeitos colaterais.

O mecanismo de ação desses fármacos consiste em promover a inibição da contratilidade do detrusor. Dividem-se em antimuscarínicos, antidepressivos tricíclicos, agonistas β3 adrenérgicos e estrogênio.

Antimuscarínicos

São os mais usados para tratamento da bexiga hiperativa. Competem com a acetilcolina, inibindo sua ação nos receptores muscarínicos. Essa ação bloqueia voluntária e involuntariamente as contrações detrusoras, o que reduz sua amplitude e, consequentemente, diminui o tônus e eleva a capacidade vesical.

Os agentes antimuscarínicos abrangem um grande grupo de fármacos, e nenhum deles age específica e isoladamente na bexiga. Existem cinco subtipos de receptores muscarínicos, alguns deles distribuídos em vários tecidos, além do trato urinário inferior, quais sejam: glândulas salivares, trato gastrintestinal, coração, sistema nervoso central e olhos. O músculo detrusor contém 80% de receptores M2 e 20% de receptores M3, e é responsável pela coordenação da contração detrusora. Os receptores M3 também estão concentrados nas glândulas salivares e no trato gastrintestinal. Assim, os agentes sistêmicos anticolinérgicos causam, além do relaxamento vesical, a redução da salivação e quadros de constipação intestinal, sendo contraindicados a pacientes com glaucoma.

Propantelina. Amina quaternária não seletiva, é utilizada na dose de 15 a 30 mg, 4 vezes/dia. No entanto, como, algumas vezes, não alcança bom efeito, pode ser necessário tatear a dose individualmente. Thuroff et al. (1991) compararam os efeitos da oxibutinina 15 mg/dia, propantelina 45 mg/dia e placebo, em estudo randomizado, duplo-cego e multicêntrico, para tratamento da HV em 154 pacientes, e não encontraram diferenças entre os grupos placebo e propantelina. Trabalhos randomizados controlados confirmaram uma resposta positiva, porém variável, para o uso de propantelina. Nos estudos realizados com esse fármaco, foram notados o aumento da capacidade vesical e a inibição das contrações involuntárias do detrusor. Os efeitos colaterais são os comuns a quaisquer medicamentos anticolinérgicos: secura na boca (inibição da saliva), constipação intestinal (diminuição da motilidade intestinal), borramento visual (bloqueio da íris e músculos ciliares) e taquicardia (bloqueio vagal). Entre esses, o mais frequente é a secura na boca; devemos cuidar, portanto, de orientar a paciente a não aumentar muito a ingestão hídrica durante o tratamento, sob o risco de mascarar o efeito desejado. A ocorrência de efeitos colaterais depende da tolerância individual e varia muito de paciente para paciente.

Tróspio. Amina quaternária não seletiva. No músculo detrusor, provou-se mais efetiva que a oxibutinina e a tolterodina em inibir contrações detrusoras. Vários trabalhos randomizados controlados mostraram efeitos positivos tanto em pacientes com HV idiopática quanto neurogênica. Em um estudo placebo-controlado, duplo-cego, de 232 pacientes com HV, urgência sensorial e incontinência mista, foi feita a comparação de 20 mg, 2 vezes/dia, de tróspio com 2 mg, 2 vezes/dia, de tolterodina. O tróspio alcançou maior redução da frequência urinária e dos episódios de incontinência do que a tolterodina (Chapple et al., 2008) e o placebo. O efeito adverso de secura na boca foi comparável nos dois grupos (7% para o tróspio e 9% para a tolterodina).

Tolterodina. Amina terciária, rapidamente absorvida, não seletiva para receptores muscarínicos. Parece haver, contudo, maior seletividade para bexiga do que para glândulas salivares. Um grande estudo multicêntrico americano, que englobou 658 pacientes, confirmou boa eficácia e tolerabilidade para a tolterodina. Estão disponíveis no mercado as formulações de liberação imediata – IR (1 ou 2 mg, 2 vezes/dia) – e liberação lenta – ER (2 ou 4 mg, 1 vez/dia). A formulação de liberação lenta parece apresentar vantagens de eficácia e tolerabilidade quando comparada à de liberação imediata. Vários estudos randomizados, duplos-cegos, placebo-controlados, em pacientes com HV idiopática e neurogênica, têm demonstrado redução na frequência urinária e no número de episódios de incontinência. O *trial* OBJECT comparou a oxibutinina ER (10 mg/dia) com a tolterodina IR (2 mg, 2 vezes/dia) em 378 pacientes com HV, concluindo que o primeiro fármaco foi significativamente mais efetivo que o segundo. O efeito adverso de boca seca foi semelhante nos dois grupos (28% para a oxibutinina e 33% para atolterodina). O estudo OPERA comparou a oxibutinina ER e a tolterodina ER em 790 pacientes randomizadas e mostrou redução similar dos episódios de urge-incontinência nos dois grupos; a oxibutinina, porém, revelou-se mais eficaz em diminuir a frequência urinária. A tolerabilidade dos fármacos foi semelhante nos dois grupos. Um estudo duplo-cego, randomizado, placebo-controlado, realizado em 1.529 pacientes, mostrou que a tolterodina ER foi 18% mais efetiva que a tolterodina IR, com redução dos episódios de urge-incontinência em 71% no grupo que usou a formulação de liberação lenta, 60% no grupo de liberação imediata e 33% no grupo placebo. As taxas de descontinuidade por efeitos colaterais foram similares ao placebo (5 a 6%). A administração do fármaco de liberação lenta antes de deitar reduz ainda mais a incidência de secura na boca (14 a 24% na administração durante o dia).

Darifenacina. Amina terciária, antagonista seletivo de receptores M3, bem-absorvida pelo trato gastrintestinal. Tem sido fabricada com formulação de liberação controlada, permitindo somente uma tomada diária (7,5 a 15 mg/dia). Vários *trials* randomizados e controlados têm documentado sua efetividade clínica. Haab et al. (2004) realizaram estudo multicêntrico, duplo-cego, placebo-controlado, de 561 pacientes com HV, e mostraram que a darifenacina nas doses de 7,5 e 15 mg foi significativamente superior ao placebo em melhorar a frequência, a capacidade vesical, a urgência e os episódios de incontinência. Os efeitos adversos mais comuns foram secura na boca e constipação intestinal, sem resultar em descontinuidade do tratamento.

Oxibutinina. Apresenta alta afinidade por receptores muscarínicos do tecido vesical e bloqueia efetivamente as contrações carbacol-induzidas. Exibe propriedades espasmolíticas potentes, anestésicas e anticolinérgicas. Também disponível nas formulações de liberação lenta (ER) e imediata (IR) (5 mg). A oxibutinina IR é reconhecida por sua eficácia. A oxibutinina ER, com apenas uma tomada diária, recebeu aprovação da Food and Drug Administration (FDA) em 1999; a oxibutinina transdérmica (TDS), trocada 2 vezes/semana, apesar de aprovada pela FDA, ainda não está disponível no Brasil. Vários estudos controlados já demonstraram a eficácia da oxibutinina IR em pacientes com HV, inclusive neurogênica. Thuroff et al.

(1991) analisaram 15 estudos randomizados, controlados, com um total de 476 pacientes, e as médias de redução dos episódios de incontinência e da frequência foram, respectivamente, de 52% e 33%. A melhora subjetiva média atingiu 74%, enquanto a ocorrência média de efeitos colaterais foi de 70%. Os efeitos colaterais são comuns e constituem a principal razão de interrupção do tratamento, ocorrendo em aproximadamente 23 a 76% dos pacientes. Além disso, causam 10 a 23% de interrupção por intolerância ao fármaco. Os principais efeitos colaterais que devem ser comunicados à paciente no momento da prescrição são: secura na boca, disfagia, borramento visual, tontura, cefaleia, constipação intestinal, náuseas e, em alguns casos, fenômenos alérgicos, como vasodilatação cutânea transitória, que desaparece com a suspensão do fármaco. O desenvolvimento da formulação de liberação lenta proporcionou não apenas conveniência na administração da dose (requer apenas uma tomada diária e mantém seu efeito durante 24 h), mas também redução dos efeitos colaterais. Ambas as formulações apresentam eficácias comparáveis em reduzir os episódios de urge-incontinência, frequência e urgência. Um estudo multicêntrico que utilizou oxibutinina ER e IR em 1.067 pacientes, durante 12 meses, mostrou descontinuidade do tratamento em 54%, sendo 24% dos casos por causa de efeitos adversos – o mais frequente deles foi secura na boca (8,4%). Das pacientes que permaneceram no estudo, 62% eram do grupo da oxibutinina IR. Existem na literatura dois estudos randomizados, controlados, comparando as formulações de liberação lenta da tolterodina e da oxibutinina. Os resultados desses dois *trials* revelaram que ambos os fármacos conseguem eficácias similares. Entretanto, a redução média da frequência e dos episódios de urge-incontinência, demonstrados no diário, foi significativamente maior no grupo da oxibutinina (23% e 16%, p = 0,03).

Antidepressivos

Grupo de fármacos usados no tratamento da depressão maior que, pelo seu efeito anticolinérgico, causam hesitação miccional e retenção urinária em pacientes sem disfunção miccional. Começaram a ser estudados para o tratamento da HV e enurese noturna em 1960.

Imipramina. A mais estudada no que concerne às disfunções vesicais e a mais utilizada. Apresenta efeito anticolinérgico e bloqueia a recaptação de serotonina e norepinefrina. Sua dose é de 25 mg, 1 a 3 vezes/dia, para adultos, e 20 a 40 mg para crianças com enurese noturna. A maioria dos estudos mostrou que a imipramina foi significativamente mais bem-sucedida no tratamento da instabilidade vesical do que o placebo. Pesquisas para o esclarecimento do real efeito desse fármaco sugerem que atue mais diretamente como relaxante muscular (bloqueio do cálcio) e anestésico local e menos como anticolinérgico. Seus principais efeitos colaterais são os mesmos de quaisquer substâncias de ação anticolinérgica (secura na boca, tontura, borramento visual, constipação intestinal etc.), mas pode causar, também, sedação, confusão mental e taquicardia, possibilidades que devem ser comunicadas aos pacientes. Além disso, existem efeitos colaterais que impactam o sistema cardiovascular, como hipotensão postural e arritmias cardíacas, o que exige cautela em pacientes com arritmias cardíacas. Não existem estudos randomizados e controlados que confirmem que esse fármaco seja efetivo no tratamento da BH. Efeitos benéficos têm sido relatados no tratamento da enurese noturna.

Estrogênio

Diante do aumento da BH coma idade e da ocorrência muito comum de sintomas urinários irritativos na pós-menopausa, foi aventada a possibilidade de que esses fenômenos estejam relacionados. Estudos clínicos sem o uso da urodinâmica revelaram que a reposição estrogênica promove a melhora dos sintomas irritativos; outros estudos, que utilizaram citologia urinária, apontaram que ela é capaz de levar, também, à reversão da atrofia celular de bexiga e uretra. Receptores estrogênicos foram identificados no trato urinário inferior e parecem muito frequentes na uretra. Embora a utilização do estrogênio em pacientes portadoras de incontinência urinária por esforço (IUE) seja aparentemente benéfica, devido ao estímulo alfa-adrenérgico, não há nenhuma evidência ou estudo que comprove a eficácia do estrogênio na BH ou na função detrusora.

A estrogenoterapia é muito útil nos casos de síndrome uretral por atrofia uretral e nos casos de urgência sensorial pela trigonite atrófica. Pode ser importante na eliminação desses fatores irritativos, que podem piorar o quadro clínico da BH.

Agonistas β3 adrenérgicos

Recentemente foi introduzida uma nova opção no tratamento da bexiga hiperativa: os agonistas β3 adrenérgicos.

Os receptores beta-adrenérgicos estão distribuídos no tecido adiposo, sistema cardiovascular e bexiga. O subtipo β3 é o adrenorreceptor predominante na bexiga, atuando por estimulação direta. É o responsável pela mediação do relaxamento do detrusor em seres humanos e pode aumentar a capacidade da bexiga. Dessa maneira, o desenvolvimento de um agonista de receptores β3, para causar o relaxamento do detrusor, tornou-se uma estratégia adicional no tratamento da bexiga hiperativa.

Mirabegron. Primeiro agonista do receptor β3 adrenérgico aprovado para o tratamento de sintomas de bexiga hiperativa. Atualmente licenciado em Brasil, Japão, EUA, Europa e Canadá. O medicamento exibe afinidade por receptores β3 adrenérgicos, promovendo melhora na capacidade de armazenamento da bexiga, com pouco efeito sobre a capacidade contrátil (Warren, 2016).Sua absorção é rápida (3 a 4 h), com meia-vida de 40 h. É altamente lipofílico e metabolizado no fígado. Apresenta pouca ou nenhuma interação medicamentosa, principalmente com contraceptivos orais, varfarina, metformina, digoxina e solifenacina. A dose recomendada é de 25 a 50 mg/dia. Esse grupo de medicamentos apresenta menos efeitos colaterais, mas é necessário estar atento aos níveis pressóricos, ainda que trabalhos tenham demonstrado baixa incidência de descontrole de PA (2%).

Embora mirabegron seja um fármaco com efeitos colaterais menos intensos quando comparado às terapias anticolinérgicas, em um estudo observacional, Sussman et al. (2017) encontraram, após 12 meses do início do tratamento, baixas taxas de adesão e persistência para ambos os medicamentos. Mirabegron apresentou 44% de adesão e 19% de persistência, similar às terapias anticolinérgicas, com adesão de 31% e persistência de 12%. As taxas de falha e adesão ao tratamento com uso do mirabegron foram similiares, independentemente da experiência do paciente com uso de anticolinérgicos.

O mirabegron tem se revelado uma ótima opção para pacientes com contraindicações ao uso de antimuscarínicos (ou que não toleraram seus efeitos colaterais) e, ainda, em casos nos quais a associação de dois medicamentos pode colaborar para a melhora dos sintomas.

Considerações gerais no tratamento clínico medicamentoso da hiperatividade vesical

▸ Os medicamentos devem ser administrados e continuados por pelo menos 6 semanas antes de se considerar falha do tratamento

▸ As pacientes devem ser alertadas de que muitas vezes o tratamento clínico será constante e seguirá por toda a vida. Alguns fármacos, devido ao mecanismo de ação rápido, podem ser utilizados antes de longas viagens ou de ausências demoradas do lar

▸ A tolerância aos fármacos é individual; portanto, as doses devem ser tateadas de acordo com cada paciente e com base na presença ou não de efeitos colaterais

▸ Se o uso de um fármaco parece não estar sendo benéfico, outros podem ser tentados, ou mesmo a associação de dois

▸ O efeito placebo é muito importante, sendo descrito em até 50% das pacientes

▸ A BH é uma disfunção crônica com períodos de melhora e piora. As pacientes devem receber orientação detalhada rotineiramente antes do tratamento. Muitas vezes, é a própria paciente que avaliará, junto com o médico, a necessidade e a dose ideal capazes de produzir efeito benéfico sem que os efeitos colaterais sejam impactantes

▸ O tratamento da BH não se resume, portanto, a apenas oferecer uma prescrição à paciente; ele envolve e exige um conhecimento profundo sobre as nuances de tal disfunção vesical associado a uma boa relação médico-paciente

▸ A adesão e a persistência das pacientes na utilização dos medicamentos são muito baixas ao longo do tempo, o que nos atenta para a necessidade de encontrarmos tratamentos mais eficazes. Os medicamentos promovem melhora dos sintomas de, no máximo, 70%, considerada baixa em face do grande impacto da bexiga hiperativa na qualidade de vida.

Tratamento intravesical

A toxina botulínica (BTX) é sintetizada pelo *Clostridium botulinum* e utilizada rotineiramente no tratamento de outras patologias. Seu uso para injeção vesical no tratamento da BH idiopática já foi aprovado. Estudos em longo prazo comprovaram sua eficácia na dose 100 a 200 UI. Contudo, injeções repetidas de BTX podem fazer com que as pacientes desenvolvam resistência pela toxina, provavelmente pela formação de anticorpos. Para reduzir esse risco, é recomendado um intervalo mínimo de 3 meses entre as aplicações. Caso ocorra resistência, a utilização da BTX-B como substituta para a BTX-A pode ser uma opção efetiva. Resultados preliminares de um estudo que usou 100 UI de BTX-A injetada no detrusor, em 100 pacientes com BH refratária a anticolinérgicos, mostraram 88% de resposta, com melhora significativa da função vesical e dos parâmetros urodinâmicos. Esse efeito ocorre 1 a 2 semanas após as injeções e dura, em média, 9 meses. Vários outros pequenos estudos sobre injeções de BTX-A apontaram melhora significativa em reduzir a frequência urinária e o número de absorventes utilizados, bem como em elevar o volume urinado. Retenção urinária é relatada em doses maiores que 300 UI. A BTX tem sido comumente empregada no tratamento da bexiga hiperativa, sendo considerada tratamento de segunda linha. Nesse aspecto, sua desvantagem está na necessidade de se repetirem as injeções de tempos em tempos, geralmente 1 a 3 anos, e no custo, que é alto em nosso meio.

Neuromodulação sacral

A restauração da função normal do trato urinário inferior por meio da neuromodulação sacral constitui, cada vez mais, um avanço no tratamento da bexiga hiperativa. Em 1981, Tanagho e Schmidt relataram pela primeira vez o uso da neuromodulação para o tratamento de disfunção do trato urinário inferior (Liberman et al., 2016). No ano de 1997, a FDA aprovou o primeiro dispositivo disponível comercialmente – InterStim® – para o tratamento da incontinência urinária de urgência refratária. No ano de 1999, foi validado para retenção urinária não obstrutiva e incontinência urinária de urgência, e mais recentemente, em 2011, para o tratamento de incontinência fecal (Noblett e Cadish, 2014).

A American Urological Association (AUA), a Society of Urodynamics, Female Pelvic Medicine e Urogenital Reconstruction (SUFU) e a European Association of Urology (EAU) recomendam a neuromodulação sacral como tratamento de terceira linha. Constitui opção para sintomas graves e refratários de bexiga hiperativa (Peeters et al., 2014). El Azab et al. (2016) demonstrou eficácia global de 83%, em 36 meses de seguimento, para o tratamento da bexiga hiperativa.

Mecanismo de ação e técnica de implantação

A neuroestimulação sacral emite pulsos elétricos para os nervos sacrais, com o objetivo de modular os reflexos produzidos na bexiga, restaurando sua função.

A técnica mais utilizada é composta de duas etapas: a primeira, conhecida como avaliação neuronal percutânea – PNE – envolve a colocação de um fio eletrodo temporário por meio do forame sacral S3 sob anestesia local. Esse fio será conectado a um gerador externo e usado por um período de teste de 3 a 7 dias, para confirmar a integridade do nervo e identificar o lugar ideal para o implante. A segunda etapa consiste no implante cirúrgico do eletrodo e do gerador de pulso definitivos naqueles pacientes que apresentaram melhora satisfatória dos sintomas na avaliação inicial (Noblett e Cadish, 2014).

Trata-se de um tratamento promissor para a bexiga hiperativa, na medida em que modula e equilibra as funções urinárias. No Brasil, devido ao alto custo, seu uso ainda é limitado. É considerado tratamento de terceira linha para BH pelos principais protocolos internacionais. Recentemente alguns serviços passaram a avaliar a neuromodulação como tratamento de segunda linha, após estudos demonstrarem que seu custo equivale ao da injeção de toxina botulínica, no médio prazo.

Efeitos colaterais

Apresenta poucos efeitos colaterais. Em estudo recente, Noblett e Dutra (2017) revelaram que, nos 12 meses após o implante, os efeitos colaterais relacionaram-se a: mudança indesejável na estimulação (12%), dor no local do implante (7%), falta de eficácia (4%), infecção no local do implante (3%) e migração (2%).

CONSIDERAÇÕES FINAIS

A bexiga hiperativa é uma síndrome clínica de alta prevalência entre mulheres, e o desconhecimento de sua causa dificulta o tratamento. A conduta conservadora, por meio de mudanças de hábito e fisioterapia, constitui o tratamento de primeira linha, juntamente com os medicamentos orais. Os antimuscarínicos e os beta-adrenérgicos são os fármacos mais utilizados no tratamento da BH, mas sua eficácia não supera 70 a 80%, com alto índice de efeitos colaterais e baixa aderência. Na segunda linha, temos a injeção de toxina botulínica, que, apesar da boa eficácia, apresenta alto custo, necessidade de injeções repetidas e 5 a 10% de dificuldade miccional com necessidade de cateterismo intermitente. Na terceira linha, está a neuromodulação sacral, tratamento promissor para os casos refratários e cujo uso ainda é limitado pelo seu alto custo em nosso meio.

A bexiga hiperativa é uma disfunção que impacta muito a qualidade de vida dos acometidos. Como dissemos, o desconhecimento dos mecanismos fisiopatológicos diminui a eficácia dos tratamentos; portanto, são necessários mais estudos para se entender melhor essa disfunção, que pode ter vários mecanismos. A relação entre BH e prolapso deve ser melhor estudada para que se entenda qual grupo de pacientes se beneficiaria do tratamento cirúrgico.

BIBLIOGRAFIA

Abrams P, Cardozo L, Fall M et al.The standardization of terminology of lower urinary tract function: report from Standardization Subcommittee of the International Continence Society. Neurourology Urodyn. 2002; 21:167-78.

Abrams P, Cardozo L, Khoury S et al. (Eds.). Incontinence. 2nd Consultation on Incontinence. Plymouth, England: Health Publications; 2002.

Abrams P, Cardozo L, Khoury S et al. (Eds.). Incontinence. 5th Consultation on Incontinence. Paris: Health Publications; 2012.

Abrams PH, Blaivas JG, Stanton SL et al. Standardization of terminology of lower urinary function. Neurourology and Urodynamics. 1988; 7:403-27.

Appell R, Sand P, Dmochowski R et al. Overactive bladder: judging effective control and treatment study group. Prospective randomized controlled trial of extended release oxybutinin and tolterodine in treatment of overactive bladder: results of the OBJECT Study. Mayo Clin Proc. 2001; 76:358.

Baigrie R, Kelleher J, Fawcett D et al. Oxybutinin: is it safe? Br J Urol. 1988; 62:319.

Cantor TJ, Bates CP. A comparative study of symptoms and objective urodynamic findings in 214 incontinent women. Br J Obstet Gynaecol. 1980; 87(10):889.

Chapple C. Darifenacin is well tolerated and provides significant improvement in the symptoms of overactive bladder: a pooled analysis of phase III studies. J Urol. 2004; 171Suppl:130.

Chapple CR, Khullar V, Gabriel Z et al. The effects of antimuscarinic treatments in overactive bladder: an update of a systematic review and meta-analysis. Eur Urol. 2008; 54(3):543.

Chapple CR, Nazir J, Hakimi Zet al.Persistence and adherence with Mirabegron versus antimuscarinic agents in patients with overactive bladder: a retrospective observational study in UK clinical practice. J Eur Uro. 2017; (72)3:389-99.

Clement D, Jarvis B. Tolterodine: a review of its use in the treatment of overactive bladder. Drugs Aging. 2001; 18:277.

Cody JD, Jacobs ML, Richardson K et al. Oestrogen therapy for urinary incontinence in post-menopausal women. Cochrane Database Syst Rev. 2012; 10:CD001405. doi: 10.1002/14651858. CD001405.pub3.

Diokno A, Appell R, Sand P et al. Prospective randomized controlled trial of efficacy and tolerability of extended release formulations of oxybutinin and tolterodine in treatment of overactive bladder: results of the OPERA trial. Mayo Clin Proc. 2003; 78(6):687-95.

Diokno A, Sand P, Labasky R et al. Long term safety of extended release oxybutinin in a community-dwelling population of participants with overactive bladder: a one year study. Int Urol Nephrol. 2002; 34:43-9.

Duthie JB, Vincent M, Herbison GP et al. Botulinum toxin injections for adults with overactive bladder syndrome. Cochrane Database Syst Rev. 2011; (12):CD005493. doi: 10.1002/14651858. CD005493.pub3.

El-Azab AS, Siegel SW. Specific tips in general controversis in sacral neuromodulation. Curr Urol Rep. 2016; 17(11):79.

Garnett S, Abrams P. The natural history of the overactive bladder and detrusor overactivity: a review of the evidence regarding the long-term outcome of the overactive bladder. J Urol. 2003; 169:843-8.

Haab F, Stewart L, Dwyer P. Darifenacin, an M3 selective receptor antagonist, is an effective and well tolerated once-daily treatment for overactive bladder. Eur Urol. 2004; 45(4):420-9 discussion 429.

Haylen BT, Ridder D, Freeman RM et al. An International Urogynecological Association (IUGA)/International Continence Society (ICS) joint report on the terminology for female pelvic floor dysfunction. Int Urogynecol J. 2010; 21(1):5-26.

Hills C, Winter S, Balfour J. Tolterodine. Drugs. 1998; 55(6):813-20.

Hodgkingson C. Urinary stress incontinence in female: a programof preoperative investigations. Clinical Obstetrics and Gynecology. 1963; 6(1):154-77.

Hunsballe J, Djurhuus J. Clinical options for imipramine in the management of urinary incontinence. Urol Res. 2001; 29:118.

Kobayashi M, Nukui A, Kamais T. Comparative efficacy and tolerability of antimuscarinic agents and the selective β3-adrenoceptor agonist, Mirabegron, for the treatment of overactive bladder: which is more preferable as an initial treatment? LUTS. 2016; doi: 10.1111/luts.12153.

Liberman D, Ehlert MJ, Siegel SW. Optimizing outcomes of sacral neuromodulation for the treatment of urinary retention. Curr Bladder Dysfunct Rep. 2016; 11(3):272-6.

Madhuvrata P, Cody JD, Ellis G et al. Which anticolinergic drug for overactive bladder symptoms in adults. Cochrane Database Syst Rev. 2012; 1:CD005429. doi: 10.1002/14651858.CD005429.pub2.

Manami K, Sekiguchi Y, Yoshimura Y et al. Long-term persistence with mirabegron versus solifenacin in women with overactive bladder: prospective, randomized trial. LUTS. 2016; 7:1-5.

Morrison J, Steers W, Brading A et al. Neurophysiology and neuropharmacology. In: Abrams P, Cardozo L, Khoury S et al. (Eds.). Incontinence. 2nd Consultation on Incontinence. Plymouth, England: Health Publications; 2002; 86-163.

Nilvebrant L, Andersson K, Gillberg P et al. Tolterodine – a new bladder selective antimuscarinic agent. Eur J Pharmacol. 1997; 327(2-3):195-207.

Nilvebrant L, Anderson K, Mattiason A. Characterization of the muscarinic cholinoceptors in the human detrusor. J Urol. 1985; 134(2):418-23.

Noblett KL, Cadish LA. Sacral nerve stimulation for the treatment of refractory voiding and bowel dysfunction. Am J Obstet Gynecol. 2014; 210(2):99-106.

Noblett KL, Dutra S. Sacral neuromodulation for the treatment of pelvic floor disorders. Curr Bladder Dysfunct Rep. 2017; 12:26-34.

Peeters K, Sahai A, De Ridder D et al. Long-term follow-up of sacral neuromodulation for lower urinary tract dysfunction. BJU Int 2014; 113(5):789-94.

Petros PE, Ulmsten U. An integral theory and its method for the diagnosis and management or female urinary incontinence. Scand J Urol Nephrol Suppl. 1993; 153:1-93.

Petros PE, Woodman PJ. The integral theory of continence. Int Uroginecol J. 2008; 19:35-40.

Stahl M, Ekstrom B, Sparf B et al. Urodynamic and other effects of tolterodine: a novel antimuscarinic drug for treatment of detrusor overactivity. Neurourol Urodyn. 1995; 14(6):647-55.

Stewart WF, Herzog R, Wein A et al. Prevalence and impact of overactive bladder in US: results for NOBLE program. Neurourol Urodyn. 2001; 20:406. Abstract.

Stewart WF, Van Rooyen JB, Cundiff GW et al. Prevalence and burden of overactive bladder in United States. World J Urol. 2003; 10:327-36.

Sussman D, Garely A. Treatment of overactive bladder with once daily extended release tolterodine or oxybutinin: the Antimuscarinic Clinic Effectiveness Trial (ACET). Current Med Res Opinion. 2002; 18:177-84.

Sussman D, Yehoshua A, Kowalski J et al. Adherence and persistence of mirabegron and anticholinergic therapies in patients with overactive bladder: a real-world claims data analysis. Int J Clin Pract. 2017; 71(3-4). doi: 10.1111/ijcp.12824.

Thuroff J, Bunke B, Ebner A et al. Randomized, double-blind, multicenter trial on treatment of frequency, urgency and incontinence related to detrusor hyperactivity: oxybutynin versus propantheline versus placebo. J Urol. 1991; 145(4):813-6.

Uckert S, Stief C, Odenthal K et al. Responses of isolated normal human detrusor muscle to various spasmolytic drugs commonly used in treatment of overactive bladder. Arzneimittel for schung. 2000; 50(5):456-60.

Van Kerrebroeck P, Kreder K, Jonas U et al. Tolterodine once-daily: superior efficacy and tolerability in the treatment of overactive bladder. Urology. 2001; 57(3):414-21.

Vrijens D, Drossaerts J, van Koeveringe G et al. Affective symptoms and the overactive bladder – a systematic review. J Psychosom Res. 2015; 78(2):95.

Waldeck K, Larson B, Anderson K. Comparison of oxybutynin and its active metabolite, N-desethyl-oxybutynin, in the human detrusor and parotid gland. J Urol. 1997; 157(3):1093-7.

Warren K, Burden H, Abrams P. Mirabegron in overactive bladder patients: efficacy review and uptake on drug safety. Ther Adv Saf. 2016; 7(5):204.

Wyman J, Choi S, Harkins S et al. The urinary diary in evaluation of incontinent women: a test-retest analysis. Obstet Gynecol. 1988; 71:812-7.

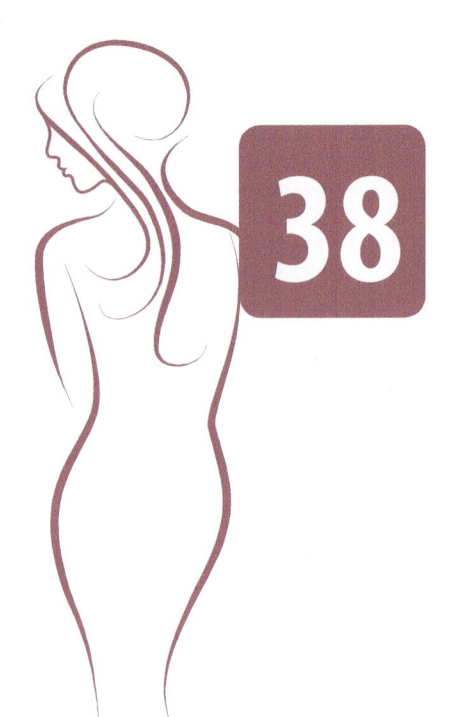

38 Abordagem Fisioterapêutica em Indivíduos com Bexiga Hiperativa

Silvia Elizate Monteiro

Simone Botelho

INTRODUÇÃO

A bexiga hiperativa (BH) é definida pela International Continence Society (ICS) como uma síndrome clínica caracterizada pela presença de urgência miccional, comumente associada ao aumento da frequência e noctúria, acompanhada ou não de incontinência urinária (IU), na ausência de qualquer infecção do trato urinário ou outra patologia óbvia. A hiperatividade do detrusor é identificada pela presença de contrações involuntárias do detrusor na cistometria de infusão, durante o estudo urodinâmico, podendo ser classificada em neurogênica ou idiopática.

A prevalência da BH varia entre as populações. A procura por tratamento depende da aceitação social da disfunção. Por falta de informação, vergonha e, muitas vezes, por acreditar que os sintomas da BH e IU são "normais" e que fazem parte do processo de envelhecimento natural, muitas pessoas sofrem, por anos, antes de procurar tratamento; outras nem mesmo chegam a buscar ajuda. Segundo alguns estudos, a prevalência de sintomas de BH entre a população adulta, considerando ambos os sexos, é de 17%. Entre as mulheres, pode chegar a 50%, aumentando com a idade e podendo atingir até 80% das idosas institucionalizadas.

Os sintomas da BH afetam negativamente a condição psicossocial e a qualidade de vida dos indivíduos, o que desencadeia limitações importantes às suas atividades diárias e participação social. Essa síndrome configura-se, portanto, não apenas como uma ameaça à autoestima, mas também como fator de isolamento social, ansiedade e depressão. A avaliação fisioterapêutica deve ser realizada com o intuito de compreender a relação entre os sinais, sintomas e deficiências dos músculos do assoalho pélvico (MAP) e o impacto nas atividades diárias e participação social do paciente.

As modalidades terapêuticas para a BH envolvem o tratamento conservador, de custo relativamente baixo, com efeitos adversos mínimos. O tratamento fisioterapêutico requer abordagem integrada, podendo incluir modificações no estilo de vida, treinamento vesical e treinamento dos músculos do assoalho pélvico (TMAP), assim como estimulação elétrica.

AVALIAÇÃO FISIOTERAPÊUTICA

A avaliação fisioterapêutica previa é de extrema importância para o sucesso do tratamento da BH. A investigação do histórico, a avaliação das deficiências na estrutura e funções dos MAP, bem como a qualificação e a quantificação do impacto nas atividades diárias e participação social podem ser executadas por meio do modelo sugerido pela Classificação Internacional de Funcionalidade, Incapacidade e Saúde (CIF) (Figura 38.1). A linguagem padronizada é a base conceitual para a definição e mensuração da funcionalidade e da incapacidade, sob uma perspectiva biológica, individual e social, que embasa o plano de tratamento da BH (ver Capítulo 29, *Avaliação e Diagnóstico Fisioterapêuticos de Mulheres com Disfunção do Assoalho Pélvico*).

Instrumentos para quantificar e qualificar os sintomas

Com o intuito de investigar os sintomas de forma padronizada e comparar os resultados pré e pós-intervenção, sugere-se a utilização de instrumentos validados, que certificam a presença dos sintomas de BH e avaliam seu impacto na qualidade de vida dos indivíduos. Dentre os instrumentos descritos na literatura, a ICS recomenda o uso dos questionários da classe International Consultation on Incontinence Questionnaire (ICIQ), já traduzidos e validados para a língua portuguesa. Para investigação dos sintomas de BH, temos disponível no Brasil o International Consultation on Incontinence Questionnaire Overactive Bladder (ICIQ-OAB). Trata-se de um questionário breve, traduzido e validado para a língua portuguesa por Pereira et al. (2010) e desenvolvido para avaliar especificamente os sintomas

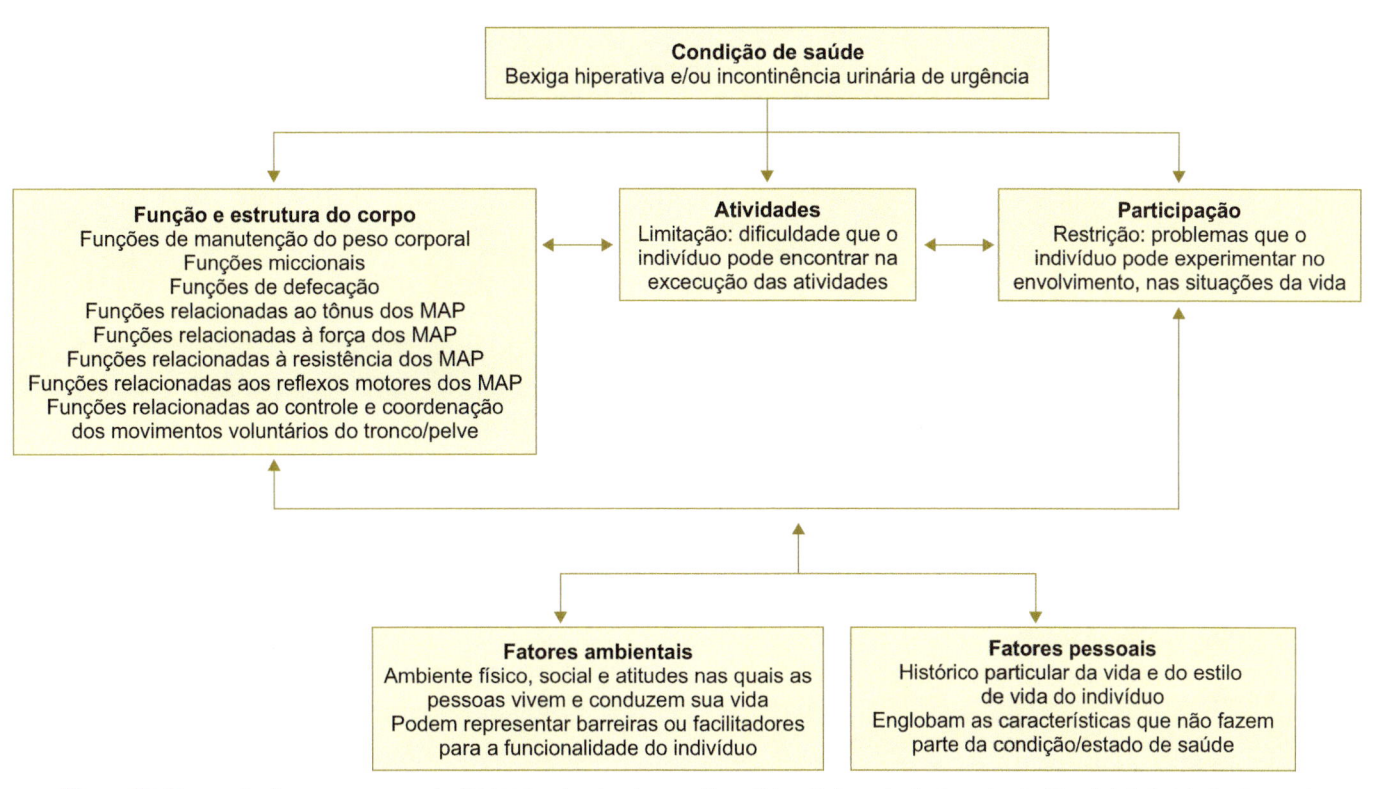

Figura 38.1 Interação dos componentes da CIF. MAP: músculos do assoalho pélvico. (Adaptada de Organização Mundial da Saúde OMS, 2003.)

relacionados à BH, em ambos os sexos, por meio de quatro perguntas relacionadas a frequência, noctúria, urgência e IU de urgência. O ICIQ-OAB gera um escore total que pode variar de 0 a 16 pontos, no qual quanto maior a pontuação, maior o comprometimento. Além disso, cada pergunta do ICIQ-OAB é graduada de 0 (nada de incômodo) a 10 (muito incômodo), permitindo a análise do quanto cada sintoma incomoda o indivíduo com BH. Apresenta, assim, ferramentas claras e objetivas de investigação dos sintomas e do seu impacto na qualidade de vida. Esse questionário está disponível no endereço eletrônico: http://www.unifal-mg.edu.br/ppgcr/pt-br/laboratorios.

Diário miccional

Após a identificação dos sintomas, é importante sugerir ao indivíduo a realização do diário miccional, que investigará a relação entre hábitos urinários e ingesta hídrica (Figura 38.2). O ICIQ preconiza a realização de um diário urinário de 72 h para alcançar a confiabilidade dos parâmetros do diário, registrando a frequência e o volume urinários diurno e noturno, a ingesta hídrica (horário, volume e tipo de líquido) e a sensação vesical que levou o paciente ao banheiro (Figura 38.2). É interessante, também, anotar a utilização de absorventes (número de trocas) e realizar o Pad-Test (teste do absorvente), para controlar a quantidade de urina perdida.

TRATAMENTO

A ICS e a Associação Americana de Urologia recomendam o tratamento conservador como primeira linha para abordagem dos sintomas da BH. Na prática clínica, as intervenções conservadoras são normalmente constituídas por múltiplos componentes, adaptados às necessidades individuais e às características dos sintomas. Dentre elas, podemos citar modificações no estilo de vida, treinamento vesical, TMAP e estimulação elétrica. Serão abordadas a seguir algumas modalidades de tratamento conservador.

Modificações no estilo de vida

As técnicas incluídas nas modificações no estilo de vida para o controle da BH envolvem gerenciamento de ingesta hídrica, alterações na dieta, regulação do hábito intestinal, controle de peso corporal e outras intervenções.

Ingesta hídrica

Para os indivíduos que consomem um volume muito elevado de líquidos, a redução do excesso de fluidos pode aliviar problemas ligados à sensibilidade vesical aumentada com consequente urgência ou IU de urgência. Normalmente, são recomendados, no mínimo, 6 copos de líquido por dia (1.500 ml ou 30 ml/kg). Alguns clínicos defendem, ainda, que o aumento da ingestão de líquidos é capaz de diluir a urina, tornando-a menos irritante para a bexiga. Além disso, reduzir a ingestão de líquidos 3 a 4 h antes de dormir pode ser útil para controlar a noctúria.

Alterações na dieta

Apesar de existirem poucas evidências científicas, há uma lista de substâncias identificadas como irritantes para a bexiga, incluindo a cafeína, os substitutos do açúcar (especialmente aspartame), alimentos cítricos e picantes. O diário de ingestão de bebidas poderia, assim, ser útil para apontar sensibilidades

Diário miccional					
Nome: _____			Idade:_____		
Data: ____ / ____ / ____					
Horário que dormiu:_____			Horário que acordou:_____		
Horário que bebeu líquido	**Volume de líquido ingerido**	**Tipo de líquido que bebeu**	**Horário que urinou**	**Volume que urinou**	**Motivo que o levou ao banheiro (sensação vesical)**

Observação: o motivo que levou ao banheiro (sensação vesical) na última coluna deverá ser descrita levando em consideração a numeração abaixo descrita:
0 - Não tinha necessidade de ir ao banheiro, mas foi por razões sociais. Exemplo: iria sair de casa.
1 - Apresentou vontade de urinar, sem urgência associada.
2 - Apresentou sensação de urgência, que cessou antes de chegar ao banheiro.
3 - Apresentou sensação de urgência, mas conseguiu chegar ao banheiro sem perder urina.
4 - Apresentou sensação de urgência e perdeu urina quando caminhava para o banheiro.
5 - Perdeu urina quando fez algum esforço (caminhou, agachou, tossiu, sorriu ou outras situações de esforço).

Figura 38.2 Diário miccional. (Adaptada de Bright et al. 2014.)

individuais. Para confirmar tal relação, deve-se, antes de restrições dietéticas a longo prazo, proceder à eliminação experimental das substâncias da dieta.

Regulação do hábito intestinal

A impactação fecal e a constipação intestinal têm sido citadas como fatores que contribuem para a urgência e IU em mulheres, particularmente em populações idosas. Segundo Lubowski et al. (1988), parece haver uma associação entre esforço evacuatório e alteração no tempo de latência do nervo pudendo.

Controle de peso corporal

Segundo Fornari e Almeida (2009), a obesidade é um fator de risco para a IU de esforço ou para a BH. A perda de peso (15 a 20 pontos de IMC) diminui significativamente a IU em mulheres com obesidade mórbida. A ICS recomenda fortemente que sejam conduzidos estudos que envolvam o controle de peso.

Outras intervenções

Outras intervenções no estilo de vida são sugeridas pelos profissionais de saúde durante a abordagem da BH e da IU de urgência, incluindo a redução do estresse emocional, o uso de roupas não restritivas, o controle das barreiras arquitetônicas (por meio da utilização de ferramentas que facilitem a micção ou de recipientes para urinar próximos à cama), a redução do edema das extremidades de membros inferiores e o tratamento de alergias e tosse. Não existem evidências científicas suficientes para apoiar tais intervenções.

Treinamento vesical

Estudos com treinamento vesical relatam índices de resolução dos sintomas da BH e da IU variando de 12 a 73%, enquanto as taxas de melhora vão de 57 a 87%. O treinamento vesical consiste em um programa de educação do indivíduo com orientações de intervalos miccionais programados, associados às técnicas de supressão e inibição. Tem como principal objetivo observar os hábitos e padrões de micção, com o intuito de melhorar o controle sobre a bexiga, diminuindo a urgência, prolongando os intervalos entre as micções e aumentando a capacidade de enchimento vesical. O sucesso do treinamento leva, assim, à redução dos sintomas da BH e dos episódios de IU de urgência, o que restabelece a confiança do indivíduo. A técnica pode ser facilmente administrada na prática clínica, por meio da qual o paciente recebe informações sobre a função da bexiga, a programação dos horários de micção baseados em seu diário miccional e instruções sobre métodos para controlar e suprimir a urgência.

Os intervalos de micção devem ser determinados levando em consideração a média dos intervalos identificados no diário miccional, desde que sejam confortáveis para o indivíduo. O fisioterapeuta deve orientar a manutenção do intervalo de micção sugerido na primeira semana de tratamento, aumentando mais 15 min a cada semana, até que atinja intervalo médio de 2 a 3 h entre as micções. Se o indivíduo apresentar sintomas de urgência urinária antes do horário programado de micção, deve adotar alguma técnica de distração e relaxamento. É aconselhável relaxar, executar 5 contrações dos MAP e realizar tarefas que promovam a distração, na tentativa de inibir a urgência, como o uso de *smartphones* ou atividades prazerosas (leitura de um livro, ouvir uma música) que não estejam relacionadas com aumentos súbitos de pressão intra-abdominal. Deve-se recomendar aos pacientes que tentem as estratégias de supressão da urgência antes de procurarem o toalete, encorajando-os a aumentar gradativamente os intervalos para consolidar seu controle sobre a bexiga e promover a frequência de micção desejada. Geralmente, são instruídos a observarem a sensação vesical antes de atender ao desejo súbito de urinar.

Treinamento dos músculos do assoalho pélvico

O treinamento dos músculos do assoalho pélvico (TMAP), durante muitos anos, foi utilizado quase que exclusivamente para o tratamento da IU de esforço. Na década de 1980, tornou-se evidente que a contração voluntária dos MAP também poderia ser usada como opção de tratamento para controlar a função vesical na BH e na IU de urgência.

A teoria que fundamenta o TMAP para o tratamento da BH baseia-se na inibição da urgência urinária por meio da contração voluntária dos MAP, o que promove o aumento da pressão uretral e, por isso, controla o desejo de urinar. O TMAP objetiva promover alterações na morfologia muscular, na posição do colo vesical e na função neuromuscular dos MAP. No entanto, o número, a duração, a intensidade e o tempo de contração dos MAP necessários para inibir a contração do músculo detrusor não são ainda conhecidos.

Segundo Groat (1987), durante o armazenamento da urina, a distensão da bexiga produz estímulo aferente, que, por sua vez, estimula o nervo pudendo, responsável pela inervação do esfíncter uretral externo. Por conseguinte, há um aumento da pressão intrauretral, efeito chamado de "reflexo de guarda", estímulo esse que controla os sintomas de urgência miccional (Figura 38.3).

Pode-se observar em alguns indivíduos com BH um tônus aumentado dos MAP, em função do excesso de ativação muscular, muitas vezes de forma involuntária, para controle da

urgência miccional. Esse quadro demonstra, portanto, uma deficiência de controle e coordenação dos MAP. Segundo Bø e Morkved (2015), antes de iniciar um programa de TMAP, é necessário garantir que os indivíduos realizem a contração e o relaxamento corretos dos MAP. Diversas pesquisas demostraram que cerca de 30% das mulheres não conseguem contrair voluntariamente os MAP em sua primeira consulta, mesmo após instruções verbais individuais, e daí a importância da avaliação funcional dos MAP. A partir dessa avaliação, caso seja observada alguma deficiência de controle, propriocepção e tônus muscular, é sugerida a reabilitação dessas funções antes de iniciar um treinamento de força e resistência muscular (ver Capítulo 29). O treinamento dos MAP deve ser realizado, levando em consideração as diretrizes do Colégio Americano de Medicina Esportiva, que sugere que o protocolo de treinamento seja individualizado, estabelecendo o tipo de exercício, frequência, intensidade, duração e intervalos de acordo com a avaliação funcional dos músculos a serem treinados.

Os MAP são músculos esqueléticos e se adaptam ao treinamento muscular da mesma forma que os outros grupos musculares. O objetivo do regime de treinamento é aumentar a força e alterar a morfologia do músculo, expandindo sua área transversal, aumentar o número de neurônios motores ativados e sua frequência de excitação. As mudanças específicas na morfologia muscular alcançadas pelo treinamento dependem do tipo de exercício e do programa de treinamento muscular utilizado.

A sobrecarga progressiva é definida como o aumento contínuo do esforço colocado sobre o músculo à medida que ele se torna capaz de produzir maior força ou mais resistência. Na prática, o princípio da sobrecarga progressiva é a variável mais difícil de conquistar no TMAP. Bø e Morkved (2015) recomendam que o treinamento deve estimular a contração voluntária máxima, sem a ativação excessiva dos sinergistas e/ou o aumento da pressão intra-abdominal, monitoramento realizado por meio de palpação digital (*feedback*) ou com qualquer ferramenta de medição (*biofeedback*). O incentivo verbal e a motivação parecem ser muito importantes para alcançar a contração ideal. Permitir que um indivíduo sem o controle adequado da função muscular realize o TMAP na ausência de supervisão pode resultar em perda de sobrecarga e progressão.

Apesar dos benefícios e das vantagens apontados pela literatura, as taxas de sucesso do TMAP no manejo da BH têm variado consideravelmente. Ainda não temos evidências sobre o efeito isolado das contrações dos MAP ou do treinamento muscular sobre os sintomas da BH. Alguns estudos testaram o TMAP em conjunto com o *biofeedback* e os cones vaginais, porém a associação não apresentou melhor eficácia quando comparada ao exercício realizado isoladamente.

Uma grande barreira encontrada pelos fisioterapeutas é conseguir a aderência dos pacientes ao regime dos protocolos propostos e à manutenção dos exercícios ao longo do tempo. Os maiores inconvenientes estão em lembrar-se de fazer os exercícios e encontrar tempo para executá-los. Com o intuito de motivá-los, algumas estratégias podem ser utilizadas, incluindo alarmes ou lembretes em lugares de maior visibilidade na casa ou carro. Outra aproximação consiste em integrar os exercícios dos MAP às suas atividades funcionais.

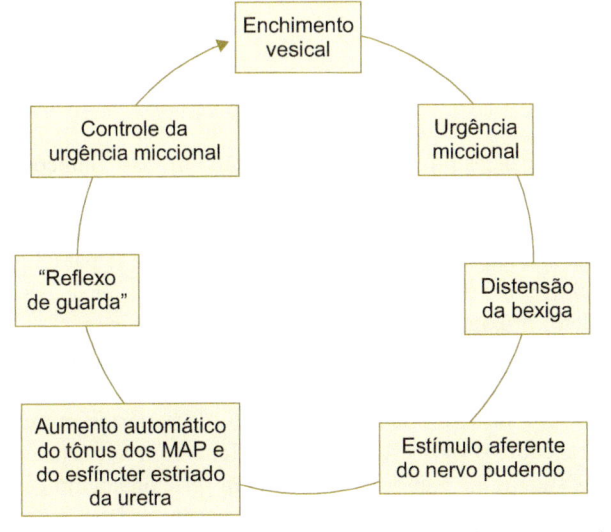

Figura 38.3 Controle da urgência miccional através da contração dos MAP. MAP: músculos do assoalho pélvico. (Adaptada de Groat (1987.))

A maioria das terapias conservadoras é baseada em modelos de autogestão e seu sucesso depende da participação ativa do indivíduo motivado. Ao contrário de outras terapias, o progresso das terapias conservadoras é muitas vezes imperceptível para o indivíduo. Nesse ponto, o papel do fisioterapeuta deve ser o de motivar o paciente por tempo suficiente, para que ele possa experimentar uma mudança no controle da sua bexiga. Os indivíduos submetidos a esses tratamentos tendem a ter dificuldade em manter o regime regular a longo prazo, em parte porque a descontinuidade do regime não resulta em regressão imediata.

Estimulação elétrica

O uso das correntes elétricas no controle dos sintomas de urgência teve início com os trabalhos de Lindstrom et al. (1983) e Fall e Lindstrom (1991). Após estudos experimentais em gatos, eles observaram o efeito da corrente elétrica no nervo hipogástrico e sugeriram que, por meio da estimulação elétrica, existe ativação, por via reflexa, de neurônios simpáticos inibitórios (ativação do nervo hipogástrico) e inibição dos neurônios parassimpáticos excitatórios (nervo pélvico), promovendo a reorganização do sistema nervoso central e inibindo contrações involuntárias do detrusor, ou seja, levando a uma neuromodulação vesical.

Há, atualmente, no mercado uma série de "geradores de correntes", mas o princípio continua o mesmo: um estímulo elétrico captado por receptores sensitivos da pele ou da mucosa despolariza a membrana de células nervosas e, caso ocorra na duração e intensidade adequadas, é capaz de gerar "potencial de ação" e despolarizar a membrana celular. Esse estímulo se propaga pela terminação nervosa e, quando o potencial de ação chega à junção neuromuscular, ocorre a abertura dos canais de cálcio, que migram para dentro da membrana. Esse estímulo controla a função secretora do neurônio que libera neurotransmissores específicos na fenda sináptica. Estímulos elétricos são capazes de ativar fibras nervosas periféricas, sensitivas e do sistema nervoso autônomo, além de produzir efeitos musculares, reparação tecidual, ativação circulatória, entre outros.

A neuromodulação inclui a estimulação elétrica dos MAP por eletrodos do tipo vaginal, anal e de superfície, além de terapia interferencial, estimulação magnética, estimulação elétrica do nervo tibial e do nervo sacral.

A partir da revisão de Yamanishi et al. (2015), na maior parte dos estudos, as frequências das correntes elétricas mais utilizadas para a inibição reflexa do detrusor variaram de 10 a 20 Hz, apesar de ainda não ter sido determinada a frequência ideal. As durações de pulso variaram de 0,1, 0,2, 0,3 ms e 1 µs. A frequência e o período de estimulação variaram de 2 vezes/dia a 1 vez/semana, durante 15 a 30 min por períodos de 4 ou 6 semanas A quantidade de sessões necessárias é desconhecida, mas são recomendadas no mínimo dez antes que o efeito clínico seja avaliado. Quanto à intensidade da estimulação elétrica, quanto mais forte, melhores são os resultados. Assim, a intensidade da estimulação geralmente é ajustada no limite máximo tolerável.

No entanto, a neuromodulação não foi amplamente aceita como um tratamento de primeira linha para a BH, devido a pouca informação fisiológica e técnica disponível. Apesar de já existirem alguns resultados satisfatórios diante do uso da estimulação elétrica, a heterogeneidade das amostras estudadas tem contribuído para a dificuldade na comparação dos resultados publicados. Ademais, os resultados a longo prazo ainda não puderam ser estabelecidos.

O Quadro 38.1 relaciona o nível de evidência e grau de recomendação das estratégias terapêuticas conservadoras para o tratamento da BH e IU de urgência apresentadas neste capítulo.

Quadro 38.1 Nível de evidência e grau de recomendação das estratégias de tratamentos da BH e IU de urgência.

Estratégias de tratamento conservador de BH e IU de urgência	Nível de evidência	Grau de recomendação
Ingesta hídrica	2	B
Alterações na dieta	2, 3	B
Regulação do hábito intestinal	3	–
Controle de peso corporal	1, 2	B, C
Treinamento vesical	1	A
Treinamento dos músculos do assoalho pélvico	1	A
Estimulação elétrica	2	B

Fonte: Adaptado de ICS, 2013.

CASO CLÍNICO

T.A.S.M., sexo feminino, 25 anos, solteira, arquiteta, IMC: 22 kg/m², G_0, P_0, A_0. Foi encaminhada ao serviço de fisioterapia pelo urologista, com diagnóstico clínico de BH associada a perda urinária esporádica. Relata início dos sintomas de urgência associado a frequência e noctúria após a menarca (aos 14 anos de idade). Recentemente vem apresentando pequenas perdas urinárias. Entretanto, afirma que seu maior desconforto ocorre devido à presença dos sintomas de urgência e frequência urinária aumentada. Nega infecções urinárias ou outras comorbidades.

Procurou médico especialista, apresentando suas queixas e seu incômodo durante as atividades funcionais, especialmente durante atividades de trabalho com supervisão em obras, onde não há toaletes próximos ou estes estão em más condições de higiene. Sente insegurança durante a relação sexual, pois em algumas situações tem que interromper o ato em função da urgência miccional. Relata também que, antes de ir para algum local que não conhece, faz uma pesquisa para saber se existem toaletes próximos. Sente-se muito constrangida com a condição. Seu médico receitou medicação anticolinérgica e a encaminhou para o serviço de fisioterapia.

Dispõe de renda familiar acima de dez salários mínimos, mora com os pais e com a irmã. Tem bom suporte familiar. Namora há 5 anos e vive um bom relacionamento com o parceiro. Possui poucos amigos e apresenta resistência a novas amizades. Gosta muito do seu trabalho. Sedentária, nega constipação intestinal, tabagismo e uso de bebidas alcóolicas. Sua expectativa com o tratamento fisioterapêutico é "parar de ir ao banheiro toda hora".

◗ Investigação dos sintomas urinários e sexuais
  • ICIQ UI-SF = 13/21 (impacto na qualidade de vida: escore 6/10)
  • ICIQ-OAB = 11/16
◗ Avaliação física
  • Inspeção: sem alterações
  • Palpação digital.

Os dados da avalição física dos músculos do assoalho pélvico são os seguintes (grau de contração muscular, segundo escala modificada de Oxford [Laycock e Jerwood, 2001]; tônus, segundo escala proposta Dietz [Dietz e Shek, 2008]):

◗ Dor: ausente
◗ Tônus: 3
◗ Grau de contração muscular: 2
◗ Resistência: 3 s
◗ Número de repetições de contração mantida: 4
◗ Controle: sim
◗ Coordenação: ausente (glúteos e abdominais)
◗ Reflexos (cutâneo anal e clitoriano): preservados.

A Figura 38.4 mostra o diário miccional da paciente.

Considerações sobre o tratamento. Inicialmente, a paciente deve receber orientações sobre sua participação ativa no controle miccional, uma vez que o sucesso do tratamento irá depender de sua disposição e motivação e do seguimento das orientações realizadas pelo fisioterapeuta.

Tão logo a paciente tenha consciência de seu papel, o tratamento pode ser iniciado com informações sobre a anatomia, fisiologia e função da bexiga, utilizando-se imagens ou vídeos ilustrativos, além de explicar os possíveis mecanismos de disfunção para que, então, possa compreender o tratamento proposto.

Orientações quanto ao estilo de vida:

◗ Reduzir a ingesta de cafeína, os substitutos do açúcar (especialmente aspartame), alimentos cítricos e picantes (principalmente à noite)
◗ Dar preferência à ingesta de água
◗ Restringir o consumo de sucos industrializados
◗ Redistribuir a ingesta de líquidos: menores volumes com menor intervalo de ingesta hídrica/dia: maior distribuição no período da manhã e tarde, com redução da ingestão de líquidos 4 h antes de dormir.

Quanto ao treinamento vesical, com base no hábito urinário identificado no diário miccional, poderemos orientá-la a:

◗ Ir ao banheiro em intervalo mínimo de 1 h e máximo de 2 h, levando em consideração seu volume médio e sua capacidade funcional média
◗ Caso apresente sensação de urgência urinária durante o intervalo proposto, utilizar o seguinte método: sentar-se calmamente, respirar lentamente, fazer contrações dos MAP e tentar "desviar" a atenção, distraindo-se com o uso de algum recurso, como celular e leitura de algo do seu interesse. Assim que controlar o desejo, caminhar calmamente até o toalete
◗ Quando já for capaz de manter o intervalo mínimo de 1 h, ir aumentando os intervalos gradativamente (15 min a mais por semana).

Diário miccional					
Dormiu às 23:00 horas			Acordou às 07:20 horas		
Horário que bebeu líquido	Volume de líquido ingerido (mℓ)	Tipo de líquido	Horário que urinou	Volume urinado (mℓ)	Sensação vesical
7:30	150	Café	7:20	210	3
10:30	100	Água	10:40	60	3
10:40	100	Água (remédio)	10:50	130	2
13:00	250	Suco (caixinha)	12:30	50	2
17:00	200	Água	13:46	110	2
17:10	100	Suco natural de maracujá	16:59	160	3
20:20	150	Café	18:50	50	3
22:00	50	Água	20:15	100	4
22:36	150	Suco (caixinha)	20:18	10	3
01:00	30	Suco	21:20	140	3
			01:11	100	3
			02:04	Poucas gotas	2

Volume total ingerido: 1.230 mℓ
Volume total urinado: 1.120 mℓ
Volume médio urinado: 93,33 mℓ
Capacidade funcional média: 170 mℓ
Frequência diurna: 10
Frequência noturna: 3

Figura 38.4 Dados do diário miccional.

Observação: o fisioterapeuta deverá acompanhar a evolução com o diário miccional a cada 30 dias.

Técnicas de treinamento dos músculos do assoalho pélvico. A reabilitação dos MAP deve ser embasada na avaliação física feita, com foco nas estruturas e funções corporais. Após as orientações sobre as modificações nos hábitos de vida e o treinamento vesical, inicia-se o processo de reabilitação dos MAP:

▶ Isolamento gradativo dos músculos sinergistas, com monitoramento das contrações dos MAP por meio de técnicas manuais, *biofeedeback* eletromiográfico ou pressórico
▶ Quando for verificada melhora no controle e coordenação das contrações musculares dos MAP, o TMAP poderá ser intensificado, levando em consideração o número de repetições, sustentação, intervalos entre os exercícios, posicionamento da paciente
▶ O TMAP poderá ser realizado de forma supervisionada ou a domicílio, 2 a 3 vezes/semana.

Outro recurso consiste na possibilidade de associar, ao TMAP, a estimulação elétrica (tibial, sacral ou pudendo).

Os fatores de contexto, a fim de melhorar a qualidade de vida da paciente, são:

▶ Orientações quanto ao uso de recursos que podem auxiliá-la em sua rotina (ambiente de trabalho, lazer e social), como: dispositivo de micção (urinol feminino) ou protetores de vaso sanitário e lenços descartáveis, que podem ser utilizados em ambientes com más condições de higiene
▶ Conscientização das pessoas com as quais ela convive sobre os hábitos urinários saudáveis, proporcionando maior segurança ao visitar as obras durante seu trabalho
▶ Adaptação das posturas durante a relação sexual, evitando posições que desencadeiam maior urgência miccional
▶ Realização de contrações dos MAP durante a penetração para estimular o "reflexo de guarda", inibindo a urgência miccional.

BIBLIOGRAFIA

Abrams P, Cardozo L, Fall M et al. The standardization of terminology of lower urinary tract function report from the standardization subcommittee of the international continence society. Neurourology and Urodynamics. 2002; 21:167-78.

Acquadro C, Kopp Z, Coyne KS et al. Translating overactive bladder questionnaires in 14 languages. Urology. 2005; 67(3):536-40.

Altman IMD, Cartwright R et al. Epidemiology of urinary incontinence (UI) and other lower urinary tract symptoms (LUTS), pelvic organ prolapse (POP) and anal incontinence (AI). In: Abrams P, Cardozo L, Khoury S et al (Eds.).Incontinence.5th International Consultation on Incontinence. Paris: Health Publications Ltd.; 2013;21:5-26.

Alves AT, Jácomo RH, Gomide LB et al. Relationship between anxiety and overactive bladder syndrome in older women. RBGO. 2014; 36(7):310-4.

Arruda RM, Castro RA, Sousa GC et al. Prospective randomized comparison of oxybutynin, functional electrostimulation, and pelvic floor training for treatment of detrusor over activity in women. Int Urogynecol J. 2008; 19:1055-61.

Bø K, Berghmans LCM. Nonpharmacologic treatments for overactive bladder-pelvic floor exercises. Urology. 2000; 55(5A Suppl):7-11.

Bø K, Frawley HC, Haylen BT et al. An International Urogynecological Association (IUGA)/International Continence Society (ICS) joint report on the terminology for the conservative and non-pharmacological management of female pelvic floor dysfunction. Wiley Periodicals Inc. and The International Urogynecological Association. 2016; 9999:1-24.

Bø K, Morkved S. Pelvic floor and exercise science. In: Bø K, Berghmans B, Morkved S et al. Evidence-based physical therapy for the pelvic floor: bridging science and clinical practice. 2 ed. Elsevier; 2015. p. 111-30.

Bright E, Cotterill N, Drake M et al. Developing and validating the International Consultation on Incontinence Questionnaire Bladder Diary. European Urology. 2014; 66:294-300.

Bump RC, Mattiasson A, Bo K et al. The standardization of terminology of female pelvic organ prolapse and pelvic floor dysfunction. Am J Obstet Gynecol. 1996; 175(1):10-7.

Burgio KL. Lifestyle and Behavioral Therapies for Urinary Incontinence. [publicação online]; 2014 [acesso em 24/05/2017] Disponível em: http://www.glowm.com/section_view/heading/Lifestyle%20and%20Behavioral%20Therapies%20 for%20 Urinary%20Incontinence/item/855. Acesso em: 23/05/2017.

Burgio KL, Goode PS, Locher JL et al. Behavioral training with and without biofeedback in the treatment of urge incontinence in older women: a randomized controlled trial. JAMA. 2002; 9:2288-93.

Burgio KL, Whitehead WE, Engel BT. Urinary incontinence in the elderly. Bladder-sphincter biofeedback and toileting skills training. Ann Intern Med. 1985; 103(4):507-15.

Dietz HP, Shek KL. The quantification of levator muscle resting tone by digital assessment. Int Urogynecol J. 2008; 19:1489-93.

Dinubile NA. Strength training. Clin Sports Med. 1991; 10(1):33-62.

Dumoulin C, Hay-smith J, Frawley H et al. Consensus statement on improving pelvic floor muscle training adherence: International Continence Society State-of-the-Science Seminar. Neurourol Urodyn. 2015; 34:600-5.

Fall M, Lindstrom S. Electrical stimulation – a physiologic approach to the treatment of urinary incontinence. [Review]. Urol Clin North Am. 1991; 18:393-407.

Fleck SJ, Kraemer WJ. Designing resistance training programs. 3 ed. Champaign, IL: Human Kinetics; 2004.

Fornari A, Almeida GL. Terapia comportamental. In: Truzzi JC, Dambros M. Síndrome da bexiga hiperativa: aspectos práticos. São Paulo: Tula Melo; 2009; 109-16.

Gormley EA, Lightner DJ, Burgio KL et al. Diagnosis and treatment of overactive bladder (non-neurogenic) in adults: AUA/SUFU guideline. American Urological Association Education and Research, Inc. 2014.

Groat WC. A neurologic basis for the overactive bladder. Urology. 1987; 50(6A):36-52.

Hartmann KE, McPheeters ML, Biller DH et al. Treatment of overactive bladder in women. Evidence report/technology assessment no. 187 (prepared by the Vanderbilt Evidence-based Practice Center under contract no. 290 a 2007-10065-I). AHRQ Publication No. 09-E017. Rockville, MD: Agency for Healthcare Research and Quality. August 2009.

Haskel WL. Dose-response issues from a biological perspective. In: Bouchard C, Blair SN, Haskell WL (Eds.). Physical Activity, Fitness and Health. Champaign, IL: Human Kinetics; 1994. p. 1030-9.

Kafri R, Deutscher D, Shames J et al. Randomized trial of a comparison of rehabilitation or drug therapy for urgency urinary incontinence: 1-year follow-up. Int Urogynecol J. 2013; 24:1181-9.

Kafri R, Langer R, Dvir Zet al. Rehabilitation vs drug therapy for urge urinary incontinence: short-term outcome. Int Urogynecol J. 2007; 18:407-11.

Laycock J, Jerwood D. Pelvic floor muscle assessment: the PERFECT scheme. Physiotherapy. 2001; 87:631-42.

Lindsdstrom S, Fall M, Carlsson AS et al. The neurophysiological basis of bladder inhibition in response to intravaginal electrical stimulation. J Urol. 1983; 129:405-10.

Lubowski DZ, Swash M, Nicholls RJ et al. Increase in pudendal nerve terminal motor latency with defaecation straining. Br J Surg. 1988; 75(11):1095-7.

Madden RH, Dune T, Lukersmith S et al. The relevance of the International Classification of Functioning, Disability and Health (ICF) in monitoring and evaluating Community-based Rehabilitation (CBR). Disabil Rehabil. 2013; Early Online: 1-12.

Marques AA, Herrmann V, Ferreira NO et al. Eletroterapia como primeira linha no tratamento da bexiga hiperativa (BH). Arq Med Hosp Fac Cienc Med Santa Casa São Paulo. 2009; 54(2):66-72.

Moore K, Dumoulin C, Bradley C et al. Adult conservative management. In: Abrams P, Cardozo L, Khoury S et al (Eds.). Incontinence. 5th International Consultation on Incontinence. Paris: Health Publications Ltd.; 2013; 12:1101-227.

Organização Mundial da Saúde. Como usar a CIF: um manual prático para o uso da Classificação Internacional de Funcionalidade, Incapacidade e Saúde (CIF). Versão preliminar para discussão. Genebra; Out 2013.

Organização Pan-Americana da Saúde – OPAS; Organização Mundial da Saúde – OMS. CIF: Classificação Internacional de Funcionalidade, Incapacidade e Saúde. São Paulo: Edusp, 2003. p. 326.

Pereira SB, Thel RRC, Riccetto C et al. Validação do International Consultation on Incontinence Questionnaire Overactive Bladder (ICIQ-OAB) para a língua portuguesa. RBGO. 2010; 32(6):273-8.

Sexton CC, Coyne KS, Thompson C. Prevalence and effect on health-related quality of life of overactive bladder in older americans: results from the epidemiology of lower urinary tract symptoms study. J Am Geriatr Soc. 2011; 59:1465-70.

Voorham JC, De Wachter S, Vanden Bos TWL et al. The effect of EMG biofeedback assisted pelvic floor muscle therapy on symptoms of the overactive bladder syndrome in women: a randomized controlled trial. Neurourol Urodynam. 2017; 36(7):1796-803.

Wang AC, WanG YY, Chen MC. Single-blind, randomized trial of pelvic floor muscle training, biofeedback-assisted pelvic floor muscle training, and electrical stimulation in the management of overactive bladder. Urology. 2004; 63(1):61-6.

Wein AJ, Rackley RR. Overactive bladder: a better understanding of pathophysiology, diagnosis and management. J Urol. 2006; 175(3): 10.

Wyman JF, Burgio KL, Newman DK. Practical aspects of lifestyle modifications and behavioural interventions in the treatment of overactive bladder and urgency urinary incontinence. Int J Clin Pract. 2009; 63(8):1177-91.

Yamanishi T, Kaga K, Fuse M et al. Neuromodulation for the treatment of lower urinary tract symptoms. LUTS. 2015; 7:121-32.

Yuce T, Dökmeci F, Çetinkaya SE. A prospective randomized trial comparing the use of tolterodine or weighted vaginal cones in women with overactive bladder syndrome. European Journal of Obstetrics and Gynecology and Reproductive Biology. 2016; 197:91-7.

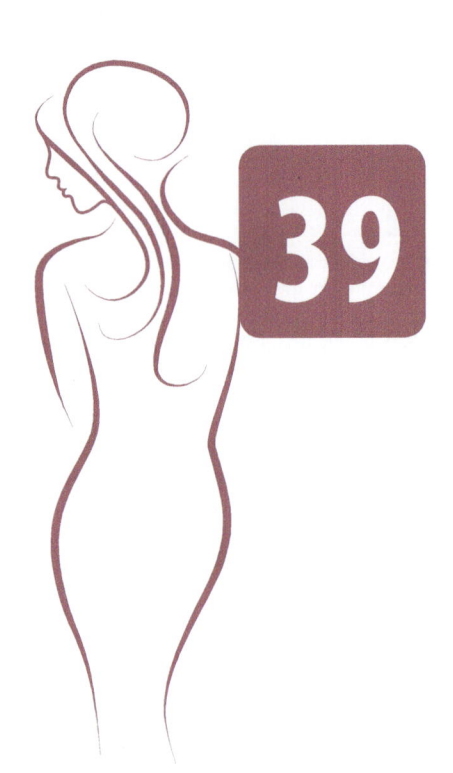

39 Tratamento Cirúrgico da Incontinência Urinária de Esforço

Márcia Salvador Géo

Rachel Silviano Brandão Corrêa Lima

Cláudia Lourdes Soares Laranjeira

Juliana Marques Figueredo Kaukaul

Lara Salvador Géo

INTRODUÇÃO

Segundo a International Continente Society (ICS), define-se incontinência urinária de esforço (IUE) como a perda involuntária de urina durante esforço físico (tosse, espirro, exercício). A doença tem alta prevalência e é considerada a causa mais frequente de perda urinária na mulher. Trata-se de patologia que pode levar a grande impacto na qualidade de vida das mulheres acometidas, podendo ser até debilitante para as pacientes.

Não há consenso sobre a fisiopatologia da IUE; por consequência, o mesmo acontece em relação a classificações e definições de tratamento. A fisiopatologia clássica foi descrita por Enhorning, em 1961, atribuindo-se a IUE a uma falha nos mecanismos de transmissão da pressão abdominal para a pressão vesical, devido à queda do colo vesical, alcançando um nível extra-abdominal (abaixo da sínfise púbica) (Figura 39.1).

Mais tarde, na década de 1980, associou-se a IUE à diminuição da pressão uretral, e, após 1980, Richardson et al. desenvolveram uma nova teoria com base no suporte uretral, dando menor importância ao posicionamento do colo vesical e à pressão intrauretral, devido a elementos intrínsecos da anatomia da uretra.

Após vários estudos em cadáver fresco, em 1986, DeLancey publicou sua teoria para a IUE, reforçando os conceitos de Richardson. De acordo com ele, o suporte uretral, dado pela vagina e pela fáscia endopélvica ancorada no arco tendíneo do assoalho pélvico, é fator determinante na manutenção da continência aos esforços. O autor a definiu como teoria da rede – *hammock*. A musculatura estriada periuretral, presente na metade distal da uretra, também auxilia nesse suporte. Tais estruturas têm importância funcional tanto no repouso quanto no esforço, pois ocorre uma contração ativa de ambas durante um aumento de pressão abdominal. A uretra é uma estrutura dinâmica, ou seja, a musculatura estriada periuretral presente no terço médio da uretra (região de maior pressão de repouso e esforço) tem papel importantíssimo na manutenção da continência urinária. Essa musculatura é ancorada na face posterior da sínfise púbica e no arco tendíneo bilateralmente, formando o que se denomina *hammock*. Ao se demonstrar a importância da musculatura estriada periuretral originada nos músculos do assoalho pélvico, atualmente a IUE não é mais considerada um simples fenômeno passivo, decorrente de uma diferença de pressão. A teoria de DeLancey explica por que muitas mulheres que têm hipermobilidade do colo vesical são continentes e outras, com ausência de hipermobilidade do colo

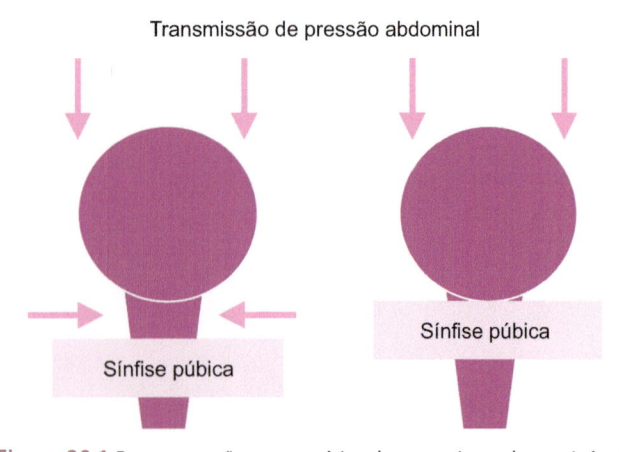

Figura 39.1 Representação esquemática do mecanismo de continência na mulher. (Adaptada de Enhorning, 1961.)

vesical, apresentam IUE. Em 1990, Petros e Ulmsten publicaram a teoria integral e demonstraram a importância do terço médio da uretra na continência urinária. Eles descreveram o ligamento pubouretral como estrutura crítica para continência urinária, o qual é análogo ao mecanismo de *hammock* descrito por DeLancey. Esses avanços na fisiopatologia da IUE provocaram grandes mudanças no tratamento cirúrgico e conservador da disfunção.

CONSIDERAÇÕES PARA O TRATAMENTO CIRÚRGICO DA INCONTINÊNCIA URINÁRIA DE ESFORÇO

Durante décadas se considerou a realização do estudo urodinâmico como exame *essencial* para o diagnóstico da IUE. Recentemente, vários questionamentos e estudos têm sido feitos em relação à *obrigatoriedade* da urodinâmica no diagnóstico da IUE. Atualmente, em pacientes com menos de 50 anos e sem doenças associadas a queixa predominante de IUE, considera-se que o estudo urodinâmico não seja obrigatório, pois as pesquisas que compararam pacientes típicas como as descritas não demonstraram vantagem em se realizar a urodinâmica. O que se deve destacar, portanto, é que a avaliação clínica das pacientes deve ser detalhada e adequada para que elas sejam consideradas candidatas a não realizar o estudo urodinâmico.

Outro destaque importante é que o tratamento conservador deve ser oferecido e discutido com todas as pacientes portadoras de IUE. Ele é considerado de primeira linha no tratamento da doença, não sendo necessário que se faça estudo urodinâmico antes, desde que as pacientes tenham sido avaliadas detalhada e adequadamente.

Também são de fundamental importância a discussão e o esclarecimento, no pré-operatório, das diversas técnicas disponíveis para a paciente, como, por exemplo, taxas de sucesso e complicações, tempo de recuperação e retorno às atividades habituais.

O objetivo deste capítulo é descrever, de maneira sucinta, as mais diversas técnicas de correção cirúrgica da IUE, utilizando critérios estabelecidos em consensos de duas grandes associações internacionais: American Urological Association (AUA) e ICS, em conjunto com a Organização Mundial da Saúde (OMS).

CLASSIFICAÇÃO DAS TÉCNICAS CIRÚRGICAS

Via baixa

Realizada por via vaginal, também referida como colpoperineoplastia anterior ou Kelly-Kennedy (por ter sido descrita, a princípio, por Kelly, em 1914, e modificada por Kennedy em 1937. Essa técnica consiste em elevar a uretra e o colo vesical por meio de plicaturas periuretrais na fáscia pubovesical e na vagina (Figura 39.2). Atualmente, no tratamento da IUE, essa técnica tem importância apenas histórica, já que seu uso foi abandonado devido às baixas taxas de cura/melhora em médio e longo prazos.

Suspensão por agulha

Descrita pela primeira vez por Pereyra, em 1959, e, em seguida, por Stamey (1973), que adicionaram pequenas modificações ao método original, consiste em técnicas por meio das quais são

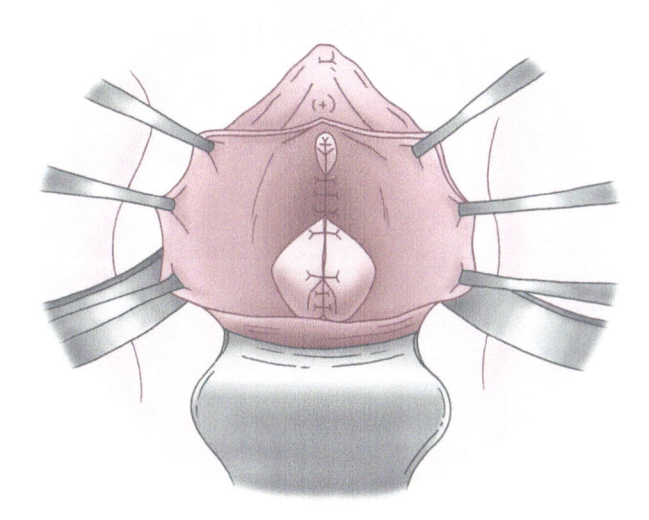

Figura 39.2 Correção cirúrgica via baixa: Kelly-Kennedy.

utilizadas agulhas longas especiais, para elevação da fáscia vaginal periuretral através do espaço de Retzius, margeando a sínfise púbica em direção à aponeurose, onde são fixadas as suturas. Após a passagem bilateral das agulhas, é importante haver o controle cistoscópico da integridade vesical.

Essa técnica cirúrgica surgiu como um procedimento microinvasivo no tratamento da IUE. Atualmente, porém, não é mais usada após o surgimento e a popularização dos *slings*, com importância somente histórica, já que, embora alguns autores tenham demonstrado bons resultados, não se mantêm ao longo do tempo.

Marshall-Marchetti-Krantz

Descrita em 1949 por Marshall et al. e modificada em 1986 por Krantz, é uma técnica realizada por via suprapúbica, em que suturas são feitas nos tecidos parauretrais bilateralmente e fixadas ao periósteo na face posterior da sínfise púbica (Figura 39.3).

Essa técnica foi muito usada entre os anos 1950 e 1990. Em 1980, Krantz publicou sua experiência pessoal de 361 casos, com seguimento de até 31 anos e cura subjetiva de 96%. A maioria dos trabalhos só descreve dados subjetivos, com cura/melhora de 92% como primeiro procedimento e 88% na IUE recidivada.

O seguimento a longo prazo também foi pouco estudado, e alguns poucos trabalhos colocam 85% em 5 anos e 75% em 15 anos. Não existem estudos comparativos desse procedimento com outras técnicas.

A conclusão é a de que se trata de técnica com índices de cura semelhantes aos da colpossuspensão (nível 3 de evidência). A osteíte púbica que ocorre em 2,5% dos casos limita o uso dessa técnica, e não há evidência de que suporte o seu emprego em substituição à colpossuspensão (grau C).

Suspensão vaginal ou colpossuspensão

Tanagho, em 1976, descreveu a técnica modificada de colpossuspensão à Burch, que, em um momento posterior, foi modificada por Stanton, em 1986; é um procedimento realizado por via

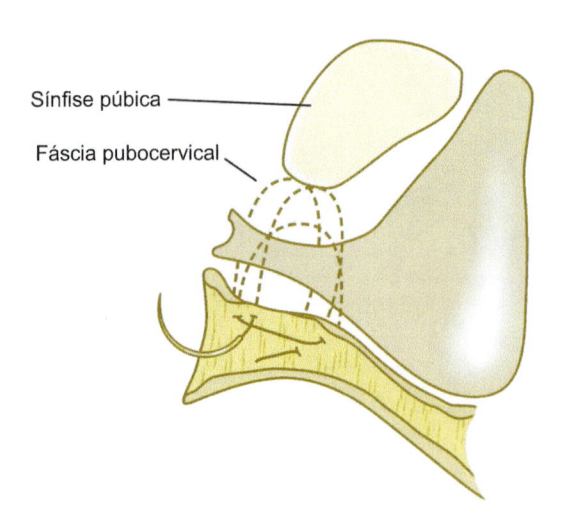

Figura 39.3 Cirurgia de Marshall-Marchetti-Krantz.

suprapúbica. Duas a três suturas são realizadas no tecido paravaginal bilateralmente no nível do colo vesical e na bexiga, sendo fixadas no ligamento de Cooper ou iliopectíneo ipsolateral.

Em 1961, Burch descreveu a técnica original, em que os tecidos paravaginais eram elevados até o ligamento iliopectíneo ou de Cooper na parede pélvica lateral. Estudos de metanálise mostram um índice objetivo de cura de 90% como primeiro procedimento e 82,5% em pacientes operadas anteriormente. Estudos prospectivos com seguimento de 5 anos ou mais mostram sucesso de 82%; outros revelam 90% de continência em 8 anos e 72% em 12 anos.

No tratamento cirúrgico da IUE, as técnicas mais efetivas sempre foram as de maior índice de complicações. Entre os problemas que aumentam a morbidade do procedimento, incluem-se os distúrbios miccionais, com incidência média de 10%; a instabilidade vesical iniciada após a cirurgia, a qual tem uma incidência média descrita de 17%; e o prolapso genital (enterocele, retocele, cistocele), que tem sido descrito, com 5 anos de seguimento, em 14% das pacientes. Existem descrições isoladas de ligadura uni ou bilateral de ureter após colpossuspensão, mas a incidência dessa complicação é difícil de precisar.

À luz da medicina com base em evidência, pode-se concluir que a colpossuspensão mantém o sucesso a longo prazo, embora a recorrência possa se dar como em qualquer procedimento. A modalidade aberta é considerada efetiva e duradoura no tratamento da IUE (grau de evidência A).

Após o surgimento e a demonstração de sua eficácia semelhante, os *slings* autólogos e sintéticos substituíram a colpossuspensão com menor morbidade. Nos últimos anos, segundo Ward e Hilton (2004), essa opção cirúrgica superou a colpossuspenção como o tratamento padrão-ouro, pois tem taxas de cura comparáveis, são menos invasivas e com retorno mais rápido à atividade normal.

Colpossuspensão laparoscópica

Desde a sua descrição, vários artigos surgiram na literatura, e, com as técnicas menos invasivas, os procedimentos laparoscópicos vêm ganhando popularidade. A colpossuspensão laparoscópica utiliza vários tipos de suturas, como faixas sintéticas, fios e grampos, e a maioria dos trabalhos mostra apenas seguimentos a curto prazo. Estudos revelam um declínio importante no sucesso da cirurgia, com índice de cura subjetiva de 89% em 3 meses e apenas 69% em 2 anos de *follow up*.

Burton (1999), em um estudo randomizado, descreveu 73% de cura pela via laparoscópica e 77% na colpossuspensão aberta; após 3 anos, as taxas foram de 60 e 93%, respectivamente.

A maior vantagem seria a rápida recuperação pós-operatória; porém, é contrabalançada pela baixa durabilidade da cirurgia, pela habilidade técnica do cirurgião e pelo alto custo.

Trabalhos randomizados comparando colpossuspensão aberta e laparoscópica mostraram resultados semelhantes com uma discreta tendência a aumento de falha na laparoscopia (níveis 1/2). Os estudos da via laparoscópica são limitados pelo pequeno seguimento, e considera-se que ela pode ser indicada para pacientes que já irão se submeter a videolaparoscopia (grau de recomendação D).

Sling suburetral

Procedimento no qual uma faixa de material sintético ou autólogo é passada lateralmente no nível do colo vesical ou da uretra média e fixada à fáscia do reto abdominal ou à parede pélvica lateral. Essa faixa, chamada de *sling* (traduzido para o português como alça), pode ser inserida por via abdominal, vaginal ou mista.

Sling autólogo

Essa técnica cirúrgica não é nova; a princípio, foi descrita em 1907 por Giordano, usando o músculo grácil. Após a primeira descrição, inúmeras modificações foram feitas: uso de músculo piramidal, fáscia lata, aponeurose do reto abdominal, tendão palmar, tecidos de animais (derme suína) ou materiais sintéticos como náilon e Marlex®.

Classicamente, durante muitos anos foi um procedimento utilizado em casos recidivantes, com um índice de cura objetiva médio de 86%. McGuire e Lytton, em 1978, e Blaivas, 1988, demonstraram boa eficácia da técnica utilizando fáscia de reto abdominal sem tensão em pacientes recidivadas e como primeira escolha, respectivamente. Após análise de toda a literatura, o comitê responsável pela revisão encontrou uma taxa de cura média de 87% com seguimento de até 10 anos.

Como a colpossuspensão, o *sling* também apresenta várias complicações, sobretudo a disfunção miccional e a bexiga hiperativa, cujo índice gira em torno de 10%, levando-se em consideração trabalhos mais recentes.

Com base na literatura e na evidência científica, o *sling* autólogo de fáscia de reto abdominal pode ser considerado padrão-ouro no tratamento da IUE, com nível 1 de evidência e grau de recomendação A, mantendo resultados de 5 anos semelhantes aos da colpossuspensão. Quando comparado aos *slings* retropúbicos sintéticos, estes obtiveram resultados semelhantes com menor morbidade per e pós-operatória. Na prática clínica esse procedimento tem sido reservado a casos mais graves, associados a fístulas urinárias ou a recidivas dos *slings* sintéticos (grau de recomendação D).

Sling sintético de polipropileno

Desde a primeira descrição da nova geração de *slings* sintéticos em 1996, por Ulmsten et al., essa técnica tem sido adotada de maneira ampla e em todo o mundo. Foi baseada na teoria integral publicada por Petros e Ulmsten em 1990, segundo a qual a IUE teria origem no enfraquecimento dos ligamentos pubouretrais e da fáscia endopélvica, e a faixa sintética teria o objetivo de compensar tal enfraquecimento.

Ao mesmo tempo, DeLancey publicou estudos realizados em cadáveres frescos e *in vivo*, descrevendo a anatomia do terço médio da uretra e comprovando sua importância na continência urinária.

Nessa época, passamos por uma grande mudança de concepção: a colocação das faixas deve ser isenta de *tensão*, e elas não necessitam ser fixadas em nenhuma estrutura. A ideia é implantar uma faixa para substituir a fáscia e os ligamentos enfraquecidos. Em algumas semanas, o próprio organismo forma uma fibrose nos poros e em volta da mesma, o que promove a continência urinária.

Ulmsten desenvolveu o *tension free vaginal tape* (TVT™), *sling* retropúbico, uma faixa de polipropileno macroporosa inserida no terço médio da uretra por meio de microincisões e passada rente à sínfise púbica até exteriorizar-se, através da pele, na região suprapúbica.

A possibilidade de se realizar esse procedimento com anestesia local faz com que a faixa seja ajustada durante manobras de Valsalva realizadas pela paciente, e a faixa no local adequado adere às estruturas e funciona como um novo ligamento pubouretral. A paciente sai da sala de cirurgia sem cateterismo vesical (Figura 39.4). No entanto, a aplicação de anestesia local não comprovou ser melhor que o bloqueio regional ou a anestesia geral. Desse modo, a maioria dos serviços no mundo utiliza o bloqueio regional ou a anestesia geral para a realização do procedimento. A Figura 39.5 mostra um *sling* sintético de polipropileno.

A partir dos *slings* retropúbicos, uma onda de novos materiais e técnicas começou a ser descrita, sempre seguindo essa nova tendência de técnica microinvasiva e menos obstrutiva. O *sling* retropúbico trouxe duas mudanças importantes de paradigma: a localização do *sling* do colo vesical para a uretra média e a não necessidade de tensão ou fixação da faixa.

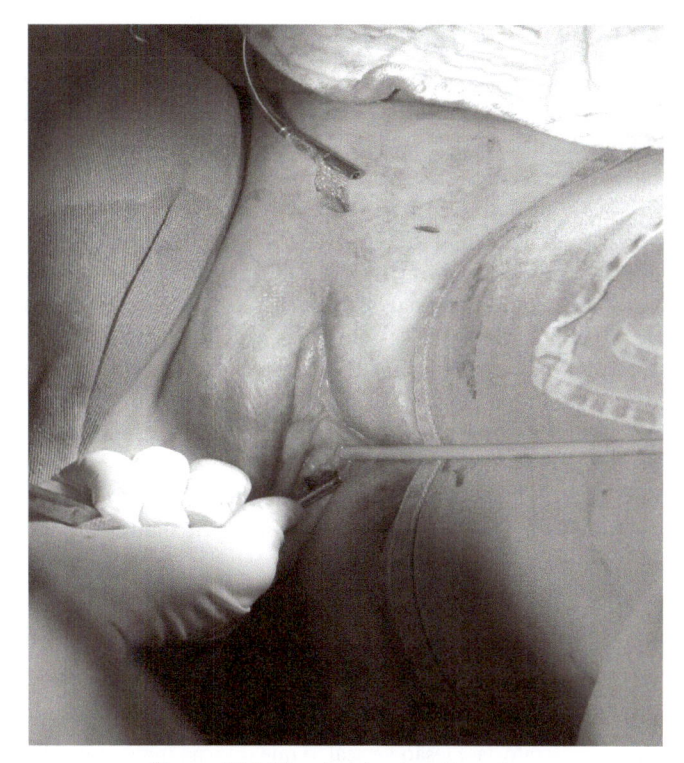

Figura 39.5 *Sling* sintético de polipropileno.

Em todos esses anos, vários trabalhos randomizados compararam os *slings* retropúbicos sintéticos sem tensão a outras técnicas, chegando a resultados semelhantes. Uma complicação comum dos *slings* retropúbicos é a passagem inadvertida da agulha intravesical, que torna obrigatória a realização de cistoscopia peroperatória. O índice de lesão vesical peroperatória está diretamente relacionado ao treinamento do cirurgião e não piora os resultados da técnica; a conduta é deixar a sonda vesical por 24 h.

Em 2002, Ward e Hilton publicaram um estudo randomizado comparando a colpossuspensão à Burch com o *sling* retropúbico e demonstraram que ambas as técnicas obtiveram resultados semelhantes. As diferenças foram menor índice de complicações mais graves e retorno mais rápido às atividades no grupo do *sling* retropúbico. As pacientes submetidas ao *sling* retropúbico apresentaram mais lesão vesical peroperatória. O grupo da colpossuspensão apresentou tempo cirúrgico e índice de reoperação por prolapso bem maiores, além de mais pacientes que necessitaram de cateterismo intermitente no pós-operatório (Ward e Hilton, 2002; 2004).

A durabilidade dos *slings* retropúbicos está muito bem comprovada com trabalhos que mostram resultados com média de até 10 anos. Atualmente, a técnica é amplamente usada no tratamento da IUE, considerada como padrão-ouro (grau de recomendação A). O fato de ser obrigatória a realização da cistoscopia peroperatória limitou o seu uso em ginecologia; além disso, após 2001/2002, houve um aumento dos relatos de complicações graves como hemorragia, lesão de alça intestinal e hematomas seguidos de infecções, o que fez surgir uma variação do *sling* retropúbico, o *sling* transobturatório (TOT), cuja agulha tem trajeto cego de menor comprimento.

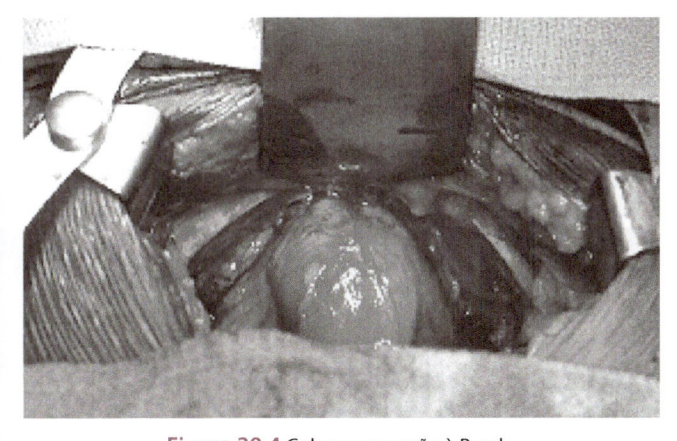

Figura 39.4 Colpossuspensão à Burch.

Sling sintético transobturatório

Delorne, em 2001, descreveu o resultado de 40 casos de *sling* sintético realizado por uma nova via: a TOT (Figura 39.6). Tal técnica consiste na passagem da agulha através do forame obturatório lateral e bilateralmente.

Após a sua descrição, o método ganhou muita popularidade, por ser mais simples e diminuir, de modo significativo, o risco de lesão vesical durante a cirurgia – a principal complicação do *sling* sintético transvaginal ou clássico. Existem duas maneiras de se realizar o *sling* TOT: com a passagem da agulha de fora para dentro, como inicialmente descrito por Delorne, ou de dentro para fora. Os estudos demonstraram não haver nenhuma diferença nos resultados das duas técnicas. A complicação específica desse tipo de *sling*, apesar de pouco frequente (< 10% dos casos), seria a dor permanente na raiz da coxa por lesão nervosa, hematoma pós-operatório e passagem inadvertida do *sling* por fora da mucosa vaginal, com posterior extrusão da faixa para a vagina.

Atualmente, existem vários estudos que utilizaram o *sling* TOT e o compararam com o retropúbico, com resultados semelhantes até 3 anos. O *sling* retropúbico tem maior índice de infecção do trato urinário (ITU), dificuldade miccional, urgência pós-operatória e lesão vesical, o que o torna mais mórbido. O *sling* TOT tem nível de evidência grau 2 no tratamento da IUE, e existe alguma evidência de que ele seria indicado nas pacientes com incontinência urinária mista e nas idosas, por ter menor morbidade per e pós-operatória. Por outro lado, existem provas de que, nas IUE mais acentuadas, com pressão de perda mais baixa na urodinâmica, e nos casos de IUE recidivada após TOT, os *slings* retropúbicos apresentam melhores resultados que os TOT.

Slings de incisão única ou *mini-sling*

O *sling* de incisão única (SIS) foi introduzido em 2006 com o objetivo de minimizar os riscos da passagem cega de agulhas presente no *sling* retropúbico e no TOT, o que pode causar lesões de órgãos, vasculares ou nervosas (dor nos *slings* TOT). Trata-se de uma faixa bem mais curta que é inserida, por meio

de *kits*, na fáscia pubocervical bilateralmente (Figura 39.7), sem passagem cega de agulhas. As primeiras metanálises em relação aos *mini-slings* mostraram resultados piores em relação ao TOT e ao retropúbico. Dois possíveis motivos para a inferioridade dos primeiros estudos com *mini-slings* são: o primeiro *kit* lançado (TVT-secur) foi considerado inadequado para a fixação na fáscia e, inclusive, saiu do mercado por esse motivo; além disso, o ajuste peroperatório do *mini-sling* é diferente do retropúbico e do TOT, o que leva a uma curva de aprendizado mais lenta. Depois da primeira revisão da Cochrane sobre *mini-slings*, alguns autores fizeram nova revisão sistemática excluindo as pacientes submetidas a TVT-secur, e foi demonstrada a semelhança entre resultados do procedimento com os *slings* TOT e retropúbico. A vantagem dos *mini-slings* seria a baixa incidência de complicações como dor na raiz da coxa (TOT), hematomas (retropúbico e TOT) e passagem inadvertida em vasos e outros órgãos (retropúbicos).

No entanto, a maioria dos estudos ainda conta com um breve tempo de acompanhamento; assim, a eficácia a longo prazo precisa ser avaliada e confirmada. À luz da medicina com base em evidência, os *mini-slings* têm grau de recomendação B.

Desde a introdução do primeiro *sling* sintético retropúbico sem tensão para tratar a IUE, novas abordagens, diferentes técnicas e novos dispositivos foram criados. Foram desenvolvidas técnicas transobturatórias e o SIS (*mini-sling*) para tentar diminuir a taxa de complicações e melhorar a fase de recuperação (Barboglio e Ann, 2013). Os *slings* tradicionais (autólogos de fáscia de reto abdominal) são tão eficazes quanto os minimamente invasivos, mas têm maiores índices de efeitos adversos. Os procedimentos tradicionais de *sling* parecem conferir uma taxa de cura semelhante quando comparados com a colpossuspensão retropúbica aberta, mas o perfil de eventos adversos a longo prazo ainda não está claro.

De acordo com uma revisão Cochrane e duas metanálises, resultados subjetivos do *sling* suburetral foram semelhantes aos da colpossuspensão; no entanto, ao se avaliarem os resultados objetivos, o suburetral foi melhor (nível 1). Uma metanálise que abordou o SIS mostrou resultados inferiores aos do *sling* suburetral (nível 1). Novas e melhoradas técnicas do SIS foram usadas, com resultados semelhantes aos dos *slings* retropúbicos e transobturatórios, mas resultados a longo prazo ainda são limitados e um pouco controversos.

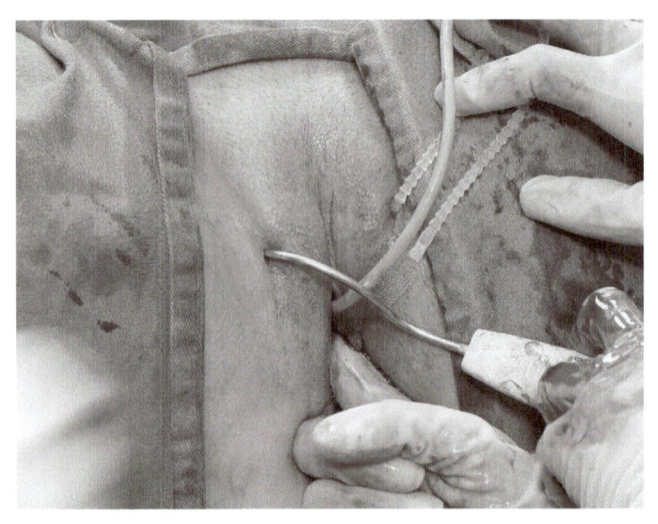

Figura 39.6 *Sling* sintético transobturatório com faixa de polipropileno.

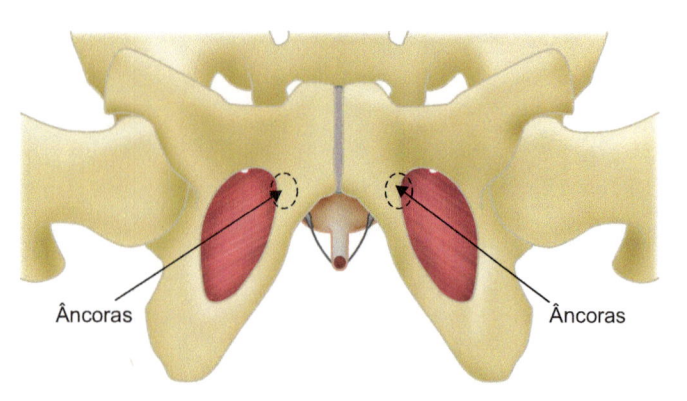

Âncoras   Âncoras

Figura 39.7 *Mini-sling*.

Injeções periuretrais

As injeções periuretrais de substâncias para melhorar a pressão uretral e impedir a perda urinária no esforço se tornaram populares com a injeção de colágeno bovino (Contigen®), que se tornou obsoleta e saiu do mercado porque a absorção da substância ao longo do tempo provocava recidiva da IUE. Desde então, várias outras substâncias foram introduzidas no mercado com esse objetivo: hidroxila cálcio apatita (Coaptite®), carbono coberto por zircônio (Durasphere®), elastômero de polidimetilsiloxano (Macroplastique®) e poliacrilamida hidrogel (Bulkamide®). Recentemente, iniciaram-se alguns trabalhos com injeção periuretral de células-tronco.

A técnica tem a vantagem de ser pouco invasiva, com baixa permanência hospitalar. Pode ser realizada ambulatorialmente, o que compensa o alto custo do material. No Brasil, porém, essa diferença de compensação é muito pequena, pois o custo do material é bastante elevado.

A via transuretral é tão efetiva quanto a periuretral, com a vantagem de necessitar de menor quantidade de colágeno. O índice de complicação médio é de 20%. A urgência miccional pós-cirúrgica ocorre em 13% dos casos; a hematúria, em 5%; e a retenção urinária transitória, em 2%. As injeções, em geral, necessitam ser repetidas; um extenso estudo com seguimento a longo prazo verificou 48% de cura com média de 1,5 a 2 injeções por paciente.

O nível de eficácia do uso de injeções periuretrais é 2; porém, ainda não se sabe qual o melhor agente de injeção, e trabalhos com seguimento a longo prazo (pelo menos 2 anos) são necessários para que esse tipo de procedimento seja considerado uma boa opção em pacientes portadoras de IUE (grau de recomendação D).

Esfíncter artificial

A avaliação da literatura sobre esfíncter artificial é difícil, pois a maioria dos trabalhos é de grupos heterogêneos quanto às indicações. Porém, entre eles, as mais indicadas para essa técnica de correção da IUE seriam as pacientes já submetidas a diversos procedimentos cirúrgicos sem sucesso com detrusor estável. Nesse grupo específico, as taxas de sucesso giram em torno de 92%. Esse alto índice de resposta satisfatória é contrabalançado pela necessidade de outra cirurgia para revisão em cerca de 20% das pacientes, por mau funcionamento do esfíncter ou erosão uretral e pelo alto custo do material (grau de recomendação B/C).

CONSIDERAÇÕES FINAIS

O tratamento cirúrgico da incontinência urinária de esforço é eficaz a longo prazo, com 60 a 90% de continência em 5 anos. As técnicas consideradas de primeira linha hoje são a colpossuspensão retropúbica, os *slings* autólogos de fáscia de reto e os *slings* sintéticos retropúbicos e TOT, com a ressalva de que os últimos têm seguimento menor na literatura.

Os *slings* sintéticos foram um grande avanço no tratamento da IUE, com importante diminuição de morbidade per e pós-operatória. Atualmente, esses procedimentos são amplamente utilizados no tratamento da IUE em detrimento dos clássicos, como colpossuspensão e *slings* autólogos. Ainda é preocupante o índice de urgência e urge-incontinência que aparece após esses procedimentos, sendo o principal responsável pela diminuição na satisfação da paciente. Em tempos modernos, nosso foco deve ser sempre a satisfação da paciente com o tratamento.

BIBLIOGRAFIA

Abrams P, Cardozo L, Khoury S et al. Incontinence. 5th Consultation on Incontinence. 5. ed. Paris; 2012.

Bakali E, Buckley BS, Hilton P et al. Treatment of recurrent stress urinary incontinence after failed minimally invasive synthetic suburethral tape surgery in women (Protocol). The Cochrane Library. 2011, Issue 10.

Barboglio PG, Ann GE. The fate of synthetic mid-urethral slings in 2013: A turning point. Arab J Urol. 2013 Jun; 11(2): 117-26. Published online 2013 Jun 14. doi: 10.1016/j.aju.2013.04.005

Bidmead J, Cardozo L. Genuine stress incontinence: colpocystourethropexy versus sling procedures. Current Opinion in Obst Gynecol. 2000; 12(5):421-6.

Blaivas JG, Olsen CA. Stress incontinence classification and surgical approach. J Urol. 1988; 139(4): 727-31.

Burton G. A five year prospective randomised urodynamic study comparing open and laparoscopic colposuspension. Neurourology & Urodynamics. 1999.

Burton G. A three year prospective randomized urodynamic study comparing open and laparoscopic colposuspension. Neurology and Urodynamics. 1994; 4:497-8.

De Lancey JOL. Correlative study of paraurethral anatomy. Obstetrics and Gynecology. 1986; 68:91.

DeLancey JOL. Why do women have stress urinary incontinence? Neurourol Urodyn. 2010; 29(Suppl 1):S13-S17.

DeLancey JOL, Starr RA. Histology of the connection between the vagina and levatorani muscles. Journal Reproduction Med. 1990; 35:765.

Delorne E. La bandelette trans-obturatrice: untraitement mini-invasif pour traiter l'incontinence urinaire d'effort de la femme. Prog Urol. 2001; 1:1306-13.

Enhorning G. Simultaneous recording of intravesical and intraurethral pressure. Acta Chir Scand. 1961; 276 Suppl:1.

Ford AA, Rogerson L, Cody JD et al. Mid-urethral sling operations for stress urinary incontinence in women. Cochrane Database of Systematic Reviews. 2015, Issue 7.

Glazener CMA, Cooper K. Bladder neck needle suspension for urinary incontinence in women. Cochrane Database Syst Rev. 2014. Issue 2.

Haab F, Zimmern PE, Leach GE. Urinary stress incontinence due to intrinsic sphincter deficiency – experience of fat and collagen periurethral injections. Journal of Urology. 1997; 157:1283-8.

Haylen BT, Maher CF, Barber MD et al. An International Urogynecological Association (IUGA)/International Continence Society (ICS) joint report on the terminology for female pelvic organ prolapse (POP). Wiley Periodicals Inc., and The International Urogynecological Association. 2016.

Kelly HA, Dunn W. Urinary incontinence in women without manifest injury to the bladder. Surg Gynecol Obstet. 1914; 18:444.

Kennedy WT. Incontinence of urine in the female, the urethral sphincter mechanism, damage of function and restoration of control. American Journal of Obstetrics and Gynecology. 1937; 34:576.

Krantz KE. The Marshall-Marchetti-Krantz procedure. In: Stanton SL, Tanagho ED. Surgery of female incontinence. 2. ed. New York: Springer; 1986.

Lobel RW, Sand PK. Long term results of laparoscopic Burch colposuspension. Neurology and Urodynamics. 1996; 15:398-9.

Marshall VF, Marchetti AA, Krantz KE. The correction of stress incontinence by simple vesicourethral suspension. Surgery Gynecology Obstetrician. 1949; 88:509.

McGuire EJ, Lytton B. Pubovaginal sling procedure for stress incontinence. J Urol. 1978; 119:82-4.

Nager CW, Brubaker L, Litman H et al. A Randomized Trial of Urodynamic Testing before Stress Incontinence Surgery. N Engl J Med. 2012.

Nilsson CG, Kluuva N, Falconer C et al. Long-term results of the tension-free vaginal tape procedure for surgical treatment of female stress urinary incontinence. International Urogynecology Journal. 2001; 12(2):5-8.

Pereyra AJ. A simplified surgical procedure for the correction of stress incontinence in women. West J Surg. 1959; 67:223.

Petros PE, Ulmsten UI. An integral theory of female urinary incontinence. Experimental and clinical considerations. Acta Obstet Gynecol Scand. 1990; Suppl 153:7-31.

Rehman H, Bezerra CC, Brushini H et al. Traditional suburethral sling operations for urinary incontinence in women. Cochrane Database Syst Rev. 2011; 19(1): CD001754. doi: 10.1002/14651858. CD001754.pub3.

Rezapour M, Ulmsten U. TVT in women with recurrent stress urinary incontinence. A long term follow up. International Urogynecology Journal. 2001; 12(2):9-11.

Richardson AC et al. Treatment of strees urinary incontinence due to paravaginal fascial defect. Obstet Gynecol. 1980; 57(3) 357-62.

Royal College of Obstetricians and Gynaecologists (RCOG). NICE Clinical Guidelines. n. 171. National Collaborating Centre for Women's and Children's Health (UK). London: Royal College of Obstetricians and Gynaecologists (UK); 2013.

Stamey TA. Endoscopic suspension of the vesical neck for urinary incontinence. Surgery Gynecology and Obstetrics. 1973; 136:547-54.

Stanton SL, Cardozo LD. A comparison of vaginal and suprapubic surgery in the correction of incontinence due to urethral sphincter incompetence. British Journal of Urology. 1979; 6:497-9.

Stanton SL, Chamberlain GVP, Holmes DM. Randomized study of anterior repair and colpo-suspension operation in the control of genuine stress incontinence. Proceedings Annual Meeting of the International Continence Society. 1986; 2367-97.

Tamagho EA. Colpocystourethropexy: the way we do it. Journal Urology. 1976; 116:751.

Tayrac R, Deffieux X, Droupy S et al. A prospective randomized trial comparing tension-free vaginal tape and transobturator suburethral tape for surgical treatment of stress urinary incontinence. Am J Obstet Gynecol. 2004; 190(3):602-8.

Ulmsten U, Henriksson L, Johnson P et al. An ambulatory surgical procedure under local anesthesia for treatment of female urinary incontinence. International Urogynecology Journal. 1996; 7(81):6.

Ulmsten U, Johnson P, Rezapour M. A three-year follow up of tension-free vaginal tape for surgical treatment of female stress urinary incontinence. British Journal of Obstetrics and Gynecology. 1999; 106:345-50.

Van Leijsen SA, Kluivers KB, Mol BW et al. The value of preoperative urodynamics according to gynecologists and urologists with special interest in stress urinary incontinence. Int Urogynecol J. 2011.

Ward K, Hilton P. A prospective multicentre randomized trial of tension-free vaginal tape and colposuspension for primary urodynamic stress incontinence: two-year follow-up. American Journal of Obstetrics and Ginecology. 2004; 190(2):324-31.

Ward K, Hilton P. Prospective multicentre randomized trial of tension-free vaginal tape and colposuspension as primary treatment for stress incontinence. BMI. 2002; 325:67-73.

Webster SD, Perez LM, Khoury JM et al. Management of stress urinary incontinence using artificial urinary sphincter. Urology. 1992; 39:499-503.

Zacharin RF. Abdominoperineal urethral suspension in the management of recurrent stress incontinence of urine. Obstetrics and Gynaecology. 1983; 62:544-655.

Zhang P, Fan B, Zhang Pet al. Meta-analysis of female stress urinary incontinence treatments with adjustable single-incision mini-slings and transobturator tension-free vaginal tape surgeries. BMC Urology. 2015; 15:64.

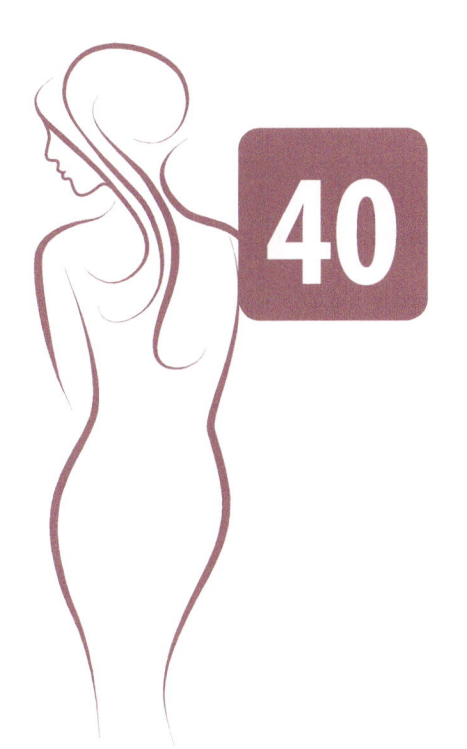

40 Atuação da Fisioterapia no Tratamento Conservador da Incontinência Urinária Feminina

Elza Baracho

Simone Botelho

Anita Bellotto Leme Nagib

INTRODUÇÃO

A International Continence Society (ICS), a International Urogynecological Association (IUGA), a European Association of Urology (EAU), o American College of Physicians (ACP) e a Organização Mundial da Saúde (OMS) recomendam o tratamento conservador como primeira linha de tratamento para as disfunções do assoalho pélvico feminino. As pesquisas científicas demonstram sua eficácia, com métodos e técnicas pouco invasivos, de baixo custo e que proporcionam melhora da função, dos sinais e sintomas e da qualidade de vida das mulheres com incontinência urinária (IU), incontinência fecal, prolapsos dos órgãos pélvicos, entre outras disfunções.

A abordagem fisioterapêutica deve ser embasada em avaliação prévia, com o intuito de investigar as condições de saúde, os comprometimentos das estruturas e funções, as limitações de atividades e a participação e as interferências dos fatores ambientais e pessoais, considerando o impacto das barreiras e dos fatores que tendem a facilitar seu restabelecimento físico, social e emocional. A Classificação Internacional de Funcionalidade, Incapacidade e Saúde (CIF) apresenta uma ferramenta valiosa para a descrição e a comparação das condições de saúde de maneira integral, para ser utilizada no contexto internacional. Para mais informações, ver Capítulo 29, *Avaliação e Diagnóstico Fisioterapêuticos de Mulheres com Disfunções do Assoalho Pélvico*.

Segundo a Teoria Integral, as disfunções do assoalho pélvico feminino são resultantes de perda da integridade das estruturas pélvicas de suporte e sustentação, o que justifica a coexistência de sintomas urinários, intestinais e vaginais. Isso reforça a importância da avaliação globalizada e minuciosa, servindo-se de métodos confiáveis de investigação e realizada por profissional habilitado.

Neste capítulo, abordaremos os recursos fisioterapêuticos utilizados na prática clínica para tratamento da IU feminina, embasados em evidências científicas atuais.

TRATAMENTO DAS DISFUNÇÕES DO ASSOALHO PÉLVICO FEMININO

O tratamento fisioterapêutico da IU feminina teve seu início na década de 1940-1950 com os estudos de Arnold Kegel. Desde então, muitas pesquisas têm sido desenvolvidas com o intuito de promover a melhora dos sintomas e da função do assoalho pélvico.

Uma preocupação atual entre os fisioterapeutas é que o protocolo de tratamento seja embasado em avaliação criteriosa das condições do assoalho pélvico, não se restringindo ao treinamento de força muscular. Sabe-se que a força não estabelece uma relação linear com a função, pois uma pessoa pode apresentar boa força muscular, mas continuar perdendo urina ou vice-versa. Da mesma maneira, pouco se conhece a respeito da ação muscular dos músculos circunvizinhos, considerados acessórios ou sinergistas.

Outra preocupação se refere a treinamento de força *versus* fadiga muscular. Protocolos clínicos devem ser individualizados e embasados na avaliação funcional prévia, que determinará a base do tratamento, considerando as condições individuais de sua paciente e os diversos recursos disponíveis. Assim, devem-se considerar condições de controle e coordenação, tonicidade muscular, força, resistência e fadiga, além das condições estruturais e funcionais, assim como o que se espera do tratamento por parte do terapeuta e, especialmente, da paciente.

Para o sucesso da terapêutica, os objetivos do tratamento devem ser estabelecidos em curto, médio e longo prazos. O acompanhamento dos resultados garantirá a efetividade da técnica escolhida. O seguimento da paciente após a alta deve ser preconizado, uma vez que as técnicas conservadoras dependem de motivação para manutenção, aprendizado e controle. Em nosso serviço, reavaliamos as pacientes de 3 em 3 meses, e depois de 6 em 6 meses, com o intuito de manter os resultados alcançados. Escolher métodos e técnicas que se aproximem do perfil de sua paciente e possibilitem sua incorporação em sua rotina diária tende a garantir a motivação e manutenção a longo prazo. Faz parte da proposta terapêutica salientar às pacientes que o sucesso depende não somente do tratamento realizado, mas especialmente de sua participação e seu controle.

Em seguida, abordaremos os recursos mais utilizados na prática fisioterapêutica. A escolha do recurso deve ser realizada considerando os critérios de indicação e contraindicação, bem como os objetivos a serem alcançados. Os recursos terapêuticos podem ser utilizados de modo associado ou não. A elaboração do protocolo de tratamento deve embasar sua escolha.

RECURSOS UTILIZADOS NO TRATAMENTO DA INCONTINÊNCIA URINÁRIA FEMININA

Após avaliação detalhada, o programa de tratamento deve ser prescrito, respeitando alguns princípios básicos, a saber:

- Escolha da técnica ou método de tratamento de acordo com a paciente a ser tratada (idade, sexo, perfil e condições clínicas, como, por exemplo, ocorrência de prolapsos de órgãos pélvicos, gestação, climatério, senescência etc.)
- Objetivos do tratamento
- Métodos disponíveis e domínio da técnica.

Normalmente, o protocolo terapêutico associa técnicas de reestruturação do recinto abdominopélvico, reequilíbrio postural e da dinâmica respiratória, normalização das tensões musculoaponeuróticas e técnicas de controle (contração e relaxamento voluntário e involuntário), coordenação dos músculos do assoalho pélvico (MAP) e seus acessórios, previamente ao treinamento de fortalecimento.

O treinamento dos músculos do assoalho pélvico (TMAP) é realizado por meio de cinesioterapia e pode ser associado ou não às técnicas de *biofeedback*, cones vaginais e eletroestimulação, de acordo com a prescrição adequada.

Treinamento dos músculos do assoalho pélvico

O American College of Sports Medicine determina que o treinamento muscular seja embasado em princípios fundamentais de cinesiologia e cinesioterapia. O TMAP deve respeitar tais princípios, a começar pela especificidade do músculo a ser treinado. Portanto, deve-se considerar sua função (sustentação dos órgãos pélvicos, controle da continência urinária e fecal, participação na atividade sexual e na postura estática), morfologia (composição das fibras musculares), habilidade, propriocepção e controle (capacidade de reconhecimento por parte da paciente).

Assim, a escolha do programa de treinamento deve ainda ser embasada em: tipo de exercício a ser realizado, frequência, intensidade e duração. A quantidade de repetições, tempo de intervalo, tipo de contração, capacidade de progressão e carga deve ser estabelecida, e a correta contração deve ser confirmada antes do programa de treinamento, uma vez que muitas mulheres não sabem contrair e relaxar corretamente os MAP.

A escolha do protocolo deve ainda considerar as funções e disfunções encontradas na avaliação prévia. Contrações rápidas e lentas devem ser realizadas considerando a necessidade da ação muscular durante os aumentos súbitos de pressão intra-abdominal e a capacidade de sustentação dos órgãos por longo período de tempo. Os intervalos entre as contrações devem respeitar a especificidade do músculo em questão e a capacidade de manutenção da contração sustentada durante a avaliação prévia. O princípio de sobrecarga e de progressão deve ser enfatizado quando o intuito for promover aumento de força e resistência muscular.

Cargas máximas ou submáximas, controle da utilização dos músculos acessórios, uso da cocontração dos músculos sinergistas, controle da velocidade, número de repetições, evolução, manutenção e controle da pré-contração (contração voluntária ou involuntária dos MAP que antecedem as atividades de aumento de pressão intra-abdominal) devem ser itens de atenção fisioterapêutica na prescrição do programa de TMAP.

Na prática clínica, o TMAP pode ser realizado com base em diferentes técnicas disponíveis na fisioterapia. Associar contrações dos MAP durante a realização do Pilates, por exemplo, tem sido orientado rotineiramente às mulheres. Entretanto, nossa preocupação com a adequada prescrição dos exercícios requer cuidadosa investigação do quadro clínico, das condições estruturais e funcionais e do grau de capacidade de realização por parte da participante.

Seguindo a tendência mundial da *gamificação*, o TMAP passou a ser realizado também por meio de jogos virtuais. Com o intuito de incentivar adesão e motivação, ambientes virtuais e *games* vêm sendo explorados, inclusive para serem utilizados a distância. Estudos desenvolvidos em nosso laboratório de pesquisa têm demonstrado que a realização de jogos comandados pela pelve promove a melhora dos sintomas associados ao aumento da atividade muscular dos MAP e do transverso do abdome. No entanto, enquanto o mundo se torna virtual, muitos aplicativos na área de saúde têm sido disponibilizados para o público leigo, mas pouco se sabe sobre sua viabilidade, efetividade e custo-benefício, o que tende a causar preocupação entre os pesquisadores da área, se não existirem pesquisas clínicas que comprovem a superioridade dessas técnicas.

Assim, a realização de estudos clínicos randomizados e controlados deve ser incentivada como base para a indicação de protocolos efetivos para o TMAP, o que possibilitará que nossa prática clínica seja exercida com segurança e efetividade.

PROGRAMAS DE TRATAMENTO PARA INCONTINÊNCIA URINÁRIA FEMININA

O programa de tratamento é geralmente iniciado com uma sessão na qual a paciente recebe orientações e informações proprioceptivas sobre as estruturas e funções dos músculos e órgãos pélvicos, podendo essa conscientização ser feita por meio de figuras ilustrativas, da consciência do controle motor, de palpação digital vaginal, de *biofeedback* ou de outros meios. As técnicas a serem utilizadas serão determinadas durante a avaliação que a antecede, o que ajuda no estabelecimento dos objetivos a serem alcançados.

Exercícios de conscientização dos MAP associados à dinâmica respiratória e ao controle dos músculos circunvizinhos devem ser enfatizados para o restabelecimento do controle motor e da coordenação entre eles. Técnicas associadas ao *biofeedback* e à eletroestimulação podem ser utilizadas quando se deseja conscientizar e promover melhora do controle muscular. Os cones vaginais e a *gameterapia* (treinamento dos MAP por meio de realidade virtual) podem ser recursos adicionais ao programa de tratamento.

O tratamento supervisionado é superior ao não supervisionado, mas não existe consenso sobre os parâmetros de treinamento necessários para a efetividade do tratamento da IU feminina. Os parâmetros de treinamento, o tempo de duração e os intervalos entre as sessões variam de estudo para estudo, o que dificulta determinar quais são mais eficazes. Considerando os princípios que regem o treinamento muscular, acredita-se que o tempo de treinamento deve variar entre 8 semanas e 6 meses para que os resultados sejam bem estabelecidos. Baracho (2004) realizou um estudo-piloto comprovando que a efetividade da fisioterapia se dá próximo à 12ª sessão, mas a melhora dos sintomas é registrada até que se completem 24 sessões. Após esse corte, parece não haver melhora ou até decréscimo nos ganhos adquiridos; além disso, a paciente pode sentir-se desestimulada quando o processo terapêutico é muito longo.

Estudos sobre adesão ao tratamento devem ser realizados no intuito de certificar sua efetividade a longo prazo, uma vez que esse é um fator decisivo para a manutenção dos efeitos do TMAP. Estudos revelam variação de 10, 25 e 70% nesse quesito. Os efeitos a longo prazo podem ser esperados após o término do tratamento; no entanto, foi observada perda de 5 a 10% da "força muscular", por semana, após interrupção do tratamento. O acompanhamento guiado com intervalo de 3 a 6 meses pode ser estabelecido para que haja maior sucesso na terapêutica.

Nos laboratórios de Urofisioterapia da Universidade Estadual de Campinas (Unicamp) e da Universidade Federal de Alfenas (Unifal-MG), realizamos diversos tipos de pesquisa envolvendo o TMAP, e nossos achados estão descritos nos estudos citados na Bibliografia deste capítulo, os quais podem embasar a prática científica e a rotina clínica.

Biofeedback

Dentro da abordagem conservadora, o treinamento do controle motor assistido com *biofeedback* pode ser uma das opções de tratamento de primeira linha para o tratamento da IU.

Descrito pela primeira vez por Kegel, em 1948, a técnica se caracteriza por ser um recurso utilizado em conjunto com o TMAP, com a capacidade diferencial de demonstrar o recrutamento muscular às próprias pacientes. A ICS define *biofeedback* como uma técnica pela qual a atividade fisiológica é registrada, aprimorada e apresentada à paciente, em tempo real, por meio de sinais visuais e acústicos. É um instrumento útil no ensino e no aprendizado de processos de autorregulação que envolvem treinamento, possibilitando a conscientização das pacientes de seu funcionamento fisiológico, para que possam aprimorar o treinamento muscular.

O *biofeedback* tem importante papel auxiliar no tratamento das disfunções neuromusculares, complementando os protocolos de TMAP de modo a reeducar, proporcionando consciência sobre o treinamento muscular e a função fisiológica inconsciente, isolando grupos musculares acessórios.

Seus equipamentos podem ser manométricos ou eletromiográficos. O *biofeedback* manométrico é composto por sonda vaginal inflável, de látex, que, em contato com a parede vaginal da paciente, possibilita a obtenção de informações relacionadas à captação dos níveis pressóricos no interior da sonda vaginal. O eletromiográfico acompanha sensor de eletromiografia de superfície, eletrodo terra e monitor de vídeo, que, conectado ao músculo, amplifica a resposta fisiológica e a converte em informações significativas visuais e/ou acústicas.

Não está claro até o momento qual o nível de superioridade entre as técnicas de reabilitação do assoalho pélvico e o *biofeedback*, nem se sua realização em conjunto com o TMAP tende a ser mais eficaz. No entanto, já é reconhecido que ele é motivador, tende a incentivar a adesão ao tratamento e melhorar a função do assoalho pélvico, além de permitir que a paciente acompanhe o progresso do seu treinamento.

A IU de esforço, a IU de urgência e a IU mista podem ser tratadas por meio do *biofeedback*. De acordo com a disfunção miccional apresentada pela paciente, é necessário que o fisioterapeuta estabeleça os objetivos da intervenção a ser realizada, levando-se em consideração a queixa relatada e a avaliação funcional dos MAP.

O equipamento de *biofeedback* auxilia na dosagem do programa de TMAP proposto, uma vez que se podem criar critérios como: tipo de contração a ser estimulada (rápida ou sustentada), número de repetições, tempo de duração da contração e intervalo de relaxamento, intensidade da contração (contração voluntária máxima, submáxima, podendo-se, ainda, estabelecer a porcentagem de contração desejada), frequência (número de contrações diárias) e adequação à postura recomendada para a realização dos exercícios.

Estimulação elétrica

A estimulação elétrica (EE) dos MAP tem sido utilizada como terapia coadjuvante no tratamento de IU de esforço, síndrome da bexiga hiperativa e IU mista. Sua indicação se estende a disfunções urinárias de causa neurológica, disfunções proctológicas e dores pélvicas.

Pode ser realizada com correntes específicas para o objetivo proposto, servindo-se de eletrodos intracavitários (endovaginais ou endorretais), de superfície (transcutâneo, posicionados na região sacral, perineal ou no trajeto do nervo tibial), com auxílio de agulha (percutâneo, normalmente utilizado nos nervos sacrais ou no trajeto do nervo tibial) e até mesmo de eletrodos implantáveis, nas modalidades de estimulação contínua ou intermitente, podendo ainda ser do tipo *wireless*. A modalidade implantável é conhecida como neuromodulação e se caracteriza por ser invasiva e, portanto, realizada por cirurgião.

Dentre as modalidades utilizadas pelo fisioterapeuta, encontram-se as correntes elétricas alternadas, as bipolares e as interferenciais, com frequências que variam de 4 a 70 hertz (Hz). A excitabilidade elétrica do nervo causada pelos potenciais de ação de propagação pode ser usada de várias maneiras para influenciar e restaurar a função dos MAP e do trato urinário inferior. Assim, frequências de 4 a 10 Hz têm sido utilizadas para o tratamento da inibição do detrusor, e frequências de 10 a 70 Hz, como coadjuvantes no treinamento de conscientização, controle, coordenação, força e resistência dos MAP. A utilização do tempo *on-off* reduz a fadiga da musculatura estriada no período de aplicação da corrente. Por se tratar de músculos fadigáveis, normalmente são utilizados intervalos de tempo de 2:1, ou seja, relaxamento com o dobro do tempo de contração realizada. Esses parâmetros podem ser ajustados de acordo com o objetivo do tratamento proposto.

Por sua capacidade de prover estímulo proprioceptivo, a EE tem sido bastante utilizada durante o tratamento inicial de pacientes com baixa capacidade para reconhecer a contração adequada dos MAP (contração ausente ou fraca). A contração ativa dos MAP deve ser realizada simultaneamente à EE. Os programas de treinamento podem ser estabelecidos utilizando as ferramentas: tempo de subida, tempo de descida e tempo *on-off*, compatível com a condição muscular encontrada na avaliação prévia. Os efeitos adversos são incomuns; entretanto, algumas mulheres relatam desconforto.

A utilização da EE do nervo tibial, tanto na modalidade percutânea como na transcutânea, tem apresentado resultados promissores na abordagem terapêutica das disfunções vesicais e intestinais. Contudo, apesar de amplamente utilizada na prática clínica, seus parâmetros não são bem definidos cientificamente, devido à ampla variação nos estudos encontrados e ao risco de viés. Assim, parece que adicionar EE ao tratamento pode ser uma alternativa viável, devendo-se avaliar com cautela os achados que indicam ou refutam a utilização da EE até que novos estudos clínicos possam contribuir com a compreensão dos seus efeitos e o estabelecimento de parâmetros para sua indicação e contraindicação. Efeitos a longo prazo também não estão ainda estabelecidos.

Na prática clínica, o fisioterapeuta experiente certamente terá como base seus conhecimentos prévios e as condições funcionais encontradas na avaliação inicial, para então estabelecer seus critérios de utilização. É válido ressaltar que existem contraindicações clássicas para a utilização da EE, as quais precisam ser respeitadas. Para mais informações a respeito, ver Capítulo 41, *Eletroterapia na Saúde da Mulher*.

Cones vaginais

Os cones vaginais são dispositivos endovaginais, de aço inoxidável, com revestimento plástico e um fio de náilon no ápice para facilitar a remoção. Têm sido utilizados em programas de TMAP, com o objetivo de restaurar as fibras musculares e, consequentemente, a função muscular. É considerado um método seletivo pela capacidade de recrutar, em especial, as fibras do tipo I (fibras de contração lenta).

Foram preconizados por Plevnik em 1985, que demonstrou às pacientes ser possível aprenderem a contrair os MAP por meio da retenção de cones vaginais com pesos crescentes. Eles são em número de cinco a nove, e contêm volumes, formas e pesos diferenciados, dependendo do fabricante. Os comercializados no Brasil são em número de cinco e variam de 25 a 65 g. São considerados *feedback* tátil e cinestésico por permitirem a retroalimentação da paciente, à medida que recrutam progressivamente suas fibras musculares e, com isso, aumentam a atividade de contração.

Os cones vaginais podem ser utilizados como ferramentas de TMAP na prática clínica, podendo ser indicados para uso domiciliar diariamente. Os exercícios com cones vaginais associados a outras técnicas também demonstram eficácia nos resultados. Em programas de TMAP com uso de cones vaginais, o fisioterapeuta pode orientar a utilização deles em dois tipos de treinamento: passivo ou ativo, conforme descrito por Haddad et al. (2011).

Ambos os programas devem ser supervisionados por fisioterapeuta capacitado, que indicará o cone a ser utilizado com base em sua avaliação clínica. Preconiza-se o teste de "um minuto", com a paciente na posição de pé caminhando lentamente, com o intuito de investigar qual cone é suportado na vagina e qual tende a "cair" (descida para além do introito vaginal). Assim, é estabelecido qual o cone deve ser utilizado em ambas as fases do treinamento.

No treinamento passivo, não há contração voluntária dos MAP. Utiliza-se, para isso, o cone que foi suportado sem "descer" para além do introito vaginal, utilizando-o por 15 a 20 min durante as atividades de vida diária. A presença do cone sobre os MAP induzirá as contrações involuntárias dos mesmos, promovendo *feedback* sensorial, com recrutamento das fibras do tipo I à medida que as contrações são prolongadas. Com o progresso, os cones de maior peso devem ser indicados, e o aumento gradual do peso mantém a sobrecarga muscular necessária para o treinamento.

O treinamento ativo é realizado utilizando-se o cone de maior peso retido na vagina durante o teste de caminhada, com contração voluntária dos MAP, de modo que seja necessário realizar certo esforço para não o deixar cair. Haddad et al. (2011) preconizam 30 contrações voluntárias, sendo a razão contração/repouso (em segundos) de 5:5, 2 vezes/dia, em posição estática. Da mesma maneira, com o progresso, os cones de maior peso devem ser indicados. A duração dessa terapia é controversa, podendo estender-se em até 6 meses de treinamento.

A efetividade do método é questionada devido ao risco de alteração do posicionamento do cone vaginal após ser introduzido na vagina. Considerando que a orientação dela não é completamente vertical, algumas mulheres podem reter o cone sem realmente ativar os MAP. Além disso, dependendo do eixo da vagina, as mulheres precisam produzir diferentes intensidades de força para reter o cone. O deslocamento do cone no interior da vagina, com posicionamento transversal, já foi demonstrado radiologicamente, o que o impede de sair para além do introito vaginal, mesmo em condições de incapacidade muscular. Por isso, seu uso como ferramenta para medida da função muscular não parece ser válido. É importante ressaltar que o treinamento isolado de manutenção do cone na vagina durante 15 a 20 min não é considerado suficiente para a reabilitação dos MAP.

Herbison e Dean (2013) avaliaram 23 ensaios clínicos randomizados e quase randomizados, envolvendo 1.806 mulheres, das quais 717 receberam cones. Todos os ensaios foram pequenos, com diferentes medidas de resultados, o que tornou difícil a comparação. Foi observada alta taxa de desistência do tratamento. Os autores relatam que, apesar das evidências limitadas, oferecer tratamento com cones vaginais é melhor que "nenhum tratamento ativo" para IU. Cones podem ter efetividade semelhante à do TMAP e à da estimulação elétrica.

Assim, segundo a ICS (2013), apesar das evidências limitadas, os benefícios em adicionar os cones ao TMAP para IU justificam sua indicação, se as mulheres acharem aceitáveis. Recomenda-se nos casos leves a moderados de IU de esforço, IU de urgência e IU mista (grau de recomendação B).

Por outro lado, o tratamento com cones pode ser inapropriado em alguns casos, devido a efeitos colaterais como sangramentos. Além disso, algumas mulheres relatam que sua utilização é desagradável. São contraindicações para o uso de cones vaginais: infecção urinária; déficit cognitivo; durante o período menstrual; gestação; durante ou imediatamente após relações sexuais; em casos de retenção ou obstrução urinária; período pós-parto de 6 semanas; na presença de prolapsos dos órgãos pélvicos superiores ao grau II; e com utilização simultânea de dispositivos endovaginais, como diafragma e tampões.

CASO CLÍNICO

Como o intuito de ilustrar o capítulo, selecionamos um caso clínico tratado com realidade virtual (*gameterapia*) para o TMAP, demonstrando o efeito da técnica após 10 sessões terapêuticas, supervisionadas por fisioterapeuta. Trata-se de uma participante de protocolo de pesquisa clínica que recebeu de modo randomizado a intervenção de TMAP por meio de realidade virtual associada às orientações domiciliares com *folder* descritivo de cuidados e exercícios.

Em seguida, foram considerados os pontos fortes, as limitações e as implicações clínicas com base na CIF.

✔ Descrição

A.A.P., 40 anos, agrônoma, sedentária, apresentando IU predominantemente de esforço, com queixas de perda em pequena quantidade durante esforços moderados (tosse, espirro, atividades físicas e trepidação do carro na estrada de terra, que ocorre em seu trajeto diário de trabalho nas estradas rurais), 2 a 3 vezes/semana. Durante investigação dos seus hábitos urinários e intestinais, foi observada frequência urinária aumentada (média de 9 vezes/dia e 2 vezes/noite), constipação intestinal e impactação fecal (frequência menor que 3 vezes/semana e "fezes com consistência firme, em formato de linguiça, untuosas e irregulares, formadas por bolinhas duras", segundo o Bristol Stool Chart),[1] com sensação de esvaziamento intestinal incompleto. Relata sensação de flacidez vaginal durante o coito e nega uso de medicamentos e doenças associadas. Ingere quantidade considerável de líquidos por dia (média de 2 ℓ) e não utiliza absorventes em sua rotina.

Características clínicas. $G_2PV_0PC_2A_0$, em que G, gestação; PV, parto vaginal; PC, parto cesariano; A, aborto [em números]. Índice de massa corporal (IMC): 19,3 kg/m^2.

✔ Avaliação pré-tratamento

Investigação dos sintomas urinários e sexuais
▶ ICIQ UI-SF[2] = 14/21 (impacto na qualidade de vida: escore 10/10)
▶ ICIQ-OAB[3] = 5/16
▶ IFSF[4] = 20,1.

Exame físico
▶ Palpação digital:
  • Reflexos e teste de sensibilidade: preservados
  • Tônus: normal
  • Teste de esforço: negativo (decúbito dorsal e posição ortostática)
  • Uso de musculatura acessória: abdominais e músculos respiratórios
  • Coordenação: deficitária
  • Uso de pré-contração dos MAP durante a tosse: ausente
  • Força, resistência medida por meio da Escala PERFECT:[5] $P_2E_2R_3F_8$
▶ Exame eletromiográfico dos MAP:[6] 17,71 µV (atividade eletromiográfica não normalizada) (Figura 40.1A)
▶ Exame de ultrassonografia 3D/4D[7] (medido durante a contração voluntária máxima [CVM] dos MAP) (Figura 40.1B). Os achados foram os seguintes: área do hiato genital = 7,85 cm^2; espessura do músculo puborretal direito = 0,71 cm; espessura do músculo puborretal esquerdo = 0,73 cm.

✔ Programa de tratamento fisioterapêutico

Descrição do protocolo de treinamento dos músculos do assoalho pélvico associado aos exercícios domiciliares. Individual, com exercícios supervisionados por fisioterapeuta treinado e capacitado associados às orientações domiciliares controladas por diário de exercício, mas não supervisionadas.

Ferramentas utilizadas como facilitadores para a realização dos exercícios
▶ *Videogame* Nintendo Wii™. Jogo Wii Fit Plus™, utilizando os subjogos: Lotus Focus, Penguin Slide, TableTilt e Balance Bubble
▶ Cartilha de orientações domiciliares, que orienta e incentiva a realização de contrações rápidas e sustentadas dos MAP diariamente, em diferentes posturas.

Frequência, duração e tempo total do tratamento supervisionado. Duas vezes por semana, durante 30 minutos, por 5 semanas consecutivas, totalizando 10 sessões.

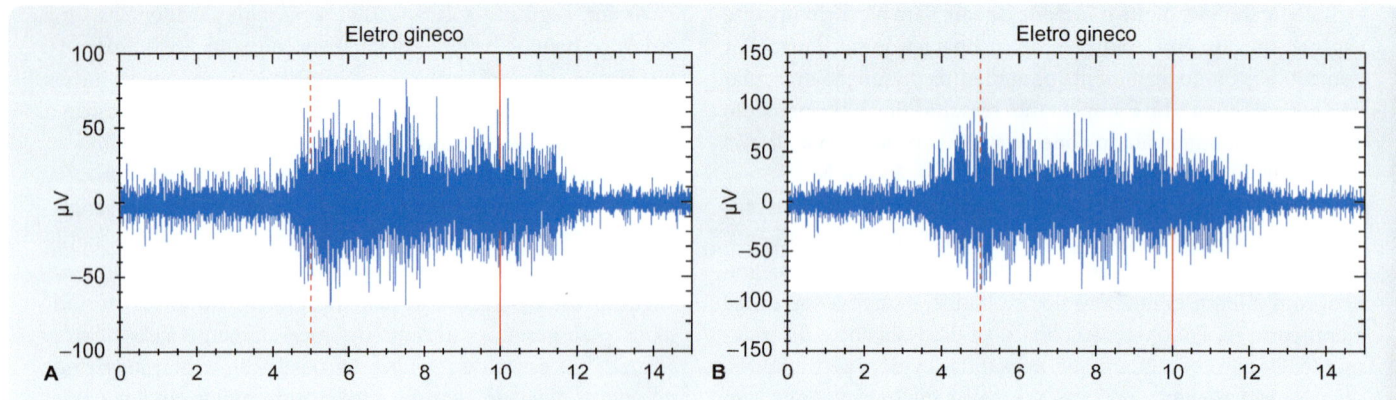

Figura 40.1 Atividade eletromiográfica dos MAP durante contração voluntária máxima (CVM). **A.** Avaliação pré-tratamento. **B.** Avaliação pós-tratamento.

Prescrição dos exercícios supervisionados. Movimentos de ante e retroversão, circundução e inclinação pélvica, com contração concomitante dos MAP e transverso do abdome, respiração livre e solta, acompanhando os movimentos exigidos pelos jogos virtuais. Os exercícios eram dinâmicos, com repetições dos movimentos durante o período de 5 min por jogo. Caso a paciente perdesse o jogo antes do tempo, outra série era iniciada até que o tempo previsto fosse completado. A contração voluntária dos MAP foi incentivada durante a realização dos movimentos pélvicos.

Progressão e sobrecarga dos exercícios supervisionados. Os exercícios foram realizados durante 5 min cada um. As metas aumentavam de complexidade progressivamente, à medida que a paciente ultrapassava as fases dos jogos.

Postura. Durante o jogo a paciente permaneceu sentada sobre uma plataforma Wii Balance Board™, posicionada sobre assento com altura ajustável para que mantivesse flexão de 90° de quadril, joelhos e tornozelos (como na posição sentada de modo confortável sobre uma cadeira sem encosto). Os exercícios domiciliares poderiam ser realizados em diferentes posições.

Comando verbal para os exercícios supervisionados. "Você deve se concentrar para atingir os objetivos dos jogos, controlando-os com seus movimentos pélvicos, com estabilização do tronco e consequente ativação dos músculos abdominais acompanhada de contração voluntária dos MAP (como se fosse segurar para não fazer xixi)."

Orientações adicionais. Durante a avaliação inicial, a paciente recebeu orientações quanto à correta contração dos MAP e do abdome, e sobre a dinâmica respiratória e sua relação com a postura. Em seguida, recebeu uma cartilha ilustrativa contendo informações quanto ao TMAP durante as atividades da vida diária, que deveriam ser realizadas em sua rotina domiciliar, com monitoramento por meio de um diário de exercícios preenchido por ela própria durante o período de tratamento.

✔ Avaliação pós-tratamento

Quadro clínico. Apresentou pequena quantidade de perda urinária, uma vez por semana, durante situações de trepidações intensas na estrada rural, ou seja, em circunstâncias em que as estradas eram mais esburacadas, com melhora da perda urinária durante tosse e espirro. Foi observada melhora da constipação intestinal (frequência maior que 3 vezes por semana e "fezes em formato de linguiça, consistência pastosa", segundo o Bristol Stool Chart),[1] mantendo-se, porém, a sensação de esvaziamento intestinal incompleto. Relatou melhora da percepção da região vaginal durante o coito.

Investigação dos sintomas urinários e sexuais

▶ ICIQ UI-SF[2] = 8/21 (impacto na qualidade de vida: escore 5/10)
▶ ICIQ-OAB[3] = 5/16
▶ IFSF[4] = 24,5.

Exame físico

▶ Palpação digital
  • Reflexos e teste de sensibilidade: preservados
  • Tônus: normal
  • Teste de esforço: negativo (decúbito dorsal e posição ortostática)
  • Uso de musculatura acessória: não utilizada
  • Coordenação: presente
  • Uso de pré-contração dos MAP durante a tosse: presente
  • Força, resistência medida pela Escala PERFECT:[5] $P_4E_{10}R_8F_{10}$
▶ Exame eletromiográfico dos MAP:[6] 22,32 µV (atividade eletromiográfica não normalizada (Figura 40.2A)
▶ Exame de ultrassonografia 3D/4D[7] (mensurado durante a contração voluntária máxima dos MAP) (Figura 40.2B)
  • Área do hiato genital = 6,63 cm²
  • Espessura do músculo puborretal direito = 0,95 cm
  • Espessura do músculo puborretal esquerdo = 1,05 cm.

✔ Considerações sobre o tratamento

Foi possível observar que, após apenas 10 sessões de TMAP por meio da realidade virtual, a paciente apresentou:

▶ Diminuição da gravidade dos sintomas urinários
▶ Melhora do controle e da coordenação dos MAP
▶ Aumento da atividade eletromiográfica dos MAP
▶ Redução da área de hiato genital
▶ Aumento da espessura do músculo puborretal, bilateralmente.

Pontos fortes. Tratamento inovador e estimulante. Foram observadas motivação e aderência ao tratamento, com indicação

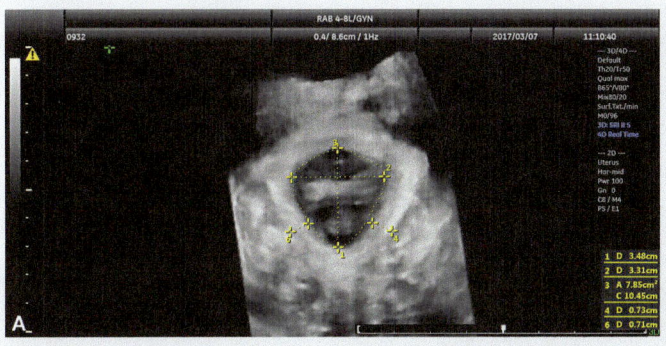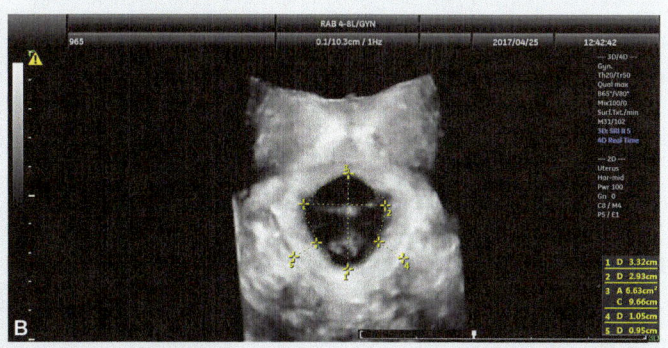

Figura 40.2 Exame de ultrassonografia 3D/4D transperineal do assoalho pélvico, realizado durante a CVM dos MAP. *1*, diâmetro anteroposterior; *2*, diâmetro laterolateral; *3*, A – área do hiato genital; C – circunferência; *4*, espessura do músculo puborretal esquerdo; *5*, espessura do músculo puborretal direito. MAP: músculos do assoalho pélvico; CVM: contração voluntária máxima. *Fonte:* dados do autor.

de satisfação ao método proposto. Foram utilizados diferentes métodos de investigação objetiva da função dos MAP.

Limitações. A perda de urina não foi quantificada. Não existe forma de controle mais rigorosa do seguimento das orientações domiciliares. O programa de treinamento foi limitado a 5 semanas consecutivas.

Considerações clínicas. Os métodos de investigação da função dos MAP demonstraram que a proposta terapêutica foi eficaz na recuperação da função, com melhora de percepção, controle, coordenação, força e resistência, inferindo maior recrutamento das fibras musculares, evoluindo com hipertrofia do músculo puborretal.

Observou-se, então, recuperação de estruturas e funções, com efeito sobre o quadro clínico: controle dos episódios de perda urinária e seu impacto na função social (menor restrição em suas atividades de trabalho), menor interferência dos aspectos ambientais (tipo de pavimento utilizado para se deslocar até o ambiente de trabalho) e pessoais (melhor percepção do assoalho pélvico durante a relação sexual), com menores limitações de suas atividades e participação.

A paciente apresentou-se satisfeita com o tratamento, devendo dar continuidade até a restauração da continência urinária. A realização de pré-contração dos MAP deve ser incentivada durante as trepidações ocorridas no trajeto ao trabalho, para incrementar o controle e a coordenação dos MAP. Simulações das atividades de vida diárias podem ser realizadas em ambientes virtuais até que incorpore as contrações em suas atividades cotidianas. Treinamentos convencionais podem ser adicionados sempre que necessário.

---

[1] Bristol Stool Chart. Traduzido e validado na língua portuguesa por Martinez e Azevedo (2012).

[2] ICIQ UI-SF = International Consultation on Incontinence Questionnaire Urinary Incontinence Short Form. Traduzido e validado na língua portuguesa por Tamaniniet al. (2004). Escore variável de 0 a 21, sendo que, quanto maior o escore, maior o comprometimento.

[3] ICIQ-OAB = International Consultation on Incontinence Questionnaire Overactive Bladder. Traduzido e validado na língua portuguesa por Pereira et al. (2010). Escore variável de 0 a 16, sendo que, quanto maior o escore, maior o comprometimento).

[4] IFSF = Índice de Função Sexual Feminina. Traduzido e validado na língua portuguesa por Thiel et al. (2008). Escore obtido pela soma dos escores ponderados de cada domínio, podendo variar de 2 a 36; quanto menor, maior o comprometimento.

[5] Escala PERFECT: P: *power*; E: *endurance*; R: *resistance*; F: *fast*.

[6] Exame eletromiográfico dos MAP: exame realizado com sensor endovaginal, com o intuito de mensurar a atividade eletromiográfica durante a contração voluntária máxima dos MAP. µV: microvolt.

[7] Exame de ultrassonografia 3D/4D: exame de ultrassonografia realizado com o intuito de mensurar a área do hiato genital e a espessura do músculo puborretal direito e esquerdo, durante a contração voluntária máxima dos MAP.

*Protocolo adaptado de Martinho et al. (2016).

BIBLIOGRAFIA

Abrams P, Cardozo L, Fall M et al. The standardization of terminology of lower urinary tract function report from the standardization subcommittee of the International Continence Society. Neurourol Urodyn. 2002; 21:167-78.

Alves FK, Riccetto C, Adami DBV et al. Inserção de um programa dos músculos do assoalho pélvico na atenção básica à saúde para mulheres na pós-menopausa. Fisioterapia Brasil. Artigo 2848. 2015.

Alves FK, Riccetto C, Adami DBV et al. A pelvic floor muscle training program in postmenopausal women: a randomized controlled trial. Maturitas. 2015; 81:300-5.

American College of Sports Medicine. Position stand. Progression models in resistance training for healthy adults. Med Sci Sports Exerc. 2009; 41(3):687-708.

Arnouk A, De E, Rehfuss A et al. Physical, complementary, and alternative medicine in the treatment of pelvic floor disorders. Curr Urol Rep. 2017; 18(47):1-13.

Ayeleke RO, Hay-Smith EJC, Omar MI. Pelvic floor muscle training added to another active treatment versus the same active treatment alone for urinary incontinence in women. Cochrane Database of Systematic Reviews, Issue 11. Art. no. CD010551. 2015.

Baracho E. O impacto de uma intervenção fisioterapêutica sobre a qualidade de vida em idosas com incontinência urinária. Belo Horizonte, Minas Gerais (dissertação de mestrado). Belo Horizonte-MG. Universidade Federal de Minas Gerais, 2004.

Bø K. Pelvic floor muscle training is effective in treatment of female stress urinary incontinence, but how does it work? Int Urogynecol J. 2004; 15:76-84.

Bø K, Frawley HC, Bernard T et al. An International Urogynecological Association (IUGA)/International Continence Society (ICS) joint report on the terminology for the conservative and non-pharmacological management of female pelvic floor dysfunction. Neurourol Urodyn. 2016; 36(2):221-44.

Botelho S, Martinho NM, Silva VR et al. Abdominopelvic kinesiotherapy for pelvic floor muscle training: a tested proposal in different groups. Int Urogynecol J. 2015; 26:1867-9.

Botelho S, Martinho NM, Silva VR et al. Virtual reality: proposal to pelvic floor muscle training. Int Urogynecol J. 2015; 26:1709-712.

Botelho S, Pereira LC, Marques J et al. Is there correlation between electromyography and digital palpation as means of measuring pelvic floor muscle contractility in nulliparous, pregnant and postpartum women? Neurourol Urodyn. 2013; 32: 420-3.

Burgio KL. Update on behavioral and physical therapies for incontinence and overactive bladder: the role of pelvic floor muscle training. Curr Urol Rep. 2013; 14(5):457-64.

Castro AP, Pereira VS, Serrão PRMS et al. Effectiveness of biofeedback for the treatment of stress urinary incontinence: a systematic review. Sci Med. 2010; 20(3):257-63.

Castro AR, Arruda RM, Zanetti MRD et al. Single-blind, randomized, controlled trial of pelvic floor muscle training, electrical stimulation, vaginal cones and no active treatment in the management of stress urinary incontinence. Clinics. 2008; 64:465-72.

Dietz HP, Shek C, Clarke B. Biometry of the pubovisceral muscle and levator hiatus by three-dimensional pelvic floor ultrasound. Ultrasound Obstet Gynecol. 2005; 25(6):580-5.

Dumoulin C, Hay-Smith EJC, Habée-Séguin G. Pelvic floor muscle training versus no treatment, or inactive control treatments, for urinary incontinence in women. Cochrane Database of Systematic Reviews. Issue 5. Art. no. CD005654. 2014.

Dumoulin C, Hay-Smith J, Habee-Seguin GM et al. Pelvic floor muscle training versus no treatment, or inactive control treatments, for urinary incontinence in women: a short version Cochrane systematic review with meta-analysis. Neurourol Urodyn. 2015; 34:300-8.

Fitz FF, Resende APM, Stüpp L et al. Biofeedback for the treatment of female pelvic floor muscle dysfunction: a systematic review and meta-analysis. Int Urogynecol J. 2012; 23:1495-516.

Haddad JM, Ribeiro RM, Bernardo WM et al.Vaginal cone use in passive and active phases in patients with stress urinary incontinence. Clinics. 2011; 66(5):785-91.

Haylen BT, Ridder D, Freeman RM et al. An International Urogynecological Association (IUGA)/International Continence Society (ICS) Joint Report on the Terminology for Female Pelvic Floor Dysfunction. Neurourol Urodyn. 2010; 29:4-20.

Hay-Smith J, Bø K, Berghmans B et al. Pelvic floor muscle training for urinary incontinence in women. Cochrane Database of Systematic Reviews 2008, Issue 1. Art. no. CD001407.

Herbison GP, Dean N. Weighted vaginal cones for urinary incontinence. Cochrane Database of Systematic Reviews, Issue 7. Art. no. CD002114. 2013.

Kegel AH. Progressive resistance exercise in the functional restoration of the perineal muscles. Am J Obst Gynecol. 1948; 56(2):238-48.

Laycock J, Jerwood D. Pelvic floor muscle assessment: the PERFECT scheme. Physioth. 2001; 87(12):631-42.

Madill SJ, Pontbriand-Drolet S, Tang A et al. Effects of PFM rehabilitation on PFM function and morphology in older women. Neurourol Urodyn. 2013; 32:1086-95.

Marques J, Botelho S, Pereira LC et al. Pelvic floor muscle training program increases muscular contractility during first pregnancy and postpartum: Electromyographic study. Neurourol Urodyn. 2013; 32:998-1003.

Martinez AP, Azevedo GR. Tradução, adaptação cultural e validação da Bristol Stool Form Scale para a população brasileira. Rev Latino-Am. 2012; 20(3):583-9.

Martinho NM, Marques J, Silva VR et al. The effects of training by virtual reality or gym ball on pelvic floor muscle strength in postmenopausal women: a randomized controlled trial. Braz J Phys Ther. 2016; 20(3):248-57.

Moore K, Dumoulin C, Bradley C et al. Adult conservative management. In: Abrams P, Cardozo L, Khoury Set al. (eds.). Incontinence. 5th International Consultation on Incontinence. 5. ed. Committee 12. 2013. p. 1101-228.

Organização Mundial da Saúde. Classificação Internacional de Funcionalidade, Incapacidade e Saúde (CIF). Lisboa; 2004.

Papa Petros PE, Ulmsten UI. Anintegral theory of female urinary incontinence. Acta Obstet Gynecol Scand. 1990; 69(153):7-31.

Pereira SB, Thiel R, Riccetto C et al. Validação do International Consultation on Incontinence Questionnaire Overactive Bladder (ICIQ-OAB) para a língua portuguesa. RBGO. 2010; 32:273-8.

Petros PEP, Woodman, PJ. The integral theory of continence. Int Urogynecol J. 2008; 19(1):35-40.

Silva VR, Martinho NM, Marques J et al. Training through gametherapy promotes coactivation of the pelvic floor and abdominal muscles in young women, nulliparous and continents. Int Braz J Urol. 2016; 42(4):779-86.

Tamanini JT, Dambros M, D'ancona CA et al. Validation of the "International Consultation on Incontinence Questionnaire – Short Form" (ICIQ-SF) of portuguese. Rev Saúde Pública. 2004; 38(3):438-44.

Thiel RRC, Dambros M, Palma PCR et al. Tradução para português, adaptação cultural e validação do Female Sexual Function Index. RBGO. 2008; 30(10):504-10.

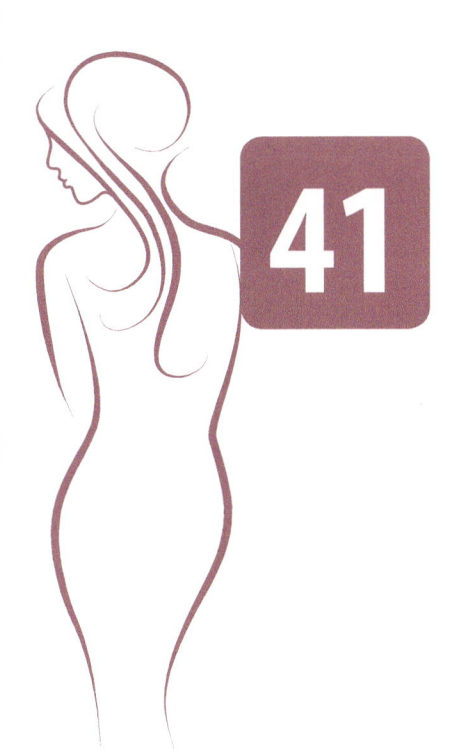

41 Eletroterapia na Saúde da Mulher

Angélica Rodrigues de Araújo

Andrea de Andrade Marques

INTRODUÇÃO

Os recursos terapêuticos físicos fazem parte do universo de procedimentos e técnicas fisioterapêuticos desde o surgimento da profissão e permanecem em uso até os dias atuais. As diferentes modalidades terapêuticas utilizam quatro modos de energia principais (térmicas, acústicas, eletromagnéticas e elétricas) que são aplicadas aos tecidos para fins terapêuticos, diagnósticos ou de *feedback*. Dentre os vários recursos terapêuticos físicos, a eletroterapia é um dos que têm grande aplicabilidade no tratamento das disfunções relacionadas à saúde da mulher, como por exemplo, as disfunções miccionais e as síndromes dolorosas.

Na eletroterapia, uma corrente elétrica com características e parâmetros específicos é aplicada nos tecidos por meio de eletrodos para promover efeitos terapêuticos, dentre eles podemos destacar a iontoforese, o controle da dor e das incontinências urinária e fecal; a facilitação do reparo tecidual; a redução do edema e a promoção de contrações musculares, seja com o objetivo de minimizar a atrofia muscular decorrente de lesões neurológicas, imobilização ou inibição reflexa, ou favorecer o ganho de força e *endurance* musculares e o treino funcional. Esses efeitos resultam de diferentes reações fisiológicas dependentes das características e dos parâmetros da corrente elétrica usados para o tratamento.

Apesar de as correntes elétricas serem utilizadas como propostas terapêuticas há muitos anos, atualmente há dificuldades em relação a sua utilização. O desenvolvimento de diferentes geradores de correntes elétricas, observado principalmente durante o século XX, fez com que proliferassem no mercado vários "tipos" de correntes, cuja caracterização foi dirigida por questões históricas ou pelo setor comercial, baseando-se, na maioria das vezes, em apenas uma única característica da corrente. Tal fato levou a designações inadequadas e/ou dicotômicas das correntes elétricas, o que causou grande confusão nos meios acadêmico/científico e clínico em relação ao uso da eletroterapia. A falta de padronização da terminologia usada para descrição das características das correntes elétricas, associada com uma especificação incompleta dos parâmetros e dos procedimentos de aplicação clínica, contribuiu para que a eficácia e a reprodutibilidade dos tratamentos eletroterapêuticos fossem questionáveis.

Com o intuito de minimizar tal problema, a American Physical Therapy Association (APTA) elaborou um documento sobre a terminologia a ser usada em eletroterapia, no qual as correntes elétricas terapêuticas são descritas qualitativa e quantitativamente. Neste capítulo, toda a terminologia usada para a caracterização das principais correntes elétricas comumente usadas para o tratamento das disfunções na saúde da mulher, bem como os procedimentos para a sua aplicação terão como base este documento. Entretanto, em algumas situações, uma apreciação para as designações tradicionais e comerciais das correntes elétricas pode ser necessária, já que grande parte da literatura mais antiga sobre a eletroterapia usava a terminologia tradicional ou comercial para caracterizar o gerador de corrente elétrica.

TIPOS E CARACTERÍSTICAS DAS CORRENTES ELÉTRICAS TERAPÊUTICAS

Três tipos de correntes elétricas terapêuticas são usados nos tratamentos eletroterapêuticos: a corrente direta, a corrente alternada e a corrente pulsada.

Corrente direta

A corrente direta (CD) é caracterizada por um fluxo contínuo e unidirecional de partículas carregadas. A direção do fluxo é determinada pela polaridade selecionada para o tratamento, com as partículas carregadas positivamente (cátions) movendo-se em direção ao eletrodo negativo (catodo) e as partículas carregadas negativamente (ânions) movendo-se em direção ao eletrodo positivo (anodo).

Para propósitos clínicos, o fluxo de cargas da CD deve fluir sem interrupções por pelo menos 1 s. A corrente denominada historicamente como "corrente galvânica" é um exemplo de CD, cuja principal aplicabilidade clínica nos dias atuais é a iontoforese.

Corrente alternada

A corrente alternada (CA) é caracterizada por um fluxo contínuo e bidirecional de partículas carregadas. A mudança na direção do fluxo ocorre pelo menos uma vez a cada segundo.

Assim como ocorre com a CD, para propósitos clínicos, o fluxo de cargas da CA deve fluir sem interrupções por pelo menos um segundo e deve atravessar a linha isoelétrica pelo menos duas vezes dentro de 1 s. As correntes denominadas "corrente interferencial (heterodínea)", "corrente russa (Kots)" e "corrente australiana (Aussie)" são exemplos de CA e são utilizadas, principalmente, para promover contrações em músculos sem comprometimento de sua inervação. Alguns autores citam também o uso das correntes alternadas, em especial as correntes interferencial e Aussie, para o controle da dor.

Corrente pulsada

A corrente pulsada (CP) é caracterizada por um breve fluxo unidirecional ou bidirecional de partículas carregadas seguido por um breve período sem nenhum fluxo. A CP normalmente é entregue aos tecidos como uma série de pulsos ("trem de pulsos"), e são exemplos de CP as correntes denominadas "correntes diadinâmicas (Bernard)", "corrente farádica" e "corrente pulsada de alta voltagem (*hight voltage*)". A aplicabilidade clínica das correntes pulsadas é ampla, e geralmente são usadas para

tratamento de edemas, promoção de contração em músculos com ou sem comprometimento da sua inervação, reparo tecidual e treino funcional.

Para uma compreensão clara e objetiva de uma intervenção eletroterapêutica, além do tipo de corrente utilizada, faz-se necessária a descrição das características da corrente em termos qualitativos (direção do fluxo de elétrons e simetria, carga e forma da onda do pulso elétrico) e em termos quantitativos (parâmetros elétricos e suas modulações).

Na Figura 41.1 está representado um esquema com os tipos de correntes elétricas terapêuticas e os termos descritivos usados para a caracterização qualitativa dessas correntes em relação a:

▶ Direção do fluxo de elétrons – monofásico (ou unidirecional) e bifásico (ou bidirecional)
▶ Características do pulso elétrico – geometria, simetria e carga elétrica.

Em termos quantitativos, as correntes direta, alternada e pulsada são caracterizadas em relação a sua amplitude, duração e frequência do pulso e à presença ou não de modulações. Determinam-se os valores de cada um dos parâmetros eletroterapêuticos e das modulações considerando, principalmente, o propósito terapêutico da eletroterapia. Entretanto, as características físicas e fisiológicas e a localização do tecido que receberá o estímulo elétrico, bem como o conforto do paciente, também devem ser considerados.

As modulações tipicamente utilizadas nos tratamentos eletroterapêuticos são classificadas como (Figura 41.2):

▶ Modulações tempo-dependentes (p. ex., *burst*)
▶ Modulações amplitude-dependentes (p. ex., rampas de subida e de descida)
▶ Modulações mistas, ou seja, dependentes de amplitude e de tempo (p. ex., VIF – variação de intensidade e frequência).

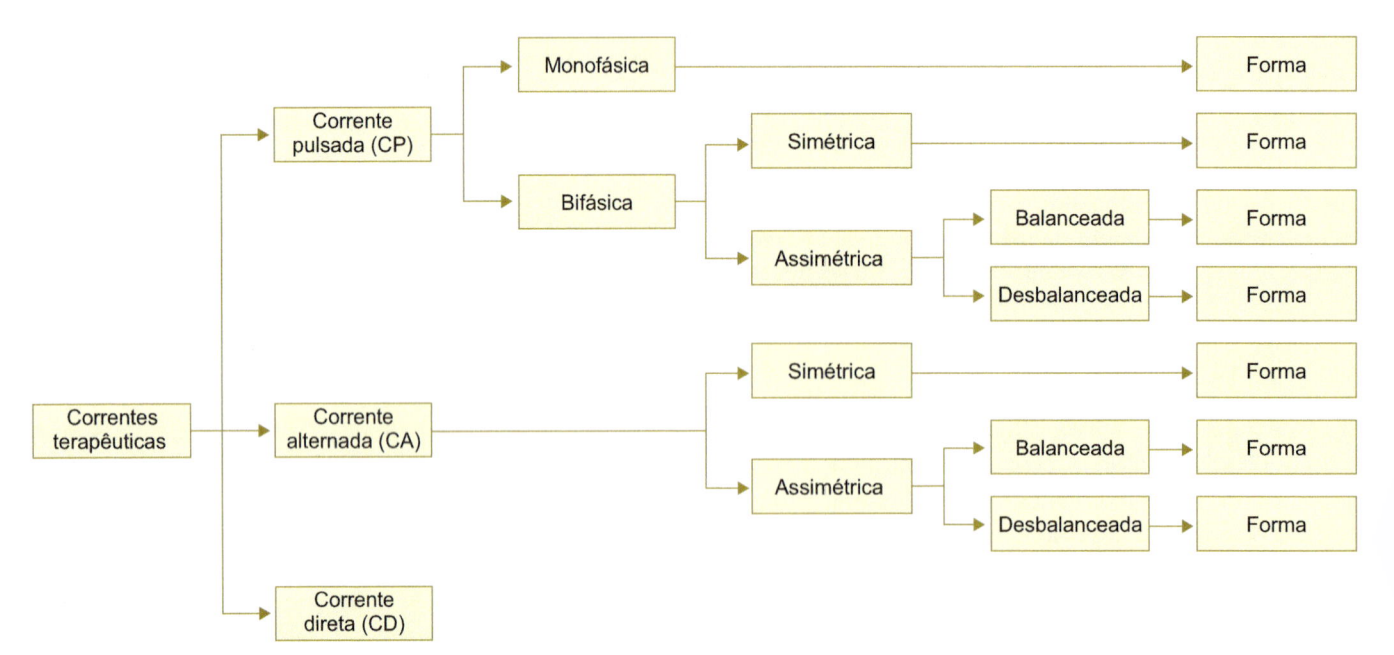

Figura 41.1 Tipos de correntes elétricas terapêuticas e termos descritivos usados para a caracterização dessas correntes.

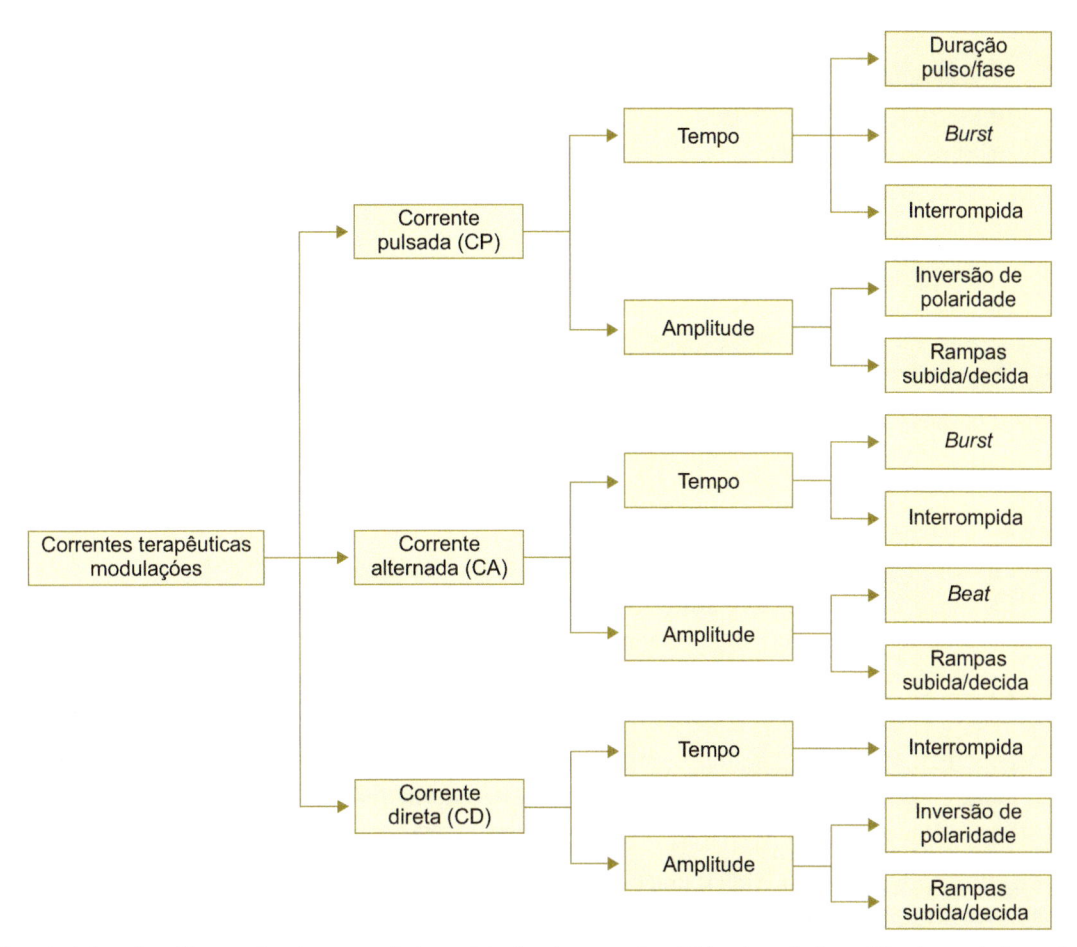

Figura 41.2 Características descritivas, parâmetros e possíveis modulações das correntes elétricas terapêuticas utilizadas nos tratamentos fisioterapêuticos.

No Quadro 41.1 estão sintetizadas as principais características descritivas, parâmetros e possíveis modulações das correntes elétricas terapêuticas utilizadas nos tratamentos fisioterapêuticos.

Dentre os parâmetros eletroterapêuticos, a amplitude da corrente elétrica desempenha uma importante função por estar diretamente relacionada à magnitude da corrente elétrica capaz de ser induzida no tecido biológico e, portanto, aos efeitos fisiológicos e terapêuticos promovidos pelo estímulo elétrico. Tecnicamente, a amplitude da corrente elétrica é expressa em miliampère (mA) ou volt (V). Nas aplicações terapêuticas, entretanto, a percepção e a observação do terapeuta e do paciente em relação à sensação promovida pelo estímulo elétrico são utilizadas para especificar a amplitude da corrente elétrica. Os termos "subsensitivo", "sensitivo", "motor" e "nocivo" são usados para especificar o nível no qual a estimulação elétrica será realizada.

Estimulação no nível subsensitivo

A estimulação no nível subsensitivo ocorre quando o fluxo de corrente produzido no meio biológico pela corrente elétrica terapêutica é insuficiente para gerar um potencial de ação em nervos periféricos e/ou em músculos. Neste nível de estimulação o paciente não tem a percepção das sensações eletricamente induzidas.

Estimulação no nível sensitivo

A estimulação no nível sensitivo ocorre quando o fluxo de corrente produzido no meio biológico – pela corrente elétrica terapêutica – é suficiente para causar excitação nas fibras nervosas aferentes e gerar um potencial de ação capaz de se propagar até o córtex sensitivo, o que resulta em uma sensação de parestesia, mas sem contração muscular.

Estimulação no nível motor

A estimulação no nível motor ocorre quando o fluxo de corrente produzido no meio biológico – pela corrente elétrica terapêutica – é suficiente para despolarizar as fibras nervosas eferentes (além das fibras nervosas aferentes) ou fibras musculares denervadas (na ausência do motoneurônio α), o que resulta em uma contração muscular perceptível. Neste nível de estimulação, a sensação de parestesia sempre estará presente, a não ser que haja comprometimento sensorial.

Estimulação no nível nocivo (nível de dor)

A estimulação no nível nocivo ocorre quando o fluxo de corrente produzido no meio biológico – pela corrente elétrica terapêutica – é suficiente para causar excitação nas fibras nervosas aferentes e gerar um potencial de ação capaz de se propagar até o córtex sensitivo, o que resulta em uma sensação de dor ou desconforto, ou ambos, que pode ou não estar associada a uma contração muscular.

Quadro 41.1 Características descritivas, parâmetros e possíveis modulações das correntes elétricas terapêuticas utilizadas nos tratamentos fisioterapêuticos.			
Tipo de correntes	Características descritivas	Parâmetros	Modulações
Corrente direta (CD)	Forma de onda: não se aplica[1] Fluxo unidirecional e contínuo por pelo menos 1 s	Amplitude do pulso	CD interrompida[4] CD pulsada CD rampeada
Corrente alternada (CA)	Ciclos de geometria variável (retangular, sinusoidal, triangular etc.) Ciclos simétricos ou assimétricos; equilibrados ou desequilibrados Fluxo bidirecional e contínuo por pelo menos 1 s	Amplitude (de pico; pico a pico; *RMS*)[2] Tempo de subida[3] Tempo de descida[3] Frequência do ciclo Duração do ciclo	CA interrompida[4] CA rampeada[5] *Beat*[6] *Burst*[7]
Corrente pulsada (CP)	Pulsos monofásicos ou bifásicos de geometria variável (retangular, sinusoidal, triangular etc.) Pulsos bifásicos simétricos ou assimétricos Pulsos bifásicos equilibrados ou desequilibrados Fluxo unidirecional ou bidirecional breve e contínuo	Amplitude (de pico; pico a pico; *RMS*)[2] Tempo de subida[3] Tempo de descida[3] Frequência do pulso Duração da fase Duração do pulso	CP interrompida[4] CA rampeada[5] *Burst*[7] CP reversa (apenas para forma de onda monofásica)

[1]CD não tem pulsos, portanto, não faz sentido falar em forma de onda.
[2]*RMS (root mean square)*: representa a corrente ou tensão aplicada em 1 s. Amplitude *RMS* = 65 a 75% da amplitude de pico.
[3]Os tempos de subida e de descida estão relacionados, respectivamente, ao tempo de elevação e de descida de uma fase em relação à amplitude de pico.
[4]Nas correntes interrompidas, os tempos *ON* e *OFF* devem ser especificados.
[5]Nas correntes rampeadas, as rampas de subida e de descida devem ser especificadas.
[6]*Beat* representa aumento e diminuição sequenciais da amplitude da CA.
[7]*Burst* é um grupo de dois ou mais ciclos (CA) ou pulsos (CP) sucessivos separados por um intervalo no qual não há movimento de cargas e entregues ao tecido com uma frequência determinada. A duração do *burst*, seu intervalo e sua frequência devem ser todos especificados.

GERADORES DE CORRENTES ELÉTRICAS TERAPÊUTICAS E CORRENTES ELÉTRICAS COMERCIAIS

Geradores de corrente elétrica são os dispositivos usados para criar e modular as correntes elétricas terapêuticas. Um bom gerador deveria possibilitar ao fisioterapeuta o ajuste das características descritivas, parâmetros e modulações específicos a cada tipo de corrente de acordo com os objetivos do tratamento.

Apesar das recomendações e terminologias propostas pela APTA, vários termos ainda são usados na clínica, em pesquisas, e principalmente no mercado para categorizar os geradores de corrente elétrica e/ou descrever as características das correntes e as técnicas usadas nas aplicações eletroterapêuticas.

Em geral, nomes ou marcas comerciais ou uma característica única e específica da corrente não deveriam ser usados para descrever as correntes terapêuticas e/ou os resultados de um tratamento específico. Devido ainda à grande popularidade deste modo de designação da eletroterapia, a seguir, são mostradas algumas das especificações mais comumente usadas.

Especificações relativas à amplitude

High-voltage pulsed current (HVPC) e high-voltage pulsed galvanic stimulation (HVPGS). Gerador de corrente elétrica que tem tipicamente uma forma de onda monofásica com duração de fase normalmente menor do que 10 a 20 μs e alto pico de tensão (em geral maior do que 150 V). O termo HVPGS é uma especificação contraditória já que a corrente especificada como galvânica é uma CD que não tem pulsos. Nos geradores de corrente elétrica *low-voltage* a duração de pulso é maior do que a dos geradores HVPC e, consequentemente, trabalham com tensão de pico mais baixa (em geral menor do que 150 V). Todos os geradores de corrente elétrica terapêutica disponíveis comercialmente, exceto os geradores HVPC, estão dentro desta categoria.

Low-intensity direct current (LIDC). Termo usado para se referir ao uso da CD para fins terapêuticos com amplitude menor do que 1 mA.

Microcorrente. Termo usado para se referir a um grupo de estimuladores de CP que trabalham com amplitude de pico máxima menor do que 1 mA (abaixo do limiar de excitação dos nervos periféricos).

Especificações relativas à frequência

A frequência geralmente é descrita como o número de ciclos por segundo (Hz) ou número de pulsos por segundo (pps). Tecnicamente, a frequência pode ser classificada como alta (maior que 100.000 pps ou Hz); média (1.000 a 10.000 pps ou Hz) e baixa (1 a 1.000 pps ou Hz). Frequências maiores do que 100.000 pps ou Hz são usadas clinicamente para promoção de efeitos térmicos, e não são encontradas nos geradores de correntes elétricas para fins terapêuticos.

Apesar da classificação técnica designada à frequência, em algumas aplicações terapêuticas os termos "alta", "média" e "baixa" são usados com significados diferentes. Exemplos disso é a clássica aplicação eletroterapêutica para o manejo da dor via estimulação elétrica nervosa transcutânea com geradores de CP, historicamente conhecida como TENS (do inglês, *transcutaneous electrical nerve stimulation*). Neste caso, arbitrariamente, as frequências menores que 10 Hz ou pps são classificadas como "baixa" e as frequências maiores que 50 Hz ou pps como "alta".

Especificações relativas à técnica

Alguns termos usados para descrever as aplicações eletroterapêuticas representam meramente um "nome dado" a um protocolo de tratamento ou sistema de aplicação da corrente elétrica nos tecidos, muitas vezes associado ao local de colocação de eletrodos. São exemplos de especificações técnicas:

▶ *Interferential current* (IC) *therapy* (terapia por corrente interferencial)

- *Russian stimulation* (estimulação russa)
- *Microelectroneural stimulation* (MENS)
- *Transcutaneous electrical nerve stimulation* (TENS)
- TENS convencional
- Eletroacupuntura
- Estimulação breve-intensa
- *Functional electrical stimulation* (FES)
- *Pelvic floor stimulation* (PFS)
- *Electrical muscular stimulation* (EMS)
- *Posterior tibial nerve stimulation* (PTNS).

ELETRODOS PARA ELETROTERAPIA

Eletrodos são condutores elétricos usados para promover a conexão entre o gerador de corrente elétrica e os tecidos biológicos. Diversos fatores, incluindo o tipo e o material do eletrodo, o tamanho e a forma, a necessidade de gel condutor e os tecidos a serem tratados devem ser considerados na seleção dos eletrodos para a estimulação elétrica.

Três tipos de eletrodos são comumente utilizados nos tratamentos eletroterapêuticos:

- Eletrodos de superfície (transcutâneos)
- Eletrodos de agulha (percutâneos)
- Eletrodos endocavitários.

Na maioria das aplicações eletroterapêuticas relacionadas às disfunções da saúde da mulher, os eletrodos de superfície, normalmente de borracha siliconada com carbono, e os endocavitários são os mais comumente usados. Para ambos os tipos, faz-se necessária a utilização de um meio de condução (gel à base de água) para diminuir a resistência entre o eletrodo e a superfície de tratamento. A fixação e o posicionamento adequados destes eletrodos na área de aplicação também são importantes para a eficácia da intervenção. Nesse sentido, os eletrodos de superfície do tipo autoadesivos, por já terem em sua composição um meio de condução e de fixação, são mais práticos, no entanto, são normalmente destinados a uma única aplicação (ou poucas).

Em relação ao posicionamento dos eletrodos, é necessário considerar a distância ou o espaçamento entre eles, por afetar a profundidade e o curso da corrente induzida nos tecidos. Quanto mais próximos os eletrodos são configurados, mais superficialmente a corrente trafega. Isso também é observado se eles são colocados muito distantes um do outro.

Duas técnicas são usadas para a colocação dos eletrodos nos tecidos: a técnica monopolar e a técnica bipolar. No arranjo monopolar, apenas um eletrodo (denominado eletrodo ativo) do canal de saída da corrente é colocado na região alvo do tratamento; o outro eletrodo (denominado eletrodo dispersivo) do mesmo canal é posicionado em uma área distante de onde se deseja o efeito da corrente elétrica. O eletrodo dispersivo normalmente é maior do que o eletrodo ativo, cuja dimensão deve ser determinada de acordo com o tamanho e localização da estrutura-alvo do tratamento. No arranjo bipolar, os dois eletrodos (normalmente do mesmo tamanho) de um mesmo canal são colocados na área de tratamento.

Na prática clínica, a técnica monopolar é comumente usada em protocolos eletroterápicos para o tratamento de úlceras ou feridas dérmicas, redução de edema e iontoforese. Prefere-se a técnica bipolar nas situações clínicas em que uma excitação motora, ou seja, a promoção de uma contração muscular, faz-se necessária, como é o caso da eletroestimulação para minimizar atrofia muscular, facilitação neuromuscular, treino funcional, dentre outros.

RESPOSTAS FISIOLÓGICAS À CORRENTE ELÉTRICA

O fluxo de corrente produzido no meio biológico por uma corrente elétrica terapêutica depende da excitabilidade dos tecidos biológicos (Figura 41.3) e resulta em três efeitos básicos: efeitos eletroquímicos, efeitos eletrofísicos e efeitos eletrotérmicos. Teoricamente, todas as vezes que uma corrente elétrica é aplicada em um determinado tecido, todos os três efeitos ocorrem. A magnitude de cada efeito está relacionada ao tipo e às características da corrente aplicada, como também às propriedades eletrofísicas dos tecidos.

Os efeitos eletroquímicos, por exemplo, são mais intensos nas CD e CP monofásica ou CP bifásica desbalanceada. Por isso essas correntes devem ser utilizadas com cautela para que não haja riscos de queimadura química, decorrente da dissociação iônica e consequente formação de novos compostos sob os eletrodos. Como a maioria das correntes elétricas usadas nos tratamentos das disfunções da saúde da mulher tem ondas bifásicas, normalmente balanceadas, os efeitos eletroquímicos destas correntes são pouco significativos, prevalecendo, portanto, os efeitos eletrofísicos e eletrotérmicos. Estes últimos, entretanto, são muito mais teóricos do que reais, e não causam modificações fisiológicas relevantes sobre os tecidos, quando cuidados em relação à amplitude e ao tempo de aplicação da corrente são levados em consideração.

Está claro, portanto, que identificar qual efeito predomina durante a estimulação é fundamental para compreensão das respostas fisiológicas – excitatória e não excitatória – induzidas pela eletroterapia.

Um dos principais efeitos eletrofísicos excitatórios promovidos pelas correntes terapêuticas é a despolarização de nervos periféricos, que resulta em respostas autonômicas, sensitivas

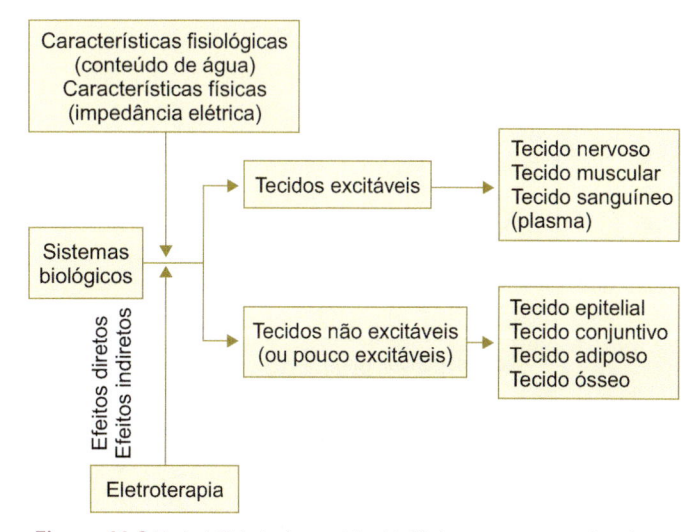

Figura 41.3 Excitabilidade dos tecidos biológicos em resposta à estimulação elétrica terapêutica.

ou motoras. A despolarização das fibras nervosas sensitivas e autonômicas é responsável pelas modulações da transmissão nervosa periférica e dos mecanismos medulares e supraespinais de controle da dor e atividade de órgãos e sistemas, como por exemplo, bexiga e intestino, efeito conhecido como neuromodulação.

A quantidade de corrente elétrica necessária para produzir um potencial de ação em um tipo específico de fibra nervosa varia e pode ser representada pela curva intensidade-duração do nervo (Figura 41.4). A interação da amplitude da corrente com a duração de pulso do estímulo elétrico é a base para especificidade do efeito da eletroterapia. Em geral, correntes de baixa amplitude e pulsos de curta duração são capazes de induzir um potencial de ação nas fibras sensitivas e correntes com alta amplitude; os pulsos de longa duração são necessários para despolarizar as fibras motoras. Quanto maiores forem os valores da amplitude e da duração do pulso do estímulo elétrico, maiores são as chances de que as fibras de dor sejam estimuladas. A literatura recomenda, para estimulação sensorial, pulsos com duração até 80 µs; para estimulação motora de músculos sem comprometimento da inervação, pulsos com duração entre 150 e 350 µs e para estimulação motora de músculos denervados, pulsos maiores do que 10 ms.

Em relação à frequência, para a determinação do valor a ser utilizado, é necessário considerar o tipo de resposta (excitatória ou não excitatória) que se deseja obter com a estimulação elétrica e a estrutura que se deseja estimular. Para a estimulação da fibra motora, frequências na faixa de 35 a 50 pps são recomendadas por promoverem contrações tetânicas de tensão mais regular. Apesar de produzirem maior ativação das unidades motoras e potencialmente maior fortalecimento muscular, frequências maiores que 50 a 80 pps geram maior fadiga muscular. Em relação à seletividade de ativação das unidades motoras, parece não haver fundamentação para a ocorrência de tal fenômeno. A maioria dos autores acredita que a ativação é não seletiva. No Quadro 41.2 estão listados alguns valores de

Quadro 41.2	Relação entre a frequência da corrente elétrica terapêutica e a estrutura estimulada.	
	Frequência (pps)	**Estrutura estimulada**
	0 a 5 pps	Nervos simpáticos
	10 a 150 pps	Nervos parassimpáticos
	90 a 110 pps	Nervos sensoriais
	10 a 50 pps	Nervos motores
	0 a 10 pps	Músculo não estriado
	30 a 80 pps	Músculo estriado
	130 pps	Sistema nociceptivo

Fonte: Savage B, 1984.

frequência recomendados pela literatura para a estimulação de diferentes nervos e da fibra muscular.

Dentre as respostas fisiológicas não excitatórias promovidas pelas correntes elétricas merecem destaque o estímulo da microcirculação local (arterial, venosa e linfática), a alteração na permeabilidade da membrana em células não excitáveis (ou pouco excitáveis) e o aumento da atividade enzimática e da síntese de proteínas. No Quadro 41.3 estão listadas algumas das respostas fisiológicas promovidas pelas correntes elétricas terapêuticas nos níveis celular, tecidual, segmentar e sistêmico como em decorrência dos efeitos eletroquímicos e eletrofísicos da estimulação elétrica.

PRECAUÇÕES E CONTRAINDICAÇÕES GERAIS AO USO DA ELETROTERAPIA

Existem poucas contraindicações absolutas ao uso de correntes elétricas terapêuticas. A seguir, estão discriminadas algumas condições que requerem cautela por apresentarem potencial risco de efeitos colaterais. Se o risco do tratamento não puder ser eliminado, ou pelo menos minimizado, a eletroterapia não deve ser aplicada.

▸ *Estimulação na (ou por meio da) região torácica:* evitar colocar os eletrodos sobre a região cardíaca e não colocar os eletrodos de um mesmo canal em lados opostos do tronco superior

▸ *Marca-passo cardíaco:* eletroterapia pode ser aplicada com aprovação do médico cardiologista e como monitoramento de eletrocardiograma durante o tratamento, mantendo-se as orientações em relação à estimulação na região do tronco

▸ *Regiões do seio carotídeo e faringe:* a estimulação elétrica das estruturas presentes na região do seio carotídeo (triângulo anterior entre a garganta e o músculo esternocleidomastóideo) e faringe pode afetar a contratilidade cardíaca e a respiração, respectivamente, devendo ser evitada

▸ *Hipertensão e hipotensão:* a estimulação elétrica deve ser realizada com o acompanhamento da pressão arterial durante o tratamento, principalmente durante a estimulação elétrica neuromuscular, e evitada em pacientes que se apresentem instáveis em relação ao controle da pressão arterial

▸ *Doença vascular periférica e tromboflebite:* se o objetivo da intervenção envolver aumento do fluxo sanguíneo a estimulação elétrica não deve ser aplicada sobre as regiões comprometidas

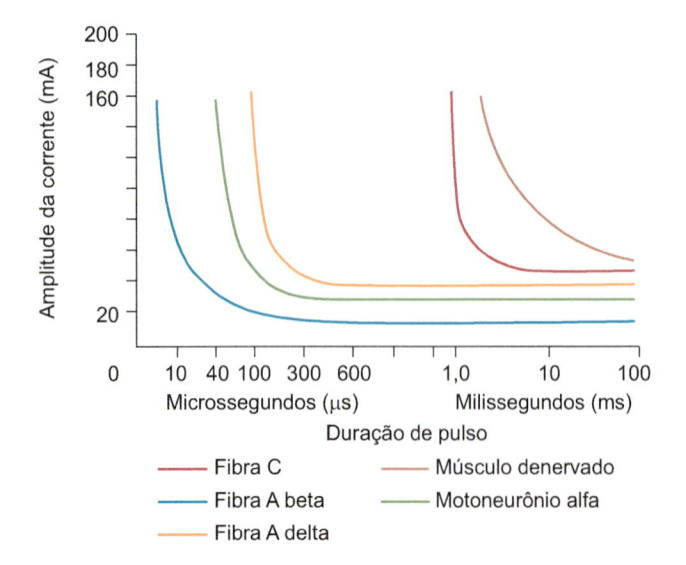

Figura 41.4 Curva intensidade-duração para os nervos sensoriais e motor. (Adaptada de: Hooker e Prentice, 2011.)

Quadro 41.3 Respostas fisiológicas promovidas pela corrente elétrica terapêutica nos níveis celular, tecidual, segmentar e sistêmico em decorrência dos efeitos eletroquímicos e eletrofísicos da estimulação elétrica.

Nível	Efeitos
Celular	Despolarização de nervos periféricos Despolarização da fibra muscular Alteração da permeabilidade da membrana celular Estímulo da microcirculação local ↑ atividade enzimática ↑ síntese de proteínas
Tecidual	Contração da musculatura esquelética (músculos inervados e denervados) e seus efeitos sobre força muscular, padrão e velocidade da contração, tempo de reação e fadiga Contração e relaxamento da musculatura lisa e seus efeitos sobre o fluxo sanguíneo arterial e venoso Regeneração, cicatrização e remodelamento tecidual
Segmentar	Contração de grupos musculares e seus efeitos sobre a mobilidade articular e atividade dos músculos sinérgicos Efeito de bomba muscular sobre a drenagem linfática, sobre o fluxo venoso e arterial dos grandes vasos circulatórios e linfáticos Alteração da drenagem linfática e do fluxo sanguíneo arterial não associada a contração de músculos esqueléticos
Sistêmico	Efeitos analgésicos associados a polipeptídios endógenos, tais como as betaendorfinas, dopaminas e dinorfinas Efeitos analgésicos associados a neurotransmissores, tais como serotonina, encefalinas e substância P Modulação da atividade de órgãos internos, tais como a função do coração, bexiga e intestino

▶ *Gravidez:* a estimulação elétrica nas regiões da coluna lombar, abdome e pelve deve ser evitada durante o período gestacional. Contudo, a estimulação elétrica neuromuscular transcutânea para promoção de analgesia tem sido usada durante o trabalho de parto, com resultados positivos e sem relatos de problemas associados

▶ *Alteração da sensibilidade:* a estimulação elétrica pode ser administrada em regiões com comprometimento da sensibilidade (diminuição ou ausência) se a intensidade (ou densidade) de corrente a ser aplicada for conhecida como não lesiva. Cautela especial em relação ao uso das CD e CP monofásica devido ao maior efeito eletroquímico a elas associado

▶ *Restrição psicológica e estado de confusão mental:* a estimulação deve ser realizada com cautela devido à dificuldade de resistência ou dificuldade para relatar as sensações por parte do paciente

▶ *Obesidade:* a estimulação deve ser realizada com cautela em regiões com acúmulo de tecido adiposo, principalmente se o alvo da estimulação for uma estrutura localizada profundamente. A alta amplitude requerida neste caso pode se tornar desconfortável, inviabilizando o tratamento

▶ *Osteoporose:* a estimulação elétrica visando a contrações musculares isoladas deve ser realizada com cautela devido ao risco de fraturas patológicas nos pacientes com osteoporose avançada

▶ *Câncer:* a estimulação elétrica deve ser evitada em indivíduos com câncer devido ao risco de crescimento de células cancerosas. Em algumas situações, entretanto, estimulação elétrica neuromuscular transcutânea pode ser utilizada para controle da dor. A decisão de uso deve ser tomada em conjunto com o paciente e o médico responsável por ele

▶ *Dispositivos de ondas curtas e micro-ondas:* o campo eletromagnético dos equipamentos de ondas curtas e micro-ondas pode potencializar a intensidade da corrente elétrica que está sendo aplicada e, consequentemente, alterar a percepção do estímulo elétrico pelo paciente. Para segurança, as aplicações eletroterapêuticas devem ser realizadas a uma distância de pelo menos quatro metros e meio dos equipamentos de ondas curtas e micro-ondas.

INDICAÇÕES CLÍNICAS DA ELETROTERAPIA NAS ÁREAS DE GINECOLOGIA E OBSTETRÍCIA

A utilização da eletroterapia nas áreas de ginecologia e obstetrícia teve seu início postergado no Brasil em função do atraso no desenvolvimento de geradores de correntes e eletrodos específicos para esse fim, pois foram necessárias que as primeiras pesquisas comprovassem a eficácia do recurso na Europa e América do Norte (décadas de 1970 e 1980) para que depois equipamentos nacionais começassem a ser produzidos, o que só ocorreu na década de 1990. De lá para cá, a eletroterapia foi amplamente divulgada por meio de estudos clínicos incentivando o desenvolvimento tecnológico na área.

Disfunções uroginecológicas

Segundo a International Continence Society, a eletroterapia tem os seguintes efeitos nas disfunções uroginecológicas:

▶ Facilitar o esvaziamento vesical
▶ Restaurar o mecanismo de continência urinária e fecal
▶ Controlar a dor pélvica
▶ Contribuir na melhora da disfunção sexual.

Apesar do avanço da área, muitas dúvidas ainda permanecem com relação a parâmetros ideais. Já sabemos, por exemplo, quais os parâmetros elétricos capazes de produzir contração em estruturas comandadas pelo sistema nervoso somático e com isso somos capazes de fortalecer músculos estriados. Mas não sabemos ao certo como inibir esses músculos utilizando a eletroterapia e ainda se discute como tratar, por exemplo, a hiperatividade do assoalho pélvico (AP) usando esse recurso.

O mesmo ocorre com relação ao sistema nervoso autônomo, em que a eletroterapia já se mostrou eficaz na neuromodulação vesical, mas ainda não comprovada na ativação do músculo detrusor. Se isso fosse possível, ela entraria como um recurso no tratamento, por exemplo, da hipotonia do detrusor auxiliando no esvaziamento vesical em pacientes com retenção urinária.

Eletroterapia visando ao fortalecimento do AP

Quando a estimulação elétrica neuromuscular (EENM) é utilizada visando aumentar a propriocepção muscular, a *endurance* ou a força de contração muscular, dizemos que a função do músculo está sendo restabelecida e muitos autores se referem a essa função da EENM como corrente FES (*functional eletrical stimulation*). No entanto, neste capítulo, vamos denominar EENM, como explicado anteriormente.

A EENM já foi amplamente estudada no AP e seu efeito comprovado por ensaios clínicos randomizados. Ela também contribui para melhora na velocidade da contração muscular e oclusão uretral, função prejudicada em mulheres incontinentes. A queixa mais frequente para essas mulheres é a incontinência urinária de esforço ou, ainda, a mista. A EENM também favorece pacientes propensas a distopias dos órgãos pélvicos na sua prevenção ou tratamento de casos leves, e mulheres com disfunção sexual relacionada à fraqueza muscular. Sua aplicação pode ser realizada por meio de eletrodos intracavitários ou de superfície, mais próximos do nervo pudendo.

Em geral, a EENM se aplica a pacientes com avaliação funcional do assoalho pélvico (AFA) 0 ou 1, sugerindo denervação importante de AP. No entanto, sua utilização requer condições mínimas:

▶ Inervação parcial do AP, ainda que diminuída
▶ Reflexos intactos
▶ Habilidade em perceber a contração muscular e voluntariamente potencializá-la
▶ Condições cognitivas para compreender o tratamento.

Contraindicações para o uso da EENM

Gestantes, mulheres no período menstrual, infecção urinária ou vaginal, uso de pessários intravaginais, DIU, implante metálico e marca-passo cardíaco. Além disso, não existem estudos comprovando a segurança desse recurso para pacientes com histórico de câncer ginecológico, estenose vaginal e prolapsos graus III e IV de órgãos pélvicos.

Efeitos adversos do tratamento

Em pacientes com vaginite atrófica, ainda que haja lubrificação vaginal oferecida pelo gel, essas pacientes costumam referir maior desconforto e tolerância mais baixa com relação à intensidade da corrente. Esse limiar deve ser respeitado sempre. Embora não haja comprovação na literatura, observa-se na prática clínica que em pacientes que mantêm um fluxo menstrual intenso, ainda que não estimuladas durante o período menstrual, o uso contínuo da eletroterapia poderá intensificar ainda mais esse fluxo e cada caso deve ser avaliado separadamente.

Técnica de aplicação

Inicialmente, a paciente é orientada a esvaziar a bexiga imediatamente antes e após o tratamento. O profissional aplica uma pequena quantidade de gel de pH neutro, específico para ecógrafos ginecológicos, e introduz o eletrodo no canal vaginal, até que os anéis metálicos (canais de eletroestimulação, que podem variar em 2 ou 4 anéis) estejam completamente introduzidos na vagina, só assim definindo os parâmetros do aparelho. Deve-se atentar para que a amplitude de todos os canais seja ajustada. A paciente deve ser orientada a informar seu grau de desconforto com a intensidade, mas, para um tratamento eficaz, é necessário que o fisioterapeuta sinta o torque (pequeno movimento) de contração muscular, ainda que discreto. Orienta-se a paciente para que realize a contração voluntária juntamente com a corrente, a fim de potencializar o tratamento. Para mulheres que apresentem prolapsos leves, recomenda-se a utilização de uma cunha sob a região glútea para corrigir essa distopia. O ideal é que o fisioterapeuta segure o eletrodo intravaginal por toda aplicação uma vez que, ao se deslocar externamente, dará à paciente a desagradável sensação de queimação.

Parâmetros para a utilização da EENM

▶ *Tempo de aplicação:* a literatura recomenda de 15 a 30 min, de 8 a 12 aplicações, sendo 1 ou 2 vezes por semana, que podem ser abreviadas à medida que a paciente se tornar capaz de realizar o movimento voluntariamente
▶ *Duração de pulso:* entre 150 e 350 μs para estimulação motora e superior a isso para músculos denervados
▶ *Frequência:* a frequência em torno de 50 pps tem sido a mais utilizada para esse tipo de corrente por ser mais abrangente
▶ *Amplitude:* o suficiente para produzir uma contração motora de modo confortável à paciente e gerar o torque
▶ Tempos *ON* e *OFF* definidos a partir da avaliação inicial, visando evitar a fadiga muscular (capaz de intensificar as disfunções no AP). Em geral, utilizamos tempo de contração muscular igual ao tempo de repouso, ou ainda metade dele
▶ Posicionamento de eletrodos: intravaginal, ou de superfície na região perineal.

Eletroterapia visando à neuromodulação vesical

Além de promover contrações na musculatura do AP, a eletroterapia também é capaz de atuar na inibição do músculo detrusor e auxiliar no tratamento da bexiga hiperativa, ou nos sintomas irritativos da bexiga como noctúria e urgência, isso graças à neuromodulação vesical que ela promove. Para isso, convencionou-se utilizar as correntes de baixa frequência (ao redor de 10 Hz), propostas por Fall e Lindström (1994), observar o sistema urinário nos gatos.

Com base nesses estudos, os autores sugeriam que, mediante a eletroestimulação, existiria uma ativação por via reflexa de neurônios simpáticos inibitórios (ativação do nervo hipogástrico) e inibição dos neurônios parassimpáticos excitatórios (nervo pélvico), promovendo a reorganização do sistema nervoso central e inibindo contrações involuntárias do detrusor.

A EENM intracavitária com frequência abaixo de 10 pps foi, por muitos anos, a eleita para esse tratamento, até os estudos de Stoller (1999) sugerirem a utilização de estímulos periféricos em pontos do nervo tibial posterior (ENTP) para essa finalidade. A corrente pulsada bidirecional, aplicada transcutaneamente, popularmente conhecida como TENS, foi a utilizada por ele.

Existem muitas teorias que procuram explicar a ação desse recurso, porém muitas dúvidas permanecem. O acesso pelo nervo tibial posterior tem como primícias que esse nervo, no seu trajeto, se prolonga por meio do nervo ciático, de grosso calibre, e compartilha a mesma raiz sacral que o nervo pudendo – S2 e S4 –, influenciando os sintomas da bexiga. Além disso, na localização do nervo tibial encontram-se pontos da medicina chinesa que pertencem ao meridiano do rim e que poderiam também influenciar sintomas urinários.

Somado a esses fatores, a TENS por meio de uma corrente pulsada bidirecional utilizada para esse procedimento teria importante papel. Inicialmente a TENS foi estudada por Melzack e Wall (1965) com finalidade analgésica, mas mostrou-se também eficaz no alívio da percepção de urgência miccional, além de liberar opioides endógenos capazes de sensibilizar o trato urinário inferior. Outros autores investigaram o uso deste recurso e obtiveram melhora na sintomatologia subjetiva e objetiva por meio dos parâmetros urodinâmicos.

Atualmente, o uso da ENTP (Figura 41.5) tem sido o preferencial por parte dos fisioterapeutas e pacientes, uma vez que seus efeitos mostram ser superiores à cinesioterapia ou eletroestimulação intravaginal e seus bons resultados persistem por longos períodos.

Contraindicações para a estimulação do nervo tibial posterior (ENTP)

Além das contraindicações já apresentadas na EENM, incluem-se implantes metálicos localizados na região e existência de doenças vasculares ativas. Não estão bem estudadas a estimulação em diabéticos ou outras patologias em que a condução nervosa possa estar comprometida. Porém, estudos demonstraram um efeito favorável desse recurso em 66% dos casos.

Parâmetros para a ENTP

▶ Tipo de corrente: corrente pulsada bidirecional aplicada por TENS
▶ Amplitude: respeitando o limiar de cada paciente, mas atuando apenas no limiar sensitivo, sem atingir o limiar motor do nervo
▶ Frequência: o protocolo proposto por Amarenco (2003) é o seguinte: inicialmente, utilizando 1 Hz, o fisioterapeuta identifica o posicionamento correto sobre o nervo, evidenciado diante do movimento dos dedos. Uma vez localizado, os eletrodos são fixados por meio de esparadrapos (Figura 41.5). A frequência

é então alterada para 10 Hz e a duração de pulso fixada em 200 microssegundos. O tempo de duração da terapia é de 30 min.

Eletroterapia na dor pélvico-perineal

A avaliação detalhada do quadro de dor na região pélvico-perineal deve ter um olhar amplo, lembrando-se sempre do mapa de dermátomos correspondentes a essa região. Estímulos dolorosos do fundo do útero se refletem, por exemplo, nos dermátomos de T11, T12, L1 e L2 e o do colo do útero em S2, S3 e S4 (Figura 41.6).

A eletroterapia pode ser um grande recurso em casos de "dor de origem conhecida", como endometriose, cistite intersticial, síndrome da bexiga dolorosa e aderências pélvicas. A dor desconhecida exige maior cautela uma vez que pode significar um sinal de alerta importante e bem investigado antes de ser suprimida por meio da eletroterapia.

Os efeitos da eletroterapia nas patologias pélvico-perineais são descritos a seguir:

▶ Bloqueio de impulsos aferentes da dor por intermédio do *gate control*
▶ Liberação de endorfinas
▶ Atuação na parede vesical favorecendo sua capacidade de enchimento (Fall, 1985).

Parâmetros para o tratamento da dor pélvico-perineal

▶ Tipo de corrente: corrente pulsada bidirecional aplicada por TENS. Outras correntes de efeito anti-inflamatório como a interferencial estão em investigação e têm demonstrado resultados promissores
▶ Intensidade: deve ser definida considerando a intensidade da dor e os objetivos em relação ao tempo da modulação que se deseja obter (alívio imediato ou a longo prazo)
▶ Frequência: no caso da TENS, utilizar de 2 a 10 pps para efeitos via serotonina/opioides e 10 a 200 pps para efeitos via encefalina
▶ Posicionamento de eletrodos: suprapúbico, intravaginal ou de superfície na região perineal, considerando o posicionamento de acordo com o mapa de dermátomos.

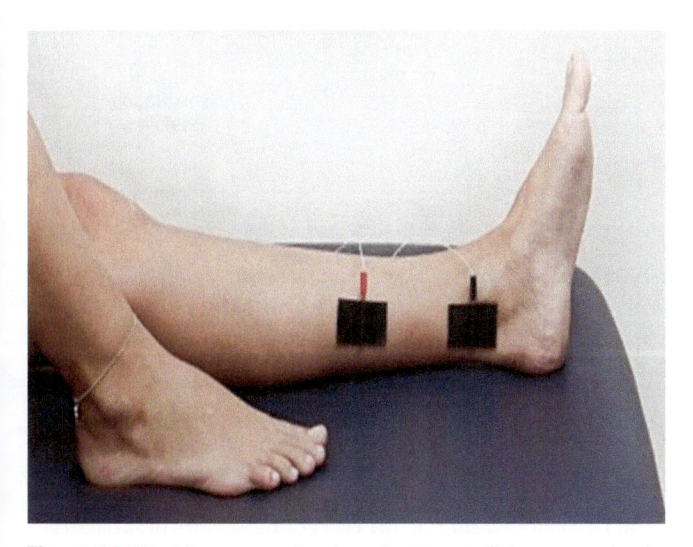

Figura 41.5 Posicionamento dos eletrodos de superfície para a estimulação do nervo tibial posterior (ENTP) para neuromodulação vesical.

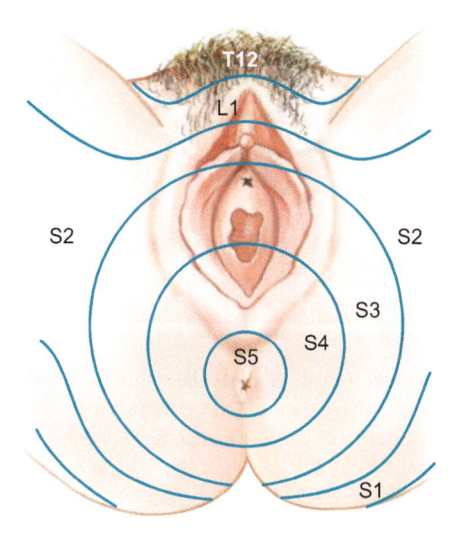

Figura 41.6 Mapa de dermátomos da região do assoalho pélvico.

Contraindicações ao uso da eletroterapia no tratamento da dor pélvico-perineal

As mesmas contraindicações já relatadas para o uso da TENS e atenção especial para qualquer sinal de infecção tais como febre, disúria, hematúria etc. Nesses casos, suspende-se a eletroterapia e recomenda-se nova avaliação médica.

Eletroterapia na obstetrícia

No decorrer deste capítulo, diversas vezes, pacientes gestantes foram citadas como contraindicadas para a utilização da eletroterapia porque ainda não se sabe ao certo quais seriam os efeitos que a corrente elétrica poderia provocar durante a gestação e, por uma questão ética, poucos estudos investigaram esses efeitos com o passar do tempo.

No entanto, tornou-se bastante frequente a utilização da TENS em gestantes na pratica clínica e, segundo a Association of Chartered Physiotherapists in Women's Health (ACPWH), tem se mostrado segura para gestantes, exceto quando aplicada diretamente nas regiões relacionadas à inervação uterina e na região do útero gravídico. Nestes locais, alguns autores observaram comprometimento na circulação placentária e comprometimento fetal em um estudo realizado em ratas; portanto, a utilização desse recurso durante a gravidez deve ser considerada com ressalvas e cuidados.

PASSOS PARA A TOMADA DE DECISÃO

A eletroterapia é uma ferramenta de grande importância no tratamento das disfunções da saúde da mulher e deve ser utilizada não como componente único do tratamento, mas integrada a outros tipos de abordagem fisioterapêutica. A decisão de incluir a eletroterapia no plano de tratamento deve ser baseada em evidências científicas; porém, a experiência clínica e a *expertise* do profissional não devem ser negligenciadas.

Quando a aplicação da eletroterapia for considerada, o que deve ser feito após um minucioso processo de avaliação da disfunção apresentada pela paciente, para a tomada de decisão final devem ser consideradas as precauções e as contraindicações ao uso da corrente elétrica terapêutica. Caso não haja restrições ao uso da eletroterapia e se as evidências sobre a sua utilização estiverem bem fundamentadas, o fisioterapeuta deve verificar se as modificações fisiológicas promovidas pelas correntes elétricas terapêuticas são capazes de auxiliar o terapeuta a alcançar os objetivos estabelecidos para a recuperação cinética e funcional da paciente.

Tendo como referências os efeitos fisiológicos que se deseja alcançar e as características individuais da paciente, o protocolo de tratamento eletroterápico deve ser estabelecido. Os resultados da eletroestimulação, tanto os imediatos quanto os a curto/médio prazos, devem ser avaliados e, caso necessário, deve ser efetuado um ajuste de parâmetros.

Para um adequado acompanhamento da evolução da paciente frente ao tratamento eletroterápico, todo o protocolo de tratamento, incluindo o objetivo da intervenção, o tipo de corrente e suas características, os parâmetros e a técnica utilizados para o tratamento, bem como os resultados obtidos (avaliação da eficácia) devem ser devidamente documentados. Na persistência de resultados negativos ou surgimento de reação adversa, a terapia deve ser interrompida.

Não devemos esquecer que os benefícios da eletroterapia são parâmetro-dependentes e que as correntes elétricas terapêuticas atuam diretamente na estrutura e nas funções do corpo. Estas, quando recuperadas, podem auxiliar o indivíduo na melhora de sua atividade e participação. Na Figura 41.7 está representado um esquema de orientação sobre o uso da eletroterapia.

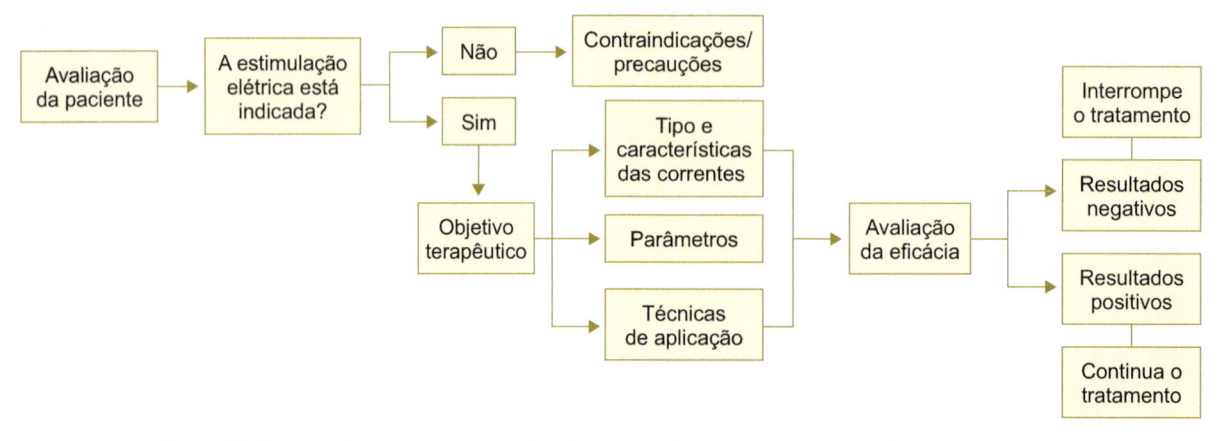

Figura 41.7 Orientação para a tomada de decisão em relação ao uso das correntes elétricas terapêuticas.

BIBLIOGRAFIA

Abrams P, Cardozo L, Fall M et al. The standardisation of terminology of lower urinary tract functions: report from the subcommittee of the International Continence Society. Neurourol Urodyn. 2002; 21:167-78.

Alon G. Functional electrical stimulation (FES): transforming clinical trials to neuro rehabilitation clinical practice – a forward perspective. Journal Novel Physiotherapies. 2014; 3(5):2-9 [cited 2017 Jun 9]. Disponível em: http://dx.doi.org/10.4172/2165-7025.1000176.

Alon G, Kantor G, Ho HS. Effects of electrode size on basic excitatory responses and on selected stimulus parameters. J Orthop Sports Physical Therapy. 1994; 20(1):29-35. DOI: 10.2519/jospt.1994.20.1.29.

Alon G, Kantor G, Ho HS. The effect of three types of surface electrodes on threshold excitation of human motor nerve. J Clinical Electrophysiology. 1996; 8(1):2-8.

Amarenco G. Urodynamic effect of acute transcutaneous posterior tibial nerve stimulation in overactive bladder. J Urology. 2003; 169:2210-5.

Baker LL, Bowman BR, McNeal DR. Effects of waveform on comfort during neuromuscular electrical stimulation. Clinical Orthopaedics & Related Research. 1988; 233:75-85.

Bergquist AJ et al. Neuromuscular electrical stimulation: implications of the electrically evoked sensory volley. Eur J Applied Physiology. 2011; 111(10):2409-26. DOI: 10.1007/s00421-011-2087-9.

Bertoti DB et al. Electrical stimulation: a reflection on current clinical practices. Assistive Technology. 2010; 12(1):21-32 [cited 2017 Jun 9]. Disponível em: http://dx.doi.org/10.1080/10400435.2000. 10132007. DOI: 10.1080/10400435.2000.10132007.

Bickel CS, Gregory CM. Recruitment patterns in human skeletal muscle during electrical stimulation. Physical Therapy. 2005; 85(4):358-64.

Bickel CS, Gregory CM, Dean JC. Motor unit recruitment during neuromuscular electrical stimulation: a critical appraisal. Eur J Applied Physiology. 2011; 111(10):2419-07. DOI: 10.1007/s00421-011-2128-4.

Bosch JL. Electrical neuromodulatory therapy in female voiding dysfunction. BJU International. 2006; 98(1):43-9. DOI: 10.1111/j.146 4-410X.2006.06316.x.

Caldwell K. The electrical control of sphincter incompetence. The Lancet. 1963; 2:174.

Cook HA et al. Effects of electrical stimulation on lymphatic flow and limb volume in the rat. Physical Therapy. 1994; 74(11):1040-6.

Crothers E et al. Safe use of transcutaneous electrical nerve stimulation for musculoskeletal pain during pregnancy. Journal of the Association of Chartered Physiotherapists in Women's Health. 2012; 111:22-6.

Delitto A. Russian electrical stimulation: putting this perspective into perspective. Physical Therapy. 2013; 82(10):1017-8.

Dumitru L et al. Physiological considerations on neuromuscular electrical stimulation (NMES) in muscular strength training. Civilization and Sport. 2014; 15(2):134-141.

Fall M. Conservative management of chronic interstitial cystitis: transcutaneous electrical nerve stimulation and transurethral resection. J Uro. 1985; 133:774-8.

Fall M, Lindström S. Functional electrical stimulation: physiological basis and clinical principles. International Urogynecology Journal. 1994; 4(5):296-304. DOI: 10.1007/BF00376246.

Gorman PH, Mortimer JT. The effect of stimulus parameters on the recruitment characteristics of direct nerve stimulation. IEEE Transactions on Biomedical Engineering. 1983; 30(7):407-14.

Grill WM, Mortimer JT. The effect of stimulus pulse duration on selectivity of neural stimulation. IEEE Transactions on Biomedical Engineering. 1996; 43(2):161-6. DOI: 10.1109/10.481985.

Guimaraes CSO, Gomes BB, Oliveira RA et al. Effects of transcutaneous electrical nerve stimulation on fetal and placental development in an experimental model of placental insufficiency. The Journal of Maternal-Fetal & Neonatal Medicine. 2016; 20(2):283-9.

Guo A et al. Effects of physiological electric fields on migration of human dermal fibroblasts. Journal of Investigative Dermatology. 2010; 130(9):2320-7. DOI: 10.1038/jid.2010.96.

Hortobagyi T, Maffiuletti NA. Neural adaptations to electrical stimulation strength training. Eur J Applied Physiology. 2011; 111(10):2441-9. DOI: 10.1007/s00421-011 a 2012-2.

Laycock J, Jerwood D. Pelvic floor muscle assessment: the perfect scheme. Physiotherapy. 2001; 87(12):631-42.

Lindstrom S, Fall M, Carlsson AS et al. The neurophysiological basis of bladder inhibition in response to intravaginal electrical stimulation. J Urol. 1983;129: 405-10.

MacDiarmid AS, Peters KM, Shbiri A et al. Long term durability of tibial nerve stimulation for the treatment of overactive bladder. The Journal of Urology. 2010; 183:234-40.

Melzack R, Wall PD. Pain mechanism: a new theory. Science. 1965; 150:971-9.

Scaldazza CV, Morosetti C, Giampieretti R et al. Percutaneous tibial nerve stimulation versus electrical stimulation versus pelvic floor exercise for overactive bladder syndrome for women: results for a randomized control study. The Journal of Urology. 2017; 43:121-6.

Stephenson R, Shelly E. Electrical stimulation and biofeedback for genitourinary dysfunction, in clinical electrophysiology. 3. ed. Lippincott Williams & Wilkins, 2008. p. 301-49.

Stoller M. Afferent nerve stimulation for pelvic floor dysfunction. Eur Urol. 1999; 35(suppl 2).

Valles-Antuña C, Pérez-Haro ML, González-Ruiz CL et al. Estimulación transcutanea del nervio tibial posterior em el tratamiento de la inconinencia urinária de urgência refractaria de origen idiopático y neurogênico. Acta Urologicas Española. 2017; 41(8):465-70.

Yamamishi T, Yasuda K, Sakakibara R et al. Pelvic floor electrical stimulation in te treatment of stress incontinence: an investigatorional study and a placebo controlled double-blind trial. J Urol. 1997; 158:2127.

BIBLIOGRAFIA RECOMENDADA

American Physical Therapy Association – APTA. Section on Clinical Electrophysioloy. Electrotherapeutic Terminology in Physical Therapy. Alexandria, VA: APTA; 2000. 60 p.

Bedwell C et al. The use of transcutaneous electrical nerve stimulation (TENS) for pain relief in labour: a review of the evidence. Midwifery. 2011; 27(5):141-8. DOI: 10.1016/j.midw.2009.12.004.

Bergquist AJ, Wiest MJ, Collins DF. Motor unit recruitment when neuromuscular electrical stimulation is applied over a nerve trunk compared with a muscle belly: quadriceps femoris. Journal of Applied Physiology. 2012; 113(1):78-89.

Bickel CS, Gregory CM, Dean JC. Motor unit recruitment during neuromuscular electrical stimulation: a critical appraisal. Eur J Applied Physiology. 2011; 111(10):2419-27. DOI: 10.1007/s00421-011-2128-4

Bolfe VJ, Guirro RRJ. Resistência elétrica dos géis e líquidos utilizados em eletroterapia no acoplamento eletrodo-pele. Revista Brasileira de Fisioterapia. 2009; 13(6):499-505.

Chêne G et al. Female urinary incontinence and intravaginal electrical stimulation: an observational prospective study. European Journal of Obstetrics & Gynecology and Reproductive Biology. 2013; 140(1):275-80. DOI: 10.1016/j.ejogrb.2013.06.011.

Doucet BM, Lamb A, Griffinb L. Neuromuscular electrical stimulation for skeletal muscle function. Yale J of Biology and Medicine; 2012; 85(2):201-15.

Geddes LA, Bourland JD. The strength-duration curve. IEE Transactions on Biomedical Engineering. 1985; 32(6):458-9.

Gobbo M et al. Transcutaneous neuromuscular electrical stimulation: influence of electrode positioning and stimulus amplitude settings on muscle response. Eur J Applied Physiology. 2011; 111(10):2451-9. DOI: 10.1007/s00421-011-2047-4.

Hooker DN, Prentice WE. Basic principles of electricity and electrical stimulating currents, therapeutic modalities in rehabilitation. 4. ed. chap. 5. In: Prentice WE, Quillen WS, Underwood F. Faber and Faber; 2011.

Hotouras A et al. Outcome of sacral nerve stimulation for fecal incontinence in patients refractory to percutaneous tibial nerve stimulation. Diseases of the Colon & Rectum. 2013; 56(7):915-20. DOI: 10.1097/DCR.0b013e31827 f0697.

Johnson MI, Ashton CH, Thompson JW. The consistency of pulse frequencies and pulse patterns of transcutaneous electrical nerve stimulation (TENS) used by chronic pain patients. Pain. 1991; 44(3):231-4.

Kantor G, Alon G, Ho HS. The effects of selected stimulus waveforms on pulse and phase characteristics at sensory and motor thresholds. Physical Therapy. 1994; 74(10):951-62. DOI: https://doi.org/10.1093/ptj/74.10.951.

Kloth LC. Electrical stimulation for wound healing: a review of evidence from in vitro studies, animal experiments, and clinical trials. The International Journal of Lower Extremity Wounds. 2005; 4(1):23-44. DOI: 10.1177/1534734605275733.

Maffiuletti NA. Physiological and methodological considerations for the use of neuromuscular electrical stimulation. Eur J Applied Physiology. 2010; 110(2):223-34. DOI: 10.1007/s00421-010-1502-y.

McLoughlin TJ et al. Sensory level electrical muscle stimulation: effect on markers of muscle injury. British Journal of Sports Medicine. 2004; 38(6):725-9. DOI: 10.1136/bjsm.2003.007401.

Merrilla DR, Biksonb M, Jefferysc JGR. Electrical stimulation of excitable tissue: design of efficacious and safe protocols. Journal of Neuroscience Methods. 2005; 141(2):171-98. DOI: 10.1016/j.jneumeth.2004.10.020.

Palmer ST et al. Alteration of interferential current and transcutaneous electrical nerve stimulation frequency: effects on nerve excitation. Arch of Phys Medicine and Rehabilitation. 1999; 80(9):1065-71.

Popovic MR et al. Functional electrical stimulation for grasping and walking: indications and limitations. Spinal Cord. 2001; 41(8):403-12. DOI: 10.1038/sj.sc.3101191.

Reed BV. Effect of high voltage pulsed electrical stimulation on microvascular permeability to plasma proteins: A possible mechanism in minimizing edema. Physical Therapy. 1988; 68(4):491-5.

Rodriguez-Falces J, Place N. Recruitment order of quadriceps motor units: femoral nerve vs. direct quadriceps stimulation. Eur J Applied Physiology. 2013; 113(12):3069-77.

Sandkuhler J et al. Low-frequency stimulation of afferent Adelta-fibers induces long term depression at primary afferent synapses with substantia gelatinosa neurons in the rat. The Journal of Neuroscience. 1997; 17(16):6483-91.

Savage B. Interferential therapy. London: Faber and Faber; 1984. 117 p.

Sikiru L, Shmaila H, Muhammed SA. Transcutaneous electrical nerve stimulation (TENS) in the symptomatic management of chronic prostatitis/chronic pelvic pain syndrome: a placebo-control randomized trial. International Brazilian Journal Of Urology. 2008; 34(6):708-13.

Snyde AR et al. Efficacy of low-frequency low-intensity electrotherapy in the treatment of breast cancer-related lymphoedema: a cross-over randomized trial. Journal of Sport Rehabilitation. 2012; 26(7):607-18. DOI: 10.1177/0269215511427414.

Snyde AR et al. The influence of high-voltage electrical stimulation on edema formation after acute injury: a systematic review. Journal of Sport Rehabilitation. 2010; 19(4):436-51.

Szlavik RB, Bruin H. The effect of stimulus current pulse width on nerve fiber size recruitment patterns. Medical Engineering & Physics. 1999; 21(6-7):507-15.

Tiktinsky R, Chen L, Narayan P. Electrotherapy: yesterday, today and tomorrow. Hemophilia. 2010; 16(5):126-31. DOI: 10.1111/j.1365-2516.2010.02310.x.

Torkaman G. Electrical stimulation of wound healing: a review of animal experimental evidence. Advances in Wound Care. 2014; 3(2):202-18. DOI: 10.1089/wound.2012.0409

Tosto A. Functional electrical stimulation (FES) in micturition disorders. In: Martellucci J. Electrical Stimulation for Pelvic Floor Disorders. Springer; 2015. Chap. 7, p. 95-104.

Walsh DM et al. Transcutaneous electrical nerve stimulation.Relevance of stimulation parameters to neurophysiological and hypoalgesic effects. American Journal of Physical Medicine & Rehabilitation. 1995; 74(3):199-206.

Ward AR, Shkuratova N. Russian electrical stimulation: the early experiments. Physical Therapy. 2002; 82(10):1019-30.

Yamanishi T et al. Neuromodulation for the treatment of lower urinary tract symptoms. Low Urin Tract Symptoms. 2015; 7(3):121-32. DOI: 10.1111/luts.12087.

Yokoyama LM et al. Low- and high-frequency transcutaneous electrical nerve stimulation have no deleterious or teratogenic effects on pregnant mice. Physiotherapy. 2015; 101(2):214-8. DOI: 10.1016/j.physio.2014.06.008.

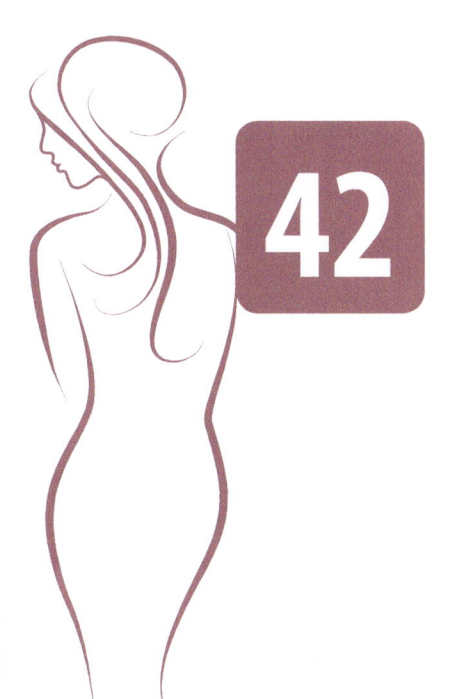

42 Substâncias e Medicamentos | Ação sobre o Trato Urinário Inferior

Augusto Barbosa Reis

João Marcos Neto

INTRODUÇÃO

Para que o entendimento da ação de substâncias e medicamentos sobre o trato urinário inferior (TUI) e a sua influência nos mecanismos responsáveis pela continência urinária não se transformem apenas em um exercício enfadonho de memorização, é de suma importância o conhecimento da neurofisiologia e da anatomia do TUI. Para tanto, serão abordados, de modo resumido, os aspectos relevantes da anatomia e da fisiologia do TUI, bem como de seus sistemas controladores.

A anatomia clássica do TUI é tipicamente estrutural, baseada em dissecações de cadáveres. Os conceitos atuais de anatomia são mais funcionais do que estruturais, e, para isso, contribuíram os estudos da fisiologia e farmacologia do TUI, assim como a introdução da urodinâmica na prática clínica. Dentre os conceitos modernos de anatomia, destaca-se o de Elbadawi (1993), que divide a musculatura do TUI em quatro estruturas, sendo três de musculatura lisa (detrusor, esfíncter liso e musculatura ureterotrigonal) e uma musculatura estriada (rabdoesfíncter).

O ato da micção parece muito simples, mas, na realidade, resulta de uma série de mecanismos coordenados, os quais são responsáveis pelo relaxamento vesical associado ao fechamento uretral, evitando assim perdas urinárias e favorecendo a fase de enchimento vesical.

De igual modo, durante a micção ocorrerá uma contração detrusora eficaz, resultando em esvaziamento do conteúdo vesical associado ao relaxamento da musculatura lisa e estriada uretral, o que permite a passagem de urina pela uretra, sem resistência infravesical, até o meio externo.

A inervação do TUI é derivada dos nervos pélvicos (parassimpático sacral), hipogástrico (simpático toracolombar) e pudendo (somático sacral).

A fase de enchimento vesical tem o predomínio do sistema autônomo simpático, que auxilia o relaxamento da musculatura lisa da bexiga (detrusora) por meio do estímulo dos neurorreceptores beta-adrenérgicos e promove a contração da musculatura lisa uretral (esfíncter liso) mediada pelos neurorreceptores alfa-adrenérgicos, mantendo-a fechada e evitando escapes urinários.

Nessa fase, a musculatura estriada somática uretral, inervada pelo nervo pudendo que tem origem no núcleo de Onuf (S2-S4), também permanece contraída, auxiliando a continência urinária. Para que esse mecanismo de continência urinária funcione com eficácia, é necessário que as estruturas envolvidas (bexiga e uretra) encontrem-se sustentadas de modo adequado e mantendo-se no interior da cavidade pélvica.

Essa sustentação se fará pelo assoalho pélvico e compreende todas as estruturas que dão suporte às vísceras pélvicas, incluindo os diafragmas pélvico e urogenital, assim como as estruturas entre eles, e o peritônio. Tem importância na continência urinária por manter a estática dos órgãos pélvicos e evitar que distopias como cistocele, retocele, enterocele e prolapso uterino venham alterar a micção.

Seu principal representante, o músculo elevador do ânus, origina um conjunto de estruturas musculofaciais que sustentam o colo vesical e a uretra proximal no interior da cavidade abdominal, garantindo a transmissão da pressão intra-abdominal para esses segmentos. Somada a esse fator, a contração da musculatura do assoalho pélvico, ao mesmo tempo que ocorre aumento da pressão intra-abdominal, auxilia no fechamento uretral, diminuindo a possibilidade de perda urinária (reflexo de guarda).

Outro mecanismo para continência é no nível do colo vesical, que, do ponto de vista anatômico, não pode ser considerado um esfíncter, porém, na mudança de posicionamento de suas fibras na micção para o repouso vesical, funciona como tal. Um terceiro componente, chamado de mecanismo intrínseco, estende-se por toda a uretra e é composto por mucosa, submucosa, tecido elástico e musculatura lisa responsável pelo fechamento passivo uretral (coaptação). Está sob influência hormonal (estrógeno), e sua falta leva à atrofia da vascularização da submucosa.

Incontinência por alteração no mecanismo intrínseco é tratada com métodos para aumentar a coaptação uretral, não tendo resultado cirurgias de suspensão do colo vesical. A última zona de continência, chamada de esfíncter externo, é formada por musculatura estriada voluntária, sobretudo pelas fibras tipo I (rabdoesfíncter) de contração lenta e duradoura, principais responsáveis pela continência, e fibras tipo II de contração rápida e vigorosa, requisitadas durante esforços físicos que levam ao aumento de pressão intra-abdominal. Todo esse mecanismo age em conjunto e tem suas funções próprias na manutenção da continência.

Na fase de micção, predomina o sistema parassimpático, que, por meio do nervo pélvico, promove a contração da musculatura detrusora, mediada pela estimulação dos neurorreceptores colinérgicos (muscarínicos), iniciando e mantendo o esvaziamento completo da bexiga. Concomitantemente a essa contração vesical, acontecerá o relaxamento da musculatura lisa uretral, mediado pelo nervo hipogástrico, e da musculatura estriada, de controle voluntário, mediado pelo nervo pudendo, deixando que todo o conteúdo vesical passe pela uretra até que se complete o esvaziamento vesical.

Todo esse processo é chamado de reflexo da micção, e o seu centro coordenador localiza-se na formação reticulopontinomesencefálica. Esse centro, também denominado núcleo do detrusor ou núcleo de Barrington, representa o principal centro do tronco encefálico responsável pelo controle motor da micção, integrando as informações dos níveis superiores (corticais), as quais, em seguida, serão transmitidas aos centros medulares simpáticos e parassimpáticos por meio do trato reticuloespinal.

A região cortical, em geral relacionada ao controle consciente da micção, é representada pelo giro pré-paracentral do lobo frontal. Essa região caracteriza-se, em especial, pelos estímulos inibitórios para os centros inferiores (pontinomesencefálica).

Deve-se lembrar que, apesar de a epinefrina e a acetilcolina serem, respectivamente, os neurotransmissores mais conhecidos das inervações simpáticas e parassimpáticas, sabe-se hoje que outras substâncias químicas encontram-se envolvidas nessa transmissão. Dentre outros, destacam-se o ATP, as prostaglandinas, alguns peptídios (opioides, polipeptídio intestinal vasoativo [VIP], substância P, neuropeptídio Y), a somatostatina, a bradicinina e o ácido gama-aminobutírico, o que explica por que a manipulação simples dos receptores colinérgicos e adrenérgicos nem sempre faz surtir o efeito desejado.

Compreendida a inter-relação do TUI com o sistema nervoso, tendo como mediadores seus respectivos neurotransmissores, podem-se empregar medicamentos que aumentem ou diminuam a contratilidade dos músculos envolvidos nas etapas de armazenamento e esvaziamento de bexiga. Como os próprios neurotransmissores e seus inibidores naturais não têm aplicação clínica na prática, devido aos seus efeitos sistêmicos e à sua rápida inativação, utilizam-se fármacos com ações semelhantes, mais duradouras e com menos efeitos colaterais.

A classificação dos diversos grupos medicamentosos baseada em sua ação inibitória ou estimuladora sobre a musculatura vesical e uretral tem a vantagem de facilitar a compreensão dos mecanismos de ação desses fármacos sobre o TUI.

SUBSTÂNCIAS QUE AUMENTAM A RESISTÊNCIA URETRAL

Medicamentos que estimulam o sistema simpático ou seus neurorreceptores alfa-adrenérgicos aumentariam o tônus da musculatura lisa uretral, e isso se refletiria na prática com um aumento na resistência uretral. Estes fármacos podem ser utilizados no tratamento coadjuvante das incontinências urinárias, secundárias ao fator uretral.

Do ponto de vista teórico, o bloqueio beta-adrenérgico poderia reforçar a ação alfa-adrenérgica no nível do colo vesical e da uretra proximal, aumentando a resistência uretral; entretanto, esse resultado não é encontrado na prática clínica (propranolol, Inderal®).

Agonistas adrenérgicos

Estimulam diretamente os neurorreceptores alfa e beta-adrenérgicos, mas também liberam norepinefrina nas terminações nervosas. O efeito predominante é alfa-adrenérgico, resultando em aumento da resistência uretral. Podem ser utilizados nas incontinências urinárias leves e moderadas:

- Efedrina (Marax®)
- Pseudoefedrina (Claritin-D®)
- Fenil-propranolamina "Norefedrina" – descongestionante nasal (Descon AP®, Dimetapp®, Sinutab®) e inibidores de apetite
- Antidepressivos tricíclicos: bloqueiam o reaproveitamento de norepinefrina, levando a um reforço de ação dos receptores alfa e beta-adrenérgicos. Resultados satisfatórios são obtidos quando utilizados por curtos períodos de tempo nos casos de incontinência urinária de esforço genuína, podendo ser associados ao estrogênio e a outros tipos de tratamento (exercícios fisioterápicos e estimulação elétrica dos músculos do assoalho pélvico)
- Imipramina (Tofranil®)
- Duloxetina: inibidor da recaptação de serotonina e norepinefrina que prolonga o tempo de ação dessas monoaminas nas vesículas sinápticas, modulando centralmente (núcleo de Onuf) o controle da via motora eferente, envolvido na atividade da musculatura estriada uretral.

Estrógenos

Melhoram a estimulação dos receptores alfa-adrenérgicos e a proliferação da mucosa uretral. Estudos recentes demonstraram que o uso do estrógeno em associação ou não a progestógenos não previne nem melhora a incontinência urinária (Premarin®, Farlutal®, Estraderm®, Ovestrion® e Provera®).

SUBSTÂNCIAS QUE DIMINUEM A RESISTÊNCIA URETRAL

O emprego de bloqueadores alfa-adrenérgicos diminui a resistência uretral por relaxamento da musculatura lisa, permitindo micção mais efetiva. Do mesmo modo, o bloqueio da musculatura estriada, com o uso de relaxantes musculares, também diminuirá a resistência uretral.

Bloqueadores alfa-adrenérgicos

Inibem os receptores alfa-adrenérgicos. Podem ser não seletivos, apresentando intensidade aumentada de efeitos colaterais (bloqueiam os receptores alfa-1 e alfa-2). São indicados nos casos clínicos de obstruções urinárias causadas por contração da musculatura lisa no nível do colo vesical e uretra, de origem neurogênica ou não.

- Fenoxibenzamina
- Prazosina (Minipress®)
- Alfuzosina (Xatral®)
- Terazosina (Hytrin®)
- Doxazosina (Duomo®, Euprostatin®, Mesidox®, Unoprost®)
- Tansulosina (Omnic®, Tamsulon®, Secotex®).

Relaxantes musculares

A finalidade do tratamento é a diminuição da resistência uretral, por meio do relaxamento da musculatura estriada. Porém, na prática, não existe um relaxante específico para o local; dessa maneira, os efeitos sistêmicos (sedação, fraqueza) limitam seu uso.

- Benzodiazepínicos (Diazepam®)
- Baclofeno (Lioresal®)
- Dantroleno sódico.

SUBSTÂNCIAS QUE AUMENTAM A ATIVIDADE DO DETRUSOR

A contração vesical é mediada, sobretudo, pela acetilcolina, via estimulação dos receptores muscarínicos no detrusor, o que justificaria a utilização de substâncias com efeito colinérgico. Têm como principal indicação o tratamento clínico da hipocontratilidade do detrusor.

- Betanecol (Liberan®)
- Carbacol (Doryl®).

Agentes anticolinesterásicos

Na placa motora, a acetilcolina é logo inativada pela enzima acetilcolinesterase. Agentes que inativam essa enzima proporcionam maior estimulação dos receptores muscarínicos pela acetilcolina, aumentando, assim, a atividade do detrusor.

- Brometo de distigmina.

Prostaglandinas

Há trabalhos na literatura que sugerem um papel relevante das prostaglandinas na contração detrusora, quando instiladas dentro da bexiga. Porém, hoje, na prática clínica, essa modalidade de tratamento não é utilizada.

- Danoprostona (Pronstin E2®).

Antagonistas narcóticos

Narcóticos (opiáceos) exercem efeitos inibitórios nos reflexos da micção.

- Naloxona.

SUBSTÂNCIAS QUE DIMINUEM A ATIVIDADE VESICAL

Atuam diminuindo a contração detrusora.

Agentes anticolinérgicos

Bloqueiam a atividade dos receptores colinérgicos (antimuscarínicos).

- Atropina
- Brometo de proprantelina (Prazoline®)
- Brometo de emeprônio (Cetiprin®)
- Cloridrato de tróspio
- Darifenacina (Enablex®)
- Tolterodina (Detrusitol®)
- Solifenacina (Vesicare®).

Agentes de ação direta

Possuem atividade antagonista do cálcio, diminuindo a concentração de cálcio intracelular por aumento da permeabilidade na membrana celular, alterando o potencial de ação e diminuindo a contratilidade da musculatura lisa.

- Flavoxato (Genurin®) (o mecanismo de ação não foi esclarecido)
- Nifedipino (Adalat®)
- Verapamil (Dilacoron®)
- Flunarizina (Vertix®, Vertizine®).

Agentes com ação mista

São substâncias que têm um efeito relaxante direto sobre a musculatura lisa, o qual é associado a uma ação anticolinérgica. Na prática clínica, são as de uso mais corrente no tratamento da hiperatividade vesical.

- Oxibutinina (Retemic®, Incontinol®)
- Diciclomina (Dentyl®)
- Terodilival (Lerdin®)
- Cloridrato de dicicloverina
- Propiverina
- Terodilina.

Substâncias que inibem as prostaglandinas

Substâncias que inibem a ação das prostaglandinas sobre a musculatura lisa vesical podem diminuir a atividade do detrusor. Tratamento pouco usual na prática clínica.

- Indometacina (Indocid®)
- Flurbiprofeno.

Substâncias agonistas de receptores beta-adrenérgicos

Atuam estimulando os receptores beta-adrenérgicos do corpo vesical, levando a um relaxamento da musculatura detrusora. Com a liberação do uso da mirabegrona pela Anvisa a partir de dezembro de 2015, percebemos na prática clínica algumas vantagens descritas na literatura para o tratamento da hiperatividade vesical. Destacam-se eficácia e tolerabilidade do uso deste medicamento em pacientes idosos, com risco diminuído de alteração da cognição e, em mulheres, devido ao baixo risco de desenvolvimento de xerostomia (boca seca), um aumento na persistência do tratamento, com taxas de abandono do uso do medicamento inferiores às dos anticolinérgicos em um período de até 2 anos.

- Terbutalina
- Mirabegrona (Myrbetric®).

Antidepressivos tricíclicos

Têm ação direta inibitória sobre o detrusor e apresentam também uma fraca ação antimuscarínica.

▶ Imipramina (Tofranil®).

Inibidores de canal de potássio

Produzem hiperpolarização da membrana celular pelo efluxo celular de potássio, evitando o influxo de cálcio para dentro da célula, levando ao relaxamento da musculatura lisa.

Duloxetina

Inibidor da recaptação de serotonina e norepinefrina que prolonga o tempo de ação dessas monoaminas nas vesículas sinápticas, modulando o controle da via sensorial aferente/eferente envolvido na atividade da musculatura lisa vesical.

Medicamentos intravesicais

▶ Oxibutinina
▶ Capsaicina.

Em determinadas situações, como no trauma raquimedular ou na irritação vesical (hiperatividade), as fibras C assumiriam o papel de condução aferente (em condições normais, permanecem latentes, sendo a transmissão de estímulos aferentes conduzida por fibras mielinizadas).

A capsaicina, princípio ativo de diversas pimentas vermelhas, atua nas fibras C, depletando os neuropeptídios e reduzindo a velocidade de condução. Além desse efeito sobre as fibras C, a capsaicina também provoca importante reação inflamatória local (intravesical), razão pela qual se recomenda seu uso associado a anestésicos locais ou sob sedação.

▶ Resiniferatoxina.

Efeitos similares aos da capsaicina, sendo sua capacidade de dessensibilização da bexiga cerca de mil vezes maior.

▶ Toxina botulínica.

A neurotoxina botulínica do tipo A, quando injetada no músculo detrusor, causa sua paralisia temporária, devido à inibição da liberação das vesículas pré-sinápticas do sistema parassimpático, que contêm acetilcolina. Seu efeito é temporário e depende do tempo de degradação da toxina botulínica, sendo que o alívio dos sintomas miccionais – como urgência, noctúria e frequência – é percebido até 2 dias após a aplicação da toxina e se mantém por 6 a 9 meses; além disso, foi demonstrada a manutenção da melhora dos sintomas após injeções subsequentes.

Essa toxina foi, a princípio, usada no tratamento da dissinergia esfincteriana, mas, há pouco tempo, vários estudos têm enfatizado sua ação no tratamento da hiperatividade vesical.

Essa modalidade de tratamento tem demonstrado ser eficiente naqueles casos de hiperatividade detrusora refratária às medicações orais descritas anteriormente neste capítulo ou para os pacientes que não toleraram os efeitos colaterais sistêmicos de tais medicações. Devemos ressaltar que o seu uso na prática urológica foi liberado em 2010 pela Agência Nacional de Vigilância Sanitária (Anvisa).

MEDICAMENTOS COMUNS NA PRÁTICA CLÍNICA E SUA REPERCUSSÃO NO MECANISMO DA MICÇÃO

Narcóticos, ansiolíticos, hipnóticos e antipsicóticos diminuem a consciência da plenitude vesical, redução do reflexo miccional e da contratilidade detrusora, levando à incontinência paradoxal.

Antiespasmódicos, antidiarreicos e antiparkinsonianos (à exceção do Prolopa®, que é um alfa-agonista adrenérgico) possuem atividade anticolinérgica, levando a redução da contratilidade do detrusor e aumento do risco de retenção urinária.

Medicamentos para o trato respiratório superior (antigripais) aumentam a contração do colo vesical pelo estímulo alfa-adrenérgico, dificultando a micção.

Diuréticos aumentam o volume urinário, intensificando a frequência miccional.

AVANÇOS RECENTES DOS MEDICAMENTOS QUE DIMINUEM A ATIVIDADE DETRUSORA

Apesar das inúmeras opções terapêuticas no tratamento das disfunções do TUI, em torno de 30% dos pacientes não apresentam melhora dos seus sintomas miccionais ou não toleram os seus efeitos adversos sistêmicos; torna-se, então, necessário um contínuo investimento na procura de novas opções de tratamento.

Oxibutinina gel para uso tópico

A oxibutinina gel é uma nova formulação transdérmica que pode ser aplicada em dose única na região do abdome, da coxa, do ombro ou nos membros superiores. Essa nova formulação apresentou diminuição na incidência da queixa de secura na boca (6,9% comparado a 2% com uso do placebo) e baixa incidência de irritação dérmica durante sua aplicação.

Fesoterodina

É uma nova substância oral antimuscarínica, metabolizada com eficiência e rapidez a 5-hidroximetil-tolterodina (5-HMT), o mesmo metabólito ativo da tolterodina. O 5-HMT apresenta metabolização hepática e alta excreção pela via renal sem nova metabolização, o que possibilita o contato direto com a mucosa da bexiga, possibilitando uma nova via de ação vesical. Um estudo randomizado, duplo-cego, multicêntrico com 1.132 pacientes avalia as opções de dosagens de 4 e 8 mg.

Agonistas do receptor beta-3-adrenérgico

A descrição do papel do receptor beta-3 como o principal mediador no relaxamento da musculatura detrusora estimulou o desenvolvimento de vários agonistas para esse subtipo de receptor beta. Dentre eles, destaca-se a acetanilida (YM178), que demonstrou efeitos semelhantes ao da tolterodina na redução dos sintomas como frequência urinária, urgência e urge-incontinência.

Inibidores da fosfodiesterase 5

Os inibidores da fosfodiesterase 5 (sildenafila, vardenafila, tadalafila) são, em geral, prescritos para a melhora da disfunção erétil (DE) peniana, mas foi relatada melhora dos sintomas do TUI em homens que fazem uso dessa medicação. Apesar disso, essa classe de medicamento não está liberada para uso no tratamento dos sintomas urinários, e seu uso não se encontra nas recomendações da bula da medicação.

Tróspio de liberação lenta e controlada

O desenvolvimento de uma formulação de liberação lenta para uso em dose única diária permitirá melhor tolerância do cloreto de tróspio, diminuindo a incidência dos efeitos colaterais, como, por exemplo, a sensação de secura na boca (apenas 8,7% dos pacientes em um estudo fase III relataram essa queixa).

CASO CLÍNICO

M.C.S., 42 anos de idade, com queixa de polaciúria, noctúria, urgência, urge-incontinência, perda urinária aos esforços e uso de 5 forros vaginais ao dia. Apresenta, na sua história, relato de diabetes tratado com hipoglicemiante, hábito intestinal diário. História obstétrica com duas gravidezes, com dois partos cesarianos a termo. Trouxe exames complementares; urina de rotina sem anormalidades e urocultura sem crescimento de germes patogênicos. Estudo urodinâmico com diagnóstico de capacidade cistométrica diminuída e hiperatividade detrusora levando à urge-incontinência.

Foi sugerido tratamento conservador com fisioterapia pélvica (eletroestimulação), apresentando pouca melhora. Iniciada medicação com uso da oxibutinina 5 mg de 8 em 8 h, porém a paciente abandonou o tratamento por não tolerar os efeitos colaterais. Trocada a oxibutinina pela darifenacina 15 mg/dia

(dose única), com melhora parcial dos sintomas (diminuiu o número de forros de 5 para 2 ao dia). Após 6 semanas de tratamento a paciente fazia uso de 3 forros vaginais e não estava satisfeita com o uso de anticolinérgicos devido à intensa sensação de boca seca. Foi discutida com a paciente a possibilidade de uso da mirabegrona.

Após o retorno com 2 meses de tratamento a paciente relatou melhora da sensação de boca seca, mas ainda fazia uso de 2 forros vaginais ao dia. A paciente não estava satisfeita com os resultados obtidos. Optou-se, então, pelo tratamento intravesical com toxina botulínica, resultando em melhora completa do quadro de urge-incontinência, sem a necessidade de uso de forros.

Observação. M.C.S. foi orientada sobre a necessidade de novas aplicações da toxina botulínica caso apresentasse recidiva dos seus sintomas.

BIBLIOGRAFIA

Blaivas JG, Salinas J. Type III stress urinary incontinence: importance of proper diagnosis and treatment. Srung Forum. 1985; 5:473.

Elbadawi A. Neurophysiology of storage and voiding function. Curr Opin Urol. 1993; 3:255.

Fantl JA, Bump RC, Robinson D. Efficacy of estrogen supplementation in the treatment of stress incontinence. Obstet Gynecol. 1996; 88:745-9.

Figueiredo JA. Fisiologia vésico-esfincteriana. In: Montellato N, Baracat F, Sami A (Eds). Uroginecologia. São Paulo: Roca, 2000; 14-23.

Fitzpatrick JM. Acts and future lines of research in lower urinary tract symptoms in men and women: an overview of the role of α1-adrenorreceptor antagonists. BJU International. 2000; 85(2):1-5.

Fletcher TF, Bradley WE. Neuroanatomy of the bladder-urethra. J Urol. 1978; 119:153-9.

Fowler CJ, Jewkes D, Mc Donald WI et al. Intravesical capsaicina for neurogenic bladder dysfunction. Lancet. 1992; 239:1239.

Griffiths DJ. The mechanics function of bladder and urethra in micturition. Int Urol Nefrol. 1974; 6:177-82.

Haab F, Zimmermann PE, Leach GE. Intrinsic sphincteric deficiency: recognition an management. J Urol. 1996; 156:3-17.

Izett M, Zacche M, Thiagamoorthy G, Robinson D, Cardozo L. Current evidence and emerging drug therapies for overactive bladder. Minerva Ginecol. 2017; 69(3): 269-85

Lapides J, Sweet RB, Lewis LW. Role of striated muscle in urination. J Urol. 1957; 77:247-50.

Lasanen LT, Tamela TLJ, Liesi P et al. The effect of acute distension on vasoactive intestinal polypeptide (VIP), neuropeptide Y (NPY) and substance P (SP) immunoreactive nerves in the female rat urinary bladder. Urol Res. 1992; 20:259.

Lima SVC. Neurofisiologia da micção. In: D'Ancona CAL, Netto Jr NR (Eds). Urodinâmica: princípios e aplicações clínicas. 2. ed. São Paulo: Prol, 1996; 9-13.

Lose G, Colstrup H. Mechanical properties of the urethra in healthy and stress dynamic measurements in the resting urethra. J Urol. 1990; 144:1258.

Michel MC, Peters SLM. Role of serotonin and noradrenaline in stress urinary incontinence. BJU Int. 2005; 95(3):335-40.

Moore C, Rackley R, Goldman H. Urologic applications of botox. Curr Urol Rep. 2005; 6:419-23.

Rocha FT, Gomes CM. Farmacologia. In: D'Ancona CAL, Netto Jr NR (Eds). Urodinâmica: princípios e aplicações clínicas. 3. ed. São Paulo: Atheneu, 2001;11-23.

Rodrigues P (ed.). Urodinâmica: fundamentos dos distúrbios miccionais. São Paulo: Roca, 2001.

Sampaio FJB, Favorito LA, Rodrigues HC. Anatomia do trato urogenital na mulher. In: Barata HS, Carvalhal GF (eds.). Urologia: princípios e prática. Porto Alegre: Artes Médicas, 1999; 45-50.

Van Arsdolen KJ, Wein AJ. Physiology of micturion and continence. In: Krane RJ, Siroky MB (eds.). Clinical neurourology. 2. ed. Boston: Little Brown and Company, 1991; 25-82.

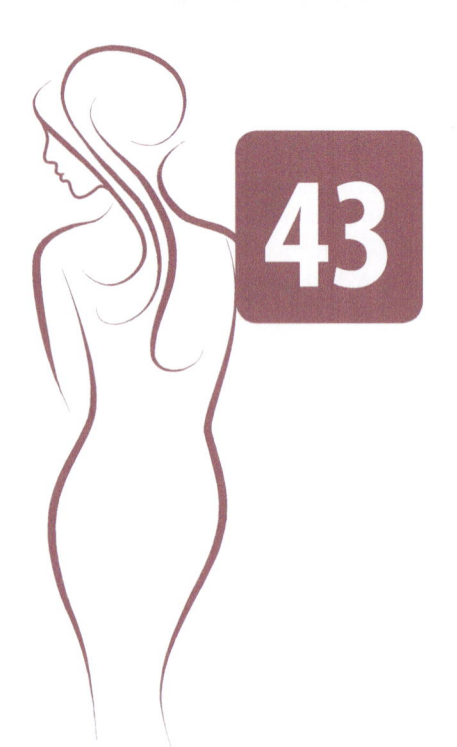

43 Bexiga Neurogênica

Ariel Gustavo Scafuri

Juliana Lerche Vieira Rocha Pires

Neyliane Sales Chaves Onofre

INTRODUÇÃO

A bexiga neurogênica (BN) é uma disfunção da bexiga decorrente de alteração do mecanismo do controle vesicoesfincteriano que acomete portadores de doenças do sistema nervoso central ou periférico, que causa inadequação do armazenamento e do esvaziamento da bexiga. O foco da disfunção pode localizar-se em qualquer dos elementos constituintes do sistema de retrocontrole voluntário e involuntário da função vesical, desde o lobo frontal e lóbulo paracentral até os nervos terminais que inervam a bexiga e passam pela medula espinal, cadeia simpática paravertebral e tronco cerebral. Uma alteração anatômica ou fisiológica de uma das estruturas referidas, como seja a secção da medula ou de um nervo, desencadeará uma miríade de sinais e sintomas.

Os fatores etiológicos da BN podem ser classificados em congênitos (mielomeningocele, agenesia sacral, cisto medular etc.) ou adquiridos (trauma medular ou craniano, esclerose múltipla, diabetes, acidente vascular encefálico [AVE], tumor cerebral etc.). As alterações nervosas ou neurológicas anômalas alteram a contratilidade dos músculos da parede da bexiga, tornando-os hipotônicos ou hipertônicos e/ou afetando a sinergia entre esses músculos e os esfíncteres vesicais, necessários para o perfeito funcionamento do ato de urinar.

Quando a bexiga está hipotônica, ela fica com uma grande capacidade funcional, geralmente indolor, "bexigoma" (bexiga grande) palpável, que pode ocasionar incontinência urinária por transbordamento (incontinência paradoxal). Já na bexiga hipertônica, ela fica com uma pequena capacidade funcional, o que ocasiona aumento da frequência miccional, urgência, podendo ocorrer a urge-incontinência urinária. A BN pode desencadear infecção urinária e litíase urinária recorrentes, insuficiência renal crônica, divertículo, abscesso, fístula uretral, litíase vesical e sepse.

Do ponto vista conceitual, BN é diferente de bexiga hiperativa (BH). Denomina-se BH quando o exame urodinâmico detecta a presença de contrações não inibidas do detrusor (CNID). O motivo pelo qual está acontecendo a CNID é que vai nomear a condição. Por exemplo, se ocorre a BH sem a presença de uma patologia neurológica, vai ser denominada instabilidade detrusora. Se no exame urodinâmico é observada a presença de CNID e o paciente é portador de uma doença neurológica, denomina-se então BN. Portanto, pode-se ter BH sem ser BN, ou pode-se ter BN e não ser BH, como nos casos de paciente com BN com atonia vesical, por exemplo.

Os distúrbios do assoalho pélvico afetam negativamente as atividades diárias, bem como as relações sociais e emocionais das pacientes, independentemente da idade. Contudo, particularmente, a BN resulta em piora na qualidade de vida (QV).

O diagnóstico da BN é fundamentado na história clínica, nos exames urodinâmico, laboratorial e físico. O tratamento da bexiga neurogênica deve ser guiado pela necessidade de promover o esvaziamento ou armazenamento vesical, preservar o bom funcionamento renal para evitar complicações e, principalmente, tornar possível a inclusão social e profissional da paciente ao adquirir a reeducação urinária.

ANATOMIA DO TRATO URINÁRIO

O entendimento da anatomia, em especial da neuroanatomia, do trato urinário é fundamental para o tratamento de quaisquer lesões relacionadas ao desenvolvimento da bexiga neurogênica. As principais mudanças da BN, que se relacionam ao aparecimento de morbidade, são a pressão de micção alta e a má drenagem miccional, o que provoca o resíduo pós-miccional.

Trato urinário superior

O rim pode ser dividido em parênquima e sistema coletor. O primeiro secreta, concentra e excreta a urina, que será coletada na via urinária. Ondas peristálticas, originadas nos fórnices dos cálices menores, propelem a urina dos cálices para a pelve renal e desta para o ureter. O aumento da pressão dentro do ureter causa a má drenagem que aumentará a pressão em todo o sistema, desenvolvendo-se, então, a hidronefrose ou uretero-hidronefrose.

A junção uretrovesical é extremamente importante para impedir o refluxo miccional que levaria ao fluxo urinário retrógrado e aumento da pressão dentro do ureter, dificultando a drenagem urinária.

Esse mecanismo antirrefluxo é anatomicamente definido a partir da estrutura que apresenta algumas características. Inicialmente, o ureter se insere na bexiga em ponto diferente do local onde atravessa a musculatura do detrusor, formando um túnel submucoso de 1 a 2 cm.

Quando há aumento da pressão intravesical, esse túnel possibilita a transferência desta para as paredes ureterais, impedindo o refluxo da urina. Paralelamente, a musculatura em volta do colo vesical tem íntima relação com a musculatura ureteral (o tecido muscular liso do ureter se prolonga e se une ao músculo do trígono). Assim, no momento da abertura do esfíncter (momento durante o qual ocorre a micção e haveria possibilidade de aumento da pressão intravesical), o músculo do trígono traciona o ureter, reduzindo seu diâmetro, aumentando o comprimento do túnel submucoso e a resistência ureteral, bem como prevenindo também o refluxo.

Trato urinário inferior

O músculo liso da bexiga, chamado de músculo detrusor, é composto de fibras musculares lisas, que, próximo ao colo vesical, formam três camadas diferentes que atuam como um esfíncter funcional. No homem, a uretra apresenta uma particularidade, sendo dividida em quatro segmentos: a uretra prostática, membranosa, bulbar e peniana. A prostática e a membranosa alojam o esfíncter interno, formado por músculo liso, cuja inervação tem controle autônomo, com grande concentração de receptores alfa-adrenérgicos. Já o restante da bexiga tem grande quantidade de receptores beta-adrenérgicos.

A ativação do parassimpático, por sua vez, contrai a musculatura do detrusor e relaxa o esfíncter interno. O esfíncter externo, um rabdoesfíncter, tem controle somático, e seu núcleo motor medular é o de Onuf, relacionado aos níveis medulares de S2-S4.

Neuroanatomia do trato urinário inferior

A neuroanatomia do trato urinário inferior (TUI) é fundamental para o entendimento das relações fisiológicas entre o parassimpático e o simpático, ambos envolvidos nos processos de enchimento e esvaziamento vesical.

O simpático é mais importante no reflexo vesical de enchimento, pois garante o enchimento a baixa pressão e impede o refluxo miccional. O parassimpático é importante no reflexo de esvaziamento, sendo fundamental na eliminação completa da urina a baixas pressões.

Os eferentes do sistema nervoso parassimpático se originam na medula sacral nos níveis de S2-S4, e seu sinal trafega por meio dos nervos pélvicos (plexo hipogástrico inferior). Seus receptores colinérgicos têm como principal neurotransmissor a acetilcolina, responsável pela estimulação dos receptores muscarínicos.

Existem cinco subtipos de receptores muscarínicos: M1, M2, M3, M4 e M5. Destes, os subtipos M2 e M3 são os principais encontrados na bexiga, em uma razão de 3:1. Apesar da predominância vesical do subtipo M2, o receptor M3 é quem ativa diretamente a contração vesical.

A inervação simpática eferente da bexiga e da uretra começa na coluna intermediolateral de T11-L2 e inibe, pelos receptores beta-adrenérgicos, a contração do detrusor, aumentando o tônus do esfíncter por meio de receptores alfa-adrenérgicos. Seu principal neurotransmissor é a norepinefrina.

Quanto aos aferentes vesicais autônomos, observam-se dois tipos: fibras mielinizadas A-delta e fibras não mielinizadas C. As primeiras respondem a estímulo de aumento da tensão da parede vesical, e as últimas respondem ao estímulo de aumento de volume vesical (distensão da parede).

Com a ativação do reflexo simpático durante o enchimento vesical, a tensão da parede se mantém fixa pois há o relaxamento da musculatura ao mesmo tempo que aumenta o volume vesical. Assim, durante o enchimento vesical, a sensação miccional é a mesma até um patamar de aproximadamente 400 a 500 mℓ, em que a distensão estimula as fibras A-delta e desencadeia a sensação de desejo miccional intenso.

Controle central da micção

O controle central da micção ocorre em três grandes centros: o centro sacral, o centro pontino e o córtex cerebral (consciente). O centro sacral da micção faz parte do reflexo polissináptico da micção, localiza-se nos níveis de S2-S4, sendo que os aferentes fornecem informações sobre o enchimento vesical, e a ativação do centro desencadeia o reflexo miccional.

O centro pontino da micção é o principal responsável pela coordenação do reflexo, pelo relaxamento do esfíncter no momento da contração do detrusor ou fechamento no esfíncter no final da micção.

Os centros corticais da micção têm como função inibir ou ativar o centro pontino, desencadeando o reflexo miccional.

O trato urinário inferior e o trato intestinal inferior (TII) são estruturas inter-relacionadas. Embriologicamente, a bexiga e o reto são originários da mesma estrutura (cloaca). Em relação à anatomia, estas vísceras estão próximas tanto entre si, como também da musculatura do assoalho pélvico (AP). Ambas são inervadas por nervos autonômicos e somáticos e têm princípios de controle central semelhantes. A sensação de enchimento da bexiga influencia a sensação do reto e vice-versa, por isso também há influência mútua em processos patológicos.

A continência está relacionada com funções de reservatório tanto da bexiga como do reto, além do fechamento do local de saída de cada um desses órgãos – devido a contração da musculatura lisa (colo da bexiga e esfíncter intestinal interno) e estriada (esfíncteres uretral e anal). Para que ocorra a expulsão, é necessário o relaxamento dessas estruturas finais e contração da musculatura que envolve esses "reservatórios", tornando possível um reflexo fisiológico de evacuação urinária e fecal.

Lesões suprapontinas

A localização e a extensão da lesão suprapontina determinarão a sintomatologia e a reversibilidade do caso. O atual modelo de controle central do TUI consiste em uma rede de regiões cerebrais interconectadas envolvidas na alternância entre armazenamento e micção. Em geral, as lesões suprapontinas são caracterizadas por disfunção de armazenamento com comprometimento da micção e podem resultar de AVE, hidrocefalia, tumores intracranianos, lesões cerebrais de origem traumática, doença de Parkinson ou, ainda, esclerose múltipla.

O padrão urodinâmico mais comum das lesões suprapontinas é a hiper-reflexia do detrusor, em geral sem dissinergia vesicoesfincteriana, em razão de o esfíncter, normalmente, permanecer relaxado durante a contração vesical. Contudo, esse padrão é apenas o mais comum, e não é certeza de ser encontrado nas lesões suprapontinas.

Lesões suprassacrais espinais (infrapontinas)

Depois da fase inicial de choque medular, observa-se a atonia do detrusor. Após um período de aproximadamente 6 a 8 semanas, constata-se um padrão urodinâmico de hiper-reflexia, com ou sem dissinergia vesicoesfincteriana. Nessa situação, observa-se o padrão de pressão de micção elevado, acompanhado de toda a morbidade para a fisiologia renal decorrente desse estado. É importante avaliar se a lesão suprassacral foi completa ou incompleta, pois a sintomatologia pode variar.

Lesões sacrais

Os diferentes tipos de lesões (completas ou incompletas) da medula espinal na altura dos segmentos de S2-S4 apresentam-se clinicamente com uma grande variedade de comportamentos vesicais. A lesão das raízes, em geral, está acompanhada de atonia vesical com déficit de complacência, mecanismo que ainda não é completamente compreendido (denervação parassimpática vesical).

NEUROPATOLOGIAS ESPECÍFICAS E FISIOTERAPIA

Algumas patologias desencadeiam neuropatias específicas que comprometem o trato urinário e até o intestinal; porém, este capítulo visa descrever apenas as questões urinárias relacionadas a esses problemas. Seguem-se algumas doenças que acometem o sistema urinário.

Demência

A doença de Alzheimer é o principal tipo de demência descrito e geralmente acomete os idosos. Pesquisas (nível 3 de evidência científica [EC]) indicam que a hiperatividade do detrusor é a principal causa de IU nesses pacientes.

A perda do controle urinário, cuja prevalência varia de 23 a 48% das pacientes, em geral, correlaciona-se a outros sintomas de progressão da doença – prejuízo cognitivo e degeneração cerebral – sugerindo que a origem dessa IU ocorra no nível do sistema nervoso central (SNC).

A terapia para controle urinário deve ser instituída apenas nas pacientes ambulatoriais com bom estado geral. Sugere-se o uso de esvaziamento vesical cronometrado, terapia comportamental e uso oral de anticolinérgicos.

Doença de Parkinson

A doença de Parkinson é uma patologia relacionada ao movimento, cuja etiologia decorre da degeneração dos neurônios dopaminérgicos da substância negra e da perda dos terminais nervosos (de dopamina) dos gânglios da base.

A falência dessas estruturas influencia as funções autonômicas, incluindo a micção. Fisiologicamente, os gânglios da base têm função inibitória na micção, por isso, a degeneração dessa área promove hiperatividade da bexiga.

Estima-se que 37 a 71% das pacientes parkinsonianas apresentem disfunções no baixo trato urinário (irritativa em 28%, obstrutiva em 11% e ambas em 21%). A frequência dos sintomas urinários tem correlação estatística com a gravidade da doença, mas não com a duração da patologia.

A qualidade de vida dessas pacientes é muito impactada pelo problema urinário. O tratamento de escolha para a hiperatividade do detrusor é o uso de antimuscarínicos e a terapia comportamental a ser instituída inclui micção programada ou até autocateterismo.

Lesão cerebral e acidente vascular encefálico

Estudos apontam que o AVE é a terceira causa de morte em países industrializados (atrás apenas do infarto do miocárdio e câncer). Uma pesquisa com 4.499 pacientes apontou que, na época de maior acometimento da doença, 41,1% deles apresentavam IU (46% eram mulheres e 37,3%, homens). Caso não seja instituído nenhum tratamento específico para o controle urinário, 20 a 30% dos pacientes poderão permanecer incontinentes após 6 meses do derrame.

O efeito do AVE na micção depende de grau, tamanho e local da lesão; mas cerca de 80% casos podem causar acometimento do trato urinário inferior. Geralmente, após o AVE pode ocorrer retenção urinária devido à arreflexia detrusora de etiologia desconhecida, chamada choque cerebral. Fisiopatologia da hiperatividade detrusora pós-AVE relaciona-se com reduções da sensibilidade vesical e da capacidade do córtex de suprimir as contrações do detrusor. O que dificulta o diagnóstico clínico das disfunções miccionais em pacientes com AVE é que nessa faixa etária há múltiplos fatores que provocam sintomas miccionais, tais como: hiperplasia prostática, incontinência de esforço, demência, diabetes, alterações de mobilidade e obstipação intestinal, tornando a avaliação urodinâmica obrigatória.

Podem ser aplicadas, como terapêutica nesses pacientes, as intervenções comportamentais (micção programada e treino muscular do AP), terapia medicamentosa e complementar (oxibutinina). O autocateterismo deve ser um tratamento menos frequente.

Mielomeningocele

Mielomeningocele (espinha bífida) é um dos defeitos da coluna e do SNC mais comuns ao nascimento. Sua ocorrência pode ser verificada em 1 a 2 recém-nascidos por cada 1.000 nascimentos. A malformação de Arnold-Chiari acomete 85% das crianças com mielomeningocele. A ingestão de ácido fólico antes da gravidez e durante o primeiro trimestre de gestação tem reduzido a incidência desses defeitos do tubo neural. A incidência de disfunções uretrovesicais em mielomeningocele não é totalmente conhecida, mas especula-se que seja maior que 90%. Os dois problemas mais comuns são IU e hidronefrose.

A escolha do tratamento dependerá da idade da paciente e da natureza da disfunção. A terapêutica conservadora beneficia a maioria dos indivíduos (autocateterismo e uso de antimuscarínicos) e protege o trato urinário superior.

Diabetes melito

Diabetes é uma das causas mais comuns de polineuropatia; a disfunção vesical neurogênica acontece 10 anos ou mais após o início da doença decorrente de neuropatia periférica e autonômica por desmielinização segmentar. Dentre os pacientes diabéticos, a cistopatia diabética acomete de 43 a 87% dos insulinodependentes, e a sua incidência é indiferente à idade ou ao sexo dos pacientes. Tal patologia também é encontrada em 25% dos pacientes que ingerem hipoglicemiantes.

Classicamente, encontramos diminuição da sensação de enchimento vesical com aumento do intervalo miccional e esforço abdominal para micção com jato urinário fraco, que pode evoluir para retenção urinária. Outro achado comum é hiperatividade detrusora, que provoca sintomas de urgência, polaciúria e urge-incontinência.

Diabéticos geralmente apresentam comprometimento da contração do detrusor e resíduo pós-miccional aumentado. A bexiga hiperativa é outro achado comum, sugerindo que o mecanismo patológico decorra de alterações centrais e periféricas. A infecção urinária de repetição é um problema a longo prazo que merece atenção dos profissionais de saúde. A terapia comportamental a ser instituída inclui micção programada ou até autocateterismo.

Lúpus eritematoso sistêmico

Especula-se que metade dos pacientes com lúpus eritematoso sistêmico apresente alguma alteração no sistema nervoso. Em 30% deles pode ocorrer encefalomielopatia subaguda e crônica, que causa uma variedade de padrões disfuncionais do trato urinário inferior – capacidade vesical reduzida, hiperatividade do detrusor, diminuição da contratilidade detrusora, padrões miccionais patológicos e resíduo pós-miccional aumentado –, sendo necessária uma investigação por meio do estudo urodinâmico.

Como as disfunções do assoalho pélvico e do sistema urinário podem variar com o tempo, recomenda-se que pacientes com lúpus sejam acompanhados por urologista (*follow-up*). O tratamento irá variar conforme a queixa e o achado urodinâmico.

Traumatismo raquimedular

O prognóstico e a sobrevida de pacientes com lesão raquimedular melhoraram consideravelmente após se conhecer melhor a fisiopatologia e os mecanismos de lesão do trato urinário causados por essa patologia. O aumento da pressão vesical associado ao esvaziamento ineficaz da bexiga predispõe à dilatação do trato urinário superior, a infecções do trato urinário ou à obstrução funcional dos ureteres, podendo comprometer a função renal. Os objetivos no trato urológico são: preservação da função renal e controle da continência urinária, o que possibilita melhor readaptação social do paciente. Outros avanços terapêuticos importantes foram progressos no tratamento das infecções urinárias e da litíase renal e vesical, bem como introdução do cateterismo intermitente. Após a fase de choque medular, estabelece-se o padrão miccional definitivo, que nem sempre corresponde ao que seria esperado pelo nível da lesão neurológica subjacente.

CLASSIFICAÇÃO

A classificação da BN pode ser feita em relação à topografia da lesão ou ao padrão urodinâmico, que avalia tanto a atividade do detrusor como a esfincteriana.

A avaliação topográfica, apesar de prever, em certos casos, qual é o padrão mais comum de ser visto, não fornece elementos para o tratamento na paciente – seja porque não identifica especificamente o padrão miccional observado, ou não tem como avaliar evolutivamente tal padrão, que pode modificar-se a qualquer momento. Assim, do ponto de vista terapêutico, a classificação urodinâmica ainda é mais útil para a programação do tratamento.

Quando uma lesão neurológica ocorre, sucede-se uma disfunção no TUI (e TII) que dependerá do local, da extensão e da evolução do déficit. Tradicionalmente, as patologias neurourológicas têm sido divididas em: lesões do neurônio motor superior (LNMS) – suprapontinas (cerebral) e suprassacrais (tronco cerebral e medula); e lesões do neurônio motor inferior (LNMI) – regiões sacral e subssacral (cauda equina e nervo periférico). As lesões no tronco cerebral raramente são compatíveis com a vida. Nestes casos, os pacientes sobrevivem por pouco tempo e, portanto, representam uma parcela muito pequena da prática em neurourologia.

AVALIAÇÃO

A avaliação da bexiga neurogênica deve sempre compreender uma história clínica extensa, tanto nos sintomas presentes como nos antecedentes pessoais, concentrando-se nas questões ligadas a todo o assoalho pélvico, além da avaliação neurológica pormenorizada. Devem ser incluídos nessa anamnese a presença de condições neurológicas congênitas ou adquiridas, os sintomas neurológicos (somáticos ou autônomos), como espasticidade e disreflexia autonômica, o estado mental e a capacidade cognitiva, os antecedentes cirúrgicos prévios, as medicações (incluir também aquelas que apresentam potencial efeito deletério ao trato urinário inferior), as habilidades manuais (mobilidade e capacidade de manusear a sonda) e o *status* socioeconômico, além da condição urinária prévia à disfunção atual. Inquerir sobre as funções menstrual, sexual e intestinal, além da história obstétrica. Fatores de risco hereditários ou familiares, doenças metabólicas, fatores relacionados ao estilo de vida (tabagismo, etilismo, drogadicção).

Documentar detalhadamente todos os sinais e sintomas, especialmente aqueles relacionados a armazenamento e micção, continência e/ou retenção (comparar essa informação com o estado antes da disfunção neurológica atual). Investigar sobre o início e a natureza da disfunção neurológica no trato urinário inferior (DNTUI), sensação vesical, modo e tipo de esvaziamento vesical (espontâneo, com cateterização ou outro recurso).

Avaliação urodinâmica

A classificação mais comumente utilizada para determinar o tratamento da BN, no que concerne a proteção do trato urinário superior, redução do resíduo pós-miccional e preservação da qualidade de vida por meio do controle social da micção, é a urodinâmica. Tal classificação se baseia em matriz que envolve quatro padrões específicos e suas combinações, a saber: detrusores hiperativo e hipoativo, e esfíncteres hiperativo e hipoativo. Essas combinações são apresentadas na Figura 43.1.

Proposta por Madersbacher em conjunto com a Sociedade Europeia de Urologia, essa classificação tem boa correlação com a redução de risco dos pacientes e orienta a conduta terapêutica. Os oito padrões decorrentes relacionam-se às condutas específicas e ao risco de lesão de trato urinário superior (inicialmente, a principal preocupação). Assim, o padrão de detrusor hiperativo com esfíncter hiperativo é o que está mais ligado ao risco de hidronefrose e insuficiência renal decorrentes da alta pressão de micção.

Determinados os comportamentos urodinâmicos, propõem-se tratamentos clínicos para reduzir as complicações decorrentes de cada padrão e obter o melhor resultado terapêutico.

A classificação da Sociedade Internacional de Continência baseia-se em critérios urodinâmicos para classificar as anormalidades detrusoras (contração vesical), uretrais e de sensibilidade, descritas a seguir:

▶ *Função detrusora normal:* a bexiga deve acomodar volumes progressivos de urina sem aumento significativo de sua pressão com uma bexiga estável

▶ *Hiperatividade detrusora:* durante a fase de enchimento/reservatório, uma bexiga que apresente contrações involuntárias ou que apresente elevação progressiva da pressão é chamada de hiperativa. A bexiga que apresenta relação volume-pressão inadequada, de modo que a pressão vesical eleva-se rápida e inadequadamente com pequenos volumes de urina (má acomodação), é chamada de pouco complacente

▶ *Hipoatividade detrusora:* nessa situação, a bexiga não apresenta atividade involuntária durante o enchimento e não consegue contrair-se com a magnitude e a duração requeridas para esvaziamento normal. O termo arreflexia detrusora é utilizado para a bexiga que não consegue contrair-se por uma causa neurológica.

O estudo urodinâmico fará uma avaliação ampla e guiará o tratamento. É relevante a inclusão de questionários de qualidade de vida, de gravidade e escala visual analógica (EVA) sobre o grau de incômodo que os sintomas provocam; testes laboratoriais de urina; diário miccional; além de diagnósticos por imagem (uretrocistografia de enchimento e ultrassonografia).

Normalmente, portadores de BN devem fazer uma avaliação urodinâmica, que se constitui em uma valorosa ferramenta de avaliação da disfunção miccional e, consequentemente, análise do armazenamento, do transporte e da eliminação da urina, tornando possível documentar a causa dos distúrbios miccionais, estabelecer critérios prognósticos e dirigir a seleção de alternativas terapêuticas. Então, o exame urodinâmico é importante para definir o comportamento vesicoesfincteriano para direcionar o tratamento e ajudar a definir o prognóstico.

A função uretral deve ser avaliada para detectar o mecanismo de fechamento:

▶ *Fechamento normal:* mantém a uretra fechada durante todas as atividades. Na micção voluntária os esfíncteres liso e estriado (proximal e distal) relaxam, possibilitando a livre passagem de urina. Durante contrações involuntárias da bexiga, o esfíncter proximal (liso) relaxa e a continência passa a depender da contração voluntária do esfíncter externo (estriado)

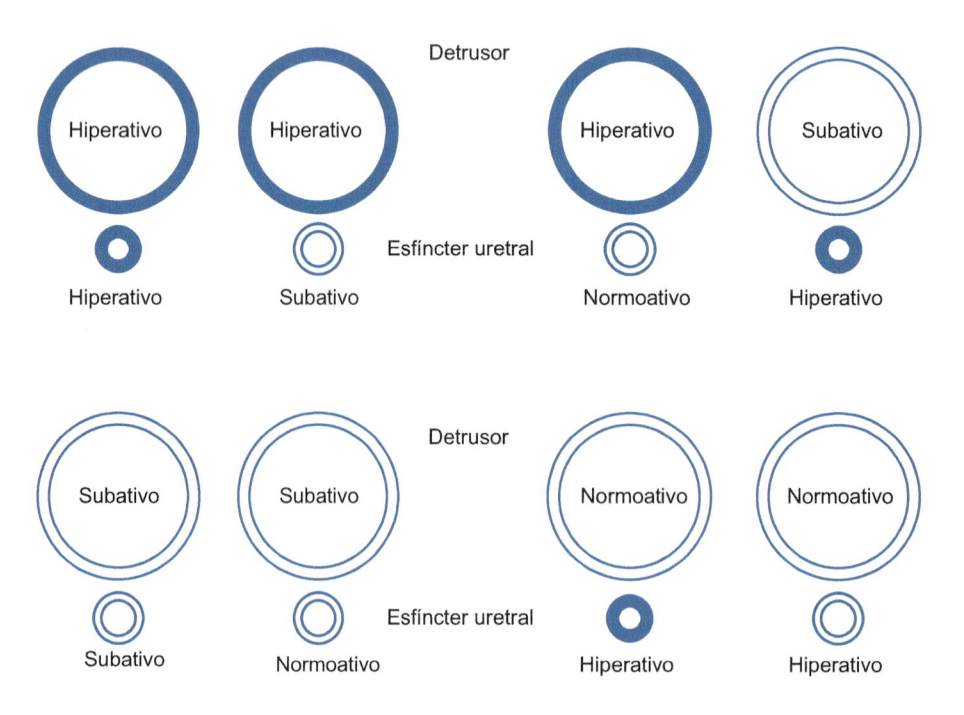

Figura 43.1 Classificação de Madersbacher e Sociedade Europeia de Urologia (EAU).

» *Fechamento uretral hiperativo:* o esfíncter que não relaxa ou contrai-se involuntariamente durante a micção. Contração esfincteriana involuntária durante a contração vesical é chamada de dissinergia vesicoesfincteriana.

» *Fechamento uretral incompetente:* pode ocorrer por causas neurogênicas, traumáticas, degenerativas e outras.

Outro ponto importante é avaliar a sensibilidade vesicouretral, proprioceptiva (tensão e contração) ou exteroceptiva (dor, tato e temperatura); é um fenômeno inteiramente subjetivo. Os termos normal e hipersensível são utilizados para descrever a sensibilidade da bexiga.

Pacientes portadores de neuropatias devem ser avaliados quanto aos sintomas do trato urinário inferior, necessitando ser observados de maneira integral dentro da Classificação Internacional de Funcionalidade (CIF), abrangendo todas as dimensões do sujeito e os aspectos relacionados à disfunção miccional.

TRATAMENTOS

Os modos de tratamento são: farmacológico e não farmacológico. Portadores de BN podem ter alterações do padrão miccional normal nas fases de enchimento vesical/reservatório e na de esvaziamento vesical, assumindo várias formas, como aumento de pressão intravesical, esvaziamento vesical incompleto, inabilidade de iniciar ou de interromper a micção e incontinência.

Segundo o 6th International Consultation on Incontinence (2017), pacientes neurológicos com incontinência urinária devem ter tratamento e avaliação especializados. O estudo urodinâmico deve ser usado com videourodinâmica. A imagem do trato urinário superior é necessária em alguns pacientes, bem como estudos mais detalhados para observar a função renal (pressão vesical alta, dilatação do trato urinário superior, infecção do trato urinário superior crônica ou recorrente, cálculos [grandes] e refluxo). Em pacientes com lesões periféricas, testes neurofisiológicos clínicos podem ser úteis para melhor definição da lesão. Para manejo especializado, o tratamento conservador é o padrão-ouro. O manejo da incontinência urinária neurogênica tem várias opções. O algoritmo detalha as opções recomendadas para os diferentes tipos de disfunção neurológica do trato urinário inferior. A disfunção não corresponde necessariamente a um tipo/nível de lesão neurológica, e é mais bem definida pelo estudo urodinâmico. Deve-se sempre assegurar que o manejo aponte para um trato urinário inferior seguro (enchimento de baixa pressão e esvaziamento completo). Ambas as funções, urinária e intestinal, devem ser avaliadas em conjunto se ambos os sistemas forem afetados, pois os sintomas e o tratamento de um sistema podem influenciar o outro e vice-versa. As modalidades de tratamento, em geral, são uma combinação.

Tratamento conservador

» Cateterismo intermitente
» Tratamento comportamental
» Micção programada
» Produtos de continência
» Antimuscarínicos

» Bloqueadores adrenérgicos alfa-1
» Agonistas canabinoides orais
» Agonistas beta-3 isolados ou em combinação com antimuscarínicos
» Compressão vesical
» Micção estimulada
» Cateterismo de demora.

Tratamento minimamente invasivo

» Toxina botulínica para detrusor e esfíncter
» Estimulação elétrica vesical
» Estimulação do nervo tibial posterior por via percutânea (PTNS) ou transcutânea (TTNS)
» Modulação neurossacral (doença estável somente).

Tratamento cirúrgico

» Esfíncter artificial
» *Sling* de colo vesical
» Fitas suburetrais
» Agentes de preenchimento
» Fechamento do colo vesical
» *Stent* intrauretral
» Esfincterotomia
» Desaferentação sacral
» Estimulador de raiz sacral anterior
» Enterocistoplastia.

A toxina botulínica é um recurso de crescente utilização e minimamente invasivo. O Botox® intravesical é injetado no músculo da bexiga, causando paralisia flácida e inibindo a liberação de acetilcolina na junção colinérgica pré-sináptica. Vale ressaltar que seus efeitos clínicos são transitórios e relacionados com a dose. Estudos demonstram que a toxina botulínica melhora os parâmetros clínicos, urodinâmicos e da qualidade de vida (respectivamente, nível de evidência 1). Além disso, a substância foi aprovada como segunda linha de tratamento para incontinência urinária em pacientes com hiperatividade detrusora neurogênica (e que tenham tido resposta inadequada, ou intolerância a qualquer anticolérgico) (Figura 43.2).

FISIOTERAPIA

Pacientes com BN necessitam de uma abordagem inicial e avaliação mais cuidadosa, visto que apresentam riscos aumentados para desenvolver disfunções tanto de enchimento quanto de esvaziamento, que podem, ou não, prejudicar o trato urinário superior.

A terapia a ser instituída dependerá do padrão correspondente à disfunção neurológica do AP (se disfunção detrusora, do esfíncter ou uma combinação de ambas). Por exemplo: a hiperatividade detrusora neurogênica ocasiona uma incontinência urinária reflexa; a arreflexia detrusora leva à incontinência com retenção (IU por transbordamento); o esfíncter arreflexo (incompetente) causa IUE neurogênica; já o esfíncter hiper-reflexo (espástico) promove IU por transbordamento.

Normalmente, o músculo detrusor e o esfíncter se encontram, conjuntamente, afetados pela lesão neurológica – em quatro combinações. Dessa maneira, a maioria dos pacientes

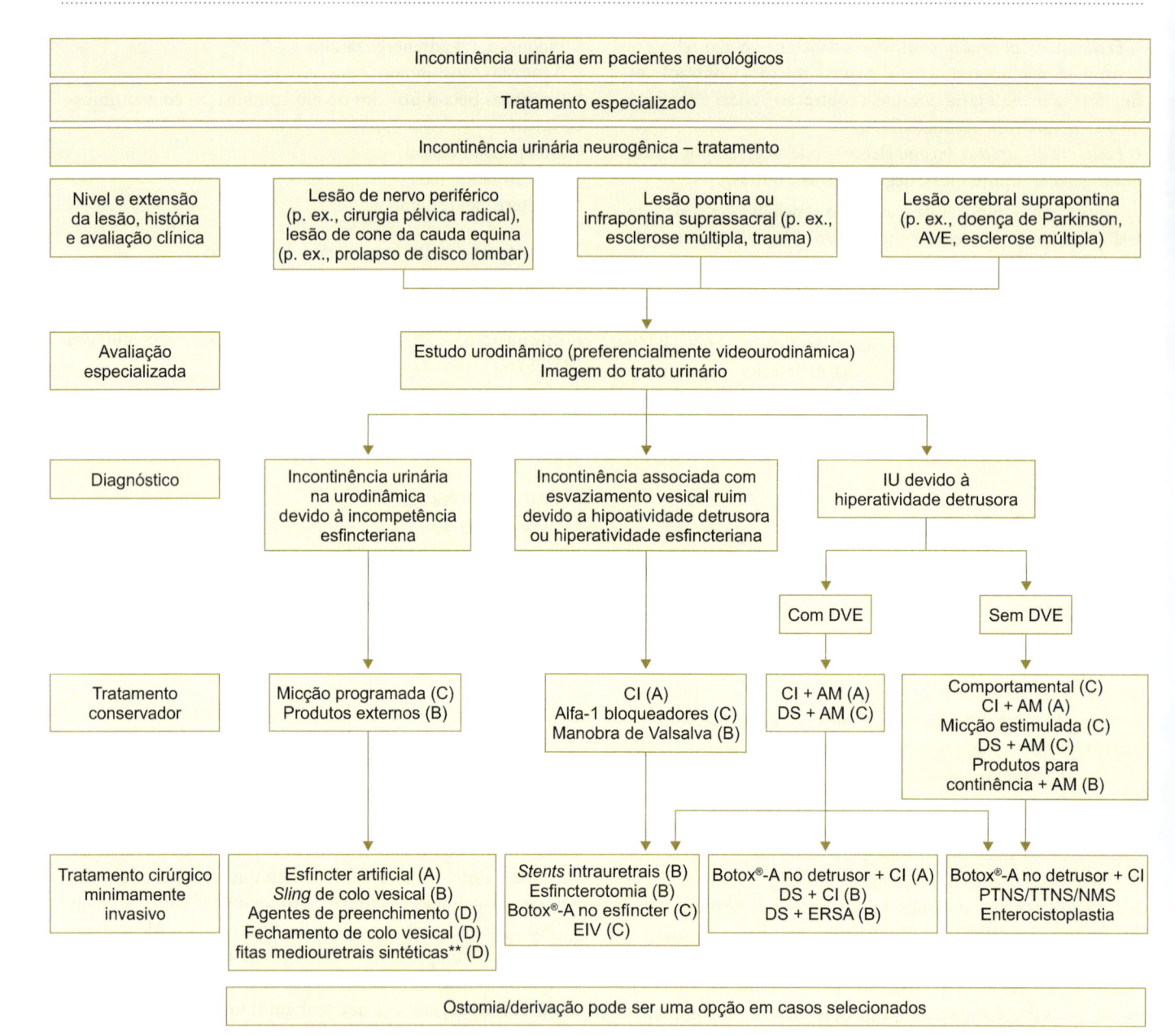

Figura 43.2 Esquema de tratamento VI. Incontinência urinária em pacientes neurológicos: tratamento especializado. AM, antimuscarínicos; DS, desaferentação sacral; ERSA, estimulação de raiz sacral anterior; CI, cateterismo intermitente; DVE, dissinergia vesicoesfincteriana; Botox®-A, toxina botulínica A; EIV, estimulação intravesical; NMS neuromodulação sacral; PTNS, estimulação percutêna do nervo tibial posterior; TTNS, estimulação transcutânea do nervo Tibial posterior. (Adaptada de Abrams P et al., 2017.)

com problemas de armazenamento (os quais levam à IU) também apresenta disfunções de esvaziamento. Esse fato demonstra a necessidade de serem consideradas ambas as fases (enchimento e micção).

No caso da incontinência neurogênica, a abordagem é basicamente conservadora: institui-se o esvaziamento vesical programado, o controle da ingestão de líquido, impede-se o surgimento de infecção urinária e preserva-se a função renal.

No período pós-choque, ou em casos de disfunção de desenvolvimento lento, existem alguns tratamentos. Caso os agentes responsáveis pelo relaxamento da bexiga não tenham resposta, ou sejam mal tolerados, a eletroterapia é uma alternativa nas lesões incompletas. A eletroestimulação anogenital (vaginal e anal) inibe a hiperatividade neurogênica do detrusor por estimular as fibras nervosas aferentes do pudendo.

Em alguns pacientes – por exemplo, os idosos – a realização de exame minimental para averiguar a função cognitivapode ser útil. Vale também observar a destreza manual, que indicará ou não a possibilidade de se realizar o autocateterismo. Vale lembrar que a restrição na mobilidade leva à IU funcional.

Apesar da subjetividade de cada paciente, os testes de QV são capazes de indicar objetivamente (por meio de cálculos) o impacto que a patologia causa sobre a vida do indivíduo e a avaliação de tecnologias para tratamento da IU. Tal fato decorre de os demais métodos diagnósticos (estudo urodinâmico, *pad test*, teste de esforço) não determinarem o impacto dessa condição na QV e no cotidiano das pacientes.

Desse modo, deve-se incluir, antes e à conclusão do tratamento fisioterapêutico, o preenchimento de algum teste de QV traduzido e validado para o português. Ressalta-se que o teste deve ser respondido na íntegra, não podendo ser omitido nenhum item.

EXAME FÍSICO

A impressão geral das possibilidades físicas e mentais da paciente representa um importante guia que possibilita ao fisioterapeuta perceber o que merece ser investigado no exame físico, qual deverá ser o ponto de partida e qual estratégia terapêutica será utilizada.

São fatores relevantes a serem considerados: presença de incapacidade motora importante, espasticidade extrema, transtorno mental grave, fraqueza generalizada, complicações graves.

O exame físico constará de inspeção do abdome inferior, da região lombar e genitália externa. Vale ressaltar que a coloração e o aspecto geral da pele na região perineal deverão ser observados. Possivelmente, haverá eritema nessa região, decorrente de IU e uso constante de protetor. Internamente à vagina e/ou ao reto, a palpação poderá constatar a presença de prolapsos de órgão pélvico (POP), o grau de tônus, a força e *endurance/* resistência da musculatura do assoalho pélvico (MAP). É importante verificar se há deficiência estrogênica concomitante, pois mulheres que a apresentam podem ter queixa de urgência, aumento da frequência e infecção urinária de repetição. Caso

haja urina dentro da vagina, isso decorre de fístula geniturinária, hipospadia ou ureter ectópico.

Dica

▶ Deve-se levar em consideração que um paciente, cuja lesão neurológica é alta, quando posicionado sentado ou de pé, pode sofrer uma hipotensão brusca. Já os que apresentam lesão medular acima de T6 tendem a desenvolver disreflexia autonômica.

Abdominal

Observar a presença de cicatrizes (cirurgias), procurar palpar os rins e observar se há dor. A percussão suprapúbica, ou palpação abdominal, pode indicar presença de resíduo pós-miccional (até 300 mℓ).

Neurológico

Como todo exame neurológico, é importante a realização de testes específicos (toque fino e resposta à dor) que visem averiguar a inervação lombossacra: sensibilidade ao toque em diferentes dermátomos perineais (Figura 43.3), avaliação dos reflexos bulbocavernoso, anal e cremastérico (Figura 43.4), tônus e controle voluntário (do esfíncter anal e músculos do assoalho pélvico).

O uso do *biofeedback* eletromiográfico (EMG) possibilitará a constatação de se a paciente faz uso correto da musculatura do AP, além de mensurar objetivamente o valor alcançado durante a contração e se durante o exame há uso de musculatura acessória.

É importante que o fisioterapeuta conheça os parâmetros do teste urodinâmico, a fim de direcionar corretamente o tratamento. As técnicas urodinâmicas clássicas fornecem dados funcionais extremamente relevantes.

Nos pacientes com lesões medulares, é importante observar: sensação vesical durante a cistometria de enchimento, função detrusora, complacência durante a cistometria de enchimento,

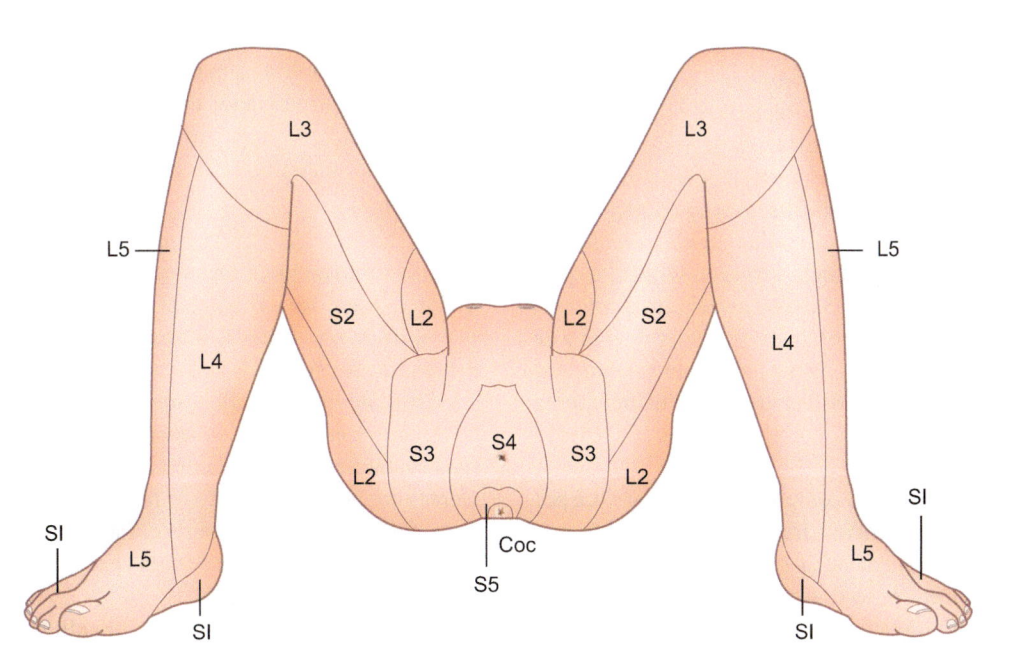

Figura 43.3 Dermátomos dos níveis medulares L2-S4.

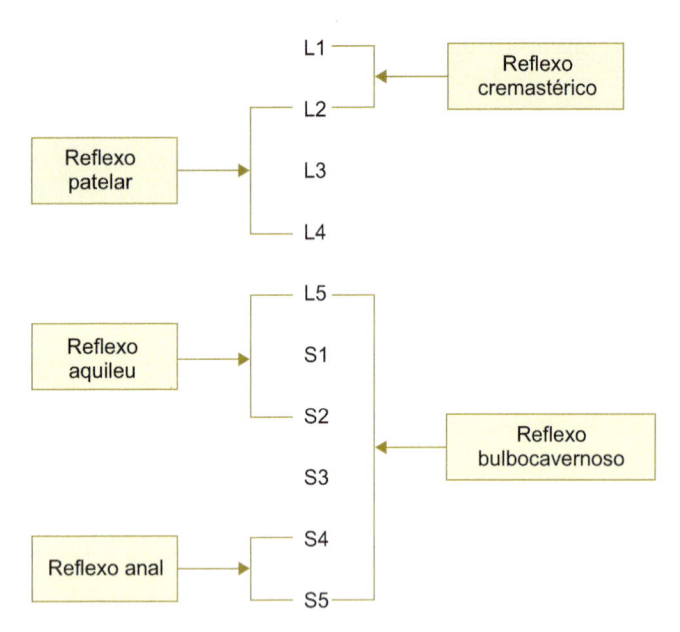

Figura 43.4 Reflexos urogenitais e da medula inferior.

função durante a micção, *detrusor leak point pressure*, pressão detrusora máxima, capacidade vesical cistométrica e resíduo pós-miccional.

Apesar de as evidências científicas – nível 2 de EC – apontarem para a utilidade das informações fornecidas pelo teste urodinâmico, este nem sempre é usado.

Dicas

▶ A pressão aumentada na bexiga é um parâmetro importante a ser investigado, e a pressão de perda aumentada é prejudicial para os rins (nível de evidência 2)
▶ Uma combinação de eletromiografia e/ou exames de imagem complementa as informações para o fechamento de diagnóstico.

Diário miccional

O diário miccional é um método investigativo simples, barato e de extrema importância para caracterizar o hábito urinário/miccional (frequência e noctúria), de ingestão de líquido (tipo, volume e horário ingerido), possível perda urinária do indivíduo com bexiga neurogênica, sensação a cada micção, volume urinado, uso de protetor (fralda ou absorvente) e se há presença (e o grau) de urgência urinária. O ideal é que o diário seja realizado por 3 dias. Sabe-se que algumas informações podem ser difíceis ou impossíveis de coletar devido à deficiência motora e sensorial da disfunção. Quando o paciente realiza o diário miccional, é possível identificar e documentar claramente seus sintomas, para correlacioná-los aos achados urodinâmicos.

Tendo conhecimento sobre o comportamento urinário, é possível obter a adesão ao tratamento, impedir as possíveis complicações (distensão excessiva da bexiga, infecções no trato urinário, lesão renal) e promover o desenvolvimento da autonomia da paciente. Outro ponto importante de se adotar o diário miccional é a possibilidade de realização da micção programada e do esvaziamento vesical cronometrado.

Em alguns casos, é necessário ajustar a ingestão de líquido para melhorar o quadro de IU e não sobrecarregar o trato urinário inferior. Vale ressaltar que a ingestão hídrica também reduz a contagem bacteriana, a estase, a concentração de cálcio na urina e minimiza a precipitação de cristais urinários, evitando a formação de cálcio.

Dica

▶ Após o exame da paciente e o preenchimento do diário miccional, o fisioterapeuta deve ajustar a ingestão de líquidos para que a paciente urine em torno de 1.500 mℓ/dia. Tal medida resulta em melhora significativa dos sintomas urinários em 50% dos casos.

Terapia comportamental

A terapia comportamental dispõe de algumas técnicas: (1) reflexo miccional desencadeado; (2) expressão vesical (manobra de Credé e de Valsalva); e (3) assistência ao toalete. O objetivo da terapia comportamental em adultos é o restabelecimento do controle da continência urinária. As estratégias incluem a correção de padrões errados de comportamento, como, por exemplo:

▶ Adequar à frequência urinária
▶ Melhorar a habilidade de controlar a urgência urinária
▶ Prolongar o intervalo entre as micções
▶ Aumentar a capacidade vesical
▶ Reduzir os episódios de IU
▶ Restaurar a confiança da paciente em ter controle sobre sua bexiga.

É possível realizar a terapia comportamental em conjunto com outras terapias (tratamento farmacológico, autocateterismo).

Dicas

▶ Não é recomendado, como estratégia de primeira de terapia, o estímulo do reflexo miccional em pacientes com bexiga hiper-reflexa e disfunção neurogênica do trato urinário inferior
▶ A compressão da bexiga, seja por manobra de Credé, seja de Valsalva, é contraindicada nas pacientes com hiper-reflexia esfincteriana, dissinergia vesicoesfincteriana e AP flácido. Dentre as contraindicações relativas estão: hérnias, prolapso de órgão pélvico (POP), hemorroidas e patologias uretrais (nível de evidência 3).

Dependendo do estado neurológico da paciente, talvez as técnicas de manejo da urina necessitem da assistência de cuidadores. Algumas das técnicas sugeridas são: micção programada, micção solicitada, retreinamento de hábitos urinários, retreinamento vesical, esvaziamento vesical cronometrado.

A micção programada caracteriza-se pelo estabelecimento de um intervalo fixo entre as micções. Por ser uma técnica passiva, necessita da ajuda do cuidador, especialmente em pacientes com déficit cognitivo e motor associado. Seu objetivo é mais prevenir a IU do que restaurar a função vesical normal, evitando que haja volume de urina excessivo, com consequente perda da sensação vesical.

A micção solicitada e o retreinamento de hábitos urinários também necessitam do cuidador. É preferencialmente mais indicado para pacientes dependentes e com doença cerebral do que para aqueles com déficit motor ou cognitivo. O objetivo é evitar IU e/ou CNID por meio de intervalos menores entre as micções.

Tal programa deve ser adaptado a cada paciente, necessitando da análise específica dos padrões miccionais, a fim de selecionar o melhor calendário miccional para o indivíduo. É bastante útil em pacientes institucionalizadas.

Nenhuma diretriz ou consenso estabeleceu qual intervalo deve ser fixado entre uma micção e outra; para isso, deve-se observar o diário miccional da paciente, o estudo urodinâmico e o volume de resíduo pós-miccional.

O autocateterismo ou o uso de *cateterismo* (pelo cuidador) tornou-se o padrão-ouro para que se alcance a continência, com proteção ao trato urinário superior e promoção da qualidade de vida da paciente (nível 1 de EC).

Os mecanismos pelos quais essa técnica é capaz de reduzir a IU (ou tornar as pacientes continentes) devem-se à: manutenção da capacidade vesical normal, baixa pressão da bexiga, resistência uretral alta o suficiente e manutenção do equilíbrio entre a ingestão de líquidos, a urina residual e a frequência do autocateterismo. Dromerick e Edwards (2003) demonstraram ser fator de risco independente para infecção do trato urinário – de pacientes com AVE – um resíduo pós-miccional superior a 150 mℓ.

Dicas

▶ Recomenda-se que a paciente realize do autocateterismo de 4 a 6 vezes/dia (logo após a lesão espinal), caso esta seja a única maneira de esvaziar a bexiga

▶ Quando a paciente consegue urinar certa quantidade de urina, o autocateterismo pode ser utilizado de 1 a 3 vezes/dia, a fim de averiguar a quantidade de urina residual e eliminá-la após a micção.

Eletroestimulação

A eletroestimulação é uma técnica que melhora o controle urinário da paciente com bexiga neurogênica e dispõe de diversos recursos. Possibilidades terapêuticas: neuromodulação elétrica e estimulação elétrica; estimulação magnética; técnica de estimulação magnética repetitiva transcranial; estimulação elétrica localizada no cérebro profundo; eletroestimulação da musculatura do AP; e estimulação elétrica intravesical.

Neuromodulação

Já foi confirmada como uma opção terapêutica utilizada em pacientes com sintoma de bexiga neurogênica. O sucesso obtido com essa técnica fez crescer o interesse sobre ela e expandiu as pesquisas na área.

Atualmente, as técnicas indicadas para hiperatividade vesical de ordem neurológica são:

▶ Eletroestimulação anogenital
▶ Estimulação do nervo pudendo
▶ Neuromodulação do nervo sacral
▶ Estimulação percutânea do nervo tibial posterior (estimulação do nervo aferente de Stoller) (Figura 43.5)
▶ Estimulação magnética
▶ Estimulação cerebral profunda.

Não se sabe ao certo o modo como a neuromodulação atua; contudo, existem fortes evidências de sua ação em níveis espinal e supraespinal (Mehnert et al., 2008). A hipótese mais comumente aceita é a de que por meio dela seria possível restaurar os reflexos vesicais normais (nível de evidência 4).

Não pode ser indicada como primeira linha de tratamento da hiperatividade detrusora neurogênica porque as pesquisas indicam nível 3 de EC. Porém, nas pacientes em que a terapia medicamentosa falha em relaxar o detrusor, a neuromodulação torna-se uma opção terapêutica.

Estimulação do nervo pudendo

Pesquisas indicam que a estimulação elétrica da porção aferente do nervo pudendo – realizada de modo contínuo e frequente – inibe as contrações da bexiga de pacientes com lesão medular e aumenta sua capacidade vesical (nível 3 de EC). Essa técnica é realizada por meio da colocação de implantes na paciente, possibilitando um estímulo contínuo e seguro, que promove a acomodação do reflexo, com consequente decréscimo e prevenção de novas CNID. No entanto, a descarga elétrica é acionada apenas quando o aparelho detecta uma CNID. Esse fato evita o consumo excessivo de energia, aumentando a vida útil da bateria. Os estudos de Hansen et al. (2005) indicaram aumento de 53% na capacidade vesical de pacientes que apresentam lesões medulares com colocação do implante para estimulação do nervo pudendo.

Estimulação percutânea do nervo tibial posterior

Foi descrita há 20 anos, sendo, desde então, considerada uma técnica minimamente invasiva no tratamento de incontinência urinária de urgência (IUU), decorrente da hiperatividade neurogênica do detrusor (HND) em pacientes com lesão raquimedular. A realização contínua apresenta nível 3 de EC. Outras vantagens dessa terapêutica são: baixo custo; ausência de efeitos colaterais adversos que a terapia medicamentosa pode causar; menos desconforto e constrangimento que outras técnicas de eletroterapia (com aplicação genital, por exemplo). Sabe-se que a porção aferente do nervo pudendo (S2-S4) suprime a HND; mas, quanto às raízes aferentes do nervo tibial posterior (NTP) terem efeito similar, supõe-se que seja em razão de tal nervo ter raízes nervosas em L4 e L5, S1-S3, compartilhando, portanto, raízes que servem às funções vesicais. Curiosamente, o local dessa estimulação corresponde ao ponto de Sanyijioa (Sp6) da acupuntura chinesa, responsável por problemas de IU.

Estudos de Barrington et al. (2006) e Atala et al. (2006) utilizaram a estimulação do NTP para tratar a HND e a incontinência urinária neurogênica em pacientes parkinsonianos e com lesão medular. Os resultados revelaram aumento da capacidade cistométrica e expansão do volume vesical, que eram prejudicados pela contração hiper-reflexa e provocavam perda urinária (nível 3 de EC).

Amarenco et al. (2003) e Vandoninck et al. (2003) afirmam que esse modo de estimulação elétrica inibe a atividade da bexiga por provocar uma despolarização das fibras aferentes somáticas sacrais e lombares. O efeito decorre de respostas tanto motoras quanto sensoriais no nervo em questão. Este atinge a espinha dorsossacra na mesma área responsável pela inervação da bexiga. Estudos comprovaram que esse local tem o melhor efeito neuromodulatório sobre a bexiga, sendo suficientes 30 min de estímulo.

Fischer-Sgrott et al. (2009) descreveram o seguinte método de aplicação para estimulação elétrica do nervo tibial posterior (EENTP):

» A paciente deverá permanecer em posição de litotomia
» O fisioterapeuta realizará a palpação da região do maléolo medial, onde é colocado o eletrodo autoadesivo
» O fisioterapeuta introduzirá a agulha de acupuntura 5 cm acima da colocação do eletrodo autoadesivo na pele previamente desinfectada com álcool 70%. A agulha deve ser inserida aproximadamente 3 a 4 cm posteriormente à tíbia, após a perfuração da pele. Utiliza-se agulha de aço, estéril, descartável, medindo 25 a 30 mm, introduzida com ajuda do mandril de plástico (aproximadamente 3 mm mais curto que a agulha)
» O procedimento deve ser realizado em um dos membros inferiores
» O aparelho eletroterápico ficará conectado aos eletrodos de superfície para a estimulação elétrica, utiliza-se uma onda de corrente bifásica, com amplitude de 10 mA, pulso retangular de largura fixa em 200 ms, frequência de 10 Hz e sem tempo de repouso, ou seja, a estimulação será mantida durante toda a sessão, com tempo total de 30 min. A intensidade da corrente deverá ser aumentada até o limiar sensitivo, relatado pela paciente (Figura 43.5).

Dicas

» Sugere-se que sejam realizadas 2 sessões por semana, em um total de 12 atendimentos, a fim de se intensificarem os efeitos da EENTP na plasticidade neuronal
» O polo negativo deve ser posicionado no maléolo.

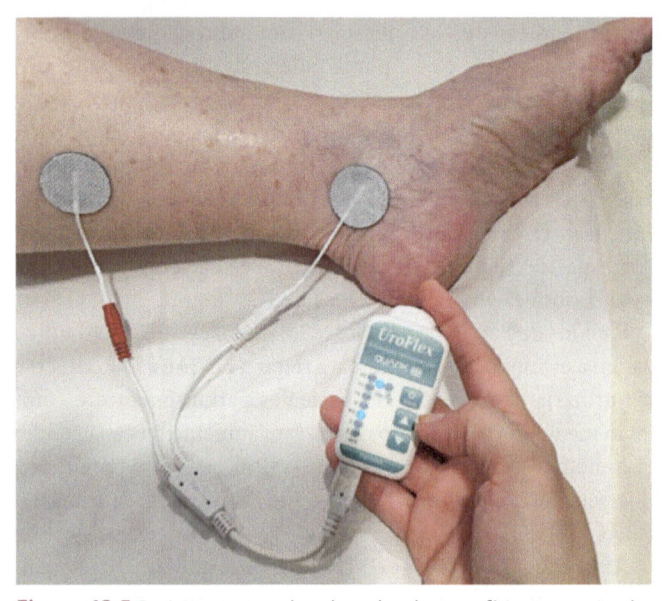

Figura 43.5 Posicionamento dos eletrodos de superfície para estimulação do nervo tibial posterior.

Estimulação elétrica da musculatura do assoalho pélvico

O objetivo do uso da eletroestimulação em pacientes com IUE neurogênica é melhorar a função do AP, a saber: força e/ou *timing* das contrações.

É possível utilizar aparelhos portáteis de eletroestimulação, mas os convencionais são os mais usados no Brasil. O importante é que o equipamento possibilite a adequação dos parâmetros de eletroterapia (forma da onda, largura de pulso, frequência e intensidade), além do correto posicionamento do(s) eletrodo(s).

Realiza-se a eletroestimulação por via vaginal ou anal nas pacientes com denervação incompleta do AP e do esfíncter estriado. Esse tratamento pode ser realizado por alguns meses, até que haja melhora da função do AP, com consequente melhora da IU.

Dica

» Considera-se que a denervação incompleta do AP possa ser tratada pela fisioterapia, quando a paciente é capaz de contrair voluntariamente o AP, mesmo que esta contração seja fraca.

Treino muscular do assoalho pélvico

O treino muscular do assoalho pélvico (TMAP) consiste na realização de contrações voluntárias da musculatura do AP, a fim de impedir a perda urinária. Esse controle pode ser conseguido com a inibição do desejo de urinar quando a paciente tem tal sensação, ou a de urgência urinária. Entretanto, esse controle só é possível com a integridade da inervação dos músculos do AP. A paciente faz uso do reflexo A3 de Mahony para adiar a micção ou evitar a perda de urina. Por meio do TMAP, pode-se melhorar a força muscular do AP, incrementar a resistência uretral e a pressão de fechamento da uretra. A paciente deve ser incentivada a realizar esse treino várias vezes ao dia.

Biofeedback por EMG ou pressão

O *biofeedback* tem também uso terapêutico. Além do treino de resistência, força e coordenação, essa técnica prepara as pacientes quanto ao desenvolvimento de maior sensação de controle e domínio vesical. Esse aparelho tem um sensor que detecta a atividade elétrica liberada pelos músculos do AP quando estes se contraem. Esse sinal é amplificado e processado de maneira sonora ou visual (luz, gráfico no computador) para a paciente. O *biofeedback* de pressão utiliza uma sonda inflável colocada no interior da vagina ou ânus e registra a variação de pressão, que é mostrada à paciente, sendo útil para melhorar a visão cinestésica da região.

Fisioterapia miofascial

A fisioterapia miofascial utiliza alongamento e compressão de pontos-gatilho (*trigger points*) no assoalho pélvico, podendo ser utilizada tanto em pacientes com queixa de dor (p. ex., na cistite intersticial) como com IU.

CASO CLÍNICO

P.S.G, sexo feminino, 73 anos, mede 1,70 m e pesa 72 kg. Profissão: empresária. Sofre de hipertensão arterial sistêmica (há 6 anos, controla com alimentação e medicação – anti-hipertensivo e diurético), teve AVE isquêmico (há 1 ano) e, como sequela, tem hemiplegia (leve) à D.

Faz fisioterapia motora 2 vezes/semana. Queixa-se de perda urinária imediatamente após sentir o desejo súbito de urinar (não percebe a bexiga enchendo de urina, apenas quando está muito cheia). Início dos sintomas: há 1 ano.

O estudo urodinâmico evidenciou contração não inibida do detrusor de alta amplitude. Evacua diariamente. Faz uso de 3 fraldas/dia e 1 fralda/noite (dependendo do que beba antes de dormir; às vezes, molha o colchão mesmo com o uso da fralda).

Diário miccional (24 h). Ingere 3,5 ℓ de líquido por dia (água, 2 xícaras de café, suco de limão, acerola e laranja); hábitos miccionais – 8 vezes/dia, 2 vezes/noite (acorda para urinar); apresentou 8 perdas/dia (1 não foi percebida).

Exame físico. Abdome normotônico; não foi observada perda urinária à manobra de Valsava. Sensibilidade normal, reflexo anocutâneo positivo.

Teste muscular manual do AP (pela escala de Oxford). Elevadores do ânus fibras lentas = grau 3; elevadores do ânus fibras rápidas = grau 4; bulboesponjoso fibras lentas = grau 3; bulboesponjoso fibras rápidas = grau 4; faz contração de glúteos durante a contração do AP; reflexo de tosse presente. Esforço evacuatório normal.

Biofeedback por EMG – 7,5 mV (fibras lentas) e 8,8 mV (fibras rápidas); tônus de base normal.

Sugere-se como terapêutica a esta paciente:

- Intervenções comportamentais
- Micção programada, possivelmente a cada 3 h
- Evitar usar fralda, pelo menos em casa, para que possa ficar mais atenta ao funcionamento da bexiga, às perdas de urina e à sensação vesical
- Diminuir a ingestão de cafeína e cítricos
- Ajustar o horário da ingestão do diurético para não interferir no sono ou provocar noctúria
- Facilitar o acesso ao banheiro, uma vez que a paciente apresenta sequela motora (hemiplegia, ainda que seja leve)
- TMAP, com treino de força, resistência, coordenação e funcionalidade, incluindo exercícios domiciliares e orientação para contrair o AP quando sentir urgência miccional
- *Biofeedback* para treino de fibras lentas e rápidas
- Eletroterapia, incluindo estimulação do nervo tibial posterior e da musculatura do AP
- Cinesioterapia global e fisioterapia miofascial.

BIBLIOGRAFIA

Abrams P, Cardozo L, Wagg A et al. Incontinence: 6th International Consultation on Incontinence. 6. ed. Paris: Health Publication, 2017.

Alvares RA. Injeção de toxina botulínica intradetrusora no tratamento de bexiga neurogênica refratária a anticolinérgicos: influência da urodinâmica e morfologia vesical. Dissertação de Mestrado. Belo Horizonte: UFMG; 2014.

Amarenco G et al. Urodynamic effect of acute transcutaneous posterior tibial nerve stimulation in overactive bladder. Journal of Urology. London. 2003; 169(6):2210-5.

Atala A, Bauer SB, Soker S et al. Tissue-engineered autologous bladders for patients needing cystoplasty. Lancet, London. Ap 2006; 367(9518):1241-6.

Baracho E. Fisioterapia aplicada à obstetrícia, uroginecologia e aspectos de mastologia. Rio de Janeiro: Medsi; 2007.

Barrington JW, Dyer R, Bano F. Bladder augmentation using pelvico limplant for intractable over active bladder syndrome. International Urogynecological Journal of Pelvic Floor Dysfunction. United Kingdom. 2006; 17:50-3.

Campbell AJ, Reinken J, Mccosh L. Incontinence in the elderly: prevalence and prognosis. Age Ageing. Oxford. 1985; 14(2):65-70.

Dalmose AL et al. Conditional stimulation of the dorsal penile/clitoral nerve may increase cystometric capacity in patients with spinal cord injury. Neurourology and Urodynamics. Oxford. 2003; 22(2):130-7.

Donovan JLNM, Gotoh M et al. Symptom and quality of life assessment. In: Abrams PKS, Wein AJ. Incontinence. Plymouth: Health Publications; 1999. p. 295-332.

Dromerick AW, Edwards DF. Relation of postvoid residual to urinary tract infection during stroke rehabilitation. Archives of Physical Medicine and Rehabilitation, Reston. 2003; 84(9):1369-72.

Fischer-Sgrott FO, Manffra EF, Busato Junior WFS. Qualidade de vida de mulheres com bexiga hiperativa refratária, tratadas com estimulação elétrica do nervo tibial posterior. Revista Brasileira de Fisioterapia. São Carlos. 2009; 13(6):480-6.

Gameiro MO, Amaro JL. Eletroestimulação. In: Amaro JL et al. Reabilitação do assoalho pélvico nas disfunções urinárias e anorretais. São Paulo: Segmento Farma; 2005. p. 129-33.

Gimenez MM, Fontes SV, Fukujima MM. Procedimentos fisioterapêuticos para disfunção vésico-esfincteriana de pacientes com traumatismo raquimedular – Revisão Narrativa. Revista Neurociências. São Paulo. 2005; 13(1):34-8.

Hackler RH. A 25-year prospective mortality study in the spinal cord injured patient: comparison with the long-term living paraplegic. Journal of Urology. 1977; 117:486-8.

Hägglund D et al. Quality of life and seeking help in women with urinary incontinence. Acta Obstetrics and Gynecology Scandinavia. London. Nov 2001; 80(11):1051-5.

Hansen J et al. Treatment of neurogenic detrusor over activity in spinal cord injured patients by conditional electrical stimulation. Journal of Urology. London. 2005; 173(5):2035-9.

Hattori T, Yasuda K, Kita K et al. Voiding dysfunction in Parkinson's disease. Japanese Journal of Psychiatry Neurology. 1992; 46:181-6.

Hilton P, Stanton SL. Algorithmic method for assessing urinary incontinence in elderly women. Britanic Medical Journal. London. 1981; 282(6268):940-2.

Lapides J, Diokno AC, Silber SJ et al. Clean, intermittent self-catheterization in the treatment of urinary tract disease. Journal of Urology. 1972; 107:458-61.

Lewis CM. et al. Diabetes and urinary incontinence in 50 to 90 years old women: a cross-sectional population-based study. American Journal of Obstetrics and Gynecologists. 2005; 193(6):2154-8.

Magaldi C, Araújo RC, Pacetta AM. Fisioterapia urológica: incontinência urinária e prolapso. O COFFITO. 2002. p. 28-32.

Mansini M. Tratamento das fraturas e luxações da coluna toracolombar por descompressão posterolateral e fixação posterior com retângulo e fios segmentares sublaminares associados a enxerto ósseo [dissertação]. São Paulo: Escola Paulista de Medicina; 2000.

Mehnert U et al. Brain activation in response to bladder filling and simultaneous stimulation of the dorsal clitoral nerve – an fMRI study in healthy women. Neuroimage. London. 2008; 41(3):682-9.

Monteiro ES. Eletroestimulação transcutânea do nervo tibial posterior para bexiga hiperativa neurogênica. Revista Neurociência. 2010; 18(2):238-43.

Ouslander JG. Management of overactive bladder. New England Journal of Medicine. 2004; 350(8):786-99.

Richardson DA et al. Pelvic floor electrical stimulation: a comparison of daily and every-other-day therapy for genuine stress incontinence. Urology. Oxford. 1996; 48(1):110-8.

Scarpero HM, Dmochowski RR. Muscarinic receptors: what we know. Current Urology Reports. 2003; 4(6):421-8.

Staskin D et al. Initial assessment of urinary and faecal incontinence in adult male and female patients. In: Abrams P, Cardozo L, Khoury S, Wein A. Incontinence: 4th International Consultation on Incontinence. 4. ed. Paris: Health Publication. 2009. Chap 5, p. 331-62.

Stohrer M, Blok B, Castro-Diaz D et al. EAU Guidelines on Neurogenic Lower Urinary Tract Dysfunction. European Urology. 2009; 56(1):81-8.

Tolentino GS, Mantellatto VG, Zanotto CO et al. Diário miccional como terapia comportamental e sua importância na reabilitação da bexiga neurogênica. Mundo Saúde, São Paulo. 2006; 30(1):171-4.

Vandoninck V et al. Posterior tibial nerve stimulation in the treatment of urge incontinence. Neurourology and Urodynamics. Oxford. 2003; 22(1):17-23.

Vapnek JM. Urinary incontinence: screening and treatment of urinary dysfunction. Geriatrics. Ohio. 2001; 56(10):25-32.

Weiss JM. Pelvic floor myofascial trigger points: manual therapy for interstitial cystitis and the urgency-frequency syndrome. Journal of Urology. London. 2001; 166(6):2226-31.

Wheeler JS Jr., Walter JS, Zasacaurynski PJ. Bladder inhibition by penile nerve stimulation in spinal cord injury patients. Journal of Urology. London. 1992; 147:100-3.

Wyndaele JJ et al. Neurologic urinary and faecal incontinence. In: Abrams P, Cardozo L, Khoury S, Wein A. Incontinence: 4th International Consultation on Incontinence. 4. ed. Paris: Health Publication, 2009;10:793-960.

Wyndaele JJ, De SY, WA. Correlation between the findings of a clinical neurological examination and the urodynamic dysfunction in children with myelodysplasia. Journal of Urology. London. 1985; 133:638-40.

Wyndaele JJ. Correlation between clinical neurological data and urodynamic function in spinal cord injured patients. Spinal Cord. United Kingdom. 1997; 35(4):213-6.

Zerati Filho M., Nardozza Júnior A., Borges dos Reis RB. Urologia fundamental. São Paulo: Planmark; 2010.

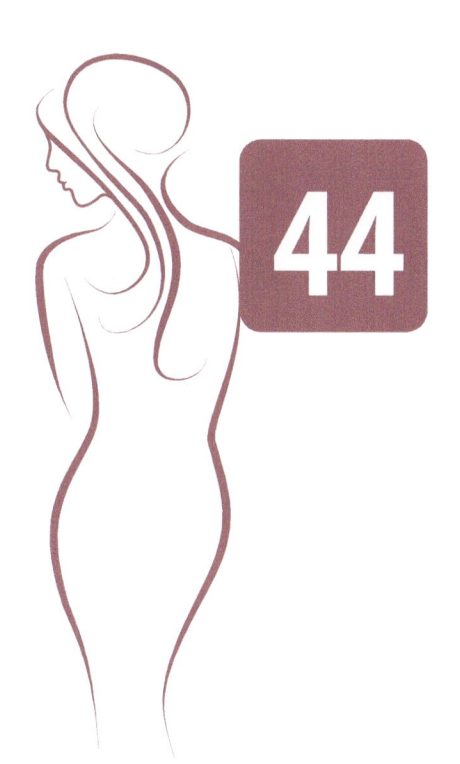

44 Incontinência Anal

Juliana Magalhães Machado Barbosa

Luciana Moreno Marques

Silvana Uchoa

INTRODUÇÃO

A expressão incontinência anal (IA) é utilizada para englobar a perda involuntária tanto de material fecal quanto de gases e é marcada pela incapacidade de manter o controle fisiológico do conteúdo intestinal em local e tempo socialmente adequados.

A defecação, por sua vez, é um processo coordenado de armazenamento e expulsão de fezes que depende do adequado peristaltismo intestinal, da atividade sensorimotora dos esfíncteres interno e externo, dos músculos do assoalho pélvico (AP) e da pressão intra-abdominal. A continência e a evacuação são processos complexos que envolvem a integridade das estruturas anatômicas, os componentes somáticos e autônomos, o sistema neural intrínseco, o sistema endócrino, a atividade reflexa e as capacidades física e mental.

A International Continence Society (ICS) e a International Urogynecological Association (IUGA) publicaram, em 2016, terminologia para as disfunções anorretais femininas. Considera-se sintoma de IA a perda involuntária de fezes ou gases. A incontinência fecal (IF) caracteriza-se pela perda involuntária de fezes sólidas ou líquidas e inclui a incontinência passiva, quando há pequena perda (*soiling*) sem sensação ou aviso e a perda durante o coito com penetração vaginal. A incontinência a flatos é marcada pela perda involuntária de gases. Considera-se ainda urgência fecal ou retal quando há desejo súbito e urgente de defecar, difícil de ser adiado, e incontinência de urgência fecal ou a gases quando ocorre perda involuntária de fezes ou gases associada ao sintoma de urgência. Além dos sintomas associados à constipação intestinal, a ICS e a IUGA consideram ainda as expressões redução da sensação retal, quando a sensação no reto está ausente ou reduzida; prolapso retal, quando há protrusão externa do reto; e sangramento ou muco retal, quando há perda dessas secreções pelo ânus.

A prevalência dessa condição é variável e pode ser bem maior que a divulgada. Os dados variam porque alguns autores pesquisam apenas a IF, ao passo que outros avaliam a IA. Ademais, não há consenso sobre a frequência mínima e a duração dos sintomas para inclusão nos estudos de prevalência. O problema pode ser subdimensionado porque os pacientes relutam em mencionar essa condição aos profissionais de saúde, tanto pelo constrangimento quanto pelo desconhecimento das possibilidades terapêuticas.

Quando o paciente é idoso, muitas vezes a incontinência é considerada consequência natural do envelhecimento, e não um problema de saúde da população em geral. Johanson e Lafferty (1996) relataram que 18,4% dos pacientes adultos que procuram um médico já tiveram IF e que 10% destes restringiram suas atividades em razão dessa condição. Nelson et al. (1995), em estudo com pessoas da comunidade, relataram que 2,2% da população geral tinham incontinência a gases, a líquidos ou a fezes. Desse total, 30% eram idosos e 63% eram mulheres, dois fatores apontados como fortemente relacionados à ocorrência de IA. Cerca de 4% das mulheres apresentam pelo menos um episódio de IA após o primeiro parto vaginal. A frequência da IF aumenta com o envelhecimento e pode atingir até 17% dos idosos que residem na comunidade, e é ainda mais comum entre idosos hospitalizados e institucionalizados.

Dados do Brasil, obtidos por Oliveira et al. (2006), indicaram prevalência de IF em 15% das mulheres na pós-menopausa atendidas no ambulatório de menopausa da Universidade de Santos (São Paulo). Santos e Santos (2011), em estudo epidemiológico com adultos residentes na cidade de Porto Alegre, encontraram prevalência de 7% de IF e Zaslavsky et al. (2012) documentaram ocorrência de IA em 3,9% da população com mais de 12 anos em Porto Alegre, e houve associação significativa dessa condição com a idade. Entre os idosos, Marques (2005) identificou que a IA estava presente em 29% dos residentes na cidade de Ouro Preto.

A ocorrência simultânea de IA e incontinência urinária (IU) é denominada incontinência dupla. Meschia et al. (2002)

relataram que 24% das mulheres com IU também tinham IA e, no Brasil, Zaslavsky et al. (2012) verificaram que 62,2% das pessoas com IA também apresentavam sintomas de IU.

Apesar da menor prevalência da IA comparada à IU, as duas condições exercem grande impacto na qualidade de vida (QV) da paciente. Muitas mulheres podem reduzir suas atividades físicas e sociais e ter a autoestima comprometida, o que resulta em insegurança, isolamento e depressão. Em razão do odor, a IA é mais difícil de ser ocultada e pode provocar grande constrangimento em pessoas de todas as idades, dificultando, principalmente, as relações sociais. Mulheres incontinentes para fezes também podem ficar mais sujeitas a complicações de saúde, como lesões de pele, infecções urinárias e alterações nutricionais. Além do impacto físico, social e emocional, a IA acarreta elevado custo para o sistema de saúde e para o paciente, incluindo os gastos com dispositivos de proteção, medicamentos, tratamento cirúrgico e reabilitação. Entre os distúrbios anorretais benignos, a IF e a constipação intestinal são os que mais afetam a QV dos pacientes.

A atuação do fisioterapeuta já é bem estabelecida na reeducação dos distúrbios uroginecológicos. Atualmente, a abordagem da fisioterapia na reeducação anorretal vem sendo mais difundida e embasada pela realização de novas pesquisas sobre o tema.

ANATOMIA E FISIOLOGIA ANORRETAIS

O reto é uma cavidade virtual que constitui a porção terminal do tubo digestivo. Está localizado na concavidade sacral e é continuidade do cólon sigmoide. Compõe-se de fibras musculares lisas e sua parte final, denominada canal anal, atravessa o períneo e exterioriza-se através do ânus. O reto tem capacidade de armazenamento de fezes e gases por meio das propriedades viscoelásticas de suas paredes, sistema esse denominado complacência retal.

A mucosa retal não tem receptores sensoriais. A sensação de distensão durante o enchimento retal é mediada pelos receptores de estiramento dos músculos ao redor do reto. O canal anal, por sua vez, é suprido por numerosas terminações nervosas sensoriais, com predomínio das sensações de dor, toque e temperatura. A sensibilidade do reto e do ânus é mediada por fibras aferentes do plexo sacral e do nervo pudendo.

O aparato esfincteriano é constituído de esfíncteres interno e externo. O primeiro é uma expansão do segmento distal da camada muscular do intestino e apresenta-se em atividade contínua sob o controle simpático excitatório (L5) e parassimpático inibitório (S1-S3). Esse componente é o principal responsável pela manutenção do fechamento anal em condições de repouso. O esfíncter externo encontra-se ao redor do interno e é inervado pelo nervo pudendo (S2-S4). É um músculo voluntário, responsável pela continência quando o conteúdo fecal encontra-se no canal anal.

O músculo elevador do ânus exerce importante função na manutenção da continência anal. Suas porções pubococcígea, isquiococcígea e iliococcígea desempenham papel predominante de suporte das estruturas pélvicas. O músculo puborretal apresenta fibras contínuas às fibras do esfíncter externo do ânus e contribui para o fechamento voluntário do canal anal.

Suas fibras formam um anel ao redor da transição entre o reto e o ânus que, no repouso, mantém angulação aguda (90 a 115°) entre essas duas estruturas. Durante os aumentos da pressão intra-abdominal ou durante a contração do puborretal, a junção retoanal é tracionada anteriormente, tornando o ângulo mais agudo e favorecendo a continência. Durante a evacuação, o relaxamento do músculo puborretal aumenta esse ângulo, facilitando a passagem das fezes.

O esfíncter externo do ânus e o músculo puborretal apresentam maior proporção de fibras musculares do tipo I, o que favorece a atividade predominantemente tônica, importante para a manutenção da continência.

O processo de defecação inicia-se com o enchimento retal, desencadeando resposta de distensão e inibindo reflexamente o esfíncter interno. Consequentemente, o conteúdo retal entra em contato com o epitélio ricamente inervado do canal anal, fornecendo informação sensorial que possibilita a percepção e a discriminação entre fezes e gases no canal anal. Se houver necessidade de adiar a defecação, o esfíncter externo do ânus e o músculo puborretal podem ser voluntariamente contraídos (Figuras 44.1 e 44.2).

As fezes ficam então armazenadas no reto até a resolução de defecar ou a sua complacência máxima. Quando existem condições adequadas para a evacuação ou quando o reto não é mais capaz de acomodar o volume de fezes, o esfíncter interno atinge o máximo de relaxamento, ocorre contração do cólon e do reto e um posterior relaxamento do esfíncter externo e do puborretal. Durante a defecação, os sinais aferentes enviados ao sistema nervoso central desencadeiam o aumento da profundidade da respiração, o fechamento da glote e a contração dos músculos abdominais.

Nos súbitos aumentos da pressão intra-abdominal, como na tosse, no espirro ou nas mudanças de posição, é desencadeada uma contração reflexa do esfíncter externo do ânus e do puborretal que possibilita a manutenção da continência nessas condições.

O controle somático dos músculos do AP e dos esfíncteres do ânus é realizado por células localizadas no corno anterior da medula no nível S2-S3 e o controle autônomo da micção e da defecação é mediado na coluna lateral da medula no nível L5-S4. Esses estímulos são projetados no córtex motor e também sofrem influência do lobo frontal.

INCONTINÊNCIA ANAL

A IA pode ser classificada como incontinência sensorial ou motora. A primeira consiste na passagem de fezes sem a percepção do paciente, geralmente secundária ao prolapso retal e aos distúrbios neuropáticos. Na incontinência motora, os pacientes têm consciência da necessidade de evacuar, mas são incapazes de controlar a defecação. Isso ocorre em pacientes com distúrbio do AP ou dos esfíncteres, mas com inervação normal.

O termo urgência fecal, ou incontinência de urgência, refere-se à necessidade de defecar imediatamente para que não ocorra perda involuntária. Esse tipo de incontinência está relacionado com a disfunção do esfíncter externo ou com a pequena capacidade de armazenamento do reto, acarretando baixas pressões de contração e baixo volume máximo tolerado. Alguns

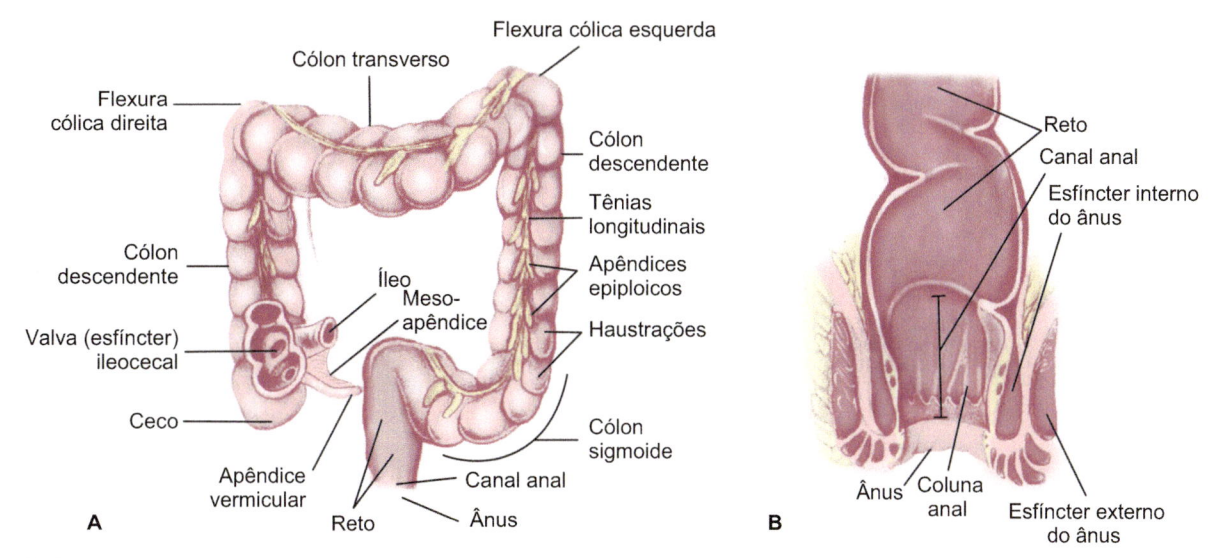

Figura 44.1 Componentes anatômicos do mecanismo de controle da continência anal. **A.** Vista anterior do intestino grosso. **B.** Corte longitudinal do reto e canal anal. (Adaptada de Platteau AL. *Técnicas de Reeducación Urogenital y Anorectal*. Não publicado.)

indivíduos são continentes, porém ocorre pequeno escape do conteúdo fecal capaz de sujar as roupas íntimas ou a região anal. Tal condição é denominada *soiling* e ocorre como consequência de canal anal deformado, impactação fecal ou alteração na consistência das fezes.

Outra maneira de classificar a IA é associar sua ocorrência à consistência do material evacuado. Em alguns casos, pode haver dificuldade apenas para impedir a passagem involuntária de gases; em outros, só ocorre incontinência quando as fezes estão líquidas ou pastosas.

Etiologia

Para que haja manutenção da continência anal são necessários: distinção da natureza do conteúdo retal, adequados volume e consistência das fezes, capacidade de armazenamento de fezes pelo reto e pelo cólon distal (complacência retal), adequado funcionamento esfincteriano e dos músculos pélvicos, manutenção do controle neurológico, hormonal e emocional e preservação da locomoção. Portanto, uma série de condições pode ocasionar a IA, entre as quais se incluem: mudança na consistência das fezes decorrente do uso abusivo de laxativos e de doenças inflamatórias do intestino; redução da complacência retal decorrente de retirada cirúrgica, tumores e doenças do colágeno; alterações da sensibilidade anal, como na tabes dorsal e nas neuropatias periféricas; comprometimento do controle neurológico central, como nos acidentes vasculares encefálicos e na demência; e anormalidades no mecanismo esfincteriano, como no caso de lesões obstétricas, iatrogenia cirúrgica, distúrbios neurológicos desmielinizantes e doenças inflamatórias.

Na mulher, a IF também está associada à lesão do nervo pudendo, do AP ou do mecanismo esfincteriano em consequência de parto. Mesmo que não aconteça imediatamente após o parto ou ocorra transitoriamente, partos vaginais sucessivos podem causar deterioração progressiva do aparato esfincteriano anal, com futura manifestação de IA persistente (Quadro 44.1).

O controle da continência sofre influências significativas de fatores relacionados com o envelhecimento, incluindo alterações da contratilidade e do automatismo do puborretal e do esfíncter externo. Essas mudanças têm relação com a atrofia muscular ou com as alterações do tecido conjuntivo, associando-se à diminuição da pressão anal de contração, ao descenso perineal e ao aumento da latência do nervo pudendo. Estudos têm documentado um processo de degeneração do esfíncter interno do ânus que reduz progressivamente a pressão de repouso. Também são citadas reduções da complacência retal e da sensibilidade anal associadas ao envelhecimento. Idosas podem ter o controle intestinal comprometido ainda em razão do sedentarismo, das alterações da mobilidade, dos processos demenciais e da impactação fecal.

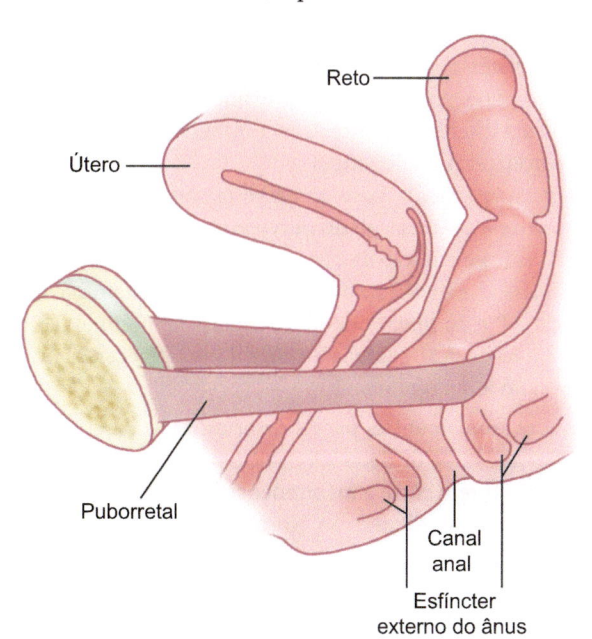

Figura 44.2 Ação do músculo puborretal na manutenção da continência anal.

Quadro 44.1	Condições que podem causar incontinência anal de acordo com os mecanismos de controle da continência.	
	Diarreia	Doenças inflamatórias do intestino Síndrome do intestino irritável Infecção intestinal Uso abusivo de laxativos Má absorção
	Defeitos anatômicos	Traumas Cirurgias perineais e anorretais Lesão obstétrica
	Comprometimentos neurológicos	Diabetes Esclerose múltipla Síndrome da cauda equina Acidente vascular encefálico Tumores Mielomeningocele Espinha bífida Demência Tabes dorsal Traumatismos cranianos
	Transbordamento	Impactação fecal Psicotrópicos Agentes antimotilidade
	Complacência retal	Doenças do colágeno Tumores retais Radiação Constipação intestinal crônica Doenças inflamatórias do intestino Ressecção cirúrgica Distúrbios vasculares Compressão retal extrínseca
	Denervação do AP	Idiopática Síndrome do períneo descendente Constipação intestinal crônica Lesão obstétrica Lesão nervosa periférica Envelhecimento

Fonte: Cooper Z, Rose S. Fecal incontinence: a clinical approach. The Mount Sinai Journal of Medicine. 2000; 67(2):96-105; Jorge JMN, Wexner SD. Etiology and management of fecal incontinence. Dis Colon Rectum. 1993; 36:77-97.

AVALIAÇÃO FISIOTERAPÊUTICA DO PACIENTE COM INCONTINÊNCIA ANAL

Antes de iniciar a reeducação anorretal, os pacientes devem ser submetidos a uma minuciosa investigação, a qual deve incluir consulta com o médico especialista, realização de exames específicos e avaliação fisioterapêutica. Esses passos são importantes para definição das necessidades do paciente e das possíveis abordagens conservadoras ou cirúrgicas. O conhecimento do tipo de IA e do grau de comprometimento muscular e/ou neurológico é importante para estabelecer as metas e as modalidades fisioterapêuticas mais indicadas.

Alguns exames complementam a avaliação do paciente com IA:

▶ *Manometria anorretal*: consiste na introdução de uma sonda que mensura as pressões no reto e no canal anal, simulando o processo fisiológico de defecação. Esse exame provê informações sobre a pressão anal de repouso, que reflete a atividade do esfíncter interno; a pressão de contração voluntária máxima, que depende da contração do esfíncter externo do ânus e do puborretal; a atividade reflexa; a resistência da pressão de contração, que reflete a condição dos músculos voluntários de sustentar a contração muscular; a capacidade e a complacência

retal; a sensibilidade retal e a capacidade de expulsão. Técnicas avançadas de manometria estão disponíveis com oferta de dados mais sofisticados, inclusive durante a deambulação

▶ *Defecografia e videodefecografia computadorizada*: a defecografia é uma técnica dinâmica de radiografia por contraste utilizada para o estudo da evacuação. Consiste na introdução de contraste radiopaco VR e na realização de imagens com o paciente em repouso durante a contração dos músculos voluntários, durante e após a defecação. São obtidas imagens estáticas e dinâmicas por gravação de vídeo sob fluoroscopia. Por meio desse exame, os seguintes parâmetros podem ser analisados: ângulo anorretal, comprimento e calibre do canal anal, quantidade de material contrastado eliminado e alterações anatômicas do ânus e do reto. Na videodefecografia computadorizada, o procedimento é o mesmo, sem as radiografias estáticas, com o uso de esferas e hastes que servem de referência para o cálculo dos valores obtidos. As imagens da fluoroscopia são analisadas em computador por programas que tornam possíveis mais cálculos e informações dos parâmetros obtidos

▶ *Colonoscopia e retossigmoidoscopia*: consistem na introdução de um endoscópio que possibilita a visualização e a avaliação dos cólons e do reto. As imagens são fotografadas e gravadas em vídeo. Esses exames indicam a presença de alterações como inflamações, úlceras, alterações morfológicas, tumores, sangramentos e pólipos e podem ser realizados em associação com biopsia e introdução de medicamentos, quando for o caso. Exigem preparo cuidadoso e ambiente apropriado, com suporte médico

▶ *Ultrassonografia*: realizado por meio de um cabeçote rotatório de 360° com 2 a 5 cm de comprimento, bi ou tridimensional, esse exame possibilita a análise da morfologia dos esfíncteres interno e externo do ânus, do puborretal e do septo retovaginal. É um método utilizado para a visualização das alterações de anatomia durante o repouso e para a avaliação dinâmica dos esfíncteres e do puborretal durante contração voluntária. Pode ser endoanal, transperineal ou endovaginal

▶ *Eletromiografia:* pode ser realizada em pacientes incontinentes com o objetivo de registrar a atividade elétrica dos músculos do AP, determinar sinais de denervação ou contração inapropriada do puborretal e mapear os esfíncteres. Torna possível o diagnóstico diferencial entre as incontinências fecais miogênicas, neurogênicas e idiopáticas

▶ *Latência terminal motora do nervo pudendo:* é a medida do tempo entre a estimulação do nervo pudendo no nível da espinha isquiática e o início da contração do esfíncter externo

▶ *Ressonância magnética:* oferece informação anatômica detalhada do AP e do reto. Pode ser realizada de modo estático ou dinâmico na posição sentada ou em supino, oferecendo medida confiável do ângulo retoanal.

Embora fundamentais para a determinação da etiologia da IA e para a tomada de decisões clínicas, esses exames não revelam relação direta entre a incontinência e o comprometimento por ela acarretado. Além disso, Norton et al. (2001) observaram que os resultados da manometria não foram capazes de predizer os desfechos da intervenção. As mudanças nos parâmetros desse exame também não foram correlacionadas ao sucesso do tratamento avaliado pela percepção do paciente e por medidas objetivas de gravidade.

A avaliação fisioterapêutica para a IF segue os princípios básicos para uma avaliação generalista, incluindo dados pessoais, anamnese e exame físico. A história clínica é geralmente concentrada nos sinais e sintomas que caracterizam o funcionamento intestinal, como frequência e duração das perdas e das evacuações, consistência das fezes, presença de urgência, diarreia, flatulência e constipação intestinal e uso de proteção. A queixa do paciente e como ele se sente quanto a seus sintomas não devem ser desconsiderados. A anamnese inclui, ainda, um relato da história cirúrgica e de doenças em outros sistemas que possam relacionar-se com ocorrência de incontinência, uso de medicamentos, hábitos alimentares e avaliação do *status* mental e emocional.

Para melhor avaliação do paciente com IA, vários autores têm proposto um sistema de quantificação que considera a intensidade e a frequência da perda por meio de uma graduação numérica da gravidade. Essa avaliação possibilita a comparação pré e pós-intervenção e entre pacientes, grupos e tipos de tratamento. As escalas *Continence Grading Scale* (índice da incontinência ou escala de Wexber) e *Fecal Incontinence Severity Index* (FISI) são as mais utilizadas nos estudos clínicos (Quadros 44.2 e 44.3) e estão validadas para uso no Brasil. Alguns autores utilizam o teste da almofada para graduar a intensidade da perda

fecal, mas não foi encontrada padronização para a realização desse teste para IA na literatura pesquisada.

De modo similar ao diário miccional, sugere-se a utilização de um diário intestinal, que tem sido adotado em alguns estudos e na prática clínica. O diário possibilita um registro de sintomas mais acurado que o relato espontâneo, mas sua aplicação para sintomas intestinais ainda é pouco estudada e não há consenso dos itens a serem incluídos. Tópicos considerados importantes a serem contemplados no diário intestinal incluem o registro e o horário de: evacuação, perdas anais (com distinção de fezes, gases e *soiling*), circunstâncias das perdas, consistência das fezes, uso de proteção (tipo e frequência de troca), esforço, uso de manobras digitais e tempo para evacuar, uso de laxativos e outros medicamentos, hábitos alimentares e hídricos. O diário deve ser precedido de orientações cuidadosas e detalhadas sobre o procedimento para o paciente e o cuidador, se for caso, e deve ser preenchido por pelo menos 24 h. Entretanto, para um registro mais confiável, o prazo pode ser estendido para 7 dias. Esse diário deve ser utilizado no início do tratamento e reaplicado em intervalos regulares (Quadro 44.4).

O exame físico inclui a avaliação da pressão arterial e da frequência cardíaca, a inspeção, a palpação, os exames neurológicos específicos, uma avaliação funcional e domiciliar e os

---

Quadro 44.2 — Índice da Incontinência ou escala de Wexner.

Tipo de incontinência	Nunca	Menor que 1 vez por mês	Menor que 1 vez/semana e maior ou igual a 1 vez por mês	Menor que 1 vez/dia e maior ou igual a 1 vez/semana	Maior ou igual a 1 vez/dia
Sólido	0	1	2	3	4
Líquido	0	1	2	3	4
Gases	0	1	2	3	4
Uso de fralda/absorvente	0	1	2	3	4
Alteração no estilo de vida	0	1	2	3	4

0 = perfeito; 20 = completa incontinência; nunca = 0; raramente = menor que 1 vez por mês; às vezes = menor que 1 vez/semana e maior ou igual a 1 vez por mês; frequentemente = menor que 1 vez/dia e maior ou igual a 1 vez/semana; sempre = maior que ou igual a 1 vez/dia.
Fonte: Jorge JMN, Wexner SD. Etiology and management of fecal incontinence. Dis Colon Rectum. 1993; 36:77-97.

Quadro 44.3 — Fecal Incontinence Severity Index.

Para cada um dos itens a seguir, por favor, indique a média de quantas vezes, no último mês, você experimentou qualquer perda acidental pelo intestino.

	Duas ou mais vezes/dia	Uma vez/dia	Duas ou mais vezes/semana	Uma vez/semana	Uma a 3 vezes por mês	Nunca
Flatos (gases)						
Muco						
Fezes líquidas						
Fezes sólidas						
Escores						

	Duas ou mais vezes/dia	Uma vez/dia	Duas ou mais vezes/semana	Uma vez/semana	Uma a 3 vezes por mês	Nunca
Flatos (gases)	12	11	8	6	4	0
Muco	12	10	7	5	3	0
Fezes líquidas	19	17	13	10	8	0
Fezes sólidas	18	16	13	10	8	0

Fonte: Rockwood TH, Church JM, Fleshman JW, Kane RL et al. Patient and surgeon ranking of the severity of symptoms associated with fecal incontinence – The Fecal Incontinence Severity Index. Dis Colon Rectum. 1999; 42:1525-32.

Quadro 44.4

Diário de funcionamento intestinal.

Nome:	Data:

Preencha o diário abaixo durante 1 semana, mantendo sua rotina habitual. Para que suas anotações sejam precisas, leve o diário com você a todos os lugares a que for e anote as perdas de fezes assim que ocorrerem.

Dias da semana	Você teve perda de fezes ou gases involuntária? Anote a hora	Durante a perda, qual foi a consistência das fezes? (Sólida, pastosa ou líquida?)	Qual foi a quantidade perdida? (Pequena, média ou grande?)	O que você estava fazendo quando ocorreu a perda?	Houve mudanças na alimentação nesse dia ou no dia anterior? Quais?	Quantas vezes nesse dia houve a necessidade de troca do absorvente ou da fralda?
Segunda-feira						
Terça-feira						
Quarta-feira						
Quinta-feira						
Sexta-feira						
Sábado						
Domingo						

Observações (atividade física, viagens, presença de prolapso):

Protocolo de avaliação fisioterapêutica para incontinência fecal.

Data da avaliação: **Dados pessoais:**

Nome: _____ Data de nascimento: _____

Endereço: _____ Telefone: _____

Ocupação: _____ Responsável: _____

Médico: _____ Diagnóstico: _____

História:

Início dos sintomas: _____

Circunstâncias da perda: ( ) tosse   ( ) espirro   ( ) riso   ( ) marcha

( ) mudança de posição   ( ) salto   ( ) orgasmo   ( ) carregamento de peso

( ) outros _____

Frequência dos acidentes: _____

Frequência de evacuações: _____

Urgência: Tempo de aviso: _____

Quantidade perdida: ( ) pequena   ( ) média   ( ) grande

Consistência das fezes: ( ) líquidas   ( ) sólidas   ( ) pastosas

Incontinência: ( ) líquidos   ( ) sólidos   ( ) gases

Percepção (desejo de defecação e distinção de fezes/gases): _____

Cronologia em relação às refeições:

Sintomas: ( ) dor   ( ) esforço   ( ) diarreia   ( ) fecaloma   ( ) sangramento

( ) flatulência   ( ) urgência   ( ) *soiling*   ( ) constipação intestinal

Hábitos alimentares e hídricos: _____

Uso de proteção: Tipo: _____

Frequência de trocas: _____

Uso de enemas, lavagens, supositórios: _____

História proctológica: ( ) hemorroidas   ( ) prolapso   ( ) fístulas   ( ) fissuras   ( ) doenças do cólon   ( ) cirurgias anteriores

História obstétrica: Número de partos: _____ Tipos de parto: _____

Complicações: _____

História ginecológica: ( ) prolapso   ( ) reposição hormonal

Início da menopausa: _____

Cirurgias anteriores: _____

História urológica: ( ) hipertrofia prostática   ( ) infecções

Incontinência urinária:

(tipo) _____ (poliúria) _____ (urgência) _____

(continua)

| Quadro 44.4 | Diário de funcionamento intestinal. (*continuação*) |

Diário de funcionamento intestinal. (*continuação*)

História médica: ( ) obesidade   ( ) diabetes   ( ) tabagismo

Sistema cardiorrespiratório: _____

Sistema nervoso: _____

Sistema musculoesquelético: _____

Outros: _____

Medicamentos:_____

Atividades físicas (tipo, frequência e duração):_____

Exame físico:

Pressão arterial: _____   Frequência cardíaca: _____

Inspeção vulvoperineal e anal:

    Trofismo:

    Abertura vulvar:

    Cicatrizes:

    Distância anovulvar:

    Hemorroidas:

Toque vaginal/toque retal:

    Sensibilidade:

    Fibrose:

    Espasmos:

    Prolapso:

    Retocele:

    Cistocele:

    Perda urinária/fecal na Valsalva/tosse:

    Tonicidade

    Elasticidade

    Contratilidade: global e seletiva (escala)

Resistência do assoalho pélvico: manual _____   perineômetro _____   *biofeedback*_____

Avaliação funcional:

Avaliação postural:_____

Avaliação de marcha: _____

Avaliação neurológica:_____

Avaliação de equilíbrio: _____

Transferências: _____

Escala analógica visual de comprometimento social:

_____

_____   Ausência de efeito social vida social intolerável

                                      Sem incontinência completamente incontinente

testes de avaliação da QV. Na inspeção geral, procura-se detectar obesidade, distensão abdominal, cicatrizes e distúrbios posturais e biomecânicos, principalmente associados à coluna lombossacra.

A inspeção vulvoperineal deve ser direcionada para a aparência externa, distância entre o ânus e a vagina, presença de cicatrizes, fissura anal, secreção, atrofias e pontos de fibrose, sinais de hipoestrogenismo, abertura anal e presença de hemorroidas, prolapsos e fístulas.

A palpação é realizada por meio do exame vaginal e retal e envolve a análise da elasticidade e da contratilidade global e seletiva dos músculos do AP, com ênfase no esfíncter externo do ânus e no puborretal. A análise da contratilidade pode ser realizada por meio do teste muscular manual. Várias escalas de classificação da função muscular são encontradas na literatura (Quadro 44.5).

A função dos músculos do AP na IA envolve ainda a capacidade de relaxamento voluntário da musculatura, que pode ser classificada como ausente, parcial ou completa. São utilizadas também medidas de *endurance* muscular, com a capacidade de sustentar uma contração máxima; de frequência, medindo-se o número de vezes que a contração máxima pode ser repetida; e de coordenação da musculatura, incluindo a contração dos músculos sinergistas à função do AP. A avaliação do AP deve considerar ainda a simetria e as disfunções unilaterais da parede vaginal e anal e o deslocamento (elevação ou descenso perineal) durante manobra de Valsalva. O toque anal possibilita diferenciar a função do esfíncter anal externo – quando apenas a falange distal do dedo do avaliador é introduzida – do puborretal, mais profunda. Além da função desses músculos, sua integridade pode ser identificada no exame físico e confirmada por testes de imagem. Também deve ser observada a presença

Exame manual da força dos músculos do assoalho pélvico.	
Grau 0	Nenhuma contração
Grau 1	Contração ultrabreve, incapaz de ser mantida
Grau 2	Contração fraca, sem resistência, mantida por menos de 3 s
Grau 3	Contração moderada, contra fraca resistência, mantida por 3 a 6 s
Grau 4	Boa contração, contra resistência moderada, mantida por 6 a 10 s
Grau 5	Contração vigorosa contra resistência, mantida por mais de 10 s

Quadro 44.5

de espasmo do AP e de gatilhos dolorosos e associados a dor pélvica/perineal localizada ou referida.

A função muscular também pode ser medida objetivamente utilizando-se o *biofeedback* manométrico ou eletromiográfico, com os valores da atividade muscular expressos em unidades de pressão ou microvolts. Eletromiografia, dinamometria e ultrassonografia também são métodos que podem complementar a avaliação da função do AP.

Durante os toques retal e vaginal, também deve ser observada a presença de fibrose, prolapso retal e da parede posterior da vagina, retocele, cistocele, integridade esfincteriana, impactação fecal, fístula, tumores e perda involuntária durante as manobras de esforço. A ICS e a IUGA indicam a realização do teste Pelvic Organ Prolapse Quantification System (POP-Q) para graduação dos prolapsos. Os sinais abdominais também devem ser observados incluindo massas, distensões, dor e cicatrizes.

A avaliação envolve ainda a exclusão de disfunções neurogênicas por meio de testes que avaliam a integridade neurológica central e periférica, como a avaliação da sensibilidade superficial ou anal e os testes de reflexos tendinosos e cutâneos correspondentes.

A sensação anorretal pode ser avaliada pela insuflação manual de um balonete intrarretal que indicará: o limiar de sensação anorretal (normal: 12 a 25 mℓ), o limiar da sensação de urgência para defecar (normal: 35 a 65 mℓ) e o volume máximo tolerado (normal: 120 a 300 mℓ).

Uma vez que a incontinência pode estar associada a dificuldades de deambulação, uso de sanitários ou manuseio do vestuário, é importante realizar avaliação funcional da marcha, do equilíbrio, da capacidade de posicionamento, das atividades de vida diária e da atividade motora manual fina. Deve ser realizada uma avaliação no domicílio do paciente, com ênfase nas condições de acesso ao sanitário e ao uso de dispositivos de auxílio e segurança.

O impacto que a IA representa na QV do indivíduo pode ser pesquisado por meio de perguntas diretas, questionários de QV ou de escalas analógicas visuais de comprometimento social. Instrumentos genéricos e específicos de avaliação da QV têm sido citados na literatura. A combinação dos dois tipos de instrumento favorece a avaliação de diferentes aspectos da QV. Os questionários genéricos possibilitam melhor comparar diferentes patologias, populações ou grupos, mas podem ser menos sensíveis para detectar mudanças menores ou mais específicas.

O Short-Form Survey 36 (SF-36) e o World Health Organization Quality of Life (WHOQOL) podem ser utilizados para avaliação mais genérica em mulheres com IA. Os instrumentos específicos possibilitam avaliar particularmente o impacto dessa condição nos aspectos mais influenciados por ela e, portanto, demonstrar mudanças. A Faecal Incontinence Quality of Life Scale (FIQL) é a escala específica para avaliar a QV relacionada com a IF indicada pela American Society of Colon and Rectum Surgery e validada para a população brasileira (Quadro 44.6).

TRATAMENTO FISIOTERAPÊUTICO DA INCONTINÊNCIA ANAL

A abordagem ao paciente com IA envolve a atuação de uma equipe interdisciplinar composta por gastroenterologista, proctologista, fisioterapeuta, nutricionista, enfermeiro e psicólogo. Antes de iniciar a fisioterapia, a equipe deve orientar sobre medidas gerais de controle e limpeza intestinal, dieta e uso de medicamentos. Muitos pacientes com IA apresentam diarreia e devem ser orientados sobrea dieta e a utilização de agentes constipantes ou formadores de massa, que devem ser prescritos pelo médico ou nutricionista.

Sugere-se que o portador de IF adquira o hábito de defecar em horários regulares, diariamente, após uma refeição. Pacientes com IA para gases devem ser orientados sobre hábitos alimentares e atividade física. Para pacientes com perdas de fezes em grandes quantidades, um modo efetivo de evitar ou controlar o vazamento, inclusive durante a fisioterapia, é manter o reto vazio, o que pode ser feito por meio de supositórios, enemas ou lavagens. No caso de mulheres que, apesar de incontinentes, apresentam constipação intestinal, a abordagem deve incluir ainda orientações dietéticas, treinamento dos hábitos intestinais, reeducação da mecânica evacuatória e atividade física geral. O controle da constipação intestinal pode favorecer a continência, uma vez que sua ocorrência aumenta a complacência retal e estira excessivamente os músculos do AP ou o nervo pudendo.

A abordagem fisioterapêutica da IA baseia-se em estudos que demonstram que os pacientes podem ser treinados para aumentar a capacidade contrátil e o controle voluntário do esfíncter externo do ânus e do elevador do ânus em resposta à distensão retal desde que exista preservação, pelo menos parcial, da inervação. Portanto, a fisioterapia é indicada para pacientes com deficiência muscular do AP, lesão parcial de nervos periféricos ou lesão neurológica central, ruptura leve ou moderada do esfíncter do ânus e pré e pós-operatório de cirurgia anorretal. O tratamento fisiorapêutico de pacientes com IA tem como objetivos:

▸ Informar os fatores capazes de provocar ou agravar a incontinência e as possibilidades terapêuticas
▸ Melhorar o hábito intestinal
▸ Aumentar a capacidade funcional do AP, por meio da melhora do controle, da coordenação, da força e resistência muscular e da sensibilidade anorretal
▸ Minimizar as incapacidades funcionais motoras e cognitivas, como a dificuldade de locomoção e de acesso ao banheiro.

Quadro 44.6

Faecal Incontinence Quality of Life (versão para a língua portuguesa).

Questão 1. Em geral, você diria que sua saúde é:

Excelente ( )   Muito boa ( )   Boa ( )   Regular ( )   Ruim ( )

Questão 2. Para cada um dos itens a seguir, indique, por favor, marcando um X na coluna correspondente, há quanto tempo a questão o preocupa em razão da perda de fezes. Se qualquer um dos itens o preocupa por outras razões que não a perda de fezes, marque a alternativa "Nenhuma das respostas"

	Muitas vezes	Algumas vezes	Poucas vezes	Nenhuma vez	Nenhuma das respostas
a. Tenho medo de sair	1	2	3	4	
b. Evito visitar amigos ou parentes	1	2	3	4	
c. Evito passar a noite longe de casa	1	2	3	4	
d. É difícil eu sair e praticar coisas como ir ao cinema ou à igreja	1	2	3	4	
e. Evito comer antes de sair de casa	1	2	3	4	
f. Quando estou fora de casa, tento ficar, sempre que possível, próximo ao banheiro	1	2	3	4	
g. É importante eu planejar o que vou fazer de acordo com o meu funcionamento intestinal	1	2	3	4	
h. Evito viajar	1	2	3	4	
i. Fico preocupado em não ser capaz de chegar ao banheiro a tempo	1	2	3	4	
j. Sinto que não tenho controle de meu intestino	1	2	3	4	
k. Não consigo controlar minha evacuação a tempo de chegar ao banheiro	1	2	3	4	
l. Perco fezes sem perceber	1	2	3	4	
m. Tento evitar a perda de fezes ficando próximo ao banheiro	1	2	3	4	

Questão 3. Por causa da perda de fezes, indique até quanto o problema o incomoda. Se qualquer dos itens a seguir o preocupa por outras razões, marque a alternativa "Nenhuma das respostas"

	Muitas vezes	Algumas vezes	Poucas vezes	Nenhuma vez	Nenhuma das respostas
a. Fico envergonhado	1	2	3	4	
b. Não posso fazer muitas coisas que quero fazer	1	2	3	4	
c. Fico preocupado em perder fezes	1	2	3	4	
d. Sinto-me deprimido	1	2	3	4	
e. Fico preocupado se outras pessoas sentem o cheiro de fezes em mim	1	2	3	4	
f. Acho que não sou uma pessoa saudável	1	2	3	4	
g. Tenho menos prazer em viver	1	2	3	4	
h. Tenho relação sexual com menos frequência que gostaria	1	2	3	4	
i. Sinto-me diferente das outras pessoas	1	2	3	4	
j. Sempre estou pensando na possibilidade de perder fezes	1	2	3	4	
k. Tenho medo de fazer sexo	1	2	3	4	
l. Evito viajar de carro ou de ônibus	1	2	3	4	
m. Evito sair para comer	1	2	3	4	
n. Quando vou a um lugar novo, procuro saber onde fica o banheiro	1	2	3	4	

Questão 4. No mês passado, me senti triste, desanimado ou tive muitos problemas que me fizeram pensar que nada valia a pena

1. ( ) Extremamente. A ponto de quase desistir

2. ( ) Muitas vezes

3. ( ) Com frequência

4. ( ) Algumas vezes – o suficiente para me preocupar (incomodar)

5. ( ) Poucas vezes

6. ( ) Nenhuma vez

Clinicamente, as modalidades fisioterapêuticas também têm sido indicadas na prevenção de IU ou IF pós-parto. Estudos sobre prevenção relatam que a dificuldade para contrair adequadamente os músculos do AP exerce papel importante na efetividade do treinamento. Uma revisão de literatura realizada por Boyle et al. (2012) evidenciou a eficácia do treinamento muscular do AP na prevenção da IU e da IF durante a gravidez e após o parto em primíparas. Os estudos revisados não apresentam evidências sobre a efetividade do treinamento na prevenção da incontinência em outros grupos, como idosos, multíparas e atletas.

Antes do uso de qualquer recurso terapêutico, indica-se a utilização de fotografias e modelos anatômicos para orientar o paciente sobre a anatomia e a fisiologia da defecação e sobre suas alterações e possíveis abordagens terapêuticas. As sessões têm duração de 45 a 60 min e a frequência pode variar de 1 a 3 vezes/semana, de acordo com as necessidades de cada pessoa. A prescrição das modalidades de tratamento também deve ser realizada de acordo com as necessidades individuais e determinada após detalhada avaliação.

Técnicas manuais

O uso de técnicas manuais realizadas internamente, por meio da palpação vaginal e anal, ou externamente, no períneo, é relativamente comum entre os fisioterapeutas que trabalham com distúrbios proctológicos. Essas técnicas incluem a massoterapia longitudinal, transversa e compressiva, o alongamento manual das fibras musculares, o uso do reflexo de estiramento e a aplicação de resistência manual à contração muscular.

Apesar das dificuldades metodológicas em documentar a efetividade das técnicas manuais no tratamento da IA, Beckmann e Stock (2013), em uma revisão sistemática, avaliaram a efetividade da massagem digital perineal realizada durante a gestação na prevenção de complicações pós-parto. Os autores concluíram que a massagem reduz o risco de trauma perineal (principalmente a episiotomia) e o relato de dor perineal pós-parto e é, geralmente, bem aceita pela mulher. No entanto, não houve diferença na incidência de IA e de IU, na utilização de instrumentos de parto e na satisfação sexual com a utilização da técnica. Os autores recomendam que as mulheres sejam informadas sobre esses benefícios e aprendam a técnica. Segundo Beckmann e Garret (2006), a massagem perineal pode ser iniciada a partir da 35ª semana de gestação, com palpação vaginal diária durante 5 a 10 min realizada pela gestante ou por seu parceiro, em posição confortável.

Com relação ao tratamento da IA por meio de técnicas manuais, não foram encontrados, em recente revisão de literatura, trabalhos que documentem a efetividade dessas modalidades quando empregadas isoladamente ou associadas a outras.

Estudo de caso descrito por Coffey et al. (2002) aborda as técnicas manuais passivas de alongamento e massagem dos tecidos moles realizadas em paciente que desenvolveu IF após complicações do parto e da episiotomia. O resultado do tratamento foi satisfatório, entretanto os benefícios obtidos não podem ser atribuídos apenas às técnicas manuais, uma vez que outras modalidades de tratamento também foram adotadas. Os autores realizaram o alongamento 1 vez internamente e 4 vezes externamente sobre a cicatriz cirúrgica. A massagem de fricção transversa foi feita internamente pelo toque anal e, externamente, sobre a cicatriz. Durante a massagem, os nódulos dolorosos foram tratados com técnicas de compressão isquêmica, a qual foi realizada até que a paciente relatasse alívio do sintoma ou por um período mínimo de 90 s. Os autores recomendam que as técnicas manuais sejam aplicadas de acordo com a tolerância do paciente.

Exercícios para os músculos do assoalho pélvico

Os exercícios propostos por Kegel (1948) no tratamento fisioterapêutico da IU são também indicados para a abordagem de pacientes com IA. Kegel formulou a hipótese de que a realização de contrações repetitivas dos músculos do AP poderia aumentar ou restaurar a função dessas estruturas.

O treinamento tem como objetivos a melhora do controle e da coordenação motora dos músculos do AP e sinergistas, promovendo o aumento da capacidade de ativação, o relaxamento e a inibição dos músculos ou grupos musculares voluntariamente, em tempo e intensidade corretos para a realização de atividades específicas, como a perda durante os esforços e circunstâncias de urgência.

Na reeducação anorretal, os exercícios seguem os mesmos princípios sugeridos para o tratamento dos distúrbios urogenitais:

▸ *Grau de tensão das contrações:* as contrações podem ser realizadas buscando-se um grau de tensão máximo ou submáximo. Quando o objetivo é o fortalecimento de fibras de contração rápida, o paciente é solicitado a realizar o máximo de tensão. No fortalecimento de fibras lentas, a contração solicitada é sustentada no nível de tensão submáximo, por exemplo, cerca de 50% da tensão máxima, e pode ser aumentado progressivamente durante o tratamento, de acordo com a melhora do paciente

▸ *Repetição e período de repouso:* não há consenso na literatura sobre o número de repetições. As recomendações variam de 30 a 100 contrações por dia. Na prática clínica, indica-se que as repetições e o número de séries devam ser estabelecidos individualmente, evitando-se a ocorrência de fadiga muscular. Portanto, esse parâmetro é estabelecido com base na avaliação inicial e na evolução diária do paciente. Pessoas com fraqueza muscular devem realizar períodos de repouso superiores aos períodos de contração, e, na medida em que houver melhora da força muscular, essa relação pode ser invertida

▸ *Duração da contração:* a fadiga do esfíncter externo do ânus pode ser a principal responsável pela IA, especialmente em pacientes com urgência para defecar. No treinamento, recomenda-se o aumento progressivo do tempo de sustentação das contrações musculares, respeitando-se os sinais de fadiga. Estudo realizado por Chiarioni et al. (1993) indicou que a resolução completa da IA ocorreu somente em pacientes que atingiram um período de sustentação da contração superior a 30 s

▸ *Posicionamento:* para alcançar os objetivos propostos, os exercícios devem ser realizados em diferentes posições e circunstâncias, de acordo com a capacidade individual avaliada previamente e a queixa do paciente. Na fase inicial do tratamento, o fisioterapeuta deve assegurar a contração isolada dos músculos do AP, uma vez que alguns pacientes contraem músculos sinergistas como glúteos, adutores e abdominais, que são mais beneficiados pelo programa de fortalecimento que os músculos responsáveis pela continência. Nessa fase, as posições e circunstâncias que provocam a incontinência devem ser evitadas para que não ocorram perdas involuntárias durante a realização dos exercícios. Medidas eletromiográficas dos músculos do AP demonstram maiores amplitudes de contração muscular nas posturas deitada e sentada que em ortostatismo, sugerindo que as duas primeiras posições sejam priorizadas na fase inicial do tratamento e a última, enfatizada na parte mais funcional da reabilitação. Assim, à medida que o paciente progride no tratamento e adquire maior controle esfincteriano, o treinamento funcional é realizado, evoluindo para posturas de pé, transferências e circunstâncias de perda. Em uma fase mais avançada, os músculos sinergistas também podem ser fortalecidos para complementar a manutenção da continência (Figura 44.3)

‣ *Frequência:* estudos publicados concordam que a frequência dos exercícios deve ser diária. Os pacientes realizam a sessão de fisioterapia 1 a 3 vezes/semana e, durante o atendimento, são orientados e treinados para a realização de um programa domiciliar e diário de exercícios para o AP. Essa rotina deve ser mantida após a alta, a fim de evitar o retrocesso dos ganhos obtidos

‣ *Duração do programa:* o período total do treinamento pode variar de 4 semanas a 12 meses. Alguns estudos sobre os exercícios para os músculos do AP indicam que os maiores relatos subjetivos de melhora ou cura pelos pacientes ocorrem após 3 a 4 meses de treinamento específico, apesar de alguns observarem melhora dos sintomas já nas primeiras sessões. Essa observação pode estar associada à melhora da percepção e da coordenação muscular. O terapeuta, portanto, deve estar atento à motivação dos pacientes para impedir que abandonem o tratamento antes que a melhora clínica seja alcançada.

O programa de exercícios também pode incluir instruções sobre a contração do músculo transverso abdominal, técnicas para evitar o descenso perineal e contração do AP antes que ocorram aumentos da pressão intra-abdominal, comoa tosse (Figura 44.4).

Biofeedback

Kegel idealizou um dispositivo de *biofeedback* para auxiliar a compreensão visual da contração voluntária dos músculos do AP durante os exercícios.

O *biofeedback* é um equipamento utilizado para mensurar efeitos fisiológicos internos ou condições físicas das quais o indivíduo não tenha conhecimento, já que fornece informação imediata ao paciente a fim de, posteriormente, levá-lo a um controle voluntário dessas funções. É como se o paciente redescobrisse o comando de seu músculo e, ao fazê-lo, ganhasse a possibilidade de exercitá-lo voluntariamente. Esse método tem a vantagem de detectar contração muscular mesmo quando muito fraca, bem como selecionar a musculatura específica do AP, isolando-a da musculatura acessória. O processo de aprendizado e treinamento proporcionado pelo *biofeedback* favorece o controle e a coordenação motora da musculatura do AP.

Uma das grandes dificuldades no treinamento muscular, especialmente dos músculos do AP, é fazer com que o paciente perceba se está contraindo o músculo correto e com força suficiente, seja em magnitude, seja em duração. O *biofeedback* é um processo de aprendizado do controle de eventos fisiológicos, realizado com um equipamento externo, elétrico ou eletrônico. Esse equipamento é constituído de eletrodos, que podem ser sensores eletromiográficos ou manométricos, conectados a um outro equipamento que converte os sinais captados por eles de modo visual ou sonoro. O *biofeedback* eletromiográfico utiliza eletrodos de superfície ou endoanais para captar a atividade muscular do AP ao mesmo tempo que outros eletrodos são posicionados nos músculos sinergistas (Figura 44.5).

O uso do *biofeedback* manométrico consiste na introdução de um balonete retal que favorece a percepção de distensão retal e a melhora da coordenação da atividade esfincteriana secundária a essa distensão. O equipamento registra a geração de

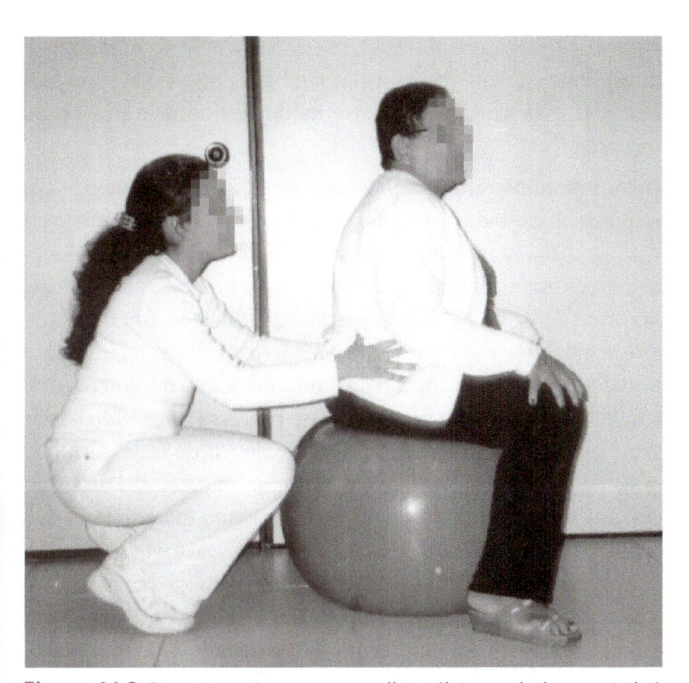

Figura 44.3 Cinesioterapia para o assoalho pélvico na bola associada à mobilização pélvica.

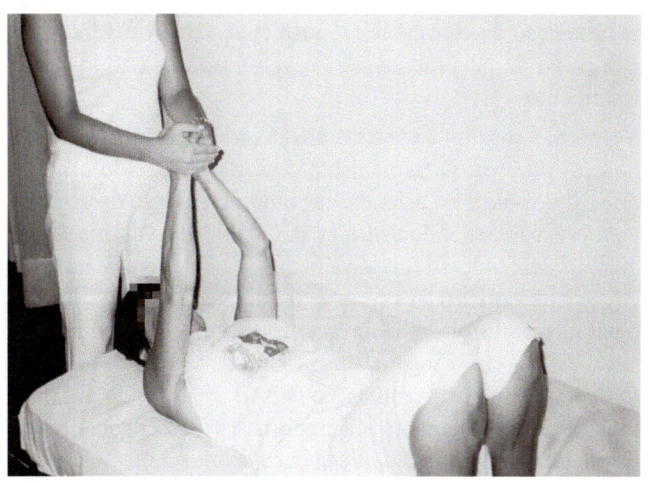

Figura 44.4 Cinesioterapia para o assoalho pélvico associada à contração de músculos abdominais.

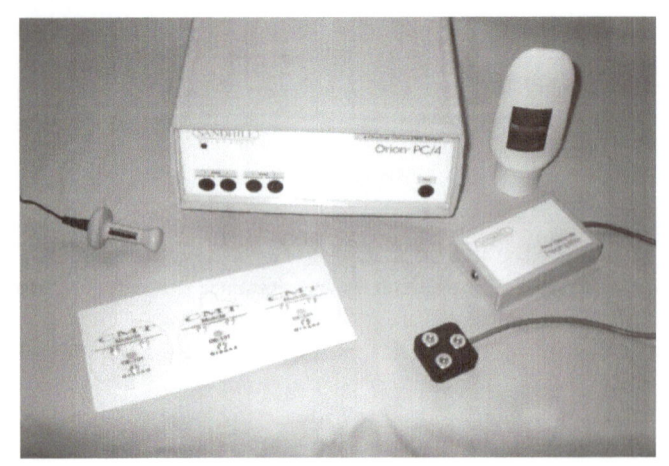

Figura 44.5 Equipamento de *biofeedback* eletromiográfico, eletrodos de superfície e endocavitário.

pressão no canal anal, medindo indiretamente a ação do esfíncter externo e dos músculos do AP. Essa medida manométrica é convertida em sinais que possibilitam ao fisioterapeuta orientar o paciente na reeducação muscular.

Na IA, o *biofeedback* é utilizado com o objetivo de aumentar a força muscular e isolar a contração dos músculos do AP, melhorar a sensibilidade à distensão retal e a resposta muscular subsequente e aumentar a tolerância à distensão retal, com mais controle da sensação de urgência.

Aumentar a força e isolar os músculos do AP. O paciente é orientado a contrair isoladamente o AP, enfatizando-se o esfíncter anal e o músculo puborretal. Técnicas de *feedback* visual ou verbal são utilizadas pra melhorar a *performance*. Um monitor promove um *feedback* visual para o paciente e o *feedback* verbal é realizado pelo fisioterapeuta, reforçando ou corrigindo a *performance*. Contrações rápidas ou mantidas são realizadas de acordo com os objetivos do tratamento (Figura 44.6). À medida que o paciente adquire mais resistência muscular, o tempo de duração da contração pode ser progressivamente aumentado (Figura 44.7). Embora os primeiros estudos tenham enfatizado a importância do pico de contração, estudos mais recentes sugerem que a capacidade muscular total – força e resistência – é mais importante para a manutenção da continência. Satish et al. (2015) sugerem que a duração de pelo menos 30 s deve ser atingida ao longo do tratamento.

Melhorar a sensibilidade à distensão retal e a resposta muscular subsequente. O treinamento sensorial é iniciado utilizando-se um volume no balonete que induz a sensação de urgência para evacuar. Segundo Satish et al. (2015), esse volume é atingido aumentando-se sucessivamente o volume em 5 a 10 mℓ. O paciente é orientado a contrair o esfíncter anal à medida que o balonete é insuflado. O limiar sensorial é definido quando o paciente não consegue mais perceber a distensão do balonete. O treinamento de discriminação sensorial é utilizado para melhorar o reconhecimento e a resposta a volumes menores do balonete, que é distendido um pouco acima e outras vezes esvaziado um pouco abaixo do limiar sensorial. O paciente é encorajado a perceber a sensação retal de enchimento do balonete

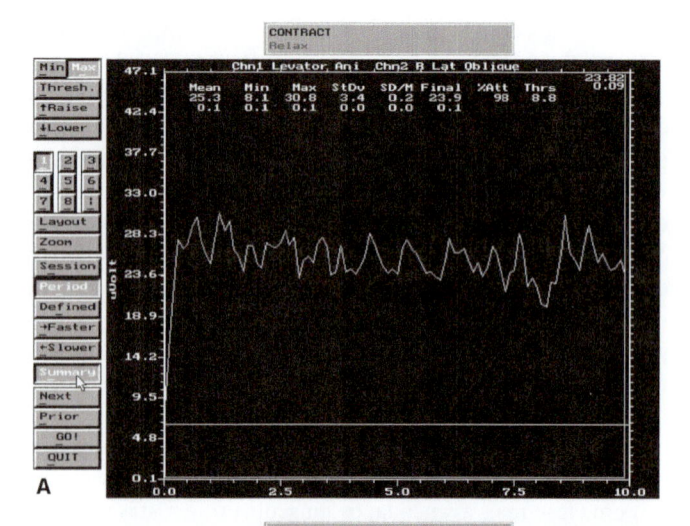

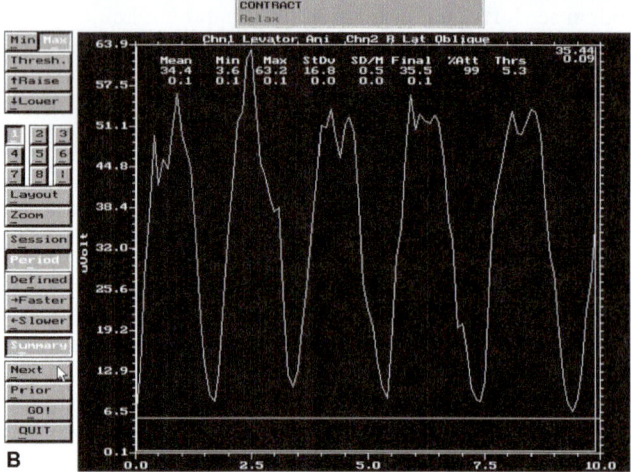

Figura 44.6 Traçado eletromiográfico dos exercícios com *biofeedback*: intensidade do sinal eletromiográfico (µV) em razão do tempo (segundos). **A.** Sustentação da contração do assoalho pélvico por 10 s. **B.** Cinco repetições de contrações rápidas.

e responder a ela. No dia a dia também deve ser orientado a perceber essa sensação e, desse modo, melhorar a prevenção de perda fecal.

Aumentar a tolerância à distensão retal. Pacientes que relatam as perdas percebidas como forte ou incontrolável urgência para evacuar são dessensibilizados à sensação de distensão do balonete. Nesse caso, o balonete é inflado até que o paciente relate forte sensação de urgência. Quando esta é identificada, um pouco de ar é removido e o paciente é orientado a fazer um relaxamento usando técnica de respiração profunda enquanto o fisioterapeuta aumenta o volume do balonete. Esse processo é repetido várias vezes em uma mesma sessão com o objetivo de fazer com que o paciente aprenda a relaxar para tolerar volumes maiores. Em casa, deve ser orientado a usar o relaxamento quando houver a sensação de urgência e a "andar, não correr" para o banheiro.

De modo semelhante aos exercícios para os músculos do AP, durante a sessão, os exercícios associados ao *biofeedback* são realizados em diferentes posições: deitada, sentada, em pé e com mudanças de posições. Em uma fase avançada do treinamento, as contrações do AP podem ser associadas a exercícios

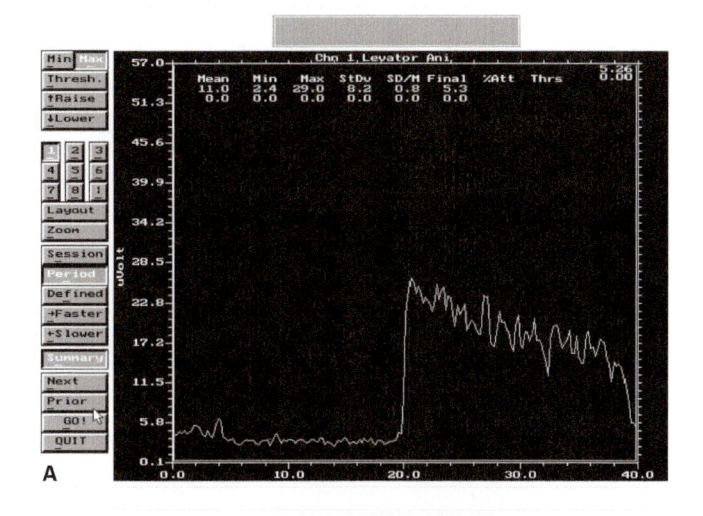

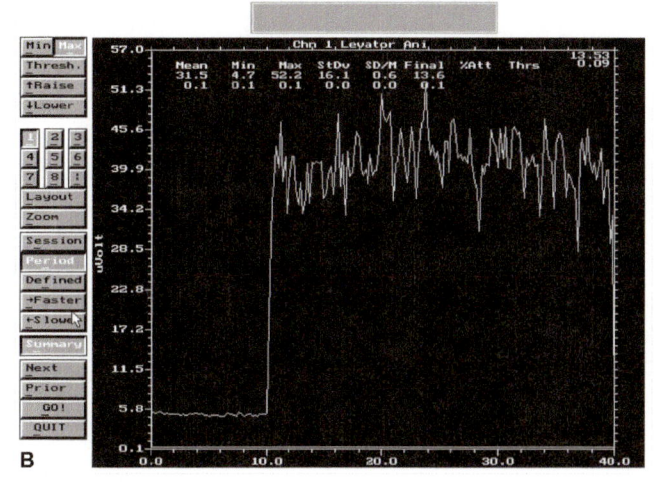

Figura 44.7 Traçado eletromiográfico dos exercícios com *biofeedback*: sustentação durante 20 s. **A.** Início do tratamento. **B.** Fim do tratamento (após 16 sessões de fisioterapia).

de membros inferiores, exercícios que promovem aumento da pressão intra-abdominal e atividades funcionais.

São contraindicações para a realização do *biofeedback*: incapacidade de compreensão da informação fornecida pelo equipamento e da resposta desejada e a ausência de algum grau de sensação anorretal e contração muscular voluntária, como nos pacientes com lesão grave do esfíncter anal interno ou externo, demência e lesões neurológicas graves. Alguns estudos citam determinadas variáveis clínicas que parecem associar-se com resultados mais satisfatórios do *biofeedback* na IA: ausência de comprometimento neurológico e de denervação; idade, tipo e gravidade da lesão; duração e gravidade da incontinência; número de sessões (5 ou mais), qualificação e experiência do profissional com o equipamento. Entretanto, não existem evidências para considerar fatores clínicos, manométricos, defecográficos ou eletromiográficos como preditivos do uso dessa terapia no tratamento da IA.

Estudos clínicos randomizados sobre o *biofeedback* na IA apresentam resultados inconsistentes. Alguns estudos não observaram resultados superiores ao uso do *biofeedback*, quando comparado ao exercício orientado pela palpação retal, ao passo que outros relatam melhores resultados quando se utiliza o equipamento. Uma revisão sistemática publicada em 2012 por Rao et al. comparou resultados de estudos clínicos randomizados ou estudos quase experimentais de pacientes ao realizarem exercícios para o esfíncter anal e/ou *biofeedback* e/ou eletroestimulação de superfície no esfíncter anal e concluiu que adicionar o *biofeedback* ou a eletroestimulação promove benefícios superiores ao paciente se comparados com a realização isolada dos exercícios para os músculos do AP.

Apesar das limitações citadas, a American Gastroenterology and Motility Society e a Neurogastroenterology and Motility recomendam o *biofeedback* no tratamento a curto e longo prazos da IA (nível II de recomendação, grau B de evidência). As pesquisas indicam que:

▶ Melhores resultados são alcançados com a utilização do *biofeedback* eletromiográfico quando comparado com o *feedback* verbal ou auditivo ou à realização isolada do exercício de Kegel

▶ O tratamento de discriminação do volume retal por meio do *biofeedback* manométrico é mais efetivo que o tratamento que não possibilita essa discriminação

▶ Em mulheres com IF por causas obstétricas, o *biofeedback* anal, associado aos exercícios e à eletroestimulação, proporciona mais benefícios a curto prazo que o *biofeedback* vaginal e os exercícios

▶ O *biofeedback*, associado aos exercícios de Kegel, deve ser a primeira opção terapêutica para o tratamento da IF em razão dos efeitos adversos às cirurgias e também por não promover efeitos colaterais e ser bem tolerado por pacientes.

Eletroestimulação

A eletroestimulação é um meio utilizado para proporcionar a contração passiva dos músculos do AP e tem grande importância na conscientização da contração em pacientes com dificuldades de identificá-los. Por meio dessa técnica, os músculos podem ser estimulados involuntariamente até que as fibras recuperem o trofismo suficiente para restabelecer a continência. De acordo com Grosse e Sengler (2002), a eletroestimulação é capaz de reforçar a musculatura perineal, aumentar o comprimento funcional e melhorar a transmissão das pressões, além de despertar a consciência corporal da maneira correta de se contrair o AP. Sua utilização na IA é descrita desde a década de 1960 por autores que idealizaram os primeiros equipamentos que utilizavam eletrodos endoanais. Durante as décadas de 1970 e 1980, as publicações sobre o tema tornaram-se escassas, e, após os anos 1990, novas pesquisas reiniciaram a polêmica sobre a utilização da eletroestimulação na IA. Segundo Hosker et al. (2007), apesar dos indícios dos benefícios da eletroestimulação transcutânea anal, não há evidências suficientes acerca dos efeitos dessa técnica no tratamento da IF. Entre as publicações, há poucos estudos clínicos controlados, e a maioria são relatos de caso. Além da dificuldade prática de se utilizar um método placebo, a utilização da eletroestimulação em conjunto com outras modalidades em pesquisas científicas dificulta a interpretação dos resultados.

Revisão sistemática publicada por Arkel et al. (2017) avaliou o nível de evidência de tratamentos para pacientes com lesões obstétricas (ruptura esfincteriana anal), entre eles a eletroestimulação. Os autores relatam que os estudos que abrangem essa técnica são contraditórios e não demonstram diferenças significativas após sua utilização.

Apesar das limitações relacionadas com as evidências da efetividade dessa técnica, a eletroestimulação tem sido utilizada clinicamente no tratamento das disfunções proctológicas, melhorando a percepção da contração muscular, a contratilidade, a força ou o controle neurológico.

Alguns modelos de equipamento para eletroestimulação anal ou superficial estão disponíveis no mercado. Estes têm uma central de controle e alguns possibilitam ao fisioterapeuta modular os parâmetros de eletroestimulação, outros apresentam opções de programas com variações de modulações preestabelecidas. São utilizados eletrodos do tipo vaginal, anal ou de superfície acoplados aos canais da central de controle.

Em pacientes com IA, a eletroestimulação é utilizada de duas maneiras: diretamente sobre os músculos do AP ou por meio do estímulo às raízes sacrais ou suas ramificações (neuromodulação).

O estímulo direto ao músculo é utilizado nos casos em que o paciente não consegue contrair os músculos do AP ou não tem consciência de como é essa contração, o que é um achado bastante frequente e comum na prática clínica. A corrente elétrica deve ser ajustada a um nível em que esta possa ser sentida, mas não deve ser desagradável para o paciente, apenas suficiente para que seja percebida a contração durante o estímulo. Nesses casos, a eletroestimulação fornece informação neuromuscular importante para a retomada de uma atividade consciente dos músculos do AP.

No tratamento da IA, os parâmetros da eletroestimulação direta aos músculos do AP variam entre os estudos. Mahony et al. (1994) citam a utilização dessa modalidade por 20 min, com uma frequência de pulso de 35 Hz, período de repouso de 8 s e 8 s de eletroestimulação, com intensidade suficiente para solicitar contração muscular, que foi também encorajada voluntariamente. Norton et al. (2005) relatam o uso da eletroestimulação durante 20 a 40 min por dia, com frequência de 35 Hz, 0,5 s de tempo de subida e de descida do pulso, 5 s de sustentação, largura de pulso de 300 ms, durante 8 semanas. Em razão da grande variabilidade desses parâmetros nas publicações, futuras pesquisas devem buscar a padronização do tratamento para fundamentar a prática clínica e possibilitar a obtenção de resultados mais satisfatórios com a utilização dessa técnica.

A eletroestimulação também pode ser realizada pelo estímulo percutâneo do nervo tibial, uma ramificação dos nervos sacrais ou sobre as raízes parassacrais. Embora os mecanismos da neuromodulação ainda não tenham sido elucidados, as teorias sugerem que efeitos dessa técnica ocorram por causa do estímulo de vias aferentes, que são projetadas para os segmentos lombossacrais da medula espinal, nos quais neurotransmissores são ativados, ou por vias ascendentes ao cérebro. Assim como a eletroestimulação sobre o músculo, os parâmetros da neuromodulação também não estão bem definidos. Alguns estudos indicam o uso diário da técnica; outros citam sua utilização apenas 1 ou 2 vezes/semana. O tempo de aplicação varia de 20 a 30 min e o tratamento é feito por 4 a 12 semanas. Em algumas pesquisas, a estimulação é realizada no nível sensorial, em outras, no nível motor.

A eletroestimulação é para pacientes com marca-passo cardíaco, tumores pélvicos, doença inflamatória retal ou anal aguda, infecção anal ou retal, hemorroida ou fissura anal e também para gestantes e mulheres em pós-parto vaginal recente. A eletroestimulação pode causar reações adversas no local de utilização dos eletrodos, mas esses sintomas desaparecem rapidamente com a interrupção do tratamento.

Dispositivos de proteção

Embora muitas pessoas com IF apresentem resultados satisfatórios com as intervenções citadas, em alguns pacientes não há melhora significativa dos sintomas e, em outros, não há indicação para a reabilitação. Nesses casos, a utilização de dispositivos de proteção pode minimizar as consequências sociais e emocionais da incontinência. Entretanto, mesmo com a utilização dos protetores, alguns problemas persistem: se o volume de perda fecal for significativo, o odor não pode ser controlado com a utilização desses dispositivos, e o uso frequente pode ocasionar problemas na pele. Os tipos de produtos disponíveis no mercado têm aumentado significativamente. Eles diferem em relação a modelo, tamanho e nível de absorção, variando de pequenos e finos absorventes a grandes absorventes e fraldas geriátricas; alguns se assemelham a roupas íntimas e contêm elástico para evitar vazamentos, outros contêm adesivos para auxiliar na fixação à roupa. O custo desses produtos também é discrepante e, em alguns casos, o valor do dispositivo associado à alta frequência de trocas torna-se inviável para grande número de pacientes.

O fisioterapeuta deve estar atento à necessidade de utilização ou adequação dos dispositivos de proteção. A percepção do paciente sobre a gravidade da incontinência, a preferência, a consistência das fezes, a presença simultânea de IU e a capacidade de o paciente colocar e retirar o dispositivo são fatores a serem considerados na escolha do tipo de proteção. Quando essa demanda for identificada, o paciente deve ser encaminhado a um enfermeiro para a adequada prescrição e orientação sobre os cuidados de higiene.

CASO CLÍNICO

✔ História da incontinência

Paciente com IF e constipação intestinal há 2 anos relata permanecer até 1 semana sem evacuar, o que só é alcançado com esforço excessivo. Apresenta fezes ressecadas e grandes e histórico de hemorroidas e fissuras anais refratárias ao tratamento medicamentoso. Faz uso regular de laxante.

Refere percepção do desejo evacuatório, mas, quando sente vontade de evacuar, não consegue impedir perda. Relata que deixou de frequentar a hidroginástica por causa das perdas ocorridas durante atividade física dentro da piscina. Também perde gases quando dá risadas ou carrega peso. Informa que algumas vezes acha que está com gases e, ao liberá-los, perde fezes na roupa.

✔ História clínica

Paciente diabética e hipertensa, com condições controladas por medicamentos. Obesa, tem 6 filhos nascidos de parto normal (todos com mais de 3 kg). Não mantém vida sexual ativa.

✔ Exame físico

Na inspeção, observam-se hemorroidas externas sem sangramento, cicatriz lateral ao centro tendíneo do períneo e assimetria dos canais anal e vaginal. Atrofia dos grandes lábios e palidez da vulva. Na palpação nota-se aderência na cicatriz, hipotonia e força muscular de grau 2 (escala de Oxford modificada) dos músculos elevadores do ânus. A contração é sustentada por 3 s. O reflexo anal está presente e não há alterações neurológicas nos pés. Apresenta deficiência na ativação do músculo transverso abdominal.

✔ Exames complementares

Apresenta ultrassom anal que mostra lesão parcial do esfíncter externo da uretra e do esfíncter externo do ânus.

Não há sinais de anismo na defecografia.

Manometria anorretal mostra fraqueza do esfíncter externo e puborretal, manutenção da complacência retal e redução da sensação anal.

✔ Condutas

▶ Abordagem fisioterápica da constipação intestinal

▶ Encaminhamento para médico grastroenterologista ou coloproctologista para avaliação da constipação intestinal e da IF e propedêutica farmacológica e/ou correção cirúrgica do defeito anatômico

▶ Encaminhamento para nutricionista para adequação de dieta visando à formação adequada do bolo fecal e à redução da flatulência

▶ Explicação da anatomia e fisiopatologia da defecação

▶ Técnicas de consciência corporal e anorretal

▶ Massoterapia transversa anal para estimulação de receptores sensoriais

▶ Massoterapia para liberação das aderências cicatriciais

▶ Cinesioterapia para os músculos do AP associada a *biofeedback* manométrico (contribuição na reeducação sensorial) ou eletromiográfico ou eletroestimulação para melhor recrutamento muscular e treinamento sensorial

▶ Cinesioterapia para melhor ativação do músculo transverso abdominal

▶ Treinamento funcional em fases avançadas com contração dos músculos do AP nas situações de perda anal.

BIBLIOGRAFIA

Abdul HS, Ash M, Joseph L et al. An International Urogynecological Association (IUGA)/International Continence Society (ICS) joint report on the terminology for female anorectal dysfunction. Publicação eletrônica, 7 June 2016.

Alejandro JZ, Francisco L-K, FlaviaV et al. Prevalence of fecal incontinence in health centers and nursing home residentes. Rev Méd Chile. 2008; 136:867-72.

Anil TG, Rudra KM, Charles M. Posterior tibial nerve stimulation for fecal incontinence: Where are we? World J Gastroenterol. 2013; 19(48):9139-45.

Arkel E et al. Effects of physiotherapy treatment for patients with obstetric anal sphincter rupture: a systematic review. European Journal of Physiotherapy. 2017; 19(2):90-6.

Beckmann MM, Garret AJ. Antenatal perineal massage for reducing perineal trauma. Cochrane Database of Systematic Reviews. In: Cochrane Library, 2006; (1): CD005123. Doi: 10.1002/14651858. CD005123.pub3.

Beckmann MM, Stock OM. Antenatal perineal massage for reducing perineal trauma. Cochrane Database of Systematic Reviews. In: Cochrane Library, 2013; (4): CD005123. Doi: 10.1002/14651858. CD005123.pub3.

Binder-McLeod AS. Biofeedback eletromiográfico para melhorar o controle motor voluntário. In: Robinson AJ, Snyder-Mackler L (ed). Eletrofisiologia clínica. 2. ed. Porto Alegre: Artmed, 2001:386-92.

Boguslav H, Fischer MD, Hans AM. Electronic management of fecal incontinence. JAMA. 1969; 207(10):1897-8.

Boyle R, Hay-Smith EJC, Cody JD, Morkved S. Pelvic floor muscle training for prevention and treatment of urinary and faecal incontinence in antenatal and postnatal women. Cochrane Database of Systematic Reviews. In: Cochrane Library, CD007471. DOI: 10.1002/14651858 out 2012.

Brazzelli M, Shirram E, Vale L. Absorbent products for containing urinary and/or faecal incontinence in adults. The Cochrane Library. Issue 2, 2005.

Cheetham M, Brazzelli M, Norton C, Glazener CMA. Drug treatment for faecal incontinence in adults. The Cochrane Library. Issue 2, 2005.

Chiarelli P, Cockbun J. Promoting urinary continence in women after delivery: randomized controlled trial. BMJ. 2002; 324(7348):1241.

Chiarioni G et al. Liquid stool incontinence with severe urgency: anorectal function and effective biofeedback treatment. Gut. 1993; 34:1576-80.

Coffey SW et al. The effects of a progressive exercise program with surface electromyographic biofeedback on anal adult with fecal incontinence. Physical Therap. 2002; 82(8):798-811.

Collins CD, Brown BH, Duthie. An assessment of intraluminal electrical stimulation for anal incontinence. Brit J Surg. 1969; 56(7):542-6.

Cooper Z, Rose S. Fecal incontinence: a clinical approach. The Mount Sinai Journal of Medicine. 2000; 67(2):96-105.

Cruz GMG. Coloproctologia: Propedêutica Geral. Rio de Janeiro: Revinter, 1990.

Deutekom M, Dobben A. Anal plugs for containing faecal incontinence. The Cochrane Library. Issue 2, 2005.

Edwards NI, Jones D. The prevalence of faecal incontinence in older people living at home. Age and Ageing. 2001; 30:503-7.

Elia G, Bergman A. Pelvic muscle exercise: when do they work? Obstet Gynecol. 1993; 81:283-6.

Fader M, Cottonden A, Getliffe Ket al. Absorbent products for urinary/faecal incontinence: a comparative evaluation of key product designs. Health Technology Assessment. 2008; 12(29).

Fonseca AM, Meinberg, MF, Lucas DV et al. Cultural adaptation and validation of the Wexner scale in patients with anal incontinence in a Brazilian population. Int Urogynecol J. 2016; 27(6):959-63.

Fynes MM, Marshall K, Cassidy M et al. A prospective, randomized study comparing the effect of augmented biofeedback with sensory biofeedback alone on fecal incontinence after obstetric trauma. Dis Colon Rectum. 1999; 42:753-61.

Glia A. Biofeedback training in patients with fecal incontinence. Dis Colon Rectum. 1998; 41:359-64.

Grosse D, Sengler J. Reeducação Perineal. São Paulo: Manole, 2002.

Guillemont F. Biofeedback for the treatment of fecal incontinence – long term clinical results. Dis Colon Rectum. 1995; 38:393-7.

Haylen BT, Ridder D, Freeman RM et al. An International Urogynecological Association (IUGA)/International Continence Society

(ICS) joint report on terminilogy for female pelvic floor dysfunction. Int Urogynecol J. 2010; 21:5-26.

Heymen S, Jones KR, Ringel Y et al. Biofeedback treatment of fecal incontinence – a critical review. Dis Colon Rectum. 2001; 44:728-36.

Hosker G, Cody J, Norton CC. Electrical stimulation for faecal incontinence in adults. Cochrane Database of Systematic Reviews. In: Cochrane Library, Issue 3, Art. No. CD001310. DOI: 10.1002/14651858.CD001210.pub2 2007.

Johanson JK, Lafferty J. Epidemiology of fecal incontinence: the silent affliction. Am J Gastroenterol. 1996; 91(1):33-6.

Jorge JMN, Wexner SD. Etiology and management of fecal incontinence. Dis Colon Rectum. 1993; 36:77-97.

Kalantar JS, Howell S, Talley NJ. Prevalence of faecal incontinence and associated risk factors.The Medical Journal of Australia. 2002; 21(176):54-7.

Kamm M. Faecal incontinence. BMJ. 1998; 316(14):528-34.

Kegel AH. Progressive resistance excercise in the functional restauration of muscles. Am J Obstet Gynecol. 1948; 56(2):238-48.

Ko CY. Biofeedback is effective therapy for fecal incontinence and constipation. Arch Surg. 1997;132:829-34.

Mahony RT, Malone PA, Nalty J et al. Randomized clinical trial of intra-anal electromyographic biofeedback physiotherapy with electrical stimulation of the anal sphincter in the early of postpartum fecal incontinence. American Journal of Obstetrics and Gynecology. 2004; 191:885-90.

Marques LM. Prevalência e fatores associados a incontinência urinária em idosos residentes na comunidade. Ouro Preto 2001-2003. Dissertação (Mestrado). Universidade Federal de Minas Gerais. Belo Horizonte, 2005.

Matzel KE, Standelmaier U, Hohenfellner FPG. Electrical stimulation of sacral spinal nerves for treatment of faecal incontinence. JAMA. 1995; 345:1124-7.

Meschia M, Buonaguidi A, Pifarotti P et al. Prevalence of anal incontinence in women with symptoms of urinary incontinence and genital prolapse. Obstet Gynecol. 2002; 100:719-23.

Messelink B, Benson T, Berghmans Bet al.Standardization of terminology of pelvic floor muscle function and dysfunction: report from the pelvic floor clinical assessment group of the international continence society. Neurourology and Urodynamics. 2005; 24:374-80.

Minner P. Economic and personal impact of fecal and urinary incontinence. Gastroenterology. 2004; 126:8-13.

Minner PB, Donnelly TC, Read NW. Investigations of mode of action of biofeedback in treatment of fecal incontinence. Dig Dis Sci. 1990; 35(10):1291-8.

Moreno AL. Fisioterapia em uroginecologia. São Paulo: Manole, 2004.

Mostwin JL. Current concepts of female pelvic anatomy and physiology. Urol Clin North America. 1991; 18(02):175-95.

Nelson R, Norton N, Cautley E, Furner S. Community-based prevalence of anal incontinence. JAMA. 1995; 274(7):559-61.

Norton C, Chelvanayagam S, Wilson-Barnett J et al. Randomized controlled trial of biofeedback for fecal incontinence. Gastroenterology. 2012; 125:1320-9.

Norton C, Cody JD, Hosker G. Biofeedback and/or sphincter exercises for the treatment of faecal incontinence in adults. Cochrane Database of Systematic Reviews. The Cochrane Library. Issue 3, Art. No. CD002111. DOI: 10.10002/14651858. CD002111.pub2, 2008.

Norton C, Gibbs A, Kamm MA. Randomized, controlled trial of anal electrical stimulation for fecal incontinence. Dis Colon Rectum. 2005a; 49:1-7.

Norton C, Hosker G, Brazzelli M. Exercises for the treatment of faecal incontinence; biofeedback and/or sphincter exercise in adults. The Cochrane Library. Issue 2, 2005b.

Norton C, Kamm MA. Anal sphincter biofeedback and pelvic floor exercises for faecal incontinence in adults: a systematic review. Alimentary Pharmacology and Therapeutics. 2001; 15(8):1147-54.

Oliveira SCM, Pinto-Neto AM, Conde DM et al. Incontinência fecal em mulheres na pós-menopausa: prevalência, intensidade e fatores associados. Arq Gastroenterol. 2006; 43(2):102-6.

Pager CK, Solomon MJ, Rex J, Roberts RA. Long-term outcomes of pelvic floor exercise and biofeedback treatment for patients with fecal incontinence. Dis Colon Rectum. 2002; 45:997-1003.

Pantakar SK. Electromyographic assessment of biofeedback training for fecal incontinence and chronic constipation. Dis Colon Rectum. 1997; 40:907-11.

Regada SMM, Regadas FSP, Rodrigues LV et al. Limitações e detalhes técnicos do ultrassom endoanal no diagnóstico de afecções benignas e malignas do canal anal. Rev Bras Coloproct. 2004; 24(3):230-9.

Rett MT, Simões JA, Hermann V et al. Existe diferença na contratilidade damusculatura do assoalho pélvico feminino em diversas posições? Revista Brasileira de Ginecologia e Obstetrícia. 2005; 27(1):20-3.

Rockwood T. Incontinence severity and QOL scales for fecal incontinence. Gastroenterology. 2004; 126:106-13.

Rockwood TH, Church JM, Fleshman JW et al. Patient and surgeon ranking of the severity of symptoms associated with fecal incontinence – the fecal incontinence severity index. Dis Colon Rectum. 1999; 42:1525-32.

Rockwood TH, Church JM, Fleshman JW et al. Fecal incontinence quality of life scale: quality of life instrument for patients with fecal incontinence. Dis Colon Rectum. 2000; 43:9-17.

Sailer M, Bussen D, Debus ES et al. Quality of life in patients with benign anorectal disorders. British Journal of Surgery. 1998; 85:1716-9.

Salomon MJ, Rex J, Eyers AA et al. Biofeedback for fecal incontinence using transanal ultrasonography: Novel approach. Dis Colon Rectum. 2000; 43:788-92.

Sangwan YP et al.Can manometric parameters predict response to biofeedback therapy in fecal incontinence? Dis Colon Rectum. 1995; 38:1021-5.

Santos RC, Santos VL. A prevalência de incontinência fecal na população urbana de Pouso Alegre – Minas Gerais – Brasil. Rev Esc Enferm USP. 2011; 45(1):180-6.

Satish SC, Rao MD, Benninga MD. ANMS-ESNM Position Paper and Consensus Guidelines on Biofeedback Therapy for Anorectal Disorders. Neurogastroenterol Motil. 2015; 27(5): 594-609.

Schuster MM, Wehmueller J. Keeping control. The Johns Hopkins University Press. 1994; 74-108.

Sobrado CW, Pires CEF, Amaro E et al. Videodefecografia: aspectos técnicos atuais. Radiol Bras. 2004; 37(4).

Takahashi T, Garcia-Osogobio S, Valdovinos MA et al. Radio-frequency energy delivery to the canal for the treatment of fecal incontinence. Dis Colon Rectum. 2002; 45:915-22.

The WHOQOL Group. The World Health Organization Quality of Life Assessment (WHOQOL): Position Paper from the World Health Organization. Soc Sci Med. 1995; 17(10):1403-9.

Uher E, Swash MD, Path FRC. Sacral reflexes: physiology and clinical application. Dis Colon Rectum. 1998; 41:1165-77.

Vaizey JC, Kamm AM, Roy JA. Double-blind crossover study of sacral nerve stimulation for fecal incontinence. Dis Colon Rectum. 2000; 43:298-302.

Van Tests WF, Kuijpers JH, Bleijenberg G. Biofeedback treatment is ineffective in neurogenic fecal incontinence. Dis Colon Rectum. 1996; 39:992-4.

Williams BJM. Electrical stimulation of sacral nerves for treatment of incontinence. The Lancet. 1996; 347:63-4.

Yusuf SAI, Jorge JMN, Habr-Gama Aet al.Avaliação da qualidade de vida na incontinência anal: validação do questionário FIQL (Fecal Incontinence Quality of Life). Arq Gastroenterol. 2004; 41(3):202-8.

Zaslavsky C, Jurach MT, Barros CP et al. Epidemiologia da incontinência anal em população assistida em serviços de saúde de Porto Alegre/RS, Brasil Revista da AMRIGS, 2012; Porto Alegre, 56(4):289-94.

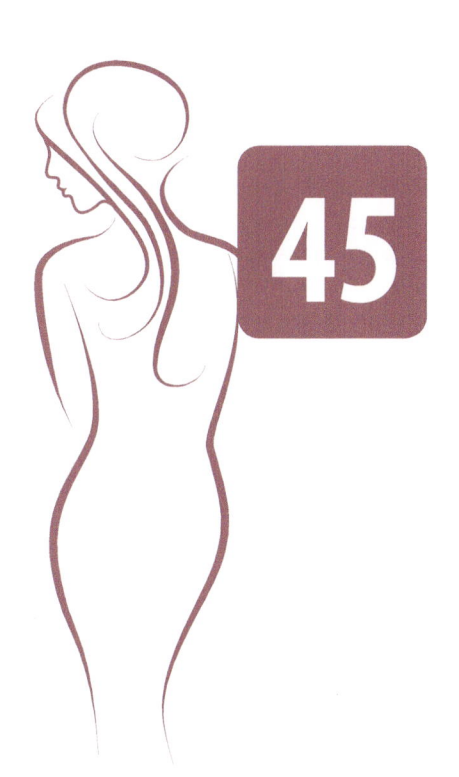

45 Dor Pélvica Crônica

Nicole de Oliveira Bernardes

INTRODUÇÃO

A dor pélvica crônica (DPC), apesar de muito discutida e pesquisada na literatura médica, permanece como queixa clínica constante na prática ginecológica, frequentemente refratária à terapêutica medicamentosa ou cirúrgica. É definida como qualquer dor localizada na pelve que persista por 6 meses ou mais.

ASPECTOS EPIDEMIOLÓGICOS

Dados norte-americanos estimam que a DPC seja responsável por cerca de 10% de todas as consultas ginecológicas e por aproximadamente 40% das laparoscopias, além de 10 a 15% das histerectomias, representando, assim, problema de saúde pública. Apesar de a DPC ser bastante comum, suas reais incidência e prevalência não estão bem estabelecidas. As mulheres apresentam risco de 5% de desenvolvimento de DPC e, após a doença inflamatória pélvica (DIP), a possibilidade eleva-se para 20%.

No Brasil, não existem dados epidemiológicos sobre DPC. Entretanto, de acordo com o Ministério da Saúde, em 1997 foram realizadas mais de 1,8 milhão de consultas e cerca de 300 mil internações na área de ginecologia. Contudo, a proporção de consultas ou internações relacionadas com a DPC é desconhecida. Apesar de alguns autores não considerarem a dispareunia e a dismenorreia causas da DPC, estas são muitas vezes associadas à doença e, de acordo com a Organização Mundial da Saúde (OMS), a prevalência de dismenorreia e de dispareunia no Brasil varia entre 40 e 60% e 20 e 30%, respectivamente.

Com relação à raça, à idade e ao estado civil, pesquisa realizada com mulheres americanas acima de 35 anos relatou que as caucasianas e jovens tinham risco mais elevado de serem acometidas pela DPC que as negras. Mulheres separadas, viúvas ou divorciadas também apresentaram probabilidade maior de DPC se comparadas a mulheres solteiras.

ANATOMOFISIOLOGIA

A DPC é uma doença de difícil entendimento, pois envolve múltiplos fatores, a começar pela proximidade das várias vísceras pélvicas, o que dificulta a identificação da origem da dor. A cintura pélvica contém a bexiga urinária, a parte terminal dos ureteres que nela penetram, o cólon sigmoide, o reto, o apêndice, o útero, os ovários e as tubas uterinas, e estes estão inervados tanto por fibras aferentes quanto por fibras eferentes provenientes dos nervos autônomos e somáticos dos plexos hipogástricos superior e inferior. Como nas demais vísceras abdominais, o parênquima dos órgãos pélvicos não é suprido por receptores de dor, e as fibras sensoriais das vísceras são transportadas pelos mesmos nervos somáticos que servem a pele, fazendo com que seja difícil para a paciente indicar a verdadeira origem da dor. Como essa percepção é sentida em diferentes níveis, torna-se difícil localizá-la (Quadro 45.1).

A dor crônica não tem a função biológica de alertar o organismo; ela não desaparece após a cura da lesão e, em geral, está relacionada com processos patológicos crônicos. O sistema nociceptivo tem a atividade mantida pelo sistema modulador da dor e suprimida pela ativação do sistema supressor da dor;

Quadro 45.1	Inervação.	
	Ovários	T10-T11
	Útero	T10-L1
	Tubas uterinas	T10-L1
	Períneo	S2-S4
	Genitália externa	L1-L2, S3-S4
	Rins	T10-L1
	Bexiga	T11-L2, S2-S4
	Ureter	T11-L2, S2-S4

quando ocorre desequilíbrio desse sistema, surge sensação dolorosa. Esse desequilíbrio pode ser consequência de maior estimulação das fibras nociceptivas ou de lesão parcial ou total das vias do sistema nervoso periférico ou central.

Fatores de risco

A DPC é uma doença de difícil manejo, principalmente se considerarmos a quantidade de fatores de risco com ela relacionados. Assim, torna-se essencial esclarecê-los e relacioná-los de maneira objetiva para a possível etiologia da DPC.

Os fatores de risco relacionados com o aparecimento da DPC são classificados como:

▶ Fatores gerais (idade, cor, índice de massa corporal [IMC, kg/m²], tabagismo, estado socioeconômico, entre outros)
▶ Fatores ginecológicos e obstétricos (paridade, idade da menarca, tempo de duração do ciclo menstrual e volume menstrual, endometriose, DIP, aderências pélvicas, entre outros)
▶ Fatores psicossociais (abuso sexual, violência doméstica, ansiedade, depressão, uso de drogas ilícitas e álcool, histórico de divórcio, morte na família).

Em geral, esses fatores são determinantes de risco aumentado de DPC e costumam estar associados a sintomas de dismenorreia, dispareunia e a quadros de dor pélvica acíclica.

Em recente revisão sistemática, fatores demográficos, como idade inferior a 30 anos, mulheres magras, com IMC menor que 20 kg/m², com menarca precoce (antes dos 12 anos), tabagistas, com ciclos longos e volume menstrual elevado, estiveram relacionados com dismenorreia. Já a dispareunia teve conexão com suspeita clínica de DIP, período peri/pós-menopausa, ansiedade, depressão e história de abuso sexual. Com relação à dor pélvica acíclica, vários fatores estiveram vinculados, entre os quais endometriose, suspeita clínica de DIP, presença de cicatriz de cesariana e aderências pélvicas, história de abuso na infância e abuso sexual, além de ansiedade, depressão, histeria e somatização.

O American College of Obstetricians and Gynecologists (ACOG) destaca ainda como fatores de risco para a DPC: histórico de abuso físico ou sexual, DIP, endometriose, cistite intersticial, trauma obstétrico, histórico de cirurgias abdominopélvicas e distúrbios musculoesqueléticos.

MODULAÇÃO DA DOR

Existem vários modelos teóricos que explicam a percepção da dor, teorias como a *Neuromatrix*, o *Gate Control* e a dos opioides endógenos. Apesar de mais recente, a *Neuromatrix* ainda está em estudo e necessita ser mais esclarecida. A teoria mais aceita e utilizada, em geral, é a do *Gate Control*, principalmente para explicar dores agudas. De acordo com essa teoria, o estímulo doloroso é conduzido através do corno posterior da medula espinal por fibras tipo A-delta que são pouco mielinizadas e por fibras tipo C desmielinizadas, as quais levam tanto estímulos somáticos quanto viscerais. O estímulo nociceptivo é inibido pela atividade das fibras sensoriais proprioceptivas tipo A-beta, que são de grande diâmetro, de condução rápida e muito mielinizadas.

Na medula espinal, as fibras tipo A-beta ativam a substância gelatinosa para que esta iniba a transmissão dos impulsos dolorosos pelas células T. A medula espinal funcionaria, então, como um "portão" que possibilita a passagem de uma variedade de impulsos nociceptivos. As fibras de maior diâmetro conduzem impulsos de pressão e as de menor, impulsos de dor difusa ou específica. O fechamento ou a abertura desse "portão" depende da predominância de impulsos oriundos das fibras de grande calibre sobre as de pequeno calibre ou vice-versa. De acordo com essa teoria, a eletroestimulação afetaria a transmissão da dor, aumentando a atividade das fibras tipo A-beta e fechando o "portão" para os estímulos dolorosos.

Sobre a teoria dos mediadores opioides, as endorfinas, que são opioides endógenos, são liberadas no corpo para que se conectem a receptores específicos nos sistemas nervoso central e periférico, diminuindo a percepção da dor e as respostas nociceptivas – em geral, em casos de dores crônicas. A eletroestimulação seria capaz de aliviar a dor, com a liberação de endorfinas, aumentando os níveis de opioides endógenos circulantes no líquido cerebroespinal.

ETIOLOGIA

Múltiplos fatores podem causar a DPC, entre eles a endometriose, a DIP e suas sequelas, os cistos ovarianos, a congestão vascular pélvica, a síndrome dolorosa miofascial e as alterações posturais. Secundariamente a endometriose, DIP e intervenções cirúrgicas podem ocorrer aderências pélvicas, que são causa comum de DPC pela restrição da motilidade e pela distorção anatômica dos órgãos pélvicos. Em estudos de rastreamento com uso de técnicas microlaparoscópicas, mulheres com aderências pélvicas relataram sensibilidade nessas estruturas na ocasião da manipulação e a presença de vasos sanguíneos foi associada à inervação condutora de estímulos dolorosos (fibras do tipo A-delta e C) nessas estruturas. Esses relatos sugerem que a angiogênese exerça importante papel na regulação do crescimento de fibras nervosas dentro das aderências e que, provavelmente, a ocorrência da DPC nessas mulheres esteja associada à condução de estímulos dolorosos por essas estruturas.

A dor não deve ser encarada como problema puramente físico ou psíquico. Ela é uma experiência, e não uma simples doença, na qual fatores psicológicos influenciam a maneira como o estímulo doloroso é percebido e processado pelo sistema nervoso central (SNC). O humor é fator importante no desencadeamento da sensação dolorosa. É comum pacientes com transtornos de humor terem algum tipo de dor. Há evidências de que mulheres com DPC apresentam, com frequência, alterações psicológicas importantes além de história de vida que inclui abuso sexual, problemas familiares, divórcio e violência física. Normalmente, a DPC está associada a doenças ginecológicas, porém existem inúmeros fatores que podem desencadeá-la.

Howard (2003) relacionou, em sua revisão de literatura, 69 possíveis causas para a doença. Assim, antes de se diagnosticar a DPC deve ser feito um diagnóstico diferencial. Entre as doenças que podem causar sintomas de dor pélvica estão as de causas gastrintestinais (constipação intestinal, diverticulite, síndrome do cólon irritável), as doenças do sistema urinário inferior (cistite intersticial, uretrite crônica e dissinergia do detrusor), as doenças ortopédicas (fibromialgia, síndrome do piriforme e hérnia de disco) e também algumas doenças psiquiátricas (depressão, somatização e disfunção psicossexual).

Apesar de a relação causal entre as doenças de base e a DPC não estar esclarecida, na prática clínica observa-se que as doenças de base são identificáveis e tratáveis nas mulheres com DPC, porém estabelecer a relação de causa e efeito é bastante difícil. Mulheres que têm DPC podem apresentar mais de uma doença de base que cause o quadro de dor. Além disso, muitas não têm causa orgânica identificável para a doença, o que dificulta muito o diagnóstico correto e a escolha de tratamento específico. Esse fato deve ser levado em consideração quando se trata de doenças crônicas, pois histórico de abuso sexual e violência doméstica, além de depressão, ansiedade, paranoia, relações familiares problemáticas e sintomas psicossomáticos podem estar associados e perpetuar a cronicidade da doença.

A intensidade e as características da dor pelviperineal podem modificar-se diante de vários estímulos ou influências internas ou externas. Entretanto, há evidências de que transtornos emocionais interajam de modo mais significativo na expressão da dor pélvica quando comparada à dor referida em outras regiões.

Mathias et al. (1996) relataram que a causa da DPC não era conhecida em cerca de 61% das mulheres. Daquelas que tiveram a DPC diagnosticada, 25% tinham endometriose, 49% relataram algum diagnóstico ginecológico sem relação com o ciclo menstrual e 10% tiveram diagnósticos não ginecológicos. Em 16% da amostra, o diagnóstico não pôde ser classificado.

ABORDAGEM DA PACIENTE

A paciente com DPC é um desafio para os profissionais que atuam nessa área. Em geral, afirma-se que as mulheres com DPC têm de conviver com a dor, e muitos profissionais, incapazes de resolver o problema, frustram-se e descrevem a dor da paciente como problema emocional, abandonando o caso. É de fundamental importância que seja dito à mulher com DPC que a dor dela pode não ser curada, porém, será aliviada, proporcionando a ela melhor qualidade de vida. Deve ser ressaltado que a dor da paciente é real, mesmo quando sua etiologia ainda não foi elucidada.

O diagnóstico da DPC é de difícil conclusão em razão da etiologia multifatorial da doença, e já está claro na literatura ser impossível abordar e tratar a mulher com DPC somente com base em um diagnóstico fechado. Apesar da eficácia do tratamento clínico, seja ele neurofisiológico ou neurofarmacológico, a abordagem multidisciplinar da DPC tem sido de fundamental importância para o alívio dos sintomas. Essa abordagem emprega modalidades fisiológicas, físicas, emocionais, cognitivas e sociais para se chegar ao alívio da dor.

A abordagem multidisciplinar se deve principalmente ao recente entendimento de que a percepção da dor não está somente relacionada com a quantidade de estímulos nociceptivos recebidos, e sim com uma combinação de sinais dolorosos periféricos integrados a um ajuste central com base em humor, situações de vida, nível cultural e experiências pessoais da paciente. Essa recente visão da DPC leva a um novo método de tratamento com base tanto nos aspectos físicos quanto nos psicológicos.

É essencial abordar a mulher com DPC de maneira global, a fim de que o alívio da dor seja conseguido e ela retorne a suas atividades diárias o mais rapidamente possível, além de garantir que tenha melhor qualidade de vida.

AVALIAÇÃO DA DOR

A avaliação da experiência dolorosa não é um procedimento simples; compreende identificar as características da queixa álgica, as respostas físicas e emocionais à dor e os fatores culturais e psíquicos que possam estar envolvidos na sintomatologia dolorosa. A avaliação e o tratamento da DPC devem envolver uma equipe que exerça atitudes encorajadoras sobre a paciente e as pessoas com as quais convive. O esclarecimento de dúvidas acerca da doença possibilita o comprometimento com o tratamento e maior confiança nas condutas propostas.

A avaliação da dor persiste como um problema, porém, nas últimas décadas, vem progredindo quanto ao desenvolvimento de novas teorias e tecnologias. Apesar de a experiência dolorosa ser bastante complexa e variar de acordo com os aspectos biopsicossociais da paciente, é importante que se faça uma avaliação quantitativa dessa dor, pois dessa mensuração será possível inferir quão intensa ela é e oferecer à paciente medidas analgésicas, além de tornar possível a verificação da eficácia da terapia instituída.

Existem alguns métodos eficientes para se avaliar a dor e estes geralmente são inferenciais e têm base no autorrelato. Os mais comuns são as escalas numéricas, as de categorias de palavras e a escala analógica visual (EAV), podendo ser aplicados por escrito ou verbalmente. Existem também métodos multidimensionais de avaliação da dor. São aplicados como questionário e avaliam não só a intensidade, mas também outros aspectos da experiência dolorosa. Alguns instrumentos que avaliam a dor e a experiência dolorosa são McGill Pain Questionnaire, Pain Behavior Checklist, entre outros.

A EAV é descrita como uma linha reta de 10 cm de comprimento marcada em cada extremidade com palavras como "sem dor" e "pior dor imaginável"; ou com números como "0 e 10". Algumas EAV também apresentam números ou palavras intermediárias e são chamadas de escalas de categorias gráficas. A paciente é orientada a assinalar o local onde a dor está mais bem representada. O valor da dor é dado pela medida da distância entre o ponto 0, ou "sem dor", e a marca feita pela paciente. A escala normalmente é dada em milímetros e apresenta 101 pontos.

Essas escalas são úteis em pacientes com baixa escolaridade, são de fácil aplicação e entendimento, além de serem métodos válidos, confiáveis e sensíveis. Após experimentos comparativos entre as escalas numéricas, gráficas, descritivas e a EAV, observou-se maior sensibilidade na EAV.

A percepção da dor é um fenômeno complexo e que requer cuidado para que não haja simplificação da queixa álgica. Os aspectos sensoriais, emocionais, motivacionais e cognitivos da dor merecem ser estudados e avaliados por instrumentos que abranjam tal complexidade. Os objetivos da avaliação são estabelecer os elementos determinantes ou contribuintes para o quadro doloroso, reconhecer o sofrimento e as limitações provocadas por ele, direcionar a escolha das intervenções analgésicas e verificar a efetividade dos procedimentos utilizados.

MANEJO MÉDICO

O tratamento médico é bastante útil em mulheres com DPC e está fundamentado em duas estratégias complementares: tratar a doença de base e/ou tratar o sintoma doloroso, mas é comum se associarem os dois procedimentos. Em geral, os tratamentos medicamentosos prescritos são anti-inflamatórios não esteroides, contraceptivos orais, análogos dos hormônios liberadores das gonadotrofinas (GnRH), progestógenos, derivados androgênicos, antidepressivos tricíclicos, medicamentos psicotrópicos, antibioticoterapia, anestésicos locais, analgésicos opioides e não opioides e alguns fármacos que agem sobre a motilidade intestinal.

Nas mulheres com DPC que não respondem bem ao tratamento medicamentoso, deve-se cogitar a abordagem cirúrgica. A laparoscopia é indicada tanto para diagnosticar quanto para tratar as mulheres quando uma avaliação inicial não foi capaz de desvendar a causa da dor. Outros procedimentos cirúrgicos utilizados no tratamento da DPC são laparotomia, histerectomia, neurectomia, apendicectomia, entre outros.

MANEJO MULTIDISCIPLINAR

Muitos estudos têm mostrado a efetividade do manejo multidisciplinar na DPC, e esse tipo de abordagem resulta em um tratamento mais eficiente para a paciente com dor crônica. Um programa de tratamento interdisciplinar costuma incluir terapias somáticas e comportamentais que abrangem terapia cognitiva, *biofeedback*, hipnose, técnicas de relaxamento, psicoterapia, acupuntura, terapia manual, massagem, aconselhamento sexual e conjugal e fisioterapia.

FISIOTERAPIA

A fisioterapia tem se mostrado especialmente útil no alívio dos sintomas dolorosos de mulheres com DPC, independentemente da origem do problema. A base da fisioterapia no manejo da dor pélvica está em produzir mudanças físicas na musculatura lisa/estriada, nas vísceras pélvicas e no SNC, alterando o mecanismo da dor por meio de reeducação motora e sensorial. Mulheres com DPC geralmente apresentam desequilíbrio e falta de coordenação do assoalho pélvico, características importantes nas dores pélvicas e perineais.

É de extrema importância conhecer a história completa da paciente para obter informações e pistas para um correto diagnóstico. Deve-se estabelecer um vínculo de confiança com a mulher com DPC, porém isso é muito difícil e pode exigir um tempo maior de avaliação.

Durante a anamnese, deve-se observar comportamentos/atitudes, a linguagem corporal, a expressão facial, o tom de voz da paciente. Deve-se perguntar quais são os objetivos e expectativas com o tratamento, fazê-la sentir-se confortável, evitando interrompê-la durante a fala. A avaliação deve ter início sempre com os dados pessoais (Quadro 45.2). Deve-se também aplicar

Quadro 45.2	Avaliação da dor pélvica crônica (DPC).	
Dados pessoais	Nome, endereço, telefones, estado civil, número de registro/identificação
Paridade	Número de gestações, partos e abortos
Antecedentes pessoais e cirúrgicos	Constipação intestinal Dores menstruais (na infância, adolescência), doenças relacionadas com a menstruação História de infecções urinárias, sangramento ou irritação vaginal na infância (abuso sexual) Hospitalização traumática ou internações "Abuso sexual": pode não ter sido citado na primeira consulta Quais são os tipos de cirurgia? Quando? Para quê? Anotar as respostas emocionais da mulher a essas questões
Medicamentos em uso	Anti-inflamatórios não esteroides, contraceptivos orais, análogos dos hormônios liberadores das gonadotrofinas (GnRH), progestógenos, derivados androgênicos, antidepressivos tricíclicos, medicações psicotrópicas, antibioticoterapia, anestésicos locais, analgésicos opioides e não opioides
Histórico da dor	Início (há pelo menos 6 meses) Causa Características da dor: pontada, fisgada, aperto, dor lancinante, cãibra Intensidade: constante, intermitente, abrupta Localização: fossa ilíaca D ou E, suprapúbica, localizada, difusa, dermátomo correspondente Irradiação: direção e característica da dor Duração: de todo o tempo, relação com algum evento, duração e frequência dos episódios isolados, alterações sofridas após tratamentos Eventos associados: menstruação, relação sexual, orgasmo, micção, evacuação, humor Fatores de melhora/piora: atividades físicas, repouso, estresse físico e emocional, alimentação, hora do dia, pré-menstrual
Avaliação da dor	Métodos multidimensionais: aspectos afetivos, motivacionais, intensidade, entre outros Métodos unidimensionais: intensidade (escalas numéricas, verbais e EAV)
Exames complementares	Exames de urina/urocultura, bacterioscopia vaginal, ecografia pélvica, protoparasitológico, hemograma completo, laparoscopia diagnóstica etc.
Exame físico	Avaliação postural completa Fixação das alterações do quadril: desnível, rotação, discrepância de membros inferiores ADM de quadril bilateral Encurtamentos de cadeia posterior Testes especiais: teste de Thomas, teste de Patrick etc. Avaliação do assoalho pélvico: palpação, cicatriz/fibrose, sensibilidade (testar reflexos), força de contração do assoalho pélvico (protocolos próprios), uso de musculatura acessória, distopias genitais

ADM: amplitude de movimento; EAV: escala analógica visual.

um questionário por escrito (caso a paciente tenha dificuldade em responder em voz alta) com informações médicas, da vida social, sexuais etc.

TRATAMENTO FISIOTERAPÊUTICO

A fisioterapia conta com vários recursos para o tratamento da DPC. A escolha do ideal dependerá da possível etiologia da doença associada às informações obtidas durante a avaliação. Em geral, o foco do tratamento deve ser o alívio da sintomatologia dolorosa, porém, nos casos em que a causa é musculoesquelética, a correção do problema de base causará melhora, e até a cura.

Existem várias modalidades físicas que atuam no alívio da dor. A termoterapia tem sido usada em pacientes com dor crônica em razão de seus efeitos fisiológicos. O calor tem efeitos analgésicos, descongestionantes, antiespasmódicos e sedativos. As reações fisiológicas que ocorrem na aplicação do calor são: elevação da temperatura do tecido levando a diminuição do tônus vasomotor, aumento do metabolismo tecidual, aumento do fluxo sanguíneo, elevação do limiar de percepção sensorial das terminações nervosas, alteração das propriedades viscoelásticas do tecido conjuntivo e diminuição de processos inflamatórios crônicos.

A crioterapia também tem sido usada para o alívio da dor, porém não existe consenso a respeito da efetividade do frio sobre o calor no controle da dor. Provavelmente, os dois extremos de temperatura têm efeitos terapêuticos similares. O frio produz analgesia, atrasa a transmissão do estímulo neuromuscular, tem propriedades anti-inflamatórias e diminui espasmos musculares.

A mecanoterapia engloba massagem, exercícios terapêuticos e reeducação postural, tração manual e manipulação de tecidos. A massagem é muito efetiva, pois promove a normalização do tônus muscular por meio de ações reflexas e mecânicas, e ocorre aumento da circulação sanguínea, da flexibilidade muscular e do fluxo linfático. Os exercícios terapêuticos e a reeducação postural visam ao alongamento muscular, à manutenção da amplitude do movimento e à diminuição de espasmos e contraturas. Os exercícios aumentam o fluxo sanguíneo, melhoram a demanda cardíaca, aumentam a reserva respiratória e a excreção de metabólitos na urina.

A tração manual é usada para o alívio da dor, na presença de espasmos musculares, na manutenção de alinhamentos anatômicos e na prevenção ou correção de deformidades. Já as manipulações ou mobilizações de tecidos consistem no alongamento passivo de tecidos musculares visando à recuperação da amplitude de movimento. A manipulação deve ser precedida de relaxamento ou aquecimento do tecido a ser trabalhado. Outro recurso muito valioso no alívio da dor é a corrente elétrica, que será detalhadamente descrita a seguir.

ELETROESTIMULAÇÃO NO TRATAMENTO

A eletroterapia consiste na utilização de corrente elétrica para fins terapêuticos. É um método eficiente, não farmacológico e não invasivo, utilizado no alívio da dor. A eletroestimulação promove analgesia pelo efeito contrairritativo que resulta na ativação do sistema supressor da dor e produz uma sensação que interfere na percepção desta. Esse efeito pode persistir por longos períodos, determinando o desaparecimento completo da dor.

A eletroestimulação é um tipo de terapia física relativamente simples e que alivia os sintomas dolorosos de aproximadamente um terço das mulheres com dores intratáveis. As correntes analgésicas são aplicadas por eletrodos transcutâneos para o tratamento de pacientes com qualquer tipo de dor, incluindo-se aí a dor crônica. No entanto, raramente são usados eletrodos anais ou intravaginais (estes são mais utilizados no tratamento de afecções ginecológicas e do sistema urinário inferior). A via vaginal é a escolhida porque tanto o assoalho pélvico quanto as vísceras pélvicas estão próximos ao local da aplicação da corrente, estando o eletrodo o mais próximo possível da localização da dor. Assim, a impedância oferecida pelos tecidos é reduzida e há melhor condução da corrente analgésica.

O tipo de corrente elétrica mais indicado para o tratamento da DPC é o de baixa frequência, até 20 Hz, pois consegue-se analgesia pelo aumento da concentração de opioides circulantes. A estimulação elétrica aumenta os níveis de dopamina, epinefrina e serotonina e reduz o potencial de ação nervosa das fibras A-delta, transmissoras da dor. Esses efeitos confirmam a base fisiológica para a modulação eficaz da dor.

O tipo de corrente, a duração do pulso, a amplitude da corrente/intensidade, a frequência, o local de aplicação e o tipo de eletrodo utilizado são fatores essenciais para a adequada modulação da dor. A eficácia da intervenção analgésica depende da aplicação da corrente próxima ao local de origem da dor, e o alívio se dá com aplicações eletroterápicas que variam entre 15 e 60 min. O efeito pode durar de algumas horas até alguns meses, porém normalmente a eletroanalgesia persiste, em média, por algumas semanas. As intervenções físicas podem proporcionar alívio da dor com custo baixo, com pouco ou nenhum efeito colateral e reduzir a necessidade de analgésicos.

BIBLIOGRAFIA

Ahangari A. Prevalence of chronic pelvic pain among women: an updated review. Pain Physician. 2014; 17(2):E141-7.

Albert H. Psychosomatic group treatment helps women with chronic pelvic pain. J Psychosom Obstet Gynecol. 1999; 20:216-25.

Almeida E, Nogueira A, Reis F. Aspectos etiológicos da dor pélvica crônica na mulher. Femina. 2002; 30:699-703.

American College of Obstetricians and Gynecologists (ACOG) Committee on Practice Bulletins – Gynecology. Practice Bulletin No. 51. Chronic pelvic pain. Obstet Gynecol. 2004; 103:589-605.

Baker P. Musculoskeletal problems. In: Steege J, Metzger D, Levy B. Chronic pelvic pain: an integrated approach. Philadelphia: Saunders, 1998. p. 215-40.

Bernardes NO, Bahamondes L. Intravaginal electrical stimulation for the treatment of chronic pelvic pain. J Reprod Med. 2005; 50(4):267-72.

Brasil. Ministério da Saúde. (www.datasus.gov.br)

Cailliet R. Dor. Porto Alegre: Artmed, 1999. 312 p.

Campbell W, Lewis S. Visual analogue measurement of pain. Ulster Med J. 1990; 59:149-54.

Carvalho M. Dor: um estudo multidisciplinar. São Paulo: Summus, 1999. p. 31-46, 119-39.

Cheong YC, Smotra G, Williams ACDC. Non-surgical interventions for the management of chronic pelvic pain. Cochrane Database of Systematic Reviews. 2014, Issue 3. Art. No.: CD008797. DOI: 10.1002/14651858.CD008797.pub2.

Chapman C, Syrjala K. Measurement of pain. In: The management of pain. 2. ed. Philadelphia: Lea & Febinger, 1990. vol. I. p. 580-94.

De Bernardes NO, Marques A, Ganunny C, Bahamondes L. Use of intravaginal electrical stimulation for the treatment of chronic pelvic pain: a randomized, double-blind, crossover clinical trial. J Reprod Med. 2010; 55(1-2):19-24.

Duffy S. Chronic pelvic pain: defining the scope of the problem. Int J Gynecol Obstet. 2001; 74: suppl 1: S3-7.

Duleba A, Keltz M, Olive D. Evaluation and management of chronic pelvic pain. J Am Assoc Gynecol Laparosc. 1996; 3:205-27.

Everaert K, Devulderl J, de Muynckl M et al. The pain cycle: implications for the diagnosis and treatment of pelvic pain syndromes. Int Urogynecol J. 2001; 12:9-14.

Gelbaya T, El-Halwagy H. Focus on primary care: chronic pelvic pain in women. Obstet Gynecol Surv. 2001; 56:757-64.

Gomel V. Chronic pelvic pain: a challenge. J Minim Invasive Gynecol. 2007; 14:521-6.

Guyton A. Sensações somáticas: dor, dor visceral, cefaleia e sensações térmicas. In: Guyton A. Fisiologia humana e mecanismos das doenças. 3. ed. Rio de Janeiro: Interamericana, 1984, p. 326-33.

Howard F. Chronic pelvic pain. Obstet Gynecol. 2003; 101:594-611.

Huskisson E. Measurement of pain. Lancet. 1974; 2:1127-31.

Jacob M. Pain intensity, psychiatric, diagnoses, and psychosocial factors: assessment rationale and procedures. In: Steege J, Metzger D, Levy B. Chronic pelvic pain: an integrated approach. 1. ed. Philadelphia: Saunders, 1998, p. 67-76.

Kames L, Rapkin A, Naliboff B et al. Effectiveness of an interdisciplinary pain management program for the treatment of chronic pelvic pain. Pain. 1990; 41:41-6.

Kaplan B, Rabinerson D, Pardo J et al. Transcutaneous electrical nerve stimulation (TENS) as a pain-relief device in obstetrics and gynecology. Clin Exp Obstet Gynecol. 1997; 24:123-6.

Latthe P, Latthe M, Say L et al. WHO systematic review of prevalence of chronic pelvic pain: a neglected reproductive health morbidity. BMC Public Health. 2006; 6:177. doi: 10.1186/1471-2458-6-177. Available from: http://www.biomedcentral.com/1471-2458-6- 177.

Latthe P, Mignini L, Gray R et al. Factors predisposing women to chronic pelvic pain: systematic review. BMJ. 2006; 332:749-55.

Lee M, Itoh M, Yang G, Eason A. Physical therapy and rehabilitation medicine. In: The management of pain. 2. ed. Philadelphia: Lea & Febinger, 1990, vol. II, p. 1769-88.

Mannheimer J, Lampe G. Clinical transcutaneous electrical stimulation. 1. ed. Philadelphia: F.A. Davis Company, 1984, p. 451.

Marchand S, Charest J, LI J et al. Is TENS a placebo effect? A trolled study on chronic low back pain. Pain. 1993; 54:99-106.

Mathias S, Kuppermann M, Liberman R et al. Chronic pelvic pain: prevalence, health-related quality of life, and economic correlates. Obstet Gynecol. 1996; 87:321-7.

Meadows E. Treatments for patients with pelvic pain. Urol Nurs. 1999; 19:33-5.

Melzack R. Pain and the neuromatrix in the brain. Pain. 1999; Suppl 6:S121-6.

Mieritz RM, Thorhauge K, Forman A et al. Musculoskeletal dysfunctions in patients with chronic pelvic pain: a preliminary descriptive survey. J Manipulative Physiol Ther. 2016; 39(9):616-622. doi: 10.1016/j.jmpt.2016.09.003.

Moore J, Kennedy S. Causes of chronic pelvic pain. Baillieres Best Pract Res Clin Obstet Gynaecol. 2000; 14(3):389-402.

Myahira H, Machado A. Dor pélvica: anatomofisiologia, diagnóstico e tratamento. GO Atual. 2003; 1/3:20-8.

Paxton S. Clinical use of TENS. A survey of physical therapists. Phys Ther. 1980; 60:38-44.

Peixoto S, Barbosa C, Tcherniakòvsky M. Dor pélvica de origem ginecológica. In: Simbidor, São Paulo, 2000, Anais. São Paulo, 2000. p. 147-9.

Peters A, Dorst E, Jellis B et al. A randomized clinical trial to compare two different approaches in women with chronic pelvic pain. Obstet Gynecol. 1991; 77:740-4.

Pimenta C. Fundamentos teóricos da dor e de sua avaliação. In: Carvalho M. (Org.). Dor: um estudo multidisciplinar. São Paulo: Summus, 1999. p. 31-46.

Pimenta C, Koizumi M, Teixeira M. Dor crônica e depressão: estudo em 92 doentes. Rev Esc Enf USP. 2000; 34:76-83.

Ravski A. Dor pélvica crônica. In: Camargos A, Melo V. Ginecologia ambulatorial. 1. ed. Belo Horizonte: Coopmed, 2001. p. 293-301.

Reiter R. Evidence-based management of chronic pelvic pain. Clin Obstet Gynecol. 1998; 41:422-35.

Rett M, Marques A, Simões J. Importância dos fatores musculoesqueléticos na dor pélvica crônica feminina. GO Atual. 2003; 1/3:30-4.

Scialli A. Evaluating chronic pelvic pain: a consensus recommendation. J Rep Med. 1999; 44:945-52.

Selkowitz D. Electrical currents. In: Cameron M. Physical agents in rehabilitation: from research to practice. 1. ed. Pennsylvania: WB. Saunders Company, 1999. p. 345-427.

Shafer N, Kitay G. Transcutaneous electrical nerve stimulation and pain relief: an overview. Med Electron. 1988; 19:132-6.

Sjölund B, Eriksson M, Loeser J. Transcutaneous and implanted electric stimulation of peripheral nerves. In: The management of pain. 2. ed. Philadelphia: Lea & Febinger, 1990, vol. II, p. 1852-61.

Steege J, Metzger D, Levy B. Chronic pelvic pain: an integrated approach. Philadelphia: Saunders, 1998. 364 p.

Sulaiman H, Gabella G, Davis C et al. Presence and distribution of sensory nerve fibers in human peritoneal adhesions. Ann Surg. 2001; 234:256-61.

Swanton A, Reginald P. Medical management of chronic pelvic pain: the evidence. R Gynaecol Pract. 2004; 4:65-70.

Walsh D, McAdams E. TENS: clinical applications and related theory. New York: Churchill Livingstone, 1997. 167 p.

Wenof M, Perry CP. Chronic pelvic pain: a patient education booklet. The International Pelvic Pain Society. Avaiable from: www. pelvicpain.org, 1999.

Wesselmann U, Czakanski P. Pelvic pain: a chronic visceral pain syndrome. Curr Pain Headache Rep. 2001; 5:13-9.

Wolf S. Neurophysiologic mechanisms in pain modulation: relevance to TENS. In: Mannheimer J, Lampe G. Clinical transcutaneous electrical stimulation. Philadelphia: F.A. Davis Company, 1984. p. 41-55.

Yeng L, Teixeira M. Dor pelviperineal: aspectos fisiátricos. In: Simbidor, São Paulo, 2000, Anais. São Paulo, 2000, p. 113-23.

Yeng L, Teixeira M, Kaziyama H. Dor pelviperineal: aspectos fisiátricos. In: Simbidor, São Paulo, 2000, Anais. São Paulo, 2000, p. 151-63.

Yunker A, Sathe NA, Reynolds WS et al. Systematic review of therapies for noncyclic chronic pelvic pain in women. Obstet Gynecol Surv. 2012 Jul; 67(7):417-25. doi: 10.1097/OGX.0b013e31825cecb3.

Zondervan K, Barlow DH. Epidemiology of chronic pelvic pain. Baillieres Best Pract Res Clin Obstet Gynaecol. 2000; 14:403-14.

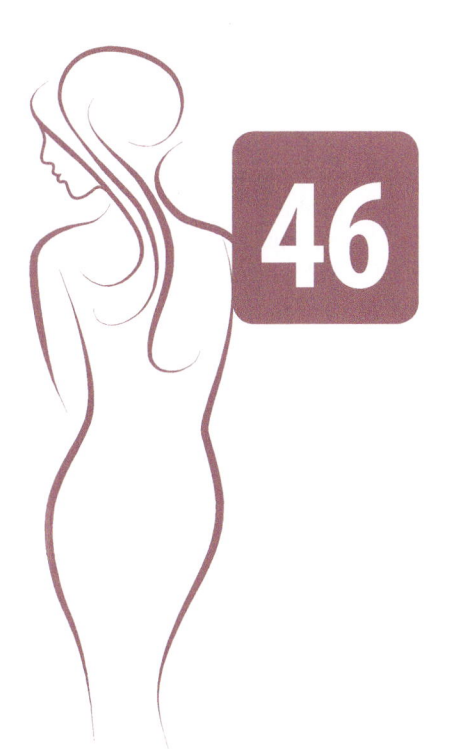

Cirurgias Ginecológicas

46

Aline Evangelista Santiago

Andréa Moura Rodrigues Maciel da Fonseca

Agnaldo Lopes da Silva Filho

INTRODUÇÃO

Desde a fase embrionária, o aparelho genital e o urinário estão intimamente associados, e ambos têm papel importante na função e na sustentação do assoalho pélvico. Os distúrbios, assim como as intervenções cirúrgicas em cada um desses tratos, podem causar impactos nas estruturas adjacentes e comprometer a anatomia funcional do assoalho pélvico.

INCISÕES ABDOMINAIS

As incisões abdominais realizadas na maioria dos procedimentos ginecológicos podem ser divididas em transversas e verticais. As transversas seguem as linhas cutâneas de Langer e, por isso, são interessantes para a cirurgia pélvica, já que resultam em melhores efeitos estéticos. As incisões transversas baixas são até 30 vezes mais resistentes que as incisões medianas, são menos dolorosas e interferem menos na respiração pós-operatória; entretanto são mais demoradas e mais hemorrágicas. Além disso, os nervos são ocasionalmente divididos e a divisão de múltiplas camadas de fáscia e músculo pode resultar na formação de espaços potenciais com subsequente formação de hematoma ou seroma. Várias incisões transversas foram desenvolvidas, como as de Kustner, Pfannenstiel, Maylard e Cherney.

Com a de Pfannenstiel – uma incisão transversa ligeiramente curva, com a concavidade para cima – o resultado estético é excelente, porém a exposição é limitada, e não é, por isso, indicada para pacientes com malignidade ginecológica conhecida ou com situações em que seja necessária exposição pélvica, como em endometriose grave, leiomiomas grandes com deformação do segmento inferior do útero ou em caso de reabordagem cirúrgica resultante de hemorragia. Se a incisão de Pfannenstiel for prolongada lateralmente, além da margem dos músculos retos abdominais, e invadir a substância dos músculos oblíquos externo e interno, poderá ocorrer a formação de neuroma causado por possível lesão dos nervos ílio-hipogástrico ou ilioinguinal.

A incisão de Kustner, incorretamente chamada de Pfannenstiel modificada, é curva e se inicia abaixo do nível das espinhas ilíacas anterossuperiores, estendendo-se imediatamente abaixo da linha dos pelos pubianos. É mais demorada que a incisão de Pfannenstiel, oferece pouca ou nenhuma vantagem e sua extensibilidade é limitada.

As incisões de Cherney e de Maylard diferem entre si pelo local de transecção dos músculos retos abdominais. Em ambas, a pele e a fáscia são divididas transversalmente, como na incisão de Pfannenstiel, mas na de Cherney os músculos retos abdominais são liberados em sua inserção tendinosa na sínfise púbica e, então, afastados cefalicamente para melhorar a exposição (Figura 46.1).

A incisão de Maylard é transversa e, nela, o músculo reto abdominal tem seu ventre seccionado (Figura 46.2). Pela excelente exposição pélvica, é empregada na cirurgia pélvica radical, incluindo histerectomia radical com dissecção linfonodal pélvica e exenteração pélvica, e em pacientes jovens com massas anexiais duvidosas quanto à malignidade. Os vasos epigástricos inferiores são ligados antes da incisão dos músculos retos abdominais para evitar laceração ou retração e formação de hematomas.

Quanto às incisões verticais, estas podem ser medianas ou paramedianas. As incisões medianas proporcionam excelente exposição e baixas taxas de lesão neurovascular e, portanto, são menos hemorrágicas. Entretanto, deiscências e hérnias são descritas como comuns, particularmente na área inferior à linha arqueada. Isso se deve à maior tensão na incisão quando os músculos abdominais são contraídos.

A incisão paramediana, assim como a mediana, tem excelente extensibilidade e exposição, particularmente no lado onde a incisão é realizada. Alguns estudos sugerem que a incidência de

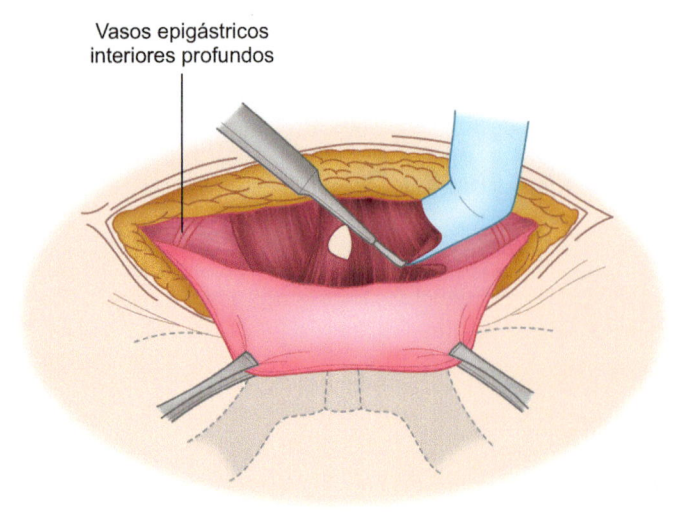

Vasos epigástricos
interiores profundos

Figura 46.1 Imagem ilustrativa da incisão de Cherney. (Adaptada de Cundiff e Te Linde, 2014.)

hérnias incisionais é menor nesta que nas incisões medianas, porém apresentam problemas potenciais, como taxas de infecção maiores, sangramento peroperatório aumentado, maior tempo cirúrgico e possibilidade de lesão nervosa com atrofia do músculo reto abdominal.

CIRURGIA MINIMAMENTE INVASIVA

Cirurgia minimamente invasiva é aquela realizada por meio de uma pequena incisão, ou sem qualquer incisão, com visualização proporcionada por endoscópio. Estão incluídas nessa categoria a laparoscopia e a histeroscopia. Pela histeroscopia é possível diagnosticar e tratar cirurgicamente uma patologia

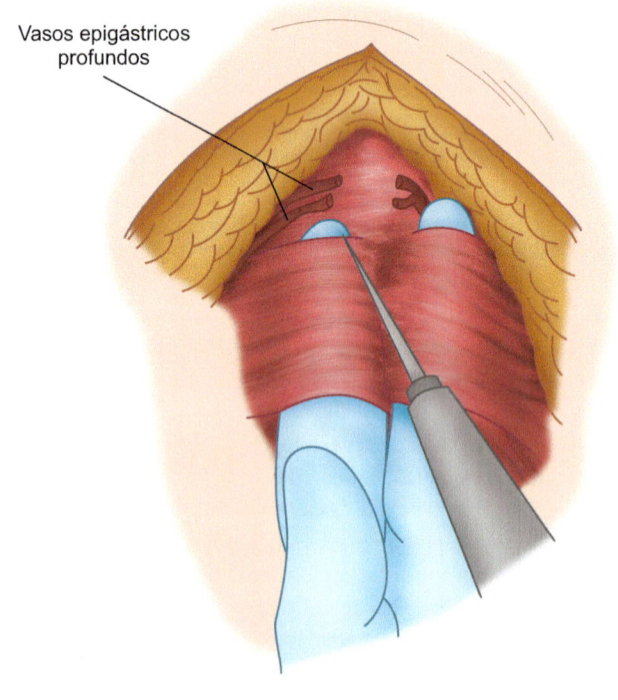

Vasos epigástricos
profundos

Figura 46.2 Imagem ilustrativa da incisão de Maylard. (Adaptada de Cundiff e Te Linde, 2014.)

intrauterina. As indicações incluem investigação e tratamento de infertilidade, abortamento recorrente, sangramento uterino anormal, amenorreia e corpo estranho.

Atualmente, por meio da laparoscopia, quase todos os procedimentos ginecológicos intra-abdominais podem ser realizados de maneira minimamente invasiva. Além disso, é possível a realização da laparoscopia diagnóstica, pela qual é feita a avaliação da cavidade peritoneal e dos órgãos pélvicos de maneira eficaz. Esse procedimento é muitas vezes empregado para investigação de dor pélvica ou infertilidade, para o diagnóstico de endometriose, para determinar a extensão de aderências pélvicas ou para avaliar as características de massa pélvica.

Com os avanços na tecnologia robótica, é possível a realização de procedimentos de maior complexidade pelos cirurgiões. Uma das características da cirurgia robótica, que a difere da laparoscopia tradicional, são as pontas articuladas e miniaturizadas dos instrumentos, que possibilitam a realização de procedimentos complexos em pequenos espaços operatórios. Além disso, a visão tridimensional da cirurgia robótica possibilita maior profundidade de campo para dissecção de tecidos em regiões delicadas, maior acurácia e menos complicações.

A perda do *feedback* tátil é uma das desvantagens da cirurgia robótica, fazendo com que o cirurgião tenha de utilizar recursos e indicações visuais (Figura 46.3). Além disso, é necessário mais tempo para os ajustes iniciais a cada caso, além de mais despesas com treinamento do profissional e com o robô e o instrumental cirúrgico.

MIOMECTOMIA

Miomectomia é o nome que se dá à retirada cirúrgica de leiomiomas do miométrio adjacente. Sangramento uterino anormal, dor pélvica, infertilidade e abortamentos espontâneos recorrentes são algumas das indicações. O índice de miomectomias tem aumentado e entre as causas que as justificam estão o desejo de manter a fertilidade e a preocupação acerca de disfunção sexual após histerectomia.

A Figura 46.4 ilustra o processo de enucleação do tumor na miomectomia. Não há consenso sobre o melhor momento para a mulher tentar engravidar após uma miomectomia. Sabe-se que após 3 meses a ferida operatória geralmente tem sua cicatrização finalizada. Quanto à ruptura uterina e a via de parto indicada para gestações que ocorrem após miomectomia, não há estudos conclusivos. A condução desses casos requer atenção individualizada e discernimento clínico.

HISTERECTOMIA

Histerectomia é o nome que se dá à cirurgia de retirada do útero. Nos EUA, anualmente cerca de 600 mil pacientes são submetidas a esse procedimento tão frequente em ginecologia. Entre as indicações benignas mais comuns, podemos citar os leiomiomas sintomáticos e o prolapso de órgão pélvico, embora sangramento uterino anormal, endometriose e dor crônica também sejam bastante comuns.

A retirada do útero pode comprometer as relações anatômicas, bem como os suprimentos vascular e nervoso dos órgãos pélvicos. Há controvérsias quanto às consequências desse

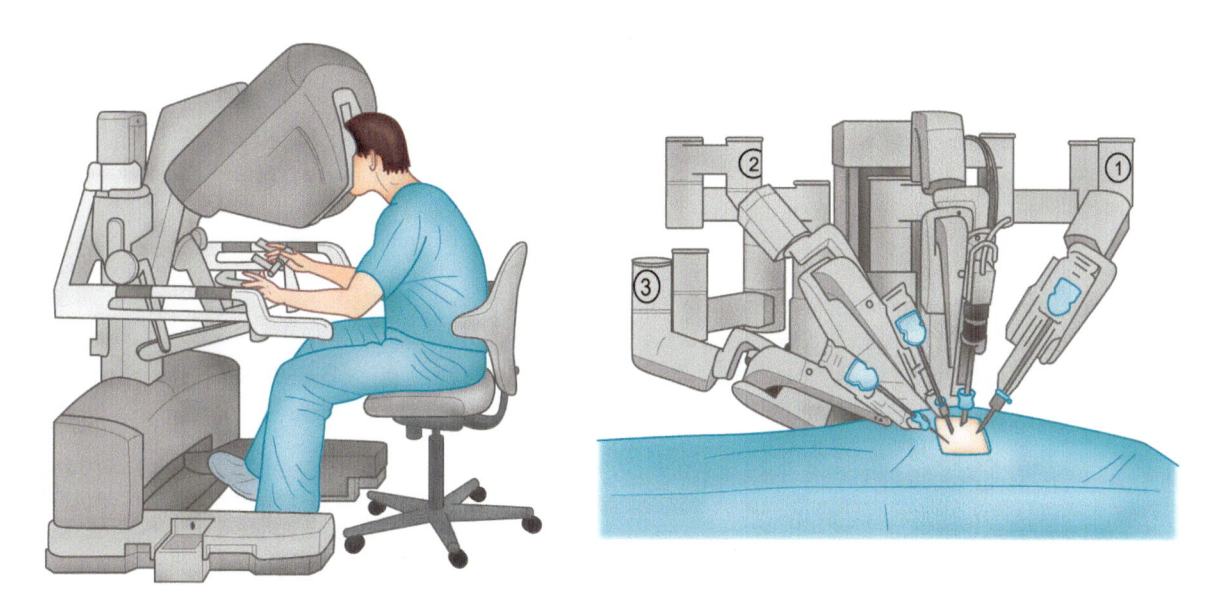

Figura 46.3 Cirurgia robótica. (Adaptada de Hoffman e Williams, 2012.)

procedimento no longo prazo nas funções urinária, intestinal inferior e sexual. Alguns estudos associam à histerectomia quadros de incontinência urinária de esforço (IUE), hiperatividade do detrusor, impacto negativo na função sexual, dor, problemas emocionais, constipação intestinal e incontinência fecal. Entretanto, estudos mais recentes sugerem que a histerectomia realizada para doenças benignas traz melhora na qualidade de vida das pacientes, não causando piora da função sexual ou aumento da incidência de incontinência urinária. Pesquisas recentes não mostraram desenvolvimento de transtornos psicológicos em mulheres mentalmente sadias após a realização da cirurgia, porém naquelas que já apresentam doenças psiquiátricas, os sintomas podem exacerbar-se.

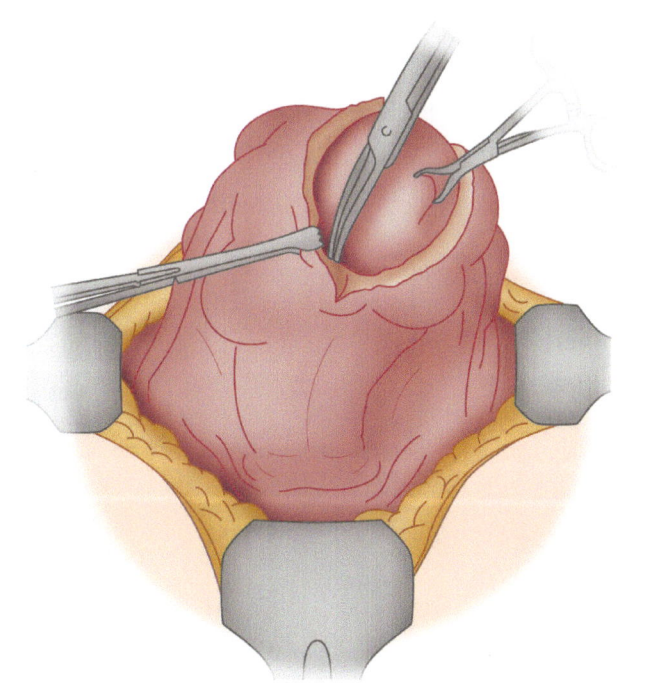

Figura 46.4 Ilustração da enucleação do tumor na miomectomia. (Adaptada de Hoffman e Williams, 2012.)

A histerectomia pode ser realizada pelas vias abdominal, vaginal ou laparoscópica. Fatores como o tamanho uterino, as cirurgias abdominais prévias, o número de partos vaginais e a experiência do cirurgião são considerados para a escolha da via da histerectomia.

Histerectomia abdominal

A via abdominal possibilita melhores condições para manipulação dos órgãos pélvicos e acesso aos ovários se houver necessidade de ooforectomia, ao espaço de Retzius ou ao espaço pré-sacral, caso ocorram procedimentos uroginecológicos concomitantes, e ao abdome superior, para estadiamento de câncer. O tempo de duração da histerectomia abdominal normalmente é menor e a via abdominal não exige instrumentação laparoscópica sofisticada ou treinamento específico. Contudo, está associada a um tempo maior de recuperação e de internação hospitalar, mais dor incisional e risco de febre e de infecção da ferida operatória. Além disso, a histerectomia abdominal está associada a um risco maior de hemotransfusão e de lesão ureteral, mas apresenta menores taxas de complicações hemorrágicas e de lesão vesical.

Histerectomia vaginal

Geralmente a histerectomia vaginal é escolhida quando os órgãos pélvicos são pequenos, quando não existem muitas aderências pélvicas, não se suspeita de patologia anexial e quando há algum grau de prolapso de órgão pélvico. As pacientes submetidas à histerectomia por via vaginal apresentam recuperação mais rápida, menor tempo de internação e menos dor no pós-operatório. Esta também é uma cirurgia com custos menores.

Histerectomia laparoscópica

A via laparoscópica é escolhida quando os órgãos pélvicos são pequenos e quando os cirurgiões são habilitados à execução das técnicas laparoscópicas. Essa via apresenta as mesmas vantagens da via vaginal no que se refere ao menor tempo de recuperação e de permanência hospitalar e à menor dor pós-operatória, mas, além disso, também possibilita maior visualização e melhor acesso ao abdome e à pelve. A via laparoscópica, contudo, demanda maior tempo cirúrgico, equipamentos de maior custo e apresenta maiores taxas de lesão ureteral.

Escolha da via

Após serem considerados igualmente todos os fatores de decisão, a melhor via para histerectomia é a vaginal. Entretanto, fatores como órgãos pélvicos de maior volume, suspeita de malignidade ou grande número de aderências pélvicas fazem com que as vias abdominal ou laparoscópica sejam necessárias. Além disso, a experiência do cirurgião deve ser considerada na escolha da via de abordagem. A histerectomia vaginal ainda está associada a mais benefícios, como menor tempo operatório, menor taxa de deiscência de cúpula vaginal, conversão para laparotomia e menores custos.

A alternativa em alguns casos é a histerectomia vaginal com assistência laparoscópica. Inicia-se a cirurgia por via laparoscópica, corrigindo-se os fatores tratáveis, e, a seguir, completa-se a cirurgia por via vaginal.

Histerectomia total *versus* subtotal

A histerectomia pode ser total (retirada de corpo e colo uterinos) ou subtotal (manutenção do colo uterino), esquematizadas na Figura 46.5. A escolha de uma das abordagens depende das vantagens de cada procedimento, mas também da decisão operatória diante de limitações cirúrgicas como aderências e dificuldade de acesso à pelve. Os dados quanto à associação desses tipos de histerectomia com disfunções no assoalho pélvico são controversos. Teoricamente, na histerectomia subtotal, ocorre maior preservação da anatomia, menor dissecção, menor desvascularização e denervação, e isso leva a menor prejuízo na função e na sustentação dos órgãos pélvicos. No entanto, não existem evidências de diferenças nas taxas de incontinência urinária, constipação intestinal e disfunção sexual entre as pacientes submetidas às histerectomias subtotal e total. Assim, a histerectomia subtotal não deve ser indicada com o objetivo de prevenir disfunções do trato urinário inferior no pós-operatório. Além disso, após histerectomia subtotal, as mulheres podem apresentar sangramento uterino crônico por presença de endométrio retido no istmo, o que leva à indicação de traquelectomia na maioria desses casos. A histerectomia subtotal então não deve ser recomendada como técnica superior à histerectomia total para doenças uterinas benignas. As mulheres devem ser orientadas sobre as repercussões em longo prazo da histerectomia, e outras opções terapêuticas devem ser consideradas previamente ao tratamento radical.

CIRURGIAS PARA CORREÇÃO DE INCONTINÊNCIA URINÁRIA

Todas essas cirurgias baseiam-se no conceito de que o apoio da região média da uretra é essencial para que haja continência.

Fita vaginal livre de tensão

A fita vaginal livre de tensão (TVT) é o procedimento mais utilizado para a correção de IUE. É indicada a colocação da fita

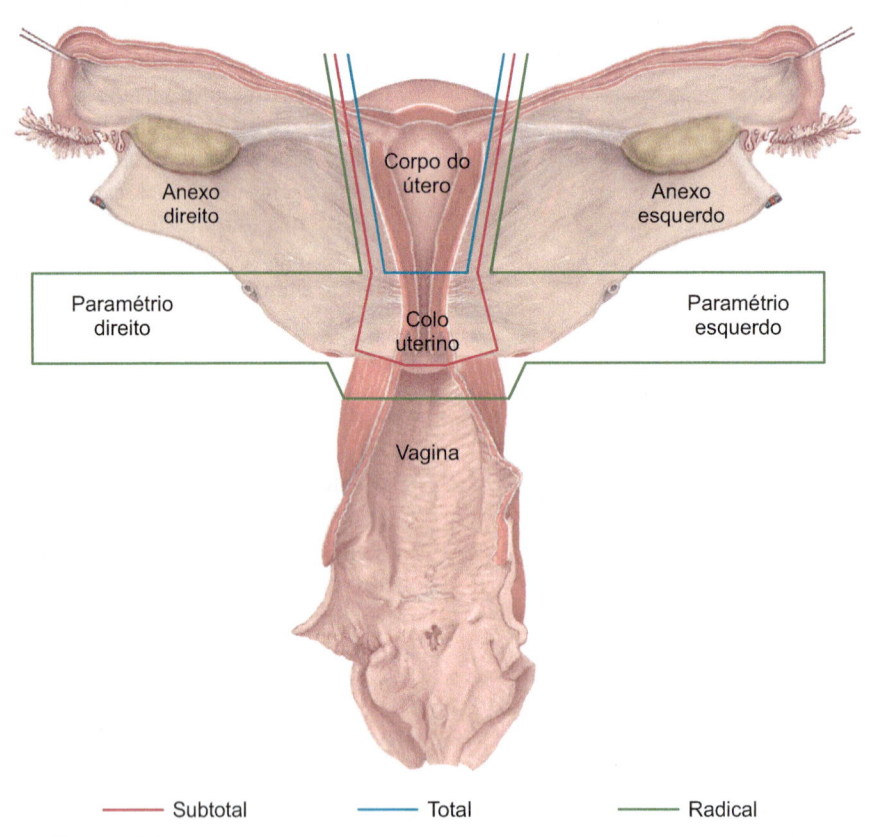

Figura 46.5 Esquema ilustrativo dos três tipos de histerectomia: total, subtotal e radical.

em casos de IUE secundária à hipermobilidade uretral ou à deficiência intrínseca do esfíncter. As taxas de cura em 10 anos se aproximam de 80%.

A técnica consiste na aplicação de uma alça de suporte (*sling*) de material permanente sob o segmento médio da uretra passando atrás do osso púbico, pelo espaço de Retzius, e exteriorizado por meio da parede anterior do abdome. Uma possível complicação dessa técnica é sangramento, que pode ser significativo.

Sling transobturatório

Sling transobturatório (TOT) é a técnica que consiste na variação dos procedimentos de suspensão na porção média da uretra, indicada para tratamento de IUE por hipermobilidade uretral. A TOT tem sido cada vez mais utilizada, porém ainda não há dados sobre os resultados dessa técnica em longo prazo.

Nesse procedimento, um material permanente para suspensão (*sling*) é instalado bilateralmente através da fáscia do obturador e estendido sob a região média da uretra (Figura 46.6). O ponto de entrada localiza-se sobre o tendão proximal do músculo adutor longo e o espaço de Retzius é evitado para que não haja o possível sangramento na TVT.

Sling pubovaginal

Essa é uma técnica tradicionalmente usada para a IUE causada por deficiência intrínseca do esfíncter, caracterizado por uretra imóvel, redução da pressão máxima de fechamento uretral ou redução do ponto de pressão para vazamento de urina à manobra de Valsalva. Além disso, o *sling* pubovaginal também pode ser indicado para pacientes que não tenham obtido resultados satisfatórios com outras cirurgias para tratamento de IUE. Em geral não é a opção como primeira cirurgia para correção de incontinência urinária.

A fáscia autóloga é hoje o material preferido para uso como *sling*, e pode ser obtida na bainha do músculo reto ou coletada na fáscia lata da coxa. Nessa cirurgia, posiciona-se uma tira da fáscia no colo vesical, passando pelo espaço de Retzius e terminando fixada acima do músculo reto do abdome.

Colpossuspensão de Burch

Também conhecida como uretropexia retropúbica, na colpossuspensão de Burch utiliza-se a força do ligamento iliopectíneo (ligamento de Cooper) para estabilizar a parede anterior da vagina e a junção uretrovesical em posição retropúbica, fixando-as à estrutura musculoesquelética da pelve.

A colpossuspensão de Burch geralmente é realizada através das incisões de Pfannenstiel ou de Cherney. Recentemente foi introduzida a abordagem laparoscópica, com fios ou fitas para fixar os tecidos paravaginais ao ligamento de Cooper. Quando comparada à técnica aberta, contudo, a abordagem laparoscópica parece ser menos efetiva.

TRATAMENTO DO PROLAPSO GENITAL

Os fatores etiológicos mais importantes relacionados aos prolapsos genitais são gravidez, trabalho de parto, parto vaginal e envelhecimento. Constipação intestinal crônica, tosse crônica, obesidade e levantamento de peso são condições que levam a aumento frequente da pressão intra-abdominal e, consequentemente, lesões nas estruturas de sustentação do assoalho pélvico e, por isso, consideradas fatores de risco. Desse modo, os principais fatores causadores de prolapsos são adquiridos e, portanto, podem ser prevenidos com exercícios que fortaleçam a musculatura perineal e melhorem a assistência ao parto e a atuação nos fatores de aumento crônico da pressão abdominal. O prolapso pode resultar também de fraqueza inerente do tecido conjuntivo, como ocorre em algumas síndromes.

O prolapso de órgão pélvico é uma condição que, apesar de não ameaçar a vida, pode afetar bastante sua qualidade, pois

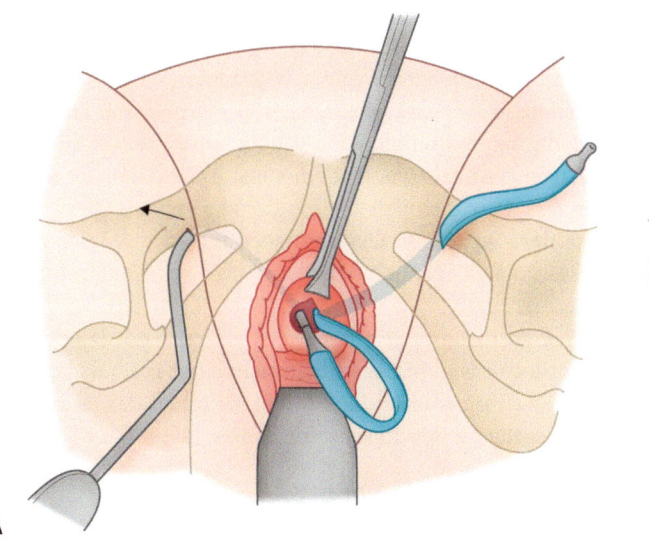
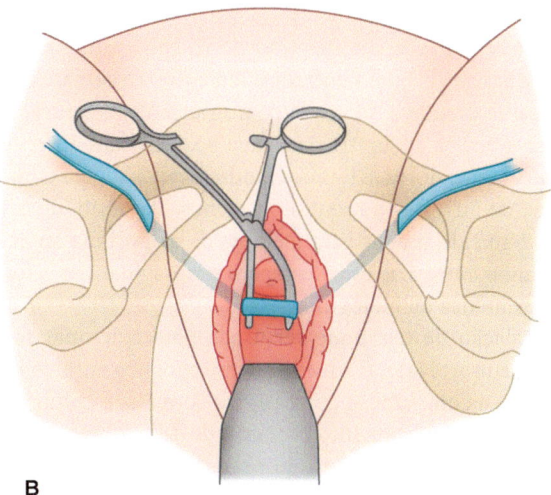

A **B**

Figura 46.6 *Sling* transobturatório. **A.** Posicionamento da fita. **B.** Ajuste da tensão da fita. (Adaptada de Hoffman e Williams, 2012.)

pode causar morbidade, além de limitações físicas, sociais, ocupacionais e/ou sexuais. Os pessários podem ser utilizados na abordagem conservadora, geralmente aplicada a mulheres que aguardam cirurgia, que ainda não têm prole definida, ou em gestantes. Podem ser alternativa permanente para aquelas com contraindicação cirúrgica em razão do elevado risco cirúrgico ou que não desejam operar. Podem ser administrados em pacientes com qualquer grau de prolapso e naquelas com vida sexual ativa, mas podem apresentar complicações como irritação crônica vaginal e erosão da bexiga, com consequente formação de fístula vesicovaginal. O tratamento definitivo é cirúrgico e, para que seja indicado, a qualidade de vida e a sintomatologia são fatores decisivas, uma vez que a cirurgia proposta deve ser baseada nas queixas da paciente e não no grau do prolapso. A cirurgia pode ser realizada por via abdominal, vaginal ou laparoscópica. A correção cirúrgica do prolapso genital pela via vaginal apresenta as vantagens de possibilitar a correção de todos os sítios anatômicos e tratar IUE associada, se houver.

Existem diversas opções cirúrgicas com graus variados de eficácia. O prolapso uterino pode ser tratado pela histerectomia vaginal ou pela cirurgia de Manchester/Fohergill, que consiste na amputação do colo associada à uteropexia. O prolapso anterior pode ser tratado pela colporrafia anterior, na qual se faz uma plicatura da fáscia endopélvica na linha média sob o colo vesical. No tratamento da retocele, realiza-se o reparo posterior, em que se reforça o septo retovaginal, ou há dissecção do saco herniário, fechando-o depois com sutura em bolsa de tabaco. Os defeitos distais podem ser tratados por meio da plicatura dos músculos elevadores do ânus sob a linha média.

Para o tratamento do prolapso de cúpula vaginal, as técnicas mais utilizadas são a colpossacrofixação abdominal e a fixação da cúpula no ligamento sacroespinhoso. Estudos das duas técnicas concluíram que a colpossacrofixação abdominal apresenta menos falhas, maior tempo de recorrência, menos dispareunia e menos incontinência urinária no pós-operatório, contudo, apresenta maior tempo operatório e de recuperação, além de ter maior custo.

Colporrafia anterior

Durante a colporrafia anterior tradicional (plicatura em linha média), a fáscia de apoio enfraquecida entre a vagina e a bexiga é reaproximada e reforçada com suturas de plicatura, elevando-se a bexiga e a uretra para uma posição mais anterior e anatomicamente normal. Ensaios randomizados sugerem curas em cerca de 50% dos pacientes ou menos. Portanto, diversas técnicas têm sido usadas para melhora da colporrafia anterior tradicional e entre elas estão o reparo paravaginal e o reforço com tela sintética ou biológica.

A instalação de tela pode ser usada para adicionar força tecidual e suporte lateral e medial. Contudo, nos ensaios randomizados, a comparação entre reparo com tela e colporrafia tradicional revelou aumento modesto de 15 a 23% nas taxas de melhora. Além disso, existem riscos associados de erosão e infecção da tela, devendo-se, assim, ponderar o uso da técnica.

Colporrafia posterior

A colporrafia posterior é feita para reparo de cistocele, que consiste em um prolapso da parede posterior da vagina. As técnicas de colporrafia posterior tentam reforçar a camada fibromuscular entre a vagina e o reto na tentativa de prevenir o prolapso do reto para o lúmen vaginal.

Foram desenvolvidas variações da técnica de colporrafia posterior para aumentar as taxas de sucesso. Os métodos atualmente utilizados incluem plicatura medial, reparo direto do defeito e aplicação de materiais de reforço. Contudo, as evidências disponíveis não são claras quanto à eficácia de cada uma delas.

Perineorrafia

O corpo perineal serve de suporte para a porção distal da vagina, do reto e do assoalho pélvico. Assim, um corpo perineal danificado ou debilitado pode causar prolapso distal. A perineorrafia, que consiste no reforço dessa estrutura, é frequentemente realizada em associação com outros procedimentos de reconstrução, como a colporrafia posterior. O corpo perineal encurtado é alongado e o hiato genital é simultaneamente encurtado para restabelecer o suporte distal, porém de modo a possibilitar penetração confortável durante o ato sexual.

Sacrocolpopexia abdominal

A sacrocolpopexia é uma das diversas cirurgias realizadas para suspensão da cúpula vaginal, ao fixar esta e as paredes anterior e posterior da vagina ao ligamento longitudinal anterior da coluna vertebral no nível do sacro. Muitos cirurgiões fazem essa opção por sua durabilidade e a capacidade de manter a anatomia normal da vagina. As taxas de sucesso a longo prazo variam em torno de 90%. Pode ser usada como procedimento primário ou como cirurgia secundária em pacientes com recorrência após outros procedimentos para reparo de prolapso. Além disso, é ideal nas pacientes com maior risco de recorrência, como as que apresentam doença pulmonar obstrutiva crônica ou constipação intestinal crônica, com pressão intra-abdominal cronicamente elevada, doença do tecido conjuntivo, história de hérnia recorrente ou obesidade.

A sacrocolpopexia tem vantagens em relação a procedimentos com abordagem vaginal, como fixação de ligamento sacroespinal e suspensão de ligamento uterossacral. Ela mantém o comprimento ou alonga a vagina, em contraste com as abordagens vaginais que tendem a encurtá-la, além de manter sua mobilidade e reduzir o risco de dispareunia. Outra vantagem se deve ao uso de tela permanente com múltiplos pontos de fixação à vagina, que está associado a risco muito reduzido de recorrência.

A sacrocolpopexia pode ser realizada por laparotomia ou por técnicas minimamente invasivas por meio da laparoscopia ou de cirurgia robótica. Se forem realizadas da mesma maneira, os resultados devem ser semelhantes.

Colpocleise de LeFort

Ao contrário das cirurgias reconstrutivas, como a sacrocolpopexia, a colpocleise de LeFort é uma cirurgia obliterativa.

Embora não recrie uma vagina funcional, a colpocleise apresenta índice de sucesso próximo de 100% para cura de prolapso. A colpocleise parcial de LeFort é um procedimento de obliteração no qual se aproximam as paredes anterior e posterior da vagina. É efetiva no reposicionamento da cúpula vaginal que tenha sofrido prolapso e é indicada em pacientes com prolapso significativo de útero ou vagina ou em paredes anterior e posterior da vagina com extensão além do hímen. É realizada uma dissecção em seções retangulares da mucosa vaginal das paredes anterior e posterior e as camadas fibromusculares expostas são suturadas para fechar o arco vaginal (Figura 46.7). Os tratos laterais remanescentes do epitélio vaginal criam túneis de drenagem de ambos os lados da vagina fechada.

Esse procedimento é indicado apenas para pacientes idosas que não tenham nem pretendam ter vida sexual ativa. É uma cirurgia rápida e que pode ser realizada com anestesia geral, regional ou local. A perda sanguínea é mínima e as taxas de sucesso são altas. Entretanto, está associada a alta incidência de IUE no pós-operatório e procedimento para correção de incontinência, concomitantemente. Além disso, recomenda-se perineorrafia alta para reduzir o risco de recorrência do prolapso.

CIRURGIAS GINECOLÓGICAS PARA CONDIÇÕES MALIGNAS

Câncer de vulva

O câncer primário da vulva é uma doença rara e representa cerca de 4% de todas as neoplasias ginecológicas. A idade média de apresentação é 70 anos. O carcinoma de células escamosas corresponde a 90% dos casos, e o melanoma é o segundo tipo mais comum. A incidência do câncer de vulva vem aumentando, sobretudo em mulheres com idade inferior a 35, e isso está relacionado com o maior contato com o papilomavírus humano (HPV). Outros fatores de risco são o baixo nível socioeconômico, a imunossupressão e o tabagismo.

Os sintomas mais frequentes são prurido e irritação, percebendo-se, na maior parte das vezes, lesão esbranquiçada, ressaltada pela aplicação de ácido acético a 5%. O diagnóstico é feito por exame histopatológico coletado por biopsia.

Os objetivos do tratamento são maximizar as chances de a paciente ter controle permanente da neoplasia e minimizar os danos funcionais e cosméticos após o tratamento. Assim, pode-se optar por um procedimento menos extenso que a vulvectomia radical completa em pacientes com lesões invasivas bem localizadas, unifocais e em estágio I.

A principal preocupação ao se realizar uma cirurgia menos extensa para câncer vulvar se deve à possibilidade de doença multifocal, o que aumenta o risco de recorrência local. No entanto, a sobrevida após as cirurgias menos extensas e após vulvectomia parcial ou radical completa são comparáveis se forem obtidas margens negativas.

A vulvectomia parcial radical é uma cirurgia que geralmente se refere à remoção completa da porção da vulva que contém o tumor, com margens de 1 a 3 cm de pele e remoção até a membrana perineal (Figura 46.8). A hemivulvectomia radical é uma ressecção maior, que pode ser anterior, posterior, direita ou esquerda. A vulvectomia radical se refere à retirada da vulva, do monte pubiano e dos linfonodos inguinofemorais e pélvicos. Em alguns casos, é necessária a remoção do clitóris, da genitália externa e de parte da uretra. Dependendo da extensão da cirurgia, as taxas de incontinência urinária podem variar de 22 a 100%. O introito vaginal poderá ficar estenosado, o que pode levar a dispareunia.

A vulvectomia está geralmente associada à realização de linfadenectomia inguinal para mais informação prognóstica. Entretanto, em pacientes com doença microinvasiva submetidas a excisão local ampla ou vulvectomia cutânea, a linfadenectomia não é necessária. A principal indicação para a remoção de linfonodos inguinais é o estadiamento do câncer vulvar. As metástases inguinais são o fator prognóstico mais significativo em alguns tipos de câncer vulvar e sua detecção poderá fazer com que seja necessária terapia adicional.

A drenagem linfática da vulva raramente vai além dos linfonodos superficiais. Assim, uma dissecção superficial desses gânglios é aconselhável. Entretanto, a abertura da fáscia para remover os gânglios profundos deve ser evitada dados os riscos de maior morbidade, como a erosão dos vasos femorais no pós-operatório, esqueletizados pela destruição do retalho de pele superficial.

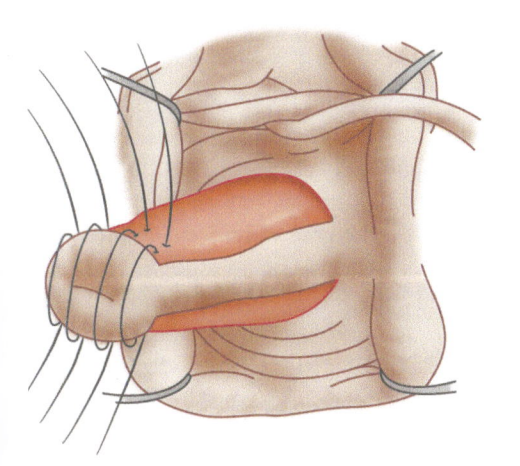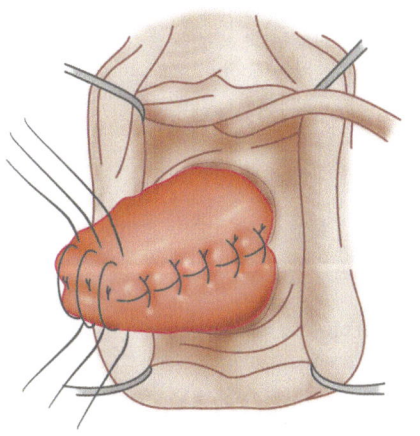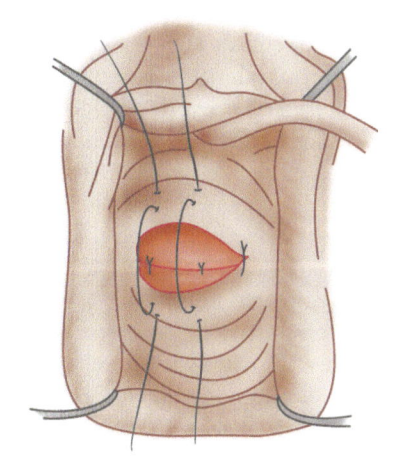

Figura 46.7 Passos da colpocleise parcial de LeFort. (Adaptada de Hoffman e Williams, 2012.)

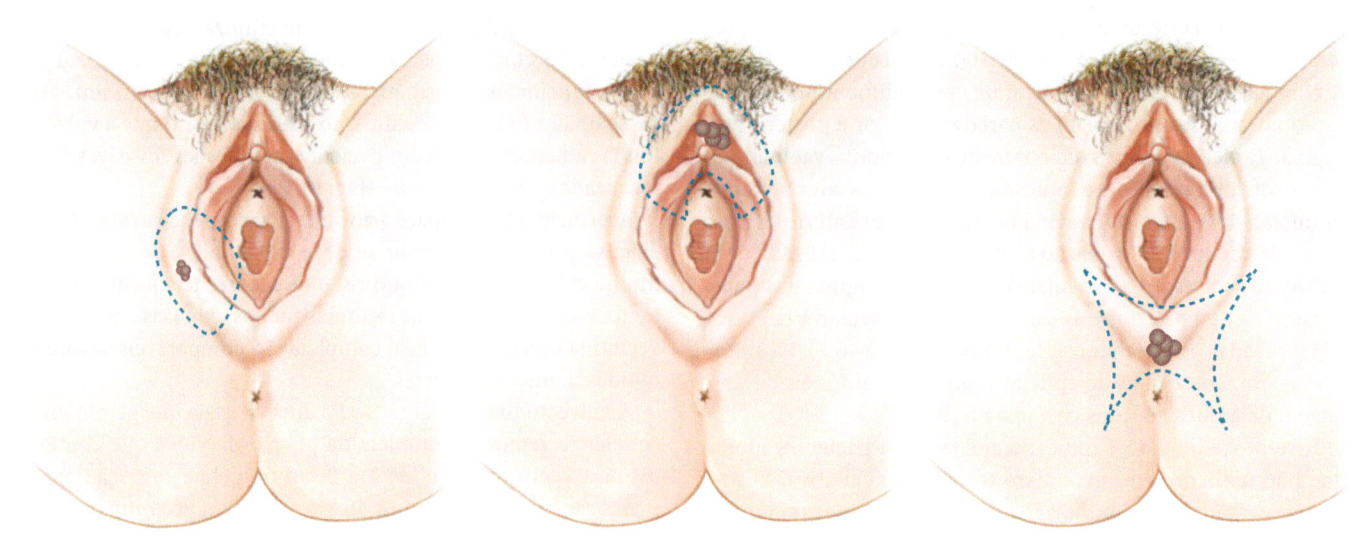

Figura 46.8 Variações de uma vulvectomia parcial radical. (Adaptada de Hoffman e Williams, 2012.)

Atualmente, o mapeamento de gânglio linfático sentinela tem demonstrado grande potencial na redução da radicalidade e na detecção de metástases inguinais, revelando-se modalidade promissora para o estadiamento do câncer vulvar.

O linfedema crônico é uma complicação frequente da linfadenectomia inguinal, mais acentuado quando se associa irradiação na região inguinal. A preservação da veia safena é capaz de reduzir sua incidência e o manejo de suporte é feito para minimizar o edema e evitar progressão dos sintomas. Elevação dos pés, meias de compressão e, eventualmente, terapia com diuréticos podem ser úteis.

Câncer de colo uterino

O carcinoma de colo uterino representa um grande problema de saúde pública mundial, com incidência anual de 471 mil casos e 233 mil mortes. A maior parte dos casos ocorre nos países em desenvolvimento em razão da precariedade dos programas de rastreamento. No Brasil, estima-se que o câncer de colo do útero seja a terceira neoplasia maligna mais comum entre as mulheres, superado apenas pelo câncer de pele (não melanoma) e pelo câncer de mama. Além disso, acredita-se que seja a quarta causa de morte por câncer em mulheres. A incidência de câncer de colo de útero torna-se evidente na faixa etária de 20 a 29, e o risco aumenta de modo rápido, até atingir seu pico, em geral, na faixa etária de 45 a 49.

Vários fatores têm sido implicados na patogênese do carcinoma do colo uterino, como início precoce da atividade sexual (antes dos 16 anos), multiparidade, tabagismo, múltiplos parceiros sexuais (acima de 3), imunossupressão e, sobretudo, a infecção pelo HPV, o qual exerce papel central na carcinogênese do colo uterino.

O carcinoma de células escamosas (epidermoide) corresponde a aproximadamente 80% dos casos e o adenocarcinoma, a 15% dos tumores do colo. Em termos relativos, são raros os carcinomas adenoescamoso e de células pequenas. Sarcomas primários da cérvice, assim como os linfomas primários e secundários, têm sido descritos ocasionalmente.

O tratamento baseia-se em cirurgia, radioterapia, quimioterapia ou uso combinado desses métodos. A radioterapia, nos casos de câncer de colo, consiste na associação de teleterapia externa, que trata os linfonodos regionais e faz regredir o tumor primário, com braquiterapia intracavitária, que reforça a dose no tumor central. O uso da quimioterapia é limitado aos casos em que é necessário diminuir o tumor antes da histerectomia ou da radioterapia. A quimioirradiação compreende o uso da radioterapia associada à quimioterapia.

Disfunção vesical ocorre em até 70% das pacientes submetidas à histerectomia radical. A maior parte delas pode apresentar melhora dos sintomas urinários em até 24 meses de pós-operatório. A perda da sensação vesical, a hiperatividade do detrusor e a IUE constituem a sintomatologia urinária mais frequente. Constipação intestinal também pode ocorrer em virtude de lesão dos nervos autônomos.

Alguns efeitos adversos sobre a função sexual também podem ser identificados após o tratamento cirúrgico, como aumento da dificuldade em atingir o orgasmo, dispareunia e redução na satisfação sexual. Entretanto, muitas queixas são resolvidas com o tempo e a maior parte dessas mulheres consegue ter vida sexual ativa 12 meses após a cirurgia.

Conização do colo uterino

A conização do colo uterino remove lesões ectocervicais e um segmento do canal endocervical por meio de biopsia do tecido em formato de cone (Figura 46.9). Essa técnica é usada para tratamento de NIC de alto grau, carcinoma *in situ* (CIS) e adenocarcinoma *in situ* (AIS), de maneira segura e eficaz. A excisão pode ser feita com bisturi (conização com lâmina fria), com a utilização de *laser* (conização a *laser*) ou com uso de corrente elétrica (LEEP; do inglês, *loop electrosurgical excision procedure* [procedimento de excisão eletrocirúrgica com alça] ou cirurgia de alta frequência [CAF]). Quanto aos resultados, todas essas modalidades excisionais mostraram-se equivalentes para tratamento de NIC. No entanto, a

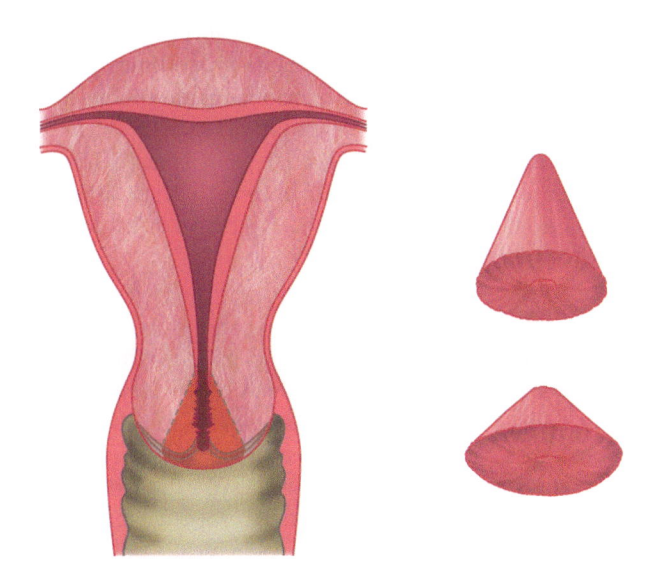

Figura 46.9 Biopsias teciduais em formato de cone. (Adaptada de Williams, 2012.)

conização com LEEP ganhou popularidade em razão de sua facilidade de uso e da boa relação custo-efetividade.

LEEP ou CAF. O procedimento de excisão eletrocirúrgica com alça (LEEP), também conhecido como procedimento de excisão da zona de transformação com grande alça (LLETZ; do inglês, *large loop excision of the transformation zone*) ou cirurgia de alta frequência (CAF), utiliza corrente elétrica para provocar ondas de energia por meio de um eletrodo de metal semicircular que corta ou coagula os tecidos cervicais. Esse procedimento é muitas vezes realizado em regime ambulatorial, porém existem diversos fatores que determinam sua realização em centro cirúrgico, como paredes laterais da vagina excessivamente relaxadas e que necessitam retração significativa para visualização adequada; lesão ou zona de transformação próximas à periferia do colo uterino, as quais implicam risco de lesão vaginal ou vesical durante o procedimento eletrocirúrgico, e pacientes ansiosas, incapazes de se manter imóveis para o procedimento ambulatorial, e que, por isso, necessitam de sedação mais profunda.

Histerectomia radical

A histerectomia radical é indicada para casos de câncer de colo uterino estágio IB1 a IIA, para reincidências centrais após radioterapia ou para câncer de endométrio estágio II quando há extensão do tumor para o colo uterino. Essa cirurgia difere da histerectomia simples pela remoção de tecidos parametriais, paravaginais e de glânglios linfáticos pélvicos adjacentes ao útero, com o objetivo de obter margens negativas para o tumor (Figura 46.5). Os cuidados no pós-operatório imediato em geral são os mesmos da laparotomia, e são indicadas a deambulação precoce para a prevenção de complicações tromboembólicas e a reintrodução precoce da dieta. Sintomas imediatos como tenesmo, constipação intestinal e incontinência urinária em geral são transitórios, com melhora esperada após meses ou anos.

Durante a dissecção radical pode ocorrer denervação simpática e parassimpática parcial da bexiga, as quais alteram seu tônus temporariamente. A melhora do tônus vesical ocorre lentamente, por isso a drenagem pelo cateter de Foley é geralmente mantida até que a paciente libere flatos, uma vez que a melhora na função intestinal normalmente acompanha a melhora da hipotonia da bexiga. A retirada do cateter deve ser acompanhada de fisioterapia para que o esvaziamento vesical seja bem-sucedido. Esse atendimento pode ser realizado antes da alta hospitalar ou na primeira consulta pós-operatória. A orientação deve ser a compressão suave da área suprapúbica durante vários dias para ajudar no esvaziamento completo da bexiga e evitar retenção urinária. Em 3% das mulheres que desenvolvem hipotonia ou atonia vesical a longo prazo é indicada a autocateterização intermitente em vez de a cateterização urinária contínua.

As pacientes com câncer de colo uterino tratadas com a histerectomia radical apresentam melhora da função sexual se comparadas às que recebem radioterapia. Apesar disso, mais da metade das pacientes submetidas à cirurgia relatam piora na sua vida sexual. São comuns queixas referentes a orgasmo e a dor durante a relação sexual em razão da redução do comprimento da vagina, podendo ocorrer dispareunia grave. Em geral, é observada remissão desses sintomas em 6 a 12 meses, mas falta de interesse sexual e queda na lubrificação podem ser permanentes. Esses sintomas podem ser explicados por alterações na resposta ao fluxo sanguíneo vaginal durante a excitação sexual.

Câncer de endométrio

O manejo inicial do câncer de endométrio deve incluir histerectomia total, salpingo-oforectomia bilateral e linfadenectomia pélvica e periaórtica. Exceções a essa conduta devem ser adotadas apenas após avaliação de ginecologista oncológico.

Como ilustra a Figura 46.10, a histerectomia total com salpingo-oforectomia bilateral é indicada para o tratamento de pacientes no estágio I e torna-se efetiva na maioria dos casos. A cirurgia pode ser realizada por meio de técnicas minimamente invasivas, por via vaginal ou laparotômica. As abordagens laparoscópica e robótica devem ser evitadas em casos de doença maligna uterina volumosa por causa da necessidade de morcelamento. Isso se deve ao fato de essa técnica aumentar o risco de disseminação do tumor na cavidade abdominal e de recorrência local e peritoneal, e afetar, assim, a sobrevida. A histerectomia radical pode ser indicada nos casos de invasão cervical ou de dúvidas se o tumor primário tem origem endocervical ou endometrial. Biopsias peritoneais e do epíplono fazem parte do estadiamento cirúrgico em mulheres com tumores de alto risco.

O papel da ressecção linfonodal no câncer de endométrio é controverso. A linfadenectomia pode ser pélvica e/ou periaórtica e varia de nenhuma avaliação linfonodal, amostragem linfonodal, biopsia de linfonodo sentinela até a linfadenectomia sistemática. As evidências sugerem que pacientes de baixo risco parecem não se beneficiar da linfadenectomia, e, portanto, não há indicação para mulheres com tumores endometrioides grau 1 ou 2 com menos de 50% de invasão miometrial e lesões de tamanho inferior a 2 cm. Entretanto, a avaliação de

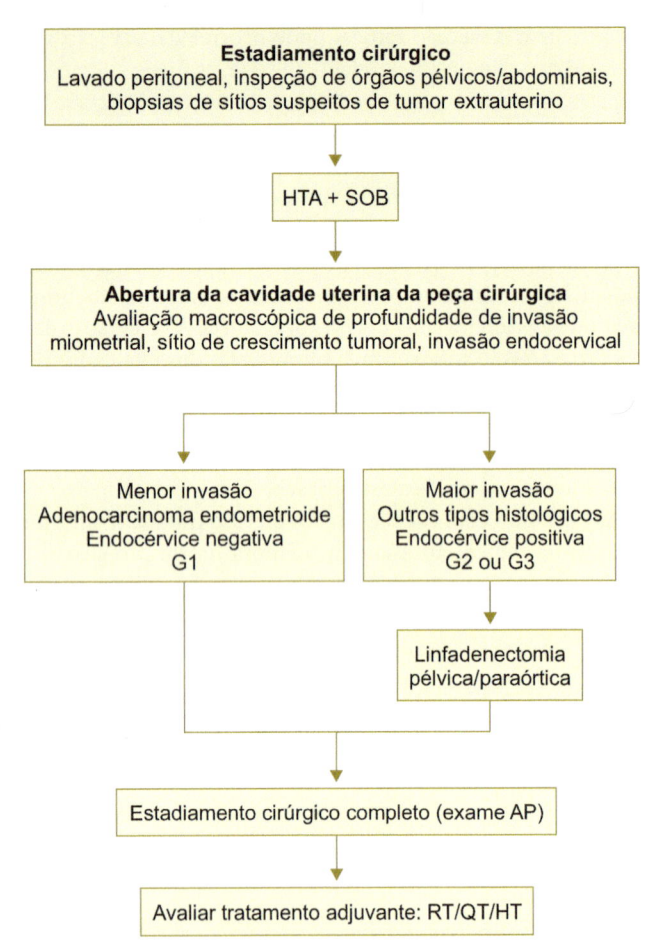

Figura 46.10 Proposta de abordagem terapêutica do câncer de endométrio.

---

linfonodos periaórticos é indicada em pacientes com lesões de alto risco, como aquelas com invasão miometrial profunda, histologia de alto grau, carcinomas serosos e componente de carcinossarcoma.

O câncer de endométrio tipo II corresponde a 10 a 15% dos casos, porém causa 40% das mortes em razão da alta incidência de doença extrauterina associada, especialmente a metástase linfonodal. O tratamento cirúrgico nesses casos deve ser mais radical, incluindo histerectomia com salpingo-oforectomia bilateral, linfadenectomia pélvica e periaórtica, omentectomia e biopsia peritoneal.

Cerca de 55% das mulheres com câncer de endométrio apresentam doença confinada ao útero com características de baixo risco e são tratadas apenas com cirurgia, o que está associado a uma sobrevida livre de doença em 5 anos de 95%. A radioterapia adjuvante parece associar-se a um melhor controle locorregional da doença, porém sem benefícios em relação à sobrevida. A braquiterapia vaginal pode ser indicada em pacientes com câncer endometrial estágio I de risco intermediário a alto considerando o bom controle vaginal e baixa toxicidade. A quimioterapia adjuvante pode ser indicada em pacientes de alto risco e com doença extrauterina. Em pacientes com doença irressecável, a quimioterapia neoadjuvante seguida de cirurgia está associada a melhor sobrevida.

Apesar de o tratamento primário do câncer de endométrio ser em geral a histerectomia, a terapia progestínica pode ser considerada em casos muito selecionados de mulheres que desejam preservar o futuro reprodutivo. Pacientes com adenocarcinoma endometrioide grau 1, sem invasão linfovascular, sem evidências de invasão miometrial, metástases ou massa anexial suspeita são candidatas à preservação do futuro reprodutivo.

Câncer de ovário

Os pilares da terapia das neoplasias malignas do ovário encontram-se em duas modalidades principais: a cirurgia e a quimioterapia, podendo ser aplicadas de maneira isolada ou em diversos meios de associação.

O tratamento primário consiste no estadiamento cirúrgico apropriado e na citorredução seguida, na maioria das pacientes, por quimioterapia sistêmica. O objetivo da citorredução inicial é a remoção da maior quantidade de tecido tumoral possível, assim como da doença metastática. Atualmente é considerada uma cirurgia citorredutora ótima a ausência de doença residual macroscópica pós-operatória. A sobrevida de pacientes com câncer de ovário é fortemente influenciada pela habilidade e pelo esforço do cirurgião em obter doença residual mínima por meio de procedimentos radicais. Evidências mostram que a sobrevida livre de doença nas pacientes que tiveram citorredução completa é significativamente maior que nas pacientes que ainda tinham alguma doença macroscópica residual pós-operatória. A incorporação de procedimentos radicais no abdome superior na cirurgia citorredutora para o câncer de ovário avançado aumenta consideravelmente as taxas de citorredução completa e melhora a sobrevida.

Pacientes não candidatas à cirurgia citorredutora com abordagem inicial podem se beneficiar de quimioterapia neoadjuvante seguida de citorredução de intervalo. Essa estratégia consiste na administração de quimioterapia antes da cirurgia por cerca de três ciclos: avaliação da resposta terapêutica e indicação de cirurgia citorredutora no intervalo, seguida de complementação do tratamento sistêmico.

A cirurgia com preservação da fertilidade pode ser uma possibilidade em casos selecionados de mulheres sem prole definida. Seriam candidatas as portadoras de carcinomas epiteliais estágio IA G1-2 (ocasionalmente no grau 3 ou estágio IC), de tumores *borderline* de ovário nos estágios I-III e de tumores germinativos malignos (todos os estágios). Esse procedimento consiste no estadiamento cirúrgico completo e na preservação do útero e de todo ou parte de um ovário. Nesses casos, a biopsia do ovário contralateral não é indicada.

As cirurgias minimamente invasivas por via laparoscópica e robótica têm sido cada vez mais empregadas no câncer ginecológico. Suas indicações incluem desde diagnóstico, estadiamento, avaliação de índices preditores de ressecabilidade, até a cirurgia citorredutora completa.

A ruptura inadvertida durante a cirurgia altera o estadiamento de uma paciente com tumor IA para IC1. A mudança no prognóstico dessas pacientes é controversa; no entanto, torna-se fator decisivo na indicação de tratamento adjuvante.

Também não se pode estabelecer o risco de disseminação intraperitoneal e metástase no sítio de punção após a cirurgia laparoscópica, embora estudos experimentais sugiram alto risco.

A cirurgia de *second look* consiste na relaparotomia programada após o término da quimioterapia em mulheres assintomáticas, sem evidência clínica ou por métodos complementares de doença em atividade, não tendo mais indicação na abordagem atual do câncer de ovário.

BIBLIOGRAFIA

Altman D, Väyrynen T, Engh ME et al. Anterior colporrhaphy versus transvaginal mesh for pelvic-organ prolapse. N Engl J Med. 2011; 364(19):1826.

American College of Obstetricians and Gynecologists (ACOG). Antibiotic prophylaxis for gynecologic procedures. Practice Bulletin. No. 104, May 2009.

American College of Obstetricians and Gynecologists (ACOG). Supracervical hysterectomy. ACOG Committee Opinion N. 388. Obstet Gynecol. 2007; 110:1215-7.

Benson JT. Atlas of female pelvic medicine and reconstructive surgery. 2. ed. Philadelphia, PA: Springer; 2009. vii, 271 p.

Cundiff GW, Te Linde RW. Te Linde's atlas of gynecologic surgery. Philadelphia, PA: Wolters Kluwer Health/Lippincott Williams & Wilkins; 2014. xvii, 362 p.

Drutz HP, Herschorn S, Diamant NE. Female pelvic medicine and reconstructive pelvic surgery. London, New York: Springer, 2003. xx, 535 p.

Gimbel H, Zobbe V, Andersen BJ et al. Lower urinary tract symptoms after total and subtotal hysterectomy: results of a randomized, controlled trial. Int Urogynecol J. 2005; 16:257.

Greer BE, Koh WJ, Abu-Rustum N et al. Cervical cancer, version 1.2011. 2011. National Comprehensive Cancer Network Clinical Practice Guidelines in Oncology. Disponível em: http//www.nccn.org/professionals/physiciangls/PDF/uterine.pdf. Acesso em: 19 de janeiro de 2011.

Hoffman BL, Schorge JO, Halvorson LM et al. Ginecologia de Williams. 2. ed. São Paulo: Artmed; 2014.

Hoffman BL, Williams JW. Williams gynecology. 2. ed. New York: McGraw-Hill Medical; 2012. xxii, 1401 p.

Isaacs JH, Byrne MP. Pelvic surgery: a multidisciplinary approach. Mount Kisco, New York: Futura; 1987. ix, 229 p.

Kupperman M, Summitt RL Jr, Varner RE et al. Sexual functioning after total compared with supracervical hysterectomy: a randomized trial. Obstet Gynecol. 2005; 105:1309.

Moehrer B, Ellis G, Carey M et al. Laparoscopic colposuspension for urinary incontinence in women. Cochrane Database Syst Rev. 2002; 1:CD002239.

Morice, P. et al., Endometrial cancer. Lancet. 2016; 387(10023):1094-108.

National Comprehensive Cancer Network (NCCN). NCCN guidelines: endometrial cancer, 2016. Disponível em: https://www.nccn.org.

Rock JA, Jones HW, Te Linde RW. Te Linde's operative gynecology. 10. ed. Philadelphia: Wolters Kluwer/Lippincott Williams & Wilkins; 2008. xvii, 1449 p.

Song PH, Kim YD, Kim HT et al. The 7-year outcome of the tension-free vaginal tape procedure for treating female stress urinary incontinence. BJU Int. 2009; 104(8):1113.

Van der Zee AG, Oonk MH, De HulluJA et al.: Sentinel node dissection is safe in the treatment of early-stage vulvar cancer. J Clin Oncol. 2008; 26:884.

Webb MJ, Mayo Clinic. Mayo Clinic manual of pelvic surgery. 2. ed. Philadelphia: Lippincott Williams & Wilkins; 2000. ix, 210 pp.

Weber AM, Walters MD, Piedmonte MR et al. Anterior colporrhaphy: a randomized trial of three surgical techniques. Am J Obstet Gynecol. 2001; 185:1299.

Whitney CW. GOG Surgical Procedures Manual. Gynecologic Oncology Group, 2010. Disponível em: https://gogmember.gog.org/manuals/pdf/surgman.pdf. Acesso em: 23 de janeiro de 2011.

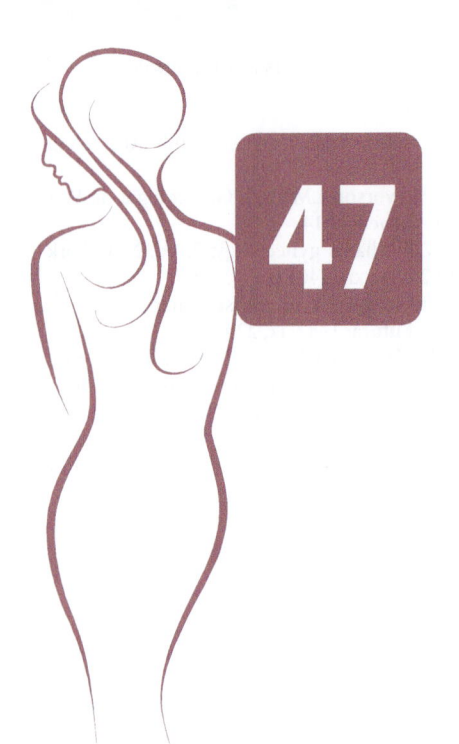

47 Sexualidade | Disfunções e Tratamentos

Mara de Abreu Etienne

INTRODUÇÃO

A sexualidade, de acordo com a Organização Mundial da Saúde (OMS), representa um dos quatro pilares para a qualidade de vida do ser humano, associada ao direito à família, à saúde e ao trabalho.

Trata-se de um termo amplo, que se refere à energia que motiva o homem a se relacionar e à sua capacidade de receber e transmitir afeto. Presente desde o nascimento, a sexualidade é desenvolvida em fases sucessivas, continuamente sujeita à cultura. A atividade sexual faz parte da sexualidade e não é estável ou homogênea; antes, é plástica, o que significa que se modifica ao longo da vida, dependendo do contexto sociocultural.

O conceito amplo da sexualidade foi desenvolvido e continuamente revisto por Freud (1969). Por ser um dos aspectos constituintes do ser humano, abrange a identidade sexual ou de gênero – a maneira como cada pessoa se identifica com o gênero masculino ou feminino e como se relaciona com o outro, nos mais distintos contextos sociais.

De acordo com a teoria freudiana, a região genital e sua simbologia incluem tanto funções orgânicas quanto de aspectos da sexualidade, apresentando uma demanda de ação motora que visa à obtenção de um prazer, seja no nível motor, seja no da realidade.

Nos últimos anos, as dificuldades sexuais têm atraído a atenção de profissionais da saúde de diferentes especialidades, os quais têm indagado como e por que a classificação é tão importante em sua prática clínica. Embora desejável, tal atenção, sem a devida informação quanto à complexidade da sexualidade, tende a levar à simplificação dos tratamentos.

Essa introdução tem a intenção de fomentar no leitor o estudo e a reflexão sobre a complexidade do sujeito que nos procura na prática clínica em qualquer especialidade, o qual deve, portanto, ser visto e tratado como um ser sexual complexo. Pessoas com distúrbios da sexualidade devem ser tratadas tanto individualmente como por equipe multiprofissional.

TRANSTORNOS E DISFUNÇÕES

Transtornos da sexualidade constituem situações mórbidas – seja no corpo físico, seja no psiquismo ou no contexto social. Divididas principalmente em parafilias e disfunções sexuais, estas constituem o campo no qual a fisioterapia pélvica tem algo a oferecer ao paciente, propiciando-lhe melhores condições físicas para exercer sua função sexual.

Os transtornos da sexualidade eram, até pouco tempo atrás, considerados principalmente sob os aspectos de ordem psicogênica, elencados e classificados pela American Psychiatric Association (APA, 1995), na 4ª edição do Manual Diagnóstico e Estatístico dos Distúrbios Mentais (DSM-IV), e pela OMS (1995), na 10ª edição da Classificação Internacional de Doenças (CID-10), que contemplam algumas diferenças entre si.

No entanto, em 2013, a APA editou o DSM-5 já com algumas alterações. Assim, vaginismo e dispareunia, duas condições muitas vezes associadas e não distinguíveis, foram fundidas em uma única classificação, do inglês, *genitopelvic pain/penetration disorder* (GPPPD) ou transtorno genitopélvico de dor e de penetração (TGPDP).

Entrevistas semiestruturadas com base nessas classificações ajudam a identificar a idade de início da atividade sexual, o nível de conhecimento sobre sexo, o grau de satisfação, a orientação sexual (heterossexualidade, homossexualidade ou bissexualidade), a ocorrência de masturbação e de intercurso e a presença ou não de fantasias sexuais. É fundamental questionar a ocorrência de disfunção anterior à queixa atual e a existência ou não de tratamento prévio.

Disfunções sexuais (DS), também chamadas de distúrbios, são definidas como a dificuldade persistente e recorrente de o sujeito acessar e completar uma ou mais das fases da resposta física sexual, o que lhe causa sofrimento e dificuldade pessoal (DSM-IV).

A resposta sexual fisiológica que norteia tal conceito foi classificada com base nas observações de Kinsey (1948, 1954), do casal Masters e Johnson (1966, 1970) e de Helen Kaplan (1978, 1979), com variações ao longo desse período. Tal classificação seguiu o modelo masculino, ou seja, a sequência desejo, excitação, orgasmo e resolução.

A partir dos estudos de Rosemary Basson et al. (2000, 2001), observou-se que a mulher pode apresentar uma alteração dessa ordem e encontrar-se dentro dos parâmetros da normalidade. Assim, ela pode iniciar uma relação sexual sem sentir desejo, excitar-se fisicamente e prosseguir com as demais fases, perfazendo um ciclo circular que se autoalimenta até a satisfação e a resolução. Sua participação no jogo sexual ocorreria, inicialmente, por necessidade e desejo de intimidade, para agradar ao parceiro ou a si mesma, por exemplo. No entanto, observa-se que há mulheres que relatam satisfação sexual mesmo na ausência de orgasmo ou aquelas que, mesmo na presença de orgasmo, relatam insatisfação sexual.

Classicamente, as DS são denominadas conforme a falha de resposta na fase correspondente, ou seja, disfunção de desejo sexual, de excitação, de orgasmo ou de resolução (CID-10; Lue et al., 2004; Haylen et al., 2010; APA, 2013).

Disfunção do desejo hipoativo ou da ausência de libido. Os sentimentos, ou interesse sexual, acham-se muito diminuídos ou mesmo ausentes. Não há pensamentos, fantasias ou motivações sexuais.

Disfunção de excitação. Excitação ausente, insuficiente e/ou inadequada, mesmo na presença dos sinais físicos de resposta sexual, como lubrificação vaginal e tumescência genital. Observa-se que a mulher pode sentir forte excitação sexual subjetiva e queixar-se de acentuada diminuição, ou interrupção, da resposta excitatória genital.

Disfunção orgásmica. Retardo ou ausência recorrente de orgasmo após uma fase normal de excitação ou diminuição marcada de sua intensidade.

Transtorno genitopélvico de dor e de penetração – vaginismo e dispareunia. O vaginismo, espasmo dos músculos ao redor da vagina, pode ser observado no fechamento parcial ou completo da vagina na ocorrência de qualquer tentativa de penetração, como dedo, tampão, pênis ou espéculo para o exame ginecológico. Pode ser primário ou secundário, persistente ou recorrente e independe do desejo consciente da mulher de ser penetrada. O grau de fechamento e o desconforto da paciente indicam a gravidade do sintoma. Quando possível o toque digital, pode-se observar tanto o tônus permanentemente elevado ao repouso como a contração subitamente desencadeada, mesmo após a penetração sem dificuldade alguma, o que pode ocorrer em qualquer segmento vaginal. Pode-se observar assimetria de tônus ou de atividade muscular, voluntária e/ou involuntária, com incoordenação, dificuldade total ou parcial na execução do comando para contrair e/ou descontrair, o que norteará mais especificamente o procedimento fisioterapêutico. Tal ocorrência pode ou não estar acompanhada de dor.

Dispareunia, anteriormente definida como dor no intercurso sexual, ou coito, é agora entendida como dor ou desconforto (superficial ou profundo) a qualquer penetração, seja dedo, tampão, seja espéculo, para o exame ginecológico ou pênis. A dor ou desconforto pode ocorrer não apenas no momento do coito, mas também durante as atividades preliminares, no período do orgasmo (excitação ou orgasmo extremos), podendo ou não incapacitar o intercurso, ou no período de resolução, e persistir por tempo prolongado.

Vulvodinia, vestibulodinia. Mulheres podem relatar dor durante qualquer tipo de penetração por toda vida após trauma local ou afecções como herpes, candidíase, líquen, entre outras. A dor pode ser vulvar e/ou vaginal, localizada no introito vaginal, ou mais profunda. Mulheres com esses sintomas, isoladamente ou em conjunto, podem apresentar diferenças concernentes a gravidade do mal, grau de dor e/ou de medo da dor, inclusive sua capacidade de tolerância aos sintomas. Além disso, estes podem ser generalizados ou situacionais, provocados ou não. Quando não encontrada a causa dos sintomas, diz-se vulvodinia ou vestibulodinia (APA, 2013; Lahaie et al., 2015; Reissing et al., 2014; Binik, 2010).

Transtorno genitopélvico de dor e de penetração – gestação e parto. Mulheres que sofrem de transtornos de penetração apresentam preocupações não somente em relação à função sexual, mas também a prevenção, concepção e via de parto. O período pós-parto também deve ser levado em consideração. Aproximadamente metade das mulheres pode desenvolver dor genitopélvica durante a gestação, o que pode persistir em 41% delas, ou aparecer em 7% após o parto. Profissionais da saúde devem considerar que dor não genitopélvica recorrente pode aumentar o risco de desenvolvimento de dor genitopélvica após o parto (Melles et al., 2014). Essas mulheres também apresentam menor chance de engravidar. A concepção pode ocorrer por meio de penetração completa ou parcial ou por meio de inseminação artificial. Caso a concepção ocorra, há probabilidade de operação cesariana ou parto por instrumentos, além de lacerações perineais, uma vez que existe dificuldade para realizar adequado exame vaginal durante o período pré-natal (Melles et al., 2014; Möller et al., 2015; Reissing et al., 2012).

Rosenbaum e Padoa (2012) enfatizam que mulheres com transtornos de penetração podem não expor suas dificuldades sexuais ou para engravidar, o que requer que ginecologistas, ultrassonografistas e fisioterapeutas lhes perguntem sobre suas preocupações sobre diferentes aspectos do tema, como procedimentos no pré e no pós-natal. Quando a gestação for de baixo risco, a fisioterapia pélvica não apresenta contraindicação específica, exceto a eletroestimulação. No entanto, a ansiedade pode ser um sintoma predominante em mulheres com vaginismo e/ou dor vulvar, o que envolverá a habilidade do fisioterapeuta e da equipe multiprofissional (Rosenbaum, 2011).

A dispareunia, hoje classificada dentro dos transtornos de dor genitopélvica com e sem penetração, é um sintoma principalmente referente à mulher com alguma disfunção do assoalho pélvico. Tal sintoma depende de vários fatores, como condições do introito vaginal (pele e mucosa), tolerância à dor e insistência ou hesitação do parceiro. Alterações estruturais, muitas vezes associadas à dispareunia, devem ser investigadas (Binik, 2010a; 2010b; Haylen et al., 2010).

Sobre as DS, há que mencionar:

▶ *Aversão sexual ou ausência de prazer sexual:* demasiada ansiedade e desgosto (aversão) a qualquer possibilidade ou tentativa de contato sexual. Essa é uma condição na qual a fisioterapia terá muito pouco a oferecer, pois a paciente não permite qualquer aproximação a seus genitais, embora manifeste desejo intenso de fazê-lo. Seu sofrimento é profundo e suas tentativas devem ser especialmente acolhidas, razão pela qual conhecimentos de psicologia e de psicanálise são essenciais. O encaminhamento a profissionais dessas especialidades deve ser discutido com a paciente

▶ *Síndrome da excitação sexual persistente, ou síndrome da congestão genital:* excitação excessiva, persistente, na ausência de sensação erótica e que não é aliviada por orgasmo. A literatura a esse respeito é escassa e, nesses casos, todos os procedimentos de investigação e avaliação fisioterapêuticos serão necessários. Essa condição pode ou não estar associada à compressão vascular ou de inervação, desvios articulares pós-trauma ou gestação, como descrito por Rosenbaum (2010).

É necessário diferenciar síndrome da excitação sexual persistente de desejo sexual hiperativo – tanto a mulher como o homem pode apresentar impulso sexual excessivo, o que inclui ninfomania e satirismo, nos quais há desejo sexual erótico intenso e constante, não acompanhado pelo relaxamento e satisfação da fase de resolução. Tal condição causa prejuízo à qualidade de vida da pessoa e encontra-se no âmbito dos transtornos da sexualidade. O diagnóstico e o tratamento são da alçada psiquiátrica, com base, principalmente, nos sintomas apresentados.

DS são multifatoriais e requerem múltiplas abordagens terapêuticas de diferentes disciplinas. Na prática clínica, alterações das funções de micção e defecação muitas vezes influenciam, contaminam e podem prejudicar as vivências sexuais e afetivas do sujeito que as apresenta.

Assim, evidentemente, cada uma dessas funções requer investigação cuidadosa por parte do profissional da saúde, uma vez que o indivíduo pode apresentar várias alterações sexuais, inadequações pessoais ou da parceria, ou comorbidades. Além disso, há que se identificar alterações congênitas ou adquiridas, generalizadas ou situacionais ligadas a fatores orgânicos, psicogênicos ou combinados.

Os fatores que podem levar às DS, ou agravá-las, são basicamente divididos em orgânicos e psicológicos, como podemos observar no Quadro 47.1.

Haylen et al. (2010) incluem, entre as dificuldades sexuais, alterações como intercurso vaginal obstruído e frouxidão vaginal. Entre outros sintomas estão os prolapsos de órgão pélvico e a incontinência urinária (IU) ao coito, que dificultam diretamente a atividade sexual e levam a mulher a evitar ou a se abster do contato sexual.

Prolapsos genitais, miomas ou endometriose tendem a causar desconforto e dores, dependendo da posição adotada para a relação sexual, diminuindo ou interrompendo a excitação e o desejo (Rogers et al., 2001).

Do mesmo modo, as incontinências urinária ou fecal podem ocasionar extremo embaraço em ambos os parceiros, com as

Quadro 47.1 **Fatores orgânicos e psicológicos que interferem na função sexual.**

Fatores orgânicos

Traumas físicos e sequelas cirúrgicas

Anomalias genéticas ou congênitas

Doenças agudas e crônicas (endócrinas, cardiorrespiratórias, circulatórias, metabólicas, do sistema nervoso ou degenerativas)

Drogas lícitas (medicamentos diversos, principalmente os antidepressivos, álcool, fumo) ou ilícitas

Fatores psicogênicos

Causas comportamentais: vivências destrutivas (violência sexual, abuso, primeiras relações traumáticas, gestações e partos difíceis, parcerias inadequadas)

Causas socioculturais: família, religião, crenças e tabus

Fonte: Etienne e Waitman, 2006.

mesmas consequências. A incontinência ao coito pode ocorrer nas atividades preliminares, durante a penetração ou no orgasmo.

Hilton (1988) relata maior tendência à IU na fase da penetração em mulheres com incontinência urinária de esforço (IUE), ao passo que aquelas com instabilidade do detrusor apresentariam o sintoma principalmente no orgasmo. Já Clark e Romm (1993) não encontraram diferença entre esses grupos. Shaw (2002), por sua vez, ainda menciona estudos nos quais o sintoma seria mais prevalente em mulheres com menos de 50 anos ou estaria sujeito à gravidade da doença subjacente.

Em nossa experiência clínica, assim como relataram Berglund e Fugl-Meyer (1996), por vezes, as mulheres não reconhecem o momento da atividade sexual em que perdem urina, ou descrevem tal ocorrência em distintas situações, seja no pré, seja no pós ou durante o coito ou o orgasmo. A queixa mais clara, quando perguntadas, tem sido o embaraço pelo ocorrido e a submissão ao coito por exigência do companheiro, o que nos leva a considerar a dificuldade para desfrutar do prazer e reconhecer o que se passa em seus próprios corpos (Etienne, 2010).

Estudos populacionais que contemplem essa questão são infrequentes. Shaw (2002), em revisão sistemática, aponta apenas 2 estudos, ambos realizados na Dinamarca, que revelam a incidência de IU ao coito entre 2 e 10% na população. Já outras pesquisas levantadas por esse autor referem-se a amostras clínicas com índices de 10 a 56% (média de 22%).

Mais recentemente, Grzybowska e Wydra (2017) relatam que 65,35% das mulheres com IUE apresentavam IU ao coito com acentuado impacto negativo na saúde e na qualidade de vida. Nesse estudo, mulheres com IUE de maior gravidade relataram IU ao coito mais frequente, e não foi encontrada diferença entre IU durante a penetração e o orgasmo. Os autores observam que a perda de urina durante a penetração pode ser explicada pela descida da bexiga e da uretra durante o aumento da pressão intra-abdominal e a mudança de posição do colo vesical durante a penetração, ao passo que o orgasmo poderia causar contração involuntária do detrusor e relaxamento da uretra.

Em 2016, Karbage et al. observaram que mulheres com baixa escolaridade, constipação intestinal moderada, prolapso de órgão pélvico e incontinência ao coito apresentaram pior função sexual. Do mesmo modo, mulheres com IU mista também apresentaram função sexual pior que aquelas com IUE.

Outro sintoma, a perda de ar vaginal com ou sem ruído, é muitas vezes manifestado para a fisioterapeuta, e não para o médico. Ocorre no cotidiano, ao se abaixar, praticar esportes ou na relação sexual. As mulheres descrevem desconforto, vergonha, culpa, medo, fuga ao convívio social, disfunção e abstinência sexuais. A literatura é escassa a esse respeito, embora a clínica aponte sua alta prevalência (Etienne, 2010). Em estudo populacional realizado na Holanda, Marijke et al. (2009) relatam a incidência de 12,8% e consideram que disfunções do assoalho pélvico constituam significativos fatores de risco para sua ocorrência.

O desconhecimento sobre a função das carícias preliminares pode fazer com que muitas mulheres e homens não reconheçam os sinais fisiológicos da excitação feminina, como a ereção dos mamilos ou a lubrificação vaginal. A consequência é um desconforto que se acentua com sintomas específicos de dor vaginal, causada pela fricção direta do pênis na mucosa vaginal não lubrificada.

O uso de látex pode ser fator de maior irritação. Algumas mulheres relatam incômodo também com o lubrificante original do preservativo, razão pela qual é aconselhável a utilização de outro à base de água, e de luva de procedimento de vinil. Entretanto, alguns ginecologistas, em recente encontro realizado em Toronto, Canadá (IUGA/ICS, 2010), comentaram que algumas mulheres que se beneficiaram dos géis lubrificantes por diminuírem a dor também relataram a diminuição da excitação com esse uso. A experimentação de outros lubrificantes pode ser benéfica para algumas mulheres, como azeite extravirgem ou cremes para assadura de bebês.

Dores musculoesqueléticas tendem a alterar o ciclo de resposta sexual por assimetrias do tônus e da ação muscular. Tanto a hipotonia inibe e dificulta a resposta sexual, como feixes hipertônicos podem ter sua ação reduzida ou originar contrações espasmódicas em áreas pélvicas de difícil localização. Tais condições podem ser causa ou agravar a dispareunia, aumentando o temor da dor e levando ao desinteresse e à diminuição da libido sexual.

Alguns sintomas, ou condições, merecem ser nomeados, investigados e tratados especialmente, dada sua relevância para a atividade sexual:

▶ *Dor vulvar:* queixa de dor sentida na vulva e ao seu redor
▶ *Dor vaginal:* dor sentida internamente na vagina
▶ *Dor perineal:* dor no períneo
▶ *Dor pélvica:* percebida profundamente na pelve, frequentemente provocada por focos de endometriose, aderências e fibroses após traumas ou cirurgias
▶ *Dor pélvica cíclica menstrual:* relacionada à possibilidade de causa ginecológica
▶ *Disfunção crônica do trato urinário inferior/infecção urinária de repetição:* infecções limitam o contato sexual durante sua vigência. A região é particularmente vulnerável e requer cuidados especiais de higiene e proteção
▶ *Nevralgia, ou neuropatia do pudendo:* dor em queimação vaginal ou vulvar relacionada com o percurso do nervo pudendo

• Cinco critérios de Nantes para o diagnóstico: 1, dor na região inervada pelo pudendo; 2, dor que aumenta ao se sentar; 3, dor que impede o caminhar à noite; 4, nenhum "déficit" sensorial ou ao exame; 5, alívio dos sintomas sob bloqueio do pudendo.

É importante considerar a DS do parceiro como fator de insatisfação e/ou DS da mulher.

No homem, as DS são, principalmente (OMS, 1998; Lue et al., 2004):

▶ *Disfunção erétil/disfunção de excitação:* ereção peniana insuficiente para a penetração ou perda da ereção antes do momento desejado
▶ *Disfunção do desejo sexual/perda da libido:* a motivação e o interesse estão marcadamente diminuídos ou ausentes
▶ *Disfunção orgásmica:* retardo ou ausência recorrente de orgasmo após uma fase normal de excitação, ou diminuição marcada de sua intensidade
▶ *Dispareunia masculina:* deve ser observado se a dor é referente ao próprio paciente ou se é desencadeada pela vagina da mulher, por sequelas cirúrgicas, por exemplo, ou pela presença de freio ou doença de Peyronie
▶ *Distúrbios de ejaculação*
  • *Rápida:* anteriormente conhecida pelo nome ejaculação precoce, é definida pela CID-10 como falha da resposta genital, dificuldade em desenvolver ou manter ereção adequada para um intercurso satisfatório, ocorrendo o orgasmo e a ejaculação antes mesmo da penetração, excluídas as patologias orgânicas
  • *Retardada:* retardo excessivo após intensas manobras excitatórias
  • *Retrógrada:* deve-se a alterações funcionais do trato urinário inferior – cirurgias da próstata e do colo vesical, trauma uretral associado à fratura pélvica, disfunção do colo vesical por ação de bloqueadores alfa-adrenérgicos, neurolépticos ou antidepressivos; neuropatia diabética ou outras endocrinopatias; neuropatias secundárias a simpatectomia lombar bilateral, dissecção do reto, cirurgia da aorta abdominal, linfadenectomia retroperineal e idiopatias
  • *Ausente:* ejaculação ausente no orgasmo ou em situação periférica a ele.

Análise da função sexual

A avaliação fisioterapêutica de pacientes que apresentam DS depende de anamnese criteriosa e pode ser dividida basicamente em 3 etapas: análise da função sexual, da postura física e do assoalho pélvico.

A anamnese deve contemplar a identificação e a história pregressa, como:

▶ Nome, idade, endereço
▶ Situação afetiva e conjugal
▶ Crença religiosa
▶ Conhecimentos e crenças sobre sexualidade
▶ Capacidade de percepção e comunicação das dificuldades sexuais
▶ História de vida, da iniciação sexual e dos relacionamentos anteriores

▶ Doenças e queixas associadas
▶ Condição anatômica e funcional.

O Quadro 47.2 pode auxiliar na captação rápida dos sintomas sexuais.

A análise de exames complementares, a mensuração da qualidade de vida por meio de questionários validados e a expectativa quanto ao tratamento devem fazer parte de nossa avaliação, bem como a investigação sobre os hábitos alimentares e de toalete da paciente. Tal fato visa ao conhecimento dos diversos fatores que tendem a prejudicar o estado clínico e seu tratamento.

A avaliação física, tanto postural quanto do assoalho pélvico, segue os padrões já expostos em outros capítulos deste livro.

Ao investigar as queixas de disfunção sexual, o fisioterapeuta deve procurar detalhá-las, incluindo cada momento da atividade, quando e como a(o) paciente e/ou sua(seu) parceira(o) apresenta(m) dificuldade ou quando a atividade sexual é mais fácil e prazerosa:

▶ Em que posição?
▶ Há percepção da dificuldade como um desconforto ou dor?
▶ A queixa pode ser identificada e localizada?
▶ Em si e/ou no parceiro?
▶ As preferências ou o incômodo são verbalizados e comunicados?
▶ A mulher sabe o que é intimidade? Sente-se íntima e à vontade?
▶ Sabe o que é excitação e orgasmo? O parceiro conhece e valoriza?

Ao abordar os temas sexualidade e disfunção sexual, precisamos estar atentos às palavras utilizadas, pois, com frequência, o uso de expressões como "estar satisfeita" ou "ter prazer" não significam atingir o orgasmo.

O objetivo de nossa investigação será detectar os aspectos físicos que, porventura, dificultem a qualidade de vida sexual. Temos de estar especialmente atentos ao fato de que, não raramente, a paciente não sabe do que estamos falando, simplesmente porque tais questões nunca foram colocadas ou percebidas. Muitas vezes, apenas o fato de ouvirem a pergunta já irá levá-las a um questionamento.

Ao realizar a entrevista, o profissional deve ter em mente algumas questões básicas para melhor compreensão da DS apresentada pela paciente:

▶ A paciente tem uma DS ou a queixa é de ordem relacional?
▶ Qual é o diagnóstico?
▶ Diagnóstico diferencial: orgânico e/ou psicogênico?
▶ O sintoma deriva de algum problema psiquiátrico?
▶ Quais são as causas psicológicas imediatas?
▶ Existem causas psicológicas mais profundas? Quais?
▶ Que gravidade reveste as causas psicológicas?
▶ Quais são os fatores que marcam a convivência? Os parceiros conversam?
▶ O parceiro apresenta alguma disfunção sexual?
▶ Como a paciente administra suas dificuldades?

Existem, na literatura, alguns questionários que avaliam a função e/ou satisfação sexual por meio de instrumentos validados, como o brasileiro Quociente Sexual, em suas versões feminina e masculina – QS-F e QS-M (Abdo, 2006); o Female Sexual Function Index (FSFI), validado em português por Leite et al. (2007); ou o Pelvic Organ Prolapse Urinary Incontinence Sexual Questionnaire (PISQ; Rogers, 2004).

Em pesquisa clínica, é preciso levar em conta o tipo do questionário aplicado, especialmente se a população-alvo for constituída de pacientes com disfunção do assoalho pélvico. Atualmente, profissionais ligados à International Urogynecology Association (IUGA) se dedicam à validação de questionário específico para tais situações, o que tem sido aguardado com atenção pelos especialistas da área.

TRATAMENTOS

Assim como as alterações do exercício da função sexual são multifatoriais, também seu tratamento envolve profissionais de diferentes disciplinas e múltiplas abordagens, com frequência associados.

Quadro 47.2 Atividade sexual.

Exerce atividade sexual?	Sim	Não	
Satisfeita	Insatisfeita	Indiferente	
Tem excitação?	Ocasionalmente	Sempre	Nunca
Tem orgasmo?	Ocasionalmente	Sempre	Nunca
O orgasmo é mais fácil, ou mais difícil, em qual posição?			
Tem dor?	Ocasionalmente	Sempre	Nunca
Dor:	Antes	Durante (coito)	Depois
Dor em qual posição?			
IU ao coito:	Ocasionalmente	Sempre	Nunca
IU ao coito:	Antes (preliminares)	Na penetração	No orgasmo
Desejo de urinar:	Antes	Durante	Depois
Frequência do desejo de urinar:	Sempre	Ocasionalmente	
Relacionamento com o parceiro:			
Expectativa quanto ao tratamento:			

Fonte: Etienne e Waitman, 2006.

A fisioterapia se vale de todos os recursos de tratamento à nossa disposição, especialmente os empregados na reabilitação do assoalho pélvico e explicitados em outros capítulos deste livro. No entanto, algumas particularidades merecem mais destaque e passaremos a comentá-las do ponto de vista da fisioterapia.

Evidentemente, a musculatura sadia, tônica e contrátil possibilita sensações vaginais melhores, o que é imprescindível para a atividade sexual satisfatória. Logo, alterações da região pélvica decorrentes da gravidez e do parto, de cirurgias pélvicas, traumas, ou do envelhecimento natural devem ser detectadas, pois comprometem o desempenho como um todo.

O exame muscular visa determinar o tônus e a habilidade no controle do movimento, identificar pontos de hipertonia ou de hipotonia, além das inserções. Os músculos perivaginais e os levantadores do ânus têm um sistema de comando duplo, reflexo e voluntário, de abertura e fechamento.

A disfunção e a inversão de comando vegetativo podem estar na origem dos reflexos de fechamento nos casos de vaginismo ou anismo, bem como nas dificuldades de excitação e lubrificação.

Mulheres que tiveram gestações que ocasionaram grande aumento de peso ou parto complicado, com consequente estiramento dos nervos que inervam os músculos perineais, tendem a sofrer danos, por vezes permanentes, de força e sensibilidade, com prejuízo da qualidade de vida sexual, notadamente distúrbio de excitação ou transtorno orgástico.

Queixas de lombalgia são por vezes acompanhadas de rigidez dos movimentos da pelve, alteração do tônus dos músculos pélvicos e dos membros inferiores, além de dores nas articulações coxofemorais, que interferem na atividade sexual.

Correções articulares. Serão de grande valia, a exemplo das realizadas pela osteopatia ou pela fisioterapia analítica de Sohier, complementadas por treinamento na habilidade de movimento realizado por qualquer outro recurso.

Ultrassom. O ultrassom terapêutico, aplicado no períneo, tem sido empregado com muito proveito nos casos de dores ou hipertonia, principalmente no vaginismo, seguido de digitopressão por toda a área externa e, progressivamente, intravaginal e/ou intra-anal.

Sempre com vistas à mobilidade dos tecidos e à habilidade no desempenho da ação, o complemento é realizado por meio da cinesioterapia, com aumento gradual de carga e complexidade de movimentos.

Biofeedback. O emprego do *biofeedback* adiciona a vantagem da ação voluntária dos músculos do assoalho pélvico (MAP), propiciando verificar a presença ou não de atividade muscular espontânea, de incoordenações e sincinesias. É modalidade de tratamento refinada e se destina à conscientização e à elaboração das funções musculares. Sua atuação fundamenta-se na capacidade de o sistema nervoso central integrar e transformar uma informação sensória em ação passível de ser executada pela paciente.

Tanto a modalidade pressórica como a eletromiográfica têm vantagens interessantes ao oferecer estímulo proprioceptivo, além do visual ou auditivo. Na possibilidade de aplicação intracavitária – vaginal ou anal –, o desempenho dos MAP torna-se rapidamente eficiente.

O *biofeedback* ultrassonográfico (US) vem ganhando espaço entre fisioterapeutas especializados em assoalho pélvico. As vias de acesso abdominal e perineal ao corte sagital tornam o colo vesical visivelmente responsivo aos comandos da paciente, com excelente melhora da habilidade motora (Dietz et al., 2001; Thompson et al., 2006; Braekken et al., 2008). Para complementar essa abordagem, US perineal ao corte coronal evidencia as duas bandas laterais do músculo levantador do ânus, o que possibilita o treinamento da coordenação e a simetria da ação (Junginger et al., 2010).

Mulheres com vulvodinia provocada muitas vezes apresentam aumento de tônus de repouso, com mínima alteração no períneo durante a contração máxima, observado em estudos por ultrassonografia 4D. Considerado indicativo de empobrecida atividade e controle dos MAP, o *biofeedback* US por via perineal deve, quando possível, ser seguido de aplicação por via vaginal, dado que a queixa principal dessas pacientes é a penetração (Morin et al., 2014).

Eletroestimulação. Aplicada por via vaginal, anal ou perineal, tem o objetivo de modular a condução elétrica, harmonizando a ação muscular e estimulando a função sexual nos casos de inabilidade, diminuição de desejo ou excitação, redução ou ausência de lubrificação vaginal e dificuldade de alcançar o orgasmo.

Nas disfunções sexuais, recomendam-se frequências variáveis, desde as mais baixas, a partir de 5 Hz, até 100 Hz e 200 Hz em diferentes áreas da cavidade vaginal ou anal. A variação da frequência e do comprimento de onda, em uma mesma sessão, promoverá aumento da vascularização e desenvolvimento da percepção.

Nos casos de dispareunia e vaginismo, a eletroestimulação tem como objetivo o alívio da dor e o relaxamento dos MAP, utilizando-se correntes analgésicas e/ou anti-inflamatórias como o TENS e a microcorrente, respectivamente. A aplicação de eletrodos cutâneos alocados nos lábios maiores pode resultar em acentuada melhora da dor e da função sexual até que a aplicação por via vaginal seja possível (Vallinga et al.; 2015).

Dessensibilização vaginal e massagem perineal. Exercícios de dessensibilização nos casos de vaginismo e dispareunia por meio de manobras miofasciais (digitopressão e/ou deslizamento) nas regiões de pontos-gatilho. Procura-se relaxar os MAP para facilitar a penetração e, além disso, o toque diretamente na mucosa vaginal auxilia a percepção e melhora da tolerância por meio digital ou pela introdução de dispositivos mais lisos, como um eletrodo (desligado) de diferentes diâmetros.

Exercícios sexuais. Desenvolvidos por Helen Kaplan (1978), os exercícios sexuais, ou terapia sexual, são experiências eróticas específicas para cada tipo de disfunção sexual que a paciente e/ou o casal praticam em sua privacidade.

Orientados principalmente por psicoterapeutas sexuais, o objetivo é melhorar o funcionamento sexual e a interação dos parceiros, alterando padrões de comportamento que tenham produzido ansiedades sexualmente destrutivas e antieróticas. Assim, os exercícios sexuais são integrados à exploração psicoterapêutica dos conflitos psíquicos de cada parceiro, bem como da dinâmica de sua interação conjugal.

Os exercícios de Kaplan, dirigidos a pessoas e casais com disfunções sexuais, são didaticamente transmitidos por meio de ilustrações claras, a fim de melhor instruir a paciente (ou o casal) sobre os procedimentos.

Tais exercícios nada têm de frios ou mecânicos. Ao contrário, interações eróticas e sensuais provocam respostas altamente emocionais em um ou nos dois parceiros, e o significado profundo dessas respostas é tratado nas sessões de psicoterapia. Kaplan adotou desenhos para instruir seus pacientes por constatar que a descrição verbal limitava a compreensão dos exercícios, principalmente quando precisava descrever técnicas mais elaboradas.

O coito não exigente, técnica também descrita por Kaplan, é utilizado em casos de diminuição de desejo sexual feminino. Solicita-se que a técnica seja iniciada após ambos os parceiros estarem sexualmente excitados. A penetração é feita com a mulher por cima do parceiro, na qual ela apenas se preocupa com as próprias sensações.

Podem ser utilizados, concomitantemente à penetração, os exercícios de Kegel (1952) e a autoestimulação do clitóris, tendo o cuidado de não chegar ao orgasmo. Nesse procedimento, o mais importante é o desenvolvimento da percepção e o registro das sensações, além do aprendizado do desempenho da ação corporal.

Já a manobra de ponte é utilizada por mulheres com dificuldade de obter o orgasmo durante a penetração. Consiste em estimular o clitóris durante o coito até que a mulher atinja o clímax, independentemente da manipulação do clitóris.

O chamado exercício focossensorial, atribuído a Masters e Johnson (1970), tem o objetivo de enriquecer a relação do casal, enaltecendo a sensualidade, a troca de sensações eróticas, os sentidos em geral e a verbalização. Assim, vale questionar quantos casais, juntos há muito tempo, conhecem as preferências ou os desagrados um do outro e de si mesmos.

Atividade sexual e erotismo. O conhecimento a respeito de técnicas de estimulação erótica tem indicação para mulheres e casais com dificuldades sexuais. Com frequência, o próprio parceiro não tem noção do funcionamento do corpo da mulher e tampouco ela o informa sobre isso. Por isso, leituras especializadas podem assumir caráter não apenas informativo, mas também especialmente excitante.

Sexualidade em condições especiais. O fisioterapeuta, em qualquer área de atuação, precisa estar atento a pacientes em condições especiais de reabilitação.

Aqueles que apresentam sequelas por lesão medular ou encefálica, os portadores de próteses ortopédicas, artrite reumatoide, doenças cardiorrespiratórias, diabetes melito, câncer, entre outras condições têm autoestima e confiança prejudicadas, além de apresentarem limitações físicas. No entanto, não é por isso que a sexualidade estará adormecida, e há razões de sobra para ampliar seu – e do(a) parceiro(a) – nível de informação sobre sexualidade, atividade sexual e erotismo.

É ainda intenso o desconhecimento e a não valorização do tema sexualidade pelos profissionais da saúde. Estudo desenvolvido por Spizzirri (2000) revela que, entre 245 prontuários de pacientes em processo de reabilitação – 140 (57,1%) homens e 105 (42,9%) mulheres –, poucos continham anotações a respeito da sexualidade desses pacientes.

Dos registros feitos por médicos, apenas 17 (6,9%) revelavam algum dado sobre a questão, todos relativos a grandes incapacitados, e, destes, 16 (94,1%) referiam-se somente a pacientes do gênero masculino, informação que se verificou também nas anotações feitas por profissionais não médicos.

Todos (100%) os profissionais consideraram importante abordar o tema sexualidade com os pacientes; no entanto, 10 (32,3%) entre os 30 não médicos relataram nunca tê-lo feito, e apenas 12 (4,9%) prontuários continham informações sobre sexualidade, levantadas por enfermeiros, assistentes sociais ou fisioterapeutas. Tal estudo, bastante complexo e abrangente, revela aspectos essenciais para a boa prática clínica, merecendo profundas reflexões.

Nesse sentido, obras diversas podem auxiliar bastante, bem como as leituras recomendadas citadas neste capítulo, após a bibliografia.

CONSIDERAÇÕES FINAIS

Mais uma vez, enfatizamos o caráter interdisciplinar do tratamento das disfunções sexuais. Se, por um lado, os aspectos psíquicos devem ser abordados pelo psiquiatra e pelo psicoterapeuta, por outro, os aspectos essencialmente físicos do tratamento podem ser mais bem conduzidos pelo fisioterapeuta e por medicação adequada indicada por médicos de diferentes especialidades e que conheçam todos os processos envolvidos.

CASOS CLÍNICOS

✔ Caso 1

M.A.C., dona de casa de 42 anos, casada, 2 partos vaginais, católica não praticante, traz a queixa de má postura.

A anamnese revela, resumidamente, dores generalizadas, IUE, obstipação intestinal, depressão endógena profunda, de caráter familiar, e uso de antidepressivos há muitos anos. Desejo sexual ausente, orgasmo ausente, dispareunia. Ela diz que "nem quer saber", só faz para agradar ao marido (*sic*).

O exame físico evidencia uma mulher magra (IMC 20), com postura geral anteriorizada, cabeça protraída, hiperlordose cervical e cifose acentuada dorsal alta, além de hiperlordose lombar e abdome flácido e globoso.

A conduta é padrão, de acordo com a queixa trazida, com correções articulares por meio das técnicas da osteopatia e de Sohier, além de RPG. Com a melhora das dores e da postura geral, a paciente passa a se queixar das perdas urinárias, e o esquema de tratamento para IUE é iniciado: eletroestimulação vaginal funcional (F 50 Hz, T 700 μs, 5" contração × 15" repouso, rampa 2,0), associada a exercícios ativos de contração dos MAP, com progressão de carga, até o ortostatismo com treino de tosse, além de exercícios de contração rápida de 1" × 2", rampa de 0,5. Total: 40 min de sessão de eletroestimulação, complementados por exercícios dinâmicos no solo, intercalados com posturas de RPG.

Após 4 ou 5 meses de tratamento, 1 vez/semana, a paciente relata que está mais bem disposta, não perde mais urina, o intestino está funcionando melhor e com mais frequência. Além disso, sentiu um orgasmo!

Em um "fragmento do resumo" do caso, podemos observar que tal resultado é até bastante comum e esperado. É importante notar que a paciente se interessou em se perceber e se informar sobre si mesma e a respeito das questões relativas ao exercício sexual, e conversou com o marido acerca de suas descobertas.

Ela também sabe, é claro, que esse é um longo processo a ser desenvolvido ao longo da vida, com seus altos e baixos, vitórias e fracassos, como para todo ser humano.

✔ Caso 2

H.L.F., profissional liberal, 55 anos, terceiro casamento, sem filhos, não religiosa.

Queixa-se de dor e dificuldade à penetração do pênis ou ao exame ginecológico há 3 anos.

A paciente relata que teve 5 parceiros sexuais ao longo da vida e o atual é seu marido há 10 anos. Declara que sempre teve vida sexual saudável e satisfatória, até 3 anos atrás. Procurou vários ginecologistas e não chegou a um diagnóstico. A paciente tem evitado o contato com o marido por medo da dor e receia que esteja perdendo a libido sexual. No entanto, não quer perder o companheiro.

A anamnese revela também IUE e diminuição do jato urinário, mais recentemente. Ainda: a paciente acredita que o clitóris esteja desaparecendo!

O exame físico apresenta todos os componentes comumente encontrados ao se examinar uma mulher com vaginismo: dificuldade para afastar as pernas e contrações involuntárias dos adutores das coxas. O simples toque do períneo é dolorido e o afastamento dos lábios vulvares provoca contração vaginal imediata, o que torna o toque impossível.

A conduta terapêutica constou de mobilização da pelve e coxofemorais, TENS, US e digitopressão perineal, com o objetivo de diminuir a tensão e a dor para ser possível chegar à vagina. Após algumas sessões, a paciente tolerou o toque unidigital vaginal e a introdução do eletrodo anal na vagina.

Já não houve contrações involuntárias, mas a dor estava sempre presente. A paciente descrevia a vagina como uma folha de papel rasgando. Foi, então, aconselhada a consultar novamente seu ginecologista, uma vez que, agora, o toque já era possível.

Nesse meio tempo, com indagações e suposições constantes, a paciente narrou problemas com seu dentista, pois havia líquen na mucosa oral. Três ginecologistas depois, o diagnóstico foi fechado: *lichen planus*, cujo tratamento é eminentemente médico-farmacológico.

Esse é um caso clínico extremamente elucidativo da importância do tratamento interdisciplinar. A fisioterapia não fez mais que aliviar os sintomas e, especialmente, criar condições para o diagnóstico e encaminhamento correto da paciente.

✔ Caso 3

T.A.C.S., profissional liberal, 28 anos.

Queixa-se de dispareunia durante todo o ato sexual, problema que persiste por muitas horas após o orgasmo. Durante o dia, no trabalho, percebe sensação de excitação nos genitais, mesmo sem se sentir eroticamente motivada.

Fora do país, foi diagnosticada, há 2 anos, com nevralgia do pudendo, com tratamento à base de TENS e massagem perineal nos pontos-gatilho, com discreta melhora de curta duração, razão pela qual solicitava os mesmos procedimentos enquanto estivesse no Brasil.

A investigação acrescentou uma hérnia de disco L_5S_1 tratada com analgésicos e ginástica comum. O exame físico revelou as limitações articulares previstas e, na posição sentada, acentuadíssimo desvio da prega interglútea, com forma semelhante a uma vírgula, na lateral do glúteo esquerdo.

Ao ser novamente questionada, a paciente lembrou-se de queda sentada há mais de 2 anos, com fratura do cóccix: de fato, o cóccix estava totalmente fora de seu eixo, comprimindo o nervo pudendo.

O tratamento realizado constou de analgesia por TENS e US, imediatamente anterior à manipulação dos MAP, com trabalho específico no intuito de pinçar o cóccix pelas vias vaginal e anal, gentil e gradativamente tracionado para o eixo do sacro durante 13 sessões de 1 h cada, 2 vezes/semana.

O esquema foi complementado por medicação receitada pela ginecologista indicada, que conhece o trabalho da fisioterapia do assoalho pélvico.

BIBLIOGRAFIA

Abdo CHN. Elaboração e validação do quociente sexual – versão feminina: uma escala para se avaliar a função sexual da mulher. Rev Bras Med. 2006; 63:477-82.

Abdo CHN et al. A sexualidade humana e seus transtornos. São Paulo: Lemos; 2000 A; 238.

Abdo CHN et al. Prevalence of sexual dysfunctions and correlated conditions in a sample of Brazilian women: results of the Brazilian study on sexual behavior (BSSB). Int J Impot Res. 2004; 16(2):160-6.

Associação Psiquiátrica Americana (APA). Manual diagnóstico e estatístico dos transtornos mentais, 4. ed. (DSM-IV). Porto Alegre: Artes Médicas; 1995.

American Psychiatric Association. Diagnostic and statistical manual of mental disorder. 5th ed. (DSM-5) Arlington, VA; American Psychiatric Publishing; 2013.

Basson R. Are the complexities of women's sexual function reflected in the new consensus definitions of dysfunction? J Sex Marital Ther. 2001; 27(2):105-12.

Basson R et al. Report of the international consensus development conference on female sexual dysfunction: definitions and classifications. The Journal of Urology. 2000; 163:888-93.

Berglund AL, Fugl-Meyer KS. Some sexological characteristics of stress incontinent women. Scand J Urol Nephrol. 1996; 30:207-12.

Binik YM. The DSM diagnostic criteria for vaginismus. Arch Sex Behav. 2010a; 39:278-291.

Binik YM. The DSM diagnostic criteria for dyspareunia. Arch Sex Behav. 2010b; 39:292-303.

Braekken IH, Majida M, Ellstrom-Engh M et al. Test-retest and intraobserver repeatability of two-, three-and four-dimensional perineal ultrasound of pelvic floor muscle anatomy and function. Int Urogynecol J Pelvic Floor Dysfunct. 2008; 19:227-35.

Clark A, Romm J. Effect of urinary incontinence on sexual activity in women. J Reprod Med. 1993; 38:679-83.

Dietz HP, Wilson PD, Clarke B. The use of perineal ultrasound to quantify levator activity and teach pelvic floor muscle exercises. Int Urogynecol J Pelvic Floor Dysfunct. 2001; 12:166-9.

Etienne MA. Incontinência urinária feminina: avaliação clínica e ultrassonográfica antes e após fisioterapia do assoalho pélvico. Tese (Doutorado em Ciências da Saúde). Faculdade de Ciências Médicas da Santa Casa de São Paulo. São Paulo; 2010.

Etienne MA, Oliveira AL, Carramão SS et al. Pubococcigeal activity on perineal ultrasound in incontinent women. Int Urogynecol J. 2011; 22:315-20.

Etienne MA, Waitman MC. A fisioterapia e as disfunções sexuais femininas. In: Etienne MA, Waitman MC. Disfunções sexuais femininas: a fisioterapia como recurso terapêutico. São Paulo: Livraria Médica Paulista; 2006. p. 65-102.

Flanagan E, Herron KA, O'Driscoll C, de C. Williams AC. Psychological treatment for vaginal pain: does etiology matter? A systematic review and meta-analysis. J Sex Med. 2015;12:3-16.

Freud S. Três ensaios sobre a teoria da sexualidade. Obras Completas, V. VII. Edição Standard Brasileira. Rio de Janeiro: Imago; 1969.

Glowacka M, Rosen N, Chorney Jet al. Prevalence and predictors of genito-pelvic pain in pregnancy and postpartum: the prospective impact of fear avoidance. Journal of Sexual Medicine. 2014; 11: 3021-34.

Grzybowska MA, Wydra DG. Coital incontinence: a factor for deteriorated health-related quality of life and sexual function in women with urodynamic stress urinary incontinence. Int Gynecol J. 2017; 28:697-704.

Haylen BT et al. An International Urogynecology Association (IUGA)/International Continence Society (ICS) Joint report on the terminology for female pelvic floor dysfunction. Neurourol Urodyn. 2010; 29:4-20.

Hilton P. Urinary incontinence during sexual intercourse: a common, but rarely volunteered, symptom. Br J Obstet Gynecol. 1988; 95:377-81.

International Continence Society (ICS). Disponível em: http://www.icsoffice.org.

International Urogynecology Association (IUGA). Disponível em: http://www.iuga.org.

Junginger B, Kaven Baessler K, Sapsford R, W. Hodges P. Effect of abdominal and pelvic floor tasks on muscle activity, abdominal pressure and bladder neck. Int Urogynecol J. 2010; 21:69-77.

Karbage SA, Santos ZM, Frota MA et al. Quality of life of Brazilian women with urinary incontinence and the impact on their sexual function. Eur J Obstet Gynecol Reprod Biol. 2016; 201:56-60.

Kaplan HS. Manual ilustrado de terapia sexual. São Paulo: Manole; 1978. p. 195.

Kaplan HS. O desejo sexual e novos conceitos e técnicas da terapia do sexo. Rio de Janeiro: Nova Fronteira; 1979.

Kegel AH. Sexual function of the pubococcigeus muscle. West J Surg Obstet Gynecol. 1952; 60:521-4.

Kinsey AC. Disponível em: http://www.kinseyinstitute.org.

Lahaie MA, Amsel R, Khalifé S et al. Can fear, pain, and muscle tension discriminate vaginismus from dyspareunia/provoked vestibulodynia? Implications for the new DSM-5 diagnosis of genito-pelvic pain/penetration disorder. Arch Sex Behav. 2015; 44(6):1537-50.

Leite APL et al. Validação do índice da função sexual feminina em grávidas brasileiras. Rev Bras Ginecol Obstet. 2007; 29(8):414-9.

Lue TF et al. Sexual medicine: sexual dysfunctions in men and women. 2nd International Consultation on Sexual Dysfunctions, Paris, France: Health Publications. 2004; p. 990.

Mannocci JF. Disfunções sexuais. 2 ed. São Paulo: BYK Fundo Editorial; 2004.

Marijke C et al. Vaginal noise: prevalence, bother and risk factors in a general female population aged 45 a 85 years. Int Urogynecol J. 2009; 20:905-11.

Masters WH, Johnson VE. Human sexual inadequacy. Boston: Little Brown; 1970.

Masters WH, Johnson VE. Human sexual response. Boston: Little Brown and Co., 1966.

Melles RJ, terKuile MM, Dewitte M et al. Automatic and deliberate affective associations with sexual stimuli in women with lifelong vaginismus before and after therapist-aided exposure treatment. J Sex Med. 2014; 11:786-99.

Möller L, Josefsson A, Bladh M et al. Reproduction and mode of delivery in women with vaginismus or localised provoked vestibulodynia: a Swedish register-based study. BJOG. 2015; 122(3):329-34.

Montserrat EP, Montserrat P-C. Incontinencia de orina durante la actividad sexual coital. Síntomas asociados y gravedad de la incontinência. Actas Urol Esp Jul/Ago. 2009; 33(7).

Morin M, Bergeron S, Khalifé S et al. Morphometry of the pelvic floor muscles in women with and without provoked vestibulodynia using 4D ultrasound. J Sex Med. 2014; 11(3):776-85.

Organização Mundial da Saúde (OMS). Classificação de transtornos mentais e de comportamento CID-10. Descrições clínicas e diretrizes diagnósticas. Porto Alegre: Artes Médicas; 1998.

Reissing ED. Consultation and treatment history and causal attributions in an online sample of women with lifelong and acquired vaginismus. J Sex Med. 2012; 9(1):251-8.

Reissing ED, Armstrong HL, Allen C. Pelvic floor physical therapy for lifelong vaginismus: a retrospective chart review and interview study. J Sex Marital Ther. 2013; 39(4):306-20.

Reissing ED, Borg C, Spoestra SK, terKuile MM, Both S, de Jong PJ, van Lankveld JJDM, Melles RJ, Weijenborg PThM, Weijmar Schultz WCM. Throwing the baby out with the bathwather: the demise of vaginismus in favor of genitopelvic pain/penetration disorder. Arch Sex Behav. 2014; 43:1209-13.

Rogers GR, Villarreal A, Kammerer-Doak D, Qualls C.Sexual function in women with and without urinary incontinence and/or pelvic organ prolapse. Int Urogynecol J Pelvic Floor Dysfunct. 2001; 12(6):361-5.

Rogers RG, Kammerer-Dook D, Darrow A et al. Sexual function after surgery for stress urinary incontinence and/or pelvic organ prolapse: A multicenter prospective study. Am J Obstetrics and Gynecology. 2004; 191:206-10.

Rosenbaum T. Physical Therapy Treatment of Persistent Genital Arousal Disorder During Pregnancy: A Case Report. Journal of Sexual Medicine. 2010; 7:3.

Rosenbaum T. Addressing anxiety in vivo in physiotherapy treatment of women with severe vaginismus: a clinical approach. J Sex Marital Ther. 2011; 37(2):89-93.

Rosenbaum TY, Padoa A. Managing pregnancy and delivery in women with sexual pain disorders. J Sex Med. 2012; 9(7):1726-35; quiz 1736.

Shaw C. A systematic review of the literature on the prevalence of sexual impairment in women with urinary incontinence and the prevalence of urinary leakage during sexual activity. Eur Urol. 2002; 42:432-40.

Spizzirri G. Estudo sobre a abordagem da sexualidade do paciente portador de deficiência física em processo de reabilitação. Dissertação (Mestrado em Medicina – área de concentração: Psiquiatria). São Paulo: Faculdade de Medicina da Universidade de São Paulo; 2000.

Thompson JA, O'Sullivan PB, Briffa NK et al. Assessment of voluntary pelvic floor muscle contraction in continent and incontinent women using transperineal ultrasound, manual muscle testing and vaginal squeeze pressure measurements. Int Urogynecol J Floor Pelvic Dysfunct. 2006; 17:624-30.

Towers GD. The pathophysiology of pelvic organ prolapse. J Pelvic Med Surg. 2004; 10:109-22.

Junginger B, Kaven Baessler K, Sapsford R, W. Hodges P. Effect of abdominal and pelvic floor tasks on muscle activity, abdominal pressure and bladder neck. Int Urogynecol J. 2010; 21:69-77.

Vallinga MS, Spoelstra SK, Hemel ILM et al. Transcutaneous electrical nerve stimulation as an additional treatment for women suffering from therapy-resistant provoked vestibulodynia: a feasibility study. J Sex Med. 2015; 12:228-37.

Veasley CL, Witkin SS. Pregnancy-related needs of women with vulvovaginal pain syndromes. Mini commentary on Möller L et al. BJOG. 2015.

BIBLIOGRAFIA RECOMENDADA

Beji N, Yalcin, O, Ayyildiz H. The effect of pelvic floor training on sexual function. Nurs Stand. 2001; 16(19):33-6.

Bolen JS. As deusas e a mulher: nova psicologia das mulheres. São Paulo: Paulinas; 1990. 417 p.

Bourcier A. Le plancher pelvien. Paris: Vigot; 1989; 295.

Charbonnier C, Chagué S, Ponzoni M et al. Sexual activity after total arthroplasty: a motion capture study. The Journal of Arthroplasty. 2014; 29:640-7.

Condon B, Kinsey A. Vamos falar de sexo. Filme biográfico; 2004.

Freud S. Obras completas. Edição Standard Brasileira. Rio de Janeiro: Imago; 1969.

Freud S. A dinâmica da transferência. Obras completas, vol. XII, 1912.

Freud S. Recomendações aos médicos que exercem Psicanálise. Obras completas, vol. XII, 1912.

Gauderer C. Sexo e sexualidade da criança e do adolescente. Rio de Janeiro: Record/Rosa dos Tempos; 1996. p. 269.

Giddens A. A transformação da intimidade. 4. ed. São Paulo: Unesp; 1992.

Heinan J, Lopiccolo J. Descobrindo o prazer. 2. ed. São Paulo: Summus, 1992.

Kama Sutra: The love teachings. Translated from sanskrit original by Indra Sinha. Bookwisi (Índia) PVT LTD, New Delhi, 1996.

Kusnetzoff, Juan C. A mulher sexualmente feliz. Rio de Janeiro: Nova Fronteira; 1988. 308 p.

Lopes GP, Maia MB. Sexualidade e envelhecimento. São Paulo: Saraiva; 1995. p. 135.

Lins RN. A cama na varanda: arejando nossas ideias a respeito de amor e sexo. Rio de Janeiro: Rocco; 1997. p. 337.

Ribeiro A. Sexualidade na terceira idade. In: Papaleo Netto M. Gerontologia. A velhice e o envelhecimento em uma visão globalizada. São Paulo: Atheneu; 2000.

Salimene ACM. Sexo: caminho para a reabilitação. São Paulo: Cortez; 1995.

Sampiedro JL. O sorriso etrusco. São Paulo: Martins Fontes; 2003.

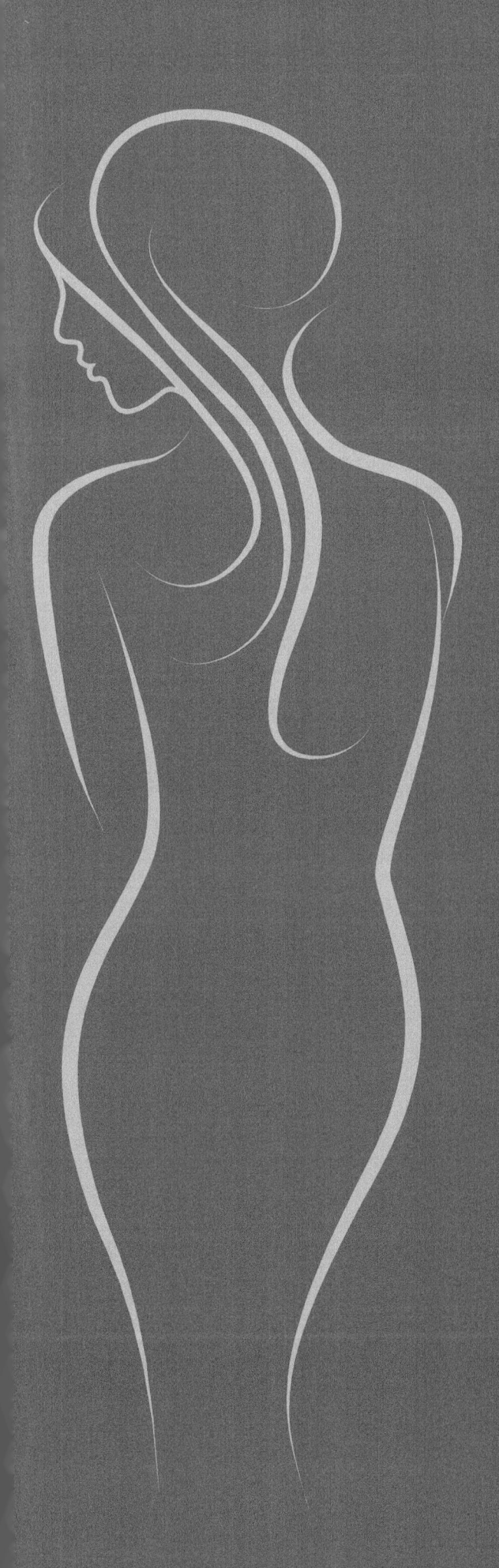

PARTE 5

Aspectos de Mastologia

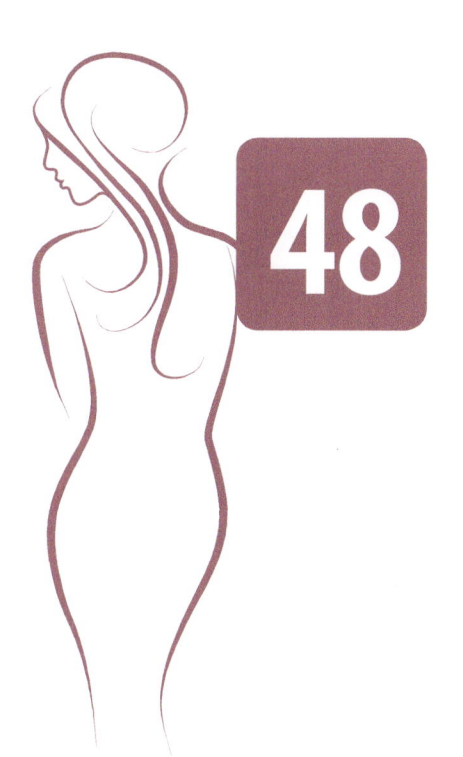

48 Considerações sobre as Doenças da Mama

Maria Luísa Braga Vieira Gil

Renata Capanema de Mello Franco Saliba

Henrique Moraes Salvador Silva

INTRODUÇÃO

As mamas são órgãos glandulares pares, suscetíveis a estímulos neuro-hormonais e destinados, primordialmente, à secreção do leite. São glândulas sudoríparas, altamente modificadas e especializadas, originadas de invaginações do ectoderma para formar os ductos e alvéolos. O tecido conjuntivo vascularizado, que sustenta o epitélio, é derivado do mesoderma.

As primeiras manifestações do tecido mamário surgem por volta da sexta semana de vida embrionária. A telarca é o início do crescimento mamário e caracteriza o começo da puberdade. Por volta dos 17 anos, os seios já estão formados, mas, somente após a lactação, atingem o desenvolvimento completo.

O conhecimento da anatomia da mama é de grande importância para o entendimento da evolução e do comportamento das lesões mamárias, além de imprescindível na abordagem cirúrgica dessas lesões. Atualmente, com a integração dos conceitos de cirurgia plástica à cirurgia oncológica mamária, estabeleceu-se uma visão mais global e abrangente da mama como órgão estético-funcional.

A glândula mamária está localizada na parede anterior do tórax, estendendo-se da 2ª à 6ª costela, e da linha axilar média até a borda lateral do esterno. O sulco inframamário representa a base da mama, referência para a escolha de implantes ou retalhos em reconstrução mamária.

A superfície cutânea da mama pode ser dividida em 3 regiões: periférica, areolar e papilar. A aréola é a parte mais central, de coloração rósea ou acastanhada em razão da presença de camadas celulares ricas em pigmentos melânicos. No centro da aréola localiza-se a papila, que tem formato cilíndrico e é recoberta por um tecido cutâneo espesso e rugoso, em cujo ápice se abrem 15 a 20 ductos lactíferos (Figura 48.1).

A região periférica da mama constitui-se de tecido cutâneo, que apresenta todos os anexos, como pelos, glândulas sebáceas e sudoríparas. A glândula mamária encontra-se envolta pela fáscia, que tem duas cápsulas, uma superficial e outra profunda. Entre elas, há numerosas projeções de tecido fibroso mais compacto, orientadas perpendicularmente à pele e denominadas ligamentos suspensores da mama ou ligamentos de Cooper. Essas estruturas dividem o corpo mamário em aproximadamente 15 a 20 lobos, com um ducto lactífero cada, o qual se abre na superfície da papila (Figura 48.2).

Dos pontos de vista clínico, cirúrgico e radiológico, a mama é dividida em quadrantes: quadrante superior interno (QSI), quadrante superior externo (QSE) – área da mama com maior incidência de lesões malignas –, quadrante inferior interno

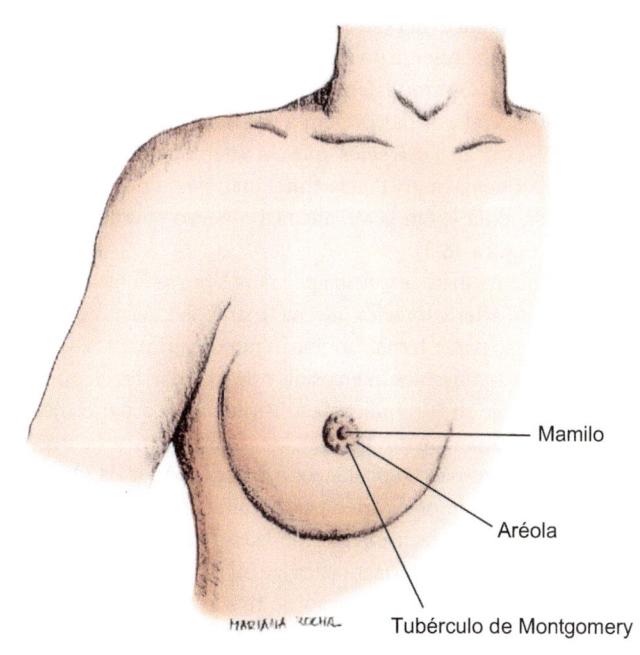

Figura 48.1 Anatomia da mama.

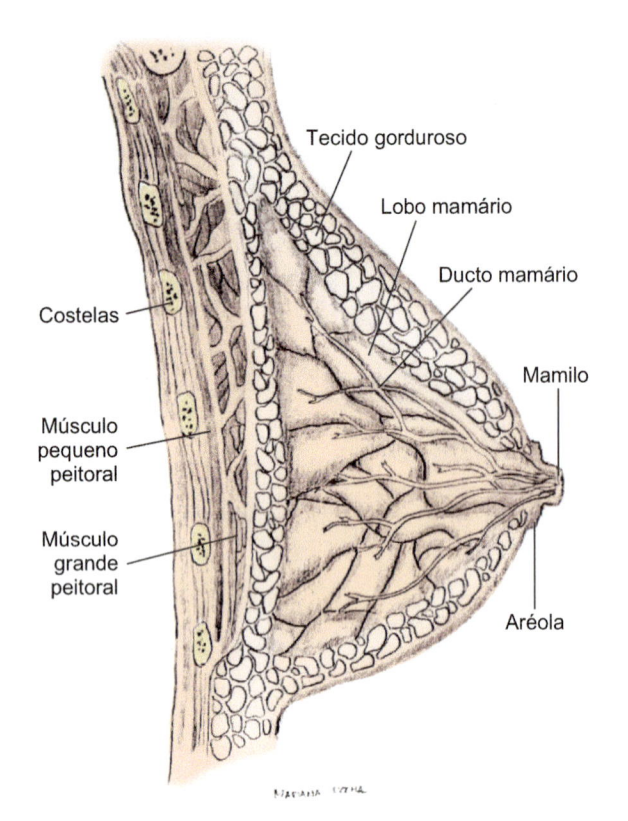

Figura 48.2 Corte sagital da mama.

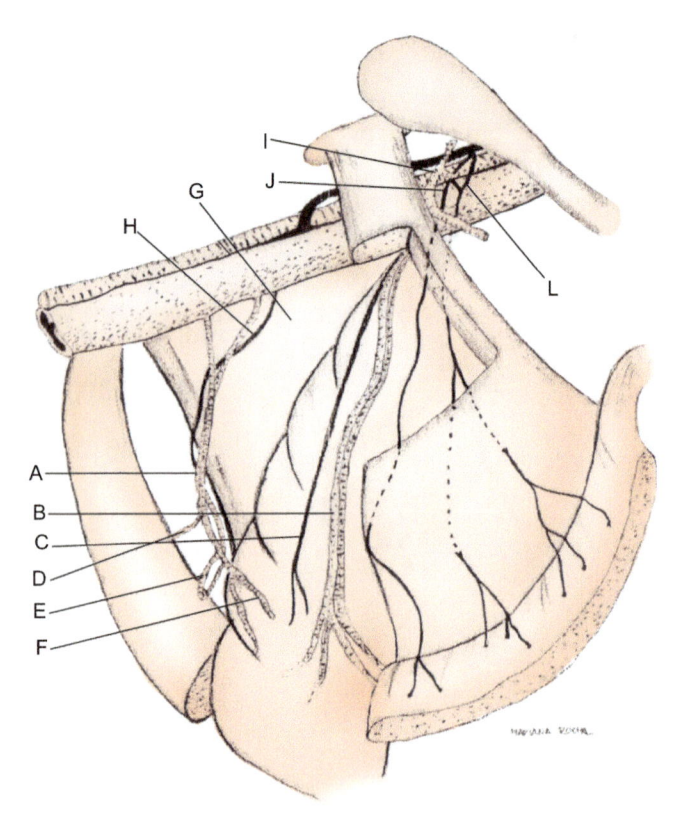

Figura 48.3 Nervos e vasos da região axilar. A. Veia subescapular inferior. B. veia mamária externa. C. Nervo de Bell. D. Feixe vasculonervoso subescapular. E. Feixe vasculonervoso do grande dorsal. F. Ramo arterial para o serrátil. G. Músculo subescapular. H. Nervo toracodorsal. I. Artéria toracodorsal. J. Inervação do músculo peitoral. L. Nervo peitoral medial.

(QII) e quadrante inferior externo (QIE). Essa convenção não tem correlação com nenhum tipo de distribuição ductal ou lobular.

Os ramos que inervam a glândula mamária provêm da porção anterior dos nervos intercostais (2º ao 6º), do plexo cervical e do nervo intercostobraquial. Embora o 2º e o 3º nervos intercostais enviem ramos cutâneos à parte superior da mama, a inervação mamária deriva, primariamente, do 4º, 5º e 6º nervos intercostais. Uma parte limitada da pele que recobre a metade superior da mama é inervada a partir do 3º e 4º ramos do plexo cervical, especificamente dos ramos anterior e medial do nervo supraclavicular. O ramo lateral do 2º nervo intercostal tem significação especial por dar origem a um nervo importante para a anatomia cirúrgica dos seios, que é o intercostobraquial. Este, que é de pequena importância funcional, passa pela fáscia do assoalho da axila e, em geral, alcança o nervo cutâneo medial do braço (Figura 48.3).

A glândula mamária é nutrida por ramos provenientes da artéria axilar e da artéria torácica interna (mamária interna) que, por meio da porção paraesternal, origina os ramos perfurantes. Depois de atravessar os músculos intercostais e de vascularizar o músculo grande peitoral, essas ramificações distribuem-se à parte medial da glândula mamária e dirigem-se, de maneira centrípeta, à aréola, por meio do espaço subcutâneo. A parte superior da glândula mamária recebe ramos da artéria axilar, diretamente ou por meio da artéria acromiotorácica. A porção lateral da mama é irrigada, principalmente, pela artéria torácica lateral (Figura 48.4).

O retorno venoso está a cargo de três grupos de veias profundas: ramos perfurantes, que alcançam a veia torácica interna; ramos que chegam diretamente à veia axilar; e ramos que

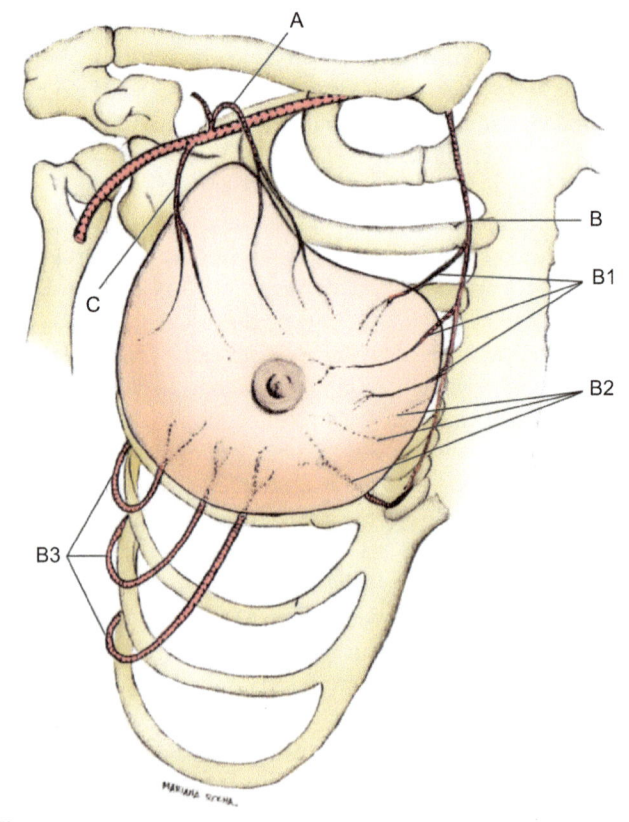

Figura 48.4 Vascularização. A. Artéria acromiotorácica. B. Artéria mamária interna. B1. Pedículo superointerno. B2. Pedículo posterior inferointerno. B3. Pedículo posterior inferoexterno. C. Artéria mamária externa.

alcançam as veias intercostais, tributárias do sistema ázigo e das veias vertebrais. A drenagem venosa da mama é de extrema importância dado o potencial de disseminação hematogênica de metástases do câncer de mama. Células metastáticas podem passar por qualquer dessas rotas e chegar ao coração, atingindo o pulmão posteriormente. O plexo venoso vertebral representa uma segunda rota de disseminação de metástases do câncer de mama. Ele se estende da base do crânio ao sacro, seguindo as vértebras, e mantém contato com órgãos torácicos, abdominais e pélvicos.

A drenagem linfática da mama é feita essencialmente para a axila, acompanhando o suprimento arterial. É composta pelo plexo superficial e pelo plexo profundo (ou aponeurótico), os quais se interconectam. A linfa flui unidirecionalmente do plexo superficial para o profundo, do plexo subareolar para vasos linfáticos dos ductos lactíferos e vasos lobulares e, finalmente, para o plexo subcutâneo profundo. O fluxo se move centrifugamente para os linfonodos axilares (97%) e da torácica interna (3%) (Figura 48.5).

Os linfonodos axilares podem ser agrupados em:

▶ Grupo da veia axilar (grupo lateral): 4 a 6 linfonodos. Situa-se medial ou posterior à veia axilar e recebe a drenagem da região superior da mama
▶ Grupo da cadeia mamária externa (grupo peitoral): 4 a 5 linfonodos. Situa-se na borda inferior do músculo peitoral menor, em associação com os vasos torácicos laterais, e recebe a maior parte da drenagem da mama
▶ Grupo de linfonodos subescapulares (grupo posterior): 6 ou 7 linfonodos. Situa-se ao longo da parede posterior da axila até a borda lateral da escápula, em associação com os vasos subescapulares, e recebe drenagem da região cervical posterior e do ombro

▶ Grupo central: 3 a 4 linfonodos. Situa-se posteriormente ao músculo peitoral menor, entremeado por tecido adiposo e recebe drenagem dos 3 grupos anteriores e também diretamente da mama. Em seguida, pode drenar para o grupo subclavicular, que é o mais facilmente palpável. Importante para avaliação clínica de metástase
▶ Grupo subclavicular ou apical: 6 a 12 linfonodos. Situa-se de modos posterior e superior à borda do músculo peitoral menor e recebe a drenagem, direta ou indireta, de todos os outros grupos
▶ Grupo interpeitoral ou de Rotter: 3 a 4 linfonodos. Situa-se entre os músculos peitorais maior e menor e drena para os grupos central e subclavicular.

Os cirurgiões também classificam os linfonodos axilares conforme sua localização no músculo peitoral menor. O nível I se localiza lateralmente à borda lateral do peitoral menor (grupo da veia axilar, mamária externa e subescapulares), o nível II, posteriormente ao peitoral menor (grupos central e parte do subclavicular) e o nível III, medialmente à borda medial do peitoral menor (grupo subclavicular). Essa é a Classificação de Berg (Figura 48.6).

Os linfonodos da cadeia mamária interna estão situados nos primeiro, segundo e terceiro espaços intercostais da região paraesternal.

PATOLOGIAS BENIGNAS DA MAMA

As principais patologias benignas da mama, que apresentam importância cirúrgica, são os tumores benignos, os derrames papilares e os processos inflamatórios.

Tumores benignos da mama

As doenças benignas da mama representam um grupo heterogêneo de lesões que podem ser palpáveis ao exame físico ou

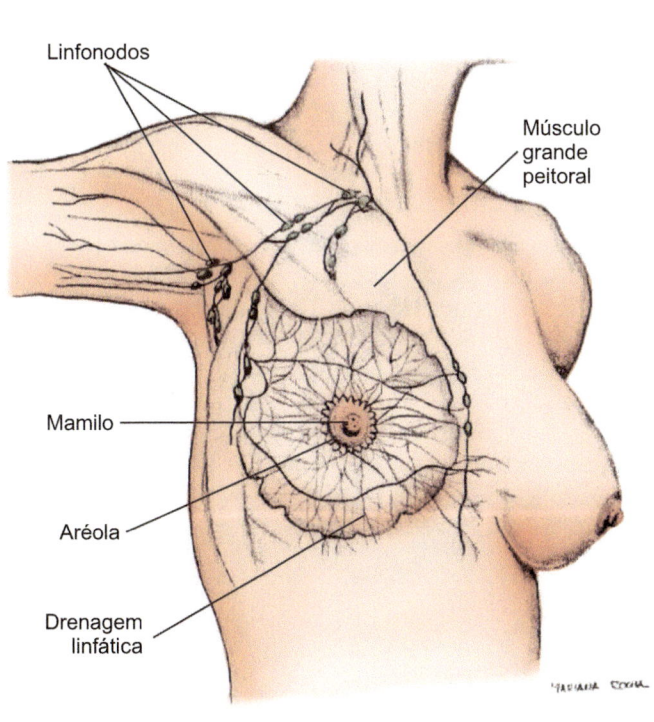

Figura 48.5 Drenagem linfática.

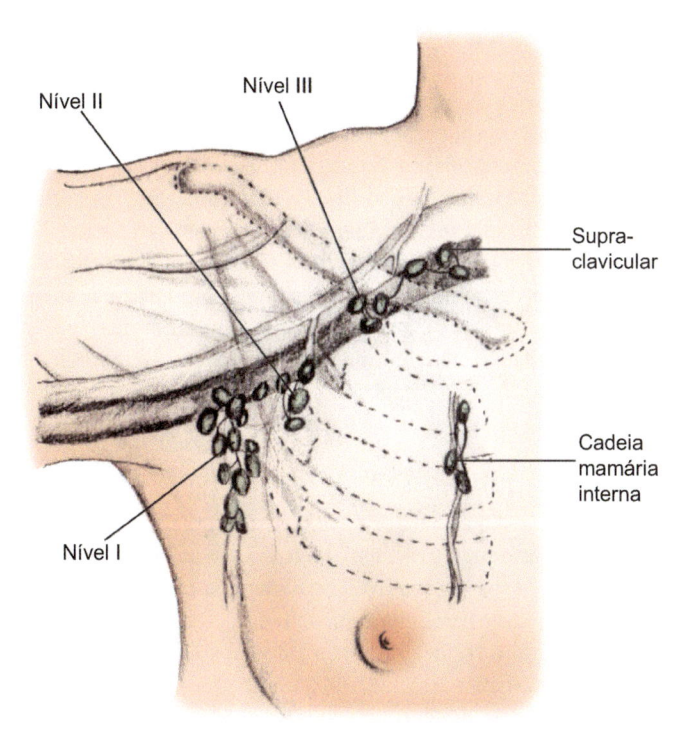

Figura 48.6 Linfonodos mamários.

detectadas em exames de imagem da mama. Dado o diagnóstico diferencial com neoplasia maligna da mama, essas lesões necessitam de avaliação especializada e diagnóstico. A abordagem pode ser por meio de cirurgia ou por métodos menos invasivos, como a punção aspirativa por agulha fina (PAAF) ou biopsia de fragmentos (punção por agulha grossa ou *core biopsy*). Nos casos cirúrgicos, a definição da técnica a ser utilizada leva em consideração a estética das mamas.

O tratamento cirúrgico não é a primeira opção, e está reservado principalmente para os casos com prejuízo estético pela lesão ou suspeita de malignidade. Lesões com a clínica discordante do estudo imagenológico ou histopatológico devem ser consideradas para biopsia excisional.

Os tumores benignos mais comuns são o fibroadenoma, o lipoma e o hamartoma.

O fibroadenoma é o tumor benigno mais comum na mama e acomete, preferencialmente, mulheres jovens e negras. Muitas vezes apresenta-se como nódulo regular, móvel e de crescimento lento. É um tumor pseudocapsulado com aumento do tecido fibroconjuntivo e discreta proliferação epitelial. Em 20% dos casos são múltiplos na mesma mama ou bilaterais. A etiologia é ainda desconhecida.

Os hamartomas são tumores de tecido gorduroso, glandular e fibroso. São massas discretas, encapsuladas e indolores. São tumores raros e podem ser diagnosticados incidentalmente em mamografia de rastreamento. Por não ter característica histológica específica, a quantidade de material produzida para análise na punção por agulha fina ou grossa pode ser insuficiente para o diagnóstico definitivo. Assim, a excisão cirúrgica é recomendada para excluir a possibilidade de componente maligno associado.

Os lipomas são massas amolecidas, bem delimitadas, de variados tamanhos, decorrentes da proliferação benigna das células lipídicas. O diagnóstico clínico associado à PAAF e aos exames de imagem característicos são suficientes para a conduta conservadora, que consiste apenas em controle clínico e imagenológico da lesão. A cirurgia está indicada quando esse tipo de tumor atinge grandes dimensões.

O tratamento cirúrgico dessas lesões deve ser realizado com incisões que acompanham as linhas de força da pele ou periareolares. Realizadas incisão, identificação e remoção do tumor, reexamina-se o leito operatório para a adequada hemostasia e identificação de possíveis lesões residuais. Em cirurgias mais amplas, aproxima-se o parênquima mamário, a fim de se obter melhor resultado estético. Em cirurgias menores, a aproximação da fáscia superficial e, posteriormente, a sutura da pele são suficientes. O uso de drenos é opcional.

Derrames papilares

O derrame papilar é a saída espontânea de secreção pelo mamilo, fora do período de gravidez e lactação. Quando ocorre saída de material à expressão induzida da mama, esta é denominada secreção papilar e geralmente é fisiológica. A saída de secreção láctea bilateral é conhecida como galactorreia e é ocasionada por fatores não mamários.

A importância do derrame papilar é associada a sua frequência, e é o terceiro principal motivo de atendimento na Mastologia. Apesar de aproximadamente 95% dos casos serem de etiologia benigna, a preocupação com o câncer de mama, associada ao desconforto local, é motivo de ansiedade para as pacientes.

A anamnese e o exame físico detalhados já direcionam para a provável etiologia da descarga papilar. A mamografia, mesmo na ausência de alterações suspeitas, não é suficiente para descartar o risco de câncer de mama.

O uso de determinados medicamentos deve ser investigado. Anti-hipertensivos (alfa-adrenérgicos, betabloqueadores), hormônios anticoncepcionais, medicamentos de ação no sistema nervoso central (benzodiazepínicos, fenotiazidas e alguns antidepressivos), além de opioides, podem corresponder ao fator etiológico da descarga papilar. No caso da galactorreia, deve-se também investigar elevação dos níveis de prolactina.

A secreção papilar caracteriza-se por não ser espontânea, frequentemente bilateral, ter múltiplos ductos, secreção de cores variadas sem aspecto sanguinolento e ocorrer após suave expressão. O derrame patológico é unilateral e espontâneo, localizado e, muitas vezes, em ducto único. Pode ser sanguinolento, serossanguinolento ou seroso. Quando ocorre em mulheres na pós-menopausa ou em homens, a probabilidade de origem maligna aumenta.

O sangue está associado ao papiloma intraductal e a outras lesões papilares, ectasia ou carcinoma. As principais lesões benignas encontradas nesses casos são a ectasia ductal e as lesões papilomatosas. O diagnóstico diferencial com patologias malignas sempre deve ser realizado.

O tratamento da descarga papilar na ausência de suspeita de neoplasia mamária é definido de acordo com o incômodo da paciente, e pode ser expectante ou cirúrgico. A escolha da técnica cirúrgica depende da idade da paciente, do futuro reprodutivo e da possibilidade de se encontrar o ducto acometido. Em pacientes jovens, é importante, sempre que possível, preservar as estruturas ductais (Figura 48.7). Quando não se realiza a identificação do ducto acometido e a paciente já apresenta prole definida e, principalmente, quando há suspeita de malignidade, a técnica cirúrgica de escolha é a ressecção de todos os ductos principais (Figura 48.8).

Processos inflamatórios

O abscesso subareolar recidivante é uma patologia benigna da mama e caracteriza-se por processo inflamatório crônico, que surge fora do período lactacional e não se relaciona com ectasia

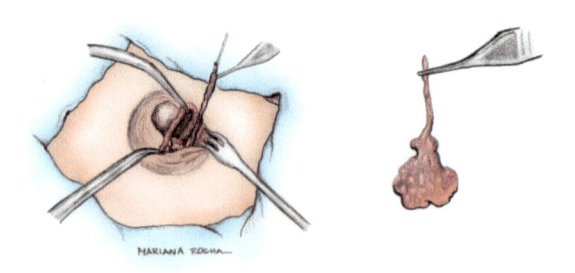

Figura 48.7 Ductectomia.

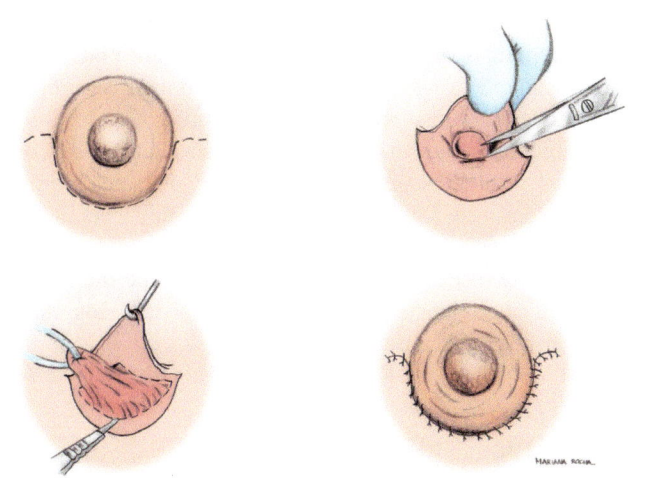

Figura 48.8 Excisão dos ductos principais.

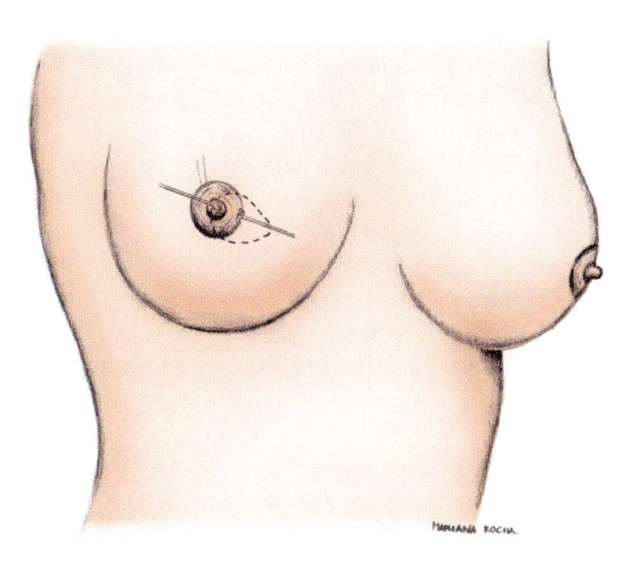

Figura 48.9 Fistulectomia – identificação do ducto acometido e do trajeto fistuloso.

ductal ou processos específicos, como tuberculose, sarcoidose, actinomicose e protozooses. Há um processo inflamatório típico, isto é, dor, calor e rubor periareolar, que evolui em surtos intercalados por períodos de acalmia e, frequentemente, ocorrem retração papilar e fibrose subareolar. Essa patologia representa 7% das afecções mamárias benignas e atinge mulheres entre 30 e 40 anos. O fator de risco principal é o tabagismo (90% dos casos).

É comum o extravasamento de material sebáceo por uma fístula próxima à aréola, região de menor resistência. A fístula também evolui em surtos, ocorrendo períodos de acalmia e até mesmo fechamento espontâneo.

Na fase de agudização, o tratamento é clínico, por meio de antibióticos e anti-inflamatórios. Após o controle do quadro inflamatório agudo, indica-se o tratamento cirúrgico. Nos casos em que se realiza a cirurgia durante o processo de franca atividade inflamatória, ocorre aumento do risco de infecção secundária e de deiscência de sutura. Quando apenas um ducto mamário é acometido, a cirurgia de escolha é a ressecção do ducto, juntamente com o trajeto fistuloso (fistulectomia). No acometimento de múltiplos ductos, opta-se pela ressecção dos ductos principais (Figuras 48.9 e 48.10).

A doença de Mondor representa um quadro de tromboflebite autolimitada da mama que envolve principalmente a veia torácica lateral. Apresenta-se como uma dor abrupta associada a espessamento, cordão ou massa palpável na mama. Pode haver retração da pele e hipocromia local. Tem como fatores de risco: trauma, cirurgia, punção, mamoplastia, exercício físico excessivo e câncer de mama. O diagnóstico é clínico, mas é importante realizar a mamografia para excluir câncer. O tratamento inclui analgésicos e anti-inflamatórios, e não é necessário o uso de anticoagulantes. Em 4 a 6 semanas há regressão completa do quadro.

A irritação no mamilo por atrito, mais comumente conhecida como *jogger's nipple*, ocorre pelo atrito do mamilo com a roupa. É comum ocorrer sangramento, dor e eritema local logo após o exercício físico. Deve-se orientar uso de sutiã com boa sustentação das mamas.

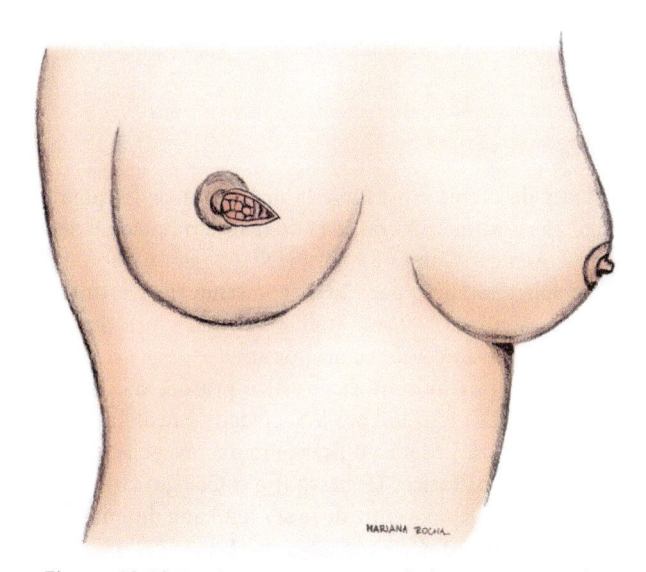

Figura 48.10 Fistulectomia – ressecção da área comprometida.

A dermatite secundária a tratamento oncológico ocorre na área submetida à radioterapia ou em outra região não relacionada. Cursa com telangiectasia, mácula eritematosa, equimose e descamação. O tratamento consiste no uso de anti-inflamatório e compressas frias no local.

A mastalgia, ou dor na mama, é uma queixa muito comum em serviços de atendimento de urgência e o principal motivo dessa procura é a cancerofobia. Aproximadamente 70% das mulheres apresentam algum tipo de mastalgia durante a vida e 10 a 20% dos casos são graves, mas raramente incapacitantes. O diagnóstico diferencial com dor de origem extramamária é extremamente importante. Deve-se investigar costocondrite (doença de Tietze), radiculopatia cervical, herpes-zóster, neurite intercostal, angina, dispepsia e pleurite.

A mastalgia cíclica ocorre principalmente em pacientes entre 30 e 40 anos e de 1 a 2 semanas antes da menstruação. A dor difusa e bilateral, com irradiação para membros superiores e axilas, pode ser mais intensa em uma das mamas. Causada pela estimulação hormonal do parênquima mamário no final da fase lútea, a mastalgia cíclica tem resolução espontânea em 22% das pacientes.

A mastalgia acíclica é geralmente unilateral e localizada em um quadrante da mama. Apresenta etiologia diversa, como doença de Mondor, mastopatia diabética, distensão do ligamento de Cooper, cistos mamários e trauma. Acomete mulheres geralmente na perimenopausa, entre 40 e 50 anos.

Após a exclusão de causas orgânicas e de exames de imagem sem evidências de lesões malignas, o tratamento principal deve se basear na tranquilização da paciente quanto à provável benignidade do quadro. A abordagem terapêutica deve visar principalmente garantir a qualidade de vida dessa mulher, diminuindo a ansiedade e orientando mudanças de hábitos de vida. As medidas mais eficientes para controle da mastalgia são o uso de sutiãs com suporte adequado e a massagem com gel anti-inflamatório. Outra opção terapêutica é a prescrição de anti-inflamatórios por via oral, efetivos em até 80% dos casos. Não há evidências na literatura atual que comprovem a eficácia de polivitamínicos (vitaminas B1, B6 e E), diuréticos ou óleo de prímula.

CÂNCER DE MAMA

O câncer de mama é a neoplasia maligna mais frequente em mulheres. A estimativa brasileira do Instituto Nacional de Câncer José Alencar Gomes da Silva (INCA) para o ano de 2016, que se aplica também para 2017, apresenta risco estimado de 56,20 casos a cada 100 mil mulheres, e são esperados 57.960 novos casos de câncer de mama por ano.

O principal método de diagnóstico precoce da doença é a mamografia. De acordo com a Sociedade Brasileira de Mastologia (SBM), a Federação Brasileira das Associações de Ginecologia e Obstetrícia (Febrasgo) e o Colégio Brasileiro de Radiologia (CBR), o exame deve ser feito anualmente por todas as mulheres, dos 40 aos 69 anos. A partir dessa idade, a indicação é individualizada conforme as condições de saúde da mulher.

Tratamento cirúrgico

Lesões não palpáveis da mama

A utilização do rastreamento mamográfico possibilita, cada vez mais, a identificação de lesões milimétricas e não palpáveis. Marcam-se as lesões previamente, para que a retirada se faça com mais precisão. Esse cuidado possibilita retirar apenas a lesão suspeita e não ocasiona grandes deformidades na mama, ao mesmo tempo que assegura margens livres.

A marcação da lesão pode ser guiada por ultrassonografia, mamografia ou ressonância nuclear magnética. O método preferencial é a ultrassonografia; as demais modalidades são reservadas para casos em que a lesão não é identificada por esse método.

Lesões podem ser marcadas com fios metálicos ou substâncias radioativas. A técnica que adota fios metálicos para a marcação das lesões não palpáveis é mais utilizada. Quando marcada corretamente, retira-se a lesão com precisão. Entretanto, em mamas volumosas e gordurosas, os fios podem migrar, dificultando a ressecção. A complicação mais comum é a secção do fio durante o procedimento cirúrgico.

Atualmente, para a marcação dessas lesões, utiliza-se, com excelentes resultados, um macroagregado de seroalbumina marcado com tecnécio 99m. A técnica tem a vantagem de não oferecer risco de difusão da substância ou de secção do fio metálico durante a cirurgia. Entretanto, exige equipe multi e interdisciplinar, composta por mamografista, ultrassonografista, mastologista e médico nuclear.

Marcação pré-operatória com radioisótopo (^{99m}Tc-MAA)

A marcação da lesão não palpável de mama com o auxílio da medicina nuclear consiste, basicamente, em injetar um isótopo radioativo inócuo no lugar exato da lesão suspeita, após agulhamento preciso, obtido por meio de ultrassonografia, estereotaxia (mamografia) ou ressonância nuclear magnética. Uma pequena quantidade de substância composta de macromoléculas (macroagregado de seroalbumina humana), marcada com tecnécio 99m (isótopo radioativo emissor de radiação gama de baixa energia), permanece depositada no local da lesão do instante de sua injeção até o ato cirúrgico. São substâncias que não possibilitam a migração por meio das vias linfáticas (Figura 48.11).

Após a marcação, é realizada imagem cintigráfica em gamacâmara convencional. Marca-se, adequadamente, a projeção da alteração suspeita na pele da paciente, de modo que o cirurgião programe, mais precisamente, o local da incisão.

A extirpação da lesão é guiada pelo *probe*, que identifica a substância radioativa por meio de um sinal sonoro e do visor digital. Após a ressecção, a loja cirúrgica é vasculhada por esse aparelho, com o objetivo de captar qualquer material radioativo residual. Assim, facilita-se a excisão completa da lesão, muitas vezes com margens livres. Retirada a lesão, a peça é radiografada e, em seguida, encaminhada a estudo anatomopatológico, com avaliação das margens.

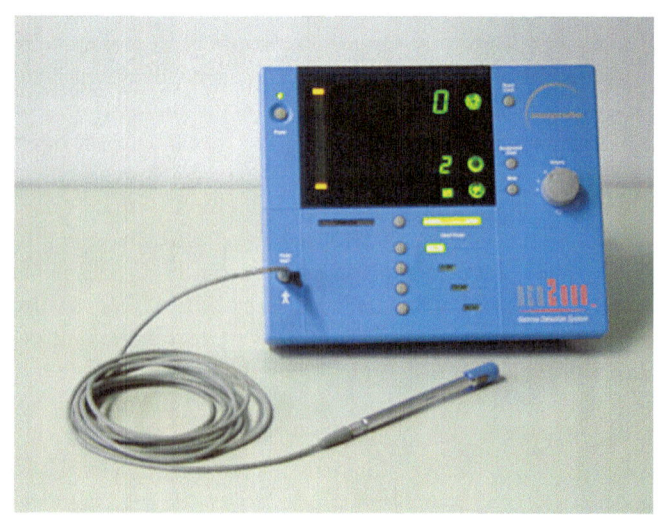

Figura 48.11 *Gamma probe.*

ABORDAGEM DA MAMA

A cirurgia clássica para o tratamento do câncer de mama foi a mastectomia radical, descrita por William Halsted, em 1894. Baseava-se na pressuposição de que o câncer de mama era uma doença locorregional durante as fases iniciais e a ressecção ampla da mama, associada à musculatura peitoral e à linfadenectomia axilar, era sempre necessária para o tratamento.

Posteriormente, descreveram-se técnicas menos agressivas, como a mastectomia radical modificada. Nesse procedimento, extirpava-se a mama, preservando, ou não, o músculo pequeno peitoral, com esvaziamento axilar. A mastectomia permaneceu por quase uma década como conduta cirúrgica padrão.

Em 1986, com a publicação do *Milan Trial*, estudo que comparou a mastectomia radical com o tratamento cirúrgico conservador da mama (quadrantectomia) associada à linfadenectomia axilar e à radioterapia, as cirurgias mutilantes da mama perderam significado nos casos de tumores iniciais.

CIRURGIA CONSERVADORA DA MAMA

As indicações de tratamento conservador correspondem à grande maioria dos casos. Inicialmente, essa técnica era restrita apenas aos tumores iniciais, a menos que a mama fosse bastante volumosa. Atualmente, com as opções de tratamento sistêmico neoadjuvante (realizados antes da cirurgia, para redução do volume tumoral), as possibilidades são maiores.

Os resultados da cirurgia conservadora dependem, basicamente, de 3 variáveis, a saber:

▶ Tamanho do tumor *versus* tamanho da mama: essa relação é fundamental para o planejamento da cirurgia, e não deve ser superior a 1/5
▶ Localização do tumor: a localização do tumor pode comprometer o resultado estético da cirurgia
▶ Técnica: escolha da melhor incisão. Devem ser empregadas técnicas de oncoplástica para reconstruir a mama, garantindo segurança oncológica e resultado estético satisfatório.

Além do desejo da paciente, os requisitos fundamentais para a cirurgia conservadora são a capacidade de realizar a ressecção do tumor com margens livres de doença e o acesso à radioterapia adjuvante.

Tumorectomia

Consiste na ressecção total do tumor, sem a preocupação de se estabelecer margem de segurança. Nos casos de margens comprometidas, outra excisão pode ser indicada.

Setorectomia ou segmentectomia

Essa técnica cirúrgica baseia-se na remoção de todo o tumor com margens livres, sem ressecção de pele. Nos casos de margens comprometidas, a reexcisão para ampliação de margens está indicada.

Quadrantectomia

A quadrantectomia consiste na retirada do quadrante mamário, no qual se localiza o tumor com margens de segurança, juntamente com boa parte de pele e da fáscia muscular. Sempre que

possível, então, é recomendável associar o tratamento oncológico com princípios estético-terapêuticos, preservando, assim, a imagem e o simbolismo da mama.

O tipo de incisão varia de acordo com a localização do tumor. Nos quadrantes superiores, as incisões são curvilíneas e concêntricas à aréola. Nas regiões medial e lateral, utilizam-se as incisões radiais, assim como nos quadrantes inferiores, para preservar a distância entre o mamilo e o sulco inframamário. Para os tumores localizados no quadrante superoexterno, opta-se pela quadrantectomia com incisão radial única, para a abordagem da mama e da axila, com a retirada de todo o quadrante mamário sem prejuízo estético (Figuras 48.14 a 48.21).

Em pacientes com mamas volumosas e ptose, pode-se realizar a mamoplastia redutora adaptada para o tratamento cirúrgico do câncer. Nesses casos, a localização do tumor, o volume mamário total e a área da mama a ser ressecada direcionarão a técnica e a localização das incisões. Podem ser utilizados pedículos vasculares, abordagens periareolares (*roundblock*) e, inclusive, a simetrização da mama contralateral no mesmo momento cirúrgico (Figuras 48.12 e 48.13).

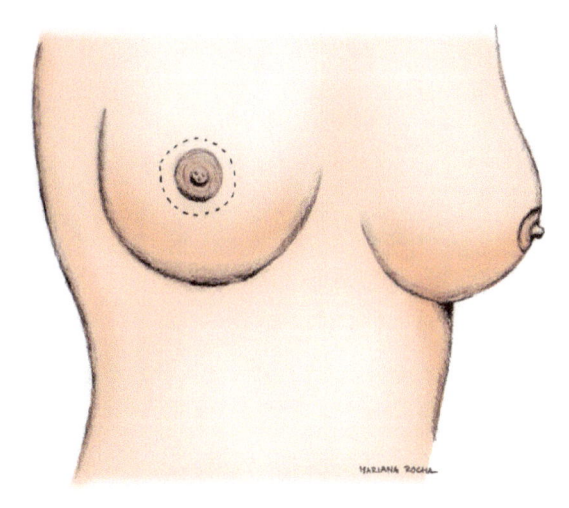

Figura 48.12 Incisão periareolar para mastectomia.

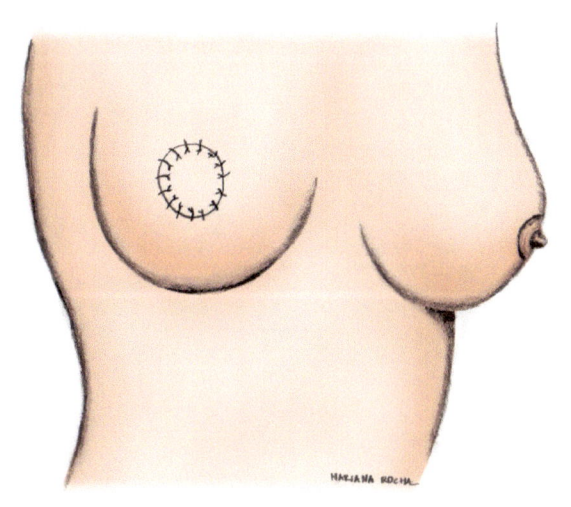

Figura 48.13 Reconstrução após mastectomia periareolar.

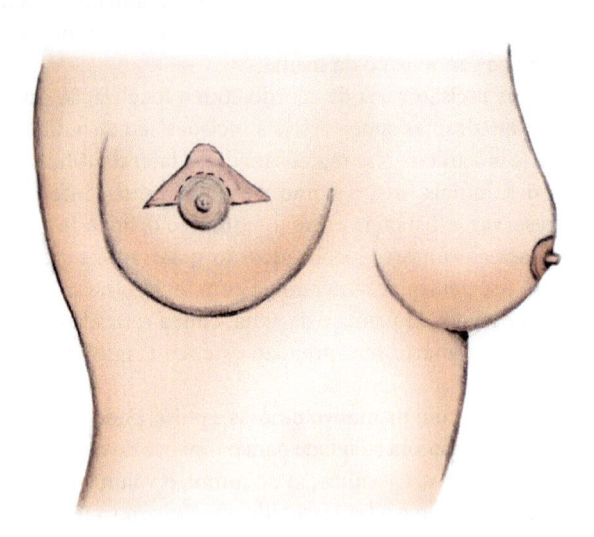

Figura 48.14 Incisão para tumores localizados em quadrantes superiores da mama.

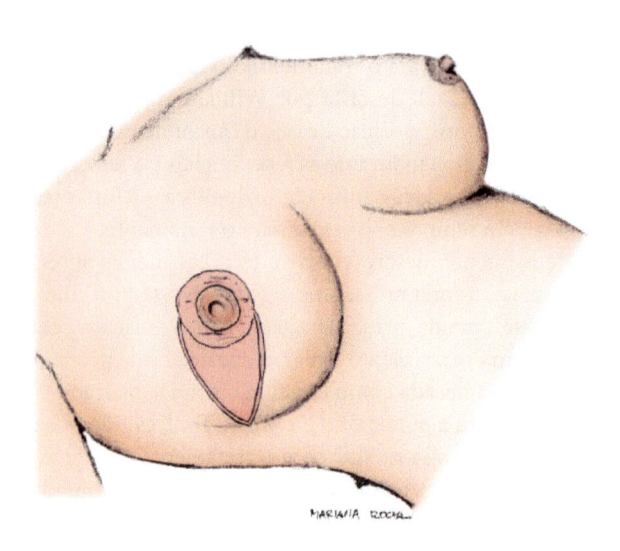

Figura 48.17 Incisão radial.

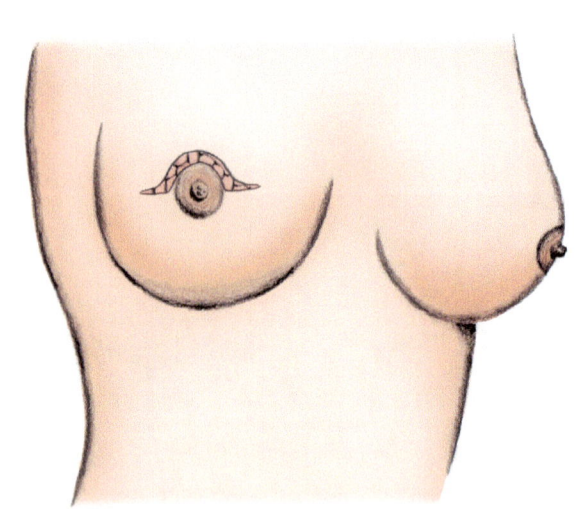

Figura 48.15 Ressecção da peça.

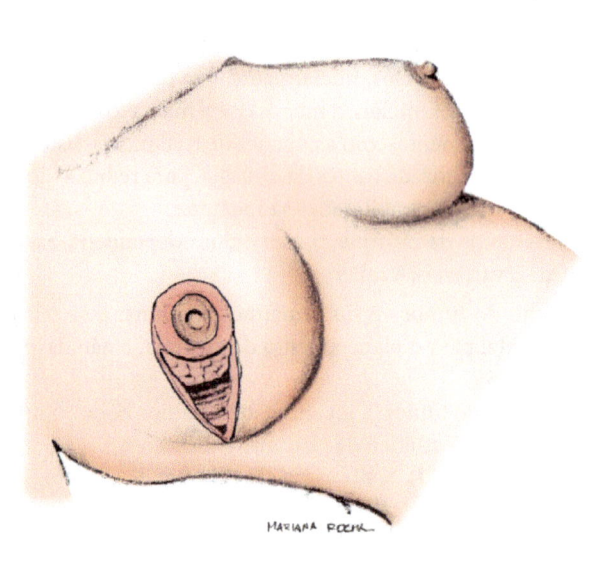

Figura 48.18 Ressecção da peça.

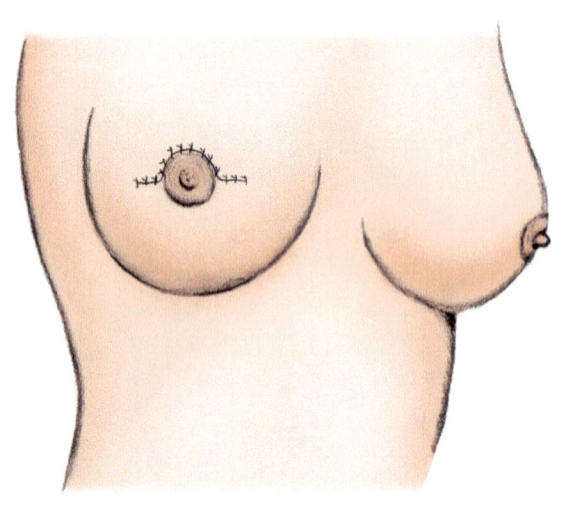

Figura 48.16 Resultado final.

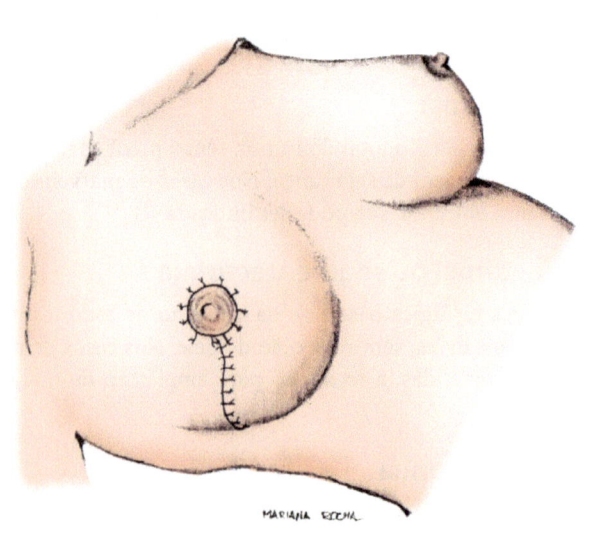

Figura 48.19 Resultado final da incisão radial.

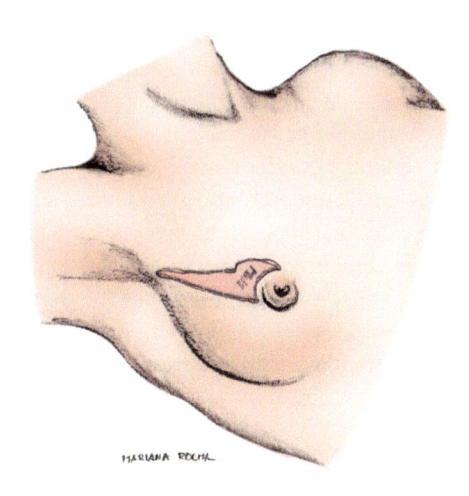

Figura 48.20 Quadrantectomia com incisão radial.

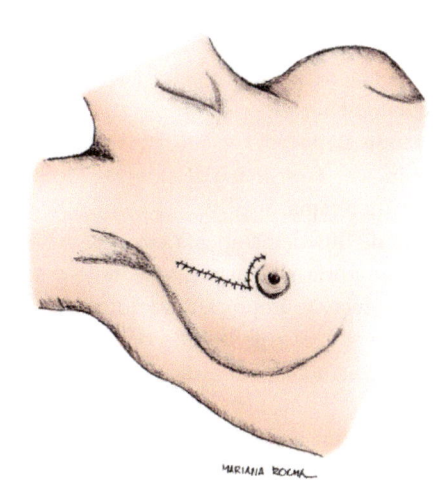

Figura 48.21 Quadrantectomia com incisão radial (resultado final).

Mastectomia

O princípio da mastectomia é a retirada de todo o conteúdo mamário. A mastectomia simples consiste na remoção de toda a mama e da pele sobrejacente. Pode-se variar a técnica, preservando a pele da mama (mastectomia com preservação de pele ou *skin sparing*) ou mesmo o complexo areolomamilar (adenomastectomia, mastectomia com preservação do complexo areolomamilar ou *nipple sparing*).

Em casos selecionados de mulheres com alto risco para câncer de mama, a mastectomia redutora de risco é modalidade cirúrgica que pode ser indicada como prevenção da doença.

As complicações mais frequentes são necrose de pele, infecção, seromas e hematomas. No caso de preservação do complexo areolomamilar, há o risco de sua necrose parcial ou total.

A reconstrução da mama, desenvolvida com o objetivo de manter a estética e oferecer à mulher mastectomizada um novo sentimento de feminilidade, pode ser realizada no mesmo tempo cirúrgico da mastectomia (imediata) ou meses após (tardia). Todavia, a paciente deve apresentar condições clínicas adequadas, principalmente quando são utilizados retalhos miocutâneos. O prognóstico da doença não piora com a realização da reconstrução, seja imediata, seja tardia.

As técnicas utilizadas são as próteses, os expansores e os retalhos miocutâneos.

Próteses

Sem dúvida, é a técnica mais simples de reconstrução e consiste na colocação de prótese abaixo do músculo grande peitoral para cobertura melhor do implante. A principal desvantagem é a assimetria mamária e a necessidade de simetrização da mama contralateral na maioria dos casos.

Expansores

Essa técnica pretende aumentar a quantidade de tecido na área mastectomizada, formando uma bolsa. Uma prótese é posicionada abaixo do músculo grande peitoral durante a cirurgia e preenchida no pós-operatório com soro fisiológico por meio de uma válvula integrada ao expansor. É indicada quando não há tecido suficiente para recobrir o implante desejado.

O expansor pode ser definitivo ou temporário. Este deverá ser substituído pela prótese assim que finalizado o processo de expansão, com a possibilidade de também definir melhor a loja da prótese, a posição do sulco e a simetria da mama.

Retalhos miocutâneos

Os tecidos autólogos proporcionam bons resultados estéticos e de efeito duradouro. Nesse procedimento, utiliza-se preferencialmente o músculo reto abdominal ou o músculo grande dorsal. É indicado nas ressecções amplas, sem pele suficiente para fechamento adequado ou com sequelas de radioterapia na parede torácica. Caso a opção seja o músculo reto abdominal, pode não haver a necessidade de próteses de silicone.

A reconstrução do complexo areolopapilar é parte importante do processo de reconstrução da mama. Diversas técnicas são descritas, e o mais comum é o uso de retalhos cutâneos locais.

Complicações locais comuns a todas as cirurgias da mama são formação de seroma volumoso, infecção da ferida operatória e deiscência de sutura. Qualquer uma delas pode levar a extrusão de prótese (definitiva ou expansora) e prejudicar a reconstrução mamária. Os retalhos miocutâneos merecem especial atenção pelo risco de isquemia e necrose. Características individuais como obesidade, hipertensão arterial mal controlada, tabagismo e diabetes aumentam o risco de intercorrências.

ABORDAGEM AXILAR

A linfadenectomia axilar foi tradicionalmente parte do tratamento, mesmo em estágios iniciais, como modo de estadiamento e controle locorregional da doença. Em razão da distorção da anatomia da região axilar, efeitos indesejados como linfedema, lesão de nervos, disfunção de ombro e consequências importantes na qualidade de vida das pacientes são frequentes.

O conceito de linfonodo sentinela baseia-se na drenagem linfática do sítio tumoral. O primeiro linfonodo a receber a drenagem proveniente da lesão seria preditor do acometimento dos subsequentes. A drenagem linfática da mama é ordenada, portanto, a distribuição linfática de células metastáticas e de metástases nodais não é evento aleatório, mas altamente estruturado de maneira sequencial e baseada na anatomia e na fisiologia do sistema linfático.

A biopsia do linfonodo sentinela (BLS) é o método de estadiamento axilar atual, indicado para pacientes com tumor mamário invasor, sem evidências clínicas de metástase axilar. Nos casos de carcinoma *in situ* da mama, a BLS será indicada apenas se as pacientes forem submetidas à mastectomia ou se houver lesão altamente suspeita de apresentar componente invasor pela avaliação clínica e imagenológica.

O Quadro 48.1 mostra a comparação entre morbidade da linfadenectomia axilar e biopsia do linfonodo sentinela nos ensaios clínicos controlados (ALMANAC, ACOSOG Z0011 e NSABP-B32).

A BLS é um método com menor morbidade, menos uso de drenos, menos dias de internação hospitalar no pós-operatório e retorno mais precoce às atividades diárias. A linfadenectomia axilar continua fazendo parte do tratamento do câncer de mama, porém restringindo-se principalmente aos casos de axila clinicamente acometida por metástase (notada no exame físico ou em exames de imagem).

Biopsia do linfonodo sentinela

Realiza-se a identificação do linfonodo sentinela antes da cirurgia, com a técnica de infusão de dextrana 500 ou fitato marcado com tecnécio 99m injetado na periferia do tumor, na subderme sobrejacente ou periareolar. Após cerca de 1 h, a leitura em gamacâmara é feita e o linfonodo é identificado. Durante a cirurgia, a identificação do linfonodo é guiada pelo *probe*, que emite um sinal sonoro e indicação no visor digital quando reconhece a substância radioativa.

Em casos específicos, pode ser utilizada a injeção subdérmica de azul patente no peroperatório, associada ou não com o marcador radioativo. É realizada drenagem linfática manual da mama por alguns minutos e o linfonodo corado é identificado à exploração cirúrgica da região axilar.

Linfadenectomia axilar

Realiza-se, geralmente, uma incisão ao longo da borda lateral do músculo grande peitoral. Como limite medial, estabeleceram-se a parede torácica e o músculo serrátil anterior. Já como limite lateral, estipulou-se o músculo grande dorsal.

O primeiro passo da cirurgia é a dissecção da fáscia de Halsted no nível do ângulo formado no ápice da axila pelos músculos pequeno peitoral e coracobraquial, que dão acesso ao conteúdo axilar. A axila é sempre abordada do limite superior (veia axilar) para o inferior. Em seguida, procede-se à identificação dos vasos subescapulares e do nervo toracodorsal que geralmente os acompanha. A etapa subsequente é a identificação do nervo torácico longo (ou nervo de Bell), que fica ao longo do tórax, sobre o músculo serrátil anterior. É importante que se isolem esses 2 nervos, localizando a origem e a inserção, a fim de evitar possível lesão.

Após esses procedimentos, individualiza-se o conteúdo (gordura e linfonodos) da veia axilar, procurando isolá-la. Os vasos acessórios e de menor importância são sistematicamente cauterizados e seccionados, o que amplia o campo cirúrgico e possibilita o completo esvaziamento axilar. Para a abordagem do nível III da axila, nem sempre se faz necessária a exérese do músculo pequeno peitoral.

Deve utilizar-se drenagem a vácuo, em sistema fechado, com o cuidado de incluir os orifícios de exteriorização dos drenos no campo da radioterapia.

A incidência de linfedema após a cirurgia axilar é variável. Infecção pós-operatória, tipo de cirurgia, radioterapia axilar ou cirurgia axilar prévia são importantes fatores a serem também considerados. Ao se tratar da biopsia do linfonodo sentinela, a maior parte dos estudos demonstra incidência de linfedema entre 3 e 7%.

O risco de linfedema após a linfadenectomia axilar varia entre 5 e 50% dos casos.

As sequelas sensitivas estão associadas à lesão principalmente do nervo intercostobraquial. A axila, as regiões proximal e interna do braço e superomedial da mama são comumente referidas com formigamento, dormência e alteração na sensibilidade.

Cordões fibrosos podem se formar na região axilar e proximal do braço, gerando dor e limitação de movimento do membro superior. A lesão de pequenas veias e vasos linfáticos

Quadro 48.1	Comparação da morbidade da linfadenectomia axilar e da biopsia do linfonodo sentinela (BLS).				
	Estudo	Número de pacientes	Morbidade da linfadenectomia axilar	Morbidade da BLS	Valor-P
	ALMANAC	476	Ausência de linfedema: 87%	Ausência de linfedema: 95%	< 0,001
			Ausência de parestesias: 69%	Ausência de parestesias: 91%	< 0,001
	ACOSOG Z0011	399	Infecção: 8%	Infecção: 3%	0,0016
			Seroma: 14%	Seroma: 6%	0,0001
			Parestesia: 39%	Parestesia: 9%	< 0,0001
			Linfedema: 11%	Linfedema: 6%	0,786
	NSABP-B32	5.611	Limitação da amplitude de movimentos: 9%	Limitação da amplitude de movimentos: 5,7%	< 0,001
			Linfedema: 14,3%	Linfedema: 7,5%	< 0,001
			Dormência: 31,1%	Dormência: 8,1%	< 0,001
			Formigamento: 13,5%	Formigamento: 7,5%	< 0,001

durante o ato cirúrgico é a provável etiologia. Essa é condição autolimitada e benigna.

A limitação da amplitude de movimentos do ombro pode ocorrer no pós-operatório da linfadenectomia axilar. A reabilitação pós-operatória com fisioterapia é fundamental para o tratamento.

A infecção de ferida operatória e a celulite também são complicações da linfadenectomia. Apesar de pouco frequentes, aumentam o risco de linfedema e devem ser imediatamente tratadas com antibióticos.

CARCINOMA *IN SITU*

Os carcinomas não invasivos da mama representam largo espectro de lesões decorrentes da variedade de sua expressão anatômica e da história natural. São lesões com proliferação epitelial atípica, com crescimento limitado pela membrana basal do epitélio ductal ou lobular, sem evidência de invasão do estroma, mas com potencial de progressão para tumor invasor. Entre 20 e 53% dos carcinomas *in situ* (CIS) não tratados progredirão para carcinoma invasor em 10 anos ou mais. Os CIS correspondem a 20% de todos os cânceres de mama, e o ductal *in situ* (CDIS), a 83% desses casos. Sua apresentação mais comum à mamografia são microcalcificações lineares, ramificadas e/ou em pequenos agrupamentos heterogêneos. As técnicas de compressão localizada e magnificação mostram-se de grande valia para a caracterização dessas imagens.

Em razão dos programas de rastreamento mamográfico de câncer de mama ocorreu aumento expressivo do diagnóstico do CDIS nas duas últimas décadas. A incidência aumentou de 5,8 casos/100.000 mulheres em 1970, para 32,5 casos/100.000 mulheres em 2004. Constituem um grupo heterogêneo de lesões, com vários subtipos histológicos, como o micropapilar, sólido, cribriforme e comedocarcinoma (pior prognóstico). Alguns patologistas consideram apenas 2 grupos: lesões comedo e não comedo.

O carcinoma lobular *in situ* – terminologia imprópria, por trazer ideia de malignidade – é considerado lesão de risco, e não tumor propriamente dito. Geralmente é diagnosticado mediante achado ocasional de biopsia ou peça de mamoplastia.

Tratamento do carcinoma *in situ*

O tratamento do carcinoma lobular *in situ* limita-se à ressecção local ampla e ao rastreamento de câncer de mama diferenciado. Em até 25% dos casos pode haver associação com o carcinoma invasivo, ainda que tardiamente.

O CDIS é considerado a lesão de mais forte impacto clínico entre os carcinomas não invasores. Apesar de a mastectomia apresentar índices de cura em torno de 100%, a cirurgia conservadora associada à radioterapia com ou sem hormonoterapia adjuvante lidera a prática atual. O tratamento conservador apresenta índices de recidiva local em torno de 12%, resultados estético-funcionais melhores e menor morbidade. A incidência de metástases nos linfonodos axilares no CDIS é de até 1%. Os fatores anatomopatológicos mais importantes no controle local e indicadores de prognóstico do CDIS são a extensão da lesão, as margens cirúrgicas e o grau histológico.

Em nosso entendimento, a cirurgia para tratamento dos CIS deve ser oferecida após análise criteriosa de fatores prognósticos para a recorrência e ampla discussão com a paciente, expondo-se possíveis riscos de falha do tratamento.

RADIOTERAPIA

O principal objetivo da radioterapia é o controle locorregional da doença. É indicada após o tratamento cirúrgico conservador (aquele que não retira toda a mama) em praticamente todos os casos. Deve-se respeitar o intervalo máximo de 16 semanas entre a cirurgia e o início do tratamento para garantir sua eficácia. As taxas de recidiva local chegam a 41% nos casos de intervalos maiores que o recomendado, tendo em vista que a taxa esperada é de apenas 4%. O *boost* (dose de reforço) deve ser usado nos casos de tumorectomia ou comprometimento de margens cirúrgicas.

A radioterapia pós-mastectomia é indicada em tumores localmente avançados (maiores que 5 cm, com infiltração de pele ou do músculo peitoral), multicêntricos e pouco diferenciados, com margens cirúrgicas comprometidas, mais de 3 linfonodos axilares acometidos, linfonodos metastáticos coalescentes, infiltração por doença da cápsula extranodal ou da gordura axilar.

A radioterapia paliativa é aplicada em metástases ósseas, cerebrais, massas retrobulbares, conglomerados de linfonodos, compressão de estruturas (médula óssea) e na cicatrização de lesões ulceradas e sangrantes. Tem, ainda, importante papel no controle da dor nos casos de metástases ósseas.

As complicações atribuídas à radioterapia podem ser agudas (em até 90 dias do início do tratamento) ou crônicas (após 90 dias). A mais comum é a radiodermite, caracterizada principalmente por eritema cutâneo nos casos leves. Pode evoluir para descamação, ulceração e necrose nos casos graves. Fadiga, dor e edema locais são queixas um pouco menos comuns. O linfedema de membro superior é uma complicação tardia mais frequentemente associada ao esvaziamento axilar, seguido de radioterapia de fossa supraclavicular e axila. Podem-se observar também fibrose cutânea e pulmonar, retrações, telangiectasias, esteatonecrose e cardiotoxicidade.

QUIMIOTERAPIA

A quimioterapia pode ser administrada de maneira adjuvante, neoadjuvante ou paliativa. É uma fase muito importante do tratamento do câncer, pois parece ser o principal responsável por afetar a evolução natural da doença, com redução da taxa de recidivas e de mortalidade.

Quimioterapia adjuvante

A quimioterapia adjuvante é definida como a administração de agentes citotóxicos, realizada após o tratamento cirúrgico primário para o câncer de mama, a fim de destruir ou inibir clinicamente as micrometástases.

Quimioterapia neoadjuvante

A quimioterapia neoadjuvante é aplicada antes do procedimento cirúrgico em tumores localmente avançados e visa reduzir o volume tumoral – melhorando, assim, as condições de operabilidade e possibilitando cirurgias mais conservadoras –, avaliar *in vivo* a sensibilidade do tumor aos medicamentos e reduzir metástases nodais e possíveis micrometástases. Sua principal indicação são tumores localmente avançados e tumores inflamatórios.

Quimioterapia paliativa

É indicada para tratar doença com metástase a distância, com o objetivo de aumentar a sobrevida e/ou melhorar a qualidade de vida do paciente.

HORMONOTERAPIA

A hormonoterapia consiste na utilização de substâncias que inibam ou diminuam a atividade dos hormônios endógenos sobre a mama, mais especificamente os estrogênios. Está indicada para as pacientes com tumores com receptores hormonais positivos e pode ser administrada de maneira adjuvante ou neoadjuvante. A hormonoterapia reduz a taxa de recidiva e de mortalidade pelo câncer e previne o câncer de mama contralateral.

Várias substâncias podem ser usadas, e as principais são:

- SERM (moduladores seletivos de receptores de estrogênio)
  - Tamoxifeno, raloxifeno e fulvestranto
- Inibidores da aromatase
  - Letrozol, anastrozol e exemestano.

A escolha deve basear-se no *status* menopausal de cada paciente e deve ser administrada somente após o término da quimioterapia (para tratamento adjuvante).

Os SERM podem atuar como agonistas, antagonistas ou agonistas/antagonistas, dependendo do tecido-alvo em que irão agir. O tamoxifeno foi o mais estudado e utilizado. Ele atua por antagonismo competitivo nos receptores de estrógeno do tecido mamário e agonista parcial em ossos e endométrio. Esse efeito agonista pode levar à prevenção da desmineralização óssea, mas aumenta a incidência de câncer endometrial e eventos tromboembólicos. O tamoxifeno na dose de 20 mg/dia durante no mínimo 5 anos tornou-se padrão-ouro para mulheres com câncer de mama com receptores hormonais positivos, na pré ou pós-menopausa.

Os inibidores da aromatase atuam na conversão periférica de androgênio em estrogênio por meio da inibição enzimática da aromatase. Essa conversão periférica representa a principal fonte de estrógeno nas mulheres pós-menopausa. Já que essa classe de medicamentos age exclusivamente em mulheres nas quais não há atividade ovariana, é fundamental acompanhar a função ovariana (hormônio foliculoestimulante [FSH] e estradiol) durante o tratamento. Essa classe de medicamentos é contraindicada para mulheres na pré-menopausa. Seu principal efeito colateral está relacionado com sintomas osteomusculares, osteoporose e o consequente risco de fraturas. Pode ser necessário o uso de cálcio, vitamina D e, se necessário, bifosfonatos durante o tratamento.

TERAPIA-ALVO

Atualmente, com a caracterização do comportamento biológico e a classificação dos diferentes subtipos de câncer de mama, estão sendo desenvolvidos medicamentos específicos para cada um deles. O trastuzumabe, por exemplo, é um anticorpo monoclonal desenvolvido para bloquear o receptor de membrana do HER-2. É indicado no tratamento adjuvante em pacientes que superexpressam o HER-2.

CONSIDERAÇÕES FINAIS

Diante de qualquer lesão mamária, o primeiro passo é identificar as que são sugestivas de neoplasia e definir o diagnóstico. A evolução do tratamento cirúrgico do câncer de mama representa a possibilidade de individualização, com menor morbidade e menor impacto na qualidade de vida, sem comprometer a eficácia.

BIBLIOGRAFIA

Ashikaga T et al. Morbidity results from the NSABP B-32 trial comparing sentinel lymph node dissection versus axillary dissection. J Surg Oncol. 2010; 102(2):111-8. ISSN 1096-9098.

Avelar JTCD et al. Doenças benignas da mama. In: Filho ALDS, Laranjeira CLS (Ed.). Manual SOGIMIG de Ginecologia e Obstetrícia. 6. Rio de Janeiro: MedBook; 2017. p. 274-80. ISBN 978-85-836-9014-6.

Curigliano G et al. From the maximum tolerable to the minimum effective treatment: The Umberto Veronesi's life commitment to breast cancer care. Breast. 2017; 31; 241-243. ISSN 0960-9776.

Giuliano AEet al. Locoregional recurrence after sentinel lymph node dissection with or without axillary dissection in patients with sentinel lymph node metastases: long-term follow-up from the American College of Surgeons Oncology Group (Alliance) ACOSOG Z0011 Randomized Trial. Ann Surg. 2016; 264(3):413-20. ISSN 0003-4932.

Goldberg JI et al. Morbidity of sentinel node biopsy in breast cancer: the relationship between the number of excised lymph nodes and lymphedema. Ann Surg Oncol. 2012; 17(12):3278-86. ISSN 1534-4681.

Gradishar WJ et al. Invasive breast cancer version 1. 2016, NCCN Clinical Practice Guidelines in Oncology. J Natl Compr Canc Netw. 2016; 14(3):324-54. ISSN 1540-1413.

Instituto Nacional de Câncer José Alencar Gomes da Silva (INCA). Estimativa 2016: incidência de câncer no Brasil. Rio de Janeiro: INCA; 2016. Disponível em: <http://controlecancer.bvs.br/>. Acesso em: 02/04/2017.

Krag DN et al. Sentinel-lymph-node resection compared with conventional axillary-lymph-node dissection in clinically node-negative patients with breast cancer: overall survival findings from the NSABP B-32 randomised phase 3 trial. Lancet Oncol. 2010; 11(10): 927-33. ISSN 1470-2045.

Lucci A et al. Surgical complications associated with sentinel lymph node dissection (SLND) plus axillary lymph node dissection compared with SLND alone in the American College of Surgeons Oncology Group Trial Z0011. J Clin Oncol. 2007; 25(24): 3657-63. ISSN 1527-7755.

Lyman GH, Somerfield MR, Giuliano AE. Sentinel lymph node biopsy for patients with early-stage breast cancer: 2016 American Society of Clinical Oncology Clinical Practice Guideline Update Summary. J Oncol Pract. 2017; 13(3):196-198. ISSN 1935-469X.

Morrogh M et al. Lessons learned from 416 cases of nipple discharge of the breast. Am J Surg. 2010; 200(1):73-80. ISSN 1879-1883.

Olson JA et al. Impact of immediate versus delayed axillary node dissection on surgical outcomes in breast cancer patients with positive sentinel nodes: results from American College of Surgeons Oncology Group Trials Z0010 and Z0011. J Clin Oncol. 2008; 26(21):3530-5. ISSN 1527-7755.

Reis JHP, Pinheiro LGM, Vieira MLB. Embriologia, anatomia e exame clínico das mamas. In: Filho ALDS, Laranjeira CLS (Ed.).

Manual SOGIMIG de Ginecologia e Obstetrícia. Rio de Janeiro: MedBook; 2017. ISBN 978-85-836-9014-6.

Saliba RCDMF, Silva HMS, Salvador AD. Fatores preditivos e prognósticos no câncer de mama. In: Boff RA (Ed.). Compêndio de Mastologia: abordagem multidisciplinar. 1. Caxias do Sul, RS: Lorigraf, 2015. Capítulo 22, p. 754. ISBN 978-85-99089-88-0.

Urban LABD et al. Recomendações do Colégio Brasileiro de Radiologia e Diagnóstico por Imagem, da Sociedade Brasileira de Mastologia e da Federação Brasileira de Ginecologia e Obstetrícia para rastreamento do câncer de mama por métodos de imagem. Radiol Bras. 2012; 45:334-39. ISSN 0100-3984.

Veronesi U, Zucali R, Luini A. Local control and survival in early breast cancer: the Milan trial. Int J Radiat Oncol Biol Phys. 1986; 12(5):717-20. ISSN 0360-3016.

Vieira ML, Nunes RA, Silva HMS. Abordagem de doenças mamárias na urgência. In: Filho ALDS (Ed.). Manual SOGIMIG de Emergências Ginecológicas. Rio de Janeiro: MedBook; 2016. Capítulo 27, p. 329-343. ISBN 978-85-8369-018-4.

Vieira MLB, Salvador AD, Silva HMS. Neoplasias malignas da mama. In: Filho ALDS, Laranjeira CLS (Ed.). Manual SOGIMIG de Ginecologia e Obstetrícia. 6. Rio de Janeiro: MedBook; 2017. ISBN 978-85-836-9014-6.

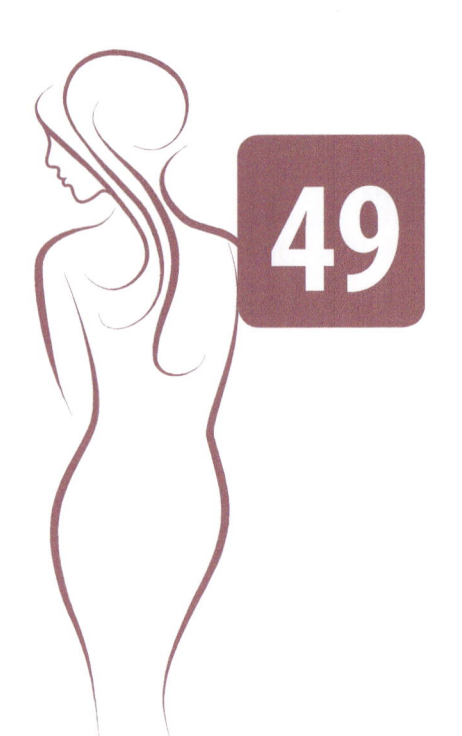

49 Atenção da Fisioterapia na Mulher com Câncer de Mama

Silvia Monteiro

Lilian Valim Resende

INTRODUÇÃO

O cenário demográfico atual revela um envelhecimento da população com aumento na expectativa de vida, especialmente de mulheres. Assim, é provável que um contingente maior de mulheres atinja as faixas etárias de risco ao câncer de mama.

O câncer de mama é o segundo tipo de câncer mais frequente no mundo e o mais comum entre as mulheres. A prevenção primária dessa neoplasia ainda não é totalmente possível, em razão da variação dos fatores de risco e das características genéticas envolvidas em sua etiologia. O tratamento pode ser local e/ou sistêmico e envolver cirurgia e terapias adjuvantes como radioterapia, quimioterapia e hormonoterapia.

No Brasil, o aumento da incidência de câncer de mama tem sido acompanhado do aumento da mortalidade, o que pode ser atribuído, principalmente, a um atraso no diagnóstico e na instituição da terapêutica adequada. Isso não tem sido observado em países desenvolvidos, nos quais a detecção precoce por meio da mamografia para rastreamento e a oferta de tratamento apropriado têm provocado redução da mortalidade, apesar do aumento da incidência.

Atualmente, observa-se a necessidade de uma abordagem interdisciplinar na atenção ao câncer de mama. A integração de várias especialidades determina melhores resultados no seu controle. Foi preconizado, em consenso elaborado pelo Instituto Nacional de Câncer em parceria com o Ministério da Saúde, que as intervenções interdisciplinares têm como objetivo a junção entre o conhecimento e as disciplinas, intercedendo efetivamente na qualidade de vida dessa população após o tratamento e favorecendo, de modo prioritário, seu retorno às atividades físicas, sociais e profissionais. Deve ser garantido à mulher o acesso às informações relacionadas com os direitos previstos em lei e com a adequação dos recursos que garantam uma atenção integral.

Após a cirurgia, a mulher passa a ter uma nova perspectiva corporal, pois ocorrem alterações importantes em níveis anatômico, fisiológico e funcional que podem vir acompanhadas de dores e degradação da forma física, e alterar sua maneira de sentir e vivenciar o corpo. Com base nessas alterações, a reabilitação torna-se primordial por apresentar um conjunto de possibilidades terapêuticas suscetíveis de serem empregadas desde a fase pré-operatória até a pós-operatória, na vigilância ou na recuperação funcional do membro superior e cintura escapular até a profilaxia e o tratamento de complicações, como aderências cicatriciais e linfedemas.

Nesse contexto, a fisioterapia desempenha papel muito importante no quadro de profissões que atendem a mulher na promoção da vigilância contínua com base no diagnóstico de câncer de mama.

MODELO DE ATENÇÃO FISIOTERAPÊUTICA NO CÂNCER DE MAMA

Há poucas décadas, tem aumentado o interesse na adoção de estratégias de reabilitação em mulheres submetidas à cirurgia de câncer de mama para sua recuperação nos planos físico, mental e social.

Embora a maioria dos estudos no campo da reabilitação do câncer de mama ainda tenham como foco as complicações decorrentes do tratamento, observa-se que, gradualmente, está ocorrendo mudança na concepção da assistência à saúde da mulher, no sentido mais amplo. Tal fato deve-se à instituição da Classificação Internacional de Funcionalidade, Incapacidade e Saúde (CIF), que fornece uma estrutura conceitual universal de domínios e classificações para descrever a funcionalidade e as deficiências de saúde.

No âmbito da CIF, a abordagem multidimensional ou biopsicossocial da função envolve as interações do indivíduo, sua condição de saúde com o contexto social e pessoal em que vive. Para o câncer de mama, a morbidade associada com a doença e seus tratamentos pode levar a alterações nos atributos fisiológicos, psicológicos e/ou comportamentais (funções e estruturas do corpo), e acarretar limitações na capacidade de executar tarefas desejadas (atividade) e participação em demandas sociais (participação) (Figura 49.1).

No que tange à estrutura e à função, as principais deficiências encontradas podem estar relacionadas com as funções do sistema imunológico, funções relacionadas com a mobilidade das articulações, estabilidade das funções articulares, funções relacionadas com força e resistência musculares, funções relacionadas com os músculos e funções do movimento. Estas, por sua vez, podem levar às incapacidades nas atividades e restrições na participação social. Além disso, fatores ambientais que dizem respeito ao acesso aos serviços de saúde, aos medicamentos, cuidadores e familiares, contribuem sobremaneira para o agravamento do quadro. Ao mesmo tempo, os prejuízos de ordem psicológica podem se manifestar por meio de depressão, ansiedade, medo e trauma.

O fisioterapeuta, portanto, deverá estar atento à funcionalidade, que envolve os componentes da saúde e do bem-estar da mulher, ou seja, cabe trazer a ideia da complexidade implícita que existe em uma abordagem terapêutica dentro da funcionalidade humana, com foco na multidimensionalidade da disfunção, levando-nos a uma abordagem biopsicossocial, com a integração das várias dimensões da saúde (biológica, individual e social).

A reabilitação oncológica, com base no modelo de vigilância prospectiva, trabalha integrada ao tratamento da doença e possibilita um enfoque mais abrangente nos cuidados de saúde de sobreviventes de câncer de mama. Segundo Stout et al. (2012), trata-se de uma abordagem terapêutica proativa para examinar periodicamente as pacientes e fornecer uma avaliação contínua durante e após o tratamento, muitas vezes na ausência de comprometimento, em um esforço para tornar possível a detecção precoce e a intervenção em deficiências físicas conhecidas como associadas ao tratamento do câncer. Os objetivos da vigilância prospectiva são promover a observação das incapacidades físicas e funcionais associadas ao tratamento do câncer de mama; fornecer educação para a redução do risco ou prevenção de efeitos adversos e facilitar a identificação precoce de incapacidades físicas e limitações funcionais; introduzir a reabilitação e as intervenções fisioterapêuticas quando a incapacidade for detectada; promover e apoiar a atividade física, exercícios e atitudes saudáveis durante todo o seguimento (Figura 49.2).

Pré-operatório | Avaliação e educação

O programa fisioterapêutico deve ter início na fase pré-operatória, objetivando conhecer as alterações preexistentes e identificar os fatores que podem contribuir para o aparecimento das complicações decorrentes da cirurgia.

A avaliação pré-operatória é de fundamental importância, pois oferecerá ao fisioterapeuta parâmetros para o acompanhamento no pós-operatório, ajudando na elaboração de um prognóstico de recuperação, na conscientização da paciente sobre a importância dos procedimentos fisioterapêuticos no

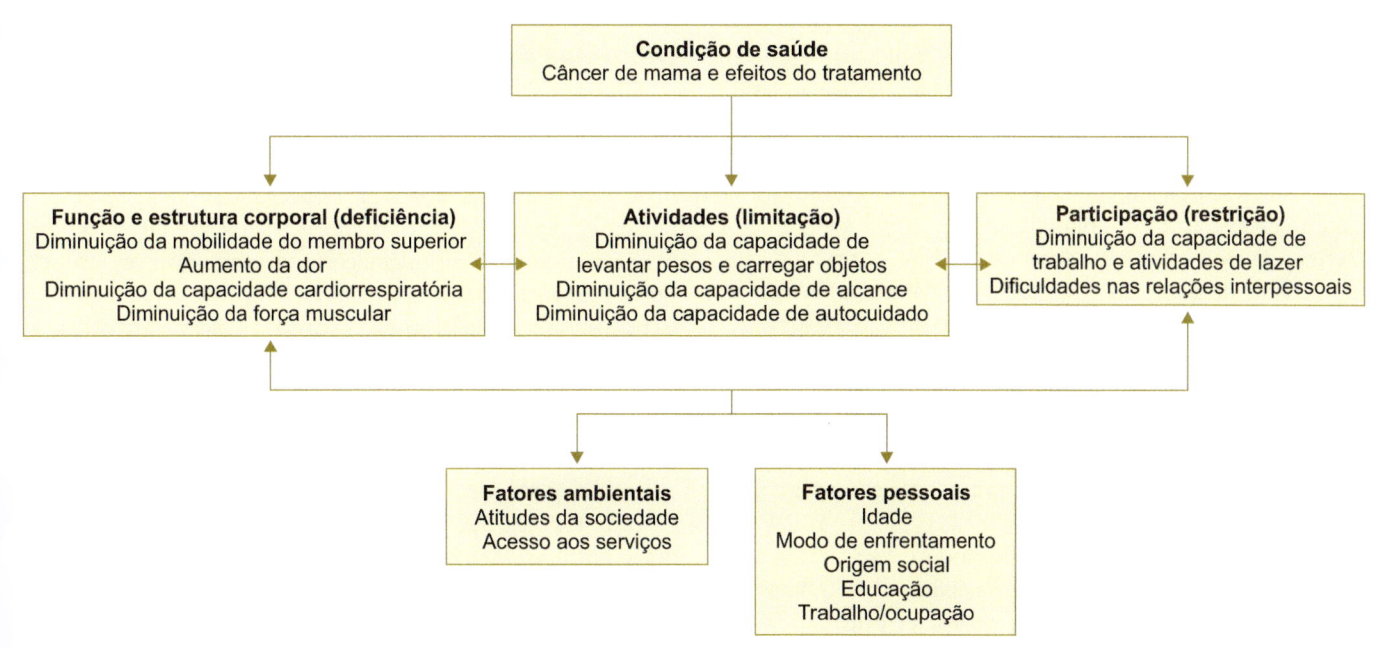

Figura 49.1 Modelo de atenção fisioterapêutica no câncer de mama – aplicação da classificação internacional de funcionalidade, incapacidade e saúde (CIF). (Adaptada de Campbell et al., 2012.)

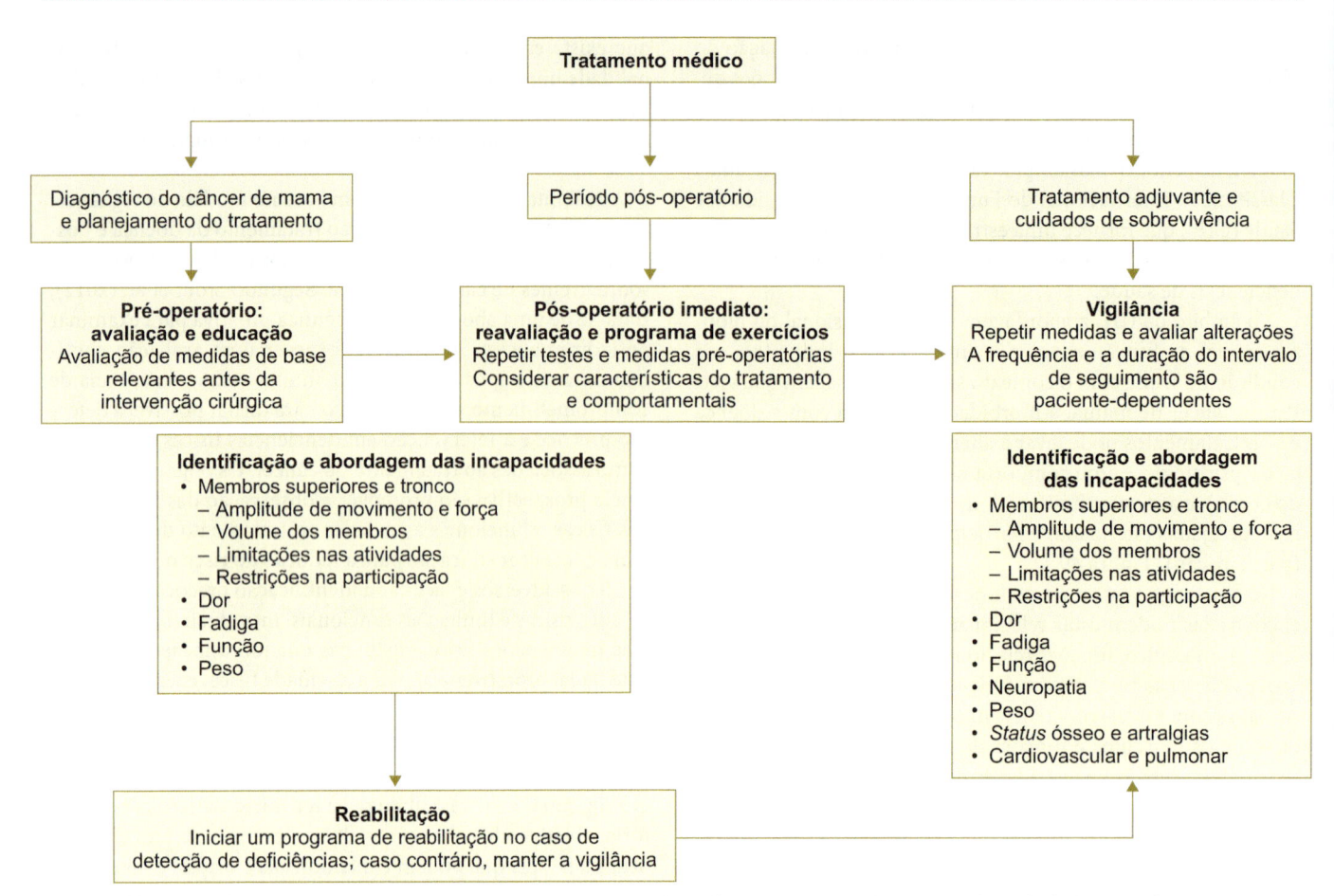

Figura 49.2 Modelo de vigilância prospectiva para reabilitação de mulheres com câncer de mama. (Adaptada de Stout et al., 2012.)

pós-operatório e dos cuidados que ela deverá ter com o membro superior ipsilateral à cirurgia.

Nessa etapa, o fisioterapeuta faz uma anamnese e busca toda a história clínica da paciente para maior compreensão do quadro. O nível prévio de função, os hábitos de exercícios, as deficiências físicas prévias e outras comorbidades devem ser conhecidos, com vistas a estabelecer uma linha de cuidado, pela qual ocorrerão o seguimento da paciente e a detecção de mudanças ao longo do tempo. A avaliação deve ser detalhada, observando o estado geral, os dados vitais, a função pulmonar, a funcionalidade, a amplitude de movimento dos ombros e da cintura escapular, a força muscular dos membros superiores, a perimetria e/ou volumetria dos membros superiores e a postura. Ao final da avaliação, é importante esclarecer à paciente as dúvidas que ela apresenta e, quando necessário, deve ser instituído tratamento fisioterapêutico, visando minimizar e evitar possíveis complicações. Além disso, o aconselhamento para o controle de peso e retorno às atividades durante e após o tratamento, bem como a discussão sobre fatores de risco conhecidos para efeitos adversos do plano de tratamento devem ser considerados nessa etapa.

A prevenção primária do linfedema deve ser iniciada com o diagnóstico do câncer de mama e a definição do tratamento oncológico. O fisioterapeuta deve promover orientações domiciliares de autocuidado com o membro superior ipsilateral à cirurgia, como fazer o uso de repelentes contra picadas de insetos, manter a pele hidratada, evitar a mensuração da pressão arterial, traumas, queimaduras e punção nesse membro, bem como estimular a paciente a manter hábitos de vida saudáveis.

Pós-operatório imediato | Reavaliação e programa de exercícios

A reavaliação no pós-operatório imediato, preferencialmente, ocorre no primeiro mês após a cirurgia e deve ser programada antes do início do tratamento adjuvante. É uma oportunidade para a educação contínua da paciente sobre a prevenção de complicações relacionadas com o tratamento do câncer de mama, bem como para orientações sobre os exercícios e comportamentos de promoção da saúde. Além disso, é um momento para a mulher expressar preocupações e esclarecer possíveis dúvidas com a equipe.

As complicações mais comuns no pós-operatório imediato incluem problemas na ferida operatória, como abscesso, celulite, deiscência, necrose de retalho, hematoma e seroma. É necessário cuidado adequado para evitar atraso na cicatrização da ferida operatória, que pode aumentar o risco de morbidade em longo prazo, adiar indevidamente as terapias adjuvantes (sistêmica e de radiação) e retardar a reabilitação.

As intervenções preconizadas para pacientes submetidas à cirurgia de câncer de mama constituem-se de orientações quanto aos cuidados na execução das atividades cotidianas, exercícios e terapias de apoio, e é muito importante, quando possível, o acompanhamento de uma equipe interdisciplinar.

Os programas de reabilitação que utilizam exercícios têm mudado ao longo dos anos e deixaram de ter uma postura curativa para se ocuparem, principalmente, da prevenção de complicações e da funcionalidade do indivíduo, proporcionando, assim, melhor capacidade de execução das atividades e, por conseguinte, melhor qualidade de vida.

Nessa etapa do tratamento fisioterapêutico, geralmente segue-se um protocolo incluindo reeducação respiratória, mobilização ativo-assistida e ativa de membros superiores, manobras manuais específicas para prevenção de aderências, deambulação precoce com orientação postural, posicionamento do membro superior ipsilateral à cirurgia em 30° de flexão e abdução do ombro, exercícios circulatórios, controle de dor com o uso da eletroestimulação nervosa transcutânea (TENS), estímulo às atividades diárias e orientação quanto à realização de movimentos ativos de membros superiores, considerando amplitude de 90° até a retirada dos pontos.

No que compete ao início precoce dos exercícios de mobilização do ombro, Bergmann et al. (2007) preconizaram que seja respeitada a amplitude de 90° de membro superior no pós-operatório, até a retirada dos pontos, para evitar complicações como deiscências e seromas. Para Fabro et al. (2016), os exercícios de membros superiores devem ser iniciados precocemente, de maneira lenta, sem resistência e com poucas repetições, com benefícios para o fluxo linfático por meio da contração muscular.

Em revisão sistemática, McNeely et al. (2006) apoiam a implementação dos exercícios para restaurar a flexão de ombro e a abdução nas primeiras semanas de pós-operatório, dada necessidade de se atingir adequada amplitude de movimento na preparação para radioterapia adjuvante. Apesar de reconhecerem que há um número pequeno de evidências, os autores descrevem que os exercícios realizados no pós-operatório não aumentam a incidência de complicações, quando realizados com critérios em relação ao movimento executado. O que não foi bem esclarecido na metodologia dos ensaios incluídos nessa revisão é se os exercícios foram iniciados nos primeiros dias do pós-operatório, ou seja, antes da retirada dos pontos e/ou dreno, ou se iniciaram após essa fase.

Stuiver et al. (2015), em revisão sistemática da Cochrane sobre as intervenções conservadoras para evitar o linfedema de membro superior após o tratamento do câncer de mama, concluíram que não há risco maior de linfedema ao se iniciarem exercícios de mobilização do ombro logo após a cirurgia em comparação com início tardio (6 dias após a cirurgia). Além disso, os exercícios de resistência progressiva não aumentam o risco de desenvolver linfedema, desde que os sintomas sejam monitorados e adequadamente tratados se ocorrerem. Contudo, os autores sugerem que, dado o grau de heterogeneidade encontrado nos estudos incluídos, os resultados dessa revisão devem ser interpretados com cautela.

Seguimento e vigilância

A vigilância no pós-operatório deve ser empregada em todas as pacientes submetidas à cirurgia de câncer de mama, com o objetivo de identificar alterações e/ou sinais precoces de deficiências. Uma vez detectadas, a reabilitação deve ser iniciada com vistas a restabelecer as funções do indivíduo.

Nessa fase, o atendimento fisioterapêutico passa a ser ambulatorial, e as mulheres devem ser regularmente reavaliadas. O trabalho pode ser individual ou em pequenos grupos, dependendo da demanda da paciente. É uma etapa de tratamento que merece especial atenção, pois possibilitará a prevenção de problemas articulares, em um contexto já sobrecarregado de tensões físicas e psicológicas. Há evidências de que intervenções supervisionadas causem benefícios maiores para as pacientes, quando comparadas às instruções com base apenas em cartilhas, consideradas insuficientes para o restabelecimento integral no pós-operatório.

Nosso protocolo, nessa fase, abrange alongamentos da musculatura cervical, escapular e dos membros superiores em associação a exercícios para ganho de amplitude de movimento e treinamento supervisionado de força muscular.

Exercícios ativo-assistidos e ativos para o membro afetado devem ser realizados com objetivo de ganho de amplitude de movimento, a qual é de suma importância para o início da radioterapia, uma vez que o interessante é que a paciente tenha pelo menos 90° de flexão e abdução de ombro para o seu correto posicionamento diante dos equipamentos radioterapêuticos. Após o ganho de amplitude, iniciamos um trabalho com exercícios resistidos para membros superiores, tronco e abdome para a melhora do desempenho muscular e diminuição da fadiga.

A revisão sistemática de Cheema et al. (2008) sugere que o treinamento de força muscular com exercícios resistidos, prescrito isoladamente ou em combinação com o treinamento aeróbico, é seguro e benéfico para as mulheres em recuperação de cirurgia de câncer de mama. Os exercícios que envolvem o treinamento de força muscular conduziram aos benefícios funcionais, fisiológicos, psicológicos e clínicos que são de grande importância ao cuidado do indivíduo submetido a uma cirurgia dessa natureza. Essas adaptações ocorreram na ausência de eventos adversos sérios, como o linfedema de membro superior.

Embora a literatura disponível apoie a prescrição de treinamento de força em pacientes e em sobreviventes do câncer da mama, muitas limitações metodológicas existem nos estudos, e várias perguntas clínicas precisam ainda ser respondidas, levando em consideração que a maioria dos estudos não tem *follow-up*.

No pós-operatório, é realizada também uma reeducação postural com os objetivos de restaurar a imagem corporal e restabelecer as atividades funcionais na vida diária da paciente.

As mulheres que tiveram câncer de mama devem ser incentivadas a realizar atividades físicas, com o objetivo de melhorar a qualidade de vida e a função cardiorrespiratória, e reduzir a fadiga. O exercício melhora o estresse psicológico, o sono e atenua a perda de densidade óssea secundária à menopausa. O tratamento adjuvante para o câncer de mama não deve ser contraindicação rígida para a prática da atividade física, que deve ser considerada uma intervenção de autocuidado. A revisão sistemática de McNeely et al. (2010) mostrou que ainda não há consenso a respeito de como deve ser a prescrição dos exercícios para essas pacientes.

A educação contínua é muito importante para aumentar a consciência das mulheres sobre as potenciais complicações do tratamento do câncer de mama. De acordo com o exposto anteriormente, desde a avaliação pré-operatória, é necessário esclarecer as mulheres sobre os fatores que podem causar linfedema. Todos os cuidados relacionados a seguir devem ser orientados em relação ao membro superior ipsilateral, independentemente do tempo de cirurgia:

▶ Ter cuidado para não ferir o braço (faca, tesoura, fogo). Sempre que necessário, utilizar luvas apropriadas
▶ Evitar raspar ou depilar a axila. Dar preferência a barbeadores elétricos
▶ Evitar aferir pressão arterial
▶ Evitar aplicar injeções, vacinas e acupuntura, bem como tirar ou receber sangue
▶ Não tirar cutícula e cortar calos. Cortar cuidadosamente as unhas
▶ Evitar pequenos movimentos repetidos, ou seja, atividades com contrações isométricas por tempo prolongado
▶ Evitar tomar sol excessivo ou se expor em ambiente muito quente (sauna)
▶ Não usar relógios, anéis ou pulseiras apertadas, dificultando a circulação linfática
▶ Manter a pele hidratada
▶ Utilizar repelentes para evitar picadas de insetos
▶ Manter o peso ideal.

Nos casos de mastectomia, devemos orientar a utilização de uma prótese externa caso a paciente não esteja disposta a fazer a reconstrução da mama. A prótese ajudará a reduzir compensações posturais e melhorar a autoimagem.

CONSIDERAÇÕES A RESPEITO DA CIF E MODELO DE VIGILÂNCIA PROSPECTIVA PARA REABILITAÇÃO DE MULHERES COM CÂNCER DE MAMA

A adoção do modelo prospectivo de acompanhamento fisioterapêutico requer do profissional prudência ante a indefinição de determinadas questões relacionadas à prática clínica. A rigor, todas as pacientes com o diagnóstico de câncer de mama devem ser incluídas no acompanhamento, com a proposta de se trabalhar a prevenção primária à exposição aos fatores de risco de complicações. No que compete ao tempo de acompanhamento, deve ser considerado que o linfedema, uma das principais complicações advindas do tratamento, pode ocorrer tardiamente. Nesse contexto, Menezes et al. (2016), em estudo de coorte com 622 mulheres submetidas à mastectomia com linfadenectomia axilar, observaram que a incidência de linfedema entre as pacientes submetidas à cirurgia com reconstrução foi de 28%, em média, 93 meses após tratamento cirúrgico. Em mulheres que não se submeteram à reconstrução, 34% desenvolveram linfedema, em média, após 106 meses. Esses resultados apontam para um tempo de seguimento dessa complicação próximo de 9 anos.

Outra questão é reconhecer que implementar a CIF na prática clínica requer a utilização de uma ferramenta compatível de classificação baseada em um referencial teórico específico para o câncer de mama. Para tanto, a literatura que dê suporte a essa estratégia ainda é insuficiente. Em estudo desenvolvido por Carvalho et al. (2013), com o objetivo de identificar e discutir os instrumentos capazes de mensurar os códigos básicos da CIF para o câncer de mama, o WHOQOL-Bref, uma versão abreviada do questionário de qualidade de vida World Health Organization Quality of Life-100 (WHOQOL-100), foi considerado o mais abrangente. Não obstante, as evidências disponíveis sugerem que a aplicabilidade da CIF nessa patologia demanda novos estudos para o desenvolvimento de uma ferramenta única e consistente, fazendo-se igualmente necessário o melhor entendimento sobre em que momento aferir e como interpretar os resultados.

PRINCIPAIS COMPLICAÇÕES DO PÓS-OPERATÓRIO

Têm sido propostas cirurgias menos radicais e as terapias complementares, como radioterapia, quimioterapia e hormonoterapia, revelam melhor controle da doença, proporcionando redução das complicações. Entretanto, a remoção do tumor e a retirada de um ou mais linfonodos axilares continuam sendo procedimentos úteis e necessários para o tratamento do câncer de mama. Com isso, algumas complicações podem ocorrer no pós-operatório e é importante mencioná-las.

Linfedema

O linfedema pode ser definido como inchaço crônico resultante da deficiência da drenagem do sistema linfático, com acúmulo anormal de fluido rico em proteínas no espaço intersticial. Pode resultar em desconfortos, dores, aumento do risco de infecções, diminuição da amplitude de movimento, alterações sensoriais, problemas com a imagem corporal, podendo interferir na aceitabilidade social. É geralmente observado pelo aumento do volume do membro em comparação com o lado contralateral.

Segundo Petrek et al. (2001), o edema de membro superior é mais estressante para a mulher que a mastectomia, a qual pode ser facilmente escondida. A mão e o braço desfigurados são uma constante lembrança da doença e um objeto de curiosidade dos outros. Cerca de 20 a 30% das mulheres que se submetem ao tratamento para câncer de mama desenvolvem linfedema.

A quantificação do linfedema tem sido problemática, pois há uma variedade de critérios e métodos utilizados em sua avaliação. Essa variabilidade decorre, em parte, da definição de linfedema adotada, do tempo transcorrido entre a cirurgia e avaliação do membro e dos tratamentos realizados, como cirurgia, radioterapia e quimioterapia. O linfedema ocasiona diminuição importante na qualidade de vida das pacientes, levando a um decréscimo da atividade física, abandono das atividades de lazer, diminuição da capacidade laboral, frustração, depressão e ansiedade.

O aparecimento de edema na mama após a cirurgia pode ser causado pelo trauma da manipulação cirúrgica e pela imobilidade antálgica da paciente. Geralmente, esse edema regride com o posicionamento do membro e com os exercícios orientados no pós-operatório. As consequências da deformação estética, do desconforto físico e da perda de capacidade funcional podem ser acompanhadas por celulite, linfangite, síndromes compartimentais nervosas e, ocasionalmente, linfangiossarcoma. O linfedema pode surgir no período pós-operatório imediato ou em uma fase mais tardia após a cirurgia.

Os fatores de risco associados à instalação de linfedema ainda não são bem-definidos, mas acredita-se que haja interação com o tratamento, a doença e também o paciente, entre os quais podemos citar: a extensão da dissecção axilar, a radioterapia na axila e na fossa supraclavicular, o estadiamento avançado no momento do diagnóstico, o índice de massa corpórea maior que 30 kg/m², a hipertensão, a restrição do movimento de membro superior ou seu uso excessivo, a história de infecções e a idade avançada. O linfedema, contudo, pode aparecer sem que haja nenhum desses fatores envolvidos. Nesses casos, supõe-se que a paciente já apresente algum grau de hipoplasia ou displasia linfática que não havia se manifestado, e a cirurgia pode ter sido o fator responsável pela instalação.

Sejam quais forem os fatores etiológicos específicos, a fisiopatologia progressiva é a mesma. A extremidade pós-cirurgia tem insuficiência relativa ao fluxo linfático. Apesar de haver rápida abertura de anastomoses linfáticas e canais colaterais para restaurar centralmente a drenagem linfática, em algumas situações isso não é suficiente para suprir a deficiência. O bloqueio linfático cria incompetência valvular maior, a qual resulta em menor capacidade de transportar a linfa proveniente da extremidade. Consequentemente, as moléculas proteicas intersticiais permanecem nos tecidos, aumentando a pressão osmótica do coloide tecidual e promovendo o acúmulo adicional de líquido. O volume do membro, quando não tratado, aumenta progressivamente, assim como aumenta a frequência de complicações como linfangites e erisipelas, condições que sobrecarregam ainda mais o sistema linfático e que comprometem o membro superior.

Podemos suspeitar de um quadro de erisipela caso a paciente apresente hiperemia, hipertermia e dor no membro ipsilateral à cirurgia. Nesse caso, ela deve ser sempre encaminhada a seu médico de referência responsável para avaliação do quadro clínico e propedêutica adequada.

Quanto mais precoce for a intervenção fisioterapêutica, melhores serão os resultados no controle. Os principais tratamentos são a fisioterapia complexa descongestiva, a compressão pneumática intermitente, o *laser* de baixa potência e a bandagem elástica funcional.

De acordo com o Consenso da Sociedade Internacional de Linfologia, divulgado em 2016, a terapia física complexa é o tratamento de escolha para o linfedema. Para mais informações relativas à atuação da fisioterapia na prevenção, diagnóstico e tratamento de linfedemas, ver Capítulo 52, *Atuação da Fisioterapia nos Linfademas Periféricos*.

Lesão nervosa

As lesões nervosas têm sido menos frequentes em razão da biopsia do linfonodo sentinela, que, ao predizer o estadiamento dos linfonodos axilares, evita que, em axila negativa, seja realizada a linfadenectomia. Entretanto, na prática clínica, ainda se encontram lesões do nervo intercostobraquial e, com menor frequência, do torácico longo. No Brasil, um grande número de diagnósticos de câncer de mama ainda ocorre nas fases II e III, ou seja, estadiamentos mais avançados. Essas lesões decorrem da dissecção axilar e ocasionam alteração temporária ou definitiva.

O nervo intercostobraquial é sensorial e proveniente de T2. Inerva a pele, região medial e posterossuperior do braço e axila. Quando lesionado, pode desencadear anestesia ou hipoestesia dessa região, podendo ocorrer hiperestesia em alguns casos. A fisioterapia pode auxiliar na dessensibilização da área afetada, com uso de texturas diferentes e, quando necessário, utilizar recursos analgésicos, como compressas frias e TENS.

Já o nervo torácico longo ou nervo de Bell, originário do ramo anterior de C5-C7, é motor e inerva o músculo serrátil anterior. Esse músculo é importante para o funcionamento normal do ombro. Suas fibras têm como funções a estabilização da escápula nos estágios iniciais da abdução e a protração da escápula, e suas fibras inferiores são rotadores primários da escápula durante a abdução.

Quando lesionado, o nervo torácico longo pode causar fraqueza ou paralisia do músculo serrátil anterior e provocar deformidade do tipo escápula alada. Nessa condição, a escápula tende a se deslocar para trás, dando o aspecto de asa. Foi observada uma paralisia transitória dos músculos serrátil anterior e grande dorsal em até 30% das pacientes mastectomizadas. Em estudo desenvolvido por Rizzi et al. (2015), a incidência de escápula alada foi de 8,0% 15 dias após a cirurgia, com redução da prevalência em 6 meses de pós-operatório. Os autores sugerem que, se os sintomas não forem resolvidos no prazo de 6 meses, a lesão provavelmente será mais séria, tornando a reabilitação mais difícil. Existem poucos estudos na literatura sobre a proposta fisioterapêutica para pacientes portadores de escápula alada no pós-operatório do câncer de mama, porém a cinesioterapia é sugerida como recurso importante na reabilitação desses indivíduos. Esta deve se iniciar de modo lento e suave, com alongamentos, especialmente dos músculos antagonistas (peitorais e romboides), e fortalecimento dos músculos trapézio e deltoide, que ajudam na estabilização escapular. Não existe consenso na literatura sobre a utilização de órteses para manter a escápula nivelada com a parede torácica quando o ombro está flexionado nos pacientes portadores de escápula alada. Entretanto, a utilização de fitas adesivas (ou bandagens elásticas) sobre a escápula tem sido sugerida por favorecer o alinhamento escapular e promover maior harmonização nas articulações e músculos vizinhos.

Seroma

Define-se seroma como uma coleção de líquido no tecido subcutâneo. É mais frequente quando há dissecção cirúrgica extensa, resultando em descolamento maior de tecido e espaço morto potencial, o qual poderá receber linfa e sangue provenientes da lesão de pequenos vasos sanguíneos e linfáticos.

A ocorrência de seroma pode estar relacionada com vários fatores, entre eles alto peso corporal, idade avançada (mais de 70 anos), necrose das bordas da pele, retardo na cura da ferida, extensão da cirurgia e irradiação.

Kuroi et al. (2006) acrescentam que há evidências de que a técnica de biopsia do linfonodo sentinela reduz a formação de seroma.

Na maioria dos casos o tratamento é ambulatorial, por meio de punções realizadas pelo médico. O que podemos orientar é a limitação da amplitude de ombro a 90° até a retirada dos pontos. O uso da compressão sobre a área de flutuação e a drenagem linfática a distância são medidas para as quais, apesar de serem adotadas por alguns profissionais, não há comprovações científicas sobre seus efeitos.

Dor

A dor persistente em pacientes submetidas ao tratamento do câncer de mama tem demonstrado ser relevante em 25 a 60% das pacientes e cada vez mais reconhecida como um grande problema de saúde individual e pública. Existem vários mecanismos de patogenicidade relacionados à dor no pós-operatório de câncer de mama, como os danos nervosos associados à técnica cirúrgica, que podem causar neuralgias do intercostobraquial, neuroma doloroso ou dor fantasma. A dor pode ainda estar associada à terapia adjuvante, como quimioterapia e radioterapia, e também ser frequente em razão do trauma pela manipulação cirúrgica e de espasmos musculares na região cervical. Miaskowski et al. (2014) sugerem que a dor no braço e ombro está associada com o distúrbio do humor e decréscimos significativos no estado funcional e na qualidade de vida. Para Belfer et al. (2013), há importantes associações entre a gravidade da dor e os atributos psicossociais individuais, como sintomas depressivos, ansiedade, sono, estresse, estabilidade emocional, somatização e pensamentos catastróficos. Em estudo de revisão sobre dor persistente após o tratamento do câncer de mama, Andersen e Kehlet (2011) identificaram que a lesão nervosa e a radioterapia são fatores de risco significativos para a dor crônica após o tratamento do câncer de mama. Os autores acrescentam que há inúmeras limitações nos estudos, como inconsistências na definição de dor, bem como na coleta de dados pré e pós-operatórios, o que impede conclusões em relação aos mecanismos fisiopatológicos e estratégias de prevenção e tratamento.

São objetivos da fisioterapia o alívio e o controle da queixa dolorosa. É desejável o uso de intervenções múltiplas que possibilitem resposta analgésica melhor, interferindo simultaneamente na diminuição da geração do impulso nociceptivo, alterando os processos de transmissão e de interpretação do fenômeno doloroso e estimulando o sistema supressor da dor. O controle da dor é mais efetivo quando envolve intervenções que atuem nos diversos componentes dolorosos, compreendendo medidas de ordem educacional, física, emocional e comportamental, as quais podem ser ensinadas às pacientes e aos cuidadores. Entre as opções, podemos utilizar TENS, compressas frias, massagens, dessensibilizações, além de orientar exercícios para membros superiores e atividade física.

Disfunção do ombro

A disfunção do ombro relacionada com a cirurgia de câncer de mama pode incluir uma ou mais deficiências. As mais comuns são: redução da amplitude de movimento do ombro, perda de força muscular e dor (Figura 49.3). Essa é uma complicação frequentemente observada em pacientes que se submeteram à radioterapia, e que não foram incluídas em um programa de reabilitação com base no modelo de vigilância prospectiva. Bergmann et al. (2006) reforçam a importância para a prevenção de complicações no pré-operatório do câncer de mama, em

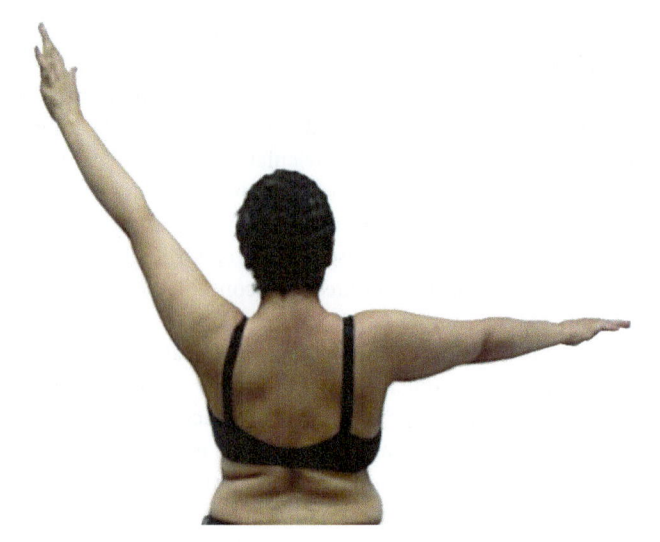

Figura 49.3 Disfunção do ombro direito ipsilateral à quadrantectomia com esvaziamento axilar.

que cerca de 25% das mulheres com indicação cirúrgica de linfadenectomia axilar apresentavam alguma disfunção do ombro, e as tendinites do manguito rotador (12,3%) e do músculo supraespinhoso (11%) são as mais frequentes. Outra observação foi a de que as pacientes com mais de 60 anos e índice de massa corporal (IMC) maior que 30 apresentaram mais risco de apresentarem patologias de ombro.

Lee et al. (2008), em revisão sistemática sobre a prevalência e a gravidade dos problemas nos membros superiores após cirurgia e radioterapia para o câncer de mama, mostraram variação significativa da disfunção de ombro (< 1 a 67%), fraqueza muscular (9 a 28%) e dor no membro superior e ombro (9 a 68%).

Após a cirurgia podem ocorrer, como resultado de defesa muscular, dor e espasmo em toda a região cervical. Além disso, os músculos elevadores da escápula, redondo maior, redondo menor e infraespinhoso podem estar sensíveis à palpação, restringindo a movimentação ativa do ombro. Estudo sobre a morbidade do ombro após o tratamento do câncer de mama revelou que os músculos trapézio superior e romboides têm maior perda de atividade eletromiográfica e estão associados aos maiores escores de dor.

A limitação pós-radioterapia pode ser causada pela fibrose subcutânea com fixação na musculatura inferior, e não pela fibrose dos músculos, tendões ou nervos, como se acreditava. Estudos revelam a necessidade de um programa fisioterapêutico prolongado para pacientes submetidas à terapia de radiação, pois os utilizados em alguns hospitais são insuficientes. A radioterapia, em alguns casos, pode ser responsável pelo aparecimento de teleangiectasias, úlcera de pele, necrose óssea, fibrose da área irradiada e do plexo braquial. Desse modo, são comuns alterações sensoriais e motoras, comprometendo a amplitude de movimento ipsilateral à cirurgia. A limitação de qualquer movimento provoca não só diminuição da força, mas também possíveis aderências, retrações da pele e dos planos tissulares mais profundos (Figura 49.4).

Shamley et al. (2007) mostraram que a limitação dos movimentos dos ombros por 7 dias no pós-operatório é suficiente para diminuir o fluxo linfático drenado em 40% em relação às

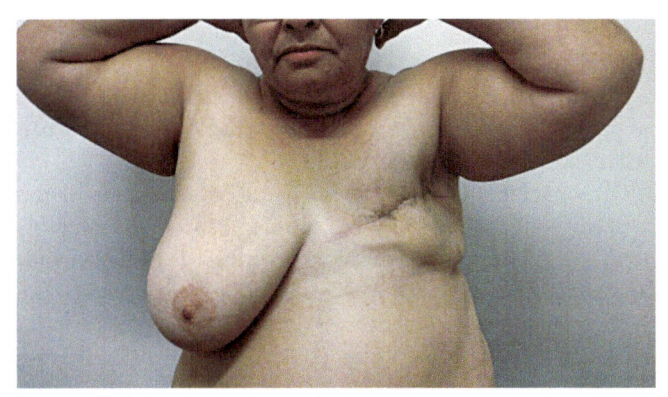

Figura 49.4 Aderência cicatricial pós-mastectomia radical modificada com esvaziamento axilar.

pacientes que são encorajadas a realizar exercícios. A proposta fisioterapêutica está baseada em analgesia local, exercícios ativos e ativo-assistidos para ganho de amplitude de movimento, reeducação postural e técnicas de relaxamento muscular.

Por fim, é importante mencionar que, no tratamento da disfunção de ombro, em decorrência da senilidade, mulheres idosas podem ter a amplitude de movimento do membro superior reduzida. Tal fato, no pós-operatório, deve ser levado em consideração uma vez que compromete ainda mais a função do membro, implicando limitações nas atividades e restrições na participação social.

CONSIDERAÇÕES SOBRE A PREVENÇÃO E O TRATAMENTO FISIOTERAPÊUTICO DO LINFEDEMA DE MEMBRO SUPERIOR APÓS O CÂNCER DE MAMA

Princípios da terapia física complexa

A terapia física complexa (TFC), também conhecida como fisioterapia complexa descongestiva ou terapia descongestiva complexa, consiste na combinação das técnicas de drenagem linfática manual, compressão, exercícios linfomiocinéticos e cuidados com a pele, sendo, na atualidade, o tratamento preconizado do linfedema, por obter os melhores resultados. Compõe-se de duas fases: a primeira (drenagem linfática manual, enfaixamento compressivo funcional, exercícios linfomiocinéticos, cuidados com a pele e automassagem) tem como objetivo mobilizar o excesso de líquido e iniciar a regressão das alterações fibroescleróticas; a segunda (contenção elástica de uso diário, exercícios linfomiocinéticos, cuidados com a pele e automassagem) visa impedir um novo acúmulo de líquido no espaço intersticial, além de continuar auxiliando na redução da fibrose.

Os requisitos para um tratamento ser bem-sucedido são profissionais especializados no método, compressão de baixa elasticidade e boa qualidade na primeira fase de tratamento, além da conscientização da paciente sobre sua responsabilidade na manutenção dos resultados obtidos, considerando a cronicidade da patologia. Para mais informações, ver Capítulo 52.

Drenagem linfática manual

A drenagem linfática manual é uma técnica representada por um conjunto de manobras específicas que atuam, principalmente, sobre o sistema linfático superficial, visando drenar o excesso de líquido acumulado no interstício, no tecido e dentro dos vasos por meio das anastomoses superficiais linfolinfáticas, axiloaxilar e axiloinguinal, além de reduzir fibroses linfostáticas, que se apresentam em linfedemas nas fases mais avançadas. Sabe-se que os capilares linfáticos não têm direção de fluxo definida. O sentido do fluxo linfático superficial depende das diferenças de pressões e de forças externas ao sistema linfático, como a contração muscular e a drenagem linfática manual. A drenagem produz aumento da absorção, acelerando o deslocamento da linfa, além de estimular o funcionamento dos capilares que se encontram inativos e aumentar a motricidade da unidade motora linfática, o linfângio.

Ezzo et al. (2015), em revisão sistemática da Cochrane, concluíram que a drenagem linfática manual é segura e pode oferecer, na fase intensiva de tratamento, benefício adicional ao enfaixamento compressivo na redução do linfedema leve a moderado após o câncer de mama.

Compressão

O enfaixamento compressivo (Figura 49.5), com faixas de baixa elasticidade, deve ser adotado na primeira fase da fisioterapia complexa descongestiva, visando manter e acelerar os efeitos da drenagem linfática manual.

A grande maioria dos linfedemas ocorre em razão de insuficiência linfática. Uma das principais consequências dessa insuficiência é a destruição das fibras elásticas dos vasos linfáticos, o que causa diminuição da pressão tecidual e aumento da ultrafiltração. Desse modo, o enfaixamento ajuda a diminuir a formação de líquido intersticial, evitar o refluxo linfático e melhorar o efeito da bomba muscular, estimulando a reabsorção.

O enfaixamento deve ser funcional, e a pressão, sempre maior em nível distal. Os efeitos colaterais são poucos, e os mais frequentes são a parestesia temporária do membro e a cianose das extremidades do membro.

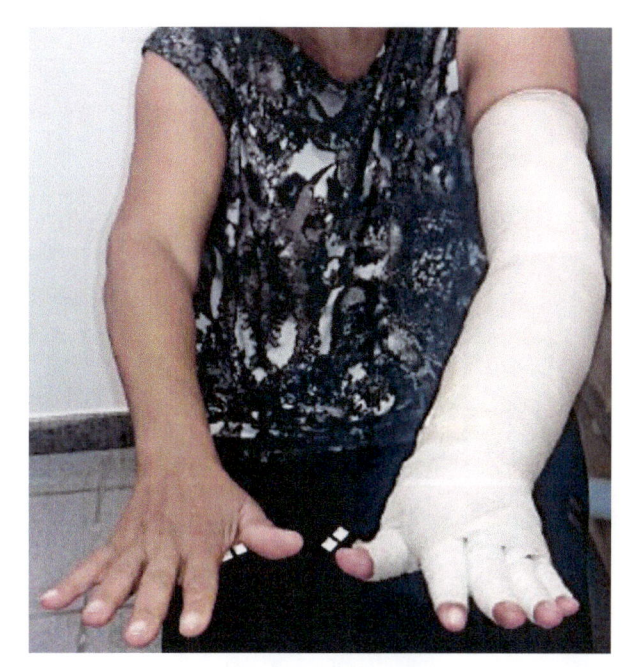

Figura 49.5 Compressão de baixa elasticidade – enfaixamento compressivo.

A manutenção da redução obtida na primeira fase da fisioterapia complexa descongestiva deve ser realizada com o uso de braçadeira ou compressão elástica durante a segunda etapa do tratamento (Figura 49.6). As patologias que contraindicam a terapia compressiva são doença arterial, síndrome pós-trombótica e neoplasia visceral. Outras contraindicações para o seu uso são o aumento do edema distal, limitação de calçar a luva e irritação contínua na pele. As pressões sugeridas encontram-se entre 20 e 60 mmHg, levando-se em consideração o nível de tolerância da paciente.

Moseley et al. (2007) destacam que há modesta redução do volume no uso isolado do enfaixamento ou da compressão elástica (4 a 8%) e melhora significativa na sensação de peso e tensão do membro superior. As maiores reduções de volume são observadas quando a compressão elástica foi associada à automassagem (24,4%) e aos exercícios (60%).

Estudos demonstram que a compressão elástica não auxilia na redução do volume do membro na fase aguda do tratamento, mas impede o inchaço adicional. Exceção é feita nos casos de linfedemas em estágio I (muito inicial), os quais se beneficiam da terapia compressiva elástica logo na primeira fase da fisioterapia complexa descongestiva.

Exercícios linfomiocinéticos

Os exercícios são essenciais nas duas fases da fisioterapia complexa descongestiva, pois agem na variação de pressão, auxiliando o fluxo linfático. Têm impacto variável sobre o volume (0,4 a 9%) e estão associados à melhora dos sintomas.

As pressões das contrações musculares, somadas à contrapressão do enfaixamento compressivo, estimulam o funcionamento linfático, aumentando a absorção, a atividade motora dos linfângios e o peristaltismo dos vasos linfáticos, potencializando, assim, a circulação de retorno.

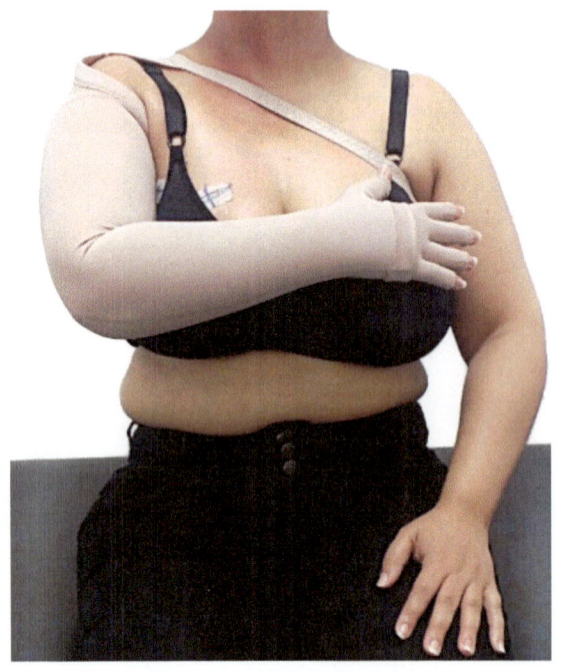

Figura 49.6 Compressão elástica – braçadeira.

A prescrição deve ser individual e abranger as articulações do ombro, o cotovelo, o punho, os dedos e a cintura escapular. Devem ser utilizados principalmente os exercícios de grandes amplitudes e de fácil memorização para que a paciente participe ativamente da atividade.

O treinamento com resistência tem sido relatado na literatura em mulheres no pós-operatório de câncer de mama. As contrações musculares dinâmicas por meio dos exercícios de resistência em combinação com a compressão estimulam o fluxo linfático e limitam a ultrafiltração. Grande parte dos estudos utiliza halteres, *thera-bands* ou equipamentos fixos com pesos variados. Johansson et al. (2005) utilizaram 0,5 e 1,0 kg para exercícios com os membros superiores associados ou não à compressão elástica e concluíram que exercícios de baixa intensidade podem ser realizados sem risco de exacerbar o linfedema, resultados esses corroborados em uma revisão sistemática da literatura.

CUIDADOS GERAIS

Um cuidado meticuloso da pele deve ser encorajado nas pacientes que se submeteram à linfadenectomia. Recomenda-se evitar arranhões, escoriações, queimaduras e contato com produtos alergênicos na extremidade afetada. Quando possível, evitar procedimentos médicos no membro superior acometido pelo linfedema, como vacinação, acesso intravenoso, monitoramento da pressão arterial e acupunturas.

As mulheres portadoras de linfedema devem tomar cuidado com o uso de saunas e tempo prolongado de exposição em ambiente quente, pois o linfedema pode evoluir de forma insatisfatória. Orienta-se o controle do peso corporal e a utilização de malhas de compressão em viagens de avião.

Infelizmente, até os dias de hoje, o linfedema é uma patologia sem cura. O principal objetivo da fisioterapia é controlar o problema, dando funcionalidade ao membro acometido, prevenindo as complicações que possam estar relacionadas e orientando a paciente quanto aos principais fatores de risco secundários. Recomenda-se atividade física regular, manutenção da higiene como modo de prevenção de infecções no membro superior, e estimula-se a utilização do membro superior ipsilateral à cirurgia e a manutenção da compressão externa, garantindo, assim, funcionalidade maior da estrutura acometida.

LASER DE BAIXA POTÊNCIA

A partir da década de 1990, o uso do *laser* de baixa potência foi sugerido para complementar o tratamento. É um método de baixo custo e com relatos de bom controle do linfedema. Acredita-se que seu modo de ação em tecidos linfedematosos seja multifatorial. Atua na restauração da drenagem linfática na região axilar, em razão da estimulação da motricidade linfática, por meio da redução de fibrose e cicatrização dos tecidos, além de interferir em processos imunológicos, o que reduz o risco de infecções. É uma terapia não invasiva, de fácil realização em ambiente ambulatorial e sem quaisquer efeitos secundários conhecidos de longa duração.

Segundo Monteiro et al. (2014), a aplicação do *laser* de baixa potência no linfedema pós-cirurgia de ressecção do câncer de mama ainda é recente, e os efeitos sugerem uma redução do volume do membro afetado, o que não ocorre de modo imediato.

Os protocolos são variados, mas a grande maioria dos estudos emprega o comprimento de onda de 904 nM. A região axilar é a mais utilizada para receber a radiação e a energia do *laser* é emitida com densidade de 1,5 joule por cm^2. As melhores reduções de volume foram alcançadas quando a técnica foi combinada com outras terapias, incluindo a drenagem linfática manual, a compressão e a automassagem.

Smoot et al. (2015) avaliaram, em revisão sistemática e metanálise, que há evidências moderadas para apoiar o uso do *laser* de baixa potência, sozinho ou combinado com outros tratamentos, na redução do volume do membro superior com linfedema e da dor em mulheres após o tratamento do câncer de mama. Esses efeitos foram associados com melhorias na mobilidade e qualidade da vida das sobreviventes. Não obstante, os autores esclarecem que, embora os estudos indiquem redução da dor com o uso do *laser* de baixa potência, não há evidências suficientes de que os tratamentos que utilizam essa terapia têm benefício adicional sobre aqueles que não a incluem.

BANDAGEM ELÁSTICA

O método de bandagem elástica, desenvolvido na década de 1970, utiliza fitas adesivas elásticas fixadas na pele com a proposta de dar suporte às articulações e aos músculos, sem limitar a amplitude de movimento e auxiliar nos sistemas circulatório e linfático. Estas têm capacidade de alongamento longitudinal de 30 a 40%, com composição de 100% fibras de algodão.

Parreira et al. (2014), em revisão sistemática incluindo 12 estudos, referem que, durante a avaliação, o fisioterapeuta deve decidir que nível de tensão irá ocasionar tração adequada na pele. Essa tração é que irá promover a elevação da epiderme e reduzir a pressão sobre os mecanorreceptores situados abaixo da derme, diminuindo os estímulos nociceptivos. Outros benefícios da técnica incluem a melhora da circulação sanguínea e linfática, redução da intensidade da dor, realinhamento das articulações e alteração nos padrões de atividade de recrutamento dos músculos tratados. Ao avaliar a bandagem elástica comparada ao placebo, a nenhum tratamento ou a outras intervenções para disfunções musculoesqueléticas, os autores concluíram que a técnica não foi melhor que o placebo nos grupos de comparação, tendo os estudos baixa qualidade metodológica.

O uso das bandagens elásticas na atenção às mulheres com complicações decorrentes da cirurgia de câncer de mama é recente. Ainda que o mecanismo de ação não seja totalmente esclarecido, acredita-se que a bandagem atue no sistema linfático pelo efeito de maior mobilidade e tração sobre a pele, direcionando o líquido intersticial para vias linfáticas e linfonodos menos congestionados. Para Bosman e Piller (2010), a fita utilizada tem elasticidade semelhante à da pele e é similar em peso à epiderme, devendo ser aplicada de acordo com a anatomia do fluxo linfático. Quando esticada sobre a pele, a fita deve ser posicionada em direção proximal a distal ao linfedema. Desse modo, ao levantar ligeiramente a pele, esta atua como um condutor do fluido intersticial, abrindo o lúmen do capilar linfático e reduzindo a pressão sobre os vasos, possibilitando, assim, drenagem linfática 24 h por dia.

Estudo-piloto (Bosman e Piller, 2010) que investigou o potencial da bandagem elástica na prevenção do seroma concluiu que a técnica tem potencial para se tornar um método não invasivo no gerenciamento desta complicação, ainda que os resultados não tenham sido significativos.

Nos casos do tratamento do linfedema relacionado ao câncer de mama, Tsai et al. (2009) verificaram que as bandagens elásticas podem substituir o enfaixamento compressivo naquelas pacientes com baixa adesão, após 1 mês de intervenção. Caso o período de intervenção seja prolongado, os resultados podem ser diferentes.

Ensaio clínico realizado no Instituto Nacional de Câncer por Martins et al. (2016), com o objetivo de avaliar a segurança e a tolerabilidade das bandagens elásticas em pacientes com linfedema no membro superior, observou que cerca de 4% das mulheres apresentaram descamação e vermelhidão na pele. Os autores concluíram que a técnica é segura e tolerável, contudo, sem efeitos na redução do volume do linfedema. Pekyavass et al. (2014), em ensaio clínico randomizado com 45 pacientes, documentaram efeito positivo, com redução do linfedema de membro superior, quando a aplicação da bandagem elástica esteve associada a terapia física complexa. Além disso, as pacientes referiram melhora na realização das atividades diárias e dos sintomas de dor, edema, parestesia e sensação de peso no membro afetado.

Embora largamente utilizado na prática clínica dos fisioterapeutas e, de modo recente, no tratamento das disfunções linfáticas relacionadas com o tratamento do câncer de mama, as evidências sobre os benefícios das bandagens elásticas são insuficientes, fazendo-se necessário o aprofundamento dos estudos sobre essa intervenção.

QUALIDADE DE VIDA NO CÂNCER DE MAMA

A Organização Mundial da Saúde (OMS) definiu qualidade de vida como a percepção das pessoas de sua posição sobre a vida, dentro do contexto de cultura e sistema de valores nos quais elas vivem e em relação às suas metas, expectativas e seus padrões sociais. Essa definição faz-nos refletir sobre a importância dos tratamentos propostos para o câncer de mama e, ao mesmo tempo, sobre a relevância de mensurarmos seus resultados nos aspectos físicos, emocionais e sociais.

Com base no conceito de qualidade de vida, podemos inferir que as reabilitações física e psicossocial são necessárias e dão oportunidades a essas mulheres de elaborarem seu processo de adoecer, possibilitando a adoção de práticas que lhes possam garantir melhor qualidade de vida.

Antigamente, para avaliar o sucesso de uma abordagem terapêutica, eram utilizados parâmetros subjetivos, com avaliação do próprio paciente sobre seu estado de saúde e estatísticas de sobrevida. Hoje, avaliar o bem-estar e o custo-benefício em saúde é fundamental para verificar a fidedignidade, eficácia, eficiência, efetividade e utilidade das diferentes terapêuticas. Para isso, os instrumentos ou questionários de avaliação de qualidade de vida ajudam-nos a identificar as necessidades do paciente e avaliar a efetividade da intervenção fisioterapêutica.

Os instrumentos de avaliação de qualidade de vida podem ser genéricos ou específicos. Atualmente, um dos questionários genéricos amplamente utilizados é o SF-36 (Medical Outcomes Study 36-Item Short-Form Health Survey), único com adaptação cultural para a população brasileira. No caso de questionários específicos utilizados no câncer de mama, os mais empregados são *Functional Assessment of Cancer Therapy – General* (FACT-G), *Functional Assessment of Cancer Therapy for Breast Cancer* (FACT-B), *Quality of Life Questionnaire* (QLQ-C30) e *Breast Cancer Module* (BR-23).

O QLQ-C30 é um questionário com 30 perguntas que incorporam 5 escalas funcionais (desempenho físico, funcional, cognitivo, emocional e social), 3 escalas de sintomas (fadiga, dor, náuseas e vômito) e escalas de qualidade de vida e estado de saúde global. Os itens simples avaliam sintomas adicionais comumente relatados por pacientes com câncer como dispneia, perda do apetite, transtorno do sono, constipação intestinal, diarreia, bem como o impacto financeiro da doença e do tratamento. O escore varia de 0 a 100, em que 0 representa o pior estado de saúde e 100 o melhor, com exceção das escalas de sintomas, nas quais maior escore representa mais sintomas e pior qualidade de vida.

Tanto o EORTC QLQ-C30 quanto o FACT-G utilizam módulos com um núcleo do questionário genérico, seguidos de uma combinação de módulos para doenças específicas como câncer de mama, leucemia ou transplante de medula óssea. O EORTC QLQ-C30 é seguido do *Breast Cancer Module* (BR-23) e o FACT-G do *Functional Assessment of Cancer Therapy for Breast Cancer* (FACT-B). Ambos os módulos avaliam aspectos específicos do câncer da mama.

Diante do impacto físico, emocional e social causado pelo câncer de mama, essas medidas parecem ser cruciais para avaliar determinadas intervenções e as consequências da doença na vida dessas mulheres. A busca na melhora da assistência a essas mulheres, pelos profissionais de saúde, deve ser o ponto central no programa de tratamento. Nesse sentido, a qualidade de vida é o aspecto fundamental a ser mensurado, pois avalia as várias dimensões da doença e cria parâmetros para práticas assistenciais cotidianas nos serviços de saúde.

Incluir medidas de qualidade de vida na prática clínica parece ser um grande desafio. Ainda não existe consenso sobre qual instrumento deve ser utilizado ou qual o melhor momento para se avaliar a qualidade de vida. Além disso, não há instrumento específico, adaptado culturalmente para a população brasileira.

CONSIDERAÇÕES FINAIS

A experiência das mulheres com câncer de mama é complexa, afetando múltiplos aspectos da vida desde o diagnóstico, durante e após o tratamento da patologia. Por vezes, essas mulheres expressam necessidades de educação, informação e intervenção para os efeitos adversos do tratamento, e relatam desconhecimento em relação às deficiências e limitações funcionais secundárias, como a restrição de movimento do membro superior ipsilateral à cirurgia, linfedema, fadiga, ganho de peso, dor, neuropatia periférica, entre outras. Nesse contexto, a atuação da fisioterapia baseada no modelo de vigilância prospectiva possibilita melhor prognóstico dessas morbidades, desde que iniciada precocemente. A identificação de potenciais complicações, o tratamento a tempo e a vigilância contínua beneficiam as pacientes em todas as fases da sobrevivência, repercutindo positivamente na qualidade de vida daquelas diagnosticadas e tratadas de câncer de mama. Em face das barreiras e dos desafios da aplicabilidade do modelo de vigilância, bem como de implementação da CIF em mastologia oncológica, é necessário alinhar os esforços na busca de evidências científicas que deem suporte às condutas fisioterapêuticas inerentes à atuação profissional.

CASO CLÍNICO

N.F.B. foi encaminhada pelo seu centro de saúde de referência, a pedido do mastologista, para avaliação e acompanhamento fisioterapêutico. N.F.B. tem 72 anos, é casada, estudou até a 4ª série do ensino fundamental, é aposentada, e mora com o marido, que também é aposentado (Figura 49.7). Tem 3 filhos homens, os quais são casados e frequentam pouco sua casa. Tenta fazer todas as atividades de casa (lavar e passar roupa, limpar a casa, cozinhar, cuidar da horta), mas com muitas dificuldades. Ela relata que realizou há pouco mais de 1 ano mastectomia modificada tipo Madden à direita e biopsia do linfonodo sentinela negativa. Fez 32 sessões de radioterapia e atualmente faz uso de tamoxifeno. É hipertensa controlada, sedentária e sua renda familiar é de 3 salários mínimos.

Consegue realizar as atividades de casa com dificuldades, sentindo o braço pesado no final do dia ou quando trabalha na horta. Não tem vida social e/ou amizades. Só vai à igreja aos finais de semana e se sente muito sozinha. Diz que o marido não é de muita conversa e os filhos moram em bairros distantes. Relata que no centro de saúde de referência são desenvolvidas atividades direcionadas ao bem-estar físico e ao mental, como exercícios em grupo, das quais gostaria de participar, entretanto, sente-se deprimida e a unidade é um pouco distante da sua residência. Foram aplicados à paciente os questionários de qualidade de vida, com escores de 58 no EORTC QLQ-C30 e 45 no BR-23, o que sugere comprometimento importante de sua qualidade de vida.

Exame físico

Ao exame físico, o paciente apresentou PA = 140/90 mmHg e IMC = 37 kg/m².

Apresentou redução da amplitude de movimento na flexão (± 75°) e abdução (± 90°) de ombro direito. Diminuição da força muscular do membro superior direito. Realiza parcialmente os movimentos de flexão e abdução de membro superior direito (MSD), sem vencer a ação da gravidade; os outros movimentos do ombro, consegue realizá-los com força grau 3. Relata dormência na parte interna do braço direito. Na avaliação postural, as alterações mais significativas são a depressão do ombro direito, ombros rodados internamente, escápula direita aderida ao gradil costal, tensão em músculo trapézio superior.

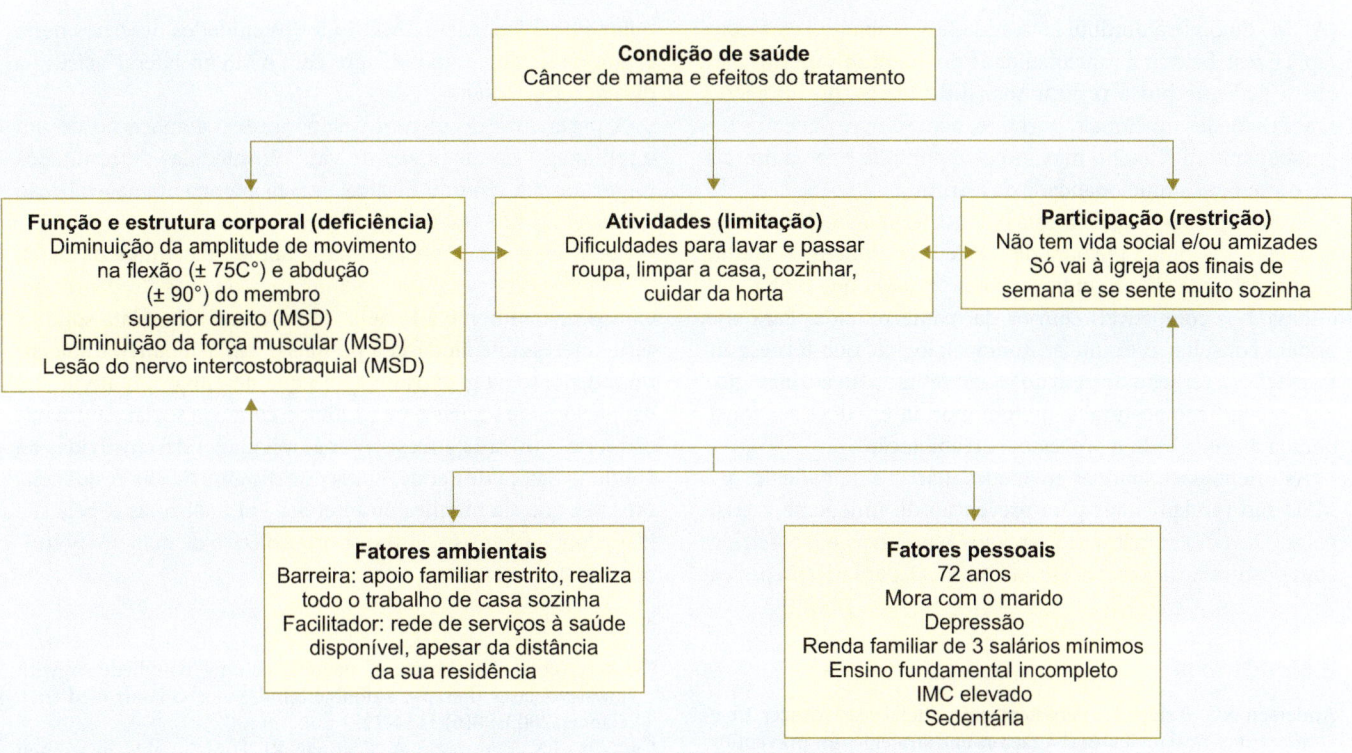

Figura 49.7 Aplicação da CIF ao caso clínico de atenção fisioterapêutica no câncer de mama.

Perimetria

Medidas realizadas com fita métrica, a cada 5 cm, considerando a fossa cubital como ponto zero (Quadro 49.1).

Proposta fisioterapêutica

Considerando todo o contexto da paciente, é muito importante localizarmos os fatores de risco envolvidos na disfunção e organizarmos, com ela, um plano de tratamento que esteja de acordo com sua realidade socioeconômica e funcional.

Entre as complicações apresentadas, podem ser citadas a disfunção do membro superior ipsilateral à cirurgia de câncer de mama e a deficiência de força muscular, especialmente nos movimentos de flexão e abdução. Além dessas, está presente provável lesão do nervo intercostobraquial. O impacto na qualidade de vida é significativo, assim como a restrição na participação social e nas atividades de vida diária.

No que se refere ao tratamento do câncer de mama ao qual a paciente foi submetida, o tipo de cirurgia realizada (mastectomia radical modificada do tipo Madden) preserva os músculos peitorais. A biopsia do linfonodo sentinela possivelmente não teve qualquer impacto nas disfunções apresentadas. Entretanto, a abordagem axilar do procedimento cirúrgico, associada à radioterapia, é considerada fator contribuinte para o quadro clínico.

Inicialmente, a paciente deverá ser instruída a reduzir o peso corporal, e, para isso, o acompanhamento de uma equipe interdisciplinar é fundamental. Recomenda-se que o fisioterapeuta faça um encaminhamento a um profissional especializado, podendo referenciá-la a um endocrinologista ou nutricionista. De qualquer modo, deverá instruí-la na redução do peso, incentivando-a a iniciar um programa de atividade física regular. Considerando sua idade (72 anos), ela poderá beneficiar-se de caminhadas ou hidroginástica. A mudança de hábitos nutricionais realizada por meio de acompanhamento mais especializado e o início de uma atividade física serão fundamentais para a aquisição do bem-estar da paciente.

Outra questão a ser proposta é controlar as deficiências de estrutura e de função corporal. A princípio, em razão da restrição de mobilidade do MSD, deverão ser instituídos exercícios passivos, com alongamentos da musculatura de trapézio e peitorais e realização de mobilizações das articulações do complexo do ombro, incluindo movimentos de deslizamento escapular em virtude da retração desta ao gradil costal. Para a queixa de dormência na face interna do MSD, poderão ser utilizados materiais com diferentes texturas, a fim de dessensibilizar a região. Havendo dor, a TENS e a crioterapia estão indicadas.

Posteriormente, poderão ser incluídos no programa de reabilitação exercícios ativo-assistidos e de restauração da força muscular do MSD. Como descrito, a amplitude de movimento

Perimetria.		
Pontos	**MSD**	**MSE**
+15	37,5	37
+10	34,5	34
+5	31	30
Fossa cubital	26	26
–5	30,5	30
–10	27	27
–15	23,5	23
–20	18	18

Quadro 49.1

(ADM) do ombro diminui com a idade, e o objetivo da fisioterapia é restabelecer a funcionalidade do membro superior para que a paciente possa realizar sem dificuldades ou limitações suas atividades funcionais, portanto, nem sempre devemos nos preocupar com o ganho máximo de amplitude e força muscular, e sim com a funcionalidade da estrutura.

Como a paciente não fez uma reconstrução da mama, o fisioterapeuta, visando à melhora da imagem corporal e do alinhamento postural, deverá indicar prótese externa que tenha peso e tamanhos compatíveis com os da mama retirada. Para isso, poderá consultar o exame anatomopatológico, que fornece informações a respeito do peso do tecido retirado no ato cirúrgico.

A reeducação postural é muito importante, e deve ser considerada durante todo o processo da reabilitação.

As orientações sobre as atividades diárias e cuidados com o MSD são fundamentais para prevenção do linfedema e erisipelas. Devem ser evitados exercícios repetitivos e isométricos com postura de flexão de cotovelo do MSD, para não prejudicar o fluxo linfático. Além disso, todos os cuidados descritos neste capítulo referentes aos cuidados com o MS ipsilateral à cirurgia devem ser orientados.

A perimetria de membros superiores e a aplicação de um questionário de qualidade de vida são medidas de resultados importantes a serem utilizadas pelo fisioterapeuta na avaliação e na evolução do tratamento.

Seria interessante encaminhá-la também à equipe da saúde da família para pesquisar melhor suas queixas de depressão. Concomitantemente à terapia, como a paciente relata solidão, seria interessante ajudá-la a pesquisar, em seu bairro e sua comunidade, se há grupos de apoio que desenvolvam atividades ocupacionais e sociais para facilitar o convívio social. Outra opção seria motivá-la a frequentar as atividades desenvolvidas na Unidade Básica de Saúde, ainda que distante de sua residência, uma vez que ela manifestou interesse em realizá-las e, pela sua idade, pode fazer uso do transporte coletivo de maneira gratuita no deslocamento.

BIBLIOGRAFIA

Andersen KG, Kehlet H. Persistent pain after breast cancer treatment: a critical review of risk factors and strategies for prevention. J Pain. 2011; 12 (7):725-46.

Arcangeli G, Friedman M, Paoluzi R. A quantitative study of late radiation effect on normal skin and subcutaneous tissues in human beings. Brit J Radilol. 1974; 47(553):40-4.

Baraúna MA. Avaliação da amplitude de movimento do ombro em mulheres mastectomizadas pela biofotogrametria computadorizada. Revista Brasileira de Cancerologia. 2004; 50(1):27-31.

Belfer I, Schreiber KL, Shaffer JR et al. Persistent postmastectomy pain in breast cancer survivors: analysis of clinical, demographic, and psychosocial factors. J Pain. 2013; 14(10):1185-95.

Bergmann A, Pereira TB, Ribeiro ACP et al. Prevalência de patologias de ombro no pré-operatório de câncer de mama: importância para a prevenção de complicações. Fisioter Bras. 2007; 8(4): 249-54.

Berzon RA. Understanding and using health-related quality of life instruments within clinical research studies. In: Staquet MJ, Hays RD, Fayers PM. Quality of life assessment in clinical trials: methods and practice. Oxford: Oxford University Press; 1998; 3-15.

Bosman J, Piller N. Lymph taping and seroma formation post breast cancer. Journal of Lymphoedema. 2010; 5(2):46-52.

Box R et al. Shoulder movement after breast cancer surgery: results of a randomized controlled study of postoperative physiotherapy. Breast Cancer Research and Treatment. 2002; 75(1):35-50.

Brasil. Ministério da Saúde. Instituto Nacional de Câncer. Cuidados paliativos oncológicos: controle da dor. Rio de Janeiro: INCA; 2001.

Bergmann A et al. Fisioterapia em mastologia oncológica: rotinas do Hospital do Câncer III/INCA. Revista Brasileira de Cancerologia. 2006; 52(1):97-109.

Brennan M, Weitz J. Lymphedema 30 years after radical mastectomy. Am J Phys Med Rehab.1992; 71:12-14.

Britton RC, Nelson PA. Causes and treatment of pos-mastectomy lymphedema of arm. Report of 114 cases. JAMA. 1982; 180:95-102.

Camargo MC, Marx AG. Reabilitação física no câncer de mama. São Paulo: Roca; 2000.

Campbell KL et al. A prospective model of care for breast cancer rehabilitation: function. Cancer. 2012; 118(8 Suppl):2300-11.

Carati C et al. Treatment of postmastectomy lymphedema with low-level laser therapy: a double blind, placebo-controlled trial. Cancer. 2003; 98(6):1114-22.

Carvalho FN, Bergmann A, Koifman RJ. Functionality in women with breast cancer: the use of International Classification of Functioning, Disability and Health (ICF) in clinical practice. J Phys Ther Sci. 2014, 26: 721-30.

Carvalho FN, Koifman RJ, Bergmann A. International Classification of Functioning, Disability, and Health in women with breast cancer: a proposal for measurement instruments. Cad Saúde Pública. 2013; 29(6):1083-93.

Casley-Smith J et al. Treatment for lymphedema of the arm – the Casley-Smith Method – a noninvasive method produces continued reduction. Cancer Supplement. 1998; 83(12):2843-60.

Cerqueira W, Barbosa L, Bergmann A. Proposta de conduta fisioterapêutica para o atendimento ambulatorial nas pacientes com escápula alada após linfadenectomia axilar. Rev Bras Cancerologia. 2009; 55(2):115-20.

Cheema B et al. Progressive resistance training in breast cancer: a systematic review of clinical trials. Breast Cancer Res Treat. 2008; 109(1):9-26.

Ciconelli RM et al. Tradução para o português e validação do questionário genérico de avaliação de qualidade de vida "Medical Outcomes Studies 36-items short-form Health Survey (SF-36)". Rev Bras Reumatol. 1999; 39:3.

Consensus Document of the International Society of Lymphology Executive Committee – The diagnosis and treatment of peripheral lymphedema. Lymphology. 2009; 42:51-60.

De Groef A, Van Kampen M, Dieltjens E, Christiaens MR et al. Effectiveness of postoperative physical therapy for upper-limb impairments after breast cancer treatment: a systematic review. Arch Phys Med Rehabil. 2015; 96(6):1140-53.

Dirican A. The short-term effects of low-level laser therapy in the management of breast-cancer-related lymphedema. Support Care Cancer. 2010; 19(5):685-90.

Erdogmus S, Govsa F. Mapping the course of long thoracic nerve. Neuroanatomy. 2004; 3:2-7.

Ezzo J, Manheimer E, McNeely ML, Howell DM et al. Manual lymphatic drainage for lymphedema following breast cancer treatment. Cochrane Database of Systematic Reviews. 2015, Issue 5.

Fabro EAN, Costa RM, Oliveira JF et al. Atenção fisioterapêutica no controle do linfedema secundário ao tratamento do câncer de mama: rotina do Hospital do Câncer III/Instituto Nacional de Câncer. Rev Bras Mastologia. 2016; 26(1): 4-8.

Farias N, Buchalla CM. A Classificação Internacional de Funcionalidade, Incapacidade e Saúde. Rev Bras Epidemiol 2005; 8(2): 187-93.

Fleck MPA, Louzada S, Xavier M et al. Aplicação da versão em português do instrumento abreviado de avaliação da qualidade de vida "WHOQOL-bref". Rev Saúde Pública. 2000; 34:178-83.

Flew TJ. Wound drainage following radical mastectomy: the effect of restriction of shoulder movement. Br J Surg. 1979; 66(5):302-5.

Foldi E. The treatment of lymphedema. Cancer Supplement. 1998; 83(12):2833-4.

Foldi E, Foldi M, Weissleder H. Conservative treatment of lymphoedema of the limbs angiology. Journal of Vascular Diseases.1985; 17:171-80.

Foldi M, Foldi E. Foldi's textbook of lymphology for physicians and lymphedema therapists. 2. ed. Munich, Germany: Elsevier; 2006; 735 p.

Fulton C. Patients with metastatic breast cancer: their physical and psychological rehabilitation needs. Int J Rehabil Res. 1999; 22(4):291-301.

Gärtner R et al. Prevalence of and factors associated with persistent pain following breast cancer surgery. JAMA. 2009; 302(18):1985-92.

Harris S, Piller N. Three case studies indicating the effectiveness of manual lymph drainage on patients with primary and secondy lymphedema using objective measuring tools. Journal of Bodywork and Movement Therapies. 2003; 7:213-21.

Instituto Nacional de Câncer. INCA. Estimativa 2010: incidência de câncer no brasil. Rio de janeiro, 2009. Disponível em: <http: http://www.inca.gov.br/estimativa/2010/> Acesso em: 12 mar. 2011.

International Society of Lymphology. The diagnosis and treatment of peripheral lymphedema: 2016 consensus document of the international society of lymphology. Lymphology. 2016; 49(4):170-84.

Jimenez HAI. Mastologia: o papel do fisioterapeuta na equipe mutidisciplinar. In: Chaves IG. (Org.) Mastologia – aspectos multidisciplinares. Rio de Janeiro: Medsi; 1999; 259-74.

Johansson K et al. Low intensity resistance exercise for breast cancer patients with arm lymphedema with or without compression sleeve. Lymphology. 2005; 38(4):167-80.

Karki A. Physiotherapy for the functioning of breast cancer patients. Studies of the effectiveness of physiotherapy methods and exercise, of the content and timing of postoperative education and of the experienced functioning and disability. Jyvaskyla Studies in Sport, Physical Education and Health. 2005; 72 p.

Karki A et al. Impairments, activity limitations and participation restrictions 6 and 12 months after breast cancer operation. J Rehabil Med. 2005; 37(3):180-8.

Kaviani A et al. Low-level laser therapy in management of postmastectomy lymphedema. Lasers Med Sci. 2006; 21(2):90-4.

Kocak Z, Overgaard J. Risk factors of arm lymphedema in breast cancer patients. Acta Oncologica. 2000; 39(3):389-92.

Kuroi K et al. Evidence-based risk factors for seroma formation in breast surgery. Jpn J Clin Oncol. 2006; 36(4):197-206.

Lee T et al. Prognosis of the upper limb following surgery and radiation for breast cancer. Breast Cancer Research and Treatment. 2008; 110(1):19-37.

Lievens P. The effect of combined HeNe and I.R. Laser treatment on the regeneration of the lymphatic system during the process of wound healing. Lasers Med Sci. 1991; 6(2):193-9.

Lima EMT, Lima EJG, de Andrade MF, Bergmann A. Low-level laser therapy in secondary lymphedema after breast cancer: systematic review. Lasers Med Sci. 2014; 29(3):1289-95.

Loukas M et al. An unusual union of the intercostobrachial nerve and the medial pectoral nerve. Folia Morphol. 2007; 66(4):356-9.

Makluf ASD, Dias RC, Barra AA. Avaliação da qualidade de vida em mulheres com câncer da mama. Revista Brasileira de Cancerologia. 2006; 52(1):49-58.

Markes M, Brockow T, Resch KL. Ejercicio para mujeres que recibentratamientoadyuvante para elcáncer de mama (Revisión Cochrane traducida). En: La Biblioteca Cochrane Plus, 2007.

Martins J de C, Aguiar SS, Fabro EA et al. Safety and tolerability of Kinesio Taping in patients with arm lymphedema: medical device clinical study. Support Care Cancer. 2016; 24(3):1119-24.

Mastrella AS et al. Escápula alada pós-linfadenectomia no câncer de mama. Revista Brasileira de Cancerologia. 2009; 55(4):397-404.

Menezes MM et al. Breast reconstruction and risk of lymphedema after mastectomy: A prospective cohort study with 10 years of follow-up, Journal of Plastic, Reconstructive & Aesthetic Surgery. 2016; 69(9):1218-26.

Michels FAS, Latorre MRDO, Maciel, MS. Validity, reliability and understanding of the EORTC-C30 and EORTC-BR23, quality of life questionnaires specific for breast cancer. Rev Bras Epidemiologia. 2013; 16(2):352-63.

McNeely M et al. Effects of exercise on breast cancer patients and survivors: a systematic review and meta-analysis. CMAJ. 2006; 175(1):34-41.

McNeely M et al. Exercise interventions for upper-limb dysfunction due to breast cancer treatment. Cochrane Database of Systematic Reviews; 2010.

McNeely ML, Binkley JM, Pusic AL et al. A prospective model of care for breast cancer rehabilitation: postoperative and postreconstructive issues. Cancer. 2012; 118(8 Suppl):2226-36.

Megens A, Harris S. Physical therapist management of lymphoedema following treatment of breast cancer. A critical review of its effectiveness. Phys Ther. 1998; 78(12):1302-11.

Miaskowski C, Paul SM, Cooper B et al. Identification of patient subgroups and risk factors for persistent arm/shoulder pain following breast cancer surgery. Eur J Oncol Nurs. 2014; 18(3):242-53.

Montazeri A, Harirchi I, Vahdani M. The EORTC breast cancer-specific quality of life questionnaire (EORTC QLQ-BR23): translation and validation study of the Iranian version. Quality of Life Research. 2000; 9(2):177-84.

Monteiro SE, Resende LV, Felicíssimo MF et al. Treatment of upper limb lymphedema with low-level laser: a systematic review. Fisioter Mov. 2014; 27(4):663-74.

Morris D, Jones D, Ryan H, Ryan CG. The clinical effects of Kinesio® Tex taping: A systematic review. Physiother Theory Pract. 2013; 29(4):259-70.

Moseley A, Carati C, Piller N. A systematic review of common conservative therapies for arm lymphoedema secondary to breast cancer treatment. Annals of Oncology. 2007; 18:639-46.

Omar MT, Shaheen AA, Zafar H. A systematic review of the effect of low-level laser therapy in the management of breast cancer-related lymphedema. Support Care Cancer. 2012; 20(11):2977-84.

Organização Mundial da Saúde (OMS). CIF: Classificação Internacional de Funcionalidade, Incapacidade e Saúde. Centro Colaborador da Organização Mundial da Saúde para a Família de Classificações Internacionais (org). São Paulo: EDUSP; 2003.

Organização Pan-Americana da Saúde (OPAS). Informe de situação e tendências: demografia e saúde. Brasília; 2009; 36 p.

Pappas CJ, O'Donnell T. Long-term results of compression treatment for lymphedema. J Vascular Surg. 1992; 16(4):555-64.

Parreira PCS, Costa LCM, Hespanhol Junior LC, Lopes AD et al. Current evidence does not support the use of Kinesio Taping in clinical practice: a systematic review. J Physiother. 2014; 60(1):31-9.

Pekyavaş NÖ, Tunay VB, Akbayrak T et al. Complex decongestive therapy and taping for patients with postmastectomy lymphedema: a randomized controlled study. Eur J Oncol Nurs. 2014; 18(6):585-90.

Petrek J et al. Lymphedema in a cohort of breast carcinoma survivors 20 years after diagnosis. J Am Cancer Soc. 2001; 92(6):1368-77.

Rett MT, Lopes MCA. Fatores de risco relacionados com o linfedema. Rev Bras Mastologia. 2002; 12(1):39-42.

Rietman J et al. Late morbidity after treatment of breast cancer in relation to daily activities and quality of live: a systematic review. Eur J Surg Oncol. 2003; 29(3):229-38.

Rizzi SKL, Haddad CAS Ft., Giron PSG et al. Discinesia de escápula e posicionamento escapular em pacientes com câncer de mama submetidas à cirurgia com abordagem axilar. Fisioterapia Brasil 2015; 16(3):8-12.

Rogan S, Taeymans J, Luginbuehll H et al. Therapy modalities to reduce lymphoedema in female breast cancer patients: a systematic review and meta-analysis. Breast Cancer Res Treat. 2016; 159(1):1-14.

Ryttov N, Blichert-Toft M, Madien EL. Influence of adjurant irradiation on shouder joint function after mastectomy for breast cancer. Acta Radiologica Oncology. 1983; 22:29-33.

Schwartz G, Giuliano A, Veronesi U. Consensus Conference Committee. Proceeding of the consensus conference of the role of sentinel lymph node biopsy in carcinoma or the breast. The Breast Journal, Philadelphia. 2002; 19(8):124-38.

Shamley D et al. Changes in shoulder muscle size and activity following treatment for breast cancer. Breast Cancer Res Treat. 2007; 106(1):19-27.

Smoot B, Chiavola-Larson L, Lee J et al. Effect of low-level laser therapy on pain and swelling in women with breast cancer-related lymphedema: a systematic review and meta-analysis. J Cancer Surviv. 2015; (2):287-304.

Stout NL, Binkley JM, Schmitz KH et al. A Prospective surveillance model for rehabilitation for women with breast cancer. Cancer. 2012; 118(8 Suppl):2191-200.

Stuiver MM, ten Tusscher MR, Agasi-Idenburg CS et al. Conservative interventions for preventing clinically detectable upper-limb lymphoedema in patients who are at risk of developing lymphoedema after breast cancer therapy. Cochrane Database of Systematic Reviews. 2015, Issue 2.

Szuba A, Achalu R, Rockson S. Decongestive lymphatic therapy for patients with breast carcinoma-associated lymphedema – a randomized, prospective study of a role for adjunctive intermittent pneumatic compression. Cancer. 2002; 95(11):2260-7.

Tadych KM, Donegan WL. Postmastectomy seromas and wound drainage. Surg Gynecol Obstet. 1987; 165(6):483-7.

Tsai HJ, Hung HC, Yang JL et al. Could Kinesio tape replace the bandage in decongestive lymphatic therapy for breast-cancer-related lymphedema? A pilot study. Support Care Cancer. 2009; 17(11):1353-60.

Torresan RZ et al. Preservação do nervo intercostobraquial na linfadenectomia axilar por carcinoma de mama. Rev Bras Ginecol Obstet. 2002; 24(4):221-6.

Viehoff PB, Heerkens YF, Van Ravensberg CD et al. Development of consensus International Classification of Functioning, Disability and Health (ICF) Core Sets for lymphedema. Lymphology. 2015; 48(1):38-50.

World Health Organization (WHO). The world health organization quality of life International classification of funcion disfunction and health-CIF, Geneva: WHO; 2002.

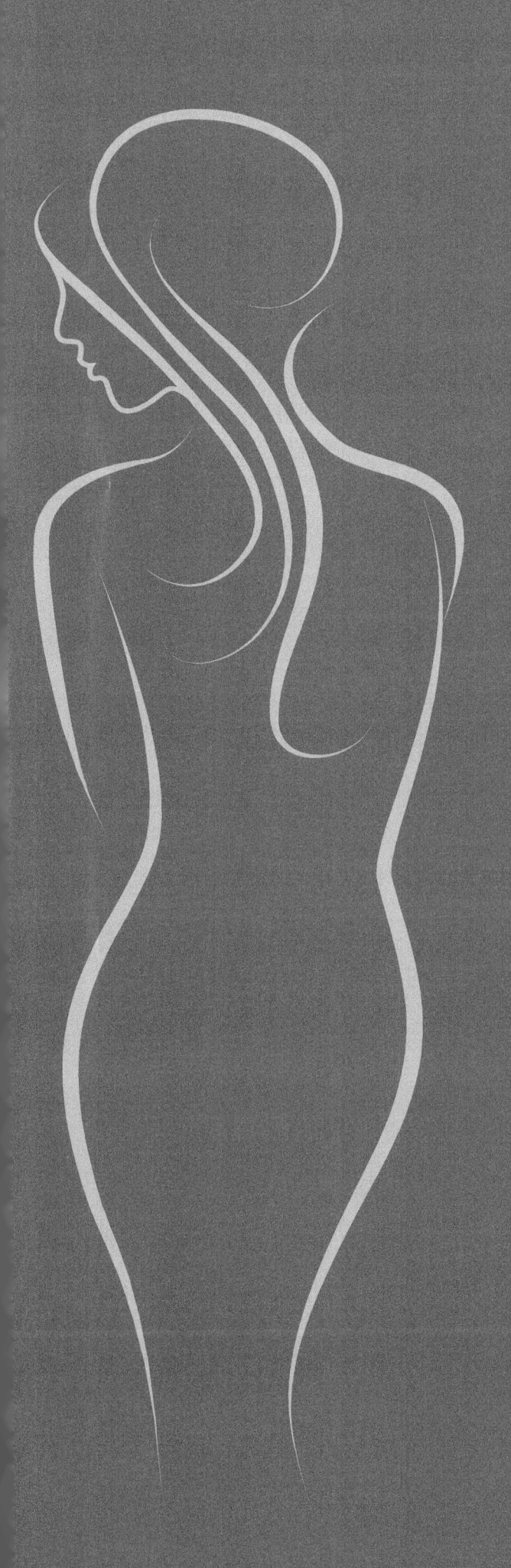

PARTE 6

Tópicos Especiais

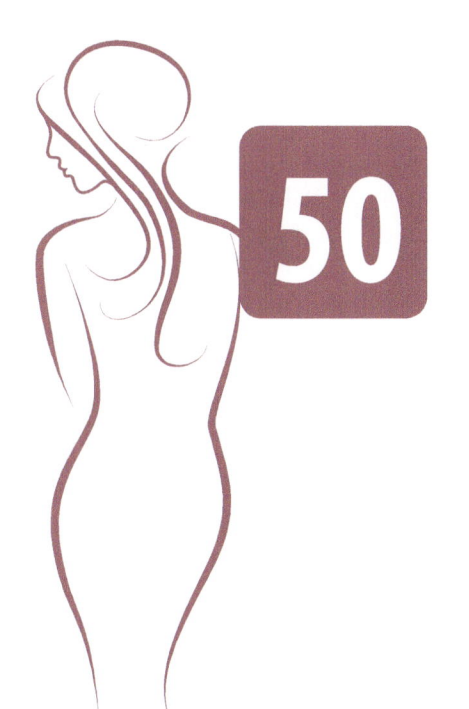

50 Medicina e Oncologia Integrativa | Futuro da Boa Medicina

Ana Paula de Melo Ferreira

INTRODUÇÃO

A Medicina Integrativa e Complementar é definida pela Organização Mundial da Saúde (OMS) como o conjunto de práticas e recursos que visam buscar o mecanismo natural de prevenção de agravos e recuperação da saúde, com ênfase no cuidado e na atenção ao paciente.

A procura pelas práticas integrativas e complementares tem sido crescente, principalmente nos últimos anos. O descontentamento com o atual modelo biomédico, a superespecialização médica, o aumento das doenças crônicas e as informações sobre os efeitos colaterais dos medicamentos são alguns dos fatores que levam os pacientes a buscarem novos meios de atenção à saúde. Além desses, o acolhimento e a humanização, a melhor relação médico-paciente e o resgate da valorização do paciente (equilíbrio corpo, mente e espírito) também contribuem para a busca.

Em 1980, os EUA e o Reino Unido adotaram a denominação "medicina complementar" no intuito de minimizar os conflitos nos campos da saúde e instituíram que seria possível sua associação e/ou complementação nos demais tratamentos já adotados. Um pouco mais tarde, em 1990, foi criada a expressão "medicina integrativa" (MI), com o objetivo de instituir um modelo que ofereça cuidado integral e interdisciplinar à saúde, no qual o paciente é o ator principal no processo.

No Brasil, após diretrizes e recomendações de várias conferências nacionais de saúde e da OMS para incentivar e estimular as práticas integrativas e complementares, foi aprovada a Portaria nº 971, de 3 de maio de 2006, que regulamenta a Política Nacional de Práticas Integrativas e Complementares (PNPIC). A PNPIC inicialmente contemplava as áreas de homeopatia, plantas medicinais e fitoterapia, medicina tradicional chinesa/acupuntura, medicina antroposófica e termalismo social – crenoterapia, e em 2017, por meio da Portaria nº 849/2017

publicada no *Diário Oficial da União*, foram incluídos 14 novos procedimentos. Atualmente, o Sistema Único de Saúde (SUS) contempla as áreas de homeopatia, medicina tradicional chinesa/acupuntura, medicina antroposófica, plantas medicinais e fitoterapia e termalismo social/crenoterapia, arteterapia, *ayurveda*, biodança, dança circular, meditação, musicoterapia, naturopatia, osteopatia, quiropraxia, reflexoterapia, *reiki, shantala,* e terapia comunitária integrativa. Além das inclusões dos novos procedimentos, a Portaria nº 145/2017 renomeou alguns, como terapia comunitária, dança circular/biodança, oficina de massagem/automassagem, sessão de auriculoterapia, sessão de massoterapia e tratamento termal/crenoterápico.

A criação da PNPIC foi fundamental para o aumento no investimento em formação de profissionais e financiamento de projetos de pesquisas em diversas áreas. Dados apontam que em 2 anos de implantação, mais de 800 municípios já ofereciam as práticas da PNPIC e a procura também tem sido crescente pelos profissionais de saúde, pesquisadores e usuários do SUS.

O Conselho Federal de Fisioterapia e Terapia Ocupacional (Coffito) regulamentou o uso pelo fisioterapeuta das Práticas Integrativas e Complementares de Saúde em 2010 (Resolução Coffito nº 380, de 3 de novembro de 2010 – DOU nº 216, Seção 1, em 11 de novembro de 2010, página 120) e autorizou a prática pelo fisioterapeuta dos atos complementares ao seu exercício profissional regulamentado: fitoterapia, práticas corporais, manuais e meditativas, terapia floral, magnetoterapia, fisioterapia antroposófica, termalismo/crenoterapia/balneoterapia e hipnose, desde que o fisioterapeuta comprove, perante o Coffito, a certificação de conhecimento das práticas integrativas e complementares.

Paralelamente a todos os acontecimentos históricos na área da oncologia em 1998, foi criado o Office of Cancer Complementary and Alternative Medicine (OCCAM) para coordenar as atividades do National Cancer Institute (NCI). Surgiu então, em 2000, a expressão Integrative Oncology (IO). Oncologia Integrativa (OI) é um ramo da MI que emprega práticas baseadas em evidências (fitoterápicos e suplementos dietéticos; técnicas mente-corpo: ioga, meditação, visualização; arteterapia, musicoterapia, dança; além de reflexologia, massagem, exercícios e terapias energéticas como *reiki*, toque terapêutico, *qigong*, entre outros) de modo integrado no acompanhamento dos tratamentos convencionais do câncer como: cirurgia, quimioterapia, radioterapia e demais técnicas. Em 2003, foi fundada a Society for Integrative Oncology (SIO) e posteriormente foi criado o periódico indexado *Journal of the Society for Integrative Oncology*.

Atualmente, há nos EUA mais de 40 serviços de saúde e centros de pesquisas oncológicos, como MD Anderson Cancer Center, Stanford, Harvard, Yale, University of Arizona, Dana-Farber Cancer Institute, Johns Hopkins University, Memorial Sloan-Kettering Cancer Center, University of California, San Francisco (UCSF), University of California, Los Angeles (UCLA) e a Mayo Clinic, que oferecem a OI aos pacientes, cuidadores e acompanhantes, com o objetivo de proporcionar momentos de relaxamento e bem-estar, reduzir a ansiedade e o estresse, seja este emocional, físico ou mental, e treiná-los sobre como gerenciar o estresse.

O diagnóstico e o tratamento do câncer estão associados a estresse, alterações emocionais, físicas, além da sintomatologia com relatos de dores, náuseas, vômitos, fadiga, alteração da funcionalidade, problemas na aceitação da imagem corporal e dificuldade de se relacionar com o parceiro.

A palavra estresse foi utilizada inicialmente na física para traduzir o grau de deformidade sofrido por um material quando submetido a esforço ou tensão. Selye (1976) foi o primeiro a utilizar o termo ao notar um conjunto de sintomas comuns em determinados pacientes, como falta de apetite, hipertensão arterial, desânimo e fadiga. Ele transpôs esse termo para a medicina e a biologia, com o significado de esforço de adaptação do organismo para enfrentar situações que considere ameaçadoras a sua vida e a seu equilíbrio interno. De acordo com dados da OMS, o estresse afeta mais de 90% da população mundial e é considerado epidemia global.

De acordo com os estudos de Selye, o estresse pode ser dividido em 3 fases: a fase de alerta, que ocorre quando os estímulos estressores se iniciam e há resposta rápida do organismo, como preparo para luta ou fuga – essa fase termina com a restauração da homeostase, e esse estado de alerta não pode ser mantido por muito tempo; a fase de resistência, na qual aparecem as primeiras consequências mentais, físicas e emocionais, pois o organismo tenta restabelecer o equilíbrio interno para resistir ao estressor – nessa fase, o organismo pode ficar desgastado e suscetível a doenças, com desgaste generalizado e dificuldades de memória (o indivíduo precisa utilizar mecanismos para controle do estresse, a fim de conseguir sair dessa fase, e, caso isso não ocorra, o estresse pode chegar a sua fase crítica); a fase de exaustão, quando começam os sintomas de irritabilidade, dificuldades para relaxar, isolamento social, alterações do sono, dificuldades sexuais, queda de cabelo, baixa autoestima, aumento da glicose circulante e do colesterol, entre outros sintomas – com a permanência dessa fase, podem aparecer patologias graves, como ulceras gástricas, doenças cardiovasculares, depressão, entre outras.

Evidências apontam que o estresse prolongado também pode afetar o crescimento corporal e o metabolismo e causar depressão da atividade da glândula tireoide e redução da função reprodutiva, incluindo distúrbios do ciclo menstrual. Também influencia nos aspectos motivacionais e cognitivos da aprendizagem. Existem evidências que indicam que hormônios liberados em reação ao estresse podem agir como agentes imunossupressores.

O estresse pode ativar neurônios que secretam o hormônio liberador de corticotropina (CRH), resultando em altos níveis plasmáticos de cortisol (glicocorticoide produzido pela glândula suprarrenal humana, sintetizado do colesterol). Em condições basais, interage com os receptores de mineralocorticoides, os quais são importantes no controle da homeostase dos processos metabólicos. Age por meio de receptores intracelulares específicos e afeta vários sistemas fisiológicos, incluindo a função imunológica, a regulação da quantidade de glicose, a tonalidade vascular e o metabolismo ósseo.

Embora a ativação do cortisol em resposta ao estresse seja protetora em um curto período, a ativação crônica ou extrema pode ter consequências negativas a longo prazo. A elevação do cortisol implica a diminuição da testosterona, do hormônio de crescimento e da sensibilidade à insulina. Nas mulheres, favorece o aumento de estrógeno. Ademais, diminui a função imunitária, predispondo o organismo a infecções; favorece a reabsorção óssea, aumentando o risco de osteoporose e a glicemia, acompanhada de resistência à insulina; compromete a energia, favorecendo fadiga e irritabilidade; implica a agregação plaquetária e a disfunção endotelial envolvidas na aterosclerose e no aumento da síntese de proteína C reativa, marcador inflamatório inespecífico e preditor de risco de infarto do miocárdio.

O distresse é definido como um estado de desconforto no qual o paciente não é capaz de se adaptar completamente aos fatores estressores e manifesta respostas comportamentais ou fisiológicas anormais. Refere-se a uma experiência emocional desagradável e multifatorial, de natureza psicológica, social e/ou espiritual, que oscila entre a percepção da própria vulnerabilidade, tristeza, fantasias, sofrimento, angústia e medo ante o desconhecido e reações mais intensas como depressão, ansiedade, pânico, crises existenciais e isolamento social.

Em decorrência da popularidade e da abrangência do termo estresse e de sua vinculação com alguns transtornos psiquiátricos, pesquisadores da área de oncologia encontraram no termo distresse uma boa maneira de se referir especificamente ao estresse vivenciado pelo paciente desde a fase de diagnóstico. Para a National Comprehensive Cancer Network (2014), tal escolha justifica-se por ser essa uma expressão que caracteriza determinados aspectos psicossociais do paciente oncológico, além de ser pouco estigmatizada e, consequentemente, mais aceita que outros termos.

Na tentativa de gerenciar o estresse e o distresse, citamos o Programa de Medicina Antiestresse (PMAE), que tem base nas técnicas da Mind-Body Medicine (MBM) ou Medicina Mente e Corpo (MMC), ramo da MI, que são técnicas com sólidas evidências científicas, amplamente conhecidas e utilizadas como medidas integrativas e complementares ao sistema de saúde americano.

A medicina antiestresse é caracterizada pelo conjunto de métodos de autorreflexão, exercícios de relaxamento, meditação, visualização, *biofeedback*, exercício físico, arte, escrita reflexiva e movimentação corporal que utilizam o poder cognitivo cerebral para proporcionar modificações comportamentais ou fisiológicas nos pacientes com o objetivo de promover e/ou recuperar a saúde, valorizando o poder do autoconhecimento e do autocuidado. Esse programa auxilia o novo modelo de integração dos cuidados de saúde, em que o tratamento é equilibrado com o ensino, em que a prevenção e o autocuidado são tão estimulados quanto os procedimentos e as intervenções farmacológicas.

Grande parte das técnicas e atividades do PMAE tem como função a promoção da resposta neuroendócrina e de relaxamento muscular. Esse estado de relaxamento tem efeito contra as respostas físicas e emocionais do estresse, fazendo com que o organismo retorne a um estado de importante equilíbrio e homeostase. A resposta antiestresse tem como efeito fundamental a diminuição dos níveis de hormônios relacionados com o mecanismo de estresse (como a norepinefrina e o cortisol), promovendo alterações fisiológicas como a diminuição dos batimentos cardíacos, da pressão arterial, do ritmo respiratório e da tensão muscular, a vasodilatação periférica e a elevação da temperatura corporal nas extremidades.

TÉCNICAS UTILIZADAS PELA MEDICINA ANTIESTRESSE

Exercício de autorrelaxamento

São utilizados comandos verbais para praticar os exercícios de autorrelaxamento. A atenção voltada ao ritmo respiratório e à temperatura corporal provoca respostas fisiológicas específicas que vão promover a resposta antiestresse. Relaxar por 15 ou 20 min apenas 2 vezes ao dia resulta na diminuição dos níveis de epinefrina e cortisol, da pressão arterial e da frequência cardíaca e respiração; também auxilia no funcionamento do sistema imunológico reforçado e na atividade equilibrada nos hemisférios direito e esquerdo do cérebro.

Biofeedback

O *biofeedback* é uma terapia de autorregulação caracterizada pela utilização de instrumentos de medição capazes de detectar as alterações fisiológicas em consequência da resposta antiestresse. Essas alterações podem ser demonstradas pelo aparelho visual e/ou auditivo. Os sensores são conectados ao paciente e vários parâmetros fisiológicos (como frequência cardíaca, pressão arterial e temperatura periférica digital) são exibidos e convertidos em sinais visuais, auditivos ou mecânicos. O treinamento com o *biofeedback* tem como objetivo fazer com que o paciente tenha controle de sua própria fisiologia, por meio de técnicas e relaxamento como respiração profunda, relaxamento muscular progressivo e visualização guiada.

Visualização

Técnica que utiliza comandos verbais para a promoção de imagens que brotam espontaneamente do subconsciente e ajudam na cura física, mental e espiritual dos pacientes. Pesquisas recentemente realizadas demostram os efeitos da imaginação guiada hipnótica sobre função imune, favorecendo o bem-estar.

Meditação

A meditação é uma prática de autorregulação do corpo e da mente, que treina a focalização da atenção. Pela meditação, os pacientes aprendem a se concentrar no momento presente de suas vidas, com foco consciente e sem julgamento. A prática da meditação pode promover períodos de estabilidade física e mental, e equilíbrio interior, por meio da redução de sintomas físicos como dor, ansiedade e depressão.

Existe literatura crescente sobre os benefícios da meditação na redução do estresse. Para muitos, a meditação torna-se uma atitude, um modo de vida e uma consciência relaxada relacionada a pensamentos, sentimentos e sensações.

Escrita em diário

A escrita é estimulada e pode ser feita a qualquer momento com o objetivo de ajudar o paciente a assumir o comando e tornar-se ativo em seus próprios cuidados. Escrever sobre eventos estressantes pode melhorar o bem-estar, reduzir a frequência de consultas médicas e contribuir para implicações positivas na melhoria da função imunológica, bem como na psicológica e comportamental em pacientes com câncer.

Exercício físico

Exercício é um componente essencial de um programa de assistência integrada. Trata-se de tornar-se ativo e experimentar o corpo, com seus pontos fortes e limitações. Pesquisas mostram que a atividade física tem impacto benéfico sobre a qualidade de vida de pacientes com câncer. Autoestima, depressão, ansiedade e nível de fadiga sofrem influência após o treinamento físico pelos exercícios.

Música

A música e a musicoterapia auxiliam na melhora do humor e têm impacto positivo na qualidade de vida. Pesquisas apontam que a música atua na redução da dor e da ansiedade. Pode ser empregada sozinha ou em combinação com imagens, meditação ou auto-hipnose.

A medicina antiestresse explica que os pensamentos, sentimentos, meios de suporte psicológico e emocional, experiências do passado, níveis de estresse e capacidade de lidar com ele podem afetar nossa saúde, assim como as doenças podem causar impacto negativo na qualidade de vida. O PMAE reduz o estresse e auxilia os praticantes a terem atitudes positivas. Ao melhorar esses fatores, ocorre mudança na maneira de viver, além de a saúde ser favorecida.

Desse modo, é importante entender as alterações que podem acarretar níveis de estresse e distresse em pessoas que vivenciam o câncer, para que medidas sejam propostas na tentativa de melhorar a qualidade de vida desses indivíduos e para abertura de novas perspectivas terapêuticas. Isso vai ao encontro da Portaria nº 2.761, de 19 de novembro de 2013, que instituiu a Política Nacional de Educação Popular em Saúde (PNEPS) no âmbito do SUS. O artigo 2 "reafirma o compromisso com a universalidade, a equidade, a integralidade e a efetiva participação popular no SUS, e propõe uma prática político-pedagógica que perpassa as ações voltadas para a promoção, proteção e recuperação da saúde, a partir do diálogo entre a diversidade de saberes, valorizando os saberes populares, a ancestralidade, o incentivo à produção individual e coletiva de conhecimentos e a inserção destes no SUS", orientada pelos seguintes princípios: diálogo, amorosidade, problematização, construção compartilhada do conhecimento, emancipação e compromisso com a construção do projeto democrático e popular.

O paciente, mais que a cura, busca a empatia do profissional, amorosidade e sensibilidade no auxílio por um caminho mais leve na tentativa de ressignificar, transcender o propósito a cada momento e garantir o bem-estar para lidar com uma doença que pode ser permanente ou não.

O profissional deve se esforçar para seguir os preceitos da atenção sincera, atenção plena (*mindfulness*) ao paciente. Refletir como tem sido seu comportamento perante o paciente e se perguntar: tenho estado realmente presente durante o atendimento? Entregar-se a uma escuta sensível e interessada ao assunto do paciente; realizar a doação real de todos os seus sentidos ao momento presente, livre de julgamentos, em uma atitude reflexiva de entrega consciente; garantir presença de qualidade (com base em evidência) nos encontros; estabelecer um verdadeiro elo terapêutico, respeitando o Ser que é além do orgânico; é corpo, mente e espírito.

BIBLIOGRAFIA

Andrade JT, Costa LFA. Medicina complementar no SUS: práticas integrativas sob a luz da Antropologia médica. Saúde Soc. [internet]. 2010 Set [18/6/2017]; 19(3):497-508. Disponível em: http://www.scielo.br/scielo.php?script=sci_arttext&pid=S0104-12902010000300003&lng=pt.http://dx.doi.org/10.1590/S0104-12902010000300003.

Baake AC, Purtzer MZ, Newton P. The effect of hypnotic-guided imagery in psychological well-being and immune function in patients with prior breast cancer. J Psychosom Res. 2002; 53:1131-8.

Blanchard C, Courtneya K, Laing D. Effects of acute exercise on state anxiety in breast cancer survivors. Oncol Nurs Forum 2001; 28:1617-21.

Brasil. Ministério da Saúde. Portaria nº 2.761, de 19 de novembro de 2013. Institui a Política Nacional de Educação Popular em Saúde no âmbito do Sistema Único de Saúde (PNEPS-SUS).

Brasil. Ministério da Saúde. Secretaria de Atenção à Saúde. Departamento de Atenção Básica. Política Nacional de Práticas Integrativas e Complementares no SUS (PNPIC/SUS). Brasília, DF; 2006.

Brasil. Ministério da Saúde. Secretaria de Atenção à Saúde. Departamento de Atenção Básica. Política Nacional de Práticas Integrativas e Complementares no SUS (PNPIC/SUS). Brasília, DF; 2017.

Brasil. Ministério da Saúde. Secretaria de Atenção à Saúde. Departamento de Atenção Básica. Relatório do 1º Seminário Internacional de Política Nacional de Práticas Integrativas e Complementares em Saúde – PNPIC/Ministério da Saúde, Secretaria de Atenção à Saúde, Departamento de Atenção Básica. Brasília: Ministério da Saúde; 2009. 196 p. (Série C. Projetos, Programas e Relatórios).

Carlson LE, Ursuliak Z, Goodey E et al. The effects of mindfulness meditation-based stress reduction program on mood and symptoms of stress in cancer outpatients: 6-month follow-up. Support Care Cancer. 2001; 9:112-23.

Carlson LE, Ursyliak Z, Goodey E et al. Mindfulness-based stress reduction in relation to quality of life, mood, symptoms of stress and immune parameters in breast and prostate cancer out patients. Psychosom Med. 2003; 54:571-81.

Cassileth BR, Vickers AJ. Music therapy for mood dis-turbance during hospitalization for autologous stem cell trans-plantation. Cancer. 2003; 98:2723-9.

Chan YM, Ngan HY, Li BY et al. A longitudinal study on quality of life after gynecologic cancer treatment. Gynecol Oncol. 2001; 83: 10-9.

Chrousos GP, Gold PW. The concepts of stress and stress system disorders. Overview of physical and behavioral homeostasis. JAMA. 1992; 267(9):1244-52.

Conselho Federal de Fisioterapia e Terapia Ocupacional. Resolução nº 380/2010. Regulamenta o uso pelo fisioterapeuta das Práticas integrativas e complementares de saúde e dá outras providências. DOU nº 16, seção 1, 11/11/2010, p. 120.

Courneya K, Friedenreich C. Physical exercise and quality of life following cancer diagnosis: A literature review. Ann Behav Med. 1999; 21:171-9.

Courneya K, Keats M, Turner A. Physical exercise and quality of life in cancer patients following high dose chemo-therapy and autologous bone marrow transplantation. Psycho Oncology. 2000; 9:127-36.

Davidson R, Kabat-Zinn J, Schumacher J et al. Alterations in brain and immune function produced by mindfulness meditation. Psychosomatic Medicine. 2003; 65(4):564-70.

deMoor C, Sterner J, Hall M et al. A pilot study of the effects of expressive writing on psychological and behavioral adjustments in patients enrolled in a phase I trial of vaccine therapy for metastatic renal cell carcinoma. Health Psychol. 2002; 21:615-9.

Geffen JR. Integrative oncology for the whole person: a multidimensional approach to cancer care. Integr Cancer Ther. 2010; 9(1):105-21.

Hilliard RE. The effects of music therapy on the quality and length of life of people diagnosed with terminal cancer. J Music Ther. 2003; 40:113-37.

Holden-Lund C. Effects of relaxation with guided imagery on surgical stress and wound healing; Research in Nursing & Health, 1988.

Integrative Oncology Centers [internet]. Disponível em: http://fon-therapeutics.com/resources/integrative-oncology-centers/

Journal of the Society for Integrative Oncology [internet]. Disponível em: www.integrativeonc.org/

Kolcaba K, Fox C. The effects of guided imagery on comfort of women with early stage breast cancer undergoing radiation therapy. Oncol Nurs Forum. 1999; 26:67-72.

Lazar SW, Kerr CE, Wasserman RH et al. Meditation experience is associated with increased cortical thickness. Neuroreport. 2005; 16(17):1893-7.

Lima KMSV, Silva KL, Tesser CD. Práticas integrativas e complementares e relação com promoção da saúde: experiência de um serviço municipal de saúde. Interface (Botucatu) [internet]. 2014 June [citado em 18/6/2017]; 18(49):261-72. Disponível em: http://www.scielo.br/scielo.php?script=sci_arttext&pid=S1414-32832014000200261&lng=en. Epub Mar 10, 2014. http://dx.doi.org/10.1590/1807-57622013.0133.

Lima PTR. Medicina integrativa. São Paulo: Manole; 2015.

McKee MG. Biofeedback: an overview in the context of heart-brain medicine. Cleve Clin J Med. 2008; 75(Suppl2):S31-4.

McKinney C, Antoni M, Kumar M et al. Effects of guided imagery and music (GIM) therapy on mood and cortisol in healthy adults. Health Psychology. 1997; 16(4):390-400.

Mock V, Dow K, Meares C et al. Effects of exercise on fatigue, physical functioning, and emotional distress during radiation therapy for breast cancer. Oncol Nurs Forum. 1997; 24:991-1000.

Moss D, McGrady A, Davies TC, Wickramasekera I. Handbook of mind-body medicine for primary care. London: Sage Publications; 2003.

Murray ED. Voice massage: Scripts for guided imagery. Pittsburg, PA; Oncology Nursing Society; 2002.

National Comprehensive Cancer Network. Clinical practice guidelines in oncology: distress management. 2014. <http://www.nccn.org/professionals/physician_gls/PDF/distress.pdf>.

National Center for Complementary and Alternative Medicine (NCCAM). What is complementary and alternative medicine. Disponível em: <http://nccam.nih.gov/health/whatiscam/>. Acesso em: 10 jan 2014.

Neto JFR, Faria AA, Figueiredo MFS. Medicina complementar e alternativa: utilização pela comunidade de Montes Claros, Minas Gerais. Rev Assoc Med Bras. 2009; 55(3):296-301.

Organização Mundial da Saúde (OMS). Relatório mundial. Cuidados inovadores para condições crônicas: componentes estruturais de ação. Brasília; 2003.

Reibel DK, Greeson JM, Brainard GC, Rosenzweig S. Mindfulness-based stress reduction and health-related quality of life in a heterogeneous patient population. General Hospital Psychiatry. 2001; 23(4)183-92.

Rider M, Achterberg J. Effect of music-assisted imagery on neutrophils and lymphocytes. Biofeedback and Self-Regulation. 1989; 14(3):247-57.

Schwartz MS, Andrasik F. Biofeedback: a practitioner's guide. 3. ed. New York, NY: Guilford Press; 2003.

Segar MC, Katch VL, Roth RS et al. The effect of aerobic exercise on self-esteem and depressive and anxiety symptoms among breast cancer survivors. Oncol Nurs Forum. 1998; 25:107-13.

Selye H. Stress in health and disease. Boston: Butterworth, 1976.

Shapiro S, Schwartz G, Bonner G. Effects of mindfulness-based stress reduction on medical and premedical students. Journal of Behavioral Medicine. 1998; 21(6):581-99.

Sousa IMC, Vieira ALS. Serviços públicos de saúde e medicina alternativa. Ciênc Saúde Coletiva [internet]. 2005 [citado em 18/6/2017]; 10(Suppl): 255-66. Disponível em: http://www.scielo.br/scielo.php?script=sci_arttext&pid=S1413-81232005000500026&lng=en. http://dx.doi.org/10.1590/S1413-81232005000500026.

Spadacio C, Castellanos MEP, Barros NF et al. Medicinas alternativas e complementares: uma metassíntese. Cad. Saúde Pública [internet]. 2010 [citado em 18/6/2017]; 26(1): 7-13. Disponível em: http://www.scielo.br/scielo.php?script=sci_arttext&pid=S0102-311X2010000100002&lng=en. http://dx.doi.org/10.1590/S0102-311X2010000100002.

Speca M, Carlson LE, Goodey E et al. A randomized wait-list controlled clinical trial: the effect of a mindfulness-based stress reduction program on mood and symptoms of stress in cancer out-patients. Psychosom Med. 2000; 62:613-22.

Tabano M, Condosta D, Coons M. Symptoms affecting quality of in women with gynecologic cancer. Semin Oncol Nurs. 2002; 18(3):223-30.

Tacon AM. Meditation as a complementary therapy in cancer. Fam Community Health. 2003; 26:64-73.

Targ E, Levine E. The Efficacy of a mind-body-spirit group for women with breast cancer: a randomized controlled trial. General Hospital Psychiatry. 2002; 24(4):238-48.

Tsigos C, Chrousos GP. Physiology of the hypothalamic-pituitary-adrenal axis in health and dysregulation in psychiatric and autoimmune disorders. Endocrinol Metab Clin North Am. 1994; 23(3):451-66.

Wendelaar B. The stress response. Physiological Reviews. 1997; 77:591-625.

World Health Organization (WHO). Tradicional medicine. Disponível em: <http://www.who.int/topics/traditional_medicine/en/>. Acesso em: 18 jun 2017.

Wittes R. Integrative Oncology: Cancer care for the next millenium [internet]. Disponível em: http://legislative.cancer.gov/Files/testimony-2017-06-18.pdf

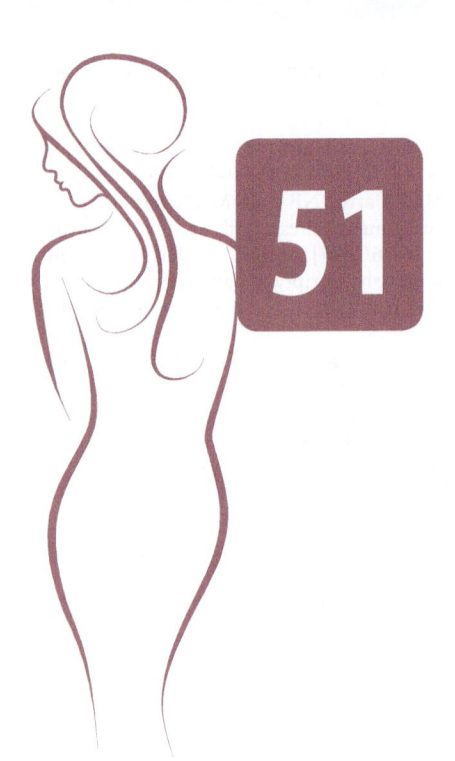

51 Avaliação da Qualidade de Vida Relacionada à Saúde

Elza Baracho

Rosângela Corrêa Dias

Renata Baracho

DEFINIÇÃO E CONCEITOS DE QUALIDADE VIDA

A avaliação da qualidade de vida tem sido adotada recentemente por clínicos, pesquisadores, economistas e gestores de saúde como modo de verificar os resultados de ações de saúde. Após a Segunda Guerra Mundial, a expressão "qualidade de vida" passou a ser muito usada nos EUA, em identificação com a aquisição de bens materiais como casa, carros, conforto doméstico, lazer, viagens e aposentadoria, levando a uma conotação mais ampla, como educação, prosperidade econômica, saúde e bem-estar do indivíduo. Embora os termos nível de saúde, nível funcional e qualidade de vida tenham sido usados de maneira interposta, qualidade de vida é o mais adequado, pois existem diferentes aspectos da vida dos indivíduos que não são necessariamente relacionados com a saúde, mas que nela exercem influência, como renda, liberdade, saneamento ambiental, entre outros.

Para a Organização Mundial da Saúde (OMS), qualidade de vida refere-se à percepção das pessoas de sua posição na vida, dentro do contexto de cultura e sistema de valores nos quais vivem e em relação a suas metas, suas expectativas e seus padrões sociais. Portanto, qualidade de vida é um construto subjetivo, isto é, envolve a percepção do indivíduo sobre si mesmo, multidimensional e bidirecional, ou seja, composto de dimensões positivas (p. ex., mobilidade) e negativas (p. ex., dor).

Qualidade de vida é a noção eminentemente humana que tem sido aproximada ao grau de satisfação encontrado no convívio familiar, amoroso, social e ambiental e na própria estética existencial. Pressupõe a capacidade de efetuar uma síntese cultural de todos os elementos que determinada sociedade considera padrão de conforto e bem-estar.

O termo abrange muitos significados – os quais refletem conhecimentos, experiências e valores de indivíduos e coletividades que a este se reportam em diferentes épocas, espaços e histórias, e que são, portanto, uma construção social com a marca da relatividade cultural – e pode ser definido em relação à distância entre as expectativas individuais e a realidade (e quanto menor essa distância, melhor).

Os conceitos de qualidade de vida, de saúde ou de doença variam entre grupos étnicos e culturais. Entretanto, não há dúvidas sobre o conceito multidimensional do termo qualidade de vida ao envolver função física, bem-estar emocional, função social, além de satisfação com a vida e autopercepção de saúde. Outras dimensões, como função cognitiva, função sexual, produtividade no trabalho, percepção de doença, dor, autoestima, imagem corporal e sono também têm sido consideradas importantes na avaliação da qualidade de vida.

AVALIAÇÃO DA QUALIDADE DE VIDA E SAÚDE

Ao avaliarmos a qualidade de vida e a saúde de uma população, é importante refletir sobre os marcos teóricos que fundamentam tal avaliação. Tradicionalmente, a saúde das populações tem sido avaliada por indicadores epidemiológicos que expressam a presença de doença (morbidade) ou o padrão de mortalidade de determinado grupo de indivíduos. Esses indicadores clássicos representam um modelo de compreensão da saúde conhecido como "modelo biomédico", que enfoca agentes etiológicos, processos fisiopatológicos e resultados clínicos, a fim de estabelecer relações de causa e consequência que contribuam para a compreensão do processo de saúde e doença.

Apesar de ser extremamente útil para estimar a expectativa de vida e identificar causas de morte, esse modelo não tem sido suficiente para auxiliar a compreensão dos estados de saúde que as mudanças contemporâneas no padrão de morbimortalidade têm gerado. Ressalte-se que os avanços na tecnologia da área da saúde não podem deixar de ser considerados tanto quanto à melhora como quanto à produção de mais doenças, de tal modo que diferentes níveis de saúde, antes desconhecidos, são introduzidos. Podem-se citar fatos como o prolongamento artificial da vida e a velhice com doenças crônico-degenerativas incapacitantes que hoje são realidade na assistência à saúde. Além disso, dada a grande importância da opinião do paciente sobre seu tratamento e as inúmeras possibilidades terapêuticas disponíveis na atualidade, é necessário que os fisioterapeutas provem a efetividade e a qualidade do cuidado prestado.

As transições demográfica e epidemiológica, que culminaram no aumento da prevalência das doenças crônicas, requerem que a qualidade de vida e a saúde sejam avaliadas sob novas perspectivas. Conhecer as causas de morte e as doenças mais frequentes pode não ser suficiente para o planejamento de ações de saúde. A necessidade de se conhecer o que ocorre com os pacientes após o diagnóstico, principalmente em relação com as doenças crônicas e os acidentes, torna-se cada vez mais importante para a área da saúde.

Assim, a OMS vem desenvolvendo ao longo dos anos uma taxonomia para categorizar o impacto das condições de saúde na vida das pessoas. Em sua versão de 2001, é proposta uma Classificação Internacional de Funcionalidade, Incapacidade e Saúde (CIF), com base em uma abordagem biopsicossocial que incorpora os componentes de saúde nos níveis corporais e sociais. Esse modelo afasta-se do meramente biológico, fundamentado na etiologia, e evolui para um modelo que incorpora as 3 dimensões: a biológica, a psicológica (dimensão individual) e a social, de tal modo que cada nível age sobre e sofre a ação dos demais, e todos são influenciados pelos fatores dos contextos ambientais e pessoais (ver Figura 28.1, que ilustra esse modelo).

QUALIDADE DE VIDA RELACIONADA COM A SAÚDE

O construto qualidade de vida passou a ser entendido com base na percepção subjetiva das pessoas. Assim, o termo qualidade de vida relacionada à saúde (QVRS) passou a ser empregado para designar uma série de modelos conceituais que definiam o construto por meio de dimensões da vida e da percepção individual da saúde, tanto o funcionamento biológico quanto o físico e o emocional, nos quais predomina o enfoque individual.

Contudo, entende-se que todos esses aspectos relacionados com a saúde não podem estar dissociados de outras dimensões da vida, como os papéis e a interação social, as relações econômicas, culturais, políticas e espirituais. Essas outras dimensões, quando associadas com as dimensões de vida intrínsecas à saúde, passam a constituir o que tem sido designado qualidade de vida global, conceito mais amplo que incorpora não só os fatores que influenciam a vida individual, mas também os que interferem na vida coletiva. Muitos desses fatores coletivos às vezes fogem do escopo da saúde e, na maior parte das vezes, o modelo da qualidade de vida relacionado com saúde é adequado e suficiente para os estudos estritamente de saúde. Entretanto, quando se busca uma abordagem das políticas públicas e das decisões sociais, modelos mais amplos precisam ser incorporados para compreensão da vida como fenômeno coletivo.

Aplicabilidade das medidas de qualidade de vida relacionada à saúde na clínica e na pesquisa

O construto qualidade de vida parece consolidar-se como importante variável tanto para a prática clínica quanto para a pesquisa científica na área de saúde, na qual foi introduzido com o intuito de avaliar e estimar desfechos ou efeitos de doenças crônicas ou intervenções. É importante avaliar a QVRS para identificar diferentes níveis de bem-estar e economia em saúde, investigando-se eficácia, efetividade, eficiência e utilidade das diferentes terapêuticas disponíveis para cada grupo de doenças ou condições.

Os instrumentos de QVRS podem ser utilizados em estudos populacionais tanto no monitoramento longitudinal da saúde da população quanto na avaliação dos efeitos das políticas de saúde e bem-estar, além de servir como orientação nas tomadas de decisão relativas à distribuição de recursos humanos e financeiros. Na prática clínica, eles podem fornecer dados importantes sobre a saúde de um indivíduo ao diagnosticar a natureza, a gravidade e os fatores etiológicos de doenças, avaliando prognósticos, eficácia e efetividade da intervenção. Qualquer que seja sua aplicação, é essencial que as medidas de QVRS utilizadas sejam válidas, confiáveis e, sobretudo, sensíveis e responsivas às mudanças clínicas obtidas com a intervenção.

Instrumentos de avaliação da qualidade de vida

Os instrumentos de avaliação da qualidade de vida podem ser genéricos ou específicos, preferencialmente multidimensionais. Os genéricos foram desenvolvidos com o objetivo de refletir o impacto de uma doença ou condição sobre a vida das pessoas em diversas populações. Eles avaliam os aspectos função, disfunção e desconforto físico e emocional. Já os instrumentos específicos são capazes de avaliar determinados aspectos da qualidade de vida, ou seja, uma condição (p. ex., função) ou uma população (p. ex., idosos) ou determinada condição (p. ex., incontinência urinária), possibilitando mais capacidade de detecção de melhora ou piora do aspecto em estudo.

Como há grande variabilidade de instrumentos disponíveis, a escolha do melhor deve pautar-se no tipo de pergunta que o pesquisador ou clínico deseja responder em seus estudos ou em sua prática. Diferentes alternativas têm sido sugeridas para o uso combinado de instrumentos genéricos e específicos de QVRS.

Modelos de instrumentos de QVRS genéricos, adaptados culturalmente à população brasileira

Encontram-se na literatura diversos modelos genéricos de questionários de avaliação da QVRS, mas é importante ressaltar que, em razão da influência cultural do construto de qualidade de vida, é necessário que esses instrumentos passem por um processo de adaptação transcultural. Há uma metodologia sugerida para proceder a essa adaptação. Tal processo é composto das etapas de tradução linguística e da semântica do instrumento e sua aplicação na população para verificar se ele mantém as propriedades de medidas do instrumento original.

O Quadro 51.1 apresenta os principais instrumentos de QVRS genéricos já adaptados para a população brasileira.

Como citado, os instrumentos específicos são capazes de avaliar, de modo particular, determinados aspectos da qualidade de vida, ou seja, uma doença ou condição. As disfunções do assoalho pélvico (AP) podem causar incontinência urinária,

Quadro 51.1	Questionários genéricos de avaliação da qualidade de vida relacionada à saúde adaptados à população brasileira.			
	Instrumento	**Número de itens**	**Domínios**	**Variação do escore**
	MOS SF-36	36 questões	Capacidade funcional, aspectos físicos, dor, estado geral de saúde, vitalidade, aspectos sociais, aspectos emocionais e saúde mental	0 a 100 (pior/melhor)
	WHOQOL-100	100 questões	Psicológico, nível de independência, relações sociais, meio ambiente, espiritualidade/crenças pessoais	0 a 100 (pior/melhor)
	WHOQOL-BREF	26 questões	Físico, psicológico, relações sociais e meio ambiente	0 a 100 (pior/melhor)
	PSN	38 questões (sim/não)	Nível de energia, sono, dor, interação social, reações emocionais e habilidades físicas	0 a 38 (melhor/pior)

MOS SF-36 = Medical Outcomes Study Short-form 36; WHOQOL = World Health Organization Quality of Life; PSN = Perfil de Saúde de Nothingham.

disfunção sexual, incontinência anal e são muitas vezes devastadoras ao diminuírem expressivamente a qualidade de vida de muitas mulheres. Os profissionais da área de fisioterapia aplicada à saúde da mulher, além de atenderem mulheres com disfunções do AP, atuam também no pós-operatório de câncer de mama, que pode causar limitações em suas atividades e interferir negativamente na qualidade de vida.

A escolha do instrumento a ser utilizado tanto na prática clínica quanto na pesquisa é fundamental. Não se podem utilizar instrumentos que não sejam sensíveis à condição a qual pretendemos avaliar. O instrumento de medida requer rigor metodológico válido, confiável e sensível para correlacionar respostas às terapêuticas de interesse. Portanto, instrumentos que medem a qualidade de vida das pacientes portadoras de alguma disfunção do AP não podem ser os mesmos utilizados em pacientes portadoras de câncer de mama, por exemplo. É fundamental ressaltar que, para que as pacientes compreendam melhor as perguntas contidas no instrumento e respondam de maneira fidedigna, tornando o instrumento mais sensível, é necessário que ele passe por um processo de adaptação transcultural, a qual segue itens como tradução linguística e semântica.

Aplica-se o instrumento na população e verifica-se se este mantém as propriedades de medidas do instrumento original; somente após passar por metodologia própria, os questionários podem ser aplicados à população de interesse.

No Brasil, cada vez mais pesquisadores se preocupam com a adaptação transcultural de instrumentos válidos e confiáveis, e isso tem nos ajudado a medir a melhora e a cura dos pacientes após intervenções – conservadoras ou cirúrgicas –, direcionando nossos atendimentos à qualidade de vida de nossas pacientes.

AVALIAÇÃO DA QUALIDADE DE VIDA EM MULHERES COM INCONTINÊNCIA URINÁRIA

A incontinência urinária (IU) afeta a qualidade de vida das pessoas por comprometer várias funções, incluindo as físicas, sociais, mentais e da percepção da saúde em geral.

As funções sociais e mentais são normalmente mais afetadas que a função física. A IU pode ser socialmente devastadora, a ponto de comprometer o estilo de vida e o bem-estar emocional do indivíduo, que passa a se relacionar de maneira negativa com o corpo e a restringir o convívio social, o que o impossibilita de fazer amizades e estabelecer relacionamentos variados. Muitas vezes surge uma depressão que, quando associada ao

processo fisiológico de envelhecimento, causa ainda mais conflitos internos, limitações físicas e solidão.

Melville et al. (2005), ao estudarem mulheres com quadro depressivo, encontraram aumento significativo na gravidade da depressão em mulheres com IU associada, comparativamente àquelas que não apresentavam sintomas de disfunção urinária.

O impacto da IU na qualidade de vida é dependente do tipo de IU, e mulheres portadoras de bexiga hiperativa têm redução significativa nos escores de qualidade de vida quando comparadas àquelas com sintoma de IU por esforço.

Além do tipo de IU, a influência da IU na qualidade de vida varia de acordo com cada pessoa, ou seja, pessoas com níveis semelhantes de gravidade dos sintomas de incontinência podem ser afetadas por suas condições de maneiras diferentes.

Segundo Harvey et al. (2001), uma paciente com urgência, frequência e urge-incontinência ocasional pode ter diminuição da qualidade de vida medida por questionários, mas com resultados de *padtest* negativos. Ao mesmo tempo, uma paciente pode ter incontinência de esforço leve durante atividade específica, como jogar tênis, e isso pode ser percebido como grande problema e ter impacto muito importante nos escores de qualidade de vida, especialmente no domínio psicossocial.

Isso significa que o impacto psicossocial da IU tem complexa inter-relação que não é diretamente proporcional à gravidade da incontinência, como demonstrado por medidas objetivas. Assim, é fundamental que os fisioterapeutas analisem a melhora da paciente baseando-se não apenas em medidas objetivas. Os questionários de qualidade de vida específicos são de grande valia para avaliar a satisfação das pacientes e para informar o impacto provocado pelas disfunções, sejam elas urinária, fecal, sexual ou após o aparecimento do câncer de mama.

Na década de 1980, estudos eclodiram na busca de formulação de questionários específicos com o objetivo de obter um diagnóstico mais preciso, avaliar a eficácia de diversos tratamentos, avaliar a intensidade do problema no âmbito individual e ampliar a definição de cura.

Os questionários autoadministrados ou preenchidos por meio de entrevista assistida são os métodos mais viáveis para se avaliar o impacto da incontinência da paciente sobre sua qualidade de vida.

De acordo com Donovan et al. (2002), ao realizarem uma revisão sobre a qualidade dos questionários específicos, o I-QOL (Quality of life in persons with urinary incontinence), o King's Health Questionnaire, o IIQ (Incontinence Impact Questionnaire), o

IIQ-7, o Urge-IIQ e o Modified IIQ e IIQ-7 receberam grau A ou foram altamente recomendáveis no manejo de desfechos clínicos e de pesquisas, tanto em população masculina quanto feminina.

Desses questionários, o I-QOL foi traduzido e adaptado culturalmente, assim como o King's Health Questionnaire, para o Brasil. O I-QOL apresenta os seguintes domínios: limitação do comportamento, impacto psicossocial e constrangimento social.

O King's Health avalia percepção geral de saúde, impacto da incontinência, limitações de atividades diárias, limitações sociais, relacionamento pessoal, emoções e sono/disposição. Além desses domínios, existem duas outras escalas independentes: uma avalia a gravidade da IU (medidas de gravidade); a outra, a presença e a intensidade dos sintomas urinários (escala de sintomas urinários) (Quadro 51.2).

Outro grande problema na vida das mulheres é a incontinência anal, que acarreta incapacitação física e psicológica, determinando impacto na qualidade de vida. O FIQL (Fecal Incontinence Quality of Life), utilizado na prática clínica e em pesquisa, já foi validado e passou por adaptação transcultural. Composto de 29 questões, dividido em 4 domínios (estilo de vida, comportamento, depressão e constrangimento) com escore variando de 0 – continência total – a 20 – incontinência –, torna-se um método útil na avaliação da incontinência para nossa população.

A cada ano, as disfunções sexuais são mais comuns em mulheres. Hoje, a função sexual é considerada um dos pilares para uma qualidade de vida boa e, assim, a busca e a manutenção de uma relação sexual e afetiva adequada é muito importante para manifestação ou percepção do bem-estar.

O Female Sexual Function Index (FSFI) é um instrumento criado e adaptado culturalmente no Brasil. É o mais utilizado, tornando-se padrão-ouro para avaliar as funções sexuais em mulheres. É composto de 6 subescalas e uma soma de escores que mede o grau de desejo, excitação, lubrificação, orgasmo, satisfação e dor (dispareunia). Os escores das subescalas são corrigidos e somados, originando um escore final. Os escores finais podem variar de 2 a 36. Escores mais altos indicam grau melhor de função sexual.

As expectativas do paciente, assim como sua satisfação com o tratamento, têm ganhado crescente atenção nas últimas décadas. A Impressão Global do Paciente de Melhora (PGI-I) é uma medida de resultado que reflete diretamente sua opinião geral. É uma escala válida para avaliar sua condição atual (tratada) em comparação com sua condição antes do tratamento. Existem 7 opções de resposta, que vão de "muito melhor" a "muito pior", e deverá ser escolhida a que melhor representa sua condição (Quadro 51.3). A PGI-I tem sido cada vez mais usada para avaliar o resultado após tratamento para incontinência, e recomendada tanto na prática clínica quanto na pesquisa com intuito de melhorar a compreensão dos resultados do tratamento.

A fim de medir o impacto do câncer de mama sobre a qualidade de vida das mulheres acometidas por essa doença, utilizam-se os mais referenciados questionários na literatura, os quais serão abordados a seguir.

AVALIAÇÃO DA QUALIDADE DE VIDA EM MULHERES COM CÂNCER DE MAMA

O câncer de mama é o segundo tipo de câncer mais frequente no mundo e o mais comum entre as mulheres. Para 2010, foram estimados 49.240 casos novos de câncer de mama no Brasil, com um risco estimado de 49 casos a cada 100 mil mulheres. É também a maior causa de morte entre a população feminina no Brasil. Entre os anos de 2003 e 2007, a taxa de mortalidade foi de 15,6%.

O diagnóstico de câncer de mama é vivenciado pelas mulheres como um momento de imenso sofrimento, angústia e ansiedade, sobretudo por seus efeitos psicológicos, que afetam a percepção da sexualidade e a própria imagem pessoal. O câncer de mama é associado à morte pelas mulheres por perceberem a finitude da vida por meio da antecipação da presença da morte. Durante o tratamento da doença, a paciente vivencia perdas, por exemplo, físicas e financeiras, e sintomas adversos, como depressão e diminuição da autoestima, e são necessárias constantes adaptações às mudanças físicas, psicológicas, sociais, familiares e emocionais ocorridas.

Atualmente, existem várias opções de tratamento para mulheres com câncer de mama. A escolha é dada aos que maximizam a sobrevivência e, desse modo, a informação sobre a qualidade de vida pode ser importante para nortear estratégias de intervenção.

O avanço tecnológico para o diagnóstico e o tratamento tem provocado o aumento da sobrevida de pacientes com essa neoplasia. Considerando também a alta incidência e a

Quadro 51.2	Questionários grau A altamente recomendáveis para medir desfechos clínicos e de pesquisa.			
	Questionário	Sexo	Domínios	Adaptação para o Brasil
	I-QOL	Feminino/Masculino	Limitação do comportamento, impacto psicossocial e constrangimento social	Sim
	King's Health Questionnaire	Feminino/Masculino	Percepção geral de saúde, impacto da incontinência, limitações de atividades diárias, limitações sociais, relacionamento pessoal, emoções, sono/disposição	Sim
	IIQ	Feminino	—	Não
	IIQ-7	Feminino	—	Não
	Urge-IIQ	Feminino	—	Não
	Modified IIQ and IIQ-7	Masculino	—	Não

I-QOL = Quality of life in persons with urinary incontinence; IIQ = Incontinence Impact Questionnaire.

Impressão global do paciente de melhora (PGI-I).	
Verifique o número que melhor descreve como sua condição do trato urinário está agora, comparado com o modo como estava antes do tratamento	
Avaliação	**Descrição**
1	Muito melhor
2	Melhor
3	Um pouco melhor
4	Não mudou
5	Um pouco pior
6	Pior
7	Muito pior

Quadro 51.3

desestruturação que o diagnóstico e o tratamento do câncer de mama acarretam na vida da mulher, maior ênfase tem sido dada às pesquisas de medidas de QVRS de mulheres com câncer de mama nos últimos anos.

Instrumentos de avaliação da qualidade de vida de mulheres com câncer de mama

Dos instrumentos utilizados para avaliação da qualidade de vida de mulheres com câncer de mama, os mais referenciados na literatura são o European Organization for Research and Treatment of Cancer Quality of Life Questionnaire C-30 (EORTC QLQ-C30), seguido do módulo Breast Cancer Specific Module (EORTC QLQ-BR23) e o Functional Assessment of Cancer Therapy (FACT-G), seguido do módulo específico Functional Assessment of Cancer Therapy for Breast Cancer (FACT-B). No entanto, o EORTC QLQ-C30 e seu módulo QLQ-BR23 foram validados e adaptados culturalmente para a população brasileira.

O QLQ-C30 é composto de 5 escalas funcionais (física, desempenho funcional, cognitiva, emocional e social), 3 escalas de sintomas (fadiga, dor, náuseas e vômito), 1 escala do estado de saúde global e 5 itens que avaliam sintomas comumente relatados por pacientes com câncer (dispneia, perda de apetite, insônia, constipação intestinal e diarreia) e o impacto financeiro da doença.

Já o específico para câncer de mama, QLQ-BR23, compreende 23 questões que avaliam os sintomas da doença, os efeitos colaterais do tratamento, a imagem corporal, o desempenho sexual e as futuras perspectivas. O escore varia de 0 a 100, em que 0 representa o pior estado de saúde e 100, o melhor, com exceção das escalas de sintomas nas quais maior escore representa mais sintomas e pior qualidade de vida.

Tratamento do câncer de mama e qualidade de vida

Para o tratamento locorregional do câncer de mama, a cirurgia e a radioterapia são as modalidades terapêuticas disponíveis. Já as modalidades propostas para o tratamento sistêmico do câncer de mama são a hormonoterapia e a quimioterapia.

A cirurgia pode ser conservadora ou não conservadora da mama (mastectomia). Tanto a mastectomia quanto a cirurgia

conservadora da mama apresentam taxas de sobrevida relativamente altas e, portanto, as consequências desses tratamentos têm forte influência na vida dessas pessoas.

Mulheres submetidas à mastectomia para o tratamento do câncer de mama enfrentam altos níveis de distúrbio da imagem corporal, o que contribui negativamente para a qualidade de vida. Quando as mulheres mastectomizadas são comparadas àquelas submetidas à cirurgia conservadora da mama, as primeiras têm escores de qualidade de vida mais reduzidos e relatam grande dificuldade em enfrentar o sentimento de mutilação e a ruptura da identidade feminina. No entanto, muitas tratadas com cirurgia conservadora da mama relatam que, mesmo quando apenas parte da mama é removida, esses sentimentos não são amenizados.

Estudos relatam também que pacientes que recebem radioterapia têm significativamente mais problemas com fadiga, sintomas na mama, sintomas no braço, perspectivas futuras negativas, além de mais dor. De certo modo, tais problemas contribuem negativamente para a QVRS dessas mulheres.

De modo geral, a terapia adjuvante mostra estar relacionada com a diminuição dos escores de qualidade de vida. Ao comparar a terapia hormonal com a quimioterapia, essa última afeta mais negativamente a QVRS, porém os efeitos negativos ocorrem durante o tratamento e parecem diminuir com o tempo.

A hormonoterapia parece não surtir efeito significativo sobre a qualidade de vida. Talvez por apresentar papel bem estabelecido no tratamento do câncer de mama avançado, aumentando a sobrevida e melhorando a qualidade de vida. Já o tratamento quimioterápico pode causar muitos efeitos adversos. As manifestações clínicas causadas por esse tratamento, mais relatadas na literatura, são: depressão, fadiga, sintomas da menopausa, desconforto sexual, além da disfunção cognitiva.

A fadiga e os sintomas da menopausa são relatados como problemas substanciais para pacientes durante e logo após a quimioterapia. Os sintomas melhoram com o tempo, mas, quando comparados àqueles de mulheres saudáveis, permanecem mais sintomáticos. Entre os sintomas vasomotores da menopausa, o mais relatado pelas mulheres submetidas ao tratamento sistêmico é o fogacho.

Quando as mulheres recebem quimioterapia adjuvante, relatam efeito negativo sobre suas atividades sexuais, como problemas no interesse sexual, lubrificação vaginal insatisfatória e dor à penetração. No entanto, esses problemas podem piorar com o tempo e o envelhecimento. Por outro lado, a qualidade do relacionamento parece ser fator importante na determinação da função sexual, mais que os danos físicos e químicos do tratamento para câncer.

Programas de exercícios aeróbicos supervisionados, realizados por mulheres com câncer de mama após conclusão do tratamento adjuvante (radioterapia e/ou quimioterapia) ou ainda em tratamento hormonoterápico, podem promover melhora na qualidade de vida. No entanto, quando as mulheres ainda se encontram em tratamento quimioterápico e são submetidas aos exercícios de resistência, podem experimentar melhora na função física com prevenção da perda da força muscular, da redução da atividade física e da fadiga.

Mulheres que recebem informações sobre a doença, as complicações do tratamento, a função e a disfunção linfática (programas de educação terapêutica), podem se beneficiar com a melhora na percepção da qualidade de vida. Entretanto, quando tais informações são associadas à intervenção precoce da fisioterapia, podem apresentar melhora nas dimensões física e social.

A disfunção cognitiva parece ser comum em pacientes submetidas à quimioterapia adjuvante para câncer de mama, com tendência à melhora com o tempo, porém, quando comparadas a mulheres saudáveis, apresentam pior desempenho cognitivo geral.

Idade e qualidade de vida

De modo geral, a idade parece ser um fator que influencia a qualidade de vida relacionada com a saúde. Estudos relatam que mulheres mais velhas apresentam melhor qualidade de vida após tratamento do câncer de mama que as mais jovens, mesmo quando submetidas à mastectomia. Isso talvez seja pela dificuldade que as mulheres mais jovens têm de se adaptar à nova condição e/ou pelo fato de as mulheres com idade mais avançada valorizarem menos a mama e a feminilidade. Outros autores relatam ainda que o valor das expectativas pode mudar com o tempo, com as experiências vividas, tornando mais fácil a adaptação à nova condição.

Linfedema e qualidade de vida

O linfedema, complicação crônica representada pelo aumento de volume do membro superior homolateral à cirurgia, é relatado na literatura científica como representante importante para pior QVRS das mulheres. É considerado agravante na reconstituição da autoimagem por dar visibilidade interna e externa da doença.

Depressão e qualidade de vida

A depressão parece estar significativamente correlacionada com a idade em pacientes com câncer de mama, e as jovens relatam mais problemas. No entanto, esse sintoma tende a agravar-se com o tratamento e persistir após seu término em pacientes com depressão prévia ou naquelas com recorrência da doença.

A imagem corporal de sobreviventes de câncer de mama parece estar significantemente relacionada com a depressão e, consequentemente, pior qualidade de vida. Quando as mulheres estão depressivas, tendem a ter imagem negativa de seus corpos e, nesse caso, a estarem mais insatisfeitas sexualmente. Por outro lado, mulheres com melhor imagem corporal estão mais satisfeitas sexualmente.

Outro fator que parece influenciar diretamente a qualidade de vida dessas pacientes é o impacto financeiro. Quando as mulheres são afastadas do trabalho ou de suas atividades usuais por causa do tratamento para câncer de mama, apresentam risco aumentado de prejuízo na qualidade de vida.

CONSIDERAÇÕES FINAIS

A avaliação da qualidade de vida pode ser feita tanto objetiva quanto subjetivamente, em abordagens individuais ou coletivas. Os profissionais atuam no âmbito de suas competências, influenciando diretamente os desfechos manipuláveis, como a dor, o desconforto, o mal-estar e as doenças que podem causar perda de autonomia e incapacidades, tanto no intuito de evitá-las, quanto no de minimizar suas consequências. A utilização rotineira de questionários antes e após as intervenções em mulheres com disfunção urinária, anal e sexual, assim como naquelas acometidas por câncer de mama, como medida de eficácia terapêutica, pode ampliar o conceito de cura nos atendimentos de saúde prestados a essas populações. Tais medidas, ao identificarem mudanças clínicas, mostrar-se-ão úteis, de baixo custo, pouco invasivas, confiáveis e válidas.

Ao considerar todos esses comprometimentos, o objetivo dos tratamentos pode não ser a cura do problema em si, mas, em última instância, a melhora da qualidade de vida das pacientes ao minimizar o impacto dessas condições sobre suas vidas. Assim, a intervenção ou a abordagem que melhora a qualidade de vida deve ser sempre a escolhida para implementar o plano de cuidados para os pacientes.

BIBLIOGRAFIA

Adam P et al. Urinary incontinence in the geriatric population. The Mount Sinai Journal of Medicine. 2003; 70(1).

Alawadi SA, Ohaeri JU. Health/related quality of life of Kuwaiti women with breast cancer: a comparative study using the EORTC Quality of Life Questionnaire. Health and Quality of Life Outcomes. Bio Med Central. 2009; 1-11. Disponível em: http://www.biomedcentral.com/1471-2407/9/222.

Almeida AM. Construindo o significado da recorrência da doença: a experiência de mulheres com câncer de mama. Revista Latino-americana de Enfermagem. Ribeirão Preto. 2001; 9(5):63-9.

Aslan E et al. An assessment of the importance of the pad-testing in stress urinary incontinence and the effects of incontinence on the life quality of women. Int Urogynecol J Pelvic Floor Dysfunct. 2003; 14(5):316-9.

Avis NE, Crawford S, Manuel J. Quality of life among younger women with breast cancer. Journal of Clinical Oncology, Baltimore. 2005; 23(15):3322-30.

Ballatori E, Roila F. Impact of nausea and vomiting on quality of life in cancer patients during chemotherapy. Health and Quality of Life Outcomes, BioMed Central. 2003; 1-11. Disponível em: http://www.hqlo.com/content/1/1/46.

Beaton D, Bombardier C, Guillemin F et al. Guidelines for the process of cross-cultural adaptation of self-report measures. Spine. 2000; 25(24):3186-91.

Brasil. Ministério da Saúde. Instituto Nacional de Câncer (INCA). Coordenação de Prevenção e Vigilância. Estimativa 2010: incidência de câncer no Brasil. Rio de Janeiro. Inca; 2009. Disponível em: http//www.inca.gov.br.

Burgess C et al. Depression and anxiety in women with early breast cancer: five year observational cohort study. BMJ [serial on the internet]. 2005 Feb [cited 2008 Oct 15]; 330(7493):702. Epub 2005 Feb 4. Disponível em: http//www.bmj.com.

Burgess C et al. Depression and anxiety in women with early breast cancer: five year observational cohort study. BMJ. 2005; DOI:10.1136/bmj.38343.670868.D3. Disponível em: www.bmj.com.

Caffo O et al. Pain and quality of life after surgery for breast cancer. Breast Cancer Research and Treatment, Netherlands. 2003; 80:39-48.

Camargo MC, Marx AG. Reabilitação física no câncer de mama. São Paulo: Roca; 2000, p. 57-82.

Campolina AG, Ciconelli RM, Ferraz MB. Qualidade de vida e medidas de preferência: contribuições para a avaliação e o gerenciamento de programas de saúde. Sinopse de Reumatologia, 2005; A7N4.

Carr AJ, Gibson B, Robinson PG. Measuring quality of life: is quality of life determined by expectations or experience? BMJ. 2001; 322:1240-3.

Carr AJ, Thompson PW, Kirwan JR. Quality of life measures. Br J Rheumatol. 1996; 36:275-81.

Casso D, Buist DSM, Taplin S. Quality of life of 5 a 10 year breast cancer survivors diagnosed between age 40 and 49. Health and Quality of Life Outcomes. Bio Med Central. 2004; p. 1-9. Disponível em: http://www.hqlo.com/content/2/1/25.

Ciconelli RM, Ferraz MB, Santos Wet al. Tradução para a língua portuguesa e validação do questionário genérico de avaliação de qualidade de vida SF-36 (Brasil SF-36). Rev Bras Reumatol. 1999; 39(3):143-50.

Cohen L et al. The effects of type of surgery and time on psychological adjustment in women after breast cancer treatment. Annals of Surgical Oncology. Hagerstown, 2000; 7(6):427-34.

Conde DM et al. Menopause symptoms and quality of life in women aged 45 to 65 years with and without breast cancer. Menopause. 2005; 12(4):436-43. Epub 2005 Jul 21.

Conde DM et al. Qualidade de vida de mulheres com câncer de mama. Revista Brasileira de Cancerologia. Rio de Janeiro. 2006; 28(3):195-204.

Costa H, Solla J, Temporão JG. Controle do câncer de mama – documento de consenso. Rio de Janeiro: INCA; 2004. Disponível em: http//www.inca.gov.br

Di Maio M, Perrone F. Quality of life in elderly patients with cancer. Health and Quallity of Life Outcomes. Bio Med Central. 2003. Disponível em: http://www.hqlo.com/content/1/1/44.

Donovan JL et al. Symptom and quality of life assessment, 2nd International Consultation on Incontinence. 2nd ed. Paris: 2002; 269-317.

Ebrahim S. Clinical and public health perspectives and applications of health-related quality of life measurement. Soc Sci Med. 1995; 41(10):1383-94.

Ell K et al. Depression, correlates of depression, and receipt of depression care among low income women with breast or gynecologic cancer. Journal of Clinical Oncology. Baltimore. 2006; 23(13):3052-60.

Engel J et al. Quality of life following breast-conserving therapy or mastectomy: results of a 5-year prospective study. The Breast Journal, Edinburgh. 2004; 10(3):223-31.

Fallowfield L et al. Quality of life of postmenopausal women in the arimidex, tamoxifeno, alone or in combination (ATAC) adjuvant breast cancer trial. Journal of Clinical Oncology. Baltimore. 2004; 22(21):4261-71.

Fan HG et al. Fatigue, menopausal symptoms, and cognitive function in women after adjuvant chemotherapy for breast cancer: 1-and 2-year follow-up of a prospective controlled study. J Clin Oncol. 2005; 23(31):8025-32. Comment in: J Clin Oncol. 2006; 24(32):5170-1; author reply 5171-2.

Farquhar M. Elderly people's definitions of quality of life. Soc Sci Med. 1995; 41(10):1439-46.

Fleck MPA, Fachel O, Louzada S et al. Aplicação da versão em português do instrumento WHOQOL-bref. Rev Saúde Pública. 2000; 34(2):178-83.

Fleck MPA, Fachel O, Louzada S et al. Desenvolvimento da versão em português do instrumento de avaliação de qualidade de vida da Organização Mundial de Saúde (WHOQOL-100). Revista Brasileira de Psiquiatria. 1999; 21(1):19-28.

Ganz PA et al. Quality of life at the end of primary treatment of breast cancer: first results from the moving beyond cancer randomized trial. Journal of the National Cancer Institute. 2004; 96(5):376-87.

Ganz PA et al. Quality of life in long-term, disease-free survivors of breast cancer: a follow-up study. Journal of the National Cancer Institute. 2002; 94(1):39-49.

Ghoniem G et al. Evaluation and outcome measures in the treatment of female urinary stress incontinence: International Urogynecological Association (IUGA) guidelines for research and clinical practice. Int. Urogynecol J. 2008; 19:5-33.

Goodwin PJ et al. Health-Related quality-of-life measurement in randomized clinical trials in breast cancer-taking stock. Journal of the National Cancer Institute. 2003; 95(4):263-81.

Guillemin F, Bombardier C, Beaton D. Cross-cultural adaptation of health-related quality of life measures: literature review and proposed guidelines. J Clin Epidemiol. 1993; 46(12):1417-32.

Haes JCM et al. Quality of life in breast cancer patients aged over 70 years: participating in the EORTC 10850 randomized clinical trial. European Journal Cancer. 2003; 39(9):45-51.

Harvey MA et al. The incontinence impact questionnaire and the urogenital distress inventory: a revisit of their validity in women without urodynamics diagnosis. Am J Obstet Gynecol. 2001; 185(1):542-54.

Ishikawa NM, Derchain SFM, Thuler LCS. Fadiga em pacientes com câncer de mama em tratamento adjuvante. Rev Bras Cancerologia. 2005; 51(4):313-8.

Ishiyama H et al. Results of a questionnaire survey for symptom of late complications caused by radiotherapy in breast conserving therapy. Breast Cancer. 2006; 13(2):197-201.

Kenny P et al. Early stage breast cancer: costs and quality of life one year after treatment by mastectomy or conservative surgery and radiation therapy. The Breast. 2000; 9(1):37-44.

Kirshner B, Guyatt G. A methodological framework for assessing health indices. J Chron Dis. 1995; (38):27-36.

Knobf MT. The influence of endocrine effects of adjuvant therapy on quality of life outcomes in younger breast cancer survivors. Oncologist. 2006; 11:96-110.

Ko Y, Lin SJ, Salmon JW, Bron MS. The impact of urinary incontinence on quality of life of the elderly. Am J Manag Care. 2005; 11(4 suppl):103-11.

Lotti RCB, Barra AA, Dias RC. Impacto do tratamento do câncer de mama na qualidade de vida. Rev Bras Cancerologia. 2008; 54(4):367-71.

Maluf MFM, Mori LJ, Barros ACSC. O impacto psicológico do câncer de mama. Rev Bras Cancerologia. 2005; 51(2):149-54.

Mandelblatt J, Figueiredo M, Cullen J. Outcomes and quality of life following breast cancer treatment in older women: when, why, how much, and what do women want? Health and Quality of Life Outcomes, Bio Med Central, p. 1-11, 2003. Disponível em: http://www.hqlo.com/content/1/1/45.

Melville JL, Delaney K, Newton K et al. Incontinence severity and major depression in incontinent women. Obstetric Gynecol. 2005; 106(3):585-92.

Minayo MCS, Hartz ZMA, Buss PM. Qualidade de vida e saúde: um debate necessário. Cienc Saúde Coletiva. 2000; 5(1):7-18.

Organização Mundial da Saúde (OMS). Classificação Internacional de Funcionalidade, Incapacidade e Saúde (CIF). http://www3.who.int/icf/icftemplate.cfm. Acesso em: 2/2/2006.

Pacagnella RC, Vieira EM, Rodrigues MO et al. Adaptação transcultural do femal e sexual function index. Faculdade de Medicina de Ribeirão Preto, SP, 2008.

Patrick DL et al. Cultural adaptation of a quality of life measure for urinary incontinence. Seattle, Eur Urol. 1999; 36:427-35.

Rosen R et al. The female sexual function index (FSFI): a multidimensional self-report instrument for the assessment of female sexual function. Journal of Sex & Marital Therapy. 2000; 26:191-208.

Sampaio RF, Mancini MC, Fonseca ST. Produção científica e atuação profissional: aspectos que limitam essa integração na fisioterapia e na terapia ocupacional. Rev Bras Fisioter. 2002; 6(3):113-8.

Sanchez MJY et al. Health related quality of life improvement in breast cancer patients: secondary outcome from a simple blinded, randomized clinical trial. The Breast. 2015; 24:75-81.

Schmidt ME et al. Effects of resistance exercise on fatigue and quality of life in breast cancer patients undergoing adjuvant chemotherapy: a randomized controlled trial. Int J Cancer. 2015; 137:471-80.

Servaes P, Verhagen S, Bleijenberg G. Determinants of chronic fatigue in disease-free breast cancer patients: a cross-sectional study. Ann Oncol. 2002; 13(4):589-98.

Sheryl K, Stanley EA. Evaluation and treatment of female sexual disorders. Urogynecol J. 2009; 20 (Suppl 1):S33-S43.

Shobeiri F et al. The impact of aerobic exercise on quality of life in women with breast cancer: a randomized controlled trial. Journal of Research in Health Sciences. 2016; 16(3):127-32.

Souza CCC et al. Portuguese validation of the urinary incontinence-specific Quality-of-Life Instrument: I-QOL. Int Urogynecol J. 2009; 20:1183-9.

Speer JJ et al. Study of sexual functioning determinants in breast cancer survivors. The Breast Journal. 2005; 11(6):440-7.

Staquet MJ, Hays RD, Fayers PM. Quality of life assessment in clinical trials – Methods and practice. New York: Oxford Press, 1999.

Tamanini JTN et al. Validation of the Portuguese version of the King's health questionnaire for urinary incontinent women. Rev Saúde Pública. 2003; 37(2):203-11.

Teixeira-Salmela LF, Magalhães LC, Souza AC et al. Adaptação do perfil de saúde de Nottingham, um instrumento simples de avaliação da qualidade de vida. Cad Saúde Pública. 2004; 20(4):905-14.

The World Health Organization Quality of Life Assessment (WHO-QOL): position paper from the World Health Organization. Soc Sci Med. 1995; 41(10):1403-9.

Tubaro A, Palleschi G. Overactive bladder: epidemiology and social impact. Eur Urol. 2005.

Venâncio JL. Importância da atuação do psicólogo no tratamento de mulheres com câncer de mama. Revista Brasileira de Cancerologia. Rio de Janeiro. 2004; 50(1):55-63.

Yalcin I, Bump RC. Validation of two global impression questionnaires for incontinence. Am. J. Obstet. Gynecol. 2003; 189:98-101.

Yusuf IAS et al. Avaliação da qualidade de vida na incontinência anal: Validação do questionário FIQL Arq Gastroenterol. 2004; 41(3).

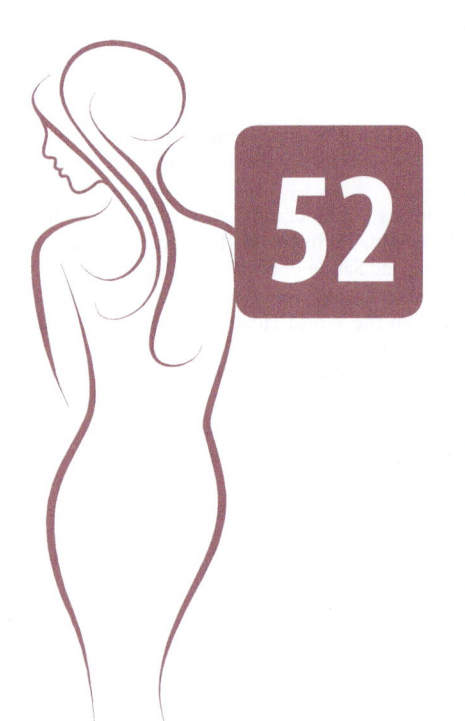

52 Atenção da Fisioterapia no Controle do Linfedema

Silvia Monteiro

Lilian Valim Resende

INTRODUÇÃO

Entre as patologias do sistema linfático, os linfedemas periféricos (ou de membros) se destacam pelas cronicidade, morbidade e deformidades que provocam e que comprometem a qualidade de vida dos indivíduos que apresentam essa disfunção.

Segundo consenso da International Society of Lymphology (2016), o linfedema é a manifestação externa (e/ou interna) de insuficiência do sistema linfático e do desequilíbrio no transporte da linfa. Pode também ser um sinal ou sintoma resultante de doença linfática subjacente.

A exata prevalência do linfedema não tem sido bem definida na literatura em razão dos escassos dados epidemiológicos e por ser esta uma disfunção bastante subestimada na prática clínica. Estima-se que existam 450 milhões de pessoas com distúrbios linfáticos, o que corresponde a 15% da população mundial. No Brasil, a incidência e a distribuição do linfedema não são conhecidas.

Neste capítulo, além de serem considerados os processos fisiológico e fisiopatológico do linfedema, procurou-se abordar a atuação da fisioterapia com base nas evidências disponíveis a respeito da avaliação, do tratamento e da prevenção da doença.

CONSIDERAÇÕES SOBRE A FISIOLOGIA E A FISIOPATOLOGIA DO SISTEMA LINFÁTICO

O sistema linfático faz parte do aparelho circulatório e do sistema imunológico, e cumpre papel de homeostase na manutenção do volume de líquido no interstício.

Em contraste com a circulação sanguínea, o sistema vascular linfático é aberto e não apresenta uma "bomba" central. Tem como funções a produção de linfócitos, bem como o reconhecimento do antígeno, o transporte de lipídios do intestino para a corrente sanguínea e a remoção de detritos celulares a partir do interstício.

A linfa se forma a partir do líquido intersticial, quando passa do interstício para o lúmen do capilar linfático.

Com composição bastante semelhante à do plasma sanguíneo, apresenta poucas hemácias e maior concentração de sais, proteínas, lipídios, leucócitos, sobretudo linfócitos, além de água e detritos celulares. Em sua formação, estão envolvidos 3 processos: ultrafiltração, reabsorção venosa e reabsorção linfática.

Ultrafiltração. Movimento de saída de H_2O, O_2 e nutrientes do interior do capilar arterial para o interstício. Ocorre por meio da pressão hidrostática positiva no capilar e pressão negativa no interstício.

Reabsorção venosa. Movimento de entrada de H_2O, CO_2 e de pequenas moléculas e catabólitos do interstício para o interior do capilar venoso. O que possibilita a reabsorção é o fato de a pressão coloidosmótica ser maior nos capilares venosos.

Reabsorção linfática. Entrada de líquido intersticial com proteínas de alto peso molecular e pequenas células no interior do capilar linfático. A alta permeabilidade do sistema linfático garante a absorção de macromoléculas de proteínas.

De acordo com o princípio de Starling, para todos os capilares sanguíneos, a pressão efetiva de ultrafiltração e a pressão efetiva de reabsorção estão em equilíbrio quase perfeito – ou seja, a mesma quantidade de líquido que sai dos vasos deve retornar a eles. Desse modo, o sistema linfático funciona como uma válvula de segurança. Em geral, cerca de 2 a 4 ℓ de linfa são transportados por dia, e, caso seja necessário, esse volume pode aumentar de maneira significativa.

O fluxo linfático depende de fatores intrínsecos e extrínsecos: os fatores intrínsecos estão relacionados com a integridade anatômica do sistema, e compreende as válvulas presentes nos coletores e pré-coletores, e com a contratilidade dos vasos linfáticos; já os fatores extrínsecos são compreendidos por contração muscular, respiração, pulsação arterial, pressões negativas nas veias centrais e compressão externa dos tecidos, como nos casos de drenagem linfática manual e bandagens compressivas. Por meio dos fatores extrínsecos, a fisioterapia pode estimular o sistema linfático insuficiente.

No linfedema, há perda da função normal do sistema linfático, com acúmulo de proteínas no interstício resultantes de alterações congênitas ou adquiridas dos vasos linfáticos. Essas proteínas, em razão de linfócitos, macrófagos e baixa oxigenação tecidual, tendem, com o tempo, a organizar-se em um tecido fibroesclerótico que confere, nas zonas atingidas, consistência e grandes deformidades, com aumento progressivo do membro e de complicações associadas, quando não tratado.

Para o aparecimento do edema linfático, mais de 80% dos capilares e vasos linfáticos de uma região devem estar insuficientes, demonstrando que nem toda disfunção linfática é seguida de linfedema evidente no início. Daí a importância de diagnóstico e tratamento precoces, realizados por profissional de saúde, os quais irão prevenir a progressão da insuficiência linfática e evitar que se torne crônica e irreversível.

Os linfedemas podem ser classificados quanto à etiologia, ao estágio clínico e à gravidade.

Classificação | Etiologia

As causas do linfedema podem ser primárias, decorrentes de uma anomalia congênita do sistema linfático, e secundárias, por lesão ou obstrução ao fluxo linfático normal em razão de doença ou iatrogenia.

O linfedema primário ocorre em indivíduos que têm aplasia ou hipoplasia do sistema linfático nas áreas afetadas, e pode ser esporádico ou hereditário. Tais anomalias estão presentes no nascimento e, muitas vezes assintomáticas, podem ocorrer durante a adolescência ou na idade adulta.

Subdividido em congênito, hereditário, precoce e tardio, de acordo com a idade de aparecimento, o linfedema primário congênito ocorre no primeiro ano de vida e, com frequência, afeta os membros inferiores (MMII). O linfedema hereditário, chamado de *doença de Milroy*, tem herança autossômica dominante associada ao gene que desempenha importante papel na angiogênese linfática.

O linfedema precoce é o tipo mais comum de linfedema primário. Mais frequente na puberdade, acomete especialmente mulheres até os 35 anos, e tende a ocorrer unilateralmente, em membro inferior. Quando hereditário, está relacionado com a doença de Meige, com manifestações familiares de transmissão autossômica dominante.

O linfedema primário tardio costuma ter início espontâneo, de caráter não hereditário, e manifestar-se após os 35 anos. Ocorre em indivíduos com déficit linfático congênito, e está relacionado com a ocorrência de um evento precipitante, como trauma ou reação inflamatória. Acredita-se que o sistema linfático seja capaz de compensar essa insuficiência até que um fator desencadeante desenvolva tamanha sobrecarga que resulte em linfedema.

O linfedema secundário é causado, em especial, quando há danos ao sistema linfático. Alguns autores relatam que, nos países desenvolvidos, as causas mais comuns são aquelas relativas às neoplasias e a seus tratamentos, como metástases, cirurgia, radioterapia e linfadenectomia. Já nos países em desenvolvimento, predominam as infecções, as queimaduras e os traumas (Figura 52.1).

Principais causas do linfedema secundário

Insuficiência venosa crônica. O flebolinfedema é decorrente de disfunção linfática e venosa. Na presença de hipertensão venosa, característica da maioria das doenças venosas, a reabsorção prejudicada sobrecarrega a capacidade de reabsorção de líquidos pelos capilares linfáticos, e essa sobrecarga é progressiva, o que configura, inicialmente, um edema associado aos sintomas de dor, cansaço e peso no membro acometido, que regride com repouso e elevação. Com o avanço da patologia venosa, o linfedema se instala com alterações tróficas evidentes, as quais não regridem em 24 h. A erisipela é uma complicação infecciosa frequente.

Filariose. Doença endêmica presente na África Subsaariana, na Índia, no Sudeste Asiático, em partes da América do Sul, no Caribe e no Pacífico Sul, a filariose é a causa mais comum de linfedema secundário. Estima-se que cerca de 120 milhões de pessoas sejam afetadas por essa infecção causada pelo nematoide *Wuchereria bancrofti*. Os vetores são os mosquitos dos gêneros *Aedes, Anopheles, Culex* e *Mansonia,* que depositam larvas infectantes sobre a pele dos seres humanos, as quais penetram no organismo por meio de ferida feita pelo inseto e causam danos ao sistema linfático. A presença dos vermes adultos nos vasos linfáticos e linfonodos desencadeia o linfedema.

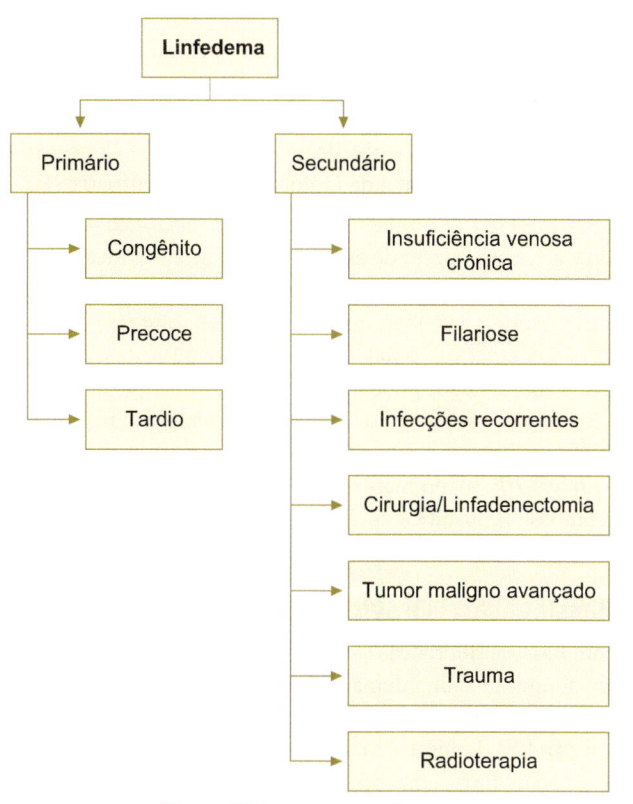

Figura 52.1 Causas do linfedema.

Infecções recorrentes. O cuidado precário com a pele, associado com medidas higiênicas inadequadas, pode desencadear erisipelas recorrentes e linfedema em razão do dano irreversível aos capilares linfáticos. Há casos também em que a erisipela ocorre na presença de insuficiência linfática preexistente e que descompensou um linfedema subclínico.

Linfadenectomia. A ressecção de linfonodos ou esvaziamentos ganglionares pode desencadear linfedema por provocar obstrução ao fluxo linfático normal. Em mulheres submetidas à cirurgia de ressecção do câncer de mama, a linfadenectomia axilar é um dos fatores associados com o surgimento do linfedema de membro superior. Neoplasias ginecológicas que necessitam de excisão de linfonodos inguinais estão relacionadas à ocorrência de linfedema em membro inferior.

Tumor maligno avançado. Tumores não diagnosticados ou metástases podem obstruir o fluxo linfático normal e desencadear um linfedema. Segundo Foldi e Foldi (2006), esses linfedemas são denominados malignos, pois têm como causa básica uma neoplasia.

Trauma. Politraumatismos, fraturas cominutivas e acidentes com lesões extensas de pele, como nos casos de queimaduras amplas, podem levar a um linfedema pós-trauma.

Radioterapia. Os efeitos tardios costumam aparecer após alguns meses e provocam retração de pele, alterações na pigmentação da mama e fibrose tecidual. Esta última, em especial, pode prejudicar a circulação linfática superficial, favorecendo a obstrução ao fluxo e o surgimento de linfedema.

Os linfedemas secundários descritos nesta seção abrangem aqueles que, com frequência, são observados na prática clínica (com exceção do linfedema de origem neoplásica). Entretanto, é importante lembrar que há outros a serem considerados, como o linfedema por refluxo quiloso e pós-tuberculose.

Classificação | Estágio clínico

Os estágios clínicos do linfedema, definidos pelo Consenso da Sociedade Internacional de Linfologia, variam entre 0 e III:

▸ *Estágio 0 (ou Ia):* linfedema latente ou subclínico – o edema não é evidente, apesar de existir insuficiência linfática
▸ *Estágio I:* acúmulo inicial de líquido intersticial rico em proteínas, espontaneamente reversível. Não há fibroses ou outras alterações cutâneas. Sinal de cacifo positivo (depressão na pele após a compressão) pode ocorrer
▸ *Estágio II:* a presença de fibroses no membro linfedematoso é significativa
▸ *Estágio III:* estado mais avançado de insuficiência linfática, a elefantíase linfostática apresenta elevado grau de fibrose e outras alterações cutâneas, como linfocistos e fístulas linfáticas.

Classificação | Gravidade

Com base na diferença de volume encontrada pela perimetria ou volumetria, o linfedema pode ser classificado em mínimo (> 5 a < 20% de aumento), moderado (de 20 a 40% de aumento) e grave (> 40% de aumento). Determinantes individuais – como a extensão do linfedema, ocorrência de erisipela ou inflamação – devem ser incorporados a essa categoria.

DIAGNÓSTICO DO LINFEDEMA

O diagnóstico do linfedema é clínico. Muitas vezes é identificado com facilidade pela anamnese e pelo exame físico, em razão de suas características, incluindo edema crônico, fibrose cutânea e sinal de Stemmer positivo. Entretanto, o estágio inicial de linfedema pode ser dificilmente diferenciado de um edema comum. Nesses casos, a linfocintigrafia – uma técnica relativamente não invasiva, que envolve injeção intradérmica de coloide radioativo no espaço interdigital do membro edematoso – possibilita visualizar a rede vascular linfática e auxiliar no entendimento da disfunção. A tomografia computadorizada e a ressonância magnética também podem ser úteis no diagnóstico; entretanto, são métodos dispendiosos.

O diagnóstico subjetivo do linfedema inclui sensação de peso, aperto e tensão no membro acometido. Em geral, as primeiras alterações são observadas pelo paciente que refere sensação de pele esticada e tensão no membro, além de dificuldades em vestir roupas, colocar relógios ou anéis. Entre os métodos objetivos de diagnóstico do linfedema estão a perimetria, a volumetria e a volumetria indireta. Apesar de não haver consenso na literatura quanto ao melhor método, é aceito que a predominância de uma diferença superior a 2 cm na perimetria, ou de 200 mℓ na volumetria indireta, caracterize linfedema. Juntas, as medidas objetivas e subjetivas dão suporte ao diagnóstico clínico do linfedema e devem ser analisadas na primeira avaliação e no seguimento do paciente em tratamento.

DIAGNÓSTICO DIFERENCIAL

O diagnóstico diferencial de linfedema inclui causas sistêmicas de edema, como insuficiência renal e insuficiência cardíaca congestiva e outras condições, como obesidade, lipedema, mixedema e edemas provocados por medicamentos, gravidez ou pós-operatório.

O lipedema é causado pelo acúmulo patológico de tecido adiposo subcutâneo. Os pés são caracteristicamente poupados, e isso pode diferenciá-lo de um linfedema. Os pacientes são, quase em sua totalidade, do sexo feminino, e o início, no período peripuberal, sugere relação com as alterações hormonais.

O mixedema é tipicamente associado ao hipotireoidismo e caracteriza-se pelo acúmulo de mucopolissacarídios no tecido celular subcutâneo. A pele dos membros afetados tem menos elasticidade e se assemelha ao linfedema.

PREVENÇÃO

Os fatores de risco relacionados com o linfedema secundário de extremidades são insuficientemente pesquisados. Para Cemal et al. (2011) encontra forte apoio científico a recomendação de manter o peso corporal normal ou evitar ganho de peso em pacientes que estão em risco de desenvolver linfedema. Nessa perspectiva, a International Society of Lymphology (2016) considera como verdadeiros riscos à ocorrência do linfedema o índice de massa corporal acima de 25, a dissecção de linfonodos, a radiação e a aparência de celulite após a cirurgia. Como descrito em consenso, mais que analisar fatores padronizados de risco para redução do surgimento de linfedema, seria apropriado considerar para avaliação e prognóstico os riscos específicos e as medidas preventivas relacionadas com essa complicação.

Na atualidade, as prevenções primária e secundária têm recebido destaque na literatura diante da proposta do modelo de vigilância prospectiva.

Na abordagem do linfedema como complicação do tratamento oncológico, o modelo de vigilância prospectiva considera a prevenção primária aquela empreendida previamente à exposição aos fatores de risco de complicações, no caso, dos fatores relacionados com o surgimento do linfedema. Já a prevenção secundária se propõe a detectar os sinais e sintomas iniciais de linfedema ao rastrear os pacientes com alto potencial de risco de desenvolvimento dessa complicação. Ao passo que a prevenção primária objetiva a detecção precoce do linfedema, a prevenção secundária antecipa a detecção da fase clínica, inicial, do linfedema. Há que se considerar ainda que a prevenção terciária abrange não somente o tratamento do linfedema, mas também a prevenção das incapacidades a este associadas.

AVALIAÇÃO FISIOTERAPÊUTICA

Por se tratar de condição crônica com impacto significativo na funcionalidade e consequências emocionais potencialmente incapacitantes, a avaliação do paciente com linfedema deve envolver não só as questões relacionadas com a estrutura e a função, mas também aquelas referentes às limitações na atividade e participação social do indivíduo. A Organização Mundial da Saúde (OMS) aprovou em 2001 o sistema de Classificação Internacional de Funcionalidade (CIF), Incapacidade e Saúde. Nessa versão da OMS, a funcionalidade abrange todas as funções do corpo, capacidade de realizar atividades e tarefas relevantes da rotina diária, bem como a participação na sociedade. Essa mudança de uma abordagem baseada nas consequências das doenças para outra que prioriza a funcionalidade como componente da saúde considera o ambiente como facilitador ou como barreira para o desempenho de ações e tarefas.

Nesse sentido, há a necessidade de medidas funcionais adequadas, seja na clínica, seja na pesquisa para determinar indenizações, predizer resultados, planejar readaptação funcional e indicar medidas de tratamento e de mudanças funcionais. É preciso ter uma linguagem planejada e objetiva para avaliar a funcionalidade.

A avaliação deve ser iniciada ao se levantar todo o histórico do paciente desde o início do linfedema, os episódios de erisipela, além do questionamento à presença de patologias sistêmicas, como insuficiência cardíaca congestiva, insuficiência renal crônica e câncer em atividade. Devem ser investigados os tratamentos prévios para disfunção, prática de atividade física e restrição nas atividades funcionais que limitam a participação social.

Em casos de linfedema pós-cirurgia, como no tratamento de tumores malignos, é importante avaliar o tipo de cirurgia levando-se em consideração a realização ou não de dissecção da cadeia de linfonodos, bem como o tratamento adjuvante composto de radioterapia, quimioterapia e hormonoterapia. Deverão ser anotados o número de sessões realizadas e a medicação em uso.

No exame físico, devem ser observados na inspeção: a localização do linfedema, se unilateral ou bilateral; alterações tróficas na pele, como hiperpigmentação, linfocistos e fístulas linfáticas; lesões ou cicatrizes. Nos linfedemas em membros inferiores, pode haver também úlceras e/ou varizes. À palpação, devem ser notadas: consistência do membro, que pode variar de rígida e inelástica, no grau avançado, até amolecida, em estágios iniciais; temperatura; presença ou não de micoses interdigitais; sensibilidade, que pode variar de aumentada a reduzida. Também devem ser considerados nessa avaliação: o sinal de Stemmer, que, quando positivo, aponta para um espessamento cutâneo da base do segundo artelho; dificuldade na preensão da pele dessa região pelo examinador e sinal do cacifo ou de Godet, que, quando negativo, indica que o edema não é depressível.

Por fim, devem ser avaliadas a amplitude de movimento e a força dos membros, a postura e a perimetria e/ou volumetria; esta última, com o objetivo de se comparar a diferença de circunferências entre o membro afetado e o não afetado.

TRATAMENTO DO LINFEDEMA

Tradicionalmente, a terapia física complexa (TFC) é o tratamento conservador padrão indicado no linfedema. Todavia, para compor o quadro terapêutico dessa disfunção estão os tratamentos cirúrgico e farmacológico.

O tratamento fisioterapêutico é de médio a longo prazo e tem como objetivos reduzir a volumetria do membro, restaurar a funcionalidade e prevenir possíveis complicações. A TFC é o padrão-ouro de tratamento e inclui drenagem linfática manual, compressões externas, exercícios linfomiocinéticos e cuidados com a pele. Apesar de existirem outros recursos descritos na literatura, ainda há poucas evidências sobre a eficácia deles, o que tem limitado a utilização em nossa prática clínica.

TERAPIA FÍSICA COMPLEXA

A International Society of Lymphology reconhece e adota, em consenso, a terapia física complexa como o tratamento de primeira linha para o controle de linfedemas.

A *terapia física complexa* (TFC) envolve um programa de tratamento do linfedema em duas fases: a primeira consiste em sessões diárias de drenagem linfática manual, enfaixamento compressivo de baixa elasticidade, exercícios linfomiocinéticos e cuidados com a pele, nos quais o paciente deve utilizar a compressão por 24 h. A segunda fase tem início logo após a conclusão da primeira, e os objetivos são otimizar e manter os resultados alcançados. Nessa etapa, o paciente pode ou não realizar drenagem linfática manual, a compressão é fornecida por braçadeiras ou meias elásticas, as quais devem ser utilizadas durante todo o dia, exceto à noite, e os exercícios e os cuidados com a pele são permanentes.

O sucesso da TFC depende do envolvimento e da motivação do terapeuta, bem como do desejo do paciente e de seus familiares em se adaptar às mudanças sugeridas quanto aos fatores de contexto (pessoais e ambientais) e cuidados com a estrutura e função corporal.

Drenagem linfática manual

A drenagem linfática foi citada pela primeira vez em 1892 por Alexander Von Winiwarter, cirurgião austríaco que mencionou que a massagem lenta sobre o sistema linfático estimulava a estrutura linfática deficiente. Entretanto, após sua morte, essas observações foram esquecidas. Em 1936, Dr. Emil Vodder publicou seu primeiro trabalho, no qual divulgou a técnica de "massagem linfática". A comunidade médica catedrática, a princípio, não aceitou sua teoria. Em 1963, Johannes Asdonk tomou ciência das técnicas de Vodder e decidiu conhecê-lo pessoalmente. Os resultados da técnica impressionaram Asdonk que, em 1969, fundou a primeira escola de drenagem linfática manual na Alemanha com Emil Vodder e sua esposa, Astrid. Com o passar do tempo, Vodder e Asdonk começaram a ter opiniões distintas sobre as técnicas de drenagem linfática, e, então, em 1971, a sociedade foi desfeita. Vodder voltou para a Áustria e fundou a própria escola, ao passo que Asdonk continuou com as pesquisas sobre a efetividade da drenagem linfática e sua ação no sistema linfático.

A drenagem linfática manual é uma técnica complexa representada por um conjunto de manobras muito específicas e que atuam basicamente no sistema linfático superficial. Com a finalidade de drenar o excesso de líquido contido nos espaços intersticiais e nos vasos, ela aumenta a velocidade do transporte e, com isso, melhora o fluxo e o volume linfático.

O mecanismo de ação da drenagem linfática manual concentra-se em manobras suaves realizadas sobre a pele e que causam compressão e estiramento tecidual capazes de tracionar os filamentos de ancoragem dos capilares linfáticos, possibilitando, assim, a entrada do líquido intersticial. Esse movimento de entrada de líquido intersticial no capilar linfático, por sua vez, promove redução da pressão no interstício e consequente relaxamento dos filamentos de ancoragem, os quais fecham as junções endoteliais dos capilares. Sequencialmente, a linfa passa para as unidades mais estruturadas do sistema linfático (pré-coletores e coletores) até chegar aos coletores principais, onde será devolvida à corrente sanguínea. Dessa maneira, a drenagem linfática manual é capaz de aumentar o fluxo linfático, promovendo o enchimento e o esvaziamento dos capilares linfáticos.

Existem várias técnicas preconizadas por diferentes autores. Vodder, mesmo considerado o precursor, não foi o único que desenvolveu manobras para estimular o sistema linfático. Apesar de haver escritos na literatura sobre algumas técnicas que utilizam manobras com nomes de autores diferentes – como Foldi, Leduc, Casley Smith –, não podemos desconsiderar que todas têm os mesmos objetivos, indiferentemente do autor. Elas vão provocar modificação no gradiente de pressão intersticial, desencadeando, assim, mobilização do líquido intersticial, daí a importância do conhecimento específico de toda anatomia e fisiologia do sistema linfático pelo profissional responsável pela drenagem linfática manual, possibilitando-o modificar e combinar manobras de acordo com as particularidades do quadro clínico de seu paciente.

Segundo Foldi e Foldi, as contraindicações absolutas da drenagem linfática manual são: insuficiência cardíaca não tratada (edema cardíaco), insuficiência renal e infecções agudas (erisipelas, celulites). A contraindicação relativa é o linfedema maligno, definido quando o câncer ativo é a causa do linfedema. Sobre este último, o Consenso da International Society of Lymphology (2016) recomenda que a TFC possa ser útil como tratamento conservador paliativo na redução do inchaço mórbido nos casos de doença avançada (p. ex., linfedema bloqueado por tumor).

Compressão

A terapia de compressão é uma modalidade terapêutica que está inserida no programa da TFC e que pode ser realizada com vários dispositivos diferentes, como bandagens de baixa elasticidade, meias ou braçadeiras elásticas, bandagens de Velcro® e bombas que produzem ondas de pressão intermitente. As compressões realizadas com bandagens compressivas de baixa elasticidade são uma intervenção simples e eficiente para tratar o linfedema.

Segundo Partsch (2003), essa é a modalidade terapêutica mais importante de tratamento do linfedema na fase de terapia inicial, e seus efeitos são a redução da filtragem capilar, o aumento da drenagem linfática, a desagregação do tecido fibrosclerótico, além do aumento da velocidade do fluxo sanguíneo da microcirculação venosa.

O que explica o efeito da compressão nos tecidos é a lei de Laplace, a qual afirma ser a pressão P proporcional à tensão T do tecido elástico, e inversamente proporcional ao raio da curvatura do membro R ($P = T/R$). Isso significa que, quanto maior a tensão, maior será a pressão exercida no tecido, podendo desencadear uma pressão não só na superfície, mas também sobre o tecido conjuntivo e os vasos, aumentando a reabsorção.

Se o objetivo é uma pressão mais profunda, devemos dar preferência a bandagens de baixa elasticidade. Além disso, considera-se também que pressão é a força que age sobre um objeto, dividido pela área da superfície ($P = F/A$). Logo, se uma mesma força for aplicada em uma área de superfície menor, a pressão será maior quando comparada com uma superfície maior. Portanto, ao se usar uma faixa elástica, a pressão será maior no tornozelo quando comparada à panturrilha, por exemplo. Para que a pressão seja distribuída por igual, as proeminências ósseas devem ser cobertas por um material para preenchimento, ficando semelhantes a um cilindro. É difícil conseguir essa distribuição na região do pé em razão de seu formato anatômico.

Entre os princípios fisiológicos de funcionamento da compressão, devem ser bem compreendidos os conceitos de pressão de trabalho e pressão de repouso. A pressão de trabalho é aquela exercida pela contração muscular do membro linfedematoso contra o material de compressão. Ela é a força que impulsiona o sangue venoso e o fluxo linfático centralmente. A quantidade de pressão de trabalho é influenciada também pelo grau de elasticidade ou resistência fornecido pelo enfaixamento. A pressão de trabalho é temporária e afeta internamente o músculo, atingindo também os tecidos mais profundos. Já a pressão de repouso é constante, aplicada externamente sobre os tecidos e vasos por meio de bandagens ou meias quando o indivíduo está em repouso e os músculos estão relaxados. Esse tipo de pressão afeta, em especial, os vasos superficiais, impedindo sua recarga. É muito importante estimularmos o paciente a realizar exercícios e atividades funcionais com o enfaixamento do membro comprometido, desenvolvendo, assim, maior pressão de trabalho e estimulando todo o sistema circulatório. Todo enfaixamento deve ser funcional, evitando, desse modo, limitações no membro comprometido.

Nos linfedemas, as bandagens empregadas para enfaixamento na primeira fase da fisioterapia descongestiva complexa devem ser de baixa elasticidade (coeficiente menor que 40%), imprimindo alta pressão de trabalho e baixa pressão de repouso, o que faz com que sejam bem toleradas à noite. Em contrapartida, as meias e braçadeiras indicadas na segunda fase de tratamento, para manutenção, conferem alta pressão de repouso e baixa pressão de trabalho, pois acompanham os movimentos musculares.

As pressões das meias ou braçadeiras elásticas para o controle do linfedema devem ter valores superiores a 30 mmHg. Quando existir dificuldade de o paciente calçar a contenção, sugere-se superposição de contenções, ou seja, calçar duas contenções de 20 mmHg, a fim de facilitar a colocação. As contenções devem ser postas antes de o paciente se levantar, de manhã, e só ser retiradas à noite, ao se deitar. Segundo metanálise de Singh et al. (2016), não há evidências suficientes para apoiar ou refutar a recomendação clínica atual de usar a compressão durante o exercício físico. Assim, sua aplicação deve ser considerada individualmente, levando em conta o estágio, a história e a estabilidade do linfedema, o clima, a adesão e a preferência do paciente. A finalidade do uso da contenção elástica é manter o resultado obtido com a fisioterapia descongestiva complexa. Muitas vezes seu uso é subestimado pelo paciente por falta de informações e conscientização da importância desse recurso no controle da disfunção, ou seja, é muito importante o papel do profissional de saúde na educação do paciente.

Entre as contraindicações absolutas das contenções elásticas podem ser citados o edema cardíaco e a doença arterial oclusiva periférica, existente quando a pressão arterial no pé for menor que 70 mmHg. As contraindicações relativas são hipertensão arterial, arritmias cardíacas, estenose dos vasos cardíacos, casos progressivos de esclerose sistêmica (escleroderma), poliartrites crônicas e atrofia de Sudeck.

Exercícios

Ao contrário do sistema circulatório, o sistema linfático não apresenta bombeamento central como o do coração, e é estimulado pelas mudanças de pressão das contrações musculares ou da respiração profunda. As contrações musculares realizadas em uma sequência específica (em geral partem das extremidades em direção ao tronco) podem aumentar o retorno linfático. Historicamente, admitiu-se que os exercícios com carga seriam contraindicados para mulheres que passaram por tratamento para câncer de mama, pois estes poderiam induzir linfedema, embora essa hipótese nunca tenha sido apoiada por evidências. A maior parte dos estudos que avaliaram o efeito dos exercícios com resistência no linfedema foi realizada em mulheres que passaram por tratamento para câncer de mama. Stuiver et al.

(2015) conduziram uma revisão de Cochrane demostrando que o exercício de resistência progressiva é seguro e potencialmente benéfico para reduzir o risco de linfedema em pessoas tratadas de câncer de mama. Os efeitos benéficos do treinamento muscular com resistência são melhora no funcionamento físico, na fadiga e na qualidade de vida dos indivíduos. As pacientes tratadas de câncer de mama podem, portanto, ser incentivadas a realizar exercícios com resistência e ser informadas de que estes não aumentarão o risco a linfedema. Outra revisão sistemática desenvolvida por Keilani et al. (2016), revelou que o exercício de força parece não ter efeitos negativos sobre o linfedema já existente em pacientes com câncer de mama. Além disso, os autores introduzem a possibilidade de que, em circunstâncias específicas, os exercícios com carga possam até prevenir o desenvolvimento do linfedema secundário, ainda que os resultados não tenham sido significativos. São necessários novos estudos que avaliem programas de exercícios com descrição detalhada de intensidade, duração, frequência e grupos musculares exercitados.

Cuidados com a pele e orientações gerais

Os cuidados com a pele do membro com linfedema são essenciais para que se evitem infecções. Como já descrito nesta obra, devemos sempre orientar todos os pacientes a manter a pele do membro acometido hidratada, evitar traumas e tratar, de pronto, as infecções locais. É recomendável que os indivíduos mantenham o peso corporal e, com relação a isso, a atividade física regular pode auxiliar.

CONSIDERAÇÕES FINAIS

A atuação da fisioterapia no linfedema periférico, caracterizado como insuficiência linfática crônica e progressiva, deve estar fundamentada nos aspectos físicos (estruturais), psíquicos e sociais, e respeitar as particularidades de cada indivíduo. A função do fisioterapeuta, além de tratar as deficiências da estrutura, inclui orientar o indivíduo a manter a disfunção sob controle, por meio dos cuidados com a pele, autoenfaixamento e/ou uso de contenções elásticas, bem como orientá-lo sobre o controle do peso corporal. Nos lindefedemas de membros inferiores é sugerido evitar a postura ortostática e assentada por muito tempo e estimular atividades físicas que envolvam a articulação talocrural e o músculo tríceps sural, visando estimular a bomba tibiotársica e ativar, de modo expressivo, a fração de ejeção de sangue dos membros inferiores.

Sempre que possível, sobretudo nos casos de linfedema secundário ao tratamento de câncer, o acompanhamento fisioterapêutico deve ser pautado no modelo de vigilância prospectiva, na tentativa de detecção precoce da complicação.

CASO CLÍNICO

C.G.C., 59 anos, aposentada, renda total de 1 salário mínimo, do lar, foi encaminhada pelo angiologista da rede especializada da prefeitura local para tratamento fisioterapêutico de linfedema em membro inferior direito (MID). Esperou 4 meses na fila por atendimento da fisioterapia. Relata que o início do edema foi aos 13 anos e, na puberdade, o que sugere linfedema primário precoce. Apresenta erisipelas recorrentes desde os 35 anos e

nunca realizou nenhum tipo de tratamento fisioterapêutico para essa disfunção. Mesmo ciente dos cuidados que deve ter com o membro, a própria paciente refere retirar com cuidado as cutículas dos dedos do pé. Não gosta de calçados fechados, deixando os pés expostos e desprotegidos. Mora em casa própria, sozinha, é divorciada e tem 2 filhos: um casado, que mora em cidade vizinha, mas não mantém contato, e outro, que vive com o pai. Há mais de 7 anos, não tem notícias dos filhos. Por conta da situação, fica angustiada e entristecida. Uma irmã mora próximo a ela e está sempre presente, apoiando-a e ajudando-a no dia a dia.

A paciente é hipertensa controlada, nega insuficiência cardíaca congestiva, insuficiência renal e câncer em atividade. Fez uso de penicilina G benzatina durante 1 ano para controle de erisipelas recorrentes, e interrompeu o tratamento medicamentoso há 2 anos. O último episódio de erisipela ocorreu há 9 meses, e a paciente teve de permanecer internada por cerca de 15 dias, fazendo uso de antibioticoterapia.

Sedentária, nega tabagismo e uso de bebidas alcoólicas.

✔ Atividade e participação

▸ É independente em relação às tarefas diárias, entretanto, apresenta dificuldades ao realizar certas atividades funcionais, como passar pano em casa, subir e descer escadas e carregar peso. Evita atividades sociais fora de casa em razão da dor, do peso no MID e também da especulação que existe sobre o aspecto estético da sua perna.

✔ Fatores ambientais

▸ É bem informada sobre sua condição de saúde. Tem acesso aos serviços de saúde e medicamentos.

✔ Exame físico

▸ *PA:* 140/90 mmHg
▸ *IMC:* 28 kg/m²
▸ *Inspeção:* linfedema localizado em MID, com hiperpigmentação e fibroesclerose em região anterior da perna direita
▸ *Palpação:* consistência rígida e inelástica em toda a perna direita, com sinal de Stemmer positivo e Godet negativo, micoses interdigitais, presença de hipertemia, hiperemia e dor em MID
▸ Apresenta boa força muscular de MMII, com exceção do músculo quadríceps em MID, que tem grau regular de força. As amplitudes de movimento encontram-se livres em MMII, com exceção de limitação na amplitude de movimento da articulação do tornozelo (flexão dorsal 10° e flexão plantar 35°). Marcha claudicante à direita
▸ *Perimetria dos MMII:* realizada com fita métrica, a cada 10 cm, e como pontos de referência os polos patelares superior e inferior (Quadro 52.1).

✔ Proposta fisioterapêutica

Dentro de todo o contexto avaliado, a primeira proposta é descartar qualquer processo infeccioso localizado em MID. Pelo fato de a paciente apresentar hiperemia, hipertermia, dor localizada e ter histórico de erisipelas de repetição, o quadro sugere a ocorrência de nova infecção, considerando que ficou 4 meses aguardando na fila pelo atendimento após o encaminhamento médico. Para tal confirmação, o mais aconselhável é que o fisioterapeuta faça uma contrarreferência para o médico que acompanha essa paciente. Em relatório, deve-se solicitar reavaliação do quadro clínico, visando excluir qualquer processo infeccioso em atividade, condição essa que contraindica a TFC. O tratamento fisioterápico deve ser suspenso até avaliação e tratamento médico, caso seja diagnosticado algum quadro de infecção. Em um segundo momento, descartado ou tratado o quadro de infecção, o tratamento fisioterapêutico deve ser reiniciado. A paciente deve ser orientada pelo fisioterapeuta sobre

Quadro 52.1

Perimetria dos MMII.		
Medidas (cm)	**MID**	**MIE**
+30	62	53
+20	57	48
+10	51	42
Polo patelar superior	44	39
Polo patelar inferior	41	34
−10	52	36
−20	46	30
−30	38	23
Dorso do pé	34	22

MID, membro inferior direito; MIE, membro inferior esquerdo.

a importância de sua participação nos processos envolvidos na proposta terapêutica.

A educação e a informação a respeito dos cuidados com os MMII são primordiais para evitar situações que desencadeiem outras infecções. No caso, as micoses interdigitais são consideradas portas de entrada para agentes infecciosos e, portanto, devem ser tratadas. Indicar o uso de sapatos fechados, que podem auxiliar na prevenção de traumas nos pés. Evitar retirar as cutículas, que são estruturas de proteção. Recomenda-se orientar a paciente a evitar carregar muito peso e, no caso de necessidade, instruí-la quanto à postura mais adequada para o movimento. E não se esquecer de orientá-la sobre a importância da manutenção do controle da hipertensão em seu centro de saúde de referência.

A TFC exerce papel importante na redução do linfedema de MID. É preconizado que, na primeira fase intensiva da TFC, os atendimentos sejam feitos diariamente. Entretanto, considerando a situação financeira da paciente e a possível despesa com transporte, sugere-se que o fisioterapeuta organize um programa de tratamento com sessões semanais que estejam dentro do seu orçamento financeiro.

Em todas as sessões, após a realização da drenagem linfática manual e o enfaixamento compressivo do MID com bandagens de baixa elasticidade, devem ser realizados os exercícios linfomiocinéticos, considerando a capacidade funcional da musculatura dos MMII, com o objetivo de potencializar os efeitos da drenagem e das bandagens compressivas e melhorar o fluxo linfático. O profissional deve dar preferência a exercícios isotônicos, de fortalecimento de MMII, em especial, quadríceps à direita, exercícios para ganho de amplitude de movimento do tornozelo direito e exercícios que favoreçam o desempenho das atividades funcionais. É importante lembrar que as queixas de subir e descer escadas e dificuldades de passar pano na casa devem ser incluídas nesse programa de exercícios. O treino de marcha também deve ser considerado.

O esperado, nessa primeira fase de tratamento, é que ocorra a diminuição da dor e do peso em MID, redução da circunferência e melhora da consistência do membro. O resultado da redução do membro deve ser acompanhado com a perimetria dos MMII. A intensidade da dor poderá ser aferida pela escala analógica visual, em que zero corresponde a nenhuma dor, e 10, à pior dor possível.

Após a obtenção de resultados satisfatórios com o tratamento, devem ser indicados o uso de compressão elástica, a manutenção dos exercícios, a realização de automassagem e os cuidados diários. No caso, a automassagem deve ser orientada pelo fisioterapeuta e realizada pela paciente. Os movimentos são circulares, lentos e suaves, nos sentidos horário e anti-horário, nas regiões dos linfonodos inguinais bilateralmente e axilar ipsilateral ao linfedema (axila direita); devem ser realizados várias vezes ao dia e têm por objetivo estimular os linfonodos presentes na rede linfática.

Nesta segunda fase, a paciente deve ser acompanhada, de preferência periodicamente, considerando que o linfedema é uma disfunção crônica. Esse seguimento é importante para reforçar os cuidados que se deve ter com o membro, incentivar a prática dos exercícios e comparar as perimetrias dos MMII. Quando possível, a perimetria deve ser realizada pelo mesmo profissional.

O fisioterapeuta deve estar atento não apenas ao controle da estrutura, mas também ao prejuízo psicológico relacionado com a situação de angústia e tristeza enfrentada pela paciente. Caso se verifique a necessidade de assistência mais especializada, o profissional deverá providenciá-la com o objetivo, inclusive, de maior participação social.

BIBLIOGRAFIA

Alberti LR et al. Relação entre exercício físico e insuficiência venosa crônica. Rev Med Minas Gerais. 2010; 20(1):30-5.

Andrade MFC. Linfedema: epidemiologia, classificação e fisiopatologia. In: Maffei FHA, Lastoria S, Yoshida WB, Rollo HA. Doenças vasculares periféricas. 3. ed. Rio de Janeiro: Medsi; 2002; 2:1582-90.

Beebe-Dimmer JL et al.The epidemiology of chronic venous insufficiency and varicose veins. Ann Epidemiol. 2005; 15(3):175-84.

Belczak CEQ. Compressão na patologia linfática. In: Thomaz JB, Belczak CEQ. Tratado de flebologia e linfologia. Rio de Janeiro: Rubio; 2006. p. 839-52.

Belczak Neto J, Belczak CEQ. Importância da goniometria do tornozelo na insuficiência venosa crônica. In: Thomaz JB, Belczak CEQ. Tratado de flebologia e linfologia. Rio de Janeiro: Rubio; 2006. p. 460-7.

Belczak Neto J, Belczak CEQ. Reabilitação cinesiofisiátrica do flebopata crônico. In: Thomaz JB, Belczak CEQ. Tratado de flebologia e linfologia. Rio de Janeiro: Rubio; 2006. p. 470-83.

Bergmann A. Incidência e fatores de risco do linfedema após tratamento cirúrgico para câncer de mama: estudo de uma coorte hospitalar. Tese apresentada a Escola Nacional de Saúde Pública Sérgio Arouca. Rio de Janeiro. 2005; s.n., 110 p.

Bergmann A. Prevalência de linfedema subsequente a tratamento cirúrgico para câncer de mama no Rio de Janeiro. [Mestrado] Fundação Oswaldo Cruz, Escola Nacional de Saúde Pública. 2000, 142 p.

Bergmann A, Mattos IE, Koifman RJ. Diagnóstico do linfedema: análise dos métodos empregados na avaliação do membro superior após linfadenectomia axilar para tratamento do câncer de mama. Rev Bras Cancerologia. 2004; 50(4):311-20.

Browse NL, Burnand KG, Irvine AT, Wilson NM. Síndrome da falência contrátil da panturrilha. In: Browse NL, Burnand KG. Irvine AT, Wilson NM. Doenças venosas. 2. ed. Rio de Janeiro: DiLivro; 2001. p. 422-33.

Cemal Y et al. Preventive measures for lymphedema: separating fact from fiction. J Am Coll Surg. 2011; 213(4):543-51.

Deatrick KB, Wakefield TW, Henke PK. Chronic venous insufficiency: current management of varicose vein disease. Am Surg. 2010; 76(2):125-32.

Foldi M, Foldi E. Foldi's textbook of lymphology for physicians and lymphedema therapists. 2. ed. Elsevier; 2006. 735 p.

França LH, Tavares V. Insuficiência venosa crônica: uma atualização. J Vasc Br. 2003; 2(4):318-28.

Goffman TE, Laronga C, Wilson L, Elkins D. Lymphedema of the arm and breast in irradiated breast cancer patients: risks in an era of dramatically changing axillary surgery. Breast J. 2004; 10(5):405-11.

Guedes Neto JH. Fisiopatologia da insuficiência linfática. In: Thomaz JB, Belczak CEQ. Tratado de flebologia e linfologia. Rio de Janeiro: Rubio; 2006. p. 674-7.

Harris SR et al. Clinical practice guidelines for the care and treatment of breast cancer: 11. Lymphedema. CMAJ. 2001; 164(2):191-9.

International Society of Lymphology. The diagnosis and treatment of peripheral lymphedema. Consensus document of the International Society of Lymphology. Lymphology. 2016; 42:51-60.

Jensen MR et al. Lymphoedema of the lower extremities – background, pathophysiology and diagnostic considerations. Clin Physiol Funct Imaging. 2010; 30:389-98.

Keilani M, Hasenoehrl T, Neubauer M, Crevennal R. Resistance exercise and secondary lymphedema in breast cancer survivors – a systematic review. Support Care Cancer. 2016. 24:1907-1916.

Kerchner K et al. Lower extremity lymphedema Update: pathophysiology, diagnosis, and treatment guidelines. J Am Acad Dermatol. 2008; 59(2):324-31.

Macdonald JM, Sims N, Mayrovitz HN. Lymphedema, lipedema, and the open wound: the role of compression therapy. Surg Clin North Am. 2003; 83(3):639-58.

Marques SRB, Albuquerque MCS. Fisiopatologia da insuficiência venosa crônica dos membros inferiores. In: Thomaz JB, Belczak CEQ. Tratado de flebologia e linfologia. Rio de Janeiro: Rubio; 2006. p. 163-79.

Partsch H. Understanding the pathophysiologgical effects of compression. In European Wound Management Association – EWMA Position Document: Understanding Compression Therapy. 2003. 1 ed. Londres: MEP Ltd. p. 2-4.

Pfarr KM et al. Filariasis and lymphoedema. Parasite Immunology. 2009; 31(11):664-72.

Projeto diretrizes – diagnóstico e tratamento da doença venosa crônica. Normas de orientação clínica da Sociedade Brasileira de Angiologia e Cirurgia Vascular. J Vasc Br. 2005; 4(3 Suppl 2):185-94.

Quéré I. Description anatomique et histologique, physiologie du système lymphatique. Presse Med. 2010; 39(12):1269-78.

Rockson SG. Current concepts and future directions in the diagnosis and management of lymphatic vascular disease. Vascular Medicine. 2010; 15(3):223-31.

Silva ICA. Drenagemlinfática. In: Borges FS. Dermatofuncional: modalidades terapêuticas nas disfunções estéticas. São Paulo: Phorte; 2006. p. 341-77.

Singh B, Res M, Disipio T et al. Systematic review and meta-analysis of the effects of exercise for those with cancer-related lymphedma. Archives of Physica Medicine and Rehabilitation. 2016; 97:302-15

Stuiver MM, ten Tusscher MR, Agasi-Idenburg CS, Lucas C, Aaronson NK, Bossuyt PM. Conservative interventions for preventing clinically detectable upper-limb lymphoedema in patients who are at risk of developing lymphoedema after breast cancer therapy. Cochrane Database Syst Rev. 2015; 2: 2015CD009765.

Tan IC, Maus EA, Rasmussen JC et al. Assessment of lymphatic contractile function after manual lymphatic drainage using near-infrared fluorescence imaging. Arch Phys Med Rehabil. 2011; 92(5):756-64.

Vaillant L, Tauveron V. Lymphoedèmes primaires des membres. Presse Med. 2010; 39(12):1279-86.

Vignes S. Lymphoedèmes secondaires des membres. Presse Med. 2010; 39(12):1287-91.

Warren AG, Brorson H, Borud LJ, Slavin SA. Lymphedema: a comprehensive review. Ann Plast Surg. 2007; 59(4):464-72.

Word R. Medical and surgical therapy for advanced chronic venous insufficiency. Surg Clin N Am. 2010; 90(6):1195-1214.

Zuther JE. Lymphedema management: the comprehensive guide for practitioners. 2. ed. New York: Thieme; 2009. 296 p.

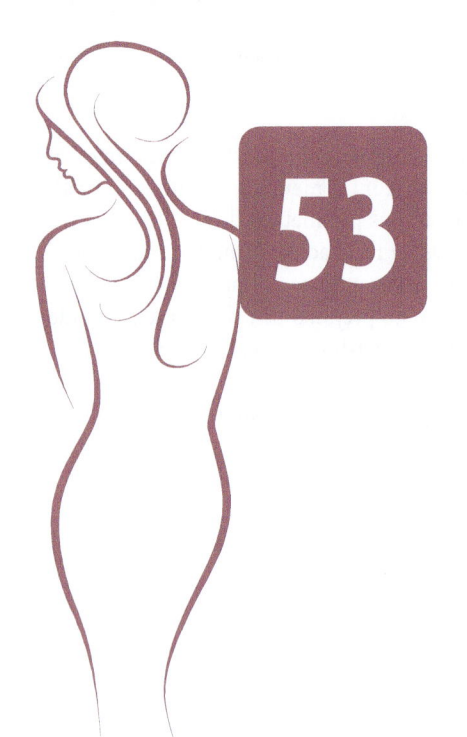

53 Distúrbios Miccionais Não Neurogênicos na Infância

Patrícia Lordêlo

Alcina Teles

INTRODUÇÃO

Os distúrbios miccionais na infância podem ser divididos em não neurogênicos e neurogênicos, de acordo com a existência ou não de relação entre a etiologia e as alterações neurológicas. Entre os distúrbios não neurogênicos, enfatizamos a disfunção do trato urinário inferior (DTUI) e a enurese noturna, pelas suas prevalências e repercussões psicossociais.

A DTUI na infância corresponde a uma alteração da função do complexo bexiga/uretra em crianças sem anormalidades neurológicas e/ou anatômicas. Sua principal característica clínica consiste em uma vontade súbita e inadiável de urinar, denominada urgência miccional, que pode ou não estar associada à incontinência urinária. A perda involuntária de urina pode acontecer durante o dia, chamada de incontinência urinária diurna, ou ao dormir, sendo conhecida como enurese noturna. Outra característica clínica comumente encontrada é a alteração na frequência miccional, com a redução (micção infrequente) ou o aumento da frequência miccional, quadros comumente relacionados à constipação intestinal e à encoprese.

A DTUI apresenta-se, principalmente, no sexo feminino e em idade escolar. Em razão das perdas urinárias, as crianças acabam se sentindo acuadas e evitam o convívio social. Além disso, tendem a apresentar alterações de ordem emocional, como timidez, insegurança e baixa autoestima; ou comportamentais, como agressividade, transgressão ou síndromes hipercinéticas (hiperatividade e transtornos de déficit de atenção).

Além das alterações psicossociais às quais a incontinência urinária pode levar, a DTUI é a maior causa de infecção urinária em crianças que já adquiriram o controle miccional (que deve acontecer entre 2 e 4 anos de idade) e está relacionada ao refluxo vesicoureteral e à cicatriz renal.

Neste capítulo, serão abordadas a classificação da DTUI e as teorias da etiologia do problema. Antes de descrever as opções terapêuticas, trataremos dos principais métodos para um diagnóstico preciso, que seja capaz de embasar e oferecer maior possibilidade de sucesso terapêutico.

Por fim, mas não menos importantes, serão discutidos aspectos importantes da enurese noturna, que incluem impactos psicossociais, explicações fisiopatológicas e os principais tratamentos.

DISFUNÇÃO DO TRATO URINÁRIO INFERIOR

Classificação

A International Children's Continence Society (ICCS) recomenda que a DTUI na infância seja classificada em disfunções conforme a fase do ciclo miccional envolvida, de enchimento ou de esvaziamento. É importante mencionar que a criança pode apresentar a disfunção em todo o ciclo miccional, ou seja, tanto na fase do armazenamento quanto no período da eliminação vesical.

A DTUI consiste em um conjunto de alterações miccionais caracterizado por urgência, incontinência urinária diurna, infecções de repetição e enurese noturna. Vale, mais uma vez, frisar que tais sintomas estão presentes em crianças sem alterações anatômicas do trato urinário inferior e/ou neurológicas.

O histórico da DTUI inicia-se com Beer (1915), que descreveu crianças neurologicamente normais que exibiam dificuldade miccional associada a infecções urinárias e refluxo vesicoureteral (RVU). No entanto, foi somente em 1973 que Hinman e Baumann descreveram detalhadamente esse padrão de esvaziamento vesical determinado por incoordenação miccional, que produzia sintomas de incontinência urinária diurna e enurese noturna, geralmente relacionadas a encoprese, infecção do trato urinário (ITU), dilatação leve a moderada do trato urinário superior e alterações de ordem psicológica. Essa disfunção ficou conhecida, em 1986, como síndrome de Hinman, ou bexiga neurogênica não neurogênica, pois, apesar de se assemelharem a bexigas neurogênicas, não eram encontradas alterações neurológicas nas crianças acometidas. Hoje, sabendo que a disfunção pode representar uma alteração das fases de enchimento e/ou esvaziamento vesical, recomenda-se a utilização de um termo mais amplo: DTUI.

Na fase de armazenamento, o distúrbio é classificado como hiperatividade vesical (HV) e caracterizado clinicamente por urgência miccional, associada ou não à incontinência urinária diurna. Tais sintomas são decorrentes de uma hipersensibilidade na percepção de enchimento da bexiga ou contrações involuntárias do detrusor, geralmente em uma fase precoce do enchimento vesical. A criança então, na tentativa de reter a urina na bexiga e evitar a perda urinária, tende a, intencionalmente, contrair a musculatura pélvica, assumindo, não raramente, posturas clássicas que evitam a perda, como agachar sobre o calcanhar, cruzar as pernas ou segurar a região genital, conhecidas como manobras de abstinência ao desejo miccional. Quando a criança não alcança pressão uretral suficiente, seja por uma contração voluntária dos músculos ao redor da uretra ou por meio das manobras de abstinência, durante a contração involuntária do detrusor, ocorre, então, a perda urinária. Outras vezes, a urgência miccional ocorre devido ao aumento da sensibilidade vesical e, nesse caso, além da incontinência, encontramos uma frequência miccional elevada (8 ou mais micções ao dia), anteriormente conhecida como polaciúria.

Quando a alteração está na fase de esvaziamento vesical, o distúrbio é classificado como disfunção miccional e sua principal característica é a incoordenação vesicoperineal. Nesse caso, as crianças não conseguem relaxar o esfíncter muscular estriado, musculatura de controle voluntário localizada na uretra posterior (esfíncter externo), e apresentam micção incoordenada com padrão alterado na urofluxometria, podendo ser interrompido ou intermitente.

Se pudéssemos ordenar o aparecimento da DTUI, a hipoatividade vesical seria a última a se desenvolver. Por haver uma incoordenação vesicoperineal significativa, é necessário um esforço importante durante o ato miccional, levando à incompetência da musculatura vesical e ocasionando certa falência durante a micção. Como consequência, normalmente acumula-se, após a micção, um considerável volume de urina na bexiga (resíduo pós-miccional elevado). Além disso, na hipoatividade vesical, percebemos uma frequência miccional muito reduzida, geralmente inferior a quatro micções ao dia.

Podemos ainda mencionar as crianças que apenas postergam a micção, classificadas como postergadoras. São caracterizadas, habitualmente, por adiar a micção, muitas vezes, em situações específicas, como, por exemplo, quando estão brincando ou assistindo à televisão, tentando retardar o esvaziamento e, constantemente, utilizando-se das manobras de contenção. Tal situação se deve, por vezes, à baixa frequência, podendo ou não estar associada à urgência miccional; por isso, não é verificada nenhuma alteração no esvaziamento ou nos sintomas de HV.

Considerando que, em inúmeros momentos, as crianças apresentam as alterações miccionais associadas às defecatórias, a ICCS descreveu a disfunção intestinal e da bexiga (BBD; do inglês, *bowel and bladder dysfunction*), que anteriormente era conhecida como síndrome de eliminação disfuncional, como uma constelação de sintomas associados à função gastrintestinal e urinária. Esses sintomas apresentam múltiplas combinações entre as disfunções gastrintestinais e a disfunção urinária, incluindo constipação intestinal crônica, retenção urinária e incontinência fecal.

Acredita-se que haja sequência de uma mesma doença. Assim, a criança que posterga a micção levaria a uma HV, cuja consequência seria a disfunção miccional, que, por sua vez, em fase de descompensação, resultaria na hipoatividade vesical. Essa ideia, porém, não está ainda estabelecida.

Etiologia

Uma teoria da disfunção miccional na infância afirma que os esforços para manter a continência urinária induzem a criança a contrair, simultaneamente, a musculatura esfincteriana uretral e anal, aumentando a tonicidade da musculatura do assoalho pélvico. Esse quadro poderia estar na origem de uma micção insatisfatória, bem como causar a constipação intestinal.

Koff et al. (1998) introduziram o termo síndrome da disfunção de eliminação para descrever a associação entre essas duas anormalidades. Entretanto, o mecanismo fisiopatológico dessa relação não está esclarecido. A proximidade anatômica da bexiga e da uretra com o reto, ligada à inervação similar desses órgãos – entre S2 e S4 –, provavelmente faz com que a alteração envolva conjuntamente esses segmentos. Essa teoria, hoje, é reforçada pela ICCS, ao classificar a síndrome da bexiga e do intestino.

Se pudéssemos separar a etiologia da disfunção, uma teoria possível seria a de que, na HV, as contrações involuntárias do detrusor levassem a episódios de urgência e/ou perdas urinárias. Na tentativa de impedir tais ocorrências, haveria acentuadas contrações na musculatura do assoalho pélvico, que poderiam ocasionar a contração simultânea do esfíncter anal, inibindo a atividade evacuatória.

Em contrapartida, é possível que a retenção de fezes no reto comprima a bexiga e induza a contração vesical. É importante salientar que tais contrações da bexiga não são observadas em mulheres grávidas, nas quais existe também compressão vesical causada pelo útero gravídico.

Alguns autores tentam justificar o aparecimento da HV em crianças após episódios de ITU. Os principais estudos, feitos em animais, demonstram que, quando a infecção é intensa o suficiente para causar a ruptura do epitélio, existe um estímulo aferente em resposta à distensão vesical, com início rápido das contrações do detrusor. Por outro lado, a teoria da infecção urinária que gera a HV não justifica o aparecimento desse padrão vesical em crianças que nunca apresentaram ITU, tampouco explica os casos de crianças que sofreram ITU e que jamais apresentarão HV.

Koff et al. (1979) descreveram que a DTUI resultaria de um retardo na maturação do sistema nervoso responsável pelo controle vesical. Nesse sentido, haveria uma falha no controle miccional e relativa persistência do arco reflexo miccional.

No recém-nato, como não há participação cortical efetiva, consciente e voluntária do ato miccional, o esvaziamento vesical ocorre por ativação do arco reflexo miccional.

Por volta dos 2 anos de idade, as crianças começam a apresentar percepção do enchimento vesical e estão aptas a armazenar maior quantidade de urina na bexiga (maior volume miccional).

Dos 2 aos 4 anos de idade, a criança já é capaz de iniciar e interromper a micção voluntariamente. Em torno dos 4 anos, ela desenvolve o controle miccional como um adulto.

De Groat (2002) acredita que a HV e a incontinência urinária ocorram em razão da perda do controle miccional voluntário, com o reaparecimento da micção reflexa primitiva. Duas teorias sobre o distúrbio de armazenamento vesical são propostas por esse autor:

▶ Na primeira, ocorreria um retorno do reflexo miccional encontrado nos neonatos, o qual foi reprimido durante o desenvolvimento normal miccional, ratificando a teoria descrita anteriormente
▶ Na segunda, aconteceria a formação de novos circuitos reflexos mediados pelas fibras C aferentes.

Em condições normais, admite-se que as fibras C são mecanoinsensíveis à distensão vesical e, por isso, não respondem à distensão detrusora. Na HV, seriam formados novos circuitos reflexos, mediados por essas fibras, que passariam a estimular a contração vesical na fase de enchimento.

Sendo essa premissa verdadeira, esse tipo de contração detrusora poderia ser suprimido pelo bloqueio da atividade das fibras C aferentes ou por interrupção das vias reflexas da medula espinal, por meio da eletroestimulação.

Franco (2011) descreve a HV de origem central como a incapacidade de ativar as áreas cerebrais do giro do cíngulo e lobo frontal, responsáveis por reprimir as atividades autonômicas.

A inatividade dessas áreas cerebrais pode ser uma boa explicação para o histórico familiar de HV. A diminuição da atividade do lobo frontal e do giro do cíngulo também pode explicar a alta associação de disfunção miccional em pacientes com déficit de atenção e constipação intestinal.

A etiologia da DTUI ainda não está esclarecida, e o tratamento fisioterapêutico atual baseia-se na fisiopatologia.

Diagnóstico

Quadro clínico

O diagnóstico de DTUI é eminentemente clínico. Inicialmente, deve ser feita uma investigação sobre a história miccional das crianças. Seus responsáveis precisam ser interrogados acerca da apresentação de urgência à micção, associada ou não à incontinência urinária.

Os pais tendem a perceber a roupa íntima, muitas vezes, úmida e com odor característico. Em casos mais extremos, a roupa chega a ficar encharcada. A criança tende a postergar a micção e assume posturas de contenção – para evitar as "perdas", cruza as pernas e põe a mão na região genital, o que, algumas vezes, é confundido com masturbação.

As meninas, com frequência, queixam-se de ardência ou corrimento vaginal, devido à irritação causada pela presença de urina nessa região. Algumas crianças referem também a dor suprapúbica. Em outras, percebe-se uma alteração na frequência, o que deve ser confirmado por meio do diário miccional, uma vez que os dados subjetivos não refletem os dados adquiridos objetivamente. Existe, ainda, relação com as infecções urinárias, com ou sem febre.

Exame físico

No exame físico, devem-se afastar lesões ortopédicas e neurológicas grosseiras. Um exame neurológico deve ser realizado em todos os casos, para constatar a integridade da inervação de dermátomos de S2-S4, onde está localizado o centro miccional medular. Para tanto, avaliam-se a sensibilidade nos membros inferiores, os reflexos bulbocavernoso e cutâneo anal e, nos meninos, o reflexo cremastérico.

A coluna lombossacra deve ser avaliada em todos os casos, por inspeção e palpação, para identificação de sinais de espinha bífida oculta, como tufos de pelos, manchas e lipomas. A região suprapúbica precisa ser palpada e percutida para buscar resíduo urinário pós-miccional elevado. A palpação do abdome em busca da presença de impactação fecal tem de ser realizada, além da solicitação da contração do períneo, a fim de verificar consciência perineal.

Exames complementares

Apesar de o diagnóstico da DTUI ser clínico, o conjunto de sintomas não possibilita classificá-la em hiper ou hipoatividade vesical e disfunção miccional, já que os sintomas são pouco específicos e sensíveis.

A principal avaliação complementar deve ser feita por meio de um estudo urodinâmico minimamente invasivo. Tal avaliação deverá constar de um preenchimento do diário miccional (Quadro 53.1), o qual terá de ser realizado por 3 dias consecutivos.

Anota-se o horário em que a criança bebe líquido e que tipo de líquido é ingerido, bem como o horário de cada micção e o volume urinado. Além disso, em cada micção, deve-se checar se a roupa íntima da criança está molhada, o que representa episódios de perda.

Associado à realização da urofluxometria, com ou sem eletromiografia do assoalho pélvico e ultrassonografia (USG) dos rins e das vias urinárias, com avaliação do resíduo pós-miccional, considera-se a presença de resíduo pós-miccional quando o valor encontrado for superior a 10% da capacidade esperada para a idade, utilizando-se a fórmula: capacidade vesical esperada em mℓ = (idade em anos + 2) × 30, ou 20 mℓ para menos de 5 anos. Na USG, também deverá ser observado o espessamento da parede vesical, que pode demonstrar sinais de esforço da bexiga.

Na urofluxometria, deve-se observar principalmente o formato do fluxo urinário, apresentado em um gráfico do padrão miccional. Será considerado normal quando a curva estiver em forma de sino (Figura 53.1); alterado, quando o formato for achatado (Figura 53.2); interrompido (Figura 53.3); *staccato* (Figura 53.4).

Na eletromiografia, deve ser observada a atividade eletromiográfica do assoalho pélvico – em crianças, preferencialmente, esse procedimento precisa ser realizado com eletrodos de superfície. A detecção de atividade muscular significa incoordenação vesicoperineal.

Quadro 53.1

Modelo de diário miccional.

Nome _____		Data _____	
Hora	O que e quanto bebeu?	Quanto urinou?	Molhou a cueca/calcinha ou a cama?	Observações

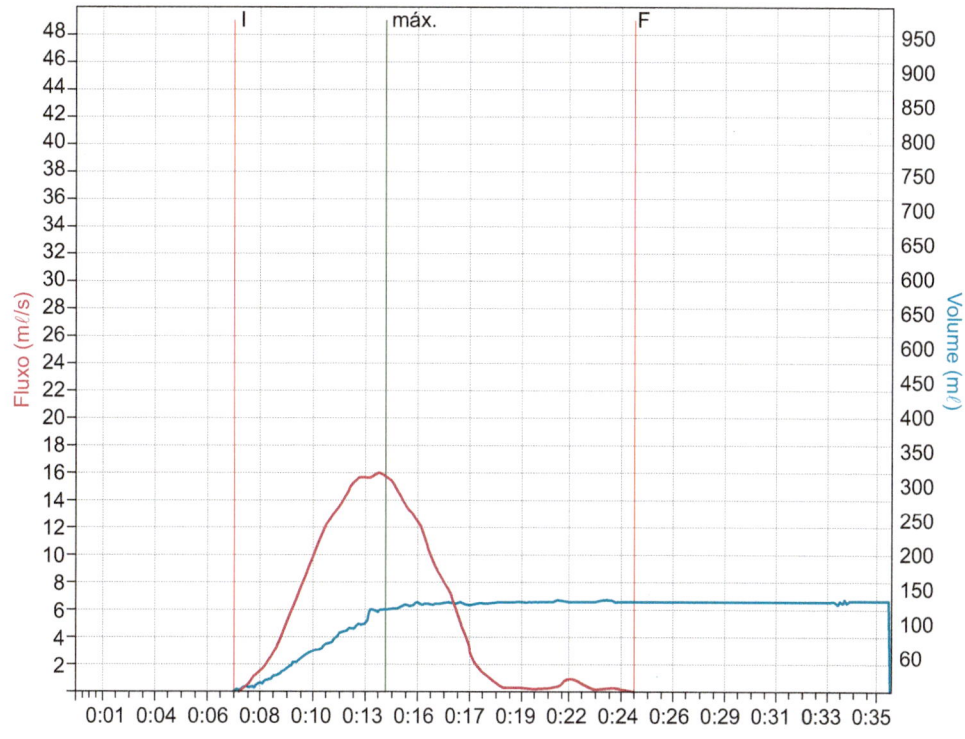

Figura 53.1 Exame de urofluxometria com apresentação da curva miccional em sino.

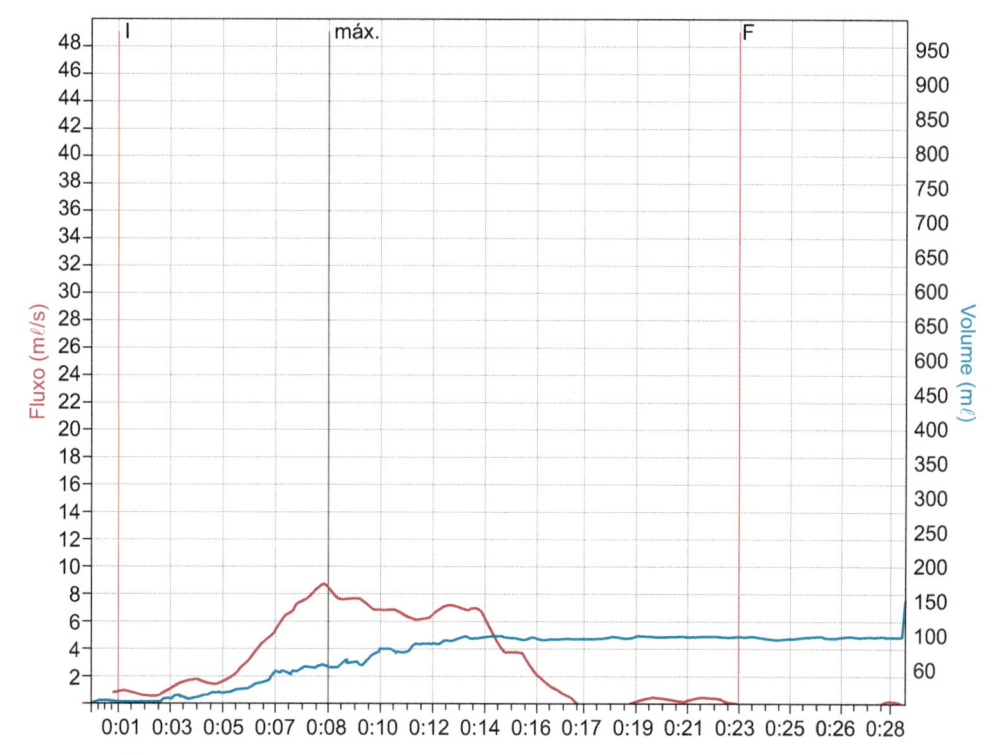

Figura 53.2 Exame de urofluxometria com apresentação da curva miccional achatada.

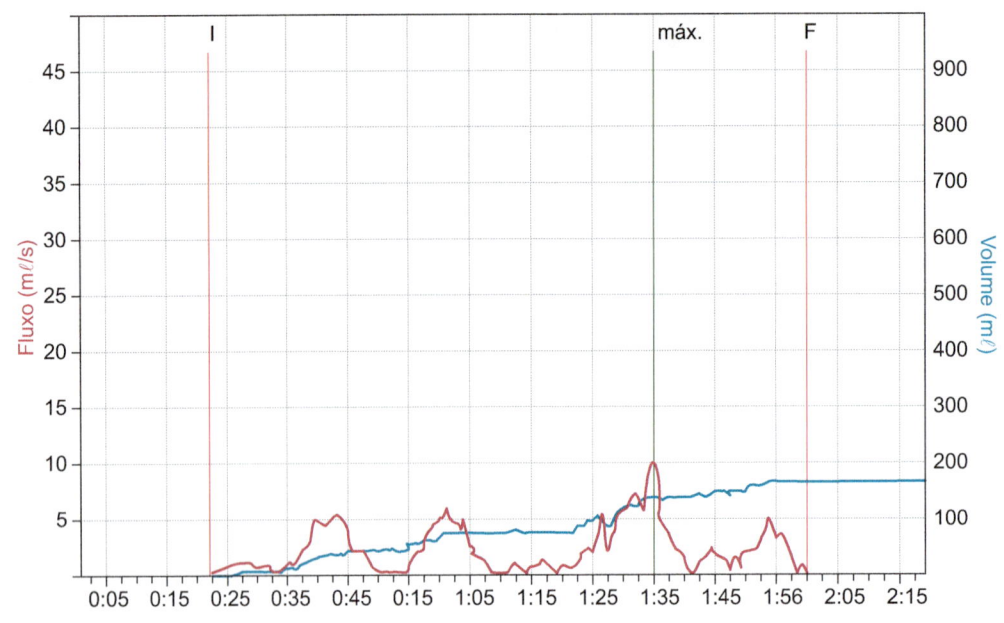

Figura 53.3 Exame de urofluxometria com apresentação da curva miccional interrompida.

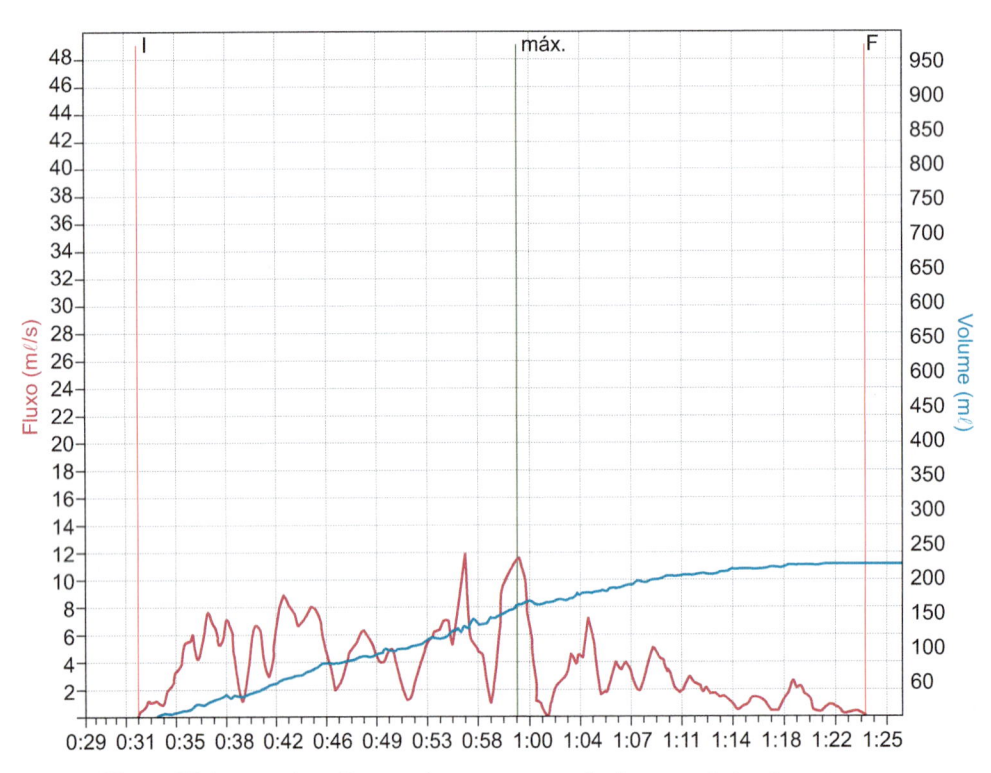

Figura 53.4 Exame de urofluxometria com apresentação da curva miccional em *staccato*.

Tratamento

Após uma avaliação minuciosa e criteriosa, o sucesso terapêutico tem um bom prognóstico. É imprescindível enfatizar que o tratamento das DTUI na infância é exclusivamente clínico, subdividindo-se em medicamentoso, não medicamentoso e associado. O tratamento será estabelecido de acordo com o tipo de DTUI. Na hiperatividade, o objetivo é inibir as contrações involuntárias da bexiga e a urgência miccional. Uma das alternativas fisioterapêuticas é a eletroestimulação – a eletricidade, uma das formas básicas de energia física, produz efeitos significativos sobre os tecidos biológicos. Essa técnica reúne um conjunto de procedimentos envolvendo a circulação de uma corrente elétrica, com a finalidade de se obter uma determinada resposta fisiológica, a qual vai depender da intensidade, da frequência e da largura de pulso utilizadas. Vem sendo praticada por um número cada vez maior de profissionais de saúde, a fim de se obterem efeitos diversos, como o fortalecimento e a reeducação dos músculos, a redução de edemas, o alívio da dor e o reparo de tecidos.

Em 1963, Caldwell descreveu a primeira experiência de eletroestimulação no tratamento da incontinência urinária.

Utilizando eletrodos periuretrais implantados, obteve resultados satisfatórios, mas, por consistir em um procedimento cirúrgico, sua aplicação clínica foi impossibilitada.

Outros estudos foram aprimorando o modo de utilização da eletroterapia, e, em 1970, Alexander e Rowan demonstraram alguns modelos de eletroestimuladores para o tratamento da incontinência urinária que atingiram 66% de resultados adequados. Nessa pesquisa, os eletrodos usados também eram implantados.

O primeiro trabalho com eletroterapia no tratamento de distúrbios miccionais em crianças foi descrito em 1969 por Caldwell et al., porém esses pacientes apresentavam disfunções vesicais neurogênicas. Apesar da melhora na sensibilidade vesical e complacência, em pacientes com alterações neurológicas, esse tratamento raramente é suficiente para evitar a ampliação vesical.

Várias formas de aplicação da eletroterapia foram apresentadas e vêm sendo utilizadas no tratamento das alterações miccionais; uma delas é a estimulação sacral, que pode ser feita por eletrodos implantados, percutâneos ou transcutâneos.

A terapia com estimulação elétrica de superfície iniciou-se no final da década de 1980, em uma população com paralisia cerebral. A intenção da estimulação elétrica era fortalecer os músculos do tronco e da bacia para que melhorassem a postura dos pacientes sentados, os quais poderiam, então, ser facilmente transportados com o auxílio de cadeiras de rodas. Um benefício não esperado nos grupos com paralisia cerebral e mielomeningocele, reportado pelos pais, foi a melhora da sensibilidade vesical e intestinal. Os autores também relatam ter havido maior continência de urina e fezes, sem, contudo, haver qualquer alteração no tratamento urológico. Entretanto, não houve descrições sobre modificações ocorridas na complacência vesical.

Para o tratamento das DTUI, ou seja, alterações urinárias não associadas a distúrbios neurológicos, a eletroestimulação foi utilizada com sucesso, inicialmente, em adultos. A proposta inicial para a aplicação desse procedimento era evitar as contrações involuntárias, a principal fonte da urgência, característica mais comum nas DTUI na infância.

Em 2011, em uma revisão sistemática da eletroestimulação nas DTUI, apresentamos que não existe um consenso no parâmetro de aplicação da eletroterapia. A região parassacral foi a que apresentou os melhores resultados. A eletroestimulação parassacral ambulatorial de curta duração foi introduzida por nosso grupo em crianças com HV, alcançando uma taxa de cura de cerca de 70% e de melhora de 24% (94% de sucesso). Esta taxa de sucesso foi confirmada por nosso grupo em um estudo randomizado, o qual compara o grupo submetido à eletroestimulação transcutânea parassacral (EETPS) a um grupo-controle de eletroestimulação escapular. Foram alcançadas taxas de cura de 63% no grupo-teste e de 0% no grupo-controle, o que confirma que a terapêutica com EETPS é um método eficaz, sendo o tipo de tratamento preferencial em nossos pacientes.

A técnica consiste na aplicação de correntes elétricas por meio de eletrodos de superfície, sendo a estimulação elétrica produzida por um gerador de estímulos elétricos, uma corrente quadrada, bifásica, simétrica, com frequência de 10 Hz, largura de pulso de 700 ms e a intensidade aumentada até o nível exatamente abaixo do limiar motor. Além disso, é aplicada 3 vezes/semana, em dias alternados, com sessões de 20 min de duração, no ambulatório.

Os dois eletrodos de superfície são fixados simetricamente na região parassacral (Figura 53.5). Para a colocação dos eletrodos, palpam-se as fossas ilíacas posterossuperiores, traçando-se entre elas uma linha imaginária na qual se localiza a vértebra S1. A partir daí, palpam-se as vértebras sacrais e dispõem-se os eletrodos paralelos entre S2 e S4.

Em 2013, um estudo (Barroso et al., 2013) que comparou a técnica de eletroestimulação transcutânea parassacral com a percutânea em tibial posterior chegou à conclusão de que a aplicação em região parassacral obteve os melhores resultados considerando a resolução completa dos sintomas. Em novo estudo (Quintiliano et al., 2015), a eletroestimulação transcutânea parassacral foi comparada com a medicação oxibutinina, e ambas exibiram eficácia semelhante no tratamento da bexiga hiperativa em crianças. No entanto, a transcutânea parassacral mostrou-se mais eficaz contra a constipação intestinal, além de não ter causado efeitos colaterais.

Ao ser diagnosticada uma disfunção na fase de esvaziamento (ou seja, na disfunção miccional e na hipoatividade vesical), apesar de alguns casos se beneficiarem com o uso de alfabloqueadores, o tratamento fisioterapêutico apresenta melhores resultados e se baseia no treino da musculatura perineal, com o *biofeedback*, e em orientações miccionais para coordenar a micção.

O treinamento com o *biofeedback* foi desenvolvido para aumentar a propriocepção dos músculos do assoalho pélvico, possibilitando melhor consciência perineal. O *biofeedback* consiste no uso de um equipamento monitorado, no qual o paciente toma conhecimento de informações biológicas acerca do seu próprio organismo, a fim de obter um controle voluntário sobre os eventos. Por meio desse tipo de tratamento, no qual informações a respeito de um processo fisiológico inconsciente tornam-se perceptíveis por meio de sinais visuais, auditivos e táteis, tal processo pode ser mudado ou influenciado.

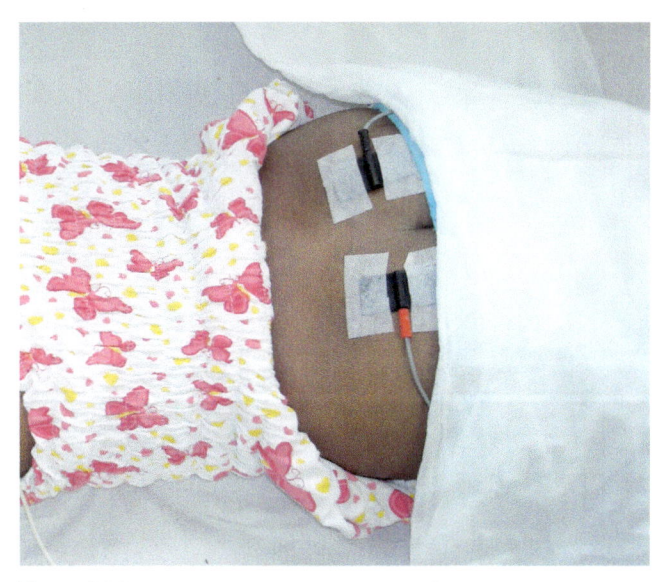

Figura 53.5 Disposição dos eletrodos de superfície na região parassacral durante a aplicação da eletroestimulação.

O aparelho de *biofeedback* é composto pelos eletrodos ou sensores, pelos cabos condutores e pela unidade de *biofeedback* propriamente dita, a qual pode ser computadorizada. Os sensores, que, em crianças, deverão ser de superfície, são acoplados na musculatura perineal e abdominal para se registrar a atividade muscular.

Para a aplicação do *biofeedback*, a criança receberá informações visuais e/ou auditivas sobre sua atividade muscular, com o objetivo de aprender a aumentar ou diminuir essa ativação fisiológica de sua musculatura esquelética. Esse aprendizado se dará por tentativa, com erros e acertos, fazendo com que a criança consiga isolar os músculos perineais e conscientizar-se da sua função muscular correta. Assim, é possível resolver a incoordenação vesicoperineal durante a micção e reduzir o volume residual pós-miccional.

O nosso grupo utiliza um protocolo próprio de 1 vez/semana, em sessões de 40 min, durante as quais a criança é estimulada a realizar uma ou duas micções, na posição sentada, com os pés apoiados e o tronco levemente inclinado para frente, na tentativa de assimilar a maneira correta de eliminação: musculatura perineal relaxada e sem esforço abdominal, demonstrada na Figura 53.6.

Além disso, são usados métodos de treinamento em casa, como, por exemplo, ouvir o som do jato contínuo produzido por uma seringa ou uma torneira aberta, para que o aprendizado seja mais efetivo.

O *biofeedback* animado auxilia no tratamento e diminui o número de sessões, sendo mais eficiente do que os métodos de *biofeedback* sem animação. Telas de *biofeedback* computadorizadas e animadas estão ilustradas na Figura 53.7.

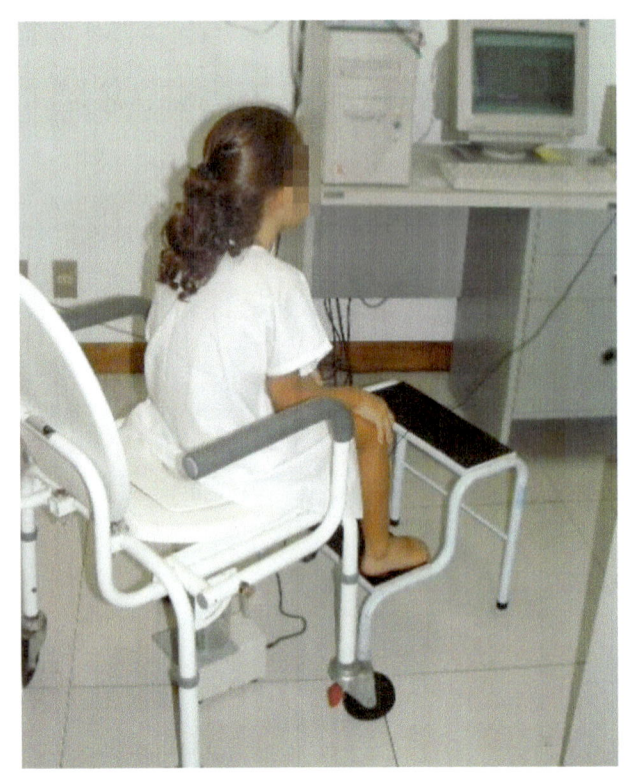

Figura 53.6 Criança na posição em que é feito o treino do fluxo urinário com o *biofeedback* computadorizado.

Paralelamente a essas opções terapêuticas, são sugeridas medidas comportamentais: urinar em intervalos regulares, a cada 3 h; evitar a ingestão de cafeína (café, chá, refrigerantes, chocolate) e frutas cítricas durante o tratamento; urinar antes de dormir; ingerir um maior volume de líquidos durante o dia e diminuir seu consumo à noite; não postergar a micção quando houver desejo ou urgência miccional.

Para as crianças que urinam 3 ou menos vezes/dia, urinar em intervalos regulares ("micção pelo relógio") é importante. Havendo constipação intestinal, elas deverão ser orientadas a comer alimentos ricos em fibras, e seus pais, aconselhados a levarem-nas a um especialista.

Resumidamente, os tipos da DTUI, o diagnóstico e o tratamento podem ser demonstrados na Figura 53.8.

ENURESE NOTURNA

A enurese noturna já vem sendo estudada há muitos anos. Sabe-se que sua etiologia é multifatorial, sendo hoje aceitas três causas principais, que podem ou não aparecer associadas: poliúria noturna; hiperatividade detrusora; e o aumento do limiar para despertar do paciente enurético (a hereditariedade constitui um fator de risco importantíssimo para o seu aparecimento). Está fortemente associada com a constipação intestinal e o transtorno de déficit de atenção com hiperatividade (TDAH). E, devido ao seu impacto psicossocial, é mandatório que seja oferecido o melhor tratamento para o binômio paciente-família.

Impacto psicossocial da enurese noturna

A enurese noturna causa um grande impacto na vida cotidiana e limita amplamente as experiências sociais, de maneira que as crianças acometidas estejam mais propensas a desenvolverem medo social e sensação de tristeza/depressão. Acredita-se, por isso, que apresentem diminuição da autoestima. Apesar de existirem diversos estudos que confirmam essa relação, alguns outros não encontraram diferença entre enuréticos e não enuréticos, e a única revisão sistemática sobre o assunto conclui que as evidências são insuficientes para afirmar o real impacto da enurese sobre a autoestima.

Aparentemente, quanto mais velha for a criança e maior for a frequência dos episódios de enurese, mais danoso será o impacto na autoestima desses pacientes. Para crianças enuréticas, o episódio de enurese é o terceiro pior evento da vida, e, para os adolescentes, o segundo pior, perdendo apenas para o divórcio e para brigas estridentes entre os pais.

Mas o impacto psicológico não atinge apenas o paciente; acontece também com a sua família. Mães de crianças enuréticas desfrutam pior qualidade de vida no que concerne à sensação de ansiedade, depressão e maior intensidade de dor; são menos tolerantes e mais punitivas com os filhos; e tendem a se sentir mais desamparadas devido à crença de que a enurese é uma condição interna, estável e incontrolável. Os pais, por seu turno, relatam que essas crianças apresentam mais problemas comportamentais e psicológicos do que a percepção que elas mesmas têm sobre si.

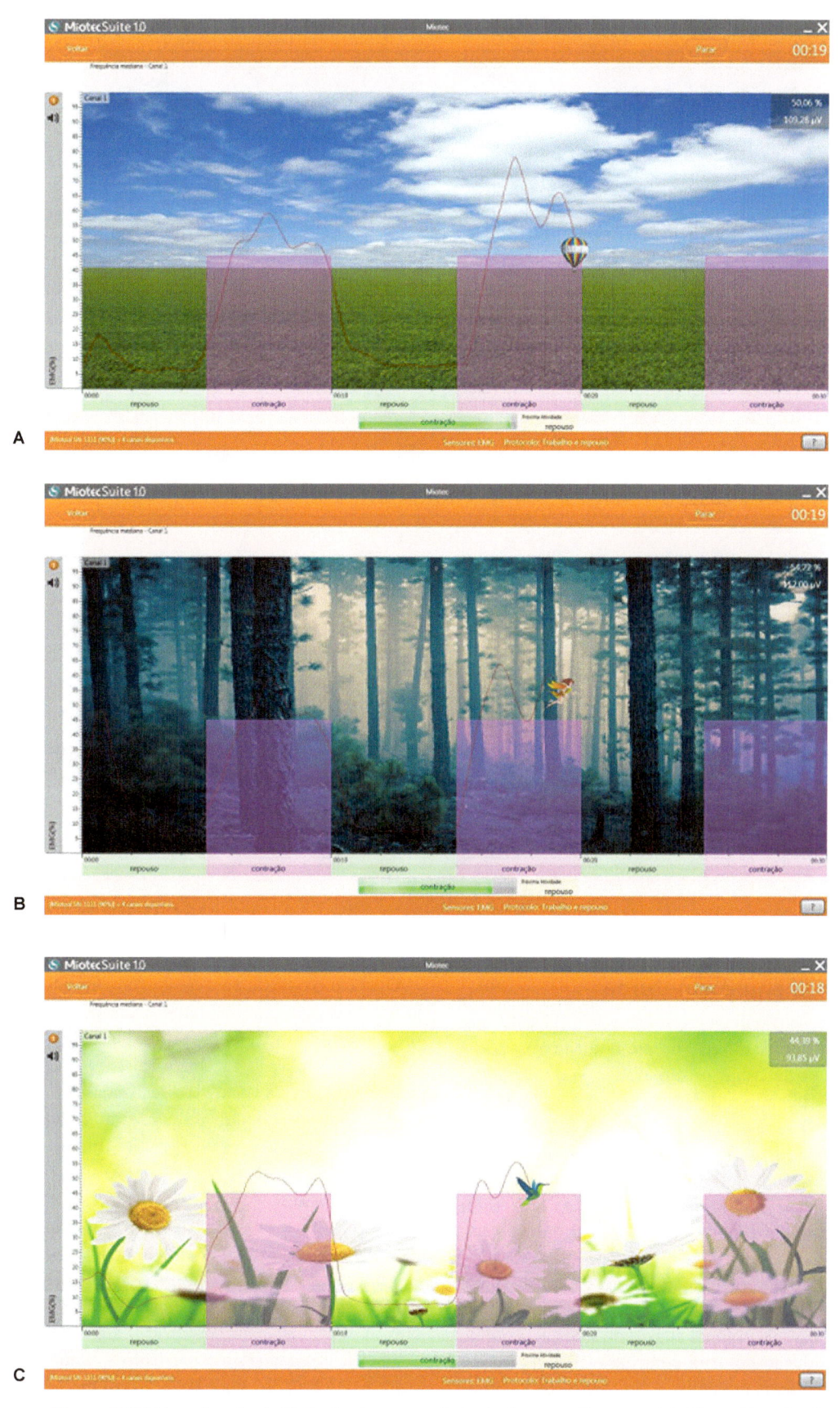

Figura 53.7 Telas animadas do *biofeedback* computadorizado da marca Miotec, modelo Miotool. (*continua*)

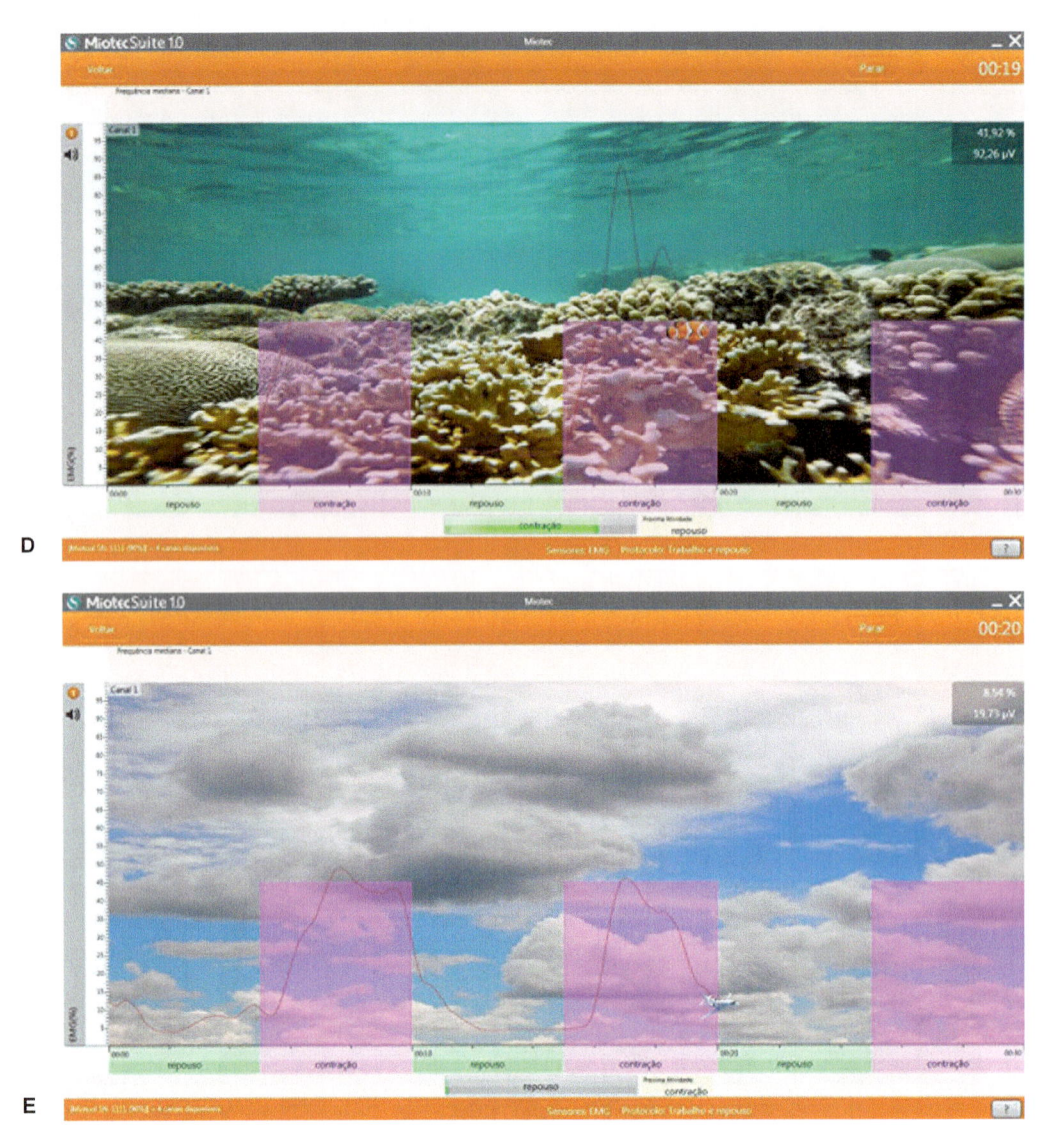

Figura 53.7 (*Continuação.*)

Fisiopatologia da enurese noturna

Já está bem estabelecido que os cromossomos 8, 12 e 13 têm relação com a hereditariedade da enurese noturna, mas a sua localização genética é heterogênea. Ao avaliar o impacto hereditário, sabe-se que quando um dos pais tiver sido enurético, o filho tem 44% de chance de também desenvolver enurese; se ambos os pais tiverem história de enurese, o risco sobe para 77%. Em um estudo recente, notou-se que em casos de histórico de enurese materna, o filho tem um risco 3,6 vezes maior de apresentar enurese grave, considerada como 2 ou mais episódios por semana.

No quadro da poliúria noturna, ocorre uma desregulação do ritmo de liberação do hormônio antidiurético (a vasopressina), o que acarreta um nível hormonal abaixo do normal, levando ao aumento na produção noturna de urina e à sua baixa osmolaridade, com consequente enurese. Apesar desse racional teórico, sabe-se que nem sempre a poliúria noturna é causada por deficiência de vasopressina, mas outra razão ainda não foi descoberta.

Outra etiologia da enurese é a hiperatividade detrusora, que já foi detectada tanto durante o dia quanto durante a noite, mesmo em crianças com enurese noturna monossintomática (ENM). A avaliação urodinâmica para detecção da hiperatividade detrusora só tem sido realizada para estudar pacientes resistentes a tratamentos de primeira linha; a prevalência das contrações não inibidas do detrusor entre esses indivíduos varia de 49%, para ENM, a 79%, para enurese não monossintomática.

Estudos que avaliaram crianças enuréticas adormecidas detectaram alterações no seu padrão do sono, demonstrando que elas passam mais tempo no sono superficial e menos tempo no sono profundo do que crianças não enuréticas e que apresentam maior limiar para despertar – algumas não chegam nem a superficializar o sono a partir do estímulo de distensão vesical. Esses achados podem denotar uma imaturidade do sistema nervoso do tálamo, da ponte ou do sistema periférico, a depender do quadro para acordar o paciente antes ou durante o episódio de enurese.

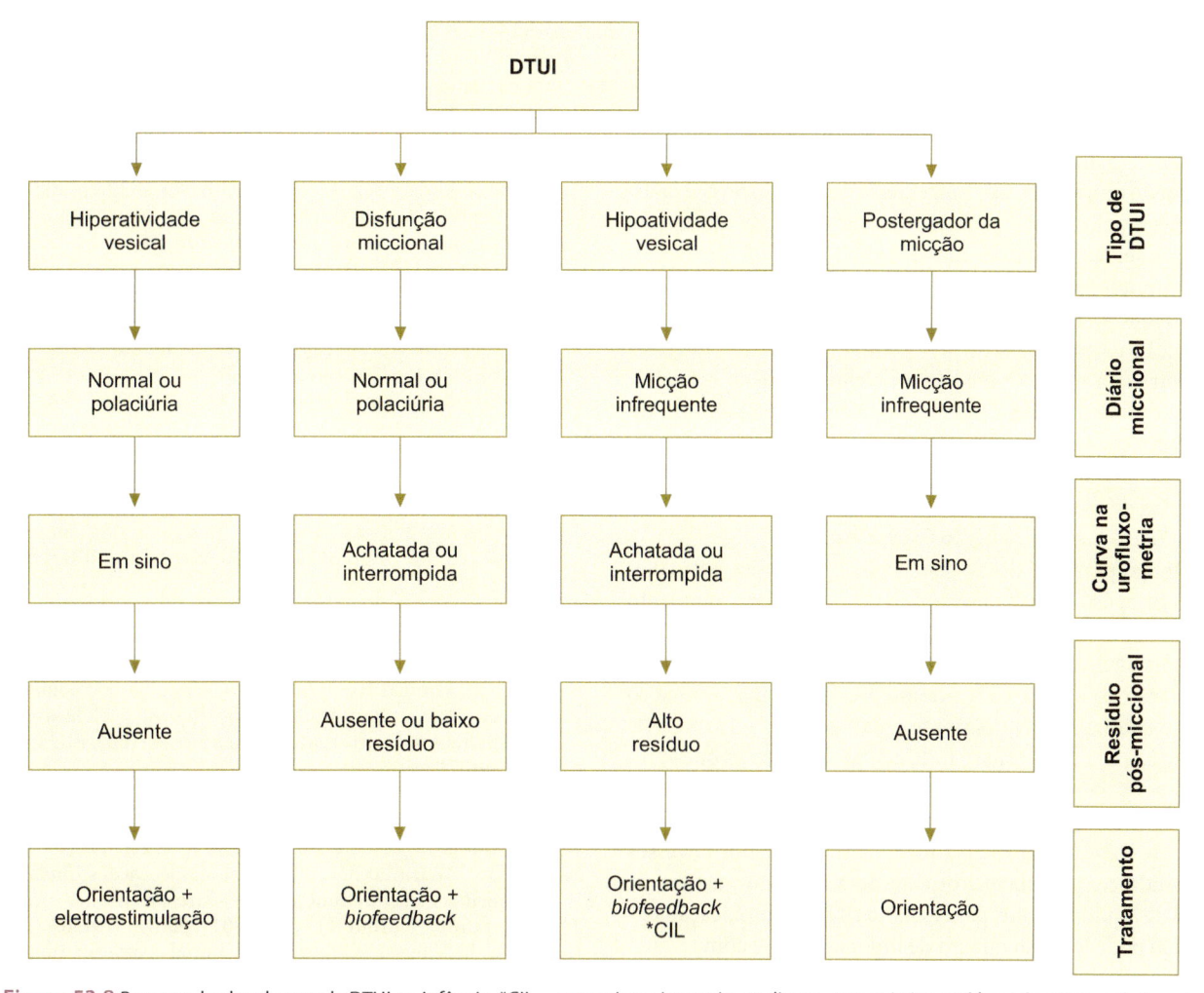

Figura 53.8 Resumo da abordagem da DTUI na infância. *CIL = cateterismo intermitente limpo, se persistir o resíduo pós-miccional elevado.

A ICCS recomenda que a constipação intestinal seja avaliada em todas as crianças com enurese noturna e que o seu tratamento aconteça antes de qualquer outro voltado para a enurese, porque, ao tratar a constipação intestinal, muitos pacientes melhoram da enurese. Uma possível explicação para essa associação é o efeito da pressão das fezes no reto ou no cólon sigmoide, que desencadearia a contração do detrusor.

Tratamento para enurese noturna

Os tratamentos disponíveis para a enurese noturna são comportamentais, que incluem o alarme para enurese, as gratificações para o reforço positivo e as orientações alimentares e miccionais, e medicamentosos, que abrangem substâncias antidiuréticas, anticolinérgicas e antidepressivas tricíclicas. O alarme para enurese e o uso do antidiurético desmopressina são os tratamentos para enurese com nível 1A de evidência.

Quanto ao alarme, já foram testados e estudados diversos modelos: alarme sonoro; alarme com variação de volume para mais alto ou mais baixo, associado à presença ou ausência de luz; alarme destinado a acordar a criança ou apenas os pais; alarme duplo, associando o som de sino e de alarme; alarme com vibração e descarga elétrica. De todas as opções disponíveis, o alarme sonoro simples é o mais difundido e utilizado até hoje.

Com qualquer um dos tipos de alarme, o objetivo principal durante o tratamento é fazer o paciente despertar quando estiver começando a urinar, impossibilitando a micção completa durante o sono. Na prática, porém, a criança pode ainda persistir por semanas apresentando episódios de enurese. Devido a essa e outras questões já abordadas, a taxa de desistência do tratamento com o alarme varia de 10 a 30%.

Por causa do mecanismo de ação do alarme, seria possível imaginar que os pacientes enuréticos se transformassem em pessoas noctúricas, mas observa-se que muitos deles passam a dormir a noite toda após o tratamento. Tal situação pode ser decorrente do aumento da concentração da urina e diminuição do seu volume noturno, que acontece tanto por causa do aumento da liberação de vasopressina quanto pela melhora do transporte de água através do urotélio. Esse conjunto de fatores é responsável pela eficácia desse tratamento em, aproximadamente, dois terços dos pacientes, enquanto o condicionamento de fazê-los acordar antes do episódio de enurese, depois da finalização do tratamento, parece ser eficaz em metade dos pacientes.

Em 1938, foi publicado o primeiro estudo sobre o uso do alarme para tratar a enurese noturna; nessa versão inicial, o sensor de umidade ficava na cama, necessitando de um grande volume urinário para desencadear a ação do aparelho. Em 1950, foi lançado o primeiro alarme em que o sensor de umidade se localizava na roupa íntima da criança e disparava uma descarga elétrica suave na sua região torácica ou na parede abdominal, na tentativa de fazê-la acordar, o que acontecia com dificuldade no tratamento com o alarme sozinho. Por efeitos colaterais, como medo, queimaduras e outras lesões na pele, considerados inaceitáveis pelos pais e pacientes, essa modalidade de alarme deixou de ser testada na década de 1980.

A desmopressina, análogo sintético da vasopressina, é um fármaco que reduz o número de episódios de enurese pela diminuição da produção de urina e que, para tanto, deve ser administrada à noite. O seu rápido efeito, capaz de reduzir 1 a 2 episódios de enurese por semana, demonstra o seu bom resultado em curto prazo quando comparado ao tratamento placebo, com 19% das crianças deixando de exibir enurese noturna. Muitas delas, entretanto, voltam a ter episódios de enurese quando o uso do medicamento é suspenso.

Em longo prazo, avalia-se que 35% dos pacientes permanecem secos após o tratamento com a desmopressina, enquanto após o uso do alarme a taxa de cura é de 54%. Além da eficácia clínica, na análise de custo-efetividade, o uso do alarme ou da combinação do alarme com a desmopressina é mais vantajoso do que o uso isolado da desmopressina.

Por fim, a desmopressina é indicada para pacientes que apresentam poliúria noturna e que sejam refratários ao tratamento com alarme ou que não tenham indicação de usá-lo. Dos medicamentos, é o que apresenta menor taxa de efeitos adversos (5%), tendo como principal orientação a ingestão máxima de 240 mℓ de líquido à noite, para evitar o risco de intoxicação por água, que pode levar ao quadro de hiponatremia e convulsão.

Alarme para enurese no Brasil

No Brasil, existe apenas um alarme para enurese de produção nacional, denominado Pipi-Stop, que está no mercado há 10 anos e custa aproximadamente R$240,00. Caso tal dispositivo não seja escolhido para realização do tratamento, faz-se necessária a importação de alarmes ou a aquisição no exterior.

Nos EUA, existem opções de alarmes que variam de US$20 a US$100. Na Holanda, por exemplo, os seguros de saúde cobrem os custos com esse tipo de tratamento. Apesar de ser reconhecidamente o tratamento com melhor eficácia em longo prazo para a enurese noturna, o alarme não é tão difundido no Brasil (e em outros países em desenvolvimento) como nos países desenvolvidos, especialmente devido a questões econômicas e à falta de acesso a uma variedade maior de produtos.

Em alguns serviços de urologia pediátrica do Sistema Único de Saúde (SUS), é possível fornecer ao paciente, na condição de empréstimo, o alarme para enurese. Esses serviços dispõem de uma quantidade de aparelhos que podem ser disponibilizados e que, ao final do tratamento, devem ser devolvidos para que sejam oferecidos a novos pacientes. Essa não é, porém, a realidade da maioria dos ambulatórios assistenciais nacionais, limitando a escolha desse tratamento na saúde pública.

BIBLIOGRAFIA

Alexander S, Rowan D. Electrical control of urinary incontinence: a clinical appraisal. Br J Surg. 1970; 57:67-72.

Austin PF, Bauer SB, Bower W et al. The standardization of terminology of lower urinary tract function in children and adolescents: update report from the Standardization Committee of the International Children's Continence Society. Neurourol Urodyn. 2016; 35(4):471-81.

Austin PF, Bauer SB, Bower W et al. The standardization of terminology of lower urinary tract function in children and adolescents: update report from the Standardization Committee of the International Children's Continence Society. J Urol. 2014; 191(6):1863-5.e13.

Baeyens D, Roeyers H, Van Erdeghem S et al. The prevalence of attention deficit-hyperactivity disorder in children with non-monosymptomatic nocturnal enuresis: a 4-year follow-up study. J Urol. 2007; 178(6):2616-20.

Bakwin H. Enuresis. Am J Dis Child. 1972; 123(1):86.

Barroso U Jr, Barroso DV, Jacobino M et al. Etiology of urinary tract infection in scholar children. Int Braz J Urol. 2003; 29(5):450-4.

Barroso U Jr, Dultra A, De Bessa J Jr et al. Comparative analysis of the frequency of lower urinary tract dysfunction among institutionalised and non-institutionalised children. BJU Int. 2006; 97(4):813-5.

Barroso U Jr, Jednak R, Barthold JS et al. Outcome of ureteral reimplantation in children with the urge syndrome. J Urol. 2001; 166(3):1031-5.

Barroso U Jr, Lordêlo P, Lopes AA et al. Nonpharmacological treatment of lower urinary tract dysfunction using biofeedback and transcutaneous electrical stimulation: a pilot study. BJU Int. 2006; 98(1):166-71.

Barroso U Jr, Nova T, Dultra A et al. Comparative analysis of the symptomatology of children with lower urinary tract dysfunction in relation to objective data. Int Braz J Urol. 2006; 32(1):70-6.

Barroso U Jr, Tourinho R, Lordêlo P et al. Electrical stimulation for lower urinary tract dysfunction in children: a systematic review of the literature. Neurourol Urodyn. 2011; 30(8):1429-36.

Barroso U Jr, Viterbo W, Bittencourt J et al. Posterior tibial nerve stimulation vs parasacral transcutaneous neuromodulation for overactive bladder in children. J Urol. 2013; 190(2):673-7.

Beer E. The closure of mucocutaneous fecal fistulae. Ann Surg. 1915; 62(5):576-81.

Berger RM, Maizels M, Moran GC et al. Bladder capacity (ounces) equals age (years) plus 2 predicts normal bladder capacity and AIDS in diagnosis of abnormal voiding patterns. J Urol. 1983; 129(2):347-9.

Bower WF, Moore KH, Adams RD. A pilot study of the home application of transcutaneous neuromodulation in children with urgency or urge incontinence. J Urol. 2001; 166(6):2420-2.

Butler RJ, Holland P, Gasson S et al. Exploring potential mechanisms in alarm treatment for primary nocturnal enuresis. Scand J Urol Nephrol. 2007; 41:407.

Caldwell KP. The electrical control of sphincter incompetence. Lancet. 1963; 2(7300):174-5.

Caldwell KP, Martin MR, Flack FC et al. An alternative method of dealing with incontinence in children with neurogenic bladders. Arch Dis Child. 1969; 44(237):625-8.

Callsen-Cencic P, Mense S. Expression of neuropeptides and nitric oxide synthase in neurones innervating the inflamed rat urinary bladder. J Auton Nerv Syst. 1997; 65(1):33-44.

Combs AJ, Van Batavia JP, Chan J et al. Dysfunctional elimination syndromes – how closely linked are constipation and encopresis with specific lower urinary tract conditions? J Urol. 2013; 190(3):1015-20.

Crosby ND. Essential enuresis: successful treatment based on physiological concepts. Med J Aust 1950; 2(15):533-43.

De Gennaro M, Capitanucci ML, Mastracci P et al. Percutaneous tibial nerve neuromodulation is well tolerated in children and effective for treating refractory vesical dysfunction. J Urol. 2004; 171(5):1911-3.

De Groat WC. Plasticity of bladder reflex pathways during postnatal development. Physiol Behav. 2002; 77(4-5):689-92.

De Paepe H, Renson C, Van Laecke E et al. Pelvic-floor therapy and toilet training in young children with dysfunctional voiding and obstipation. BJU Int. 2000; 85(7):889-93.

Dohil R, Roberts E, Jones KV et al. Constipation and reversible urinary tract abnormalities. Arch Dis Child. 1994; 70(1):56-7.

Fall M, Lindstrom S. Electrical stimulation. A physiologic approach to the treatment of urinary incontinence. Urol Clin North Am. 1991; 18(2):393-407.

Franco I. The central nervous system and its role in bowel and bladder control. Curr Urol Rep. 2011; 12(2):153-7.

Franco I. Overactive bladder in children. Nat Rev Urol. 2016; 13(9):520-32.

Franco I, Franco J, Harding S et al. Are seasonal and income variations accountable for bowel and bladder dysfunction symptoms in children? Neurourol Urodyn. 2017; 36(1):148-54.

Gladh G, Mattsson S, Lindström S. Anogenital electrical stimulation as treatment of urge incontinence in children. BJU Int. 2001; 87(4):366-71.

Glassberg KI, Van Batavia JP, Combs AJ. Can children with either overactive bladder or dysfunctional voiding transition from one into the other: are both part of a single entity? J Pediatr Urol. 2016; 12(4):217.e1-8.

Glazener CMA, Evans JHC. Desmopressin for nocturnal enuresis in children. Cochrane Database of Systematic Reviews. 2002; (3):CD002112.

Glazener CMA, Evans JHC, Peto RE. Alarm interventions for nocturnal enuresis in children. Cochrane Database Syst Rev. 2005; (2):CD002911.

Hagstroem S, Mahler B, Madsen B et al. Transcutaneous electrical nerve stimulation for refractory daytime urinary urge incontinence. J Urol. 2009; 182(4):2072-8.

Hassouna MM, Siegel SW, Nÿeholt AA et al. Sacral neuromodulation in the treatment of urgency-frequency symptoms: a multicenter study on efficacy and safety. J Urol. 2000; 163(6):1849-54.

Hinman FJr. Nonneurogenic neurogenic bladder (the Hinman syndrome) – 15 years later. J Urol. 1986; 136(4):769-77.

Hinman F, Baumann FW. Vesical and ureteral damage from voiding dysfunction in boys without neurologic or obstructive disease. J Urol. 1973; 109(4):727-32.

Hjalmas K, Hoebeke PB, De Paepe H. Lower urinary tract dysfunction and urodynamics in children. Eur Urol. 2000; 38(5):655-65.

Hoebeke P. New horizons in managing lower urinary tract dysfunction in children. J Urol. 2010; 184(2):417-18.

Hoebeke P, Renson C, Petillon L et al. Percutaneous electrical nerve stimulation in children with therapy resistant nonneuropathic bladder sphincter dysfunction: a pilot study. J Urol. 2002; 168(6):2605-7.

Hoebeke P, Van Laecke E, Everaert K et al. Transcutaneous neuromodulation for the urge syndrome in children: a pilot study. J Urol. 2001; 166(6):2416-9.

Joinson C, Heron J, Emond A et al. Psychological problems in children with bedwetting and combined (day and night) wetting: a UK population-based study. J Pediatr Psychol. 2007; 32(5):605-16.

Kanaheswari Y, Poulsaeman V, Chandran V. Self-esteem in 6- to 16-year-olds with monosymptomatic nocturnal enuresis. J Paediatr Child Health. 2012; 48(10):E178-82.

Kawauchi A, Imada N, Tanaka Y et al. Changes in the structure of sleep spindles and delta waves on the electroencephalograpy in patients with nocturnal enuresis. Br J Urol. 1998; 81 Suppl 3:72-5.

Kitchen S. Eletroterapia prática baseada em evidências. 2. ed. Barueri: Manole, 2003.

Koff SA, Lapides J, Piazza DH. Association of urinary tract infection and reflux with uninhibited bladder contractions and voluntary sphincteric obstruction. J Urol. 1979; 122(3):373-6.

Koff SA, Wagner TT, Jayanthi VR. The relationship among dysfunctional elimination syndromes, primary vesicoureteral reflux and urinary tract infections in children. J Urol. 1998; 160(3Pt 2):1019-22.

Läckgren G, Nevéus T, Stenberg A. Diurnal plasma vasopressin and urinary output in adolescents with monosymptomatic nocturnal enuresis. Acta Paediatr. 1997; 86:385.

Loening-Baucke V. Urinary incontinence and urinary tract infection and their resolution with treatment of chronic constipation of childhood. Pediatrics. 1997; 100(2 Pt 1):228-32.

Lordêlo P, Soares PV, Maciel I et al. Prospective study of transcutaneous parasacral electrical stimulation for overactive bladder in children: long-term results. J Urol. 2009; 182(6):2900-4.

Lordêlo P, Teles A. Lower urinary tract dysfunction in children: focus on overactive bladder. Revista de Pesquisa em Fisioterapia. 2017; 7(1):125-9.

Lordêlo P, Teles A, Veiga ML et al. Transcutaneous electrical nerve stimulation in children with overactive bladder: a randomized clinical trial. J Urol. 2010; 184(2):683-9.

Malm-Buatsi E, Nepple KG, Boyt MA et al. Efficacy of transcutaneous electrical nerve stimulation in children with OAB refractory to pharmacotherapy. Urology. 2007; 70(5):980-3.

McKenna PH, Herndon CD, Connery S et al. Pelvic floor muscle retraining for pediatric voiding dysfunction using interactive computer games. J Urol. 1999; 162(3Pt 2):1056-62.

McMahon SB. Neuronal and behavioural consequences of chemical inflammation of rat urinary bladder. Agents Actions. 1988; 25(3-4):231-33.

Medel R, Ruarte AC, Castera R et al. Primary enuresis: a urodynamic evaluation. Br J Urol. 1998; 81(3):50-2.

Moore T, Schofield PF. Treatment of stress incontinence by maximum perineal electrical stimulation. Br Med J. 1967; 3(5558):150-1.

Naseer SR, Steinhardt GF. New renal scars in children with urinary tract infections, vesicoureteral reflux and voiding dysfunction: a prospective evaluation. J Urol. 1997; 158(2):566-8.

Nevéus T, Eggert P, Evans J et al. Evaluation of and treatment for monosymptomatic enuresis: a standardization document from the International Children's Continence Society. J Urol. 2010; 183:441-7.

Nevéus T, Läckgren G, Stenberg A et al. Sleep and night-time behaviour of enuretics and non-enuretics. Br J Urol. 1998; 81(3):67-71.

Nevéus T, Stenberg A, Läckgren G et al. Sleep of children with enuresis: a polysomnographic study. Pediatrics. 1999; 103(6):1193-7.

Nevéus T, Von Gontard A, Hoebeke P et al. The standardization of terminology of lower urinary tract function in children and adolescents: report from the Standardization Committee of the International Children's Continence Society. J Urol. 2006; 176(1):314-24.

Oredsson AF, Jørgensen TM. Changes in nocturnal bladder capacity during treatment with the bell and pad for monosymptomatic nocturnal enuresis. J Urol. 1998; 160:166.

O'Regan S, Yazbeck S, Schick E. Constipation, bladder instability, urinary tract infection syndrome. Clin Nephrol. 1985; 23(3):152-4.

Orne MT. The efficacy of biofeedback therapy. Annu Rev Med. 1979; 30:489-503.

Pape KE, Kirsch SE, Galil A et al. Neuromuscular approach to the motor deficits of cerebral palsy: a pilot study. J Pediatr Orthop. 1993; 13(5):628-33.

Pfister C, Dacher JN, Gaucher S et al. The usefulness of a minimal urodynamic evaluation and pelvic floor biofeedback in children with chronic voiding dysfunction. BJU Int. 1999; 84(9):1054-7.

Quintiliano F, Veiga ML, Moraes M et al. Transcutaneous parasacral electrical stimulation vs oxybutynin for the treatment of overactive bladder in children: a randomized clinical trial. J Urol. 2015; 193 Suppl 5:1749-53.

Redsell SA, Collier J. Bedwetting, behaviour and self-esteem: a review of the literature. Child Care Health Dev. 2001; 27(2):149-62.

Rittig S, Knudsen UB, Nørgaard JP et al. Abnormal diurnal rhythm of plasma vasopressin and urinary output in patients with enuresis. Am J Physiol. 1989; 256: 664.

Tanagho EA, Schmidt RA. Bladder pacemaker: scientific basis and clinical future. Urology. 1982; 20(6):614-9.

Teles A, Lordêlo P. Alarm for the treatment of enuresis: review of treatment types and treatment efficacy. J Sleep Med Disord. 2016; 3(6):1066.

Todd JK. Management of urinary tract infections: children are different. Pediatr Rev. 1995; 16(5):190-6.

Trsinar B, Kraij B. Maximal electrical stimulation in children with unstable bladder and nocturnal enuresis and/or daytime incontinence: a controlled study. Neurourol Urodyn. 1996; 15(2):133-42.

Van Gool JD. Dysfunctional voiding: a complex of bladder/sphincter dysfunction, urinary tract infections and vesicoureteral reflux. Acta Urol Belg. 1995; 63(3):27-33.

Van Hoecke E, Hoebeke P, Braet C et al. An assessment of internalizing problems in children with enuresis. J Urol. 2004; 171(6 Pt 2):2580-3.

Van Tijen NM, Messer AP, Namdar Z. Perceived stress of nocturnal enuresis in childhood. Br J Urol. 1998; 81Suppl 3:98-9.

Veiga ML, Lordêlo P, Farias T et al. Evaluation of constipation after parasacral transcutaneous electrical nerve stimulation in children with lower urinary tract dysfunction: a pilot study. J Pediatr Urol. 2013; 9(5):622-6.

Vincent SA. Postural control of urinary incontinence. The curtsy sign. Lancet. 1966; 17; 2(7464):631-2.

Von Gontard A, Eiberg H, Hollmann E et al. Molecular genetics of nocturnal enuresis: clinical and genetic heterogeneity. Acta Paediatr. 1998; 87(5):571-8.

Von Gontard A, Heron J, Joinson C. Family history of nocturnal enuresis and urinary incontinence: results from a large epidemiological study. J Urol. 2011; 185:2303-6.

Yeung CK, Chiu HN, Sit FK. Bladder dysfunction in children with refractory monosymptomatic primary nocturnal enuresis. J Urol. 1999; 162:1049.

Yeung CK, Diao M, Sreedhar B. Cortical arousal in children with severe enuresis. N Engl J Med. 2008; 358(22):2414-5.

Índice Alfabético